Belinda Pfaff
Assistenzärztin

W0085160

Notfall *quick*

Der Fakten-Turbo für den Notfalleinsatz

Philippe Furger

3., aktualisierte Auflage

134 Abbildungen
135 Tabellen
65 Algorithmen
70 Hinweise für die Praxis

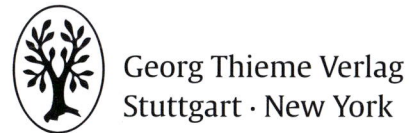

Georg Thieme Verlag
Stuttgart · New York

Dr. med. Philippe Furger
10, Clos du Château
CH-2028 Vaumarcus

*Bibliografische Information
der Deutschen Nationalbibliothek*

Die Deutsche Nationalbibliothek
verzeichnet diese Publikation in der
Deutschen Nationalbibliografie; detaillierte
bibliografische Daten sind im Internet über
http://dnb.d-nb.de abrufbar.

Ihre Meinung ist uns wichtig!
Bitte schreiben Sie uns unter:
www.thieme.de/service/feedback.html

1. Auflage (Deutschland) 2005 unter dem Titel
Innere quick Notfall
2. Auflage (Deutschland) 2009 unter dem Titel
Notfall quick

Titel der Originalausgabe für die Länder
Schweiz und Liechtenstein:
TURBO Notfallmedizin
© 2015, Philippe Furger, Éditions D & F GmbH
ISBN 978-3-905699-33-3

Wichtiger Hinweis: Wie jede Wissenschaft ist die Medizin ständigen Entwicklungen unterworfen. Forschung und klinische Erfahrung erweitern unsere Erkenntnisse, insbesondere was Behandlung und medikamentöse Therapie anbelangt. Soweit in diesem Werk eine Dosierung oder eine Applikation erwähnt wird, darf der Leser zwar darauf vertrauen, dass Autoren, Herausgeber und Verlag große Sorgfalt darauf verwandt haben, dass diese Angabe **dem Wissensstand bei Fertigstellung des Werkes** entspricht.

Für Angaben über Dosierungsanweisungen und Applikationsformen kann vom Verlag jedoch keine Gewähr übernommen werden. **Jeder Benutzer ist angehalten**, durch sorgfältige Prüfung der Beipackzettel der verwendeten Präparate und gegebenenfalls nach Konsultation eines Spezialisten festzustellen, ob die dort gegebene Empfehlung für Dosierungen oder die Beachtung von Kontraindikationen gegenüber der Angabe in diesem Buch abweicht. Eine solche Prüfung ist besonders wichtig bei selten verwendeten Präparaten oder solchen, die neu auf den Markt gebracht worden sind. **Jede Dosierung oder Applikation erfolgt auf eigene Gefahr des Benutzers.** Autoren und Verlag appellieren an jeden Benutzer, ihm etwa auffallende Ungenauigkeiten dem Verlag mitzuteilen.

Vertriebsausgabe für die deutsche Sprache
außerhalb der Länder Schweiz und Liechtenstein

© 2015 Georg Thieme Verlag KG
Rüdigerstraße 14
70469 Stuttgart
Deutschland
www.thieme.de

Umschlaggestaltung: Thieme Verlagsgruppe
Umschlagfoto: Studio Nordbahnhof, Stuttgart
Satz: Philippe Furger, Éditions D & F GmbH
Druck: L.E.G.O. S.p.A., in Lawis (TN)

Geschützte Warennamen (Warenzeichen ®) werden nicht besonders kenntlich gemacht. Aus dem Fehlen eines solchen Hinweises kann also nicht geschlossen werden, dass es sich um einen freien Warennamen handelt.

Das Werk, einschließlich aller seiner Teile, ist urheberrechtlich geschützt. Jede Verwertung außerhalb der engen Grenzen des Urheberrechtsgesetzes ist ohne Zustimmung des Verlages unzulässig und strafbar. Das gilt insbesondere für Vervielfältigungen, Übersetzungen, Mikroverfilmungen und die Einspeicherung und Verarbeitung in elektronischen Systemen.

ISBN 978-3-13-140443-5   1 2 3 4 5 6

Dieses Buch ist meinen Eltern und Sophie gewidmet.

Hinweise

- ❖ **Notfall quick** ist nach 20 Jahren Entwicklung zu einem Standardwerk der Notfallmedizin der Allgemeinen und Inneren Medizin herangewachsen. Auf eine kompakte, praktische und originelle Art beschreibt dieses Werk die häufigsten medizinischen Pathologien und therapeutischen Massnahmen der Notfallmedizin.

- ❖ **Notfall quick** ist eine schnelle, **praxistaugliche und evidenzbasierte Informationsquelle für jeden Arzt und jede Ärztin.**

- ❖ **Wichtiger Hinweis**
Die Medizin ist, wie jede Wissenschaft, ständigen Entwicklungen unterworfen. Alle Informationen, welche in diesem Werk erwähnt sind, wurden mit grosser Sorgfalt nachgeprüft. Bei manchen Richtlinien können aus guten Gründen auch andere Ansichten vertreten werden. Jeder Benutzer ist angehalten, durch Überprüfung der Monographien der verwendeten Präparate und gegebenenfalls nach Konsultation eines Spezialisten, festzustellen, ob die vermittelte Empfehlung für Dosierungen, oder die Beachtung von Kontraindikationen und Dosisanpassungen gegenüber der Angabe im **Notfall quick**, abweicht.
Jede Dosierung oder Applikation erfolgt auf eigenes Risiko.
Der Autor appelliert an jeden Benutzer, ihm Ungenauigkeiten und mögliche Fehler mitzuteilen. Er dankt im Voraus dafür: **philippe_furger@investimed.ch**

- ❖ Alle Rechte für die Übersetzung, irgendwelche Reproduktion (inkl. elektronisch) und Adaptation dieses Werks und auch dessen Grundprinzip, sind strikte reserviert.

- ❖ Das Wort «Patient» bezieht sich auf eine Person des weiblichen und des männlichen Geschlechts.

- ❖ Wenn von der **Prävalenz** gesprochen wird, bezieht man sich auf die Häufigkeit eines speziellen Krankheitsbildes. Oft wird die Prävalenz auf 100'000 Einwohner bezogen.

- ❖ **Inzidenz**: Darunter versteht man die Anzahl neu aufgetretener Krankheitsfälle innerhalb einer definierten Population in einem bestimmten Zeitraum. Oft wird die Inzidenz vereinheitlicht als «Anzahl der Neuerkrankungen pro Jahr pro 100'000 Einwohner» angegeben.

- ❖ Alle Dosierungen betreffen Erwachsene mit normaler Nieren- und Leberfunktion.

- ❖ Bei Dosierungen, welche «pro kg» angegeben werden, wird vorausgesetzt, dass es sich um Anzahl Kilogramm pro Körpergewicht handelt.

- ❖ Alle **Referenzen** (> 3500) sind auf der Webseite: **www.investimed.ch** einzusehen.

Dr. Ph. Furger

Internationale Leitlinien: Evidenz- und Empfehlungsniveau

Evidenzniveau	Interpretation für den klinischen Alltag
I • **Evidenzniveau: sehr hoch** - Eine oder mehrere randomisierte klinische Studien - Ergebnis der kritischen Betrachtung: hervorragend - Ergebnisse: homogen, reproduzierbar positiv, unempfindlich gegenüber äusseren Einflüssen.	• **Immer anwendbar, sicher und auf jeden Fall hilfreich.**
IIa • **Evidenzniveau: hoch** - Anzahl der Studien: mehrere - Ergebnis der kritischen Betrachtung: gut bis sehr gut - Tendenz der Evidenz/Expertenmeinung: stärker für Durchführung der Handlung als in Klasse IIb - Anzahl der Langzeitergebnisse: mehr als in Klasse IIb - Ergebnisse: Positive Wirkung in der Mehrzahl der beobachteten Studien.	• **«Standard of care»** - Von vielen Experten als «Therapie der Wahl» eingestuft. - Von der AHA unterstützt in Form von Trainingsveranstaltungen, Lehrmaterial, usw. • Bemerkung: - Je nach Kontextfaktoren* können Massnahmen der Klasse IIa auch der Klasse IIb zugeordnet werden.
IIb • **Evidenzniveau: mittel bis gut** - Anzahl der Studien: wenige - Ergebnis der kritischen Betrachtung: mässig bis schlecht - Tendenz der Evidenz/Expertenmeinung: geringere Tendenz zur Nützlichkeit/ Wirksamkeit der Massnahme - Ergebnisse: meistens, aber nicht immer, positiv.	• **Die Massnahmen sind akzeptabel, sicher und sinnvoll** - Innerhalb des «standard of care». - Von vielen Experten als «Therapieoption» oder «alternative Therapie» eingestuft - Bemerkung: siehe unter «IIa»
III • **Evidenzniveau: nicht akzeptabel**, nicht wirksam und möglicherweise schädlich	• Die Massnahmen sollten, mangels Evidenz, nicht angewendet werden.

Tabelle 1: Evidenzniveau der internationalen Literatur.

Empfehlungsniveau	
A	■ Vorhandensein von sicheren Beweisen, welche die Empfehlung unterstützen (meist Evidenzniveau I)
B	■ Vorhandensein von akzeptablen Beweisen
C	■ Vorhandensein von genügenden Beweisen

Tabelle 2: Empfehlungsniveau der internationalen Literatur.

* Kontextfaktoren:
- Geringer erwarteter Nutzen
- Hohe Kosten
- Schwierigkeiten in Schulung und Training
- Grosse Schwierigkeiten bei der grossflächigen Einführung
- Ungünstiges Kosten-Nutzen-Verhältnis

NOTFALL QUICK-TEAM

A

AEBI Christoph (Bern)
ALBERIO Lorenzo (Bern)
ALLEMANN Yves (Bulle, Fribourg)
ANNEN Eva (Zürich)
ARNOLD Marcel (Bern)
AUJESKY Drahomir (Bern)

B

BALLY Martina (Aarau)
BASSETTI Stefano (Basel)
BATTEGAY Edouard (Zürich)
BERGER Alexandre (Lausanne)
BORER Daniel (Winterthur)
BOUNAMEAUX Henri (Genève)
BRANDER Lukas (Bern)
BRÄNDLE Michael (St. Gallen)
BRÜESCH Martin (Zürich)
BURRI Haran (Genève)

C

CABRONI Giovanni Luca (Bern)
CAVERSACCIO Marco Domenico (Bern)
CORTI Roberto (Zürich)
CURATOLO Michele (Bern)

D

DAUDEL Fritz (Bern)
DELACRETAZ Etienne (Bern)
DUFOUR Jean-François (Bern)
DUMONT Philippe (Bern)

F

FATTINGER Karin (Schaffhausen)
FISCHER Urs (Bern)
FLAMMER Andreas (Zürich)
FLEISCHHAUER Johannes (Bern)
FURRER Hansjakob (Bern)
FUX Christoph (Bern)

G

GARWEG Justus (Bern)
GARZONI Christian (Lugano)
GEISER Thomas (Bern)
GERBER Andrea (Bern)
GUGGER Matthias (Bern)

H

HAGEMANN Matthias (Bern)
HAMACHER Jürg (Bern)
HÄNGGI Matthias (Bern)
HATZ Christoph (Basel, Zürich)
HELBLING Arthur (Bern)
HUMAIR Jean-Paul (Genève)
HUNGER Robert (Bern)

K

KALICKI Robert M. (Bern)
KREUTLE Veronika (Aarau)
KUPFERSCHMIDT Hugo (Zürich)

L

LAMI Olivier (Lausanne)
LARGIADÈR Carlo (Bern)
LATSHANG Tsogyal (Zürich)
LeBlanc François (Québec)
LEIB Stephen (Bern)
LUGINBÜHL Martin (Bern)

M

MAGGIORINI Marco (Zürich)
MANNDORFF Patricia (Interlaken)
MARTINELLI Enea (Interlaken)
MEIER Bernhard (Bern)
MERZ Tobias (Bern)
MULLER Olivier (Lausanne)

N

NETZER Peter (Bern)
NIETLISPACH Fabian (Zürich)
NOLL Georg (Zürich)

O

OCHSENBEIN Adrian (Bern)

P

PERRIG Martin (Bern)

R

RAUCH Andri (Bern)
REGLI Bruno (Bern)
RIESEN Walter (St. Gallen)
RODONDI Nicolas (Bern)

S

SAGUNER Ardan (Zürich)
SCHIEMANN Uwe (Bern)
SCHINDLER Kaspar (Bern)
SCHMIDT Adrian (Bern)
SCHOBINGER Stephan (Bern)
SCHÜTZ Philipp (Aarau)
SEIBOLD Frank (Bern)
SENDI Parham (Bern)
STANGA Zeno (Bern)
STETTLER Christoph (Bern)
STRICKER Kay (Bern)
STUCK Andreas E. (Bern)
STUCKI Armin (Bern)
STURZENEGGER Matthias (Bern)
SUTER Thomas Martin (Bern, Boston)

T

TÄUBER Martin (Bern)
THURNHEER Robert (Münsterlingen)
TÜLLER Claudia (Bern)

U

UEHLINGER Dominik (Bern)

V

VILLIGER Peter M. (Bern)
VON GARNIER Christophe (Bern)

W

WAHL Andreas (Bern)
WYSS Christophe (Zürich)

Z

ZENDER Hervé (La Chaux-de-Fonds)
ZIMMERLI Lukas (Zürich)
ZIMMERLI Stefan (Bern)
ZIMMERLI Werner (Liestal)
ZOBRIST Claudia (Bern)
ZUBLER Frédéric (Bern)

Autor & Herausgeber

Philippe FURGER, MD, CME

- Facharzt FMH Innere Medizin
- Spezialist in subaquatischer und hyperbarer Medizin (D.I.U.)
- Mitglied Lehramt des BIHAM (Berner Institut der Hausarztmedizin), Schweiz
- Pr invité, unité d'enseignement, Université Laval, Québec, Canada
- Continuous Medical Educator, Harvard University, Boston, USA
- Consultants pour la formation des pharmaciens au Québec

Mit speziellem Dank an

ALLEMANN Yves, MD, Prof.
- FMH Innere Medizin und Kardiologie
- Kardiologe, Fribourg und Bulle/Schweiz

ANNEN Eva, MD
- FMH Innere Medizin und Intensivmedizin
- Oberärztin, Medizinische Intensivstation, UniversitätsSpital Zürich/Schweiz

AUJESKY Drahomir, MD, MSc, Prof.
- FMH Innere Medizin
- Klinikdirektor und Chefarzt Innere Medizin Universitätsspital Bern/Schweiz

BASSETTI Stefano, MD, Prof.
- FMH Innere Medizin und Infektiologie
- Chefarzt Medizin, Universitätsspital Basel//Schweiz

BOUNAMEAUX Henri, MD, Pr
- FMH Médecine Interne et Angiologie
- Chef du service d'angiologie et d'hémostase et Directeur du Dpt. de Médecine Interne Hôpitaux Universitaires de Genève/Suisse

BURRI Haran, MD, PD
- Médecin Adjoint agrégé, Unité d'Électrophysiologie, Service de Cardiologie, Hôpital Cantonal Universitaire de Genève/Suisse

FATTINGER Karin, MD, Prof.
- FMH Innere Medizin und Klinische Pharmakologie und Toxikologie. Chefärztin Medizinische Klinik, Schaffhausen/Schweiz

FISCHER Urs, MD, Prof.
- FMH Neurolgoie
- Leitender Arzt, Leiter Notfall und Konsilteam Neurologie und Leiter neuroklinisches Studienzentrum (Neuro-CTU), Universitätsklinik für Neurologie, Bern/Schweiz

FLAMMER Andreas, MD, PD
- FMH Kardiologie. Oberarzt, Kardiologie, Universitätsspital Zürich/Schweiz

GARZONI Christian, MD, PD
- FMH Innere Medizin und Infektiologie
- Specialista FMH medicina interna e malattie infettive, Lugano. Direttore Clinica Luganese

GEISER Thomas, MD, Prof.
- FMH Innere Medizin und Pneumologie
- Division of Pulmonary Medicine Universitätsspital Bern/Schweiz

HUMAIR Jean-Paul, MD, MPH
- FMH en médecine interne.
- Médecin adjoint du chef de service, Service de Médecine de Premier Recours, Hôpitaux Universitaires de Genève/Schweiz

KALICKI Robert, MD, PD
- FMH Innere Medizin und Nephrologie
- Oberarzt Nephrologie und Hypertonie, Universitätsspital Bern/Schweiz

LATSHANG Tsogyal, MD
- FMH Innere Medizin und Pneumologie
- Oberärztin, Klinik für Pneumologie, UniversitätsSpital Zürich/Schweiz

KUPFERSCHMIDT Hugo, MD, Prof.
- FMH Innere Medizin und Klinische Pharmakologie und Toxikologie
- Direktor Schweizerisches Toxikologisches Informationszentrum (STIZ) Zürich/Schweiz

MARTINELLI Enea, Dr. pharm.
- Chefapotheker Spitäler FMI AG
- Vizepräsident Stiftung Patientensicherheit
- Leiter Ressort Politik GSASA/Schweiz

MAGGIORINI Marco, MD, Prof.
- FMH Innere Medizin und Intensivmedizin und Kardiologie. Abteilungsleiter Intensivstation Innere Medizin UniversitätsSpital Zürich/Schweiz

MEIER Bernhard, MD, Prof.
- FMH Innere Medizin und FMH Kardiologie
- Direktor und Chefarzt, Universitätsklinik für Kardiologie, Universitätsspital Bern/Schweiz

NIETLISPACH Fabian, MD, PD, PhD
- FMH Kardiologie
- Interventionelle Kardiologie, Leiter TAVI Universitäres Herzzentrum Zürich/Schweiz

PERRIG Martin, MD, MME
- FMH Innere Medizin
- Chefarzt Stv. Klinik für Innere Medizin Universitätsspital Bern/Schweiz

RODONDI Nicolas, MD, Prof.
- FMH Innere Medizin
- Chefarzt / Leiter der Medizinischen Poliklinik, Universitätsklinik, Universitätsspital Bern/Schweiz

SAGUNER Ardan, MD, PD
- FMH Kardiologie
- Oberarzt Interventionelle Kardiologie UniversitätsSpital Zürich/Schweiz

SCHMIDT Adrian, MD, Prof.
- FMH Innere Medizin und Hämatologie
- FAMH Hämatologische Laboranalytik, Dpt. Medizin, Kantonsspital Winterthur/Schweiz

SCHÜTZ Philipp, MD, Prof.
- FMH Innere Medizin
- Leitender Arzt Endokrinologie und Allgemeine Innere Medizin Medizinische Universitätsklinik der Universität Basel, Kantonsspital Aarau/Schweiz

SENDI Parham, MD, PD
- FMH Innere Medizin und Infektiologie
- Oberarzt, Universitätsklinik für Infektiologie, Universitätsspital Bern/Schweiz

STANGA Zeno, MD, Prof.
- FMH Allgemeine Medizin und Innere Medizin
- Leitender Arzt, Fachbereich Klinische Ernährung, Adipositas und Essstörungen
- Universitätspoliklinik für Endokrinologie, Diabetologie und Klinische Ernährung, Universitätsspital Bern/Schweiz

STUCK Andreas E., MD, Prof.
- FMH Innere Medizin; FMH Physikalische Medizin und Rehabilitation
- Chefarzt Gerriatrie, Inselspital und Spital Netz Bern - Spitäler Ziegler und Belp/Schweiz

SUTER Thomas Martin, MD, Prof.
- FMH Innere Medizin und Kardiologie, Leitender Arzt, Kardiologie Universitätsspital Bern/Schweiz
- Assistant professor of medicine Boston University school of medicine/USA

THURNHEER Robert, MD, Prof.
- FMH Innere Medizin und Pneumologie
- Chefarzt Medizinische Diagnostik, Spital Thurgau, Münsterlingen/Schweiz

WAHL Andreas, MD, PD
- FMH Innere Medizin und Kardiologie
- Oberarzt Kardiologie Universitätsspital Bern/Schweiz

ZENDER Hervé, MD
- FMH en médecine interne et médecine intensive
- Médecin-chef du service des soins intensifs, Hôpital neuchâtelois, La Chaux-de-Fonds/Schweiz

INHALTSVERZEICHNIS

3 KARDIOLOGIE & ANGIOLOGIE

8   INFEKTIOLOGIE

9   SCHMERZEN - PHARMAKOLOGIE

10   DIVERSE NOTFALLSITUATIONEN

Index ....427 ff

A

AB	—	Antibiotika
ABGA	—	Arterielle Blutgasanalyse
ACLS	—	Advanced cardiac life support
ACS	—	Akutes Koronarsyndrom
Adm.	—	Administration, Gabe
Adot	—	Antidota, Gegengift
AF	—	Amaurosis fugax
ALI	—	Akute Leberzellinsuffizienz
Allg	—	Allgemeine Information
AMI	—	Akuter Myokardinfarkt
ANV	—	Akutes Nierenversagen
AP	—	Angina pectoris, Alkalische Phosphatase, A. pulmonalis
ARDS	—	Acute respiratory distress syndrome
ASS	—	Acetylsalicylsäure
AT	—	Atriale Tachykardie
ATS	—	Atherosklerose
AVNRT	—	Atrioventricular Nodal Reciprocating Tachycardia
AVRT	—	Atrioventricular Reentry (oder reciprocating) Tachycardia
AZI	—	Akute zirkulatorische Insuffizienz (= «Schock»)
AZV	—	Atemzugvolumen

B

BD	—	Blutdruck
BDZ	—	Benzodiazepin
Bem	—	Bemerkung(en)
BK	—	Blutkultur
BLS	—	Basic life support
BPAP®	—	Bilevel (oder Biphasic) Positive Airway Pressure
BSG	—	Blutsenkungsgeschwindigkeit
BZ	—	Blutzucker

C

CABG	—	Coronary artery bypass grafting
CK	—	Kreatininkinase
COPD	—	Chronic obstructive pulmonary disease
CPAP®	—	Continuous Pulmonary Airway Pressure
CPR	—	Kardiopulmonale Reanimation
CRP	—	C reaktives Protein
CVI	—	Cerebro-vaskulärer Insult
CVRF	—	Kardiovaskuläre Risikofaktoren
CYP	—	Cytochrom (P 450)

D

DD	—	Differentialdiagnose
Dg	—	Diagnose
DKA	—	Diabetische Ketoazidose
DLCO	—	Diffusing capacity of the lung for CO
Dos	—	Dosierung

F

FEV1	—	1-Sekundenkapazität
FFP	—	Fresh frozen plasma
FiO2	—	Inspirierte Sauerstofffraktion
FSME	—	Frühsommer Meningoenzephalitis

H

HF	—	Herzfrequenz
HI	—	Herzinsuffizienz
HIT	—	Heparin-induzierte Thrombozytopenie
Hk	—	Hämatokrit
HMV	—	Herzminutenvolumen
HWI	—	Harnwegsinfekt
HZV	—	Herzzeitvolumen

I/J

ICA	—	Internal carotis arteria
ICD	—	Implantierbarer kardialer Defibrillator
ICS	—	Inhalatives Corticosteroid
i.d.R.	—	In der Regel
IM	—	Intramuskulär
INR	—	International Normalized Ratio
IV	—	Intravenös
J	—	Joules, Jahre

K

KG	—	Körpergewicht
kg	—	Kilogramm
KHK	—	Koronare Herzkrankheit
KI	—	Kontraindikation(en)
Klas	—	Klassifikation
KM	—	Kontrastmittel, Knochenmark
kont.	—	kontinuierlich

L

LA	—	Linkes Atrium
LAA	—	Linkes Herzohr (linksatriales Aurikel)
Lab	—	Labor
LABA	—	Long acting Beta-2-agonist
LAMA	—	Long-acting muscarinic antagonist
LDH	—	Laktatdehydrogenase
LE	—	Lungenembolie
LP	—	Lumbalpunktion
LV	—	Linker Ventrikel
LVEF	—	Linksventrikuläre Ejektionsfraktion
LVH	—	Linksventrikuläre Hypertrophie

M

M.	—	Musculus, Muskel, Morbus
MI	—	Myokardinfarkt
min	—	Minuten
MRSA	—	Methycillin resistenter Staphylococcus aureus
MS	—	Multiple Sklerose, Mitralstenose
ms	—	Millisekunden
MSSA	—	Methycillin sensibler Staphylococcus aureus

N

N	—	Normwert(e)
NAC	—	N-Acetylcystein
NASCET	—	North American Symptomatic Carotid Endarterectomy Trial
NIB	—	Nicht invasive Beatmung
NIV	—	Non invasive ventilation
NMH	—	Niedermolekular Heparin
NN	—	Nebenniere
NNR	—	Nebennierenrinde
NOACS	—	Neue orale Antikoagulanzien
NW	—	Nebenwirkung(en)

O

OAD	—	Orale Antidiabetika
OAK	—	Orale Antikoagulation
OGIB	—	Obere Gastrointestinalblutung

P

PA	—	Pulmonalarterie
PaO2	—	Arterieller Sauerstoffdruck
PAVK	—	Periphere arterielle Verschlusskrankheit
PCI	—	Perkutane koronare Intervention
PCV	—	Pressure controlled ventilation
PCWP	—	Pulmonary capillary wedge pressure
PEA	—	Pulslose elektrische Aktivität
PEEP	—	Positive End-Expiratory Pressure
PEF	—	Peak Flow
PICA	—	A. cerebelli posterior inferior
PiCCO	—	Pulscontour Continuous Cardiac Output
PJRT	—	Permanent Junctional Reciprocing Tachycardie
PO	—	Per os
Prog	—	Prognose
PT	—	Prothrombinzeit (Quick)

Q

QTc	—	Korrigiertes QT-Intervall

R

REGA	—	Rescue Guard

S

SABA	—	Short acting Beta-2-agonist
SAMA	—	Short-acting muscarinic antagonist
SaO2	—	Arterielle Sauerstoffsättigung
sek	—	Sekunden
SHT	—	Schädel-Hirn-Trauma
SIADH	—	Syndrom der inappropriaten ADH-Sekretion
SIRS	—	Systemic Inflammatory Response Syndrome
SK	—	Sinusknoten
SpO2	—	Periphere Sauerstoffsättigung
SSRI	—	Selektiver Serotonin Rezeptor Wiederaufnahmehemmer
SUBL	—	Sublingual
SvO2	—	Gemischt venöse Sauerstoffsättigung
SvcO2	—	Zentralvenöse Sauerstoffsättigung
SVT	—	Supraventrikuläre Tachykardie

T

Tabl	—	Tabletten
Tdp	—	Torsade de pointes
TEBK	—	Totale Eisenbindungskapazität
TEE	—	Transösophageale Echokardiographie
TG	—	Triglyzeride
Th	—	Therapie
TIA	—	Trans ischemic attack
TIPS	—	Transjugular intrahepatic portosystemic shunt
TTE	—	Transthorakale Echokardiographie
TVT	—	Tiefe Venenthrombose

V

VHFli.	—	Vorhofflimmern
VKA	—	Vitamin K-Antagonist
Vorg	—	Vorgehen
VT	—	Ventrikuläre Tachykardie, Tidal volume (Atemzugvolumen)
VTEK	—	Venöse thromboembolische Krankheit

REANIMATION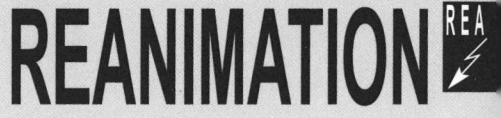

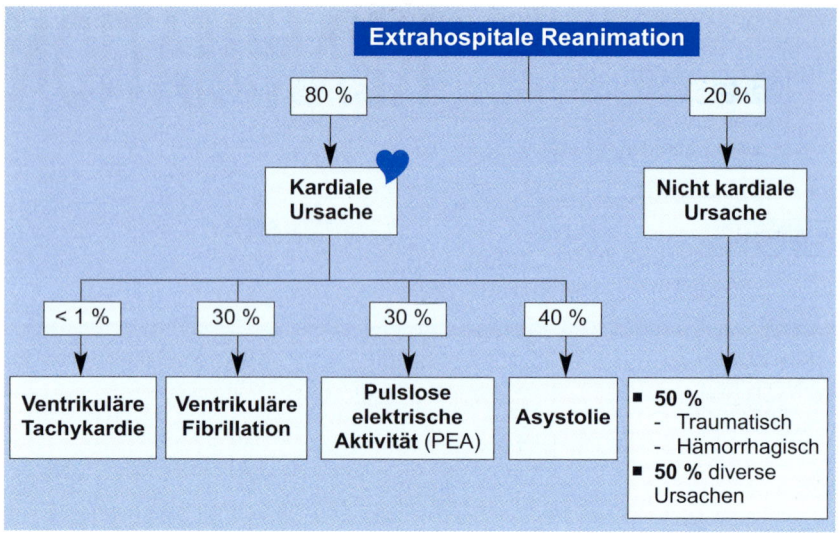

Algorithmus: Extrahospitale Reanimation - Ursachen.

Allg: • Das Überleben 1 Monat nach einer Reanimation beträgt 4 % (ursacheunabhängig).
       [Resuscitation 2011;82:3]

Wie soll eine externe Herzmassage praktisch vor sich gehen?

Vorg: ■ **Einige praktische Ratschläge für den Reanimator**
       - Die Arme des Reanimators sind gestreckt, die Hände übereinander gelegt.
         Die Handinnenflächen werden vertikal auf die untere Sternumhöhe gelegt.
       - **Thoraxkompression im unteren Drittel des Sternums (zw. den Brustwarzen)**
       - **Starke Kompression** ....5.1 cm - 6 cm tief (!)
         → SBD ....60-80 mmHg   **Push _hard_**
         → Art. Mitteldruck ....ca. 40 mmHg   **and**
       - **Schnelle Kompression**..100/min (aber < 120/min) **push _fast_**
         → Kardialer output ....25-30 % des Normalvolumens
       - **30 Thoraxkompressionen** _(laut zählen ist einfacher...)_
       - Die Dauer der Kompression = Dauer der Relaxation
       - Der Bruskorb soll sich nach der Kompression vollständig ausdehnen, aber die Arme
         sollen NIE vom Thorax abgehoben werden!
       - Die **30 Thoraxkompressionen** sollen wenn möglich **nicht** unterbrochen werden (nur
         während der 2 Atemstösse und dies nur beim nicht intubierten Patienten).
       - Die Rhythmuskontrolle soll alle 2 Minuten durchgeführt werden!
       ■ **Beatmung**

       ■ **Nicht intubierter Patient:**
         - **Alternierend 30 Kompressionen / 2 Atemstösse** [Resuscitation 2010; 81: 1219-76]
       ■ **Intubierter Patient:**
         - **100 Thoraxkompressionen/min pausenlos (8-)10/min**
         - **Ohne Rücksicht auf die Beatmung.** WICHTIG: Nicht Hyperventilieren!

       - Mund-zu-Mund, dann mit dem AMBU-Beutel (selbstfüllend mit FiO2 = 100 %):
         -- Kopf in Hyperextension (CAVE: bei Schädel- und/oder HWS-Trauma)
         -- Der Unterkiefer soll nach vorne luxiert werden
       - 2 Atemstösse (wobei ein Atemstoss 1 Sekunde dauert)
       - Bei maschineller Beatmung, sollen folgende Parameter eingestellt werden:
         -- FiO2 ....100 %
         -- Atemfrequenz 10/min
         -- Atemzugvolumen ......500 mL

Basic Life Support

Antwortet der Patient?

- Den Schultergürtel des Patienten schütteln → Antwort?
- Dem Patienten die Frage stellen: «Hören Sie mich» → Antwort?

Antwort

Keine Antwort

Kontrollen
je nach
Verlauf

Hilfe rufen

- Den Patienten auf den Rücken drehen
- Kopf in Hyperextension und Unterkiefer nach vorne luxiert
- Atmung beobachten (maximal 10 Sekunden) *«Look - Listen - Feel»*

Adäquate Atmung

Nicht adäquate Atmung

- Den Patienten in lateralen **Dekubitus platzieren**, den Kopf gegen den Boden gedreht.

- **Hilfe anrufen:**
  - **Schweiz 144**
  - Europa **112**

Hilfe anrufen

- **Schweiz 144**
- Europa **112**

Automatischen externen Defibrillator bereitstellen

SOFORT mit der CPR beginnen: 30/2 Zyklus

- **30 Thoraxkompressionen (Rhythmus 100/min)** dann:
- **2 schnelle Atemstösse** (1 Sekunde/Atemstoss) Der Thorax muss durch den Atemstoss anheben.

- **Weiterfahren mit der CPR (30/2):** 30 Kompressionen / 2 Atemstösse bis qualifizierte Helfer da sind.
- Die CPR soll nur dann gestoppt werden, wenn der Patient aufwacht, die Augen öffnet oder sich bewegt.

- ■ **OPTION «Thoraxkompression ohne Beatmung»**
  - Ind: • Nicht trainierte Personen für eine CPR
    - Personen die keine Atemstösse geben können oder wollen
  - Vorg: • **100 Thoraxkompressionen/min** (max. 120/min)

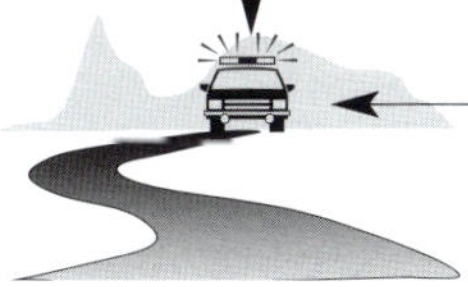

Algorithmus BLS [Angepasst nach: Resuscitation 2010; 81: 1224]

CPR = Kardiopulmonale Reanimation

Initiale kardiopulmonale Reanimation (CPR) &
AED Automatischer externer Defibrillator | **HED** Halbautomatischer externer Defibrillator

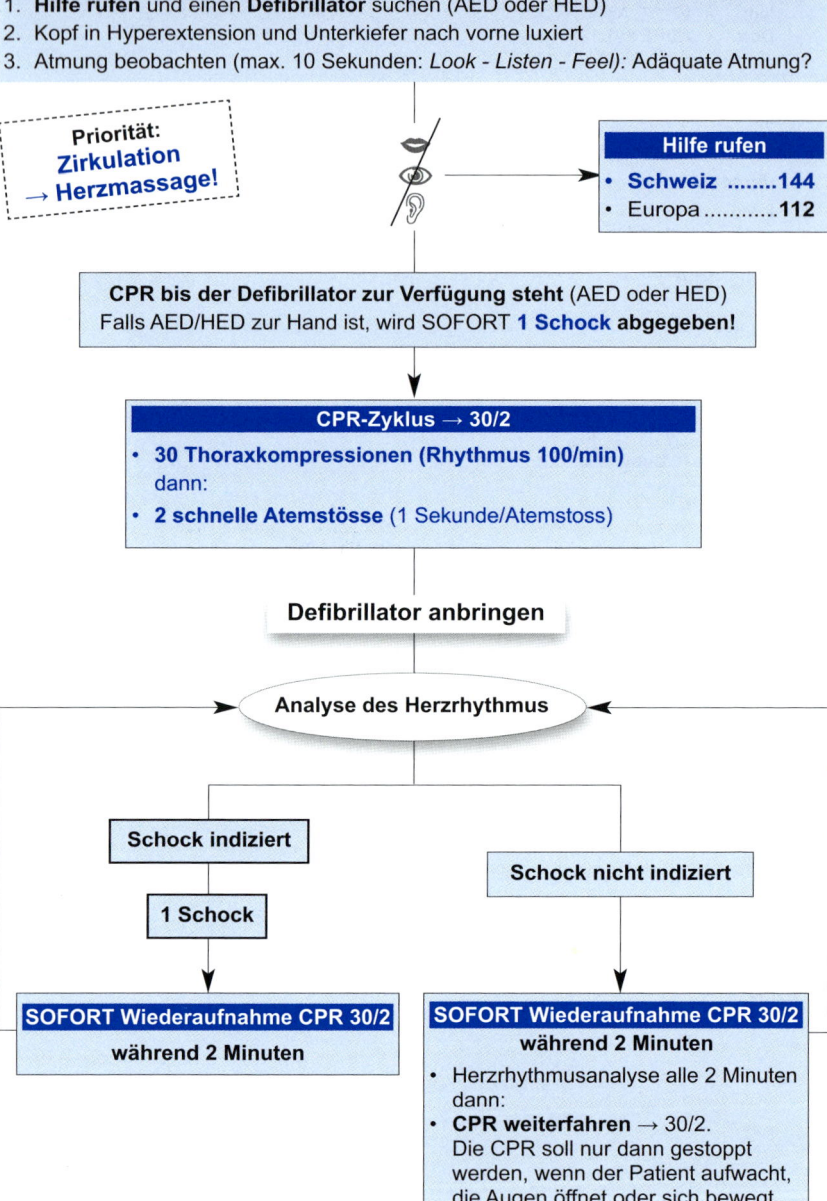

Areaktiver Patient
1. **Hilfe rufen** und einen **Defibrillator** suchen (AED oder HED)
2. Kopf in Hyperextension und Unterkiefer nach vorne luxiert
3. Atmung beobachten (max. 10 Sekunden: *Look - Listen - Feel):* Adäquate Atmung?

Priorität:
Zirkulation
→ **Herzmassage!**

Hilfe rufen
- **Schweiz** **144**
- Europa **112**

CPR bis der Defibrillator zur Verfügung steht (AED oder HED)
Falls AED/HED zur Hand ist, wird SOFORT **1 Schock** abgegeben!

CPR-Zyklus → 30/2
- **30 Thoraxkompressionen (Rhythmus 100/min)**
  dann:
- **2 schnelle Atemstösse** (1 Sekunde/Atemstoss)

Defibrillator anbringen

Analyse des Herzrhythmus

Schock indiziert

1 Schock

Schock nicht indiziert

SOFORT Wiederaufnahme CPR 30/2
während 2 Minuten

SOFORT Wiederaufnahme CPR 30/2
während 2 Minuten
- Herzrhythmusanalyse alle 2 Minuten
  dann:
- **CPR weiterfahren** → 30/2.
  Die CPR soll nur dann gestoppt
  werden, wenn der Patient aufwacht,
  die Augen öffnet oder sich bewegt.

Algorithmus: Kardiopulmonale Reanimation & Defibrillator (AED oder HED) [Angepasst nach: Resuscitation 2010; 81: 1227]

AED = Automatischer externer Defibrillator; **HED** = Halbautomatischer externer Defibrillator
CPR = Kardiopulmonale Reanimation

Vasopressoren

- **Epinephrin ADRENALIN®**
  Ind: • VF, VT, Asystolie, pulslose elektrische Aktivität (PEA), Bradykardie
  Dos: • **ADRENALIN® 1 mg IV alle 3 min** [nicht klassifizierte Evidenz]
  - Falls erfolglos: > 1 mg **IV** [IIb]

- **Vasopressin** (falls erhältlich)
  Ind: • VF, VT
  Dos: • **Vasopressin 40 U IV** (einmalige Dosis) [IIb]

- **Atropin**
  Ind: • Asystolie, pulslose elektrische Aktivität (PEA)
  Dos: • 1 mg **IV** alle 3 min [IIb]

Antiarrhythmika

- **Amiodaron**
  Ind: • Ventrikuläres Flimmern, ventrikuläre Tachykardie
  Allg: • Amiodaron gehört zur Klasse III der Antiarrhythmika
  Dos: • Ladedosis:
  - 300 mg **IV** flush in 10 mL G5 %; falls notwendig zusätzlich 150 mg **IV** flush
  • Erhaltungsdosis:
  - 2 g **IV** kont./24 h

- **Magnesium**
  Ind: • Torsade de pointes (polymorphe ventrikuläre Tachykardie) [IIb]
  • Herz-Kreislaufstillstand bei Hypomagnesiämie [IIb]
  Dos: • Ladedosis:
  - 2 g (8 mmol) **IV** in 1-2 min (in 100 mL G 5 % oder Dextrose 5 %)
  • Erhaltungsdosis:
  - 5 g (20 mmol) **IV** über 6 h
  - dann 5 g/d **IV** über 12 h während 5 d

- **Lidocain**
  Ind: • Ventrikuläres Flimmern, ventrikuläre Tachykardie
  Dos: • 1.0 - 1.5 mg/kg **IV** Bolus [nicht klassifizierte Evidenz]

Pufferlösung

- **Bicarbonat (NaHCO₃ 8.4 %)**
  Ind: • Herz-Kreislaufstillstand infolge Hyperkaliämie [I]
  • Herz-Kreislaufstillstand im Zusammenhang mit Trizyklika oder ASPRIN® [IIa]
  • Kardiopulmonale Reanimation > 20 min mit maschineller Beatmung [IIb]
  • Retour zu einer Spontanatmung [IIb]
  Dos: • 1 mmol/kg **IV**

NOTIZEN

Einige EKG bei Reanimationssituationen

Asystolie

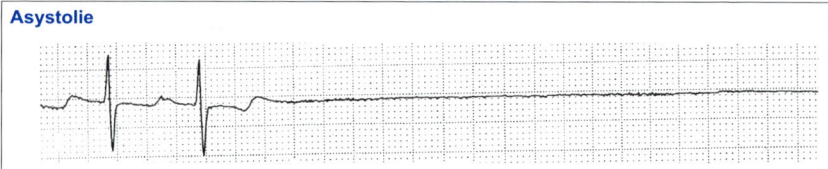

Pulslose elektrische Aktivität (PEA)

- Die PEA umfasst jeden organisierten Rhythmus mit <u>elektrischer Aktivität</u> (am Monitor sichtbar), wobei aber <u>kein Puls</u> palpiert werden kann! Hier einige PEA-Beispiele:

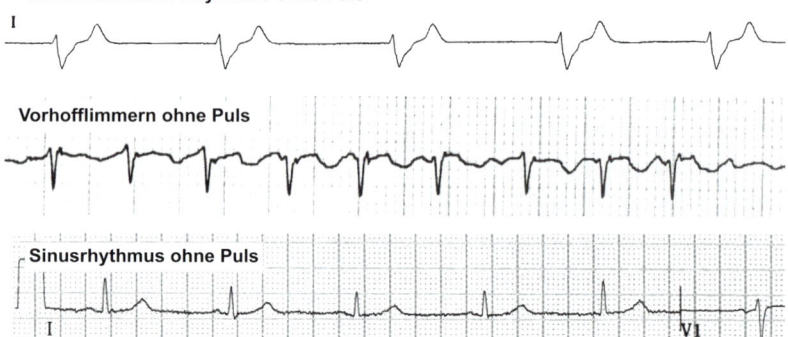

Ventrikuläre Tachykardie (VT)

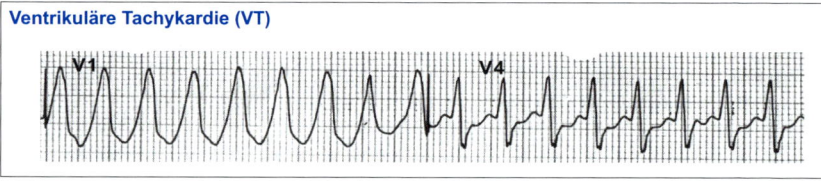

Ventrikuläre Fibrillation (VF)

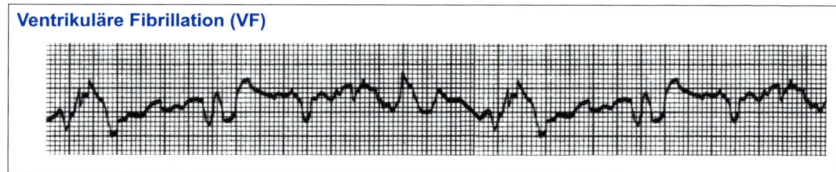

Auslösende Faktoren

Die «6 H»:
1. **H**ypoxie
2. **H**ypovolämie
3. **H**ypokaliämie / Hyperkaliämie
4. **H**ypoglykämie
5. **H**ypothermie
6. **H**ydrogen Ion (bzw. Azidose)

Die «6 T»:
1. **T**oxine
2. **T**amponade (Perikard)
3. **T**ension Pneumothorax
4. **T**hrombose koronar (ACS)
5. **T**hrombose pulmonal (Lungenembolie)
6. **T**rauma

Tachykardie mit palpablen Pulsen

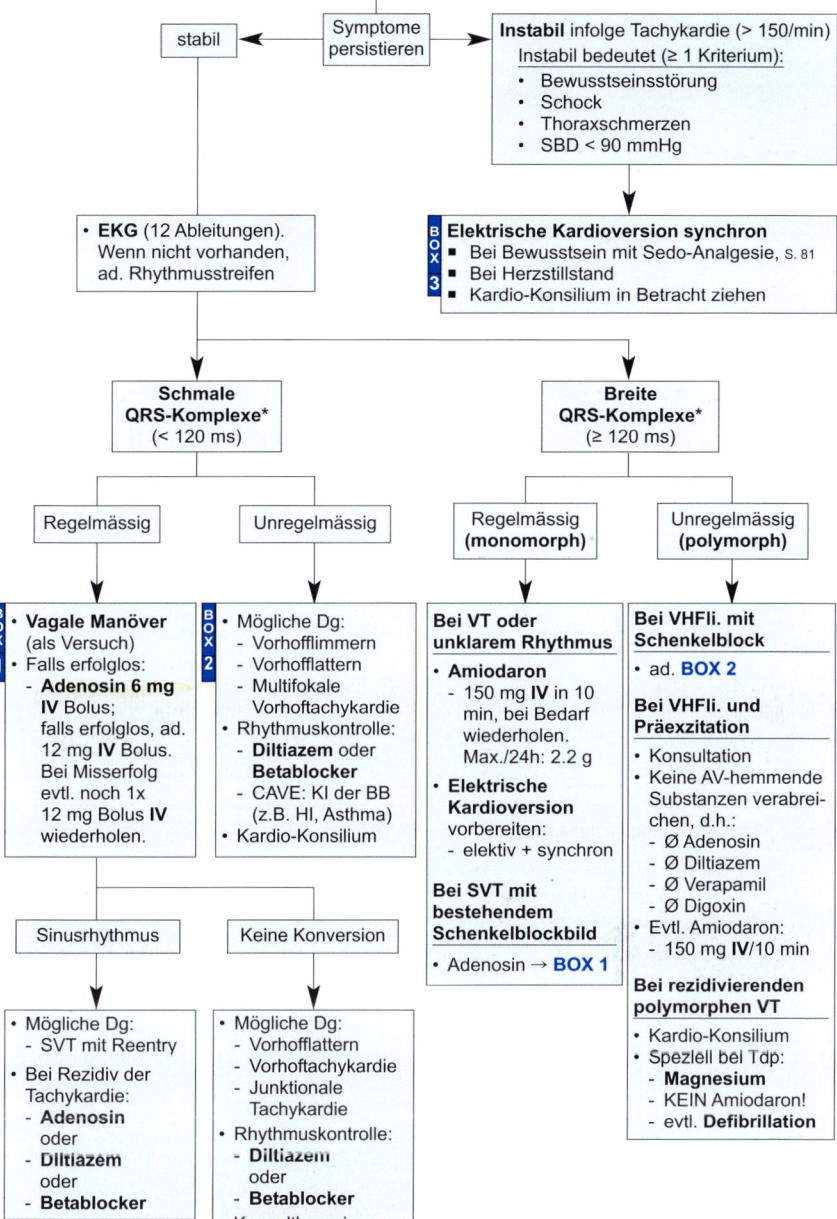

- ☛ Falls notwendig: **BLS**-Algorithmus (s. 3): Hilfe rufen ☎ **144 und CPR beginnen**
- ☛ O₂, venöser Zugang, EKG-Monitor/Defi (Rhythmusanalyse), BD, Oxymetrie
- ☛ Suche / Therapie von auslösenden Faktoren (**6 T und 6 H**, siehe Fussnote s. 6)

Symptome persistieren

stabil

Instabil infolge Tachykardie (> 150/min)
Instabil bedeutet (≥ 1 Kriterium):
- Bewusstseinsstörung
- Schock
- Thoraxschmerzen
- SBD < 90 mmHg

- **EKG** (12 Ableitungen). Wenn nicht vorhanden, ad. Rhythmusstreifen

BOX 3 Elektrische Kardioversion synchron
- Bei Bewusstsein mit Sedo-Analgesie, s. 81
- Bei Herzstillstand
- Kardio-Konsilium in Betracht ziehen

Schmale QRS-Komplexe* (< 120 ms)

Breite QRS-Komplexe* (≥ 120 ms)

Regelmässig

Unregelmässig

Regelmässig (monomorph)

Unregelmässig (polymorph)

BOX 1
- **Vagale Manöver** (als Versuch)
- Falls erfolglos:
  - **Adenosin 6 mg IV** Bolus; falls erfolglos, ad. 12 mg **IV** Bolus. Bei Misserfolg evtl. noch 1x 12 mg Bolus **IV** wiederholen.

BOX 2
- Mögliche Dg:
  - Vorhofflimmern
  - Vorhofflattern
  - Multifokale Vorhoftachykardie
- Rhythmuskontrolle:
  - **Diltiazem** oder **Betablocker**
  - CAVE: KI der BB (z.B. HI, Asthma)
- Kardio-Konsilium

Bei VT oder unklarem Rhythmus
- **Amiodaron**
  - 150 mg **IV** in 10 min, bei Bedarf wiederholen. Max./24h: 2.2 g
- **Elektrische Kardioversion** vorbereiten:
  - elektiv + synchron

Bei SVT mit bestehendem Schenkelblockbild
- Adenosin → **BOX 1**

Bei VHFli. mit Schenkelblock
- ad. **BOX 2**

Bei VHFli. und Präexzitation
- Konsultation
- Keine AV-hemmende Substanzen verabreichen, d.h.:
  - Ø Adenosin
  - Ø Diltiazem
  - Ø Verapamil
  - Ø Digoxin
- Evtl. Amiodaron:
  - 150 mg **IV**/10 min

Bei rezidivierenden polymorphen VT
- Kardio-Konsilium
- Spezlell bei Tdp:
  - **Magnesium**
  - KEIN Amiodaron!
  - evtl. **Defibrillation**

Sinusrhythmus

Keine Konversion

- Mögliche Dg:
  - SVT mit Reentry
- Bei Rezidiv der Tachykardie:
  - **Adenosin** oder
  - **Diltiazem** oder
  - **Betablocker**

- Mögliche Dg:
  - Vorhofflattern
  - Vorhoftachykardie
  - Junktionale Tachykardie
- Rhythmuskontrolle:
  - **Diltiazem** oder
  - **Betablocker**
- Kausaltherapie
- Kardio-Konsilium

Algorithmus: Tachykardie mit palpablen Pulsen.

SVT = Supraventrikuläre Tachykardie; VT = Ventrikuläre Tachykardie; Tdp = Torsade de pointes

* Wenn der Patient instabil wird, soll eine elektrische Kardioversion stattfinden, siehe **BOX 3**

Definitionen

- Absolute Bradykardie
  HF < 60/min
  (gravierend < 40/min)

- Relative Bradykardie
  HF unterhalb derjenigen, welche als adäquat bezüglich der Klinik angesehen wird.

1. Sauerstoffgabe (Ziel SaO$_2$ ≥ 94 %)
2. Kontinuierliches EKG-Monitoring
3. Oxymetrie
4. BD-Messung
5. Venösen Zugang schaffen
6. EKG (12 Ableitungen)

Klinik einer Hypoperfusion infolge Bradykardie

- Kalte Haut
- Thoraxschmerzen
- SBD < 90 mmHg
- Schockzustand
- Organische Minderperfusion:
  - Prärenale Niereninsuffizienz
  - Verwirrtheitszustand

Nein   **Ja**

Stabile Bradykardie

- Gute Perfusion
- Asymptomatisch
- Patient ist «warm»

→ **Monitoring**
→ **Überwachung**

Instabile Bradykardie

- **Hypoperfusion**
- **Symptomatisch**
- **Patient ist «kalt»!**

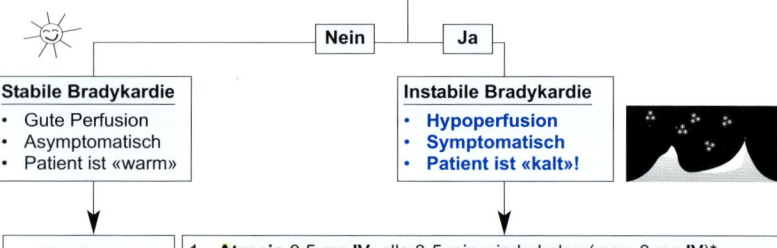

1. **Atropin** 0.5 mg **IV**, alle 3-5 min wiederholen (max. 3 mg **IV**)*
   und **sofort transkutanen SM bereitstellen** (± Sedo-Analgesie, S. 81)

Falls Atropin unwirksam (oder kontraindiziert):
2. **ADRENALIN® verdünnt** (!)§ 2-10 µg/min **IV** (= 0.02-0.14 µg/kg/min **IV**)
3. **Aminophyllin** ....120-240 mg **IV****
4. **Glucagon** ....3-10 mg **IV**, dann 3-10 mg/h **IV**

Bei Intoxikation mit Betablockern‡ oder Kalziumantagonisten‡, zusätzlich:
5. **Kalziumchlorid**................10 mmol **IV** über 5-10 min, dann 10 mmol/h **IV**
6. Evtl. HIET «*High-Dose Insulin Euglycemic Therapy*»:
   - Insulinbolus 1 E/kg **IV**, dann Perfusor mit 0.5-1.0 E/kg/h **IV**[1]
   - Alternative:[2] Insulinperfusor mit 10 E/kg/h **IV**

Falls kein Ansprechen auf die medikamentöse Therapie

→ Möglichkeit, **perkutorisch mit Faustschlägen (50-70/min)** eine sogenannte «*percussion (fist) pacing*» durchzuführen, bis der **transkutane oder endovenöse Schrittmacher** bereit steht.[3]

Bei unmöglichem venösen Zugang oder Nichtansprechen auf die Stimulation des rechten Ventrikels (perkutorisch oder transkutaner SM)

→ Provisorischen Schrittmacher mit femoral-arteriellem Katheterzugang retrograd in den linken Ventrikel platzieren.[4]
→ Behandlung der auslösenden Faktoren: «**6T**» und «**6H**», S. 6

Algorithmus: Bradykardie.   SM = Schrittmacher

*, **, §, ‡, siehe S. 9

 1 N Engl J Med 2006; 355: 602-11.   2 J Med Toxicol 2009; 5: 139-43   3 Resuscitation 2010; 81(Suppl 1): e93-e174.   4 Am J Emerg Med J 2009; 27: 374.e1-e2.

Fussnoten der Seite 8

* Atropin

Allg:
- Atropin kann einen bestehenden AV-Block oder eine Bradykardie verschlimmern und sogar eine Asystolie auslösen!
- Atropin ist bei Intoxikationen mit Betablockern oder Kalziumantagonisten unwirksam!

KI:
- AV-Block 2.° vom Typ MOBITZ II
- AV-Block 3.° mit ventrikulärem Ersatzrhythmus mit breitem QRS oder HF < 40/min
- Sinusknotenstillstand > 3 Sekunden
- Herztransplantierte Patienten
- <u>VORSICHT</u>: beim akuten Koronarsyndrom ist die Gabe von Atropin mit extremer Vorsicht zu verabreichen. Bei einem akuten Myokardinfarkt ist das Risiko für VT/VF besonders erhöht!

** Aminophyllin

Ind:
- Inferiorinfarkt
- Spinales Trauma
- Herztransplantierte Patienten

§ 2x-Verdünnung von ADRENALIN®

Vorg:
I. Erste Verdünnung:
  - ► 10 mL-Spritze mit: **9 mL NaCl 0.9 % + 1 mg (1 mL) ADRENALIN®**
II. Zweite Verdünnung
  - ► Entnahme von 1 mL der 1. Verdünnung (= 100 μg/mL) in eine andere 10 mL-Spritze mit 9 mL NaCl 0.9 % geben → Endverdünnung **10 μg/mL**; titrieren.

‡ Atropin ist bei Intoxikationen mit Betablockern oder Kalziumantagonisten unwirksam!

Detaillierte intrahospitale Reanimations-Protokolle

Allg: • Diese Protokolle betreffen folgende Situationen:
  - Ventrikuläre Fibrillation, ventrikuläre Tachykardie ohne Puls
  - Pulslose elektrische Aktivität (PEA)
  - Asystolie

Ref: 1. **ALS / ILCOR** ....Circulation 2010; 122(suppl 2): S250-S275 und S345-S421.
  2. **AHA** ....Circulation 2010; 122(suppl 3): S729-S767
  3. **ERC** ....Resuscitation 2010; 81: 1305-52

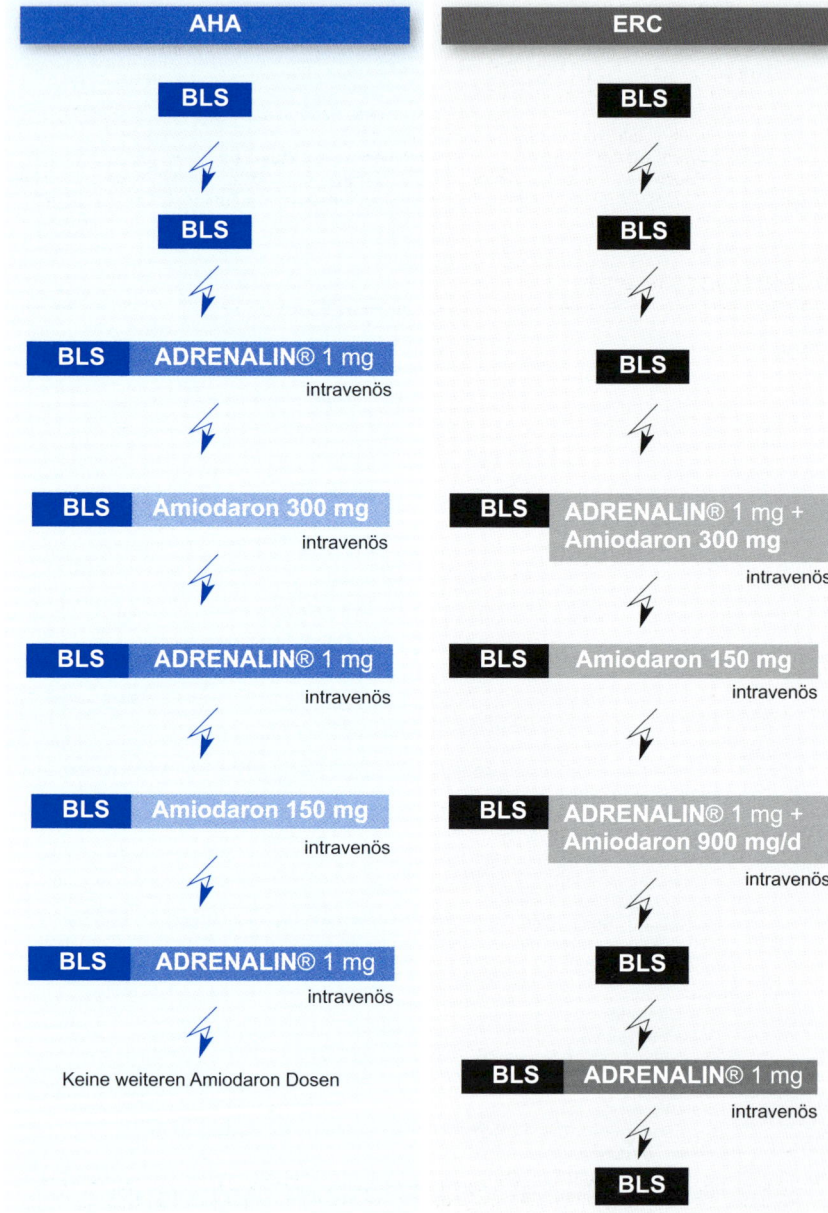

AHA [Circulation 2010; 122[suppl 3]: S729-S767]   **ERC** [Resuscitation 2010; 81: 1305-52]

Dosierung von ADRENALIN®

Allg: • 8 prospektive, randomisierte Studien vergleichen 1 mg mit:
- 5 mg[1-3]
- 7 mg[4,5]
- 10 mg[6]
- 14 mg[7]
- 15 mg[8]

haben keine Verbesserung des Reanimationserfolges gezeigt (ausser Acta Anaesthesiol Scand et du JAMA). Weder die Überlebensrate noch der neurologische Status haben sich verbessert (6'857 Patienten dieser 8 Studien)
- Reanimationserfolg ....32 %
- Überleben bei Spitalaustritt ....3 %

• Einige Studien weisen eine Erhöhung der hämodynamischen[9], myokardialen[10] und der neurologischen Folgeschäden[11] auf.

• **Ist ADRENALIN® wirklich nutzvoll?**
- Kardiopulmonale Reanimation bei 851 externe Patienten (ausserhalb des Spitals) mit oder ohne intravenöser Medikamentengabe:
  → Verbesserung des Reanimationserfolges in der Gruppe der Patienten, welche mit Medikamenten behandelt wurden (v.a. intravenös, und da v.a. nach ADRENALIN®-Gabe). ABER es wurde KEIN Unterschied bezüglich Überleben bei Spitalaustritt rapportiert.[12]

HAUSINTERNE GUIDELINES

1 Acta Anaesthesiol Scand 1991; 35: 253-6. **2** Resuscitation 1995; 29: 3-9. **3** N Engl J Med 1998; 339: 1595-601. **4** N Engl J Med 1992; 327: 1045-50, **5** Pharmacotherapy 1997; 17: 242-7, **6** Anaesth Intens Care 1993; 21: 192-6, **7** N Engl J Med 1992; 327: 1051-5, **8** JAMA 1992; 268: 2667-72. **9** Chest 1994; 106: 1499-507. **10** Circulation 1995; 92: 3089-93. **11** Ann Intern Med 1998; 129: 450-6. **12** JAMA 2009; 320: 2222-9.

Allg: • Neurologische Defizite werden oft nach einer Reanimation beobachtet. Sie kommen durch Ischämien des zentralen Nervensystems zustande.

• Verschiedene Mechanismen können zur Reduktion der neuronalen Zellschädigung durch therapeutische Hypothermie beitragen:
- Hemmung der Apoptose (= gezielter, programmierter Zellentod, ohne Entzündungsreaktion des umliegenden Gewebes)
- Verminderung der exzitatorischen Wirkung, hervorgerufen durch die Ischämie und Reperfusion.
- Störungen der intrazellulären Kationenkonzentration infolge Ionenpumpendysfunktion
- Hemmung von inflammatorischen Zytokinen
- Verminderung der Synthese von freien Radikalen
- Verminderung des Hirnödems u.a.

• Situationen bei denen eine **Hypothermie** i.d.R. **NICHT indiziert** ist (ad. Konsilium)
1. Trauma oder schwerwiegende Blutung
2. Terminale Grunderkrankung mit Verzicht auf Intensivpflege
3. Schwangerschaft
4. Gerinnungsstörung (Ausnahme: therapeutisch induziert!)
5. Zeitdauer der wiederhergestellten, anhaltenden, spontanen Zirkulation (definiert als: SBD > 80 mmHg während > 20 min) bis zu Beginn des Kühlungsmanövers > **4 h**

Ind: • **Koma nach erfolgreicher Reanimation bei ventrikulärem Flimmern**
[Resuscitation 2005; 67: 157].
Bemerkung:
Eine Studie hat kürzlich gezeigt, dass die Temperaturkontrolle (36°C) während der ersten 24 h der therapeutischen Hypothermie (33°C) äquivalent ist. [NEJM 2013; 369: 2197]
Die therapeutische Hypothermie bleibt aber von der ILCOR 2014 weiterhin empfohlen.

Vorg: • Es gibt keine standardisierten Guidelines bezügl. der Durchführung einer therapeutischen, milden Hypothermie bei Status nach Reanimation.
• Voraussetzungen:

■ **Sedation**	Midazolam	Initial: 0.2 mg/kg/h **IV**
	oder Propofol	1 - 4 mg/kg/h **IV** (± Initialbolus 0.5-1 mg/kg)
■ **Analgesie**	Fentanyl	Initial: 4 µg/kg/h **IV**
	oder Morphin	Perfusion 5 mg/h **IV**
■ **Relaxation**	Rocuronium	0.5 mg/kg/h **IV** (oder Atracurium)

• Ausrüstung:
- Arterielle Kanüle, ZVK, EKG-Monitoring
- Kontinuierliche Temperaturmessung (z.B. Dauerkatheter mit Temperatursonde)

In der PRAXIS:
• Beginn der Hypothermie: so schnell wie praktikabel. Ziel: innerhalb von 4 h!
• Ziel-Körpertemperatur: 32-34°C (über Blasentemperatursonde)
• Dauer der Hypothermie: 12-24 h (> 24 h erhöht die Infektionsrate!)

• Es gibt verschiedene Möglichkeiten, die Körpertemperatur zu senken, z.B.:
■ **Externe Kühlsysteme:**
Ausserhalb des Spitals:
- *Coolpacks* in die Achsel, Verzicht auf Wärmeschutz
Notfallstation:
- 2000 mL Ringer-Lactat **IV** 4°C (30 mL/kg)
- Danach (meist auf IPS): externe Kühlsysteme mit Kaltluftdecken und Kältematten.
- Die endovaskulären Kühlkatheter sind nicht überall verfügbar und betreffend Sicherheit (Thromboserisiko) noch zu wenig Erfahrung.
■ **Interne Kühlung (mit gekühlten Infusionen):**
- 4°C NaCl 0.9 % (30 mL/kg) **IV** in 30 min → Körpertemperatursenkung um ca. 2°/h.
- Endovaskuläre Kühlkatheter, deren Ballon mit kalter Flüssigkeit durchströmt wird
• Engmaschige Laborkontrollen (alle 1-4 h):
- ABGA
- Kalium (↓), Phosphat (↓), Laktat
- Blutzucker (Hyperglykämie durch verminderte Insulinwirkung und Ausschüttung)
- NSE ↑ (neuronenspezifische Enolase) = prognostisch schlechter Faktor (N < 15.2 µg/L)
• **Aufwärmung** (aktiv): 0.25-0.5°C/h^3 bis Erreichen einer Körpertemperatur > 36°C

NW: • Blutungen
• Infektionen; Sepsis (v.a. bei prolongierter Hypothermie!)
• Elektrolytstörungen: Hypokaliämie; Hyperglykämie; Hypophosphatämie u.a.

NOTFALLMEDIZIN &
INTENSIVMEDIZIN

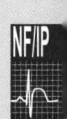

Allg: • **Die Aortendissektion ist ein lebensbedrohlicher Notfall!**
- Mortalität:
  - Initial ....1-2 %/Stunde
  - Unbehandelt nach 48 h..................50 %
  - Unbehandelt nach 2 Wochen ....80 %
  - Unbehandelt nach 3 Monaten........90 %
- Eine Aortendissektion nennt sich akut, wenn sie weniger als 15 Tage symptomatisch ist.
- Normaldurchmesser der Aorta ascendens: 2-4 cm
- Pathogenese:
  - Einriss der Gefässintima mit Eintritt von Blut in die Gefässmedia. Es kommt zu einer longitudinalen Aufspaltung der Media und es entstehen 2 Gefässlumina:
    -- «Wahres Lumen» (von der Intima begrenzt)
    -- «Falsches Lumen» (zwischen Media und Adventitia)
- Inzidenz weltweit: 0.5-2.95/100'000 Einwohner/Jahr (in der Schweiz im oberen Bereich)
- **Screening des Bauchaortenaneurysmas** (in Amerika empfohlen):
  - Alle Personen zw. 65-74 Jahren mit aktiver oder passiver Raucheranamnese.

Klas: • Es werden 2 Klassifikationen beschrieben:

STANFORD, 1970 (häufig gebraucht)	
A	Jede Dissektion, die die Aorta ascendens betrifft
B	Dissektion mit Beginn nach Abgang der linken Arterie subclavia

DE BAKEY, 1965	
I	Proximale Aortendissektion, welche über die Aorta ascendens hinausgeht
II	Proximale Aortendissektion, welche sich auf die Aorta ascendens beschränkt
III	Distale Aortendissektion

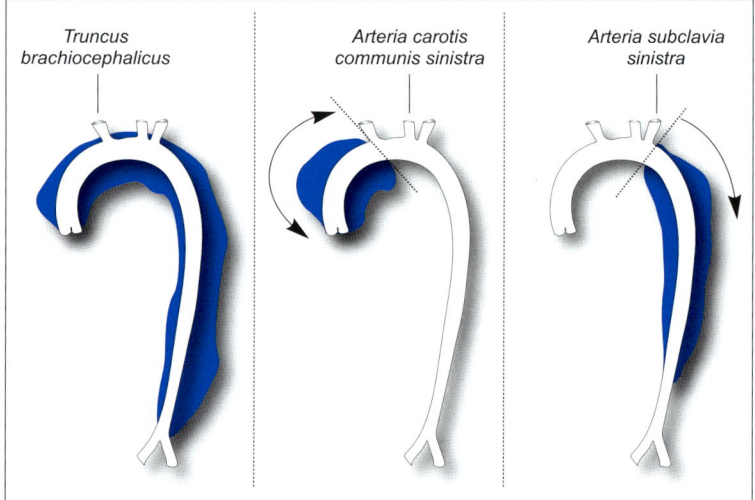

Truncus brachiocephalicus / Arteria carotis communis sinistra / Arteria subclavia sinistra

60 %	10-15 %	25-30 %
DE BAKEY I	**DE BAKEY II**	**DE BAKEY III**
STANFORD A proximal		**STANFORD B** distal

«**A**» wie «**A**scendens» oder «**A**lles»

Urs: • **Risikofaktoren**

   I. Alter < 50 Jahre
- Aortenaneurysma
- Aortenisthmusstenose (auch Coarctation genannt = angeborene Stenose der Aorta am Übergang des distalen Aortenbogens in die Aorta descendens)
- Schwangerschaft (50 % der Frauen mit Dissektion unter 40 Jahren sind schwanger)
- Bicuspide Aortenklappe (kongenital)
- Bindegewebserkrankungen oder entzündliche Erkrankungen:
  -- MARFAN-Syndrom:
  Autosomale dominante Erbkrankheit (Chromosom 15), wobei das Bindegewebe betroffen ist: Mitralklappenprolaps, Aortendilatation, Thoraxdeformität, Skoliose, oft spindelförmiger Grosswuchs, Linsenluxation.
  -- Morbus EHLERS DANLOS (*Gum disease*)
  Zur Zeit werden 6 Typen dieser Erbkrankheit, die das Bindegewebe befallen, unterschieden. Klinik: Gelenkhypermobilität, verstärkte Hautelastizität und erhöhte Gewebsschwäche. Seltenere Befunde: muskulo-skelettale Schmerzen, arterielle Gefässwandschwächen oder -rupturen, schwacher Muskeltonus, Mitralklappenprolaps.
  -- TURNER Syndrom (Anomalie des Geschlechts-Chromosoms; hier fehlt das «Y» → Konstellation «X0»; diese Erkrankung betrifft nur Frauen)

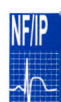

  II. Alter > 50 Jahre
- Chronische art. Hypertonie (ist bei 40-70 % der Patienten vorhanden)
- Atherosklerose; annuläre Aortenektasie

III.Sonstige Risikofaktoren
- Geschlecht (Männer sind 3x häufiger betroffen als Frauen), weisshäutig, rauchen
- Extrakorporelle Zirkulation; St. nach Aortenklappenersatz
- Trauma; iatrogen (z.B.: Katheterismus, Herzchirurgie); Vaskulitis

Klin: • **Symptome und Befunde bei Aortendissektion** [JAMA 2000; 283: 897-903]

Symptome/Befunde	Typ A	Typ B
• Schmerzen (generell)	94 %	98 %
• Akuter Beginn	85 %	84%
• Thoraxschmerzen	**80 %**	63 %
• Rückenschmerzen	47 %	**64 %**
• Bauchschmerzen	20 %	43 %
• Wandernder Schmerz	15 %	**20 %**
• Synkope	**12 %**	4 %
• Aorteninsuffizienz bei der Herzauskultation	**44 %**	12 %
• Art. Hypertonie (SBD ≥ 150 mmHg)	35 %	**70 %**
• Art. Hypotonie (SBD < 100 mmHg)	**12 %**	3 %
• Schock oder Perikardtamponade	**13 %**	1 %
• Pulsdefizit	20 %	10 %
• Hirnschlag	7 %	2 %
• EKG Anomalie/akutes Koronarsyndrom	30 % / 5 %	30 % / 1 %

Tabelle 1: Einige klinische und paraklinische Elemente bei Aortenaneurysma.

1. Thoraxschmerzen (90 % der Fälle)
- Plötzlicher starker Thoraxschmerz (oft am stärksten zu Beginn der Dissektion)
- Retrosternaler «Dolchstoss» (mittleres Drittel des Sternums), reissend, schneidend
- Bei Typ B-Dissektion: interskapulärer Schmerz
- Der Dissektionsschmerz wandert entlang der Aortendissektion (anterograd oder retrograd, je nach Progression der Dissektion)
- Bei chronischen Aortendissektionen können die Schmerzen auch fehlen.

2. Neurologische Symptome
- Bei Typ-A Dissektion: Hirnschlag (infolge Obstruktion der Karotiden)
- Paraparesen/Plegie bei Einbezug der Rückenmarksarterien (= spinale Ischämie)
  - LERICHE-Syndrom bei Verlegung des wahren Lumens (Verschluss der Aorta im Bereich der Bifurkation in beide Beckenarterien)
  - Ischämische periphere Neuropathie

3. Synkope

4. Dyspnoe, Herzinsuffizienz (infolge Aorteninsuffizienz, Tamponade)

5. Perikardtamponade (soll bei art. Hypotonie vermutet werden!)

6. Myokardinfarkt (1-2 % der Fälle, infolge Dissektion in die Koronararterien)

7. Periphere arterielle Durchblutungsstörungen (Kompression des wahren Lumens)

- **Befunde**
  - Kalte, feuchte Haut (Vasokonstriktion)
  - Der Patient ist oft unruhig, er sucht eine schmerzlose Position.
  - Art. Hypertonie oder art. Hypotonie oder schwache BD-Differenz (bei Tamonade)

  Für die PRAXIS
  - Bei **normotonen oder hypotonen** Patienten an folgende Diagnosen denken:
    - Low output bei schwerer Aorteninsuffizienz
    - Tamponade (BD-Differenz ↓; z.B. SBD - DBD < 20-25 mmHg)
    - Dissektion in Koronararterien mit Myokardischämie oder -infarkt (siehe EKG)
  - **BD-/Puls-Gradient zwischen beiden Armen** (weder sensitiv noch spezifisch):
    - Vd. auf proximale Aortendissektion (Typ A)
    - Evtl. Pseudohypertonie auf der Seite der nicht betroffenen A. subclavia
  - **BD-/Puls-Gradient zwischen den Armen und den Beinen.** Dieser erlaubt es aber nicht, den Dissektionstyp (A versus B) zu bestimmen
  - Bei ca. **10 % der Patienten ist die Dissektion schmerzlos!**

  - Herzauskultation:
    -- Suche eines aortalen Diastolikums bei Typ-A Dissektion. Eine Aorteninsuffizienz wird bei 60-70 % der Typ-A Dissektionen beobachtet. Die Intensität des diastolischen Herzgeräusches ist variabel und BD-abhängig!
    - Hypoventilation bzw. abgeschwächte Perkussion (DD: Hämatothorax)

Vorg:
- Wahrscheinlichkeit eines Aortenaneurysmas bestimmen (siehe Algorithmus s. 15):
  - Schmerzen, Befunde, Vorerkrankungen
- Der klinische Untersuch ist diagnostisch wenig sensibel. Eine radiologische Bildgebung ist imperativ, auch wenn die klinische Wahrscheinlichkeit gering ist.

Rx:
	Sensitivität	Spezifität
Bildgebungen bei Vd. auf Aortenaneurysma		
- Erste Wahl: **Angio-CT**	90-100 %	90-100 %
- Zweite Wahl: transösophageale Echokardiographie (TEE)	90-99 %	85-89 %
- Dritte Wahl:		
-- Transthorakale Echokardiographie (TTE)	60-80 %	80-96 %
-- **Intravaskulärer Ultraschall**	94-100 %	97-100 %
-- MR	98-100 %	98-100 %
-- Aortographie	80-90 %	88-95 %

EKG:
- Meistens normal
- Bei vorbestehender art. Hypertonie, evtl. Zeichen von linksventrikulärer Hypertrophie:
  - **R in aVL > 10 mm oder R in DI > 15 mm**
- Ischämiezeichen oder Perikardergusszeichen sind selten.

Rx:
- **Thorax-CT** (Aortendissektion vom Typ A nach STANFORD)

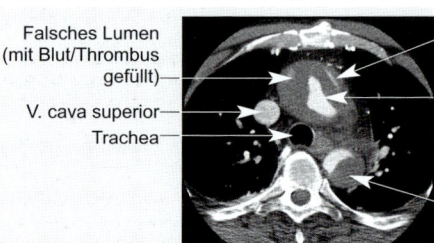

Falsches Lumen
(mit Blut/Thrombus
gefüllt)—

V. cava superior—
Trachea—

Intimaler Flap in der
Aorta ascendens

Aorta ascendens
(echtes Lumen; das
Kontrastmittel erlaubt es den
arteriellen Fluss zu sehen)

Aorta descendens
(hier: falsches Lumen mit
Blut/Thrombus gefüllt)

- **Standard Thorax-Rx** (zur Diagnose der Aortendissektion nicht geeignet)
  - Verbreiterung des Mediastinums (> ⅓ der gesamten Thoraxbreite)
  - Rechtsverlagerung der Trachea
  - Anomalie der Aortenbogenkontur (der «Aortenknopf» ist nicht sichtbar)
  - Schlecht abgegrenztes aortopulmonales Fenster, Doppelkontur des Aortenbogens

DD:
- Akutes Koronarsyndrom
- Akute Aortenklappeninsuffizienz ohne Dissektion
- Akute Perikarditis
- Hirnschlag (bei neurologischem Defizit + art. Hypertonie)
- Nicht dissezierendes Aortenaneurysma
- Lungenembolie
- Pneumothorax, Pleuritis, Pneumothorax
- Cholezystitis; Mediastinaltumor; muskuloskelettale Schmerzen

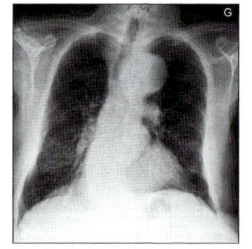

Rx: Aortendissektion Typ A
(Dank St. Galli/
La Chaux-de-Fonds)

Klinische Wahrscheinlichkeit einer Aortendissektion bezogen auf 3 Kriterien
Ⓐ - Ⓑ - Ⓒ

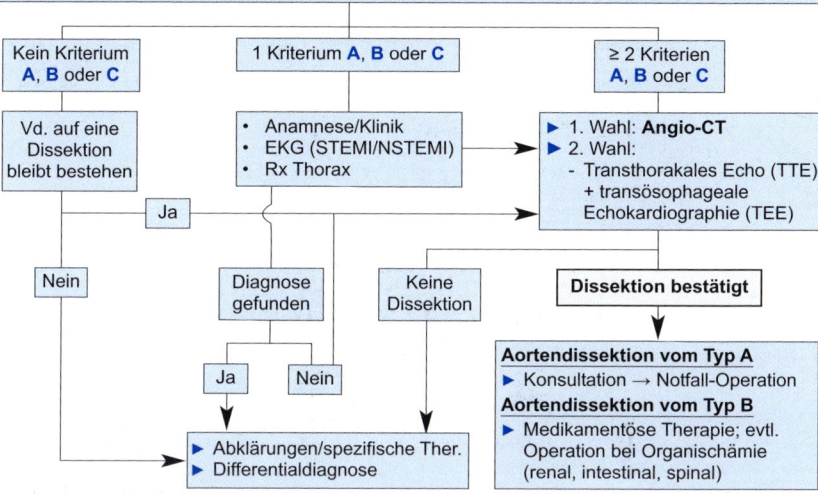

Ⓐ

Typische Schmerzen

(Thorax-, Rücken-, Bauchschmerzen)
- Akuter Beginn
- Intensität 8-10/10
- Zerreissender Schmerz

Ⓑ

Hochrisikobedingungen
- Familienanamnese bezüglich Aortenerkrankungen
- Kürzliche Aortenmanipulation
- Bekanntes thorakales Aneurisma
- MARFAN Syndrom
- Bekannte Aortenanomalie

Ⓒ

Vereinbarende klinische Befunde
- Ungenügende Gewebsperfusion:
  - Kleiner BD-Gradient zw. dem SBD und dem DBD
  - Neurol. Defizit + Schmerzen
- Auskultation: Aorteninsuffizienz (neu/nicht bekannt) + Schmerzen
- SBD < 100 mmHg oder Schock

NF/IP

- ► **Monitoring: EKG, BD, Herzfrequenz (HF)**
- ► **Venöser Zugang + Blutentnahme** (CK, Troponin, Blutbild, D-Dimer, LDH)
- ► **Analgesie**
  - Morphin ....3-5 mg **IV**, falls nötig alle 5 min wiederholen
  - Fentanyl ....1 µg/kg (≅ 50 µg) **IV**, falls nötig nach 30 min wiederholen (SpO₂-Kontrolle)
- ► **Hämodynamik:** art. Zielmitteldruck 50 mmHg (SBD nicht < 100-120 mmHg)
  - I. Bei art. Hypertonie, ad. Antihypertensiva → **BOX 1** (siehe Seitenende)
  - II. Kontrolle der Herzfrequenz: BB (Metoprolol, Esmolol, Labetalol) oder Diltiazem, siehe **BOX 1**

Diagnose sobald wie möglich bestätigen (mit Rücksichtnahme auf die hämodynamische Stabilität):
Falls der Patient instabil ist (d.h. BD ↓, Schock, spinale oder intestinale Ischämie): schnell die Diagnose bestätigen (vorzugsweise mittels TTE/TEE)

Kein Kriterium A, B oder C

Vd. auf eine Dissektion bleibt bestehen

1 Kriterium A, B oder C

- Anamnese/Klinik
- EKG (STEMI/NSTEMI)
- Rx Thorax

≥ 2 Kriterien A, B oder C

- ► 1. Wahl: **Angio-CT**
- ► 2. Wahl:
  - Transthorakales Echo (TTE) + transösophageale Echokardiographie (TEE)

Ja

Nein

Diagnose gefunden

Ja   Nein

Keine Dissektion

Dissektion bestätigt

Aortendissektion vom Typ A
- ► Konsultation → Notfall-Operation

Aortendissektion vom Typ B
- ► Medikamentöse Therapie; evtl. Operation bei Organischämie (renal, intestinal, spinal)

- ► Abklärungen/spezifische Ther.
- ► Differentialdiagnose

Algorithmus: Vd. auf ein Aortenaneurysma.[1] TTE = transthorakale Echokardiogr.; TEE = transösophag. Echokardiogr.

BOX 1

Antihypertensiva der Wahl:
- Metoprolol ....1-5 mg **IV** (1 mg/min); max. 15 mg (= 3 Amp)
- Esmolol* ....0.5 mg/kg **IV** innerhalb von 1 min, dann 3 mg/kg/h **IV** kont.
- Labetalol ....Ladedosis: 500 µg/kg **IV** innerhalb 1 min, dann 500 µg/kg/min **IV** über 4 min.
  Ggf. weiterfahren (evtl. Dosissteigerung alle 4 min); ad. max. 200 µg/kg/min.

Bei BB-Kontraindikation:
- Diltiazem ....0.25 mg/kg **IV** in 2 min (= 15-20 mg), dann falls nötig, 5-15 mg/h **IV** kont.

Bei refraktärer Hypertonie, zusätzlich:
- Nitroprussid ....0.25-0.3 µg/kg/min **IV**; bei Bedarf alle 5 min 0.5 µg/kg/min (max. 10 µg/kg/min)
  Dosierung: 3 µg/kg/min (max. 10 µg/kg/min).
- Nicardipin ....2.5 mg **IV**, ggf. nach 10 min wiederholen (Maximaldosis 10 mg)

* Esmolol ist bei der Typ-A Dissektion das Medikament der Wahl.

---

1 Angepasst nach: Hagan PG, et al. IRAD. JAMA 2000; 283: 897-903.

17

Th: **1.** Algorithmus, siehe S. 17

2. Typ-A Dissektion
- I.d.R. immer **notfallmässige Operation** (sofern «adäquat» in Bezug auf die Situation)
- Radialiskatheter (das Installieren darf den Transport in den OP nicht verzögern!)
- Venöse Zugänge:
  - 1 grosslumiger peripherer Zugang zur Volumengabe
  - 1 kleinlumiger peripherer Zugang für die Medikamentengabe
  - Ein ZVK ist primär nicht notwendig (falls ohne Zeitverzug möglich, Einlage in die rechte V. jugularis interna)

> **Für die PRAXIS**
> - Die Kontrolle des Blutdrucks und der Herzfrequenz sind essetiell, um die Dissektion zu vermindern! Zielwerte:
>   - **SBD**........................**100-120 mmHg**
>   - **Herzfrequenz** ....**< 60/min (je nach hämodynamischer Verträglichkeit)**
> - KEIN Nitroprussid in Monotherapie - immer mit einem Betablocker verabreichen!
> - Nitroprussid erhöht die Inotropie → Verschlimmerung der Dissektion!

3. Typ-B Dissektion
- Falls die Dissektion komplikationslos ist, wird i.d.R. medikamentös therapiert; eine Operation ist in diesem Fall nicht unbedingt indiziert.
- Hingegen beim Auftreten von Komplikationen (renale, spinale oder intestinale Ischämie) soll der Chirurg avisiert werden.
- Endoprothesen: Die Indikation der Endoprothesen während der Akutphase soll mit dem interventionellen Radiologen und dem vaskulären Chirurgenteam besprochen werden.

4. Analgesie (falls notwendig)
- Morphin ......2.5-5.0 mg **IV** Bolus oder **SC**, ggf. alle 15-30 min wiederholen oder:
- Fentanyl ......25-50 µg **IV** Bolus (**SC-** oder **IM-Gabe** möglich) unter SpO$_2$-Kontrolle (O$_2$ muss bereit stehen; ggf. mit 2-3 L O$_2$/min zu Beginn verabreichen).

Prog:
- Die Prognose ist abhängig vom Typ der Dissektion:
  - Typ A:
    - Überlebensrate nach 30 Tagen:
      - -- Post chirurgischer Intervention ......70-85 %
      - -- Mit medikamentöser Therapie ......50-70 %
      - -- Ohne Therapie ....10-20 %
  - Typ B:
    - Überlebensrate nach 30 Tagen:
      - -- Mit medikamentöser Therapie ......80-90 %
      - -- Ohne Therapie ....60 %

Potentielle Gründe, welche zur Hypovolämie führen können

- Flüssigkeitsverlust nach akuter Blutung
  - Trauma, Ruptur eines Aortenaneurysmas
  - Untere oder obere GI-Blutung
  - Retroperitoneales Hämatom, intramuskuläres Hämatom
- Nicht hämorrhagischer Flüssigkeitsverlust
  - Haut: chemische oder thermische Verbrennung
  - Abdominal
    - -- Peritonitis, Pankreatitis, gastrointestinale Perforation
    - -- Erbrechen, Durchfall, paralytischer Ileus
  - Renal
    - -- Diabetes insipidus oder Diabetes mellitus
    - -- NNR-Insuffizienz
    - -- Diuretika (!!)
    - -- Nephritis mit Salzverlust
    - -- Polyurie anderer Genese
  - Erhöhte kapilläre Permeabilität
    - -- Ischämie/Reperfusion
    - -- Systemische Entzündungsreaktion/SIRS
    - -- Herzstillstand (post-kardiopulmonales Reanimationssyndrom)
    - -- Anaphylaktische Reaktion (der Schock ist hier auch die Folge einer Vasodilatation)
    - -- *Capillary leak syndrome*
- Ungenügende Flüssigkeitsaufnahme

Tabelle 1: Mögliche Ursachen der Hypovolämie.

Schock (akute zirkulatorische Insuffizienz)

Def:
- **Insuffiziente Gewebeperfusion, welche sich wie folgt manifestiert:**
  - a) Klinik
    - Kutane Hypoperfusion:
      - -- marmorierte Haut über den Knien (Mottling-Score, s. 21), kalte und blasse Haut
    - Oligurie < 30 mL/h
    - Verwirrtheitszustand
    - **Aber der BD und die Herzfrequenz können im Schockzustand normal sein!**
  - b) Paraklinik
    - Hyperlaktatämie, S$\tilde{v}$O$_2$/ScVO$_2$ ↓
      - -- SvO2 = gemischt venöse O2-Sättigung (Blutentnahme im arteriellen Pulmonalkatheter)
      - -- ScvO2 = zentrale O2-Sättigung (Blutentnahme in einer Zentralvene)
- Der Schock stellt ein Ungleichgewicht zwischen Sauerstoffzufuhr und -verbrauch dar.

Klas:
1. Vorlast abhängiger Schock

- **Zu niedrige Vorlast**
  - **Hypovolämischer Schock** (Ursachen einer Hypovolämie, siehe Tabelle 1 s. 18)
    - Blutung
    - Renaler Verlust (Polyurie)
    - Gastrointestinaler Verlust
      - -- Diarrhoe
      - -- Erbrechen
    - Pankreatitis
    - 3. Sektor
    - NNR-Insuffizienz
    - Massive Hyperinflation
- **Zu hohe Vorlast (verminderter venöser Rückfluss → Verminderung des HMV)**
  - **Kardiogener Schock**
    - Diastolische Dysfunktion des linken und/oder des rechten Ventrikels

2. Nachlast abhängiger Schock

- **Zu niedrige Nachlast**
  - **Distributiver Schock**
    - Septischer Schock
    - Anyphylaktischer Schock
    - NNR-Insuffizienz
    - Toxisch/medikamentös
- **Zu hohe Nachlast**
  - **Obstruktiver Schock**
    - Massive Lungenembolie
    - Perikardtamponade
    - Spannungspneumothorax
    - Akute Aortenwurzeldissektion
    - Massive Hyperinflation
      - -- Mechanische Beatmung
      - -- Asphyktisches Asthma
      - -- Dekompensierte COPD
    - Gesteigerte Sympathikusaktivierung
      - -- Schädel-Hirn-Trauma
      - -- Hirnschlag
      - -- Dysautonomie

3. Schock infolge insuffizienter Inotropie (relativ oder absolut)

- **Kardiogener Schock**
  - Versagen des LV und/oder RV in folgendem klinischem Zusammenhang (Beispiele):
    - Akute Myokardischämie
    - Akutes Koronarsyndrom (instabile AP, STEMI, NSTEMI)
    - Massive Lungenembolie
    - Akute Aortendissektion
    - Myxödem
    - Toxisch/medikamentös (z.B. Zytostatika, Kokain)

4. Schock mit Anomalie der Herzfrequenz und/oder des Herzrhythmus

- Arrhythmie ....schnelles Vorhofflimmern, Brady-Tachykardie
- Tachykardie ......VT, VF, SVT, schnelles Vorhofflimmern
- Bradykardie ......langsames Vorhofflimmern, Pausen, hochgradiger AV-Block

Ziele und allgemeines Vorgehen bei Patienten im Schockzustand

1. **Hauptziel: Erhalt der Perfusion der «essentiellen» Organe: Hirn, Herz, Niere!**
   Zielwert des systemischen art. Mitteldruckes (AMD):

   > **Art. Mitteldruck > 60 mmHg (> 70 mmHg bei hypertonen u/o älteren Patienten)**

2. **Weitere Ziele: Wiedererreichen der Perfusion der anderen Organe**
   Ein adäquater Blutfluss und eine genügende O_2-Transportkapazität soll erreicht werden:

   I. Klinische Kriterien, die eine genügende O_2-Transportkapazität bestätigen
   - a) Neurologische Verbesserung (z.B. Verminderung eines Verwirrtheitszustandes)
   - b) Verbesserung der Hautperfusion
     - -- Haut wird wieder warm; Verschwinden der marmorierten Haut, falls vorhanden.
       Das Ausmass der marmorierten Haut um die Kniegelenke ist prognostisch:
       Mottling-Score (für Sepsis validiert)[1]   Mortalität nach 48 h

«0» Keine marmorierte Haut	
«1» Marmorierte Haut über der Kniescheibe mit Durchmesser ca. 2 cm	< 20%
«2» Marm. Haut, die den Oberrand der Kniescheibe nicht überschreitet	
«3» Marm. Haut ohne die Hälfte des O'schenkels zu überschreiten	40-60%
«4» Marm. Haut, die die Hälfte des O'schenkels überschreitet	
«5» Marm. Haut, die die Inguinalregion überschreitet	> 80%

   - c) Diurese bleibt erhalten: ≥ 0.5 mL/kg/h (30-40 mL/h)

   II. Paraklinische Kriterien, die eine genügende O_2-Transportkapazität bestätigen
   - a) Keine Azidose! Die Organminderperfusion erhöht die Laktatsynthese →
     Azidose und Organdysfunktion (Zielwert des Laktats < 2.0 mmol/L).
   - b) Keine weitere Erhöhung der peripheren O_2-Extraktion.
     Der Normalwert der O_2-Extraktion (= SaO_2 - SvO_2) beträgt ca. 25 %. Im
     Schockzustand steigt diese bis zu > 30-35 % an.
   - c) Beibehalten einer guten venösen O_2-Sättigung. Zielwerte der $ScvO_2$ > 70 %
     (oder SvO_2 > 65 %)

3. **Schnelles Bestimmen der Ursache des Schocks** (Echokardiographie, MR, US u.a.)
4. **Verbesserung des pathophysiologischen Faktors der zum Schock führte**
   - I. Vorlast
   - II. Nachlast
   - III. Inotropie
   - IV. Arrhythmie

Allg:
- **Physiologie und Pathophysiologie im Schockzustand**
  - Das Ziel der Blutzirkulation ist es, genügend Sauerstoff an das Endorgan zu führen, um
    die Grundversorgung zu gewährleisten: O_2-Transportkapazität (DO_2)
  - Die O_2-Transportkapazität ist von folgenden Faktoren abhängig:
    - Herzminutenvolumen (= Herzfrequenz x Auswurfvolumen)
    - Wert des Hämoglobins (Hb)
    - Arterielle O_2-Sättigung (SaO_2)
  - Einige Zahlen: O_2-Transportkapazität in Ruhe........= 1000 mL/min
    O_2 Absorption ....= 250 mL/min

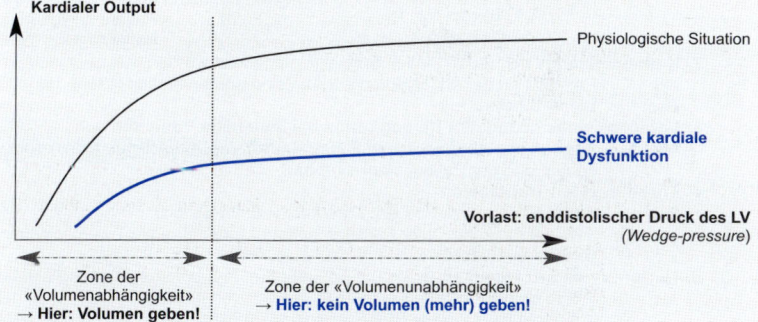

Schema: Kurven bezogen auf das Gesetz von FRANK-STARLING [Circ Res 1973; 32: 178].
Für die PRAXIS: Wenn die vaskuläre Volumengabe einen gewissen endsystolischen Druck im LV erreicht hat, kann durch weitere Volumengabe keine Erhöhung des HMV erreicht werden. Die Zone der «Volumenunabhängigkeit» ist hier erreicht. Die Volumengabe wird schädlich (Risiko eines akuten Lungenödems)!

$ScvO_2$ = Zentral venöse O_2-Sättigung (mittels Blutentnahme in einem ZVK)
SvO_2 = Venöse O_2-Sättigung (mittels Blutentnahme in einem Pulmonalis-Katheter/SWAN-GANZ)

Therapie des Schockzustandes

Allg: • Die allgemeinen Ziele der Therapie des Schocks sind:

1. Hämodynamische Stabilisierung des Patienten
2. Suche und gleichzeitige Therapie der zu Grunde liegenden Erkrankung!

Klas: • Die Schockzustände können wie folgt klassifiziert werden:

I. Vorlast abhängiger Schock
II. Nachlast abhängiger Schock
III. Schock infolge insuffizienter Inotropie
IV. Schock bei Anomalie der Herzfrequenz und/oder des Herzrhythmus

I. Vorlast abhängiger Schock

Urs: • Siehe «Klas:» (s. 20) und «Ursachen einer Hypovolämie, siehe Tabelle 1 s. 18
Th: **1. Vorlast optimieren → Volumenreanimation**
Allg: • Die Volumenreanimation ist fundamental!
• Zielwert des art. Mitteldrucks (generell) **> 60 mmHg**
→ Bei Patienten mit bekannter art. HT, und/oder Patienen in hohem Alter, kann ein art. Mittelwert > 70 mmHg notwendig sein, um eine adäquate Organperfusion zu erreichen.
→ Bei Patienten unter Vasopressiva (z.B. NORADRENALIN®) kann ein art. Mitteldruck von ca. 50 mmHg adäquat sein, um eine genügende Organperfusion zu erreichen.
• Das zu perfundierende Volumen hängt v.a. von der Antwort auf die Volumengabe ab (d.h. vom Ausmass der Hypovolämie bzw. der niedrigen Vorlast, siehe Schema des Gesetzes von FRANK-STARLING, s. 21). Klinisch können bei Ansprechen auf die Volumengabe folgende Änderungen beobachtet werden:
→ Erhöhung des Herzminutenvolumens, welches mit einer Senkung der Herzfrequenz einhergeht
→ Erhöhung des Blutdruckes
→ Wieder Einsetzen der Diurese
• Kolloide oder Kristalloide haben bei der Volumenreanimation eine vergleichbare Wirkung; aber die Kolloide sind teurer und können in seltenen Fällen eine Niereninsuffizienz als Nebenwirkung hervorrufen.
Vorg: **A. Kristalloide: Ringer-Laktat oder NaCl 0.9 %**
Dos: • 500-1000 mL **IV** Bolus (manchmal sind bis zu 4-6 L notwendig, je nach Ausmass der Vorlast). <u>CAVE</u>: Risiko einer Hypercholämie bei grossen Volumen mit NaCl 0.9 %!
oder:
B. Kolloide (deren Gebrauch ist aber kontrovers)
Dos: • 500-1000 mL **IV** über 15-30 min; ggf. wiederholen
Bsp: • VOLUVEN® (max. 50 mL/kg/d) ....Patient 70 kg: 3.5 L/d
• VENOFUNDIN® (max. 50 mL/kg/d)...........Patient 70 kg: 3.5 L/d
• TETRASPAN® 6 % ....Patient 70 kg: 3.5 L/d

2. Kathecholamine bei Bedarf (sollen <u>frühzeitig</u> eingesetzt werden, v.a. bei niedrigem BD)
Ind: • Persistieren der art. Hypotonie trotz Volumenreanimation
Bsp: • Siehe Tabelle 2 s. 23
3. Vorsorge eines adäquaten Hämoglobins bei instabilen Patienten
Allg: • Zielwert des Hb (generell) > 90 g/L. Dieser Zielwert soll neu evaluiert werden, sobald sich der Patient stabilisiert hat.
4. Thrombozyten Transfusion
Ind: • Aktive Blutung bei < 50 G/L Thrombozyten im Blutbild
• Evtl. bei Patienten unter Plättchenhemmer (und normaler Thrombozytenzahl im peripheren Blutbild)
5. Gerinnungsstörungen (kongenital oder angeboren; inkl. antikoagulierten Patienten)
Allg: • Frisch gefrorenes Plasma (= FFP; *fresh frozen plasma*)
- Das Auftauen eines FFP benötigt ca. 20 min
- 1 FFP erhöht die Prothrombinzeit (PT) um ca. 10 %
- Das FFP enhält Albumin (u.a. Proteine), Faktoren der Fibrinolyse, Faktoren des Komplementsystems, Gerinnungsfaktoren (aber nicht des Faktors V) und Immunglobuline
• Bei einem INR > 1.5, können zusätzlich Gerinnungsfaktoren verabreicht werden, wie zum Beispiel PROTHROMPLEX®NF

Substanzen bei Schock	Dosis	Eigenschaften

Dopamin
(wird immer weniger angewendet)
	• 0.5-20 µg/kg/min	• Je nach therapeutischer Wirkung titrieren:
		  - Blutdruck ↑
		  - Herzminutenvolumen (HMV) ↑

Dobutamin	• 2-30 µg/kg/min	• Herzminutenvolumen ↑ • Vor- und Nachlast ↓
Epinephrin (ADRENALIN®)	• ≥ 0.01 µg/kg/min	• Herzminutenvolumen (HMV) ↑ ↑ • Blutdruck ↑ • Bronchiale Dilatation
Norepinephrin (NORADRENALIN®)	• ≥ 0.01 µg/kg/min	• Blutdruck ↑ • Herzminutenvolumen (HMV) ↑ ↑
Milrinon* (COROTROP®)	• 0.375-0.75 µg/kg/min	• Herzminutenvolumen (HMV) ↑ ↑ • Periphere Vasodilatation • Milrinon* ist v.a. bei einem Rechtsherzversagen sinnvoll

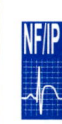

Tabelle 2: Beispiele von Substanzen, welche zur Therapie des Schocks eingesetzt werden.

Bem: • **Levosimendan** ist ein kardiotonisches Medikament der Familie der «*Kalziumsensibilisatoren*» das in gewissen Situationen eingesetzt wird. Seine Indikation soll mit dem Intensivist diskutiert werden (z.B. bei akuter, therapierefraktärer Herzinsuffizienz).

II. Nachlast abhängiger Schock

Urs: • Siehe «Klas:», S. 20
Allg: • Pathophysiologie
Jede Erhöhung des peripheren Widerstandes hat eine schnelle Anpassung der Vorlast zur Folge → enddiastolisches Volumen ↑ → kardialer Output ↑ (FRANK-STARLING, S. 21).
ABER die Zunahme der myokardialen Kontraktilität kann nicht endlos wachsen. Ab einer gewissen Wandspannung nimmt die Kontraktilität ab (d.h. Verlust der Inotropie). Dies geschieht z.B. bei einem Herzversagen nach einem Myokardinfarkt. Ab diesem hat jede Erhöhung der Nachlast wohl eine Erhöhung des enddiastolischen Volumens zur Folge, ABER der kardiale Output vermindert sich (HMV ↓)!
Dieses Phänomen wird «ventrikulo-arterielle Abkoppelung» oder auch *mismatch* genannt.

Für die PRAXIS
Während einer mechanischen Reanimation können Rippenfrakturen oder eine inadäquate Beatmung einen Spannungspneumothorax zur Folge haben.
Die Nachlast erhöht sich somit massiv, was die Ventrikelfüllung stark vermindert.
Daraus resultiert eine art. Hypotonie mit Verschlimmerung des Schocks.

Th: **1. Kausaltherapie** (Beispiele)
    - Spontanpneumothorax   → Thoraxdrainage
    - Massive Lungenembolie   → Thrombolyse, chirurgische Thrombusentfernung
    - Myokardinfarkt   → Primäre Angioplastie oder notfallmässiger AC-Bypass
2. Volumenreanimation, siehe S. 22
3. Inotrop positive Katecholamine
    - Erste Wahl: **Dobutamin** (± Norepinephrin = NORADRENALIN®).
      Norepinephrin wird v.a. zum Erhalt der koronaren Perfusion eingesetzt.
      <u>Nicht vergessen</u>: Dobutamin hat die Tendenz, den systemischen BD zu senken.
    - Dosierungen und Eigenschaften der Katecholamine, siehe Tabelle 2 (oben).

* **Milrinon**
Allg: • Milrinon ist ein Phosphodiesterase-Hemmer mit folgenden Eigenschaften:
    - Inotropie ↑↑
    - Periphere Vasodilatation. Systemischer BD: ↑/-/↓
    - Wedge-Druck ↓
    - Myokardialer Sauerstoffverbrauch: ↓/-/↑
    - Kein Einfluss auf die α-, β1-, β2- oder Dopamin-Rezeptoren
    - Herzfrequenz: wenig Einfluss
NW: • Ventrikuläre und supraventrikuläre Rhythmusstörungen
Dos: • Erhaltungsdosis je nach Nierenfunktion und NW (Arrhythmien): 0.375-0.75 µg/kg/min **IV**

Allg:
- Pathophysiologie: Die kardiale Dysfunktion hat eine Verminderung des systolischen Herzminutenvolumens zur Folge, welches ungenügend ist um die metabolischen Bedürfnisse der verschiedenen Gewebe zu decken.

Definition des kardiogenen Schocks

- SBD < 90 mmHg oder Abfall des SBD ≥ 30 mmHg während ≥ 30 min
  - ABER eine hypertensive Krise kann auch die Ursache eines kardiogenen Schocks sein (infolge Erhöhung der Nachlast).
- Dysfunktion des LV (echokardiographisch bestätigt)
- Falls ein pulmonaler Katheter vorhanden ist (je länger desto weniger gebraucht):
  - Lungenkapillaren-Verschlussdruck (*Wedge*) > 18 mmHg oder Rechtsherzversagen ZVD > *Wedge*-Druck
  - Kardialer Index < 2.2 L/min/m²
  - Sauerstoff Extraktionsrate > 35 %
  - Arterio-venöse Sauerstoffdifferenz > 5.5 mL/dL
- Bewusstseinstrübung
- Marmorierte Haut
- Kalter Schweiss
- Kühle Peripherie

Praktische Diagnose des kardiogenen Schocks «am Krankenbett»

- Zeichen eines Schockzustandes (marmorierte Haut, Oligurie, Bewusstseinsstörung) nach Korrektur anderer möglichen Schockursachen (wie: Hypovolämie, art. Hypotonie, Arrhythmie) mit Evidenz einer kardialen Dysfunktion (Auskultation, EKG, Echokardiographie)
- Zeichen/Befunde einer Gewebsminderdurchblutung nach Korrektur der:
  - Hypovolämie
  - Azidose
  - Arrhythmien

Tabelle: Diagnose des kardiogenen Schocks.

Urs:
- Siehe «Klas:», S. 20

Klas:
A. Kardiogener Schock als Folge einer LV-Dysfunktion

Bsp:
- Akuter Myokardinfarkt des LV (= häufigste Ursache; Mortalität: 60-80 %!)
- Arrhythmie (Vorhofflimmern, SVT, VT, VF)
- Akute Mitralinsuffizienz bei:
  - Ruptur der Papillarmuskeln
  - Ischämische Dysfunktion der Papillarmuskeln
- Ruptur des septum interventriculare (inkl. interventrikuläre Kommunikation)
- Akute Myokarditis
- Dilatative Kardiomyopathie
- Myxom (selten, aber 3x häufiger im linken als im rechten Vorhof)

B. Kardiogener Schock als Folge einer RV-Dysfunktion

Bsp:
- Massive Lungenembolie
- Akuter Rechtsherzinfarkt. Da der Rechtsherzinfarkt auch das Inferiorgebiet mit einbeziehen kann (die rechte Koronararterie irrigiert i.d.R. das rechte Herz und das Inferiorgebiet), wird empfohlen, eine ST-Hebung in der Ableitung VR4 der Rechtsherzableitungen zu suchen. Diese würde für einen Rechtsherzinfarkt sprechen
- Perikardtamponade
- Arrhythmie (DD: arrhythmogene Dysplasie des rechten Ventrikels)
- Myokarditis
- Dilatative Kardiomyopathie
- Myxom (selten)

Vorg:
1. Allgemeine Massnahmen

Die initiale Therapie verläuft simultan mit der Suche nach der Ursache des Schocks:

1.1. Ursache des Schocks
- EKG + Troponin
  - → DD: Akuter Myokardinfarkt
- Rx Thorax
  - → DD: akutes Lungenödem
- Echokardiographie (sofort!):
  - → Rechts- oder Linksherzdysfunktion?
  - → Perikarderguss?
  - → Pathologie des Septum interventriculare?
  - → Klappenvizien: Mitralinsuffizienz, Aortenstrenose, Aorteninsuffizienz?

1.2. Hämodynamische Kontrollen

- Die Wahl der medikamentösen Therapie hängt von folgenden Elementen ab:
  - → Art des kardiogenen Schocks (rechts/links/gemischt) und dessen Ursache
  - → Schweregrad der art. Hypotonie
  - → Individuelle Antwort auf die verabreichte medikamentöse Therapie

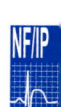

Für die PRAXIS
- Um die zerebrale Durchblutung zu garantieren, ist **ein art. Mitteldruck ≥ 60 mmHg notwendig**!
- Alle Katecholamine erhöhen den globalen myokardialen Verbrauch und sind arrhythmogen. Ihre Indikation muss jedesmal neu evaluiert werden.

i. Kardiogener Schock und vorherrschend links ventrikuläres Versagen

Vorg: 1. Kausaltherapie
- Angioplastie oder chirurgische Revaskularisierung
2. Positiv inotrope Vasopressoren (sind i.d.R. indiziert)
  - ▪ Therapie der 1. Linie
    - **Dobutamin** 2-30 µg/kg/min **IV**
      CAVE: Dobutamin kann eine systemische art. Hypotonie infolge Vasodilatation hervorrufen!
  - ▪ Therapie der 2. Linie
    - **ADRENALIN®** (in Monotherapie): 0.05-0.5 µg/kg/min **IV**
    - **Milrinon** (v.a. hilfreich bei Rechtsherzversagen)
    - **Levosimendan**, ad. Kardio Konsilium

Bem: • KEINES dieser erwähnten Medikamente hat einen Benefit bezüglich Mortalität gezeigt!

ii. Kardiogener Schock und vorherrschend rechts ventrikuläres Versagen

Bsp: • Infarkt des rechten Ventrikels
Bem: • Ein Rechtsherzinfarkt betrifft oft den RV und den LV, was dann das Bild eines kardiogenen Schocks mit gemischtem Herzversagen aufweist.
Vorg: 1. Kausaltherapie
2. Vaskuläre Volumengabe
  • I.d.R. notwendig, aber CAVE bezügl. interventrikulärer Interferenz
3. Evaluieren: inotrop positive Vasopressoren (idem «kardiogener Schock des rechten Ventrikels», v.a. Milrinon soll in Betracht gezogen werden)
  - ▪ **Milrinon**:
    - Bolus: 25-75 µg/kg über 10-20 min **IV**
    - Erhaltung: 0.375-0.75 µg/kg/min **IV** (je nach Nierenfkt. und NW)

1.3. Beatmung - Sauerstoffsättigung
- Ziel der Beatmung:
  - Verbesserung des Gasaustausches und der O_2-Sättigung
  - Verminderung der Atemarbeit (→ Verminderung des O_2-Verbrauchs)
  - Schutz der Atemwege
  - Bei Linksherzversagen, Verminderung der Nach- und der Vorlast infolge Erhöhung des intrathorakalen Druckes, der durch den PEEP zustande kommt.
- Zielwert der O_2-Sättigung: 92-94 %
- Bei Lungenödem kann die Verminderung der Atemarbeit wie folgt geschehen:
  - Nicht-invasive Betamung (NIV)
  - Wenn die NIV nicht genügend wirksam ist oder die Kriterien einer Intubation mit mechanischer Beatmung erfüllt sind, ad. invasive mechanische Beatmung.

1.4. Volämie - Diurese (Ziel = Euvolämie)
I. «Vorlast-abhängiger» Patient (inkl. intravasale Hypovolämie): Volumengabe (Dosierungen siehe s. 22)
  - → Kristalloide (NaCl 0.9 % oder Ringer-Laktat)
  - → Kolloide (diese sind aber kontrovers):
    - VOLUVEN®, VENOFUNDIN®, TETRASPAN® 6 %
II. Patient mit ungenügender Diurese
  - → Diuretika: diese aber erst NACH Opitmierung der hämodynamischen Parameter verabreichen.
  - → Hämodialyse/-filtration: bei Bedarf (mit Spezialisten besprechen)

1.5. Analgesie bei Bedarf
- Morphin 5-10 mg **IV** oder **SC**; aber CAVE: BD ↓, SpO_2 ↓

1.6. Bluttransfusion (von Fall zu Fall entscheiden; Ziel-Hb 70-90 g/L)
- Der Verlauf des Schocks ist durch ein ständiges Ändern der Füllungsdrücke beeinflusst (mit Tendez gegen tiefere Werte). Die zusätzliche Volumengabe kann manchmal von Nutzen sein.

- Wenn der art. Mittelwert auf > 60-70 mmHg stabilisiert, und der Schockzustand unter Kontrolle ist, kann ggf. ein Vasodilatator indiziert sein, wie z.b.:
  - Nitratderivat: Nitroprussid oder Nitroglycerin **IV**
    Wenn das Nitratderivat gut toleriert wird, kann sorgfältig ein ACE-Hemmer eingeführt werden (per os), dies mit dem Ziel, den kardialen Output zu verbessern.

3. **Intraaortale perkutane Gegenpulsation** [IA]

Ind: 1. Kardiogener Schock:
  - mit ungenügendem Ansprechen auf die pharmakologische Therapie (Volumengabe, Katecholamine)
  - nach Angioplastie
2. Akute Mitralinsuffizienz oder Ventrikelseptumruptur nach akutem Myokardinfarkt
3. Post-Infarkt Angina pectoris als Übergangslösung bis zur evtl. invasiven Intervention

Vorg: • Eine intraaortale Gegenpulsation (perkutane Ballonpulsation) kann auf der Notfallstation ohne Durchleuchtung durchgeführt werden.
  - Während der Diastole bläst sich der Ballon auf → Verbesserung des koronaren Blutflusses
  - Während der Systole entleert sich der Ballon → Verminderung der Nachlast
• Dieses Prozedere verlangt eine parenterale Antikoagulation:
  - Bolus: Heparin 60 IE/kg **IV** Bolus, max. 4'000 IE
  - Erhaltung: Heparin 12 IE/kg/h, max. 1'000 IE/h **IV** kont. (ad. aPTT-Kontrolle)

4. **Implantation einer rechtsventrikulären Assistierung («Kunstherz»)**

Allg: • Es handelt sich hier um eine Übergangslösung bis zur Transplantation.

5. **Herztransplantation**

Allg: • In folgenden Fällen soll eine Herztransplantation diskutiert werden:
  - Therapieresistenter, nicht polymorbider Patient in «akzeptablem» biologischem Alter.

IV. Schock mit Anomalie der Herzfrequenz und/oder des Herzrhythmus

Urs: • Bradykardie:
  - Bradykardes Vorhofflimmern, hochgradiger AV-Block, Pausen
• Tachykardie (i.d.R. bei Herzfrequenzen > 120-130/min):
  - VT, VF, SVT, tachykardes Vorhofflimmern
• Diverse Arrhythmien (unvollständige Liste):
  - Brady-Tachykardie Syndrom (auch sick-sinus Syndrom genannt = SSS)
  - Arrhythmogene Dysplasie des rechten Ventrikels
  - Toxisch/Medikamentös
  - Infiltrative Erkrankungen
    -- Hämochromatose
    -- Amyloidose
    -- Sarkoidose
  - Herz- und/oder perikardnahe Neoplasie (inkl. Myxom)

Th: 1. **Kausaltherapie** (falls möglich)
  - Dysthyreose
  - LYME Karditis (Borreliose)
  - Peri-/Myokarditis
  - Implantation eines Dispositivs (z.B. Schrittmacher, implantierbare Defibrillatoren)
  - Resynchronisations-Interventionen
  - Radiofrequenz Ablation
  - Chirurgische Intervention
  - Transplantation
2. **Symptomatische Therapie**
  - Kontrolle der Herzfrequenz, siehe Kapitel «Vorhofflimmern», s. 111
  - Kontrolle des Herzrhythmus, siehe:
    -- «Reanimation», s. 2-4
    -- «Vorhofflimmern», s. 111

Hämodynamische Normwerte

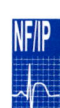

PARAMETER	Normwerte
Drücke [mmHg]	
Rechter Vorhof (Zentralvenendruck, ZVD)	2-8
Rechter Ventrikel (systolisch/diastolisch)	15-30 / 2-8
Arteria pulmonalis (systolisch/diastolisch)	15-30 / 4-12
Mitteldruck der A. pulmonalis	12-16
Linker Vorhof (systolisch/diastolisch)	5-12
Linker Ventrikel (systol./diastol.)	120 / 0-10
Aorta (systolisch/diastolisch)	140 / 3-12
Mitteldruck der Aorta	70-105
Pulmonalkapillärer Druck (Wedge Druck, PCWP)	5-12
Widerstände [Dyn x sek/cm^5 x m^2]	
Pulmonal	50-150
Pulmonal indexiert	80-240
Peripher	500-1400
Peripher indexiert	1200-2500
Herzindex (*cardiac-index*)	2.6-4.2 L/min x m^2
Auswurfvolumen	60-90 mL/Kontraktion

Tabelle: Hämodynamische Normwerte.

Bemerkung:
- Diese «Normwerte» sind als wegweisend anzusehen und stellen keine therapeutischen Zielwerte dar.
- **1 mmHg = 1.36 cm H$_2$O**

Interaktion: Vorlast / Nachlast / Inotropie / Arrhythmie im Schockzustand

Beispiel des Schocks	Vorlast	Nachlast	Inotropie	Arrhythmie, HF
Kardiogener Schock - Ventrikuläres Versagen (rechts und/oder links)	↑	↑	↓↓	↑ angemessen ↑ falls Tachykardie ↓ falls Bradykardie
Hypovolämischer Schock - Hämorrhagisch oder nicht	↓↓	angemessen: ↑	angemessen: ↑	angemessen: ↑
Obstruktiver Schock - Massive Lungenembolie	N / ↑ / ↓	↑↑	angemessen: ↑ oder ↓	angemessen: ↑
Distributiver Schock - Sepsis - Anaphylaxie - Toxisch/ medikamentös	↓↓	↓↓	**N** angemessen oder ↓	angemessen: ↑

Tabelle: Interaktion von Vorlast, Nachlast, Inotropie und Arrhythmie bei den verschiedenen Schockformen.

Die graue Felder der obigen Tabelle entsprechen dem «primum movens» (Hauptursache).
HF = Herzfrequenz

Def:
- **Allergie**
  - Hochspezifische, immunübermittelte Hypersensibilitätsreaktion auf bestimmte und i.d.R. harmlose Allergene. Die Klinik wird durch entzündliche Prozesse ausgelöste Symptome geprägt.
- **Kreuzallergien**
  - Falls die kristalline Struktur von verschiedenen Allergenen sehr ähnlich ist, können die IgE auf diese verschiedenen Allergene (z.b. Birke, Apfel) reagieren.
  - Beispiel:
    - Patient, der an einer Penicillinallergie leidet, hat das Risiko (nicht obligat!), auch gegen Cephalosporine allergisch zu sein.

Allg:
- Mechanismen der medikamentösen Hypersensibilitätsreaktion:
  - **A. Pseudoallergie** (nicht immun bedingte, allergieähnliche Hypersensibilitätsreaktion)
    1. Vorhandensein derselben Mediatoren, wie bei der «echten» Allergie:
       - Nichtimmune Aktivierung des Komplementes (Freisetzung von Anaphylatoxinen, C3a, C4a und C5a)
       - Direkte Histaminfreisetzung von Mastzellen und basophilen Leukozyten
       - Störungen des Metabolismus der Arachidonsäure
    2. Idiosynkrasie (pharmakotoxische Intoleranz bei genetischer Prädisposition)
  - **B. Antikörper vermittelte Hypersensibilitätsreaktion** (entspricht den ursprünglichen, pathogenetischen Stadien I-III der GELL & COOMBS-Klassifikation, S. 30)
  - **C. Zellulär vermittelte medikamentöse Hypersensibilitätsreaktion**

Klin:
- Die Symptome einer Allergie sind sehr variabel:
  - Milde Reaktion bis akut lebensbedrohlicher Verlauf
    -- Sporadisch (Virusinfekt)
    -- Saisonal (z.B. Pollinosis)
    -- Ganzjährig (z.B. Sensibilisierungen gegen Hausstaubmilben)
- Allergien und Hypersensitivität können folgende Organe oder Systeme betreffen:
  - Schleimhäute
    -- Allergische Rhinitis, Mundschleimhautschwellungen, Konjunktivitis
  - Atemwege:
    -- Asthma bronchiale (z.B. Husten, Dyspnoe, Stridor)
    -- Larynxödem
  - Haut:
    -- Atopische Dermatitis
    -- Kontaktekzem
    -- Urtikaria
    -- Angioödem
    -- Pruritus
    -- Schwitzen
    -- Erythem
  - GI-Trakt
    -- Nausea, Erbrechen
    -- Diarrhoe
    -- Krämpfe
    -- Blähungen
  - Kardio-vaskulär
    -- Art. Hypotonie
    -- Tachykardie
    -- Arrhythmie
    -- Blockbilder
    -- Herzstillstand
  - Nervensystem:
    -- Schwindel, Synkope
    -- Epilepsie
- **Auslöser von Allergien:**
  - Tierhaarallergene
  - Pollenallergene
  - Hausstaubmilbenallergene
  - Inhalationsallergene
  - Nahrungsmittelallergene
  - Virusinfekte
  - Kontaktallergene (z.B. Latex, Nickel)
- Bei der häufigsten Form des Angioödems handelt es sich um eine allergische Reaktion.

Klas:
- Pathogenetische Klassifikation nach GELL & COOMBS, siehe S. 30
- Klinische Stadien der allergischen Reaktion, siehe S. 30

Urs:
- Medikamente (sehr viele Medikamente können Allergien auslösen)
  - ASPIRIN®
  - Betalaktame
  - Opioide
  - Kolloide
  - Kontrastmittel
  - Muskelrelaxantien und zahlreiche weitere Medikamente
- Latex
- Insektenstiche
- Lebensmittel (Nüsse, Meeresfrüchte und viele andere)
- Infekte (z.B. *Helicobacter pylori* als Ursache einer Urtikaria)
- Hypothesen:
  - Genetische Faktoren
  - Hygienehypothese (Anstieg allergischer Erkrankungen in westlichen Industrieländern infolge mangelnder Aktivierung des Immunsystems)
  - Äussere Faktoren:
    -- Umweltverschmutzung, Rauchen, Autoabgase, Stress
    -- Veränderte Ernährungsgewohnheiten
  - Impfungen

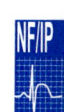

DD:
- *Flush*-Syndrom
  - Karzinoid
  - Phäochromozytom
  - Medulläres Schilddrüsenkarzinom
- Restaurant-Syndrom
  - Scromboidosis (= China-Restaurant-Syndrom mit Unverträglichkeit von Glutamat)
  - Sulfite (z.b. im Rot- und Weisswein enthalten)
- Endogene Histaminproduktion
  - Systemische Mastozytose
- Septische akute zirkulatorische Insuffizienz
- Akutes Atemversagen oder
  - Status asthmaticus
  - Epiglottitis
  - Lungenembolie
  - Fremdkörper in Atemwegen
  - Herzinsuffizienz
  - Kardiogene akute zirkulatorische Insuffizienz
- Atemwegsschwellung infektiöser Genese
  - Tonsillitis
  - Peritonsillarabszess u.a.
- Medikamentös
  - *Red-man*-Syndrom unter Vancomycin
  - Hereditäres Angioödem
- Laktoseintoleranz
- Zöliakie (Glutenintoleranz)
- Unverträglichkeiten
  - Koffein, Alkohol
  - Schokolade (Phenylethylamine) u.a.
- Transfusion assoziierte Reaktionen
  - Bakterielle Kontamination von Blutprodukten
  - Fehltransfusion
- Nicht organische Ursachen
  - Panik-Attacke
  - Globus hystericus

Th:
1. **Kausaltherapie: Entfernung des kausalen Agens**
2. **Klinikorientierte symptomatische Therapie**, siehe Tabelle, S. 30
3. **Primärprophylaxe**: Vermeiden des Allergenkontaktes
4. **Spezifische Immuntherapie (SIT)**

Allergische Reaktionen GELL& COOMBS	Typ I Sofortreaktion (Anaphylaxie)	Typ II Zytotoxisch	Typ III Infolge Immunkomplex	Typ IV Zellulär vermittelte Spätreaktion
Zeitspanne bis zur Manifestation	Innert Minuten bis 72 h	2-4 h	6-16 h	> 24 h
Übertragungs-modus	• IgE	• IgG und IgM (binden sich an das Komplement)	• Präzipitine • IgG und IgM (an Komplement gebunden)	• Fixierte IgG
Komplement	• Nicht involviert	• Involviert	• Involviert	• Nicht involviert
Wirkungs-mechanismus	• Freisetzung von vasoaktiven Substanzen (Histamin, Prostaglandin, Leukotriene) infolge Degranulierung der Mastzellen und basophilen Leukozyten	• Komplement-abhängige, zelluläre Lyse	• Lokale Wirkung der Immunkomplexe (Ak-Ag), welche das Komplement aktivieren	• Infiltration der immunkompe-tenten Zellen am Ort des Kontaktes mit dem Antigen
Beispiele	• Allergische Rhinokonjunktivitis, Pollinosis • Konjunktivitis • Urtikaria • Asthma • Atopisches Ekzem • Latex Allergie • Angioödem • Anaphylaxie • Medikamentöse Allergie	• GOODPASTURE • Purpura, inkl. WERLHOF (ITP) • Hämolytische Anämie (autoim-mun) • Interstitielle Nephritis • Agranulozytose • Thrombozytose • Hämolytische Transfusions-reaktion • Exogen allergi-sche Alveolitis • BASEDOW • Myasthenia gravis	• Vaskulitis • Serumkrankheit (z.B. durch AB ausgelöst, Antisera, Infusion von Blutprodukten) • Glomerulo-nephritis • Allergische Alveolitis (z.B. Farmerlunge) • SLE • PAN	• Kontaktdermitis • Arzneimittel-exantem • Fotoallergien • Hypersensitivi-tätspneumonitis • Tuberkulin-reaktion • STEVENS-JOHNSON-Syndrom • Sarkoidose

Stadium	Klinik des Reaktionstyps I	Therapie
I	• Haut: - Vasodilatation mit Erythem - Diaphorese - Generaliserte Urtikaria - Pruritus	1. Entfernung des kausalen Agens 2. ± H1 Antihistaminika 3. ± Kortikoid 4. Symptomatische Pruritustherapie
II	Idem Stadium I und ≥ 2 folgender Elemente: • Haut: Angioödem ± Urtikaria • Gastrointestinale Symptome: - Nausea, Erbrechen - Diarrhoe, Bauchschmerzen	1. Entfernung des kausalen Agens 2. Symptomatische Therapie, idem Stadium I 3. Falls Angioödem, S. 31 4. ± Antiemetika 5. ± Analgesie
III	Idem Stadien I und II und zusätzlich: • Dyspnoe, Asthma • Dysphagie • Dysphonie (rauhe Stimme) • Rhinorrhoe, Bronchorrhoe • Synkope • Konvulsion	1. Entfernung des kausalen Agens 2. Symptomatische Therapie der «Milden bis mittelschweren anaphylaktischen Reaktionen», S. 33 3. Falls notwendig, Therapie von: - Asthma, Synkope, Konvulsion
IV	• Arrhythmie • Art. Hypotonie • Anaphylaktischer Schock • Kollaps, Koma, Herzstillstand	1. BLS falls notwendig, S. 3 2. Therapie einer «Schweren anaphylakti-schen Reaktion», S. 32

Tabelle: Klassifikation der Allergiereaktionstypen (angepasst nach: Editions Ellipses 1993, S. 50).

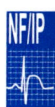

Syn: • Ältere Bezeichnung: angioneurotisches Ödem

Allg: • Als Angioödem bezeichnet man eine rasche Schwellung von Haut, Schleimhaut und submukösen Geweben, die Stunden bis Tage andauern.
• Bei der häufigsten Form des Angioödems handelt es sich um eine allergische Reaktion.
• Als «**QUINCKE Ödem**» wird das Angioödem im Larynx (Larynxödem) bezeichnet.

Klas: 1. Ohne C1-Esterase-Inhibitor Mangel
• Immunologisch
   - Anaphylaktisch: durch IgE oder Immunkomplexe vermittelt
   - Vom Typ «Intoleranz», nicht durch IgE vermittelt, z.B. ASPIRIN®-Intoleranz
• Medikamentös
   - ACE-Hemmer
   - Opioide (Histaminfreisetzung)
• Angioödem bei Urtikaria (Bsp: Kälte, Druck, Vibration, Dermographismus)
• Idiopathisch

2. Mit C1-Esterase-Inhibitor Mangel (selten)
I. Kongenital (autosomal dominant)
   - Typ I: Verminderte Synthese des C1-Esterase-Inhibitors
   - Typ II: Synthese eines funktionell inaktiven C1-Esterase-Inhibitors (selten)
II. Erworbenes Angioödem
   - Typ I: Bei lymphoproliferativen Erkrankungen
   - Typ II: Bei Auto-Antikörpern gegen den C1-Esterase-Inhibitor
Alle Patienten mit C1-Esterase Mangel sind Risikopatienten für ein schwergradiges Angioödem.

Klin: • Haut und/oder Schleimhautschwellungen, welche sich an folgenden Stellen manifestieren (oft symmetrisch) und einige Stunden andauern können:
   - Gesicht
   - Distale Extremitäten
   - Genitalien
   - Magen-Darm Trakt (DD: Ileus, Appendizitis)
   - Schleimhaut der oberen Atemwege oder des Mundes

> **Für die PRAXIS**
> Das Angioödem des Larynx (auch QUINCKE Ödem genannt) ist speziell gefährlich.
> Es kann eine sofortige Asphyxie verursachen!

Bem: • ACE-Hemmer sind in folgenden Situationen kontraindiziert:
1. Patienten, die ein Angioödem manifestiert haben.
2. Patienten mit bekanntem C1-Esterase-Inhibitor Mangel (ca. 35 % dieser Patienten entwickeln ein Angioödem).

Vorg: 1. Generelle Massnahmen, siehe «Therapie einer schwergradigen Anaphylaxie», S. 32
2. Symptomatische Therapie bei Patienten mit bekanntem hereditärem C1-Esterase-Inhibitor Mangel
   a) Agonist der B2 Rezeptoren des Bradykinins
   Bsp: • Icatibant FIRAZYR® gefüllte Spritze 3 mL (30 mg)
   Ind: • Akutphase eines Angioödems
   Dos: • 30 mg **SC** (langsam verabreichen)
      Bei Symptompersistenz, ad. ....30 mg **SC** nach 6 h.
      Bei weiterer Symptompersistenz, ad. ......30 mg **SC** nach weiteren 6 h.
      Maximaldosis: ....3x 30 mg/24 h (90 mg/24 h)
   oder:
   b) C1-Esterase-Inhibitor aus Humanplasma
   Bsp: • BERINERT® Injektionsflaschen zu 500 IE, nach Auflösung mit 10 mL Wasser enthält die Lösung 50 IE C1-Esterase-Inhibitor/mL.
   Ind: • Akutphase eines Angioödems
      • Prophylaxe vor einer chirurgischen Intervention
   Dos: • 20 IE/kg **IV** in 15 min
      - Beispiel: Mann mit 75 kg Körpergewicht.
         → 75 kg x 20 IE = 1500 IE. Es werden also 3 Injektionsflaschen (zu je 500 IE) intravenös verabreicht.

Anaphylaxie - Anaphylaktischer Schock (Stadien III und IV) [T78.2]

Def: ■ **Anaphylaktische Reaktion**
- Systemreaktion vom Soforttyp (S. 30), welche infolge Freisetzung potenter Mediatoren durch Gewebsmastozyten und basophile Granulozyten stattfindet.
- Diese Reaktion ist IgE vermittelt.

■ **Anaphylaktoide Reaktion**
- Heftige Systemreaktion beim ersten Kontakt mit einer allergenen Substanz. Die Reaktion kommt durch direkte Freisetzung von Histamin u.a. Mediatoren zustande
- Die anaphylaktoide Reaktion ist nicht IgE vermittelt.

Klin: • Siehe **Stadien III-IV** der Tabelle (S. 30) bezüglich der allergischen Reaktionen Sofortreaktionen nach GELL & COOMBS.

Lab: • Bei unklarer Diagnose der «Anaphylaxie» (z.B. Kollaps) können folgende Laborparameter bestimmt werden (je nach Verfügbarkeit):
1. Tryptase im Serum (Enzym, das von den Mastozyten freigesetzt wird)
   - Die Blutentnahme muss innerhalb von 6 h nach der Reaktion stattfinden!
   - Ein positives Testergebnis ist beweisend für degranulierte Mastozyten. Dies ist praktisch immer mit einer allergischen Reaktion verbunden.
   - Ein negatives Testergebnis schliesst eine Anaphylaxie nicht aus.
2. Histamin im Serum
3. N-Methyl-Histamin im Urin
4. ± IgE-Serumantikörper

Th: | **Therapie einer schwergradigen Anaphylaxiereaktion** (Stadien III und IV) |

1. REANIMATION + Volumengabe. Vermuteten Auslöser stoppen!
   • Flüssigkeitsreanimation (NaCl 0.9 % od. Ringer-Lakat): **20 mL/kg KG Bolus (= 1-2 L)**
2. Sauerstoff: über die Maske# (40-60 %) oder mittels Brille# 8-10 L/min
3. ADRENALIN® (1 Amp = 1 mg = 1 mL) unter Monitoring (Myokardrisiko bei KHK)

Verabreichung	Dosierung von ADRENALIN® (Epinephrin)
IM (= 1. Wahl)	• Sofort: ADRENALIN® als Auto-Injektor (**EpiPen®** oder **JEXT®**): → 0.3 mg **IM**
Intravenös (= 2. Wahl) WICHTIG: ADRENALIN® muss immer verdünnt verabreicht werden!	■ **Intravenöse Bolus-Gabe** Verdünnung (10 mL Spritze): 1 mg ADRENALIN® + 9 mL NaCl 0.9 % (1 mL = 0.1 mg oder 100 µg/mL): → 0.1 mg Bolus **IV** ADRENALIN® (= 1 mL der Verdünnung) → Bei Bedarf: 0.1 mg **IV** alle Minuten (= 1 mL der Verdünnung). Maximaldosis 5-10 mg (0.1 mg/kg) ■ **Kontinuierliche Perfusion** (bei Bedarf): 0.1-0.4 µg/min **IV**
Inhalation	• Inhalation: 1-3 mg ADRENALIN® (1-3 Amp in 5 mL NaCl 0.9 %)

4. Kortikoid (Wirkungsbeginn nach 2-4 h; aber wenig Evidenz)§
   • Methylprednisolon ....100-250 mg **IV**
   • Hydrocortison ....250 mg **IV**
5. H1 Antihistaminikum (wenig Evidenz)
   • Clemastin (Amp 2 mg)......2 mg in 2-3 min **IV**
   • Dimetinden (Amp 4 mg)....4 mg in 30 sek **IV**
   • Diphenhydramin ....50 mg **IV** (25 mg/min); in der CH in nicht erhältlich

---

■ **Bei Bronchospasmus**
Bei pulmonaler Erkrankung kann die Therapie der Anaphylaxie sehr schwierig sein.
Eine gute Maskenbeatmung soll einer Ösophagus-Intubation vorgezogen werden...!
   • **Kurzwirkender β2-Agonist** (z.B. Salbutamol, Terbutalin)
     oder:
   • **ADRENALIN®** (evtl. 1. Wahl, vor dem β2-Agonisten):
     - Inhalation wiederholen: 1-3 mg ADRENALIN® in 5 mL NaCl 0.9 %
     - Bei Bedarf: **10-20 µg IV** Bolus (= 1-2 mL der Verdünnung: 1 mg in 100 mL NaCl)

■ **Bei Misserfolg mit ADRENALIN® (v.a. bei Patienten unter Betablocker)**
   • **Glukagon:** 1-2 mg **IV** oder **IM** alle 5-10 min; dann, bei Bedarf 1 mg/h **IV** kont.

BOX 1: Schwere Anaphylaxie - Therapie (Stadien III/IV, S. 30).

Der Sauerstoff-Prozentsatz, welcher die Sauerstoffmaske abgibt, hängt von der Maske ab; 100 % werden jedoch nie erreicht. Bei der Sauerstoffbrille entspricht 1 L/min ca. 4 % O2.
   Beispiel: 4 L O2/min, die über die Brille verabreicht werden, liefern zusätzlich 16 % O2. Es resultieren somit 21 % (O2-gehalt der «normalen» Luft) + 16 % (via Brille) = 37 %.
§ IV-applizierte Kortikoide wirken erst nach 2-4 h. Es wird prophylaktisch zur Behandlung der möglichen Spätreaktionen der Anaphylaxie verabreicht (nach 12-36 h), welche durch Freisetzung von Leukotrienen hervorgerufen ist.

Leichte bis mittelschwere anaphylaktische Reaktionen umfassen:
- **Anaphylaxiereaktionen ohne respiratorische oder kardiovaskuläre Mitbeteiligung**
- **Leichtes bis mittelschweres Angioödem**
- **Leichte bis mittelschwere Urtikaria**

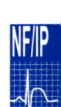

1. **H1-Antihistaminikum** (oral; manchmal ist ein **IV**-Gabe notwendig)
   I. **Orale Gabe** (bei HNO-Befall soll das H1-Antihistaminikum **IV** verabreicht werden)
   - Levocetirizin   1x 5 mg/d   x 3 d (schnelle Wirkung; max. Plasma < 1 h)
   - Cetirizin   1x 10 mg/d   x 3 d
   - Desloratadin   1x 5 mg/d   x 3 d
   - Fexofenadin   1x 180 mg/d   x 3 d
   II. Intravenöse Gabe (falls die orale Therapie nicht adäquat ist)
   - Clemastin   2 mg **IV** in 2-3 min
   - Dimetinden   4 mg **IV** in 30 sek

2. **Venöser Zugang**
   - Selbst eine «milde» anaphylaktische Reaktion kann in eine schwere Form übergehen!

3. **Kortikoid** (von Fall zu Fall entscheiden)
   Ind: • Ein Kortikoid ist nur dann indiziert, wenn zusätzlich eine Spätreaktion befürch-
            tet wird:
            - Sofortreaktion (Typ I) welche ungenügend auf die Initialbehandlung
              anspricht
            - Mittelschwere bis schwere allergische Reaktion
            - Alleinstehende Person, weit entfernt vom Spital wohnhaft
            - Schlechte medikamentöse Kompliance
   Bsp: • Prednisolon: 200 mg PO (als Einzeldosis)

4. **Überwachung - Verlauf**
   - Bei milder Reaktion: ....Ambulante Therapie (Überwachung 4 h)
   - Bei mittelschwerer bis schwerer Reaktion: ....Hospitalisierung (Überwachung 24 h)

Bei Verschlimmerung:
- ADRENALIN®
  a) 1. Wahl:
     - Inhalation: 1-3 mg ADRENALIN® (1-3 Amp in 5 mL NaCl 0.9 %)
  b) 2. Wahl (falls notwendig und je nach Klinik) → ADRENALIN® als Auto-Injektor:
     - **EpiPen®** oder **JEXT®** Auto-Injektor (= 0.3 mg ADRENALIN®) **IM**

BOX 2: Therapie von milden bis mittelschweren Anaphylaxiereaktionen (Stadien I und II, s. 30)

Bem: • **Jede anaphylaktische Reaktion kann rezidivieren** (bis 20 % der Patienten inner-
         halb von 8 h). Ein biphasischer Verlauf mit einer zweiten Anaphylaxiereaktion kann
         bis zu 36 h nach dem Ersterereignis auftreten!
      • Folgende Medikamentengruppen sollen nur nach sorgfältiger Nutzen-Risiko-
         Analyse verabreicht werden:
         - Betablocker (vermindert die Wirksamkeit von ADRENALIN®)
         - ACE-Hemmer (Risiko einer Verschlimmerung des anaphylaktischen
           Geschehens)
Vorg: ■ Jeder Patient, welcher eine anaphylaktische Reaktion gezeigt hat, sollte auf sich
         tragen:
         1. **ADRENALIN® Auto-Injektor** (EpiPen® oder JEXT®): **0.3 mg IM**-Gabe
            Dos·   Grauen Sicherheitsdeckel des Auto-Injektors abnehmen, dann mit dem
                   schwarzen Ende rechtwinklig während 10 Sekunden fest auf den äusse-
                   ren Oberschenkel drücken, bis dass der Injektionsmechanismus ausge-
                   löst wird (hörbar). Die Injektion ist auch durch die Kleidung hindurch
                   möglich; dann sofortige ärztliche Kontrolle.
         2. **Orales H1-Antihistaminikum**
            Bsp: Siehe **BOX 2**, oben

Allg:
- Latex wird aus dem Milchsaft des tropischen Kautschukbaumes (Hevea brasiliensis) gewonnen. Der Gummibaumsaft enthält Eiweisse, die als Allergene wirken können. Es werden zur Zeit 13 Allergene der Hevea brasiliensis beschrieben, welche verschiedene Kreuzreaktionen hervorrufen können.
- Nachdem sich die Allergene mit den auf den Mastzellen sitzenden IgE-Antikörpern verbunden haben, werden Substanzen ins Gewebe und ins Blut freigesetzt, welche die allergische Reaktion auslösen.
- Prävalenz: 1/1'000 Personen
- Risikogruppen:
  - Medizinisches Personal (häufiger Kontakt mit Latex Handschuhen, Infusionsbestecken, Beatmungsbeuteln u.a. Gummiartikeln)
  - Patienten mit häufigen Eingriffen, z.b. Kinder mit Myelomeningocele
  - Personen die mit Nahrungsmitteln arbeiten
  - Coiffeur/-euse
  - Sicherheitspersonal: Polizisten, Ambulanzpersonal, u.a.
  - Arbeiter, die in der Konstruktion tätig sind
  - Maler
- Kreuzreaktionen (unvollständige Liste):
  - Ananas, Avocados, Bananen
  - Edelkastanien, Marroni (Vermicelles)
  - Feigen, Kartoffeln
  - Kiwi, Mangos, Melonen, Papayas
  - Passionsfrüchte, Pfirsiche
  - Spinat
  - Tomaten, Birkenfeige *(Ficus benjamina)*
- Folgende Artikel könnnen Latex enthalten (unvollständige Liste):
  - Medizinische Gummihandschuhe
  - Gewisse:
    -- Kondome
    -- Luftballone
    -- Wunddrainagen
    -- Katheter
    -- Verbände
    -- Radiergummis
    -- Badekappen
    -- Dichtungen
    -- Gummistiefel
    -- Klebebänder
    -- Nuggis
    -- Sauger von Babyflaschen
    -- Skibrillen

Bem:
- Die Symptome hängen von folgenden Parametern ab:
  - Typ des Latexkontakts
  - Konzentration des Allergens
  - Mechanismus der zu Grunde liegenden allergischen Reaktion (Reizreaktion, nicht IgE vermittelt oder IgE vermittelt)

Klin:
- Dermatitis im Rahmen einer Kontaktallergie (häufig; beim Mechanismus handelt es sich um eine Reizreaktion und nicht um eine Allergie)
- Allergische Kontakturtikaria
- Rhino-Konjunktivitis
- Schwellung im Lippenbereich, Schwellungen im Lippen-/Mund-, Rachen- und Kehlkopfbereich
- Magen-Darm-Symptome
- Anaphylaktische Reaktionen:
  - Bronchospasmus, Asthma
  - Art. Hypotonie
  - Anaphylaktischer Schock
  - Herzstillstand

Dg:
- Die Diagnose wird i.d.R. anamnestisch gestellt.
- Zur Verfügung stehende Bestätigungstests:
  - *Prick/puncture skin testing* (mit Extrakten von Hevea latex): die Durchführung dieser Tests ist sicher und hat eine gute diagnostische Aussagekraft.
  - Serologie (Dosierung der spezifischen IgE von Hevea latex)
  - Provokationstest: nicht empfohlen (Gefahr einer schwergradigen allergischen Reaktion)

Th:
- Idem schwergradige Anaphylaxie (s. 32) oder mittelschwere Anaphylaxie (s. 33)

Allg:
- Das SIRS (*Systemic Inflammatory Response Syndrome*) ist die Folge einer nicht spezifischen, komplexen Antwort des Organismus auf verschiedene Aggressionen, welche zahlreiche Mediatoren impliziert, die oft in Kaskadenform ablaufen:
  - Entzündungsaktive Zytokine: TNF (*tumor necrosing factor*), Interleukin 1, Interleukin 6
  - Entzündungshemmende Zytokine: Interleukin 10, Beta-TGF
- Zahlreiche Krankheiten können eine systemische Entzündungsreaktion hervorrufen, z.B.:
  - Pankreatitis
  - Trauma, Verbrennungen
  - Chirurgische Eingriffe
  - Infektionen, ARDS u.a.

  Das **SIRS** ist also nichts anderes als ein Syndrom, welches diese schweren Erkrankungen begleitet.
- Die **Sepsis** ist eine schwerwiegende Infektion, welche definitionsgemäss nicht nur lokale, sondern auch systemische Entzündungszeichen aufweist.
- Die Intensität dieser Entzündungsreaktion ist individuell verschieden. Die Klinik ist demzufolge variabel und zeigt eine Kontinuität, welche von der **Sepsis** über die **schwere Sepsis** bis zum **septischen Schock** führen kann.

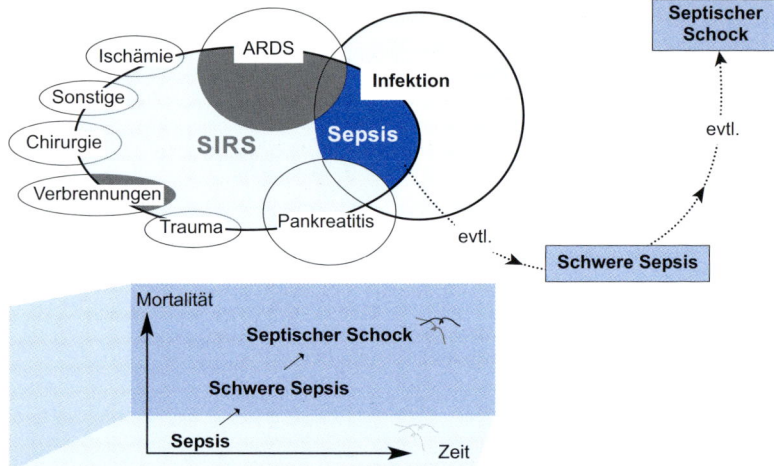

Schema 1: Beziehung und mögliche Entwicklung der Sepsis.

Def: Hier einige klinische Definitionen: [Crit Care Med 2003;31:1250; Crit Care Med 1992;20:864]

Infektion

Def:
- **Infektion** = Pathologischer Prozess, induziert durch einen pathogenen Mikroorganismus.

SIRS (*Systemic Inflammatory Response Syndrome*)

Def:
- **SIRS** = Systemische Entzündungsreaktion als Antwort auf verschiedene Aggressionen (infektiös oder nicht infektiös): Verbrennung, Trauma, chirurgischer Eingriff, Ischämie, Pankreatitis, Virose, Parasitose u.a.
- Die alte Definition des SIRS (aus dem Jahr 1992) wird als ungenau angesehen, wird aber trotzdem noch zur Diagnosestellung des SIRS gebraucht. Die Diagnosekriterien vom Konsens von 2001 sind nicht sehr «populär».
  Ein SIRS wird bei Vorhandensein von ≥ 2 der 4 folgenden Kriterien diagnostiziert:

1. Körpertemperatur	▪ < 36°C oder > 38°C
2. Herzfrequenz	▪ > 90/min
3. Atemfrequenz	▪ > 20/min oder $PaCO_2$ < 4.3 kPa (< 32 mmHg) oder: ▪ Notwendigkeit einer mechanischen Beatmung
4. Leukozytenzahl	▪ < 4 G/L oder > 12 G/L oder: ▪ > 10 % der nicht segmentierten Leukozyten

Tabelle: Diagnosekriterien des SIRS (1992). [Crit Care Med 1992;20:864]

Sepsis

Def: • Sepsis = Bakteriologisch gesicherte oder stark vermutete Infektion, welche ein SIRS begleitet. Verschiedene pathogene Agentien können eine Sepsis auslösen (Bakterien, Viren, Pilze, Parasiten).

Bem: • Beispiele von systemischen Parametern als Antwort auf eine Infektion:

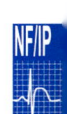

- **Allgemeine Parameter**
  - Körpertemperatur (zentral) > 38.3°C oder < 36°C
  - Herzfrequenz > 90/min oder > 2 SD oberhalb der Norm, bezogen auf das Alter
  - Tachypnoe (> 20/min)
  - Störung des Neurostatus: Desorientierung, Verwirrung, Enzephalopathie u.a.
  - Signifikante Ödeme oder positive Wasserbilanz (> 20 mL/kg über 24 h)
  - Hyperglykämie > 7.7 mmol/L ohne bekannten Diabetes mellitus
  - Hypoperfusion:
    - -- Marmorierte Haut
    - -- Kapillardurchblutung > 2 sek
    - -- Hyperlaktatämie > 2 mmol/L
- **Entzündungsparameter**
  - Leukozyten:
    - -- < 4 G/L bzw. > 12 G/L
    - -- oder > 10 % nicht segmentierte Leukozyten
  - CRP > 2 SD (Standarddeviation) über der Norm
  - Procalcitonin > 2 SD über der Norm
- **Hämodynamische Parameter**
  - Art. Hypotonie:
    - -- SBD < 90 mmHg oder art. Mitteldruck < 70 mmHg
    - -- oder Abfall des SBD > 40 mmHg
  - Venöse Sauerstoffsättigung SvO_2 > 70 %
  - Herzindex > 3.5 L/min x m²
- **Parameter organischer Dysfunktion**
  - Art. Hypoxämie: PaO_2/FiO_2
    - -- in kPa ....< 39
    - -- in mmHg ....< 300
  - Akute Oligurie (Diurese in ≥ 2 h: < 0.5 mL/kg/h oder < 45 mL)
  - Erhöhung des Serumkreatinins um > 44 µmol/L
  - Gerinnungsstörung:
    - -- INR ....> 1.5
    - -- aPTT ....> 60 sek
  - Ileus
  - Thrombozytopenie........................< 100 G/L
  - Hyperbilirubinämie (gesamt) ....> 70 µmol/L

Schwere Sepsis

Def: • Schwere Sepsis = Sepsis mit ≥ 1 der folgenden Kriterien:
  1. Organische Dysfunktion. Hier einige Beispiele:
     - Lunge: ARDS
     - Nieren: Akute Niereninsuffizienz, akute Tubulusnekrose
     - Hämatologisch: Disseminierte intravasale Gerinnungsstörung
  2. Elemente die für eine Hypoperfusion sprechen:
     - Marmorierte Haut
     - Laktatazidose
     - Oligurie (Diurese < 0.5 mL/kg/h; ≅ 30-40 mL/h)
     - Neurologische Störungen (Desorientierung, Verwirrtheit, Enzephalopathie)
  3. Art. Hypotonie durch die Sepsis induziert (Kriterien der Hypotonie, siehe unter «Sepsis», oben)

Septischer Schock

Def: • Septischer Schock = Sepsis mit zirkulatorischem Kollaps und Fehlen anderer Ursache der art. Hypotonie:
  - Art. Hypotonie:
    - -- SBD < 90 mmHg oder art. Mitteldruck < 60 mmHg
    - oder:
    - -- SBD ↓ um > 40 mmHg, trotz Flüssigkeitsreanimation (500 mL NaCl 0.9 % in 15-30 min)
  - Sepsis, welche Vasopressoren benötigt, um einen art. Mitteldruck ≥ 65 mmHg beizubehalten (Bsp: Katecholamine, Vasopressin).

Th: Folgende Therapien betreffen immunkompetente und nicht neutropene Patienten.
1. **Grundmassnahmen** (nebst der Kausaltherapie und Therapie der auslösenden Faktoren)
   1.1. Identifikation einer Infektquelle und des Keimes (inkl. notwendige Bildgebung)

Pathologie	Vorgehen (AB-Therapie, siehe dort)
Pneumonie	Physiotherapie, Absaugen
Sinusitis	Chirurgische Sinusdekompression
Mediastinitis	Drainage, Débridement
Thoraxempyem	Drainage, Dekortikation
Peritonitis	Je nach Ursache: - Laparotomie/Resektion, z.B.: Darmperforation, Appendizitis ± Abszess - Abszessdrainage - Dédebridement von nekrotischem Gewebe
Pankreatitis	Drainage, ggf. Débridement
Cholangitis	Dekompression des Gallengangs
Urogenitaler Trakt	• Bei Abszess: Drainage • Bei Obstruktion: Obstruktion aufheben • Entfernung oder Wechsel infizierter Katheter
Katheter-assoziiert	Katheterentfernung
Septische Arthritis	Gelenkdrainage, Débridement
Weichteilinfekt	Débridement von Nekrosegewebe, Drainage von Abszessen
Infekt von Prothesenmaterial	Materialentfernung

Tabelle: Mögliche Pathologien und Vorgehen bei Sepsis.

1.2. Allgemeine Massnahmen beim septischen Schock
   - Oberkörperlage: mind. 30° erhöht
   - Thromboseprophylaxe
   - Blutzuckerkontrollen
   - Magenschutz: PPI
   - Ernährung: möglichst enteral innerhalb von 48 h

1.3. Hämodynamische Reanimation
   - Zielwerte
     • Art. Mitteldruck:....$\geq$ 65 mmHg
     • Diurese: ....$\geq$ 0.5 mL/kg/h
     • Herzfrequenz ......< 110-120/min
     • SvO2: ....$\geq$ 70 %. Die zentralvenöse O2-Sättigung (V. cava sup.) bzw. gemischt venös (V. pulmonalis) widerspiegelt den O2-Verbrauch des Körpers und erlaubt es, den arterio-venösen Gradienten des O2 zu berechnen.
     • Hämoglobin ....< 70-90 g/L
   - Kristalloide / Kolloide (vergleichbare Wirkung)
     • Erste Wahl:
       - **Kristalloide (NaCl 0.9 % oder Ringer-Laktat)**: 30 mL/kg in 15-30 min **IV**; bei Bedarf wiederholen.
       - Bei Patienten mit grossem Flüssigkeitsbedarf, kann Albumin erwogen werden.
     • Zweite Wahl: Kolloide, siehe s. 22, 58
     • INFO: Hydroxyethylstärke (VENOFUNDIN®, TETRASPAN®) soll vermieden werden.
   - Vasopressoren bei art. Hypotonie
     • Die «α-Wirkung» ist essentiell zur Therapie der art. Hypotonie beim septischen Schock:
       → **Norepinephrin: NORADRENALIN®** 0.01-1.0 µg/kg/min **IV**
     • Bei schwergradiger art. Hypotonie, welche hohe Dosen von Norepinephrin benötigen, kann Vasopressin zusätzlich verabreicht werden (0.01 - 0.04 E/min **IV** kont.); Vasopressin ist aber kontrovers.
   - Inotrope Unterstützung (Ziel: Erhöhung des kardialen Outputs)
     • Nach der Volumenreanimation, ad.:
       → **Dobutamin** ($\geq$ 10 µg/kg/min) **+ NORADRENALIN®** (0.01-1.0 µg/kg/min **IV**)
       Bei refraktärer art. Hypotonie (SBD < 70-90 mmHg) ad.:
       → **ADRENALIN®** in Monotherapie (titrieren: 0.01-1.0 µg/kg/min **IV**)

2. Frühzeitige, empirische AB-Therapie

Allg: • Die empirische, parenterale AB-Therapie sollte erst nach der Diagnose einer schweren Sepsis eingeleitet werden und dies, nachdem alle notwendigen Kulturen abgenommen wurden.

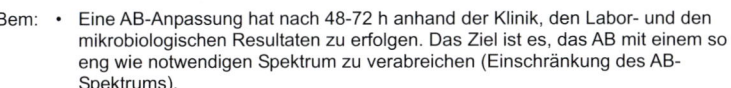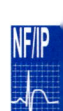

Für die PRAXIS
Eine adäquate AB-Therapie senkt die Mortalität [Crit Care Med 2010; 38: 1045]

Bem: • Eine AB-Anpassung hat nach 48-72 h anhand der Klinik, den Labor- und den mikrobiologischen Resultaten zu erfolgen. Das Ziel ist es, das AB mit einem so eng wie notwendigen Spektrum zu verabreichen (Einschränkung des AB-Spektrums).

Ind: • Hoher Verdacht auf Infektion, wobei folgende Faktoren oder Situationen eine Rolle spielen können:
- Vorhandensein eines klinisch infektiösen Herdes
- Komorbidität:
-- Immunsuppression
-- Vorausgegangene Kolonisation
-- Vorausgegangene AB-Therapie(n)
-- Resistente Mikroorganismen
- Herkunft des Patienten:
-- Wohnort
-- IPS
-- Anderes Spital

Vorg: ■ **Empirische AB-Therapie**
- Piperacillin/Tazobactam ......4.5 g **IV** alle 6-8 h
- Imipenem/Cilastatin ....500 mg **IV** alle 6 h
- Meropenem ....1 g **IV** alle 8 h

In der Schweiz wird Vancomycin nur dann zusätzlich verabreicht, wenn ein MRSA-Infekt möglich ist (in gewissen Gebieten/Ländern wird Vancomycin in allen Fällen zusätzlich verabreicht; im Zweifelsfall ad. Infektio-Konsilium):
+ **Vancomycin**........................1 g **IV** alle 12 h
oder (mit Spezialist besprechen):
Ladedosis 25-30 mg/kg **IV**, dann 15-20 mg/kg alle 12 h

3. Kortikoide

Allg: • Kortikoide werden bei Sepsis nicht routinemässig verabreicht.
• Der Serumkortisolspiegel ist bei Patienten mit Sepsis nicht zuverlässig. Die ungenügende Kortisolproduktion bei Sepsis wird z.B. als «funktionelle» oder «relative» NN-Insuffizienz benannt (Kortisolserumspiegel ≤ 250 nmol/L). Es gibt aber diesbezüglich keine klaren Definitionskriterien.
• Der SYNACTHEN®-Test sollte nicht als Screening-Test benutzt werden, um damit diejenigen Patienten zu selektionieren, welche mit Kortikoiden behandelt werden sollten.
• Kortikoide scheinen wenig hilfreich zu sein bei Patienten ohne septischen Schock, die auf Volumengabe hämodynamisch stabil sind. Diese Patienten werden auch «vorlastabhängig» genannt. Bezüglich Volumengabe soll man sich 4-6 h Zeit lassen, um den Einfluss der Flüssigkeitsgabe zu evaluieren.
• Fludrocortison wird nicht zusätzlich verabreicht.

Ind: • Schwergradiger septischer Schock (SBD < 90 mmHg während > 1 h, trotz adäquater Flüssigkeitsreanimation und Gabe von Vasopressiva). [2C]

Bsp: • Hydrocortison (200-300 mg/d):
- 50 mg **IV** alle 6 h oder 100 mg **IV** alle 8 h x 5-7 d

4. Mechanische Beatmung
• Nicht-invasive Beatmung (NIV)
• Maschinelle Beatmung (Plateau-Druck ≤ 30 mm H_2O)

Toxisches Schock-Syndrom (TSS)

Allg: • Häufige Erreger:
- Streptokokken (typischerweise der Gruppe A)
- Staphyloccus aureus:
  -- Klassischerweise «Tampon assoziiertes TSS» (Epidemie in den 1970-er Jahren) infolge zu seltenem Wechsel der Tampons.
  -- Bei Verdacht auf Tampon assoziiertes TSS kann der ganze Tampon (oder ein Abstrich davon) kultiviert werden.
  -- Zur Zeit sind noch 50 % der Staphylokokken TTS Tampon assoziiert.
• Pathogenese: Superantigene
- **Superantigene** sind Proteine, welche die Rezeptoren der B-Lymphozyten direkt aktivieren. Sie sind die potentesten Aktivatoren der T-Lymphozyten (1 Superantigen kann ca. 1/10 Lymphozyten aktivieren; ein «gewöhnliches» Antigen nur 1/10'000).
  Superantigene von Stapylococcus aureus, aber auch von Streptokokken v.a. der Gruppe A, sind für die Menschen hoch letal.

Klin: • Sehr unterschiedlich, je nach Keim:

■ Staphylococcus aureus TSS

• Symptome
- Prodrome: Unwohlsein, Myalgie, Schüttelfrost
- Fieber, Diarrhoe, Verwirrtheit
- Eintrittsort (nicht immer evident):
  -- Oberflächliche Hautinfekte, Impetigo
  -- Wundinfekt nach chirurgischem Eingriff!
     CAVE: Die Wunde muss nicht stark infiziert aussehen (lokale Entzündungshemmung der Superantigene); deshalb muss, bei vorhandenen TSS-Kriterien, aggressiv behandelt werden!
  -- Urogenitalinfekt
• Befunde
- Tachykardie, art. Hypotonie
- Ödeme
- Niereninsuffizienz
- Erythem
• Labor
- Neutrophilie, Thrombozytopenie
- Gerinnungsstörungen
- Leberenzymerhöhung
• Bakteriämie
- Selten (5 %); aber ca. 80 % mit positiven Kulturen von Haut- oder Schleimhautabstrichen
• Desquamation
- I.d.R. immer: nach 7-14 d
• Mortalität ca. 6 %!

■ Streptokokken TSS

• Symptome
- Prodrome: Halsschmerzen, Myalgie, Lymphadenopathie
- Fieber
- Diarrhoe, Verwirrtheit
- Plötzlicher intensiver Schmerz
- Tief gelegener Infekt:
  -- Nekrotisierende Fasziitis (in > 80 % der Fälle vorhanden)
  -- Septische Arthritis
  -- Myositis
  -- Multilokale Infektherde
  -- Post-partum Infekt
• Befunde
- Siehe Staphylokokken TSS
• Bakteriämie
- Häufig vorhanden!
• Labor
- Serum-CK ↑ bei Fasziitis
• Desquamation
- Selten
• **Mortalität: 30-70 %!**

Dg: • Die Diagnose des TSS wird klinisch gestellt. [Annu Rev Microbiol 2001; 55: 77]
- **Diagnosekriterien eines Staphylokokken TSS**
    1. Fieber
    2. Art. Hypotonie
    3. Diffuse, makulöse Erythrodermie mit Desquamation nach der Akutphase
    4. Mindestens 3 der folgenden Organbefälle:
        - Leber
        - Blut
        - Nieren
        - Schleimhäute
        - Gastrointestinal
        - Muskeln
        - ZNS
    5. Negative Serologie für:
        - Leptospirose
        - Masern
        - Rocky Mountain Fleckfieber
        und:
        - Negative Blut- oder Liquorkulturen für nicht Staphylokokken aureus Keime
- **Diagnosekriterien eines Streptokokken TSS**
    1. Isolierung von Streptokokken der Gruppe A von/aus:
        - Steriler Stelle bei einem bestätigten Fall
        - Nicht steriler Stelle bei einem möglichen Fall
    2. Art. Hypotonie
    3. Mindestens 2 der folgenden klinischen Parameter:
        - Nierendysfunktion
        - Leberdysfunktion
        - Makulöse Erythrodermie
        - Gerinnungsstörung
        - Weichteilnekrose
        - ARDS

Bem: • Falls ein Staphylokokke die Ursache des TSS ist, soll mikrobiologisch die Superantigenproduktion gesucht werden.

Vorg: • Ausschluss anderer Ursachen:
- Sepsis anderer Ursache (inkl. Meningokokken)
- Leptospirose
- Rickettsiose
- Rocky Mountain Fleckfieber
• Fokussuche (Staphylococcus)

Th: **1. Hämodynamische Stabilität (art. Mitteldruck > 60 mmHg)**
- 1.1. Flüssigkeitsreanimation (je nach Vorlast-Abhängigkeit!)
    - Bsp: • Kristalloide (NaCl, Ringer-Laktat) oder Kolloide
    - Vorg: • Siehe S. 22, 58
- 1.2. Katecholamine nach Bedarf, siehe S. 22, 23

2. Initiale AB-Therapie
- 2.1. Empirisch (infektiologisches Konsilium):
    - Amoxicillin/Clavulansäure ......3-6x 2.2 g/d **IV**
    Zusätzlich bei Verdacht auf MRSA:
    - Vancomycin ....2x 1 g/d **IV**
- 2.2. Bei Staphylocuccus aureus

3. SOFORTIGER chirurgischer Eingriff
- Vorg: Abszess: → Drainage
    - Fasziitis: → Débridieren

4. Evtl. Polyklonale Immunglobuline
- Ind: Therapieresistentes TSS (Infektio-Konsilium)
- Vorg: Die Wirksamkeit der Immunglobuline ist für Streptokokken bewiesen (nicht aber für Staphylococcus aureus).
- Bsp: OCTAGAM®: 0.4 g/kg/d **IV** uber 2-4 h während 5 d

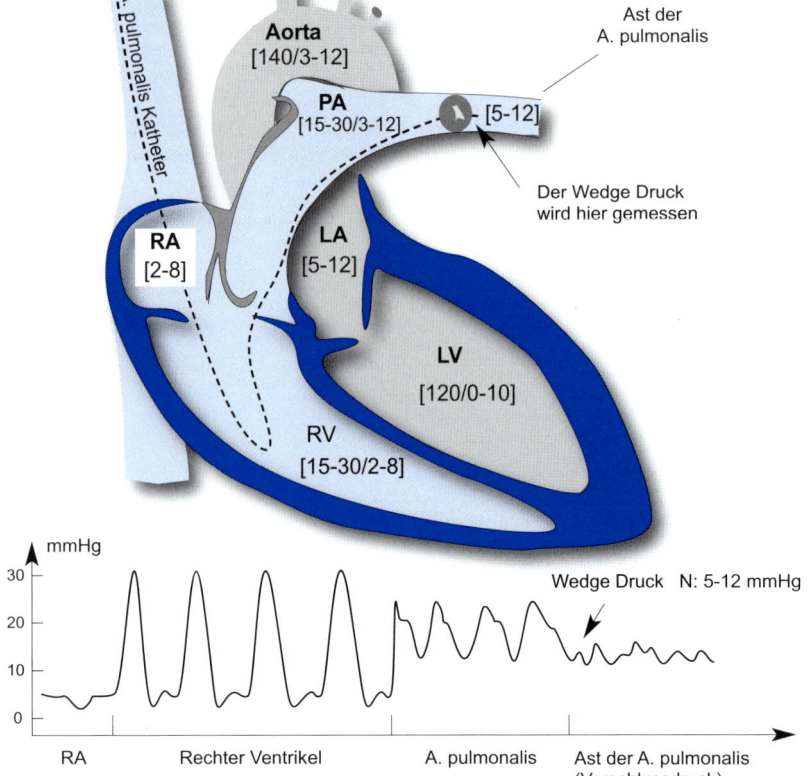

Schema: Druckkurven beim Einführen des A. pulmonalis Katheters.

PA	Pulmonal Arterie	RV/LV	Rechter Ventrikel, linker Ventrikel
RA/LA	Rechtes/Linkes Atrium	[ ]	Einheiten in mmHg

Allg: • Das Einsetzen eines Arterie pulmonalis Katheters wird, bei hämondynamisch instabilen Patienten, immer mehr durch die PiCCO-Methode und Echokardiographie ersetzt.
• Vorteile des A. pulmonalis Katheters:
- Erhärtet die echokardiographische Diagnose.
- Diagnostische Hilfe bei der Unterscheidung des kardiogenen (Wedge > 18 mmHg) vom nicht-kardiogenen Schock (septisch, hypovolämisch).
- Diagnostische Hilfe bei der Unterscheidung von Rechts- bzw. Linksherzversagen
- Hilft bei der Steuerung zur zielgerichteten, hämodynamischen Therapie
- Erlaubt ein kontinuierliches Monitoring; evtl. inkl. gemischt-venöser Sättigung
Ind: 1. Nicht realisierbare Echokardiographie (nicht vorhanden, ungenügende Interpretation)
2. Schockzustand bei komplexen Situationen mit multiplen Organversagen nach Nichtansprechen der empirischen Therapie
KI: • Rechtsherztumor/-masse
• Klappenersatz oder Endokarditis der Tricuspid- oder Pulmonalklappe
• Latexallergie (das Katheter-Ballönchen ist aus Latex!)
• Spezielle Vorsichtsmassnahmen sind in folgenden Situationen geboten:
- Linksschenkelblock
- Der Durchgang des Pulmonaliskatheters in den rechten Ventrikel kann, bei bestehendem LSB, einen kompletten AV-Block induzieren. Hier einige Vorsichtsmassnahmen:
-- Externer Herzschrittmacher soll bereitgestellt werden.
-- Erfahrener Arzt, der einen provisorischen Schrittmacher einsetzen kann.
- Vorhandensein einer temporären intrakavitären Schrittmachersonde
- Schwere Hypothermie (hier besteht das Risiko maligner Arrhythmien)
- Patient mit Orthopnoe

PiCCO-Technologie

Allg: • Die PiCCO-Technologie *(Puls Contour Cardiac Output)* ist eine Überwachungsmethode zum Monitoring von hämodynamischen und volumetrischen Parametern.
  • Die PiCCO-Technologie erlaubt folgende Messmodalitäten:
    1. Diskontinuierliche Messungen mittels transpulmonaler Thermodilutionstechnik
    2. Kontinuierliche Messung mittels arterieller Pulskonturanalyse
  • Pluspunkte der PiCCO-Methode:
    - Kontinuierliches hämodynamisches und volumetrisches (in mL!) Monitoring
    - Voraussage der Volumenreagibilität beim kontrolliert beatmeten Patienten
    - Quantifizierung des extravasalen Lungenwassers mit Unterscheidung eines hydrostatischen vom permeabilitätsbedingten Lungenödem
    - Geringe Invasivität, geringer Zeitaufwand für Platzierung
    - Kurze Ansprechzeit (12 sek), atemunabhängige Messung
    - Reproduzierbare Ergebnisse
    - PiCCO-Katheterverweildauer 10 Tage
    - PiCCO-Katheter ist latexfrei.

Ind: • Kontinuierliches kardio-volumetrisches Monitoring, als weniger invasive Alternative zum Pulmonaliskatheter
    - Alle Formen von Schockzuständen
    - ARDS
    - Lungenödem
    - Herzinsuffizienz
    - Komplexe Chirurgie
    - Verbrennung

KI: • Es gibt keine absoluten Kontraindikationen

Kpl: • Komplikationen des ZVK:
    - Luftembolie bei Fehlmanipulation
  • Komplikationen des arteriellen Katheters:
    - Blutung, Infektion, Embolie, u.a.

Vorg: **1. Technische Vorbereitungen**
  ▪ **Venöse Seite**
    - Einlage eines beliebigen, ZVK (V. jugularis interna oder V. subclavia)
  ▪ **Arterielle Seite**
    - Einlage des PiCCO-Thermodilutionskatheters (27-47°C) in die A. femoralis, axillaris, brachialis oder radialis.
  ▪ **Anschluss des PiCCO-Moduls oder des *stand-alone* Monitors**

2. Messparameter und Interpretation
  ▪ Diskontinuierliche Messungen mittels transpulmonaler Thermodilutionstechnik
  ▪ Kontinuierliche Messungen mittels arterieller Pulskonturanalyse

3. Limitationen bezüglich der Interpretation der Werte
  ▪ **GEDI** (Globales enddiastolisches Volumen)
    - Bei grossen Aortenaneurysmata falsch zu hoch
    - Bei kardialen links-rechts Shunts nicht verwertbar
    - Kann bei grossen Klappeninsuffizienzen überschätzt werden
  ▪ **EVLW** (Extravasales Lungenwasser)
    - Falsch niedrig bei grossen pulmonalen Perfusionsausfällen
    - Bei links-rechts Shunts nicht verwertbar
  ▪ **SVV, PVV** (Schlagvolumenvariation, Pulsdruckvariation)
    - Nur bei voll kontrollierter Beatmung (Tidalvolumen ≥ 6 m/L kg KG) und Fehlen von kardialen Arrhythmien verwertbar.
  ▪ Die PiCCO-Technologie erlaubt die Messung der pulmonalarteriellen Drücke und der gemischtvenösen Sauerstoffsättigung nicht (was mit dem Pulmonaliskatheter möglich ist).
  ▪ Bei gleichzeitigem Einsatz einer intraaortalen Ballonpumpe, Impella, EXCOR, INCOR, ECMO oder HLM, sind die Thermodilutionsergebnisse verwertbar, die Pulskonturanalyse hingegen funktioniert nicht.

Def: ■ **Koma**: Signifikante Bewusstseinsstörung mit verminderter Antwort auf Stimulationen.
Allg: • Das Koma wird i.d.R. mit dem GCS (Glasgow Coma Scale) bestimmt, welches v.a. für das traumatische Koma validiert ist.
- Ein GCS ≤ 8 wird i.d.R. als Koma definiert.

Für die PRAXIS
Die Untersuchung der Hirnstammreflexe erlauben die Prognose des Komas zu evaluieren:
• **Pupillenreflex** ....Hirnnerven II und III
• **Kornealreflex** ....Hirnnerven V1 und VII
• **Vestibulo-okulärer Reflex** ....Hirnnerv VIII

• **Komatiefe**
  A. Qualitative Komatiefe
  - Benommen ....Verlangsamung, Konzentrationsschwäche
  - Somnolent......Schlafend oder schläfrig, aber leicht erweckbar. Auf Anruf gezielte Reaktion
  - Soporös ....Schlafähnlicher Zustand, nur kurzfristig durch starke Reize unterbrechbar mit verzögerter, noch gezielter Abwehr von Schmerzreizen
  - Komatös ....Nicht erweckbar. Bewusstlos ohne spontane Aktivität
      1. Leichtes Koma: bei Schmerzreizen ungezielte Reaktionen (Unruhe, sich wälzen)
      2. Schweres Koma: Neige-Streck- oder Strecksynergismen oder keine Antwort auf Schmerzreize
  B. Quantitative Komatiefe nach der *World Federation of Neurosurgical Society,* S. 262
  C. Quantitative Komatiefe in Bezug auf die *Glasgow Coma Scale*
  - GCS **8** ....Leichtes Koma
  - GCS **6, 7** ....Mittelschweres Koma
  - GCS **< 6** ....Schweres Koma

G L A S G O W   C O M A   S C A L E

Koma = GCS ≤ 8 Punkte

Augen öffnen

spontan	4
auf Ansprache	3
auf Schmerzreiz	2
fehlt	1

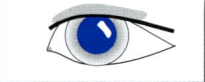

Verbale Reaktion

normal orientiert	5
verwirrt	4
einzelne Worte	3
Laute	2
fehlt	1

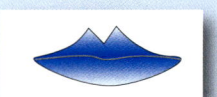

Motorische Reaktion (der besseren Körperhälfte)

folgt Aufforderungen	6
gezielte Abwehr nach Schmerzreiz	5
ungezielte Abwehr nach Schmerzreiz	4
atypische Beugereaktionen (stereotyp)	3
Streckmechanismen	2
fehlt	1

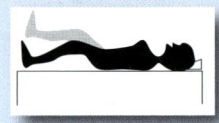

Tabelle: Glasgow Coma Scale (GCS; ist v.a. für post-traumatische Komazustände validiert).

Urs: A. Organische Ursachen eines Komazustandes

I. Intrakranielle Ursachen (+ Hirnstamm)

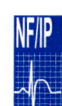

- Hirnschlag (ischämisch oder hämorrhagisch)
- Raumfordernde Läsionen (Hemisphären, Kleinhirn, Hirnstamm):
  - Hirntumor (primär, Metastasen)
  - Epiduralblutung
  - Subduralblutung oder- hämatom
  - Subarachnoidalblutung (SAB)
  - Intrakranielle intrazerebrale Blutung
  - Hydrocephalus
  - Diffuses Hirnödem
    -- Hypertensive Enzephalopathie
    -- Enzephalitis
    -- Leberinsuffizienz
  - Hirnabszess
  - Intrazerebrale Blutung (verschiedener Ursache)
- Infektiös
  - Bakterielle Meningitis
  - Enzephalitis/Meningo-Enzephalitis (inkl. Herpesenzephalitis)
  - Zerebrale Malaria (Plasmodium falciparum)
- Konvulsion - Epilepsie (primär/sekundär) mit einem Status epilepticus
- Vaskulitis (Infarktzonen); Konnektivitis
- Hirnstamm Demyelinisation
- Thrombose der Arterie basilaris
- Zentralvenöse Thrombose
- Fettembolie
- Trauma
  - Commotio cerebri (d.h. keine objektivierbare Hirnläsion)
  - Contusio cerebri (d.h. mit objektivierbarer Hirnläsion)

II. Extrakranielle Ursachen

- Drogen/Toxika (Intoxikation oder Entzug)
  - Heroin u.a. Drogen
  - Alkohol (bei Ethanolämie von > 43 mmol/L bzw. > 2 ‰ bzw. > 2 g/L zu erwähnen)
  - Opioide
  - Neuroleptika
  - Antidepressiva
  - Hypnotika / Anxiolytika (z.B. Benzodiazepine) u.a. psychotrope Substanzen
- Metabolische Enzephalopathie
  - Leberinsuffizienz
  - Niereninsuffizienz
- Endokrine Enzephalopathie
  - Hypoglykämie / Hyperglykämie
  - Akute NNR-Insuffizienz (selten)
  - Hypothyreose (selten)
  - Hypophyseninsuffizienz (selten)
- Elektrolytische Störungen
  - Natriämie ↑/↓
  - Phosphatämie ↓
  - Kalzämie ↑/↓
- Hypovitaminose B1 (= Thiamin)
  - BERIBERI Krankheit
  - WERNICKE Enzephalopathie
- Säure-Basen Störungen (pH, O_2, CO_2)
  - Alkalose / Azidose
  - Hypoxämie
  - Hyperkapnie / Hypokapnie
- Schockzustand mit zerebraler Hypoperfusion
- Schwere Infektion mit septischer Enzephalopathie
- Hypothermie
- Hyperthermie
- Konversion (Somatisierung):
  - Panik, Katatonie
  - Hysterie

Klin: **A. Vitalzeichen**
- Herzrhythmus und -frequenz, BD, O_2-Sättigung, T°, Hydratationszustand
- GCS (regelmässig wiederholen, um den Verlauf des Komazustandes zu verfolgen)
- Schluckfähigkeit untersuchen ($\rightarrow$ 5 -10 mL H_2O mit einer Spritze in den Mund spritzen)
- Atmung des Patienten beobachten:

   ■ CHEYNE-STOKES
   - Lokalisierung der Läsion: ....Hemisphäre, Diencephalon
   - Ursache:.....................................Metabolisch
   ■ Zentrale Hyperventilation (schnell, oberflächlich, wie eine «Maschine»)
   - Lokalisierung der Läsion: ....Mesencephalon, oberer Hirnstamm
   ■ Apnoische Atmung (Pause bei voller Inspiration)
   - Lokalisierung der Läsion: ....Unterer Hirnstamm
   ■ Cluster-Atmung (unregelmässige Pausen, Schnapp-Atmung)
   - Lokalisierung der Läsion: ....Hirnstamm

- Hinweise auf Alkohol- oder Drogenabusus
- Hinweise auf Trauma (insb. SHT)

B. Neurostatus
  1. Pupillen (die Pupillenreaktion hat prognostischen Wert)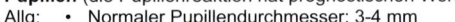
   Allg: • Normaler Pupillendurchmesser: 3-4 mm
   • Man muss immer die Symmetrie der Pupillenreaktion prüfen!
   DD: ■ **Myosis** (unvollständige Liste)
   - Medikamentös:
   -- Opioide (bei Überdosierung auch Mydriasis möglich!!)
   -- Pilocarpin
   -- Clonidin
   -- Hypnotika
   - Pons Läsion: Hirnschlag(ischämisch, hämorrhagisch)
   - Läsion der sympathischen Fibern (CLAUDE-BERNARD-HORNER Syndr.)
   - Meningitis, Meningo-Enzephalitis
   ■ **Mydriasis** (= Pupillendurchmesser > 5 mm; unvollständige Liste)
   - Alkohol
   - Sympathomimetika (Beispiele):
   -- Kokain, Kannabis, Amphetamine
   -- ADRENALIN®, Norepinephrin (NORADRENALIN®)
   - Atropin
   - Knollenblätterpilztoxin
   - Opioide in starker Überdosierung
   - Schädel-Hirn Tauma (immer ein extradureales Hämatom suchen)
   - Meningitis, Hirnabszess, Hirnblutung
   - Intrakranielle Hypertonie
   - CO Intoxikation
   - Elektrisation (hier kann die Mydriase reversibel sein)
   - Befall des N. oculomotorius (III):
   -- Hirnschlag
   -- Supraklinoidale Karotis-Aneurysmaruptur
   -- Intrazerebrales oder extradurales Hämatom
   -- Sinusvenenthrombose
   -- Angiodysplasie
   - Glaukom
   - Hirntod

  2. Motorik
   Bsp: a) Der Patient schläft spontan ein; er schluckt und gähnt
   $\rightarrow$ Oberflächliches Koma
   b) Unruhe, Haltung «Vorbeugen-Extension», Krämpfe in Extensionstellung
   $\rightarrow$ Hirnstammläsion
   c) Unwillkürliche Motorik, Myklonien $\rightarrow$ Metabolische, anoxische Läsion

  3. Haut
   Bsp: • Blass (DD: Anämie, Zentralisierung)
   • Schwitzen (DD: Hypoglykämie, Myokardinfarkt u.a.)
   • Zyanose, Ikterus
   • Rosiges Kolorit bei CO-Intoxikation
   • Exanthem (DD: Meningokokkensepsis)
   • Hyperpigmentierung (DD: Morbus ADDISON)
   • Splitterblutungen im Nagelbett (DD: Endokarditis, Vaskulitis)

4. **Foetor ex ore**
   Bsp: • Geruch nach frischen Äpfeln oder Azeton (DD: diabetische Azidose)
         • Uringeruch bei Urämie
         • Alkohol
         • Lösungsmittel, Insektizide u.a.
5. **Abdomen**
   Bsp: • Pulsierende Resistenz (DD: Bauchaortenaneurysma)
         • Hinweise für Trauma
         • Aszites (DD: Leberkoma)
6. **Kardiovaskulär**
   Bsp: • Art. Hypotonie:
           - Akutes Koronarsyndrom (Angina pectoris, NSTEMI, STEMI)
           - Sepsis u.a.
           - Dissektion/Ruptur eines Aortenaneurysmas
         • Art. Hypertonie (DD: Hirnblutung)
         • Schockzustand
         • Herzklappengeräusche (DD: Endokarditis, Mitralklappenabriss u.a.)
         • Karotisströmungsgeräusch (DD: Hirnschlag, Karotis-Dissektion)

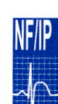

■ Paraklinische Evaluierung des komatösen Patienten

Vorg: 1. **Schädel-CT** oder, wenn die Ursache des Komas unklar ist, ad. **Schädel-MR**
       2. **Lumbalpunktion (LP)**
          • Die Indikation für eine LP ist klinikabhängig (wird von Fall zu Fall evaluiert).
          • Die LP wird i.d.R. <u>nach</u> der zerebralen Bildgebung durchgeführt.
       3. **EKG**
       4. **Labor**
          • <u>Blut</u>
            - BB + Diff.
            - Blutgerinnung (Thrombozyten, INR, aPTT)
            - Blutzucker
            - ABGA
            - Laktat (im gleichen Röhrchen wie die ABGA)
            - Na^+, K^+, Ca^{2+}, Mg^{2+}, Cl^-, Phosphat
            - Harnstoff, Kreatinin
            - Protein
            - ASAT, ALAT, Bilirubin
            - TSH
            - Osmolalität
            - Alkoholkonzentration
            - Je nach Klinik:
              -- Vitamin B1
              -- CO-Hämoglobin (falls Verdacht auf CO-Intoxikation)
          • <u>Urin-Screening</u>
            - Kokain
            - Cannabis (Tetrahydrocannabinol)
            - Opioide
            - Benzodiazepine
            - Barbiturate
            - Amphetamine
            - Alkoholkonzentration
            - Trizyklische Antidepressiva
            - Tetrazykline
       5. **Röntgenthorax**
       6. **EEG** (ad. Neuro Konsil)
          • Indikation: Koma unklarer Ursache
          • DD: nicht konvulsive Epilepsie

1. BLS / Intubation

Ind: • Fehlen des Schluckreflexes oder der Schutzfunktionen der Atemwege (siehe auch Intubationskriterien s. 53)
• Andere medizinische oder chirurgische Indikationen

2. Hämodynamik - Allgemeine Massnahmen

Allg: • Art. Mitteldruck «generell» > 60 mmHg (± Vasopressor, siehe «Schock», s. 23)
• Stabilisierung der HWS, falls notwendig
• SpO2 ≥ 92 %; venöser Zugang

3. Therapeutische-diagnostische Therapie (die Notwendigkeit dieses Schrittes ist umstritten)

a) **Glukose-50 % IV**
→ 3 Amp zu 10 mL **IV Bolus** (ohne das Resultat des Blutzuckers abzuwarten, ausser der kapilläre Blutzucker sei innerhalb von 1-2 min vorhanden)
dann:
b) **Thiamin** (Vitamin B1): **100 mg IV**

4. Bei offensichtlicher Konvulsion/Epilepsie, ad. übliche Therapie, s. 314

4.1. Bei Verdacht auf nicht konvulsiven Status epilepticus
• Lorazepam 2-4 mg **IV** (max. 2 mg/min; kann auch **IM** verabreicht werden, aber **IV** ist vorzuziehen). Bei Bedarf nach 5-15 min wiederholen. Maximaldosis 8 mg.

5. Bei Meningismus und/oder Kopfschmerzen

5.1. Abklärungen
• Schädel-CT oder MR um eine Subarachnoidalblutung (SAB) auszuschliessen, dann:
a) Bei Vd. auf Meningitis → sofortige LP!
b) Falls die SAB formell ausgeschlossein ist → LP > 6 h nach dem Ereignis
• DD: SAB, Meningo-Enzephalitis

6. Verdacht auf Infekt

6.1. Klinisch hoher Vd. auf bakterielle Meningitis
• **Ceftriaxon** 2 g **IV** alle 12 h + Dexamethason (10 mg **IV**/Dosis); erste Dosis 15 min vor erster AB-Dosis; danach alle 6 h über 2-4 Tage.
CAVE: Bei Vd. auf Penicillinresistenz bei Pneumokokken: zusätzlich **Vancomycin** erwägen!

6.2. Patienten > 50 Jahre oder RF für Listeriose (Immunsuppression, Alkohol, Kortikoide):
• **Ceftriaxon** 2 x 2 g **IV** + **Amoxicillin** 6 x 2 g **IV**

6.3. Bei Enzephalitis: **Acyclovir** 10-12 mg/kg **IV** alle 8 h

7. Bei hochgradiger Myosis (Grösse eines Stecknadelkopfes)

7.1. • DD (siehe auch s. 46):
- Blutung im Gebiet der Pons
- Akute Kleinhirnpathologie
- Intoxikation mit einem Cholinesterase-Hemmer

8. Empirische therapeutische Massnahmen (von Fall zu Fall bestimmen)

8.1. Verdacht auf Opioid-Intoxikation
• **Naloxon** (Antidot)
- 0.1-0.4 mg **IV**, bei Bedarf alle 2-3 min wiederholen bis zum Verschwinden der Atemdepression (bei Vd. auf Opioid-Abhängigkeit soll mit 0.1 mg **IV** titriert werden). Die empfohlene diagnostische Dosis beträgt max.: 10 mg.
- Bei Rezidiv von toxischen Symptomen (nicht intubierter Patient): jede Stunde sollen ⅔ der wirksamen Initialdosis (in G-5 % verdünnt) intravenös verabreicht werden.
• Wenn es sich um eine orale Opioid-Intoxikation handelt und diese akut ist (< 2 h): ad. Aktivkohle (1 g/kg, max. 50 g in Einzeldosis; bei Bedarf nach 4 h wiederholen). Die Aktivkohle wird bei Patienten mit normalem Schluckakt oral verabreicht, ansonsten über eine Magensonde (z.B. beim somnolenten oder intubierten Patienten).

8.2. Bei Verdacht auf Benzodiazepin-Intoxikation
• **Flumazenil** (Antidot)
- Die Gabe des Antidot (Flumazenil) ist i.d.R. nicht notwendig, ausser wenn es sich um reine Benzodiazepin-Intoxikationen handelt (z.B.: iatrogen). Bei Misch-Intoxikationen besteht das Risiko, durch die Gabe von Flumazenil die «Krampfschwelle» zu vermindern und somit Konvulsionen auszulösen.
- Schweiz: Initial 0.2-0.3 mg **IV** in 30 sek. Während 30-60 sek abwarten und beobachten. Bei Bedarf, alle Minuten 0.1 mg **IV** wiederholen bis dass der Patient erwacht. Wenn das Koma trotz Gabe von 5 mg persistiert, soll eine Misch-Intoxikation oder eine andere Ursache des Komas gesucht werden.

8.3. Bei Verdacht auf Hirndruck, siehe Kapitel, s. 266

8.4. Körpertemperatur. T > 41°C → Hyperthermie (s. 66). T < 32°C → Hypothermie (s. 70)

Tabelle: Massnahmen bei komatösen Patienten.

ARDS «Acute Respiratory Distress Syndrome» [J80]

Def: • ARDS-Diagnosekriterien

Nach Ausschluss eines kardiogenen Lungenödems und Ausschluss von anderen Gründen, welche eine akute hypoxämische respiratorische Insuffizienz hervorrufen könnten. Die folgende Berliner-Definition verlangt, dass alle der folgenden Kriterien erfüllt sind:

1. **Beginn** der respiratorischen Symptome:
   - Auftreten respiratorischer Symptome innerhalb von 1 Woche nach bekanntem klinischem Ereignis
   oder:
   - Neuaufgetreten oder Verschlechterung respiratorischer Symptome innerhalb von 1 Woche (ohne bekanntes Ereignis)
2. **Bildgebung** vereinbar mit einem Lungenödem (Röntgenthorax oder Thorax-CT):
   - Bilaterale Transparenzminderungen, welche nicht vollständig durch Erguss, Pneumothorax oder Lungenrundherde erklärt werden können.
3. **Ursache** des Lungenödems:
   - Die Ursache darf nicht allein durch eine akute Herzinsuffizienz oder Volumenüberladung erklärt werden.
   - Eine objektive Bildgebung (z.B. Echokardiographie) ist erforderlich, um ein hydrostatisches Lungenödem auszuschliessen, wenn keine anderen Risikofaktoren bekannt sind, um das ARDS zu erklären.
4. **Oxygenierung** - Schweregrade (FiO_2 = inspirierte Sauerstoff Fraktion):

Schweregrad	PaO_2/FiO_2
▪ Mild	201 - 300
▪ Moderat	101 - 200
▪ Schwer	≤ 100

Tabelle: ARDS-Diagnosekriterien (Berlin, JAMA 2012; 307: 2526)

Rx: • Beispiel einer Pneumokokkenpneumonie, welche ein ARDS als Komplikation verusachte:

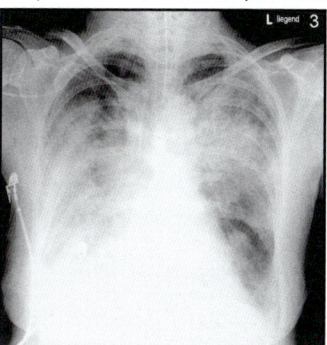

Rx: 59-jährige Patientin mit ARDS bei bilateraler fulminanter Pneumokokkenpneumonie.

Allg: • Beim ARDS sind ausgeprägte **intrapulmonale rechts-links Shunts** der Grund der ausgeprägten **Hypoxämie**, und dies trotz hoher FiO_2.
- *Wet lung*:
  Die Zunahme des extrazellulären Lungenwassers vermindert die pulmonale Kompliance.
  - Normalwert.................< 7 mL/kg
  - ARDS-Patienten........≥ 15 mL/kg
- Der Atemwegsdruck ist bei normalem Atemzugvolumen erhöht.
- Das ARDS wird auch als pulmonale Manifestation eines Multiorgan-Dysfunktion-Syndroms (MODS) aufgefasst!
- Pathophysiologisch ist neben den intrapulmonalen Shunts der Begriff der Permeabilitätsstörung auf der Ebene der pulmonalen Kapillaren zu erwähnen.

Klas: • Pathophysiologisch werden 3 Phasen des ARDS unterschieden:
   - Phase 1: Exsudativ
   - Phase 2: Proliferativ
   - Phase 3: Fibrotisch (→ schlechte Prognose)

Urs:
- **Infektiös** (> 30 % der Fälle)
  - Sepsis
  - Septischer Schock
  - Pneumonie
  - Pankreatitis
  - Peritonitis u.a.
- **Vaskulär**
  - Fettembolie
  - Fruchtwasserembolie u.a.
- **Traumatisch**
  - Polytrauma
  - Chirurgische Eingriffe
  - Lungentransplantation
  - Verbrennungen
  - Ertrinken
- **Toxisch**
  - Kokain
  - Heroin
  - Andere Intoxikationen
  - Inhalation toxischer Gase oder von Rauch
  - Anorganische Phosphate
- **Medikamentös**
  - Salicylsäure
  - Trizyklische Antidepressiva
  - Bleomycin u.a.
- **Sonstige**
  - Massivtransfusionen (> 15 EC-Konzentrate)
  - Transfusionvermittelte akute Lungenerkrankung (TRALI)

    Allg: • Das TRALI-Syndrom ist eine schwere Transfusionskomplikation (15 % der tödlichen immunologischen Transfusionsreaktionen). Diese akute Pneumopathie tritt während oder innerhalb von 6 h nach Gabe von Blutspenderkomponenten (FFP, Erythrozytenkonzentrate u.a.) ein.

    Urs: • Unklar: Übertragung von neutrophilen Antikörpern in den Blutspenderkomponenten (selten im Blut des Patienten); Zytokine u.a. Bestandteile in den Blutkomponenten

    Klin: • Fieber, Schüttelfrost, husten. Permeabilitätslungenödem (nicht kardiogenes Lungenödem). Manchmal ARDS

    Dg: • Zeitlicher Zusammenhang mit plasmahaltiger Blutkonserven-Gabe und Ausschluss einer kardialen Ursache des Lungenödems
  - Bronchoaspiration
    - -- Magensaft, Galle, Salz-/Süsswasser bei Ertrinken
  - Pankreatitis
  - Plasmapheresen
  - Extrakorporale Zirkulation
  - Höhenödem
  - Hypoxisches Lungenödem
  - Eklampsie
  - Schockzustand
  - Ketoazidose

Th:
1. **Ziel der ARDS-Therapie**
   - Es gelten folgende 2 Prinzipien:
     - «*Open the lung and keep the lung open*»
     - «*Lung protective ventilation*»
   - Das Ziel der ARDS-Therapie ist es, die dorsobasalen atelektatischen Lungenregionen durch geeignete Beatmungsformen und PEEP-Anwendung zu rekrutieren.
   - Gleichzeitig dürfen die ventral gelegenen Zonen (d.h. mehr oder weniger gesunde Lungenbezirke) nicht weiter geschädigt werden.
2. **Kausaltherapie (z.B. AB-Therapie)**
3. **Beatmung**
   - Wenn die Oxygenisierung insuffizient wird, soll frühzeitig mit einer invasiven Beatmung begonnen werden.
   - Bei refraktärer Hypoxämie, nach Applikation der Standardtherapie (protektive Beatmung, Curarisierung, ventrale Ventilation), soll folgende Therapieoption diskutiert werden:
     - Einsatz einer ECMO (*Extra-Corporeal Membrane Oxygenation*). Die definitive Indikation der ECMO ist zur Zeit noch nicht klar (frühzeitiges Anwenden vs. *Rescue*-Therapie).

Parameter	Therapeutische Empfehlungen - ARDS
• **Ventilations-modus**	• I.d.R. wird ein assistiert-kontrollierter Beatmungsmodus angewendet. • Plateaudruck (P PLAT) ≤ 30 cm H_2O
• **Atemzugvolumen** (AZV)	• **6 mL/kg** (*Lung protective ventilation*) bei Einhaltung des Plateaudruckes (P PLAT): ≤ 30 cm H_2O
• **Atemfrequenz**	• Bei tiefem AZV kann eine Atemfrequenz bis max. 35/min notwendig sein.
• **H_2O-Bilanz**	• Restriktive Hydratation → negative Bilanz erzielen!
• **Lagerung des intubierten Patienten**	• Die Bauch- und Seitenlage verbessern die Blutgase. Guérin et al. konnten eine signifikante Mortalitätssenkung zeigen bei Patienten mit schwerem ARDS, welche in Bauchlage beatmet wurden (NNT = 6, dies nach 28 und 90 Tagen). [NEJM 2013; 368:23]
• **Rekrutierungs-manöver**	• Rekrutierungsmanöver verbessern die funktionelle Vitalkapazität und die Blutgase, haben aber keinen Einfluss auf die Mortalität.
• **PEEP**	• Der PEEP erlaubt es, die «De-Rekrutierung» zu verhindern (d.h die Alveolen bleiben offen). • Die Erhöhung des PEEP vermindert die Mortalität nicht.
• **Inspirierte Sauerstoff-fraktion** (FiO2)	• Prinzip: Niedrige FiO_2-Werte einsetzen (< 0.6), um das Risiko der toxi-schen Sauerstoffwirkung auf das Lungenparenchym zu verhindern. • Beim ARDS gibt es Lungenareale, die nicht belüftet sind (z.B. wegen Ödem, hyalinen Membranen). In diesen Arealen kann somit auch kein Gasaustausch stattfinden (das Blut fliesst an diesen Alveolen vorbei, ohne oxygeniert zu werden). Es entsteht also ein Shuntphänomen. Dieses nicht oxygenierte/decarboxylierte Blut vermischt sich mit dem Rest und senkt den Gesamt-O_2-Gehalt. Eine Erhöhung der FiO_2 ist also weder sinnvoll, noch sehr wirksam.... hingegen ist sie toxisch! • **Zielwert der arteriellen Sauerstoffsättigung (SaO2): 90-92 %** (<u>CAVE</u>: Hyperoxie und Hypoxie)

• **Permissive Hyperkapnie**	• Die permissive Hyperkapnie kommt durch die protektive Beatmung zustande, ist aber kein therapeutisches Ziel.
	• Der max. «tolerierbare» $PaCO_2$-Druck ist nicht bekannt.
	• Infolge der niedrigen Atemzugvolumina und der daraus erfolgenden Hypoventilation kommt es zu einem Anstieg des $PaCO_2$ auf durchschnitt-lich 8.2 kPa (62 mmHg). Diese iatrogene Hyperkapnie wird als permis-sive Hyperkapnie bezeichnet.
	• Anzustrebende Zielwerte bei permissiver Hyperkapnie:
	  - pH > 7.2
	  - $PaCO_2$ < 12 kPa (< 90 mmHg)
	• Klinik einer massiven Hyperkapnie:
	  - Zentrale Sympathikusstimulation (HZV ↑, Arrhythmien)
	  - Pulmonale Vasokonstriktion → Zunahme des pulmonalarteriellen Drucks → verminderte Oxygenisierung
	  - Respiratorische Azidose
	  - Intrazerebraler Druck ↑
	  - Abfall des system. Widerstands und Zunahme des kardialen Outputs
	• Kontraindikationen zur permissiven Hyperkapnie:
	  - Erkrankungen, die mit Hirndruck einhorgehen
	  - Intrakranielle Erkrankungen (Tumor, Blutung u.a)
	  - Pulmonale Hypertonie
	  - Epilepsie

• **Kortikoide**	• Die Indikation der Kortikoide bleibt bestritten (Dosierung, timing).
	  I. Akutphase (d.h. 1. Woche): ad. Konsilium
	  II. Chronische fibroproliferative Phase
	    Kortikoide können in folgenden Situationen eingesetzt werden (Zeit-punkt der Gabe): Tag 7-14) [Chest 2007; 131: 954]:
	    - keine Verbesserung (radiologisch, ABGA)
	    - keine Hinweise auf eine Infektion (Blutparameter, Trachealaspirationskulturen, broncho-alveoläre Lavage)
	    <u>Beispiel</u>: Methylprednisolon 0.5-2.5 mg/kg/d **IV**

Tabelle: Therapeutische Empfehlungen bei ARDS.

Maschinelle Beatmung

Allg: • Eine inspiratorische Sauerstofffraktion (FiO2) > 0.6 wird als pneumotoxisch angesehen, im Speziellen, weil Resorptionsatelektasen gebildet werden, welche eine alveoläre Derekrutierung induzieren. Es werden prinzipiell 2 Beatmungsformen unterscheiden: **1. Volumenkontrollierte Beatmung** und **2. Druckkontrollierte Beatmung.**
• Thorakopulmonale Kompliance: nicht intubiert vs. intubiert 100 vs. 20-50 mL/cm H_2O
• Widerstand des Atemsystems: nicht intubiert vs. intubiert < 3 cm vs. 5-10 cm H_2O/L/sek
• Die beatmungsassoziierte Pneumonierate (VAP) liegt bei 7.8 % (12.5 Pneumonien/1'000 Beatmungstage). Bei Langzeitbeatmung (> 10 d) liegt die Pneumonierate bei 75 %.
• Ein Barotraumarisiko oder eine Läsion wird bei einem transpulmonalen Druckgradienten (P tp) von > 30-35 mbar beobachtet!

P tp = P alveolär – P intrapleural

Der intrapleurale Druck ≠ mittlerer Ösophagusdruck (wird nicht routinemässig gemessen).
• Beispiel: P alveolär 35 mbar; P intrapleural 5 mbar → P tp 30 mbar

Klas: **1. Volumenkontrollierte Beatmung** = VCV *(Volume Controlled Ventilation)*

• Fixes Volumen
• Druck von Atemzug zu Atemzug variabel, entsprechend der aktuellen Kompliance und des aktuellen Widerstandes.
• Der **Plateaudruck** (P PLAT) widerspiegelt approximativ den intraalveolären Druck, d.h. den Druck, der zur Überwindung der Kompliance nötig ist (AZV/K).
• Der **Spitzendruck** (P PEAK) widerspiegelt grösstenteils den Widerstand des Tubus und der Luftwege.

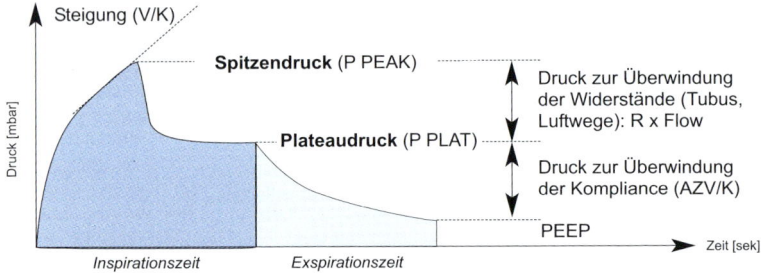

Schema: Druck-Zeit-Diagramm bei **volumenkontrollierter Beatmung** (VCV).
V = Volumen; R = Widerstand; AZV = Atemzugvolumen (*tidal volume*); K = Kompliance

2. Druckkontrollierte Beatmung = PCV *(Pressure Controlled Ventilation)*

• Fixer Inspirationsdruck (P insp)
• Das Beatmungsvolumen variiert von Atemzug zu Atemzug.
• Der **Inspirationsdruck** widerspiegelt ungefähr den intraalveolären Druck.

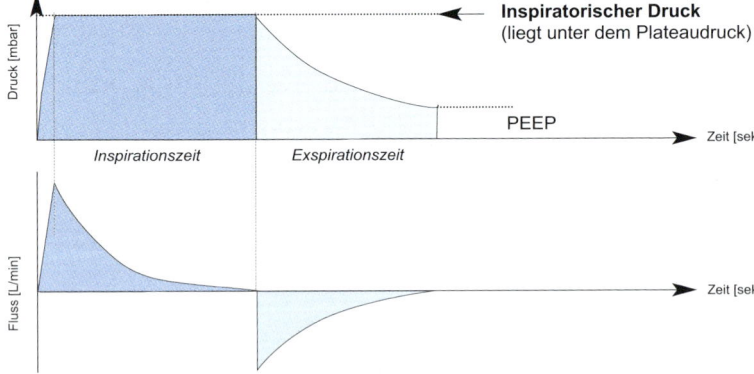

Schema: Druck-Zeit-Fluss-Diagramm bei **druckkontrollierter Beatmung** (PCV).

Intubationskriterien

Allg:
- Der Übergang von der Spontanatmung («Negativdruck-Atmung») zur maschinellen Beatmung («Positivdruck-Beatmung») bringt folgende Änderungen mit sich:
  - **Vorlastsenkung** (durch Verminderung des Venenrückflusses)
  - **Nachlastsenkung** (durch Verminderung der Wandspannung des LV)
- Bevor eine Intubation eingeleitet wird, soll bei geeigneten Patienten eine **nicht invasive Beatmung** (NIV) in Betracht gezogen werden.
- Verschiedene Faktoren beeinflussen die Entscheidung, einen Patienten zu intubieren:
  - Ungenügendes Ansprechen auf eine weniger invasive Therapie (z.B. NIV)
  - Bei Erschöpfung der Atemmuskulatur → früh intubieren
  - Früh intubieren bei rasch progredienter Ateminsuffizienz
  - Hohe Komorbidität mit schlechter vitaler Prognose → evtl. nicht intubieren
- Folgende Parameter beeinflussen den Einsatz der maschinellen Beatmung:

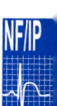

Parameter	Werte, die für eine Intubation sprechen
• Atemfrequenz	> 35/min
• Maximal negativ inspiratorischer Druck	≤ - 25 cm H_2O
• Vitalkapazität	< 10-15 mL/kg
• PaO_2 mit einer FiO_2 > 0.6	PaO_2 < 8 kPa oder < 60 mmHg
• $PaCO_2$ mit einem pH < 7.30	$PaCO_2$ > 6.6 kPa oder > 50 mmHg
• Hustenreflex/Schutzreflexe	fehlend
• Atemstillstand, Atempausen mit Bewusstseinsverlust bzw. Schnappatmung	vorhanden

Tabelle: Intubationskriterien. [Am J Med 1990;88:268]

Medikamente, die die endotracheale Intubation und die Beatmung vereinfachen

Medikament	Bolus IV	IV-Erhaltungsdosis	W'beginn	W'dauer (1 Dosis)
Curare: - Succinylcholin*	1.0 - 1.5 mg/kg	—	30-60 sek	2-10 min
Analgesie: - Morphin - Fentanyl	2.0 - 5.0 mg 0.5 - 1.0 µg/kg	1-10 mg/h oder titrieren 1-2 µg/kg/h oder titrieren	5-10 min 30-60 sek	4 h¶ 30-60 min¶
Sedation: - Propofol - Midazolam	1.5 - 2.5 mg/kg 1.1 - 4.0 mg	50-100 µg/kg/min 1-10 mg/h oder titrieren	15-60 sek 1-5 min	3-10 min¶ 30-60 min¶

Tabelle: Medikamente, welche die endotracheale Intubation und die Beatmung vereinfachen.

¶ Die Wirkungsdauer ist verlängert bei wiederholter Gabe (Akkumulationsrisiko).

* Scolin ist nicht geeignet bei: IPS-Patienten, längerer Bettlägerigkeit, Polytrauma, Verbrennung. CAVE: Hyperkaliämie!

Initiale Ersteinstellung des Respirators für eine mechanische Beatmung

Parameter	Initiale Ventilatoreinstellung

Atemzugvolumen (AZV)	• **6 mL/kg KG** des *Predicted body weight* (PBW).
	• Formel zur Berechnung des PBW:
	  - Männor = 50 + (0.91 x Körperlänge in cm - 152.4)
	  - Frauen = 45.5 + (0.91 x Körperlänge in cm - 152.4)
	• Beispiel:
	  - Mann mit 70 kg, 170 cm. PBW = 50 + (0.91 x 17.6) = 66 kg
	  - Dieser Patient soll ca. 400 mL AZV erhalten

Atemfrequenz	• **10-30/min.** Zielwert des PCO_2: 4.6-6.0 kPa (35-45 mmHg)
FiO_2	• Mit **1.0 (100 %)** beginnen • Je nach Resultat der ABGA oder SpO_2 schnell anpassen
PEEP	• Siehe Indikationen S. 54
Verhältnis: Inspiration/Exspiration	• **1 : 2** • Ein erhöhtes I:E-Verhältnis hat einen Intrinsic-PEEP zur Folge (= dynamische Hyperinflation), was die Oxygenierung verbessern kann, aber eine negative Auswirkung auf die Herzfunktion haben kann.

Tabelle: Initiale Einstellung des Respirators.

Positive End-Expiratory Pressure (PEEP)

Allg: • Der PEEP hat das Ziel, durch Erhöhung der FRC, **den Alveolarkollaps zu verhindern**.

Für die PRAXIS
• Bei jeder maschinellen Beatmung soll mit **einem minimalen PEEP** beatmet werden, der es erlaubt, die Oxygenierung zu verbessern (= Titrierung des PEEP)!
• **Der PEEP ist der Feind des rechten Ventrikels!**

Ind: • Persistierende Hypoxämie durch Rechts-Links-Shunt, z.B. infolge:
- Akutem Lungenödem
- Atelektase
- Schwerer Pneumonie
- ARDS u.a.

KI: • Kontraindikationen für hohe PEEP-Werte:
- Nicht drainierter Pneumothorax
- Schwere intrakranielle Hypertonie
- Akute Leberinsuffizienz

Vorg: • Zu Beginn: **PEEP 5 cm H_2O**, dann je nach Klink um jeweils 2 cm H_2O erhöhen (titrieren) um die bestmögliche Oxygenierung zu erhalten.
• «Übliche» PEEP Werte: 5-15 cm H_2O (20 cm H_2O eher selten)

Nicht invasive Ventilation (NIV)

Allg: • Es gibt 3 Arten, wie eine NIV installiert werden kann:
1. Faziale NIV (Nasen-Mund-Maske)
2. Nasale NIV (Nasen-Maske)
3. Beatmung über die Ganzgesichtsmaske (Helm)
• Die NIV vemindert die Inzidenz der beatmungsassoziierten Pneumonien (VAP)
• Voraussetzungen für eine NIV
- Keine Kontraindikationen (siehe weiter im Text)
- «Trainiertes» Personal und kooperierender Patient
- Patient ohne Bewusstseinsstörung und mit intaktem Schluckakt

Ind: 1. Exazerbierte COPD mit akuter respiratorischer Azidose [Evidenz I]
2. Entwöhnung vom Respirator bei COPD [Evidenz I]
3. Kardiales Lungenödem mit hypoxämischer Ateminsuffizienz [Evidenz I]
4. Akute respiratorische Insuffizienz bei Immunschwäche [Evidenz I]

KI: • Bewusstseinsstörungen und/oder nicht kooperierender Patient
• Herzkreislaufstillstand oder akute, lebensbedrohliche Hypoxämie
• Hämodynamische Instabilität; Arrythmie
• Akutes Koronarsyndrom
• Erhöhte Gefahr der Regurgitation und Aspiration; morbide Adipositas
• SHT
• Hindernisse in den oberen Atemwegen (Tumor, Verletzungen)

Vorg: ▪ Übliche Einstellungen der NIV (individuell anpassen)

• Der meist verwendete Beatmungsmodus ist die *Pressure Support Ventilation* (PSV), d.h., der Patient atmet spontan, erhält aber bei jedem Atemzug eine inspiratorische Hilfe.
• Die Maske dicht ans Gesicht angepasst (Luftlecks vermeiden)
• $FiO_2 \geq 40\%$
• Inspiratorischer Druck:
- mit niedrigem Druck beginnen (5-10 cm H_2O)
- dann nach Komfort und Toleranz anpassen (bis max. 25 cm H_2O)
• PEEP 5 cm H_2O; dann evtl. steigern (je 2 cm H_2O)
- Bei Herzinsuffizienz, ad. 5-7.5 cm H_2O (max. 10-12 H_2O cm)
• Hoher Atemspitzenfluss mit «adäquat» langer Exspirationszeit
• Die Dauer der NIV ist sehr variabel. Der allfällige Erfolg muss innerhalb der ersten 60 min festgestellt werden. Wenn dies nicht der Fall ist, muss eine invasive Beatmung in Frage gestellt werden. Beispiele der NIV-Dauer:
- 15-120 min/2-4 h (aber manchmal Stunden bis ganze Tage)
- Bei Herzinsuffizienz z.B.: 30 min/h (je nach Toleranz) bis dass sich die Dyspnoe und SaO_2 stabil erholen
• Erfolgskriterien:
- Senkung der Atem- und Herzfrequenz (entscheidend!)
- Erhöhung der alveolären Ventilation → $PaCO_2$ ↓
- Sauerstoffsättigung (SaO_2) ↑
- Subjektive Besserung

Tabelle: «Standardeinstellungen» der NIV (individuell anpassen).

Schnellintubation bei Schädel-Hirn-Trauma (SHT)

Vorg: 1. Stabilisierung des Nackens *(Manual in line axial stabilisation = MIAS)*
2. Präoxygenieren mit einer FiO2 von 1.0 (100 % Sauerstoff)
3. Schnellinduktion (ohne Präkurarisierung):
   - Etomidat   0.3 mg/kg **IV** (Bsp: Patient mit 70 kg   →   20 mg (= 1 Amp))
   - + Succinylcholin   1.5 mg/kg **IV** (Bsp: Patient mit 70 kg   →   100 mg (= 1 Amp))
4. SELLICK-Manöver (= Druck auf den Krikoidknorpel → Verschluss des Ösophaguslumens). Das SELLICK-Manöver dient zur Broncho-Aspirationsprophylaxe.
5. Orotracheale Intubation (der Nacken bleibt stabilisiert unter Beibehaltung des SELLICK-Manövers)
6. Gebräuchliche Kontrollen der Lage und Befestigung des Tubus, dann kann das SELLICK-Manöver beendet werden.
7. Anbringen einer semirigiden Halsminerva. Danach lösen der manuellen Stabilisierung.
8. Die Allgemeinanästhesie kann aufrechterhalten werden mit:
   - Midazolam (bolusweise 0.05-0.1 mg/kg **IV**) + Fentanyl (bolusweise 0.5-1.0 µg/kg **IV**)
     oder:
   - Propofol + Fentanyl (<u>CAVE</u>: BD-Abfall durch Propofol mit dem Risiko einer Verschlimmerung des sekundären Hirnschadens)
Bem: • Pro Minute Apnoe wird eine PaCO2- Erhöhung von ca. 4 mmHg (0.5 kPa) beobachet.

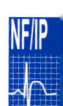

Verbesserung der Hypoxämie beim maschinell beatmeten Patienten - wie?

Allg: • Bei unveränderter FiO2 ist der ausschlaggebende Oxygenierungsparameter das **Mittel des Beatmungsdrucks** (= MAP - *mean airway pressure*). Dieser MAP resultiert aus:
  - P_{Insp}, T_{Insp}, Verhältnis I:E, PEEP.
• Die Oxygenierung kann verbessert werden, indem man einen PEEP einsetzt, welcher den MAP erhöht und dies bei unveränderter funktioneller Residualkapazität.
• Der Grund der Hypoxämie soll imperativ gesucht werden (!!) mittels:
  - Klinischer Untersuchung
  - Röntgenthorax, Thorax-CT
  - Bei instabiler Hämodynamik, ad. Echokardiographie u.a. Methoden
  - Suchen von technischen Schwierigkeiten u.a.

Vorg: **1. PEEP ↑**

> **Einfluss des PEEP auf die Vor- und Nachlast:**
>
> ▪ **Vorlast** (der PEEP vermindert den venösen Rückfluss):
>   - **Verminderung der Vorlast beider Ventrikel**
> ▪ **Nachlast**:
>   - RV: Erhöhung der Nachlast!
>   - LV: Verminderung der Nachlast.
>
> FAZIT: Der PEEP kann **den kardialen Output und des art. BD senken!**

2. FiO2 ↑
  - Bei einer hohen Shuntfraktion (> 30 %) ist eine Erhöhung des FiO2 nutzlos, hingegen kommt die Sauerstofftoxizität zum Tragen!

Bem: • Das Rekrutieren der atelektatischen Lungenabschnitte hat wohl einen Einfluss auf die Oxygenierung, aber nicht auf die Mortalität.

Curare	Kardiovaskuläre Wirkung**	Histamin-Freisetzung	Dosierung IV zur Intubation	Wirkungs-beginn	Wirkungsdauer (bei 1x-Gabe)
Depolarisierend					
Succinylcholin*	Ja	Ja	1 mg/kg	30-60 sek	2-10 min
Nicht-depolarisierend					
Atracurium	Ja	Ja	0.5 mg/kg	2-4 min	20-45 min
Cisatracurium	Nein	Nein	0.2 mg/kg	2-3 min	40-60 min
Doxacurium	Ja	Ja	0.5 mg/kg	6 min	80 min
Mivacurium	Nein	Ja	0.2 mg/kg	1-2 min	10-15 min
Pancuronium	Ja	Ja	0.1 mg/kg	2-4 min	60-120 min
Rocuronium	Nein§	Nein	0.6 mg/kg	1 min	30-40 min
Vecuronium	Nein	Nein	0.1 mg/kg	2-4 min	30-45 min

* Succinylcholin (= Scolin = Suxamethonium): Der Wirkungsmechanismus geht über die Kompetition mit der Pseudo-Cholinesterase. Scolin ist nicht geeignet bei: IPS-Patienten, längerer Bettlägerigkeit, Polytrauma, Verbrennung. CAVE: Hyperkaliämie!
** Kardiovaskuläre Wirkung: art. Hypotonie, art. Hypertonie, Bradykardie, Tachykardie, Arrhythmie
§ Rocuronium: Diskordanz zw. europäischen und nordamerikan. Studien (Prävalenz der Hypotonie 2 % vs. 0.1 %)

Allg: • Die Entwöhnung vom Respirator bezeichnet den Übergang von maschineller Beatmung (= Positivdruckbeatmung) zurück zur vollständigen Spontanatmung.

A. Voraussetzungen für die Entwöhnung

1. Hämodynamische Stabilität
  • Die Entwöhnung führt zu einer Reduktion des intrathorakalen Druckes und damit zu:
    - Zunahme der Vorlast (durch Erhöhung des venösen Rückflusses)
    - Zunahme der Nachlast (durch Verminderung des pleuralen Druckes)

> **Für die PRAXIS**
> • Die **Nachlast** entspricht dem **transmuralen Druck des Myokards**. Dieser Druck vermindert sich bei einer positiven Beatmung infolge Verminderung des Oberflächendruckes des linken Ventrikels.
> • Die Zunahme der Vor- und der Nachlast können eine transitorische Myokardischämie und eine linksventrikuläre Dilatation auslösen!
> • Der Anstieg des O_2-Bedarfes (VO_2) infolge Mehrverbrauchs durch die Atemmuskulatur kann nur durch eine Erhöhung des HZV gewährleistet werden.

2. Respiratorische Stabilität
  • Möglichst keinen Intrinsic-PEEP (erhöhte Atemarbeit zu Beginn der Inspiration)
  • Kompliance so gut wie möglich anstreben
  • $SaO_2 > 90\ \%$
3. Metabolisches Gleichgewicht
  • Normaler VO_2 (Sauerstoffbedarf); kein Fieber; keine Sepsis
  • Elektrolyte im Normbereich: Phosphat, Ca^{2+}, Mg^{2+} u.a.
4. Stabile psychische Verfassung (keine Angst oder Agitation)
5. Keine Schmerzen
6. Technische Voraussetzungen
  • Adäquater Innendurchmesser des Tubus bzw. adäquate Trachealkanüle
  • Sensible Triggerschwelle

B. Kriterien zur Erkennung des Extubationszeitpunktes

1. Spontanatmungsversuch (SBT = *spontaneous breathing trial*) mittels T- Tubus oder CPAP® erfolgreich [Evidenz A]
2. *Rapid shallow breathing index* **f/Vt < 100/min** (= Quotient der Atemfrequenz und dem Atemzugvolumen). Dieser Quotient wird häufig als prognostischer Index verwendet.

Allg: 1. Die Entwöhnungskriterien (oben) müssen erfüllt sein.
2. Der Patient muss wach sein.
3. Der Patient muss fähig sein, einfache Befehle auszuführen, z.B.:
   - «Schliessen Sie die Augen», «Heben Sie den Arm»
4. Der Schluckreflex muss intakt sein (z.B. Gabe von Wasser mit Hilfe einer Spritze; dieses Manöver wird aber bei oro-tracheal intubierten Patienten nicht empfohlen).
5. Effizienter Husten (den Patienten auffordern zu husten)

Parameter	Werte, die für eine Extubation sprechen
• Bewusstseinszustand	▶ Wach, kooperativ
• Atemfrequenz	▶ < 30/min
• PaO_2 mit einer $FiO_2 < 0.5$	▶ $PaO_2 > 8$ kPa (> 60 mmHg)
• PEEP	▶ ≤ 5 cm H_2O
• $PaCO_2$ und arterieller pH	▶ $PaCO_2 < 8$ kPa (< 60 mmHg); pH > 7.35
• Atemzugvolumen (AZV)	▶ > 5 mL/kg
• Atemminutenvolumen	▶ < 10 L/min
• Vitalparameter nach 1-2 h ohne assistierte Beatmung	▶ Stabil

Tabelle: Extubationskriterien.

Vorg: • Vorgang der Extubation:
  - Vorbereitung (Material für Re-Intubation am Bett)
  - Orales Absaugen
  - Entblocken des *Cuffs*, ziehen des Tubus unter Absaugung
  - Der Tubus wird nach Präoxygenierung ($FiO_2 = 1.0$) am Ende einer Inspiration entfernt.

Postoperatives Delirium [Angepasst nach: Schweiz Med Forum 2011;11:354]

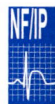

Allg:
- Es handelt sich um ein akutes neuropsychiatrisches Syndrom mit plötzlichem Beginn und fluktuierendem Verlauf.
- Inzidenz: bis zu 70 % (früher auch als «Durchgangssyndrom» bekannt).
- Zur Zeit gibt es weder eine sichere Prophylaxe noch eine standardmässige Therapie des Delirs.
- Neben der medikamentösen Therapie kann durch multidisziplinäre Präventionsmassnahmen die Inzidenz des postoperativen Delirs um 30-40 % gesenkt werden.

Dg:
- Die Diagnose des postoperativen Delirs wird, nach Ausschluss anderer Ursachen (z.B.: Hypoxie, Schmerz), klinisch gestellt:
  - Akute Wesensveränderung mit Fluktuation der Symptomatik!
  - Transitorische Bewusstseinsstörungen, Verminderung der Kognition
  - Halluzinationen, Störung des abstrakten Denkens und des Begriffsvermögens
  - Kurzzeitgedächtnisstörungen (das Langzeitgedächtnis bleibt hingegen intakt)
  - Oft zu Zeit, Ort und Person desorientiert
  - Unruhe, Angstzustände
  - Euphorie oder Apathie (je nach Delirform)
- Prädisponierende Faktoren
  - Alter, männliches Geschlecht
  - Anamnestisches Delir, vorbestehende depressive Störungen
  - Immobilität (wenig körperliche Belastung im Alltag), Sturzanamnese
  - Mangelernährung, Dehydratation, Hypalbuminämie
  - Medikamente (einige Beispiele):
    -- Psychopharmaka
    -- Anticholinergika (trizyklische Antidepressiva, Ipratropiumbromid, BUSCOPAN®, Biperiden, Procyclidin, Hydroxyzin, Diphenhydramin, Levomepromazin)
  - Substanzmissbrauch (Alkoholkonsum, Nikotin, Benzodiazepine)
  - Komorbiditäten: Herzinsuffizienz, COPD, St. nach Schlaganfall, Diabetes mellitus u.a.
  - Notfalloperation, Beatmung, Schweregrad der Erkrankung (APACHE II)

Klas:
- Hypoaktive Form (oft nicht diagnostiziert und/oder mit «Depression» verwechselt)
- Hyperaktive Form (deutlich seltener als die hypoaktive Form; ca. 15 %)
  - Angstzustand, fluktuierende psychotische Symptome (oft visuelle Halluzinationen, im Gegensatz zur Psychose, wo die Halluzinationen oft auditorisch sind)
- Gemischte Formen (hypo- und hyperaktiv)
- Subsyndromales Delir: Zustand mit einem oder mehreren Symptomen eines Delirs, ohne aber das Vollbild des Syndroms zu manifestieren.

Th: **A. Hyperaktive und gemischte Form des Delirs mit Agitation**
- **Vorg:** 1. **Haloperidol** = Therapie der Wahl (**IV**-Gabe; aber keine gute Evidenz)
  - **Allg:** • Wirkungsbeginn: 20-30 min, HWZ ca. 20 h.
  - **Dos:** • 1-2 mg/d **IV** Bolus (i.d.R. 3x/d). Bei Bedarf kann die Dosis nach 30 min verdoppelt werden (max. 20 mg/24 h).
  - **NW:** • QTc ↑ (!), Arrhythmie (Torsade de pointes u.a.), Dyskinesien, extrapyramidale Symptome. Stopp Haloperidol falls QTc > 500 ms.
  - 2. **Therapieresistente Patienten** (Konsil; Vorgehen je nach Klinik)
    - **Allg:** • Wenn Haloperidol ungenügend wirksam ist, kann zusätzlich ein atypisches Neuroleptikum oral verabreicht werden.
    - **Bsp:** • **Quetiapin** SEROQUEL® 2x 25 mg/d PO (> 75 Jahre: 2x 5 mg): 1–0–1
      - Bei Bedarf, Dosis ↑: 2x 50 mg/d PO (> 75 Jahre: 2x 12.5 mg). Wenn immer noch resistent: 300 mg/d (100 mg: 1–0–1); bei > 75 Jahre: 75 mg/d (25 mg: 1–0–2)
    - • **Risperidon** RISPERDAL® 2x 1 mg (> 65 Jahre: 2x 0.5 mg): 1–0–1
  - 3. **Schwere Agitation**
    - **Vorg:** • Haloperidol (5 mg **IV** Bolus, bei > 70 Jahre 2 mg **IV**). Wenn ungenügend, ad. Überwachungsstation: **Propofol** oder **Dexmedetomidin**.
  - 4. **Patienten mit kognitiver Einschränkung** (z.B.: Demenz, CVI, PARKINSON)
    - **Vorg:** • **Trazodon** TRITTICO®: initial 25-100 mg PO zur Nacht.
- **Bem:** • Bei **Entzugsdelirien** kann ggf. ein BDZ verwendet werden (je nach Institution):
  - **Lorazepam** (aber per se delirauslösend!): 2.5 mg **IV**, bei > 70 Jahre: 1 mg **IV**

Für die PRAXIS
- Haloperidol (**IV**-Gabe) bleibt trotz signifikantem NW-Profil (QTc ↑, Torsade de pointes, extrapyramidale Symptome) die Therapie der Wahl der hyperaktiven und gemischten Form des postoperativen Delirs.
- Haloperidol: Dosierungen > 10 mg/24 h verlangen eine Monitoringüberwachung (QTc ↑)!
- Quetiapin und Risperidon: zur oralen Deliriumprophylaxe möglich (keinen Konsens).

B. Hypoaktive Form des postoperativen Delirs
- **Allg:** • Keine gesicherte medikamentöse Therapie. Ad. pflegerische Massnahmen (Schmerztherapie, Aktivierung, Tag/Nacht Rhythmus, Brille, Hörgerät u.a.)

Kristalloide - Kolloide

Allg: • Effizienz der intravasalen Auffüllungskapazität: Kolloide > Kristalloide > Glukose.
• Der Einsatz der sog. «**balancierten kristalloiden Lösungen**» mit geringem Chloridgehalt ist als Füllungsflüssigkeit zu bevorzugen; es werden weniger hyperchlorämische Azidosen beobachtet. Beispiele von «balancierten kristalloiden Lösungen»:
  - **PLASMA-LYTE A®**: Na^+ 140 mmol/L, Cl^- 98 mmol/L, K^+ 5 mmol/L, Mg^{2+} 1.5 mmol/L, $Acetat^-$ 27 mmol/L, $Gluconat^-$ 23 mmol/L, theoretische Osmolarität 295 mOsm/L
  - **PHYSIOGEL® balanced**: Na^+ 151 mmol/L, Cl^- 103 mmol/L, K^+ 4 mmol/L, Mg^{2+} 1 mmol/L, $Acetat^-$ 24 mmol/L, theoretische Osmolarität 284 mOsm/L
• Die Kristalloide und die Kolloide haben das Ziel, bei «Vorlast abhängigen» Patienten den kardialen Output zu erhöhen und dies über die Erhöhung der Vorlast.
• Auf den Gebrauch von Kolloiden wird i.d.R. auf IPS-Stationen verzichtet. Für den Gebrauch von Gelatine in der Intensivmedizin gibt es keine gute Evidenz. Multivariatanalysen zeigen keine Vorteile der Gelatine gegenüber Kristalloiden.

Kristalloide

Allg: • Die Kristalloide besitzen keine onkotische Wirkung.
• Bei **IV**-Gabe erfolgt eine rasche Diffusion im ganzen extrazellulären Raum. Nach **1000 mL NaCl 0.9 % IV** verbleiben **200-300 mL intravasal**.
Ind: • Hypovolämie (Dehydratation)
• Anaphylaktischer Schock
• Verbrennungen
Bsp: • NaCl 0.9 %; Ringer-Laktat:

Inhalt der Kristalloide	NaCl 0.9 % (1 L)	Ringer-Laktat (1 L)
Na^+ (mmol/L)	154	130.9
Cl^- (mmol/L)	154	112
K^+ (mmol/L)	—	5.4
Osmolalität (mmol/kg H_2O)	308	279
Ca^{2+}	—	1.84
Laktat§	—	28

Tabelle: Zusammensetzung von NaCl 0.9 % und Ringer-Laktat.
§ Laktat wird in der Leber zu Bicarbonat umgewandelt und hat somit eine Pufferwirkung.

Kolloide

Allg: • Optimales intravasales Auffüllungsvermögen, da die Kolloide ein hohes Molekulargewicht haben und deshalb die Kapillarmembranen nur langsam durchdringen.
• **Die Kolloide haben eine onkotische Wirkung**. Nach **IV**-Gabe von Kolloiden bleibt bei normaler Endothelfunktion der grösste Teil intravasal.
• **Humanalbumin**
  Allg: • Albumin ist das potenteste Kolloid bezüglich intravaskulärer Volumengabe.
  Ind: • Schwergradige Hypalbuminämie, z.B. bei:
    - Exsudativer Enteropathie
    - Nephrotischem Syndrom
    - Schwergradiger Leberinsuffizienz
  • Blutungen, welche zahlreiche Bluttransfusionen benötigen.
Ind: • Hypovolämie: Schock (septisch, hämorrhagisch), postoperativ
• Pseudohypovolämie (Leberzirrhose u.a.)
NW: • Anaphylaxie. Hyperamylasämie.
• Albumin verursacht eine Verminderung des ionisierten Kalziums.
Bsp:

Humanalbumin	Albumin	Na^+ [mmol/L]	Cl^- [mmol/L]	Osmolalität	Max. Dosis
Albumin 5 %	5 g/100 mL	142-157	-	?	20-80 g/d
Albumin 20 %	20 g/100 mL	142-157	-	?	20-80 g/d

Hydroxyethylstärke	Stärke	Na^+ [mmol]	Cl^- [mmol]	Osmolalität	Max. Dosis
TETRASPAN® 6 %	60 g/L	140	118	296	50 mL/kg/d
VENOFUNDIN®	60 g/L	154	154	309	
VOLUVEN®	60 g/L	154	154	308	

Gelatinelösung	Gelatine	Na^+ [mmol/L]	Cl^- [mmol/L]	Osmolalität	Max. Dosis
PHYSIOGEL®	40 g/L	154	120	274	10-15 L/d

Wasserverteilung und -gleichgewicht

Wie verteilt sich eine Flüssigkeit in den verschiedenen Kompartimenten des Körpers?

Bsp: 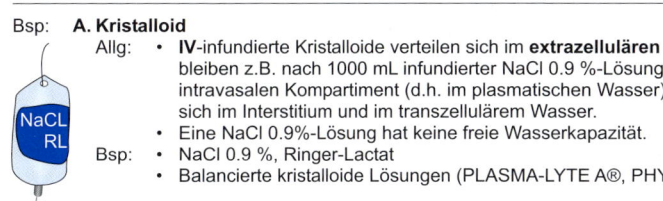 **A. Kristalloid**

Allg: • **IV**-infundierte Kristalloide verteilen sich im **extrazellulären Kompartiment**. So bleiben z.B. nach 1000 mL infundierter NaCl 0.9 %-Lösung noch 200-300 mL im intravasalen Kompartiment (d.h. im plasmatischen Wasser); der Rest verteilt sich im Interstitium und im transzellulärem Wasser.
• Eine NaCl 0.9%-Lösung hat keine freie Wasserkapazität.

Bsp: • NaCl 0.9 %, Ringer-Lactat
• Balancierte kristalloide Lösungen (PLASMA-LYTE A®, PHYSIOGEL® balanced)

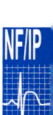

B. Kolloid

Allg: • **IV**-infundierte Kolloide bleiben grösstenteils im **intravasalen Kompartiment** (= plasmatisches Wasser). Dies trifft zu, wenn die endotheliale Funktion intakt ist. Zum Beispiel bei einer Sepsis ist die endotheliale Permeabilität massiv erhöht, was zu generalisierten Ödemen führt.

Bsp: • Humanalbumin 5 %, 20 %
• Hydroxyethylstärke:
 - VENOFUNDIN®
 - VOLUVEN®
 - TETRASPAN® 6 %
• Gelatinelösung:
 - PHYSIOGEL®

C. Glukose-5 %, Dextrose-5 %

Allg: • **IV**-perfundierte G-5 % (oder Dextrose) verteilt sich im **extrazellulären und intrazellulären Kompartiment**.
• Es bleibt nur wenig Flüssigkeit im intravasalen Kompartiment!
• Glukose 5 % oder Dextrose haben eine 100 %-ige freie Wasserkapazität.
• <u>WICHTIG</u>: Die Gabe von glukosehaltigen Flüssigkeiten ist in folgenden Situationen NICHT INDIZIERT:
 - Patienten mit Hirnödemrisiko (ausser, eine Hypoglykämie ist bewiesen).
 - Bei Flüssigkeitsreanimation (Glukose hat eine zu geringe Kapazität, intravasal zu bleiben)!

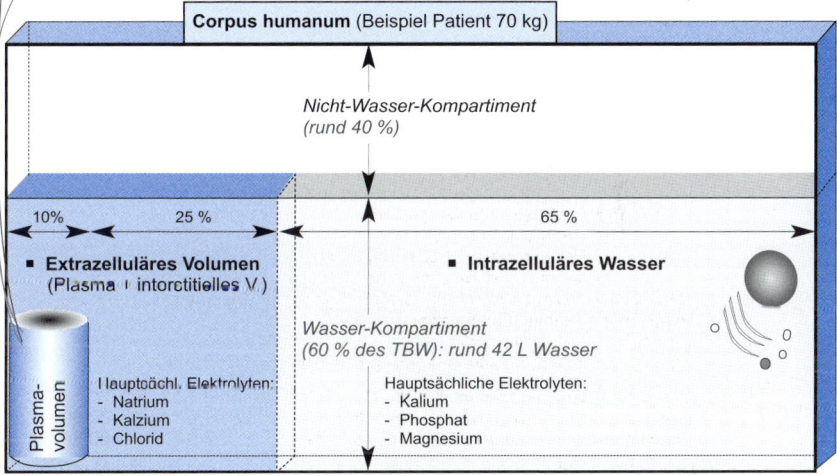

Schema: Wasserverteilung im menschlichen Körper. TBW = total body water

Bem: • Das extrazelluläre Volumen entspricht ca. ⅓ des Wasser-Kompartimentes und enthält **interstitielles Wasser** und plasmatisches Wasser (= zirkulierende Flüssigkeit).
• Das **plasmatische Volumen** entspricht ..ca. **10 %** des totalen Wasservolumens
• Das **interstitielle Volumen** entspricht ......ca. **25 %** des totalen Wasservolumens
• Das **intrazelluläre Volumen** entspricht ..ca. **65 %** des totalen Wasservolumens

Höhenkrankheiten

Allg: • In ≥ 2500 m herrscht eine Hypoxie, die einen Abfall des art. Sauerstoffpartialdruckes (PaO2 < 90 %) zur Folge hat. Bei Unfähigkeit, sich dieser Hypoxie schnell genug anpassen zu können, besteht die Gefahr, folgende 3 Krankheitsbilder zu entwickeln:
1. **Akute Bergkrankheit** ....*Acute mountain sickness* — AMS
2. **Hirnödem** ....*High altitude cerebral edema* — HACE
3. **Lungenödem** ....*High altitude pulmonary edema* — HAPE
• Risikofaktoren, eine Höhenkrankheit zu entwickeln
  - Zu schneller Aufstieg
  - Erreichte Höhe zu hoch
  - Üblicher Wohnort < 900 m ü.M.
  - Vorgeschichte einer akuten Bergkrankheit

Vorg: • Nicht medikamentöse Prävention für die 3 Formen der Höhenkrankheiten gültig
1. Langsamer Aufstieg (die Schlafhöhe soll nicht um mehr als 400 m/d überstiegen werden)
2. Zwischenhalt und Akklimatisation für 24 h nach 1000 Höhenmeter Aufstieg
3. Gute Hydrierung
4. Kohlenhydratreiche Ernährung (Respirationsquotient ↑, Verbesserung der Atmung)
5. Vermeiden von: Alkohol, Hypnotika, Sedativa, maximaler körperlicher Anstrengung

Akute Bergkrankheit — Acute mountain sickness (AMS)

Allg: • Die AMS resultiert aus einer benignen, schlechten Adaptation des Körpers auf einen schnellen art. Sauerstoffabfall.
• Inzidenz: ca. 15 % in 3000 m und ca. 50 % in 4500 m ü.M.
Urs: • Zerebrale Auto-Zirkulationsstörung → Hirnödem
Klin: • Kopfschmerzen
• Müdigkeit, Anorexie
• Nausea, Erbrechen
• Schwindel, Schlafstörungen
Dg:[3] • Auftreten von **Kopfschmerzen** innert 3-12 h (selten > 12 h) nach Aufstieg auf über 2500 m und ≥ 1 der folgenden Kriterien (*Lake Louise Score*):
1. Gastrointestinale Symptome: Anorexie, Nausea oder Erbrechen
2. Schlaflosigkeit
3. Schwindel
4. Müdigkeit, Schwächegefühl
Vorg: • Typischerweise verschwinden diese Symptome spontan nach 24-48 h ohne Behandlung.

Hirnödem — High altitude cerebral edema (HACE)

Allg: • Das HACE ist pathophysiologisch das Endstadium der AMS.
Urs: • Zerebrale Auto-Zirkulationsstörung → Hirnödem
Klin: • Ataxie und/oder Bewusstseinsstörungen bei Patienten, welche i.d.R. klinische Zeichen einer AMS aufweisen. Das HACE kann aber auch ohne AMS auftreten!
Dg: • Auftreten einer Veränderung des Bewusstseinszustandes und/oder Auftreten einer Ataxie 36-72 h nach Hypoxieexposition.

Lungenödem — High altitude pulmonary edema (HAPE)

Allg: • Es handelt sich um eine nicht-kardiogene Form eines Lungenödems. Dieses kann nach 36-72 h Hypoxieexposition, v.a. bei dazu veranlagten Menschen, eintreten.
• Inzidenz: 10 % der Normalbevölkerung. Rezidivrisiko nach der 1. Episode: > 60 %.
Urs: • Risikofaktoren/-situationen
  - Individuelle Empfindlichkeit (genetisch?)
  - Zu schneller Aufstieg in zu grosse Höhen
  - Intensive körperliche Anstrengung
  - Viraler und/oder pulmonaler Infekt
  - Vorbestehende art. pulmonale Hypertonie
  - Atresie der A. pulmonalis
  - Trisomie 21
• Multifaktorielle Pathophysiologie:
  - Endotheldysfunktion und/oder erhöhter Sympathikotonus → verstärkte pulmonale Vasokonstriktion → Kapillarruptur *(shear stress)* → persistierendes Ödem
  - Verminderter transepithelialer respiratorischer Natrium-Transport → Verminderung der alveolären Flüssigkeits-Clearance → persistierendes Ödem

Klin: • Im Gegensatz zu den Patienten mit AMS, entwickeln HAPE-Patienten 36-72 h nach dem
          Aufstieg, zusätzlich folgende Klinik:
          - Fieber, Zyanose, Tachykardie, Tachypnoe, Dyspnoe, Thorakodynie
          - Trockenhusten, ± Hämoptoe
        • Lungenauskultation (nur in ca. 50 % der Fälle!): feinblasige Rasselgeräusche
Dg: • Anamnese und Klinik:
          - Ruhedyspnoe, schwergradige Asthenie, Zyanose
          - Lungenauskultation: feine Rasselgeräusche
Rx: • Rx Thorax: interstitielles und alveoläres Syndrom (oft eindrucksvoller als die Auskultation)
EKG: • P-pulmonale (Amplitude der P-Wellen > 3 mm in DII, DIII oder aVF)

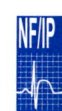

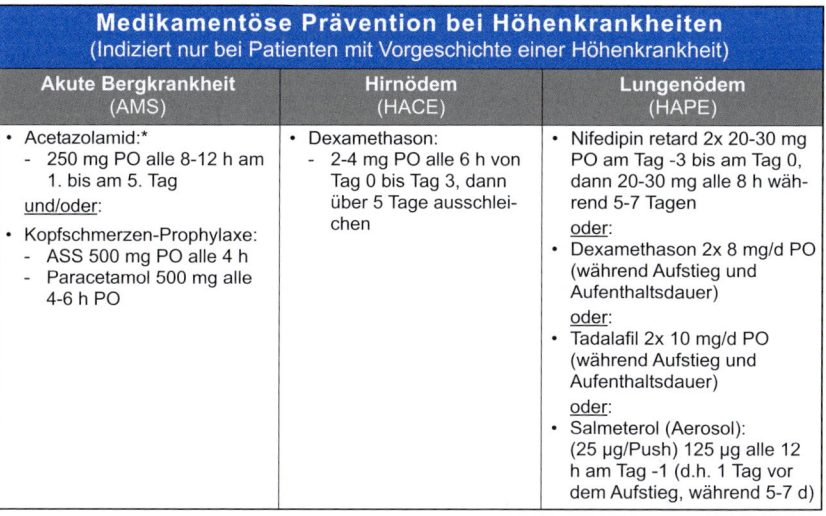

Medikamentöse Prävention bei Höhenkrankheiten
(Indiziert nur bei Patienten mit Vorgeschichte einer Höhenkrankheit)

Akute Bergkrankheit (AMS)	Hirnödem (HACE)	Lungenödem (HAPE)

• Acetazolamid:*
  - 250 mg PO alle 8-12 h am 1. bis am 5. Tag
und/oder:
• Kopfschmerzen-Prophylaxe:
  - ASS 500 mg PO alle 4 h
  - Paracetamol 500 mg alle 4-6 h PO
	• Dexamethason:
	  - 2-4 mg PO alle 6 h von Tag 0 bis Tag 3, dann über 5 Tage ausschleichen
		• Nifedipin retard 2x 20-30 mg PO am Tag -3 bis am Tag 0, dann 20-30 mg alle 8 h während 5-7 Tagen
		oder:
		• Dexamethason 2x 8 mg/d PO (während Aufstieg und Aufenthaltsdauer)
		oder:
		• Tadalafil 2x 10 mg/d PO (während Aufstieg und Aufenthaltsdauer)
		oder:
		• Salmeterol (Aerosol): (25 µg/Push) 125 µg alle 12 h am Tag -1 (d.h. 1 Tag vor dem Aufstieg, während 5-7 d)

Tabelle 1: Prävention der Bergkrankheiten.

Therapie der Höhenkrankheiten

Akute Bergkrankheit (AMS)	Hirnödem (HACE)	Lungenödem (HAPE)

• Ruhe am Ort
• Abstieg in Abschnitten von 500-1000 Höhenmetern
Wenn Abstieg unmöglich:
• Sauerstoff (1-4 L/min mit Brille oder Maske) oder tragbare Überdruckkammer
• Acetazolamid:*
  - 250 mg PO alle 8 h bis zum Verschwinden der Symptome.
und/oder:
• Dexamethason:
  - 4 mg (PO, **IV** oder **IM**) alle 6 h während 3 Tagen, dann ausschleichen über 5 Tage.
	• Abstieg!
	• Sauerstoff (2-6 L/min), evtl. tragbare Überdruckkammer
	• Dexamethason:
	  - 8 mg alle 6 h PO, **IV** oder **IM**
		• Abstieg!
		• Sauerstoff (4-6 L/min), evtl. tragbare Überdruckkammer
		• Nifedipin retard:
		  - 20-30 mg PO alle 8 h
		Bei neurologischen Hirnödem-Befunden (HACE):
		• Dexamethason:
		  - 8 mg alle 6 h PO, **IV** oder **IM**
		Für die PRAXIS:
		Diuretika (z.B. Furosemid) sind beim HAPE NICHT indiziert (kein Benefit; wirken aber blutdrucksenkend und erhöhen die Gefahr der prä-renalen Niereninsuff.)!

Tabelle 2: Therapie der Höhenkrankheiten.

AMS   *Acute mountain sickness*   Akute Bergkrankheit
HACE   *High altitude cerebral edema*   Lungenödem im Rahmen einer Bergkrankheit
HAPE   *High altitude pulmonary edema*   Hirnödem im Rahmen einer Bergkrankheit

---

* Acetazolamid (Carboanhydrase-Hemmer) induziert eine metabolische Azidose, welche sekundär das
  Atemminutenvolumen erhöht.

Allg: • Der Patient mit Verbrennungen ist als **polytraumatisiert** und **immunsupprimiert** zu betrachten.
• Es werden 3 Verbrennungstypen unterschieden:
  - Thermisch
  - Elektrisch
  - Chemisch
• Die verbrannte Körperoberfläche kann mit der **9-er Regel nach WALLACE erfasst werden (TBSA).** Die im Schema stehenden Zahlen sind Prozentanteile der Körperoberfläche.

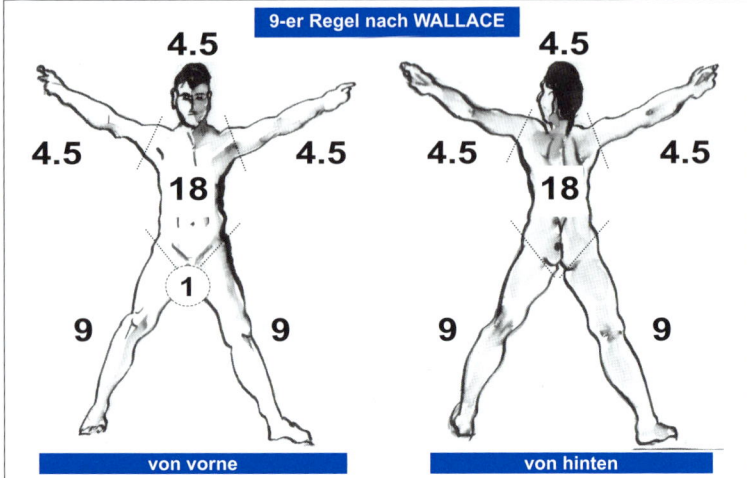

Schema: Berechnung der verbrannten totalen Körperoberfläche (TBSA) nach der «9-er Regel».

Für die PRAXIS
• Um die verbrannte Oberfläche zu schätzen, kann man die eigene Hand dazu nehmen: die Handinnenfläche entspricht ca. 1 % verbrannter Hautoberfläche.
• Die 9-er Regel von WALLACE ist nur für Erwachsene gültig.

• **Verbrannte Körperoberfläche - TBSA** *(Total Body Surface Area)*
Wenn die verbrannte Fläche ≥ 20 % der totalen Körperoberfläche (= TBSA) beträgt, werden folgende 2 Phänomene beobachtet:
1. Auftreten eines massiven Ödems in der verbrannten Zone und im umliegenden Gewebe.
2. Systemische Reaktionen:
   - Hypovolämie
   - Hämodynamische Veränderungen
   - Elektrolytstörungen

• **Prognose nach dem RYAN-Score**
Die Prognose hängt von 3 Faktoren ab und wird mit dem RYAN-Score ausgedrückt:
1. TBSA > 40 %
2. Alter > 60 Jahre
3. Inhalation. Daran denken bei:
   - Verbrennungen des Gesichts und des Halses
   - Unfall in geschlossenen Räumen
   - Explosion
   - Komatöser Patient

RYAN-Score	
Anzahl Faktoren	Geschätzte Mortalität [%]
0	0.3
1	3.0
2	33
3	87

Tabelle 1: RYAN-Score.

- **Verbrennungsgrad**

Der Schweregrad einer Verbrennung hängt von verschiedenen Faktoren ab:
1. TBSA (*Total Body Surface Area*)
   - Prozentanteil der verbrannten TBSA wird mit der «9-er Regel» berechnet.
2. Anteil der tiefen Verbrennung (d.h. 2.° tief und 3.°, siehe Tabelle 2)
3. Lokalisation der Verbrennung bzw. Verbrennungen von Risikozonen, wie:
   - Gesicht
   - Augen
   - Hände
   - Füsse
   - Perineum
4. Vorhandensein von betroffenen funktionellen Körperzonen

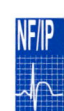

Verbrennungsgrad	Anatomisches Korrelat und Klinik	Verlauf - Therapie

Ersten Grades	**EPIDERMIS**
	
	• Die oberflächliche Epidermisschicht ist befallen.
	  - Erythem, oft Pruritus
	  - Ödem
	  - **Schmerzhaft**
	• Beispiel: Sonnenbrand
	• Vitropression: Die darunter liegende Haut wird weisslich.
		• Spontanheilung <u>ohne</u> Narbenbildung
		• Hautneubildung nach Desquamation der obersten Hautschicht
		• Heilungsdauer: 3-8 d
		• Therapie
		  - ± Lokale Therapie von Hautläsionen, S. 65

Zweiten Grades
 	
Oberflächlich
	EPIDERMIS-DERMIS
	
	• Die Basalmembran bleibt noch intakt. Die dermo-epidermische Grenze ist nicht überschritten.
	  - **Sehr schmerzhaft**
	  - Die Basalmembran erscheint rosafarbig.
	  - Nässende oder trockene Läsionen
	• Die Haare sind traktionsresistent
	• Vitropression: Die darunter liegende Haut wird weisslich.
		• Spontane Epidermisierung <u>ohne</u> Narbenbildung
		• Heilungsdauer: 8-21 d
		• Therapie
		  - Lokale Therapie von Hautläsionen, S. 65

Tiefgradig	• Die Basalmembran ist überschritten.
	  - Weisslich-feuchter Wundgrund
	  - Blasenbildung
	  - **Schmerzhaft oder Hypästhesie**
	• Die Haare sind ± traktionsresistent (können ausfallen).
	• Vitropression: Die darunter liegende Haut verändert sich nicht wesentlich.
		• Hypertrophe **Narbenbildung** ± Kelloid (eine spontane Epidermisierung ist nicht mehr möglich)
		• Heilungsdauer: 3-5 Wo
		• Therapie
		  - Chirurgische Therapie

Dritten Grades	**ALLE HAUTSCHICHTEN**
	
	• Die Epidermis ist vollständig betroffen.
	• Umliegende Gewebe können ebenfalls mitbetroffen sein.
	  - **Nicht schmerzhaft**
	  - Trockene Läsionen
	• Die Haare fallen bei Traktion aus.
	• Vitropression: Die darunter liegende Haut verändert sich nicht.
		• Hypertrophe **Narbenbildung** ± Kelloid
		• I.d.R. keine Spontanheilung mehr möglich (ausser bei kleinen Hautdefekten)
		• Therapie
		  - Chirurgische Therapie

Tabelle 2: Die 3 Verbrennungsgrade.

• Situationen, die eine Verlegung in ein spezialisiertes Zentrum verlangen:
1. Verbrannte Körperoberfläche:
   - TBSA ≥ 25 % vom Typ 2.°
   - oder: TBSA ≥ 10 % vom Typ 3.°
2. Tiefe Verbrennung einer «Risikozone»:
   - Gesicht, Augen
   - Hände, Füsse
   - Perineum
3. Verbrennung bei Trauma
4. Elektrische Hochspannungsverbrennung
5. Verbrennung bei Inhalation
   - Elemente, die für eine Inhalation sprechen:
     - Verbrennungen des Gesichts und des Halses
     - Unfall in geschlossenen Räumen
     - Explosion
     - Komatöser Patient

Vorg: **A. Spitalhygiene**

Vorg: • Isolierung
   • Chirurgische Asepsis:
     - Sterile Handschuhe für jeden Kontakt
     - Mütze + Maske

B. Verbrennung bei Inhalation

Vorg: • Überwachen der Stimme (rauhe Stimme, Stridor)
   • Bestimmung der Carboxy-Hb-Konzentration (COHb) in der ersten ABGA

C. Intubationskriterien

Ind: A. Absolute Intubationskriterien:
   • Verbrennung im HNO-Bereich
   • Hoher Vd. auf Inhalationssyndrom (siehe Pt. 5 unter «Hosp:» oben) oder akute Ateminsuffizienz
   • Bewusstloser Patient
   B. Relative Intubationskriterien:
   • Schwergradige Verbrennung mit TBSA ≥ 50 %
   • Komplizierte Verbrennung bei:
     - Trauma
     - Hämodynamischer Instabilität

D. Hydratation

Allg: • Das Volumenmanagement in den ersten 24 h hängt von folgenden Werten ab: Diurese, Lactat und Hämatokrit.
   • Ziel Diurese: ....0.5 mL/kg/h, bei Rhabdomyolyse, ad. 1-2 mL/kg/h
   • Ziel Laktat: ....Langsam sinkende Tendenz in den ersten 24 h
   • Ziel Hk: ....Faustregel schwere Verbrennung 50-55 % (0.5-0.55)
   • Der Flüssigkeitsersatz der Wahl sind i.d.R. Kristalloide, d.h.:
     - NaCl 0.9 % (balanciert oder nicht) oder Ringer-Lactat

Für die PRAXIS
   • Keine Glukose perfundieren.
   • **Eine Flüssigkeits-Überreanimation soll verhindert werden**, denn dadurch erhöht sich das Risiko eines Kompartiment-Syndroms und verschlimmert die Verbrennung durch Ödembildung. Die initiale Flüssigkeitsgabe, entsprechend der PARKLAND-Formel, soll in der prähospitalitären Phase nicht überschritten werden!

Vorg: • Je nach TBSA wird folgende Hydratation vorgeschlagen:
     - TBSA < 15 % → Eine Hyperhydratation ist nicht notwendig.
     - TBSA ≥ 15 % → Der Flüssigkeitsbedarf der ersten 24 h wird mit der **PARKLAND-Formel** berechnet:

Flüssigkeitsbedarf [mL/24 h] = 4 mL x KG [kg] x % TBSA

Erklärung der PARKLAND-Formel:
   - 50 % der infundierten Flüssigkeitsmenge sollen während der ersten 8 h verabreicht werden, die andere Hälfte während der folgenden 16 h.
   - Beispiel: Patient 70 kg, TBSA 20 %
     24 h-Flüssigkeitsbedarf = 4 mL x 70 kg x 20 % = 5.6 L
     ☛ Initial: 2.8 L NaCl 0.9 % über 8 h IV perfundieren, dann 2.8 L über 16 h.

- Flüssigkeitsmenge erhöhen bei:
  - Diurese < 1 mL/kg/h
  - Schwerer, persistierender Blutkonzentration mit Hk ≥ 0.50
  - Hypernatriämie

E. Venöse Zugänge

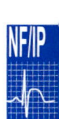

Vorg: • 1 oder 2 periphere Venenzugänge (18G) im gesunden Gewebe einlegen.
Die verbrannten Zonen sollen gemieden werden.
- Jeder venöse Zugang = Infektionsrisiko!
- Zentralvenenkatheter erst NACH der Dusche im Verbrennungs-Zentrum legen, wenn zugewartet werden kann!

F. Magensonde

Ind: • Alle Patienten mit einer TBSA > 20 %
- Verbrennung des Gesichts
- Intubierte Patienten

G. Blasenkatheter

Ind: • Alle Patienten mit einer TBSA > 30 %
- Intubierte Patienten

H. Frühzeitige enterale Ernährung

Vorg: • Die Ernährung soll spätestens 12 h nach dem Unfall verabreicht werden.
- Die enterale Ernährung soll vorsichtig eingesetzt werden bei:
  - Schwerer elektrischer Verbrennung
  - Schwerem Abdominaltrauma mit Läsion des Magen-Darm Traktes

I. Tetanus

Vorg: • Tetanus Auffrischimpfung (nach lokalen Richtlinien)

K. Analgesie

Bsp: • Morphin in Perfusor 2-8 mg/h **IV**
oder:
- Ketamin KETALAR®
  - 10-20 mg-weise **IV** Bolus bis zum gewünschten Effekt
  - Anschliessend evtl. Perfusor 10-150 mg/h **IV** (bei Bedarf auch höher)

L. Sedation

Bsp: • Midazolam in Perfusor (2-5 mg/h **IV**)

M. Lokaltherapie von Hautläsionen

M.1. Verbrennungen 1. Grades und 2. Grades oberflächlich

a) Hyaluronsäure + Sulfadiazin
  - IALUGEN Plus® Creme oder Kompressen
    → *V.a. bei kleinem Oberflächenbefall* einsetzen
    - Hyaluronsäure hat eine entzündungshemmende Wirkung und beschleunigt die Bildung von Granulationsgewebe, was die Vernarbung und die Epithelisierung von Verletzungen begünstigt.
    - Sulfadiazin ist antibakteriell wirksam (GRAM-pos und -neg; inkl. *P. aeruginosa* und *Enterobacter pyogenes*) sowie antimykotisch.
b) Öl in Wasser Emulsoin
  - BIAFINE®
    - Verhinderung der Austrocknung der Wunde.
      Einfluss auf die frühen Phasen der Epithelisierung, Begünstigung der Fibroblastenproliferation und der Bildung von Granulationsgewebe.
c) Sulfadiazin (siehe Kommentar unter IALUGEN Plus®, oben)
  - FLAMMAZINE® Creme
    → *V.a. bei grossem Oberflächenbefall* einsetzen
d) Evtl. sterile silikonisierte Bindon
  - MEPITEL®
e) Evtl. Fettgaze

M.2. Verbrennungen 2. Grades tief und 3. Grades

- Frühe tangentiale Exzision und Spalthaut
- Bei Verbrennungen 3. Grades: Vollhautlappen. Je nach betroffener Körperoberfläche: Allograft/autogene Keratinozyten

N. Kortikoide - Prophylaktische AB-Therapie?

Allg: • Kortikoide sind bei Verbrennungen nicht indiziert.
- Keine AB-Prophylaxe (Resistenzbildung)!

Allg:
- Die maligne Hyperthermie (MH) ist eine seltene, akute, lebensbedrohliche, autosomal dominant vererbte Muskelerkrankung.
- Bei der MH handelt es sich um eine subklinische Muskelerkrankung, d.h. solange kein Kontakt mit einer Triggersubstanz besteht, sind keine Krankheitszeichen vorhanden.
- Männer sind häufiger betroffen als Frauen.
- Pathophysiologie:
  Die **unkontrollierte Kalzium-Freisetzung** führt zu andauernder Muskelkontraktion, dann zu Rhabdomyolyse, anaerobem Metabolismus und Azidose.
- Die MH wird durch halogenierte, volatile Anästhetika (ausser N_2O) und depolarisierende Muskelrelaxantien (Succinylcholin) getriggert.
  Einige Beispiele: Succinylcholin, Cyclopropan, Decamethonium, Desfluran, Enfluran, Halothan, Isofluran, Sevofluran, u.a.
- Inzidenz während Allgemeinanästhesien (d.h. im Gebrauch von Triggersubstanzen):
  - Kinder/Adoleszenten ...... 1/15'000
  - Erwachsene .... 1/50'000 bis 1/150'000
- Pathophysiologie
  - Unkontrollierte Kalzium Freisetzung durch den RYANODIN-Rezeptoren (MG-Gen auf Chromosom 19 lokalisiert), was verschiedene biochemische Energie produzierende Stoffwechselwege aktiviert und sich wie folgt manifestieren kann:
    — Multiorganversagen
    — Rhabdomyolyse
    — Hyperkaliämie
    — Hyperthermie
    — Schwere Azidose

Klin:
- Endexspiratorischer CO_2-Druck (= *endtidale* CO_2-Druck) steigt sprunghaft an.
  - Der Normwert dieses *endtidalen* CO_2-Drucks liegt bei 33-43 mmHg.
  - Der *endtidale* CO_2-Druck ($etCO_2$) entspricht dem CO_2-Druck eines Atemgasvolumens, das nicht mehr mit CO_2-freiem Totraumvolumen durchmischt ist.
- **Sinustachykardie**
- **Muskelrigidität des Masseters**
- **Generalisierte Muskelrigidität**
- **Hyperthermie**
  - Meist ein sehr spätes Zeichen!
  - Die Körpertemperatur kann 1-2°C pro 5 min ansteigen!
  - Nach einer Hyperthermie-Krise sind Rezidive während 24-36 h möglich.

Dg:
- Die Diagnose der MH wird klinisch gestellt.
- Neben dem In vitro-Test besteht auch die Möglichkeit zur **genetischen Testung**. Diese ist jedoch nur möglich, wenn in der Familie bereits eine MH-verursachende genetische Mutation gefunden wurde. In der Schweiz werden die Abklärungen im Schweizer MH-Diagnostik-Zentrum, Basel durchgeführt.
  Standardisiertes *Screening* für MH
  Ind:
  - Status nach MH-Episode (= sog. «Indexpatienten»)
  - Familienangehörige von Indexpatienten
  Vorg:
  - Koffein-Halothan-Kontrakturtest mit 2 g quergestreifter Muskulatur (Sensitivität > 97-99 %, Spezifität 80-95 %)

DD:
- Thyreotoxische Krise
- Malignes Neuroleptika-Syndrom
- Phäochromozytom
- Iatrogene Überwärmung
- Sepsis
- Drogenintoxikation (z.B. Kokain, Ecstasy)
- Hypoxische Enzephalopathie

Lab:
- Hyperkapnie (sensitivstes und frühestes Zeichen, jedoch unspezifisch)
- Azidose (gemischt metabolisch und respiratorisch)
- Hyperkaliämie
- Bei Rhabdomyolyse: CK-Anstieg, Myoglobinurie
- Fibrinogen ↓ (Risiko einer DIC)

Vorg:
1. **Stopp aller möglichen Triggersubstanzen**
2. **Analgosedation mit Nicht-Triggersubstanzen weiterführen**
   Bsp:
   - Benzodiazepine, Propofol, Fentanyl
   - Nicht-depolarisierende Muskelrelaxantien (z.B. Atracurium, Cisatracurium)
3. **Hyperventilation**
   Vorg:
   - FiO_2 100 % und Atemminutenvolumen erhöhen (→ Ziel: Normokapnie)
   - Verdampfer entfernen
   - Hoher Frischgasfluss
   - Atemsysteme und Absorberkalk wechseln

4. Dantrolen
Gal: • DANTROLEN® i.v. Durchstechfl 20 mg
Allg: • Dantrolen, als Kalziumantagonist, ist die einzige spezifische Therapie der MH.
• Wirkungsbeginn nach 2-3 min
• HWZ: 10-12 h
Dos: • 20 mg Dantrolen in 60 mL sterilem Wasser auflösen (kräftig schütteln, da schwer löslich!)
  a) Initiale Dosis: 2.5 mg/kg KG **IV**.
  - Je nach Klinik, alle 5-10 min mit 2 mg/kg wiederholen
  - Maximaldosis 10 mg/kg KG (= ca. 20-40 Durchstechfl)
  b) Rezidivprophylaxe (in allen Fällen):
  - 1 mg/kg alle 4-8 h während 24-48 h (bis 25 % Rezidive innerhalb 24-36 h!)
NW: • Schwindel
• Negativ inotrop, Arrhythmie (in Komb. mit anderen Ca-Antagonisten: AV-Block)

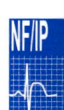

5. Kühlen des Patienten
Vorg: • Eiskalte Infusionen infundieren
• Eispakete in Leiste, Axilla legen
• Nasogastrische Lavage mit Eiswasser
• Stopp Kühlung bei Körpertemperatur von 38.5°C

6. Bei Arrhytmien
Vorg: • KEINE Kalziumblocker einsetzen (erhöht das Arrhythmierisiko!)
Th: • Mögliche Antiarrhythmika: Procainamid, Lidocain
• Je nach Klinik: elektrische Kardioversion oder Defibrillation

7. Verlaufskontrollen
Vorg: • IPS-Überwachung für mind. 36 h
  - Kontinuierliche mechanische Beatmung
  - Monitoring: PiCCO-Technologie oder Pulmonaliskatheter
  - Meldung an eine entsprechende Monitoring-Gruppe:
    -- In Europa ......www.wmhg.org
    -- In Amerika......www.mhaus.org
• Engmaschige Laborkontrollen:
  - ABGA
  - Elektrolyte, CK, INR/Quick, aPTT
  - Myoglobin im Blut und im Urin
  - Nierenfunktion. CAVE: bei Rhabdomyolyse besteht das Risiko einer akuten Niereninsuffizienz infolge nephrotoxischer Wirkung des Myoglobins.

«Sichere» Medikamente bei maligner Hyperthermie (unvollständige Liste)
Narkotika
• Alle muskulären nicht depolarisierenden Myorelaxantien
  - Atracurium, Cisatracurium, Mivacurium, Pancuronium, Rocuronium, Vecuronium
• Lachgas
• Parenterale Anästhetika
  - Propofol   - Ketamin
  - Benzodiazepine - Etomidat
  - Barbiturate   - Thiopental
• Vasopressoren
  - ADRENALIN®
  - NORADRENALIN®
  - Dobutamin
• Lokalanästhetika
  - Bupivacain
  - Lidocain
• Opioide
  - Morphin, Fentanyl, Remifentanil, Alfentanil, Codein, Pethidin, Sufentanil, Tramadol u.a.
Andere Medikamente
• Betablocker
• Droperidol (DHBP)
• Naloxon
• Nitrate
• NSAR
• Paracetamol

Allg:
- Das MNS ist eine idiosynkratische, lebensbedrohliche Komplikation nach Therapie mit antipsychotischen Medikamenten, wie: Haloperidol, Phenothiazin, Fluphenazin, Lithium
- Mortalität des MNS: 10-20 %! Männer/Frauen = 2/1
- Die meisten MNS-Episoden sind selbstlimitierend, sobald verursachende Medikamente gestoppt sind. Die mittlere Erholungszeit nach Medikamentenstopp beträgt 7-10 Tage.
- Inzidenz: 0.01-0.02 % Neuerkrankte pro Jahr

Urs:
- Unklar (thalamische Dopamin-Blockierung?)
- Familiäre Prädisposition
- Ursache/Risikofaktoren: rasche Dosissteigerung/**IV**-Gabe von hoch potenten typischen Neuroleptika (Haloperidol, Fluphenazin), jedoch auch Metoclopramid!

Klin:
1. Autonome Dysfunktion
   - Hämodynamische Instabilität
     -- Tachykardie
     -- Massive BD-Schwankungen (SBD zw. 180 und 40 mmHg)
   - Dyspnoe
   - Inkontinenz
2. Extrapyramidale Dysfunktion
   - Katatonie
   - Generalisierte schwere Muskelrigidität
   - Pseudo-Parkinsonismus
3. Hyperthermie
4. Aufmerksamkeitsstörung, Bewusstseinsstörung

Dg:
- MNS ist meist eine Ausschlussdiagnose. Sie ist schwierig von anderen extrapyramidalen NW-Profilen der Antipsychotika zu unterscheiden.
- Ausschluss anderer möglicher Diagnosen, siehe «DD:»

Ein MNS besteht wahrscheinlich bei Vorhandensein von:
• 3 Hauptkriterien   oder • 2 Hauptkriterien + 2 Nebenkriterien ***Hauptkriterien*** • Fieber • Rigor • Labor: CK-Anstieg ***Nebenkriterien*** • Tachykardie • Pathologische arterielle Blutdruckwerte • Bewusstseinstrübung • Massive Diaphorese • Leukozytose

Tabelle: Diagnosekriterien des MNS.

DD:
- Infektiöse Erkrankungen
  - Meningitis, Enzephalitis, Sepsis, Hirnabszess u.a.
- Neurologische oder psychische Erkrankungen
  - Agitiertes Delir
  - Nicht-konvulsiver Status epilepticus u.a.
- Medikamentöse oder toxische Einwirkungen
  - Zentral anticholinerges Syndrom
  - Maligne Hyperthermie
  - Serotonin-Syndrom
  - Substanzen-Abusus, Entzugssyndrom u.a.
- Endokrinopathien
  - Thyreotoxische Krise, Phäochromozytom u.a.
- Umwelteinwirkungen: Hitzschlag u.a.

Lab:
- Leukozytose, CK ↑

Th:
1. **Neuroleptika stoppen**
2. **Symptomatische Therapie**
   2.1. Rehydratation. In der Akutphase meist grosszügig (Kristalloide)
   2.2. Dopaminerge Medikamente
      - Bromocriptin: PARLODEL® Tabl 2.5, 5, 10 mg
        - PO: 2-3x 2.5 mg/d PO; Maximaldosis 40 mg/24 h
      - Amantadin: PK-MERZ® Tabl 100 mg; Inf. Lös (200 mg/500 mL)
        - PO: 1-2x (max. 3x) 100 mg/d PO
        - **IV**: 1-2 (max. 3x) 200 mg **IV** über 3 h
        <u>Cave</u>: EKG-Verlaufmonitoring zur QT-Intervall Überwachung
   2.3. Dantrolen: Initial 2.5 mg/kg **IV** Bolus; dann Erhaltungsdosis 1 mg/kg/24h **IV** für 6 h

Def: ■ **Hochspannung wird ab > 1'000 Volt definiert. Niederspannung bei ≤ 1'000 Volt.**

Allg:
- Elektrischer Strom wird zur Gefahr ab einer Intensität von > 80 mA.
- Inzidenz (USA): 70/100'000 Einwohner/Jahr (Männer > Frauen).
- Der menschliche Körper hat einen Widerstand von ca. 1000 Ohm (Ω), kann bei nasser Haut aber deutlich tiefer sein.
  → **Strom [Ampere] = Spannung [Volt] / Widerstand [Ω]**
- **Mortaliät**: Niederspannungsunfälle 2-3 %; Hochspannungsunfälle 5-30 %

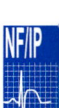

Stromintensität	Klinik
0.2-2 mA	Parästhesien
6-9 mA	«Loslass-Strom»
10-20 mA	Der Patient bleibt «fixiert» (kann nicht mehr loslassen...)
20-50 mA	Atemstillstand
> 50-100 mA	Ventrikuläres Flimmern, Lebensgefahr

Tabelle: Klinik in Abhängigkeit der Stromintensität.

Klin:
- Die Klinik kann sich, je nach Energiequelle, sehr unterschiedlich präsentieren.

Niederspannung (≤ 1000 V)	Hochspannung (> 1000 V)

• Tetanie
• Oberflächliche Verbrennung
• Selten:
  - Rhabdomyolyse
  - VF/Herzstillstand
• Mortalität: 2-3 %
	• Gleichstrom → Muskelkontraktur
	  Wechselstrom → Tetanie
	• Tiefe Verbrennung; ABER die Läsionen des tiefen Hautgewebes sind auf dem Epiderm nicht sichtbar!
	• Rhabdomyolyse
	• Befall des SNS, Schock, VF/Herzstillstand
	• Mortalität: 5-30 %

Tabelle: Klinik je nach Nieder- bzw. Hochspannung.

Für die PRAXIS:
- Bei Herz-Kreislaufstillstand muss die Reanimationszeit verlängert werden (Späterfolge).
- Das Vorhandensein einer Mydriasis muss NICHT eine irreversible zerebrale Läsion bedeuten!
- Das Risiko von Komplikationen bei Niedervoltunfällen ist bei normalem Eintritts-EKG gering.
- Ein Elektrounfall darf NIE unterschätzt werden, denn tiefe Gewebeschäden sind von aussen nicht immer sichtbar!

Vorg:
- Blutentnahme
  - Falls Rhabdomyolyse: CK (↑), K⁺ (↑), Ca²⁺ (↓), Phosphat (↑), Troponin (↑)
  - Metabolische Azidose (gibt den Schweregrad der Läsion an): ABGA, Laktat
  - Bei intraabdomineller Läsion: ALAT/ASAT ↑
  - Koagulationsparameter falls eine Operation vorgesehen ist (Thrombozyten, aPTT, INR)
- Urin Untersuch: Suche nach einer Myoglobinurie (falls vorhanden = Rhabdomyolyse)
- Bei anormalem Neurostatus: Schädel-CT
- Bei Vd. auf eine vertebrale und/oder medulläre Läsion: ad. Wirbelsäulen Rx/-CT
- Bei Vd. auf Frakturen: ad. Rx
- **Rhythmisches Monitoring** bei Vorhandensein von ≥ 1 der folgenden Kriterien:
  - Polytrauma, pathologisches EKG (z.B. Ischämiezeichen, Arrhythmie), Bewusstseinsverlust, neurologisches Defizit, Kontakt mit Hochspannung (> 1'000 V)

Kpl:
- Arrhythmio, Schock
- Akutes Nierenversagen (Gefahr bei CK-Werten über 20'000 E/L). Logensyndrom

Th:
1. **Rettung ± BLS**, S. 3
   1.1. **Niedervoltunfälle (≤ 1'000 V)**
   - Patienten NICHT berühren, bis dass der Strom unterbrochen ist!
   - Wenn der Unterbrecher nicht zu finden ist, sind folgende Massnahmen notwendig:
     - Isolierung des Bodens mittels trockenem Gegenstand
     - Verschiebung des Opfers aus der Gefahrenzone mit isolierenden Handschuhen und mit Hilfe eines trockenen Hilfsmittels (z.B. Stangen) aber NICHT mit Metallgegenständen (kein Regenschirm oder Metallstab!)
   1.2. **Hochvoltunfälle (> 1'000 V)**
   - Annähern auf max. auf 10 m, um Spannungsüberschläge zu vermeiden. Abschaltung der Stromquelle und Prüfung der Spannungsfreiheit durch Fachperson.
2. **Symptomatische Therapie je nach Klinik** ± Rhythmusmonitoring je nach Schweregrad
   2.1. Intensive Hydratation (Vorbeugen einer akuten Niereninsuff.): RL oder NaCl 0.9 %
   2.2. Kontrolle/Therapie einer eventuellen Dyselektrolytämie
3. **Tetanus (Auffrischimpfung)** falls indiziert

Def: ■ **Hypothermie** = Kerntemperatur (Rektum, Blase, Ösophagus) ≤ **35.0°C**

Kerntemperatur	Schweregrad	Klinik
32.2 - 35.0°C	Leichte Hypothermie	• Patient bei Bewusstsein • Tachypnoe • Tachykardie • Bronchospasmus, Bronchorrhoe • **Schüttelfrost vorhanden!**
28.0 - 32.1°C	Mittelschwere Hypothermie	• Somnolenz • Bradypnoe, Bradykardie • Arrhythmie • **Schüttelfrost oft fehlend!**
< 28.0°C	Schwere Hypothermie	• Art. Hypotonie • Koma, Apnoe, Scheintod • Areaktive Mydriasis • **Schüttelfrost fehlend!**

Tabelle: Hypothermie und Klinik.

Klin: 1. Wirkung auf das ZNS
- Bei Kerntemperaturen < 32°C sind die mentalen Prozesse verlangsamt und die Fähigkeit, einen Schüttelfrost zu entwickeln verschwindet. Die Sehnenreflexe sind vermindert.
- Bei Kerntemperaturen < 28°C wird oft ein komatöser Zustand beobachtet.
- Während der Erwärmungsmanöver bei schweren Hypothermien kann eine pontine Myelinolyse auftreten!
2. Kardiovaskuläre Störungen
- Verminderung des kardialen Schlagvolumens und der Herzfrequenz
- EKG-Veränderungen, siehe unten
- Kerntemperaturen und Arrhythmierisiko:
  - < 32°C ......Erhöhtes Risiko von malignen Arrhythmien
  - < 30°C ......Erhöhtes Risiko von ventrikulärem Flimmern
3. Respiratorische Störungen
- Progrediente Verminderung der Atemzugvolumina
4. Renale Störungen (manchmal zu beobachten)
- Hypothermie induzierte Diurese
- Tubuläre Urinkonzentrationsdefekte

EKG: • Initiale Bradykardie mit T-Welleninversionen und QT-Verlängerung

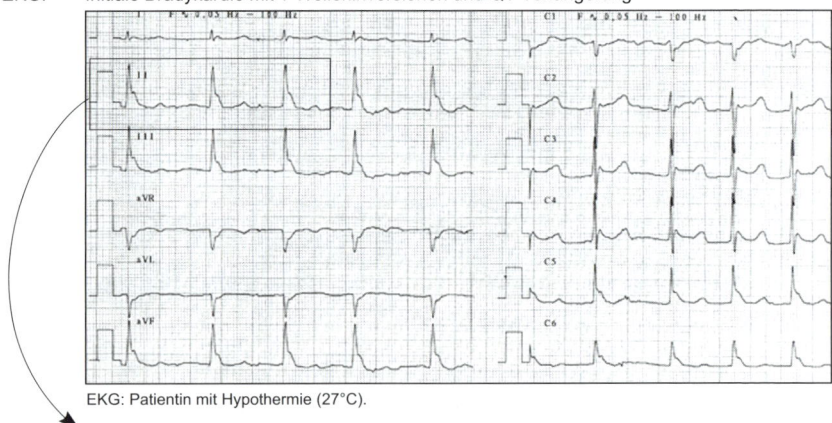

EKG: Patientin mit Hypothermie (27°C).

J-Welle (nach OSBORN, oder *camel-hump sign*): Dieses Zeichen ist v.a. in den Abl. DII und V6 sichtbar (dieses EKG ist von einer 75-jährigen Patientin mit einer Kerntemperatur von 27°C)

Lab: Blut:
- Grundbilanz:
  - Blutbild, INR, aPTT
  - Na^+, K^+, Ca^{2+}, Mg^{2+}, Phosphat
  - Blutzucker
  - Kreatinin, Harnstoff, ALAT, ASAT, p-Amylase, CK
  - ABGA
- Spezifische Untersuchungen:
  - Fibrinogen ↓ (Risiko einer DIC)
  - *Activating clotting time (ACT)* = im Vollblut zu bestimmender Gerinnungstest, der bei Hypothermie verlängert ist.
  - Suche nach Toxinen

Urin:
- Myoglobin
- Suche nach Toxinen

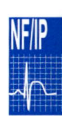

Th:

Hämodynamisch stabile Patienten

Vorg:
- Passive Erwärmung
  - Das Zimmer und das Bett wärmen
  - Aluminiumdecke installieren
  - Überwachung

☛ Erwärmungsgeschwindigkeit ca. **0.5-1°C/h**

Bem:
- Bei eingeschränkter Kreislaufreserve, siehe CAVE unten «Für die PRAXIS»!

Hämodynamisch instabile Patienten

Vorg:
- Aktive Erwärmung.
  - Die aktive Erwärmung kann eine paradoxe Azidose, eine Hyperkaliämie, sowie eine Verminderung der Kerntemperatur hervorrufen (das kalte, periphere Blut wird zentralisiert)!

☛ Erwärmungsgeschwindigkeit ca. **1-3°C/h**

- Sauerstoff erwärmen (40-45°C)
- Periphere Infusion: NaCl 0.9 % (40°C) 1000 mL/h Perfusion

Bem:
- Bei eingeschränkter Kreislaufreserve, siehe CAVE unten «Für die PRAXIS»!

Kardiovaskulärer Kollaps

Vorg:
- Therapie gleich wie die aktive Erwärmung (siehe Punkt 2.)
- Zusätzlich: Peritoneale und/oder Blasen- und/oder Magen-Lavage mit:
  - Kristalloiden (NaCl 0.9 % oder Ringer-Lactat): 10-15 mL/kg/h (40-42°C)

Asystolie

Vorg:
- REANIMATION + extrakorporelle Zirkulation
- Die extrakorporelle Zirkulation kann auf 2 verschiedene Arten appliziert werden:
  a) Peripher (femoro - femoral)
  b) Chirurgisch (Aorta - rechter Vorhof)

Maschinelle Beatmung

Allg:
- Bei eingeschränkter Kreislaufreserve kann das Kältezittern den O_2-Verbrauch mehrfach steigern, was eine erhebliche Belastung des Kreislaufsystems darstellt. Manchmal ist eine Beatmung mit Muskelrelaxierung notwendig.
- Einstellungen: tiefe Atemfrequenz mit einem Minutenvolumen, welches pro Grad Celcius unter 37.0°C um 10 % zu reduzieren ist.

Für die PRAXIS
- Ist eine REANIMATION notwendig, soll diese «verbissen» durchgeführt werden (auch bei pulsloser elektrischer Aktivität), bis die Körpertemperatur 32-35°C beträgt. Die REANIMATION kann einige Stunden dauern. Späterfolge sind möglich!
- Grundsatz: **«Niemand ist tot, so lange er nicht WARM und TOT ist».**
  Ausnahme: Serumkalium ≥ 12 mmol/L; hier ist das Überleben = 0 %!

Prog:
- Prognostisch schlechte Faktoren sind:
  - Hyperkaliämie > 10 mmol/L
  - Verlängerte ACT (je nach Messmethode, ca. > 400-500 sek)
  - pH (Plasma) < 6.5

Bem:
- Das Einlegen eines A. pulmonalis-Katheters wird nicht empfohlen (Arrhythmierisiko)! Alternative: PiCCO-Technologie

Allg:
- Die Rhabdomyolyse ist durch eine Muskelnekrose charakterisiert, welche intrazelluläre Substanzen in die Blutbahn freisetzt (v.a. Myoglobin und Kalium).

Urs:
- Trauma (inkl. *Crush-Syndrom*)
- Bei verlängerter Immobilisierung (z.B. Patienten, welche längere Zeit liegen bleiben nach einem Hirnschlag oder nach Sturz)
- Nach chirurgischen Eingriffen
- Starke körperliche Aktivität (CK-Erhöhung bis 130'000 E/L, d.h. bis 1000x den Normwert)
- Schwerer Asthmaanfall
- Generalisierte Epilepsie
- **Muskel-Kompartiment-Syndrom** (traumatisch, ischämisch) = **NOTFALL**
  Das Kompartiment-Syndrom in den Muskellogen wird auch «Logensyndrom» genannt:
  - Ursache:
    - -- Es handelt sich um die Schädigung von Muskulatur und Nerven, infolge einer Gewebsminderperfusion, die durch eine Drucksteigerung im Gewebe zustande kommt. Die Muskellogen (oder die Kompartimente) sind somit stark gefährdet.
  - Lokalisierung:
    - -- Unterschenkel (Tibialis-anterior-Syndrom)
    - -- Unterarm → Risiko einer VOLKMANN-Lähmung (selten)
- Elektrisierung
- Hyperthermie
- Malignes Neuroleptika-Syndrom
- Infektiös (Beispiele)
  - Virose (z.B. Influenza, Coxsackie, EBV, CMV, HIV)
  - Malaria
- Toxisches Schock-Syndrom
- Elektrolytstörungen
  - Hypo-/Hypernatriämie
  - Hypokaliämie
  - Hypophosphatämie
  - Hypokalzämie
- Hypothyreose (selten)
- Hyperthyreose (selten)
- Entzündliche Myopathien
  - Dermatomyositis
  - Polymyositis
- Medikamentös/toxisch
  - Statine, Fibrate
  - Indinavir, Zidovudin
  - Chinolone (z.B. Ofloxacin, Levofloxacin)
  - Propofol-Infusions-Syndrom
  - Perazin
  - Colchicin
  - Intoxikationen/Entzug von:
    - -- Alkohol, Kokain, Heroin, Amphetamine u.a

Klin:
I. Milde Rhabdomyolyse
- Asymptomatisch
- Myalgie
- Pigmenturie (Myoglobinurie): der Urin hat einen «Cola-Aspekt» ab einer Myoglobinuriekonzentration > 250 µg/mL

II. Mittel- und schwergradige Rhabdomyolyse
- Muskelschwäche
- Schwere Elektrolytstörungen:
  - -- Hyperkaliämie
  - -- Hyperphosphatämie
  - -- Hypokalzämie
- Akute Niereninsuffizienz

Lab:
- Blut
  - CK ↑, K^+ ↑
  - Ca^{2+} ↓
  - Phosphat ↑
  - ASAT ↑
  - Hyperurikämie (Freisetzung von Purinen durch die lysierten Mastozyten)
- Urin
  - Myoglobinurie (Myoglobin ist schon während der ersten 12 h nephrotoxisch)

Kpl: • Niereninsuffizienz (frühzeitige nephrotoxische Wirkung des Myoglobins)
• Elektrolytstörungen
  - Hyperkaliämie (infolge Myolyse)
  - Hyperphosphatämie (infolge Myolyse)
  - Hypokalzämie (infolge Kalziumablagerung im betroffenen Muskel, Verminderung der ossären Aktivität des PTH).
• Muskelödem (infolge Flüssigkeitsverschiebungen)

Th: **1. Kausaltherapie**

Für die PRAXIS
Aktive Suche eines Kompartiment-Syndroms, welches ein chirurgischer Notfall ist und eine sofortige Fasziotomie erfordert (**indiziert bei Logendruck > 35 mmHg**, bei einem Normwert von < 15 mmHg)!

2. Behandlung der Elektrolytstörungen
• Behandlung einer evtl. Hyperkaliämie
• Behandlung einer evtl. Hyperphosphatämie
• Behandlung einer evtl. Hypokalzämie (<u>CAVE</u>: Risiko, dass Kalzium mit dem Phosphat präzipitiert)

3. Hydratation
• Ziel: Nierenfunktion erhalten!
  - NaCl 0.9 % ca. 2.5 mL/kg/h (= 3-6 L/24 h, je nach kardiovaskulärem Zustand) VORSICHT bei Patienten mit Herzinsuffizienz und Risiko eines Lungenödems!
  - Ziel der Diurese: ≥ 100 mL/h

4. Bicarbonat (kontrovers; mit Spezialist besprechen)
• Den Urin alkalinisieren (Urin Ziel-pH > 6.5)
  - Der alkaline Urin fördert die Myoglobinausscheidung und vemindert somit deren nephrotoxische Wirkung.
• Dosierung des Bicarbonates (NaHCO3)
  - Initial 1 mmol NaHCO3/kg über 20 min **IV**, dann je nach Urin-pH (Ziel > 6.5)

NOTIZEN

Dekompressions-Krankheit (DCS) - Caisson Krankheit [T70.3]

Allg:
- Schwere Tauchunfälle sind bei Sporttauchern selten (Europa: 1/10'000 Tauchgänge).
- Bei autonomen Tauchgängen im Taucheranzug steigt der Druck der eingeatmeten Luft mit zunehmender Tauchtiefe (1 Atmosphäre/10 m).
- Der Sauerstoff wird metabolisiert, aber die inerten Gase, wie z.B. der Stickstoff, akkumulieren sich je nach Tauchdauer in den Geweben (man spricht von der «Saturation»).
- Das Nichteinhalten der Auftauch- bzw. Dekompressionszeiten erlaubt es den akkumulierten Gasen in den Geweben nicht, zu den Alveolen transportiert zu werden (man spricht von «Desaturation»). Daraus resultiert eine Gasbildung in Form von Bläschen (ähnlich dem Ausperlen von CO_2 in einer Flasche Mineralwasser, welche vor dem Öffnen noch geschüttelt wird....).
- Todesursachen: [South Pacific Underwater Med Soc 1989; 19: 94-104]
  - Ertrinken....................................(ca. 40 %)
  - Lungenbarotrauma....................(ca. 15 %)
  - DCS II.......................................(ca. 15 %)
  - Kardiale Ursache ....(ca. 10 %)
  - Trauma ....(ca. 10 %)

Klas:
- Man unterscheidet 2 Typen von Dekompressions-Krankheiten (DCS):
  1. DCS Typ I: Leitsymptom «Osteo-arthro-muskuläre Schmerzen»
  2. DCS Typ II: Leitsymptom «Neurologische Symptomatik»
- Die Barotraumata (Pneumothorax, Pneumomediastinum, Hautemphysem), das Ertrinken und das Immersions-Lungenödem werden hier nicht besprochen.

Klin: **I. DCS Typ I** (benigne Form)

Allg:
- Die Symptome treten nach dem Auftauchen und bis 8-24 h später auf.
- Die muskuloskelettalen Schmerzen entstehen meist infolge lokaler Raumforderungen durch Stickstoffblasen, die eine Mediatorenausschüttung mit entzündlicher Reizsymptomatik verursachen.

Klin:
- Pruritus
- **Taucherflöhe** = kutane Parästhesien
- **Moutons** = schmerzhafte, violette Pappeln
- **Bends** = Osteo-arthro-muskulärer Befall
  - Arthralgien: Schulter > Hüfte > Knie > Ellbogen
  - Sehnenschmerzen
  - Dysbarische Osteonekrose (= aseptische Nekrose). Bei **bends** soll eine bildgebende MR-Abklärung zw. 15 und 60 Tagen nach dem Vorfall stattfinden.
- Extreme Müdigkeit, Abgeschlagenheit

Th:
1. Intensive Überwachung während 12-24 h
2. Normobare O_2-Therapie (FiO2 100 %) bei **moutons**, nicht aber bei **Taucherflöhen** (die Taucherflöhe benötigen keine spezielle Therapie).
3. Hyperbare O_2-Therapie in der Überdruckkammer:
   - **Ind:** • Konsilium:
     - Osteo-arthro-muskulärer Befall (**bends**)
     - Evtl. bei Vorhandensein von **Moutons** (selten)
   - **Vorg:** • Siehe S. 75

II. DCS Typ II (maligne Form)

Allg:
- Die Symptome treten während des Auftauchens und bis 2 h danach auf.
- Der DCS Typ II zeigt zusätzlich zu den möglichen Symptomen einer DCS Typ I noch einen Befall des:
  - zentralen und/oder peripheren Nervensystems
  - des kardiopulmonalen Systems
  - Labyrinths

Klin:
1. Labyrinthärer Befall (**Staggers**): Schwindelgefühl, Nausea, Erbrechen u.a.
2. ZNS-Befall
   - Hemiplegie, Tetraplegie, Befall der Hirnnerven
   - Myoklonien, Konvulsion, Koma
   - Dezerebration (tonische Streckkrämpfe der Beine, oft gleichzeitig mit Streck- oder Beugekrämpfen der Arme und Opisthotonus)
   - Dekortikation (Beugesynergismen der Arme)
3. Medulla-Befall
   - Parästhesien
   - Harnretention
   - Sensorische Ataxie
   - Paresen, Querschnittsyndrome u.a.
4. **Chokes**: Akute pulmonale Hypertonie mit kardiovaskulärer Kollapsgefahr, infolge arteriell-pulmonaler Obstruktion durch Gasbildung. Wenn die Menge der Gasbullae die Filterkapazität der Lungen übersteigt, können zerebrale Gasembolien Ausdruck eines rechts-links *Shunts* sein.

Th: **1. Allgemeine Massnahmen**
- Stopp aller körperlichen Aktivitäten. Körperlage: links lateraler Dekubitus
- Bei Atemnot → TRENDELENBURG Lage
- Schutz gegen die Kälte (abtrocknen, bedecken)
- Hydrierung je nach Klinik (Ziel: Euvolämie):
  - Oral (1000 mL Wasser in 30-45 min trinken lassen)
  - Parenteral (Kristalloide oder Kolloide): 500-1000 mL/1 h **IV**
  - Keine Glucose perfundieren (<u>CAVE</u>: Hirnödem)
- Nicht empfohlen (keine Evidenz): Kortikoide, ASPIRIN®

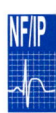

2. Normobare O₂-Therapie
- Beim Warten auf die Rekompression in der Druckkammer wird O₂ mit hoher O₂-Konzentration (FiO₂ 100 %) über eine Maske verabreicht.
- Das Zeitintervall soll so kurz wie möglich gehalten werden (1-3 h), um die mechanische Wirkung der Bullae zu reduzieren.

3. Rettung organisieren
- Es gibt keine prinzipielle Präferenz für ein bestimmtes Transportmittel:
  - Schnell und schonend!
  - Falls Helikoptertransport: so tief wie möglich fliegen (< 300 m).

4. Hyperbare Sauerstofftherapie («Druckkammer»)
  Allg: • Die hyperbare O₂-Therapie ist die einzige kausale Therapie beim DCS
  • Wo befinden sich die Druckkammern?
    - Schweiz: ....REGA ☎ **1414**
    - Deutschland: ....DAN Hotline ☎ **0431/54090**
  Vorg: • Empfohlene Erstmassnahmen der aufnehmenden Klinik vor geplanter Rekompressionsbehandlung in einer Druckkammer:
    1. Neurostatus
    2. Ausschluss eines Pneumothorax:
       - Thoraxröntgen (2 Ebenen) oder Thorax-CT
       Falls Pneumothorax → Drainage
    3. Blasenkatheter bei Blasenentleerungsstörungen
    4. Kontinuierliche *Cuff*-Messung bei intubierten Patienten

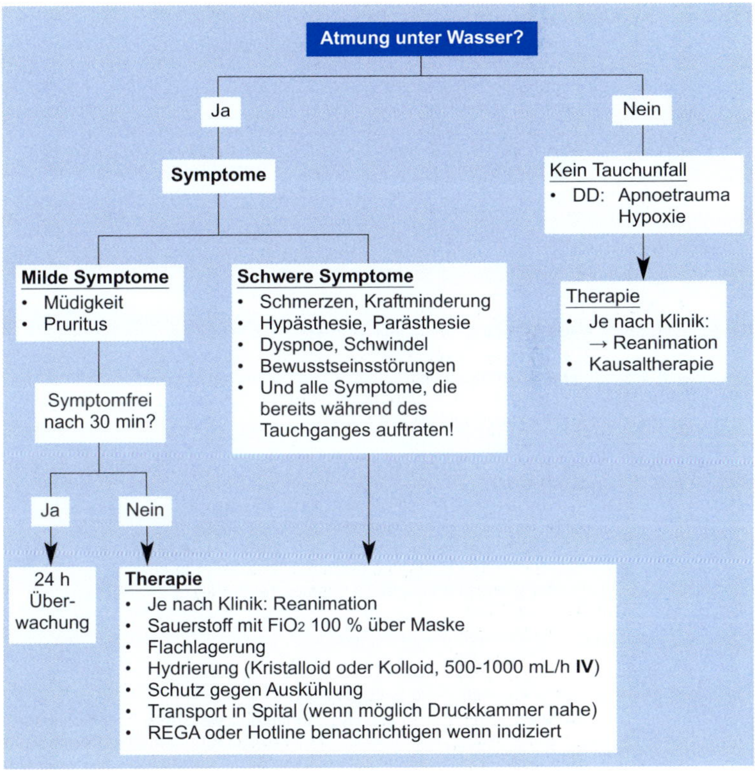

Atmung unter Wasser?

Ja — Nein

Symptome

Nein → **Kein Tauchunfall**
- DD: Apnoetrauma
  Hypoxie

↓

Therapie
- Je nach Klinik:
  → Reanimation
- Kausaltherapie

Milde Symptome
- Müdigkeit
- Pruritus

Schwere Symptome
- Schmerzen, Kraftminderung
- Hypästhesie, Parästhesie
- Dyspnoe, Schwindel
- Bewusstseinsstörungen
- Und alle Symptome, die bereits während des Tauchganges auftraten!

Symptomfrei nach 30 min?

Ja — Nein

24 h Überwachung

Therapie
- Je nach Klinik: Reanimation
- Sauerstoff mit FiO₂ 100 % über Maske
- Flachlagerung
- Hydrierung (Kristalloid oder Kolloid, 500-1000 mL/h **IV**)
- Schutz gegen Auskühlung
- Transport in Spital (wenn möglich Druckkammer nahe)
- REGA oder Hotline benachrichtigen wenn indiziert

Algorithmus bei Tauchunfällen [Angepasst nach: Schröder S, et al. In: Der Anästhesist. Springer Medizin Verlag 2004].

KARDIOLOGIE — ANGIOLOGIE

Elektrische Kardioversion — Defibrillation

Def: ■ **Elektrische KV** = Elektrischer Schock, der bei einer Arrhythmie ohne Kreislaufstillstand abgegeben wird, um in einen Sinusrhythmus zu konvertieren.

■ **Defibrillation** = Elektrischer Schock, der bei Kreislaufstillstand (ventrikuläre Fibrillation oder ventrikuläre Tachykardie ohne Puls) angewendet wird um einen Sinusrhythmus zu erreichen.

Indikationen zur elektrischen Kardioversion	Kardioversions-Modus
Notfallsituation	
Hämodynamisch instabile Arrhythmie: • Instabile ventrikuläre Tachykardie ohne Kreislaufstillstand • Supraventrikuläre Tachykardie (inkl. Vorhofflimmern)	☞ **Synchrone Kardioversion** ± Sedo-Analgesie (S. 81) je nach Situation
Elektive elektrische Kardioversion	
• Supraventrikuläre Tachykardie (inkl. Vorhofflimmern) • Stabile ventrikuläre Tachykardie	☞ **Synchrone Kardioversion** mit Sedo-Analgesie, S. 81

Tabelle 1: Indikationen und Kardioversions-Modus.

KI: • Relative KI:
- VT bei Digoxin-Intoxikation. Bei <u>therapeutischem</u> Digoxin-Serumspiegel kann eine el. Kardioversion durchgeführt werden, da keine arrhythmogene Wirkung besteht!
- Azidose
- Schwere Elektrolytstörungen: $K^+ \downarrow$, $Na^+ \downarrow$, $Ca^{2+} \downarrow$, $Mg^{2+} \downarrow$
- Ungenügende Antikoagulation bei Konversion von Vorhofflimmern oder -flattern

Allg: ■ **Allgemeine Informationen**
- Die biphasische Defibrillation ist die einzige «Technik» (mit venösem Zugang, Medikamenten, Intubation), welche die Anzahl der Patienten, die das Spital verlassen (gilt nur für die VT/VF ohne Puls), erhöht.
- Ziel im Spital: Defibrillation ≤ 3 min nach dem Notfallruf (besser aber innerhalb von 2 min). Wenn die Defibrillation später als 3 min nach dem Notfallruf appliziert wird, vermindert sich deren Wirkung auf die Überlebensrate [NEJM 2008; 358:9-17].
- Bei jeder Defibrillation wird ein einziger Elektroschock verabreicht.
- <u>Maximale Anzahl Joules</u> die verabreicht werden: **200 Joules** (je nach Defibrillator)
  -- Nur 10 % des elektrischen Stromes durchfliessen das Herz.
  -- Während der Ladezeit des Defibrillators soll die externe Herzmassage (EHM) weitergeführt werden!
  -- Nach einer Defibrillation, sofort mit den 5 Zyklen + 30 EHM mit 2 Beatmungen beginnen (oder 2 min mit HF 100/min und Atemfrequenz 10/min). Immer mit der externen Herzmassage beginnen!
- <u>Dauer des Unterbruches der EHM</u> vor einer Defibrillation: ≤ 5 Sekunden.
- Der Faustschlag auf den Thorax ist selten sinnvoll (nur bei VT anzuwenden) [Resuscitation 2009; 80: 2-3 und 14-16 und 17-23].

■ **Prinzip der Defibrillatoren**
- Durchfluss eines elektrischen Stromes durch das Herz, was eine «Resynchronisation» der Depolarisation zur Folge hat. Der mittlere Stromfluss bestimmt die Wirksamkeit und der maximale Stromstoss den Myokardschaden.
- Die implantierbaren Defibrillatoren entladen mit einer mittleren Energie von 30-35 J.

■ **Verschiedene Defibrillator Typen** (beide gibt es monophasisch und biphasisch)
- Die alten, monophasischen Defibrillatoren werden hier nicht besprochen.
- Wenn man einen automatischen externen Defibrillator benutzt (AED), soll «der Apparat die Arbeit leisten».
- Im manuellen Modus vermindert der halbautomatische externe Defibrillator (HED) die Zeit des Unterbruches der externen Herzmassage; hingegen wird das Risiko einer nicht adäquaten Defibrillation erhöht (ohne das Überleben zu beeinflussen).

I. Halbautomatischer oder automatischer externer Defibrillator (HED; AED)
- Diese Defibrillatoren werden ausschliesslich im Notfall benutzt (Herzstillstand).
- Der Defibrillator stellt die rhythmische Diagnose, die Indikation zu einer Defibrillation, wählt die Anzahl Joules (vorbestimmt) und schlägt den Elektroschock vor oder nicht.
- Für die PRAXIS:
  1. Elektroden aufkleben und den Apparat einschalten.
  2. Den Patienten nicht berühren! Der Apparat analysiert den Rhythmus automatisch.
  3. Patientennahe Personen warnen (sie sollen sich vom Patienten entfernen). Kontrolle der Paletten und Schock auf Rat des Defibrillators.

II. Manueller Defibrillator

Für die PRAXIS:
1. Apparat einstellen und Energieniveau auswählen, siehe Tabelle 1, S. 81
2. Paddels anbringen und Rhythmus analysieren: Ist eine Defibrillation indiziert?
3. Patientennahe Personen warnen (sie sollen sich vom Patienten entfernen). Kontrolle der Paletten und Abgabe des Schockes. Wirksamkeit beurteilen: Rhythmusanalyse (durch Arzt oder Defibrillator); dann, je nach Situation, wird der Schock wiederholt.

- **Defibrillationsmodus «synchron»**
  - Der Impuls wird synchron mit dem unterliegenden Herzrhythmus abgegeben.

    Für die PRAXIS:
    - Der Modus «synchron» ist die Standardeinstellung des Defibrillators, welche in jeder Situation gültig ist, AUSSER bei Herzstillstand (VT/VF ohne Puls).
    - In diesem Modus erfolgt der Impuls nur dann, wenn er ein QRS-Signal identifiziert. Bei fehlendem QRS-Signal (z.B. bei VF) wird kein Elektroschock erfolgen!

- **Defibrillationsmodus «asynchron»**
  - Die Impulsabgabe ist Herzrhythmus unabhängig. Somit besteht das Risiko, eine maligne Arrhythmie (VT, polymorphe ventrikuläre Tachykardie) auszulösen. Dies geschieht, wenn der Impuls während einer vulnerablen Phase des Herzrhythmus auftritt.

    Für die PRAXIS:
    - Der Modus «asynchron» wird NUR BEI HERZSTILLSTAND eingestellt; d.h. bei VF/VT ohne Puls!
    - **Kardioversion und polymorphe ventrikuläre Tachykardie:**
      Manchmal ist eine asynchrone Kardioversion notwendig, denn es ist möglich, dass der Defibrillator im Modus «synchron» ein kleines QRS-Signal nicht identifizieren kann, was dann dazu führt, dass der Defibrillator keinen Impuls abgibt!

- **Paddels und Elektroden** (Lokalisation der Paddel/Klebeelektroden, siehe Schema S. 80)
  a) Eigenschaften der Defibrillationspaddel
    - Erlaubt das EKG-Monitoring
    - Für die PRAXIS:
      -- Kontaktgel oder Gel-patch nicht vergessen (Verbrennungsgefahr)
      -- Paddels fest auf die Thoraxwand drücken (ca. 8-10 kg), dann defibrillieren
  b) Eigenschaften der Defibrillations-Elektrode (direkt auf den Patienten geklebt)
    - Erlaubt das EKG-Monitoring + Impulsabgabe; Elektrostimulation

  Für die PRAXIS:
  - Die rechteckigen Paddels werden in der kranio-kaudalen Axe des Patienten angeklebt (nicht horizontal)! Ein sehr feuchter Körper soll vorgängig getrocknet werden.
  - **Während der Expiration defibrillieren**.
  - Künstlich beatmete Patienten sollen mit einer PEEP = 0 cm H_2O defibrilliert werden.
  - Alle transdermalen «Systeme» werden entfernt (v.a. die Nitropatchs)!
  - Bei vorhandenem **Schrittmacher** (oder internem Defibrillator), ist eine **Distanz von mindestens 8 cm geboten**!
  - Nicht auf Elektroden, die auf den Thorax aufgeklebt sind, defibrillieren!
  - Wegen der Brandgefahr dürfen keine sauerstoffreiche Quellen in der Nähe des Thorax platziert sein (z.B. O_2-Brillen).
    Eine minimale Distanz von 1 m zwischen der freien Sauerstoffquelle und den ablösbaren metallischen Defibrillationspaddels/-elektroden (praktisch kein Risiko mit den selbstklebenden Defibrillationselektroden).
  - Das Risiko, dass der Reanimator einen Elektroschock während der externen Herzmassage (EHM) erfährt, ist bei den biphasischen Defibrillatoren mit den selbstklebenden Paddels sehr klein.
    Wenn Handschuhe getragen werden, scheint es möglich zu sein, die EHM auch während der Impulsabgabe weiterzuführen [Circulation 2008; 117: 2435-6 und 2510-4]

- **Dauer der Reanimation**
  Eine Reanimationsdauer macht wahrscheinlich wenig Sinn, wenn sie a) ausserhalb des Spitals > **20 min** und b) Im Spital > 30 min (?) dauert (Ausnahme: Hypothermie).
  - ☞ Empfehlungen der SAMV (Schweizerische Akademie der medizinischen Wissenschaften)
    Eine Reanimation soll beendet werden, wenn:
    a) die Reanimationsmassnahmen **unterbrochen** durchgeführt wurde und
    b) die Reanimation während **20 Minuten** *lege artis* stattgefunden hat und
    c) der Patient klinische Zeichen des Todes aufweist (z.B. fehlender Puls, Koma).

Kardioversion: Praktisches Vorgehen

- Einverständniserklärung des Patienten vorhanden?
- Patient nüchtern > 4-6 h (keine Evidenz für eine exakte Anzahl Stunden)
- Venöser Zugang und Kontrolle folgender Elemente:
  - Na^+, K^+ (sollte > 4.0 mmol/L sein), Ca^{2+}, Mg^{2+}, TSH. Wenn klinisch indiziert: pH
  - Digoxinspiegel bei niereninsuffizienten Patienten unter Digoxin
  - Antikoagulation bei Vorhofflimmern, siehe Richtlinien S. 112
- Synchronisation: die Amplitude des EKG wird so gewählt, dass nur gerade die QRS-Komplexe, nicht aber die T- oder P-Wellen, detektiert werden.
- **Spezialfälle: Kardioversion bei Schrittmacher-/ICD-Patienten**
  a) Schrittmacher-Patienten
  - Bei implantiertem Schrittmacher ist die Direktstrom-Konversion möglich, aber:
  - Die Elektroden müssen anterior und dorsal angelegt werden (d.h. der implantierte Schrittmacher darf nicht im Defibrillationsfeld sein).
  - Bei Synchronisierung muss geprüft werden, dass der Defi auf die R-Welle und nicht auf den PM-Spike synchronisiert (evtl. muss die EKG-Ableitung geändert werden).
  - Nach der EKV muss der Defibrillator geprüft werden
  b) Patienten mit implantiertem ICD
  - Nur interne (über den ICD) Elektrokonversion (wird durch Spezialist durchgeführt).
- **Erfolglose Konversion**
  - Verdoppelung der Energie und Positionskontrolle der Paddels
  - Bei langer Asystolie oder ventrikulärer Extrasystolie keine weitere Konversion
- **Erfolgreiche Konversion**
  - Überwachung 2-4 h nach der Konversion
  - Antikoagulation nach Vorhofflimmern/-flattern, siehe S. 112
- **Position der Paddels: anterior rechts und dorsal links**

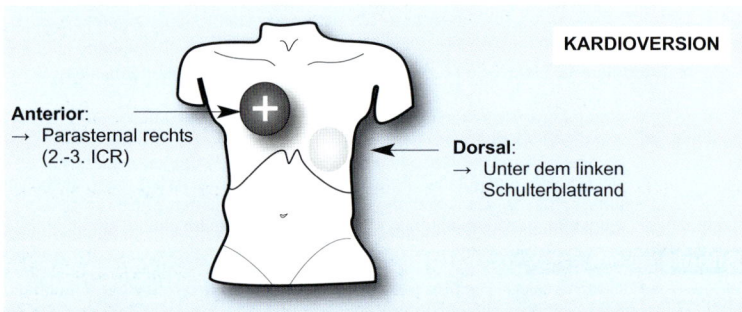

KARDIOVERSION

Anterior:
→ Parasternal rechts (2.-3. ICR)

Dorsal:
→ Unter dem linken Schulterblattrand

Figur: Aufsetzen der Paddels zur Kardioversion (z.B. VHFli. → SR).

Defibrillation: Praktisches Vorgehen

- **Position der Paddels: anterior rechts und lateral links**

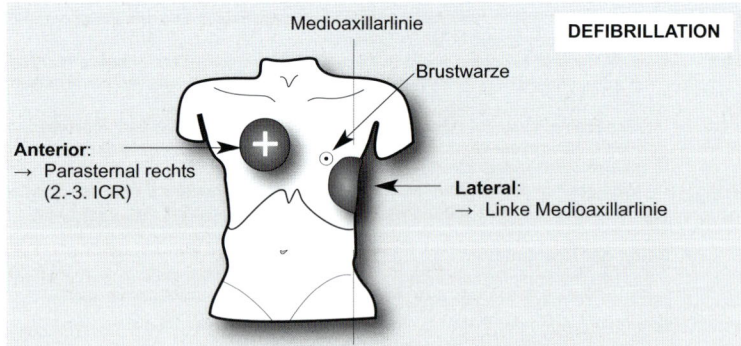

Medioaxillarlinie

DEFIBRILLATION

Brustwarze

Anterior:
→ Parasternal rechts (2.-3. ICR)

Lateral:
→ Linke Medioaxillarlinie

Figur: Aufsetzen der Paddels zur Defibrillation (z.B. bei Reanimation).

Sedo-Analgesie (muss durch einen erfahrenen Arzt verabreicht werden!)

Bsp:
I. Kurzzeitige Analgesie
- Fentanyl: 1.0-1.5 µg/kg **IV** (= 50-100 µg **IV**)

II. Kurzzeitige Sedation mit schwacher Intensität (Verschwinden des Ziliarreflexes!)
  a) 1. Wahl: Benzodiazepin
    - Midazolam...............0.15 mg/kg **IV** (5-10 mg **IV**)
    - Lorazepam ....0.02-0.04 mg/kg **IV** (0.5-3.0 mg **IV**)
  b) Alternative (mit Anästhesist oder Notfallarzt besprechen!)
    - Propofol...................1.0-1.5 mg/kg **IV**
    - Etomidat ....0.1-0.3 mg/kg **IV** (Etomidat wird selten angewendet)

Nach der Reanimation: Neurologische Zeichen, Todesursachen

Allg:
- Während der ersten 24 h nach einer Reanimation gibt es keine prognostischen neurologische Zeichen.
- Die **Mydriase** kann 60 Sekunden nach einer Reanimation auftreten. Nach intravenöser ADRENALIN®-Gabe ist die Mydriase normal.
- Das Vorhandensein der 3 folgenden Kriterien, ist prognostisch schlecht (100 % spezifisch; Ann Emerg Med 2009; 54: 239-47):
  1. Keine Zeugen während des Herzstillstandes
  2. Alter ≥ 78 Jahre
  3. Asystolie als initialer Herzrhythmus

Für die PRAXIS:
- **Eine Verminderung der Mydriase während der Reanimation weist auf eine Verbesserung der Perfusion des Hirnstammes hin.**
- **Folgende 2 Faktoren sind wegweisend bezüglich neurologischen Defiziten bei Patienten, die eine Reanimation überleben:**
  - **Zeitverzug vor Beginn der Reanimation**
  - **Reanimation > 30 Minuten**

- Todesursache bei Patienten welche nach einer Reanimation sterben, trotz Wiederherstellung eines Herzrhythmus (es sterben 50-75 % dieser Patienten):
  - ⅓ ....Zerebrale Ursache
  - ⅓ ....Herzversagen
  - ⅓ ....Sonstige Gründe: Infekt, multiples Organversagen infolge systemischem Perfusionsmangel

Defibrillation - Kardioversion: Empfehlungen der anzuwendenden Energie

Klinik	Defibrillatortyp und Arrhythmie	Notwendige Energie [Joules]
REANIMATION: (kardio-pulmonale Reanimation)	*Biphasisch* (im Modus halbautomatisch mit der, vom Defibrillator vorgeschlagener Energiemenge benutzen)	• **150-200 J** (generell), z.B.: - ZOLL ....200 J - PHILIPS ......150 J
	Monophasisch	• **360 J** (für alle Modelle)
Kardioversion (nicht im Zusammenhang mit einer kardio-pulmonalen Reanimation)	*Biphasisch*	
	Vorhofflimmern	• **100-120 J**
	Vorhofflattern u.a. SVT	• **70-120 J**
	Monomorphe, stabile Tachykardien	• Keine spezifische Empfehlungen: ca. **120-150 J**
	Monophasisch	
	Vorhofflimmern	• **100-200 J**
	Vorhofflattern u.a. SVT	• **50 J**
	Monomorphe, stabile Tachykardien	• **100 J**, dann (je nach Klinik), **200 J → 300 J → 360 J**

Tabelle 1: Empfohlene Energieabgabe je nach Klinik und Defibrillator.

Def: • Die **Torsade de pointes** (Tdp) ist eine **polymorphe ventrikuläre Tachykardie** (PVT) mit einer Ventrikelfrequenz **> 180/min**.
 • Die Familie der «**Polymorphen ventrikulären Tachykardien**» stellt eine heterogene Arrhythmiegruppe dar und umfasst verschiedene Arrhythmien, welche oft durch akute Triggerelemente (oder Erkrankungen) ausgelöst werden, wie z.b.:
  - Ischämie (häufig!)
  - Elektrolytanomalien, ph-Änderungen, Hypoxämie
  - Langes QT-Syndrom
  - BRUGADA-Syndrom
  - Torsade de pointes mit kurzer Kuplierung
  - Ventrikuläre katecholaminerge Tachykardien u.a.
EKG: • Typische Morphologie der Tdp:
  - Kontinuierlich ändernde Polarität der Amplitude der QRS Komplexe (≥ 2 Zyklen) um eine imaginäre Basallinie herum. Dies entspricht einer Rotation um die Frontalebene.
  - Sinusoidale Variation der QRS-Amplituden → alternierende Spindel
  - Oft Verlängerung des QTc-Intervalls (> 460 ms)
 • Ventrikelfrequenz variabel (oft 200-300/min)

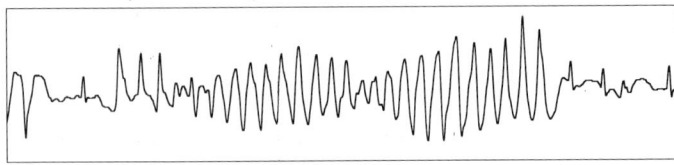

EKG: Tdp mit 2 Zyklen mit alternierender QRS-Polarität (um eine imaginäre Basallinie herum).

Klas: **1. Tdp mit/bei langem QT Syndrom** (LQTS)
  Urs: • Sekundäres langes QT (*acquired long QT syndrome*)
   • Kongenitales langes QT
   • Bradykardie-assoziiert
   • Höhergradige AV-Blöcke
   • Hypothyreose
   • Hypothermie
 2. Polymorphe ventrikuläre Tachykardien (PVT)
  Bsp: • PVT mit normalem QT; PVT mit verlängertem QT
Klin: • Typisch für eine Tdp ist ein anfallartiges Auftreten.
 • Verlauf der Tdp:
  - Häufig kurz dauernd und spontan konvertierend
  - Möglichkeit, in eine ventrikuläre Fibrillation zu degenerieren!
 • Schwindel (rezidivierend)
 • Präsynkope oder Synkope nach:
  - Emotionalem Stress: Angst, Agitation
  - Physikalischem Stress: Kälte, Lärm, körperlicher Aktivität

Th: **1. Kausaltherapie**
  Vorg: • Stopp aller Medikamente, die die Repolarisation verlängern.
   • **Korrektur allfälliger Elektrolytstörungen**
    - Serumkalium auf hochnormale Werte heben (Serumkalium ≥ 4.5 mmol/L).
 2. Kurzdauernde Tdp bei hämodynamisch stabilen Patienten
  Allg: • Eine spezifische Therapie ist nicht notwendig (i.d.R. selbstlimitierend).
  Vorg: • 1. Rhythmusüberwachung über 24 h, dann nach Verlauf (Kardio-Konsil)
   2. Magnesium Ladungsdosis, siehe unter Punkt 3.3.
 3. Hämodynamisch instabile Tdp, rezidivierend oder nach Reanimation
  Vorg: 1. Kardioversion
   2. Rhythmusüberwachung
   3. Magnesium (bei Niereninsuffizienz, Dosis reduzieren)
    - Ladedosis ....2 g **IV** Bolus (= 8 mmol Mg^{2+})
     15 min später ......2 g **IV** wiederholen,
    - Dann ....Perfusor 5-30 g **IV**/24 h (= 20-120 mmol Mg^{2+}/24 h).
 4. Bradykardie-assoziierte Tdp
  Vorg: 1. Provisorischer Schrittmacher (Herzfrequenz 90-120/min)
   2. Vorübergehend Isoprenalin bis Schrittmacher
    Dos: • Isoprenalin-Perfusor 2-20 µg/min **IV**
     • Je nach Klinik erhöhen. Der klinische Effekt ist dosisabhängig.
     • Wenn die Herzfrequenz von 90-120/min erreicht wird, ist es möglich, dass die Sequenzen «lang-kurz», welche die Tdp auslösen, eliminiert werden können.

Kongenitales langes QT-Syndrom (LQTS)

Allg:
- Es werden 8 Typen des kongenitalen langen QT-Syndroms beschrieben (Typ 1 bis 8).
- Die Übertragung ist entweder autosomal dominant (z.B. ROMANO-WARD, ohne Taubheit), oder autosomal rezessiv (z.B. JERVELL-LANGE-NIELSON mit kongenitaler Taubheit; selten, < 1 %). Die verschiedenen involvierten Gene im langen QT-Syndrom induzieren eine Dysfunktion der Kalium- bzw. Natriumkanäle.

EKG:

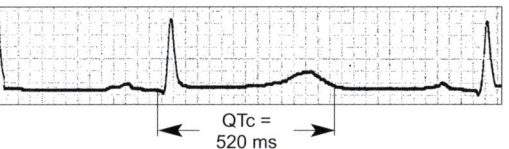

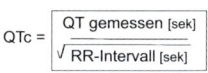

BAZETT-Formel:

$$QTc = \frac{QT \text{ gemessen [sek]}}{\sqrt{RR\text{-Intervall [sek]}}}$$

QTc = 520 ms

EKG: 28-jährige Patientin nach Synkope.

Dg:
- Diagnostische Kriterien des kongenitalen LQTS [Circulation 1993;88 :782]   Punkte
  - **EKG Modifikationen***
    QT korrigiert (nach BAZETT Formel)
    ≥ 480 ms 3
    460 - 470 ms 2
    450 ms (bei Männern) 1
    Torsade de pointes# 2
    Alternierende T-Wellen 1
    Bifide T-Wellen in 3 Ableitungen 1
    Ruhebradykardie (im Vgl. zum Alter, d.h. unter der 2. Perzentile)................0.5
  - **Klinische Anamnese**
    Synkope#
    mit Stress..2
    ohne Stress 1
    Kongenitale Taubheit 0.5
  - **Familienanamnese¶**
    A. Familienmitglied mit einem langen QT& 1
    B. Sekundenherztod ohne Erklärung (enges Familienmitglied < 30 Jahre)....0.5

Anzahl Punkte	Interpretation
≤ 1	schwache Wahrscheinlichkeit eines LQTS
2-3	intermediäre Wahrscheinlichkeit eines LQTS
≥ 4	hohe Wahrscheinlichkeit eines LQTS

Kpl:
- Herzklopfen, Präsynkope, Synkope
- Torsade de pointes
- Ventrikuläre Fibrillation, Asystolie, Sekundenherztod

Vorg:
1. **Kardio-Konsil**
2. **Verhaltenstherapie**
   - Tätigkeiten, welche ein kardiovaskuläres Ereignis auslösen könnten, sollen gemieden werden: Leistungssport, Tauchen u.a.
3. **Medikamentöse Therapie: empirischer Einsatz von Betablockern**
   - Betablocker basieren auf der Hypothese, dass die Sympathikusaktivität eine entscheidende Rolle spielt beim Auftreten der Tdp.

   Für die PRAXIS:
   In ca. 75 % der Fälle können die Betablocker eine Arrhythmie verhindern, aber die meisten Patienten benötigen einen ICD!

   - *Welcher Betablocker soll verschrieben werden?*
     - Erstwahl: Nicht-kardioselektiver BB ohne ISA (Propranolol, am besten dokumentiert) in höchst möglicher, tolerierbarer Dosierung
     - Alternativ: Kardioselektiver β1 Blocker ohne ISA (z.B. Metoprolol, Nadolol)
4. **ICD** (v.a. bei Hochrisikopatienten)
   - Der ICD verhindert wohl die Tdp, aber nicht den Sekundenherztod!
5. **Andere therapeutische Möglichkeiten**
   - Herzschrittmacher (DDD)
   - Sympathikusdenervation (*left cardiac sympathetic denervation*)

---

* Fehlen von Medikamenten oder Krankheiten, welche das EKG beeinflussen können.
\# Nur eines der 2 Kriterien (Tdp, Synkope) kann gezählt werden (d.h. gegenseitige Ausschliessung).
¶ Das Familienmitglied kann nicht unter «A» und «B» gezählt werden.
& Ein sicheres langes QT Syndrom ergibt ≥ 4 Punkte und entspricht einer hohen LQTS-Wahrscheinlichkeit.

Sekundäres oder medikamentös assoziiertes langes QT Syndrom

WEB: • www.qtsyndrome.ch (Schweiz); www.qtdrugs.org (USA)

N: • Normalwerte des QT-Intervalles
- Männer: normal < 430 ms; borderline: 430-450 ms; **langes QT: > 450 ms**
- Frauen: normal < 450 ms; borderline: 450-470 ms; **langes QT: > 470 ms**

Allg: • Zahlreiche Medikamente haben einen Einfluss auf die kardiale Repolarisationsphase. Daraus resultiert ein verlängertes QT-Intervall.
• Ein verlängertes QT-Intervall kann mit polymorphen ventrikulären Tachykardien (PVT) verbunden sein.

Klin: • Siehe «LQTS», S. 83

Dg: • Folgende 3 Kriterien müssen erfüllt sein, um von einem medikamentinduziertem langem QT-Intervall sprechen zu können:
  1. Korrigiertes QT auf dem normalen 12-Ableitungs-Oberflächen-EKG:
     Mann: > 450 ms
     Frau: > 470 ms
  2. Einnahme eines Medikamentes, welches das QT-Intervall verlängert oder Vorhandensein eines auslösenden, extrinsischen Faktors
  3. Vorgängiges EKG mit normalem QT-Intervall oder korrigiertes QT-Intervall nach Absetzen des vermuteten Medikamentes, welches das QT-Intervall verlängert.

• Risikofaktoren eines langen QT-Intervalls
  - Weibliches Geschlecht (Frauen haben ein 2-3x erhöhtes Risiko, ein medikamentös induziertes langes QT zu entwickeln)
  - Bradykardie < 50/min oder Pausen
  - Elektrolytstörungen
    -- Hypokaliämie
    -- Hypokalzämie
    -- Schwere Hypomagnesiämie
  - Chronischer Alkoholabusus
  - Ernährungsproblem: Anorexia nervosa, proteinreiche Diät
  - Paroxysmales Vorhofflimmern
  - Herzinsuffizienz
  - Akutes neurologisches Ereignis (z.B.: Hirnschlag)
  - Phäochromozytom
  - Hypothyreose
  - Hypothermie
  - Nach Kontrastmittelgabe
  - Autonome Neuropathie
  - Genetische Belastung bezügl. langem QT-Intervall
  - Speziell bei medikamentös induziertem langen QT-Intervall:
    -- Einnahme von ≥ 2 Medikamenten, die das QT-Intervall verlängern
    -- Der Nierenfunktion nicht angepasste Medikamentendosis
    -- Medikamentöse Wechselwirkungen, welche die Serumspiegel der involvierten Medikamente, die das QT-Intervall verlängern, beeinflussen

Bsp: • Medikamente, die potentiell das QT-Intervall verlängern können:

Alfuzosin	Dronedaron	Levomepromazin	Roxithromycin
Amantadin	Droperidol	Lithium	Salbutamol
Amiodaron	Ephedrin	Mefloquin	Salmeterol
Amitriptylin	Epinephrin	Methadon	Sertindol
Azithromycin	Erythromycin	Methylphenidat	Sertralin
Chinidin	Felbamat	Midodrin	Sibutramin
Chloralhydrat	Flecainid	Moxifloxacin	Sotalol
Chloroquin	Fluconazol	Norepinephrin	Tacrolimus
Chlorpromazin	Fluoxetin	Nortriptylin	Tamoxifen
Ciprofloxacin	Flupentixol	Octreotid	Terbutalin
Citalopram	Foscarnet	Ofloxacin	Thioridazin
Clarithromycin	Galantamin	Olanzapin	Tizanidin
Clomipramin	Granisetron	Ondansetron	Tolterodin
Clozapin	Haloperidol	Paroxetin	TMP-SMX
Co-Trimoxazol	Ibutilid	Pentamidin	Trimipramin
Disopyramid	Imipramin	Phentermin	Vardenafil
Dobutamin	Indapamid	Phenylephrin	Venlafaxin
Dolasetron	Isradipin	Phenylpropanolamin	Voriconazol u.a.
Domperidon	Itraconazol	Pseudoephedrin	
Dopamin	Ketoconazol	Quetiapin	
Doxepin	Levofloxacin	Risperidon	

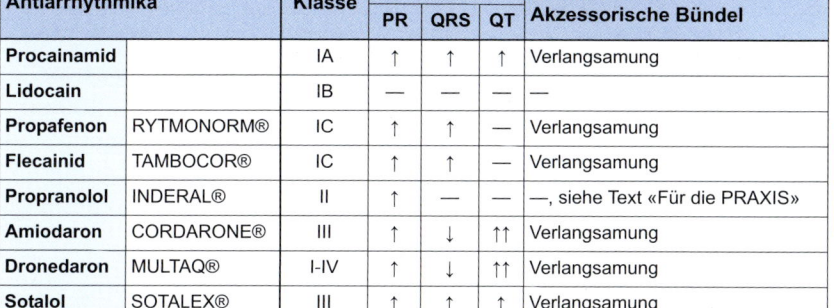

Einfluss der Antiarrhythmika auf das EKG

Antiarrhythmika		Klasse	EKG			Einfluss auf die Akzessorische Bündel
			PR	QRS	QT	
Procainamid		IA	↑	↑	↑	Verlangsamung
Lidocain		IB	—	—	—	—
Propafenon	RYTMONORM®	IC	↑	↑	—	Verlangsamung
Flecainid	TAMBOCOR®	IC	↑	↑	—	Verlangsamung
Propranolol	INDERAL®	II	↑	—	—	—, siehe Text «Für die PRAXIS»
Amiodaron	CORDARONE®	III	↑	↓	↑↑	Verlangsamung
Dronedaron	MULTAQ®	I-IV	↑	↓	↑↑	Verlangsamung
Sotalol	SOTALEX®	III	↑	↑	↑	Verlangsamung
Verapamil	ISOPTIN®	IV	↑↑	—	—	—, siehe Text «Für die PRAXIS»
Adenosin	KRENOSIN®		↑	—	—	—, siehe Text «Für die PRAXIS»
Digoxin			↑	—	↓	Beschleunigung

Tabelle: Antiarrhythmika (Klassifizierung nach VAUGHAM-WILLIAMS) und deren Einfluss auf das EKG.

Für die PRAXIS:
Adenosin, Verapamil und Propranolol (wie auch die anderen Betablocker) haben keinen Einfluss auf die akzessorischen Bündel. Aber wenn diese existieren (z.B. beim Präexzitationssyndrom WPW), können diese Medikamente maligne Arrhythmien auslösen (VT, VF), indem sie die AV-Überleitung verlangsamen oder blockieren, was den akzessorischen Bündeln erlaubt, die Ventrikel frühzeitig direkt zu depolarisieren (= Präexzitationsphänomen).

Procainamid (in der CH nicht erhältlich)
Allg: • Procainamid gehört zur Klasse Ia der Antiarrhythmika an.
Bsp: • Procainamid PRONESTYL® Fl 1000 mg (10 mL), in der CH nicht erhältlich
Dos: • Initialdosis:
    a) 100 mg/2-5 min **IV**; bei Bedarf 100 mg/2-5 min bis:
      - die Maximaldosis von 1000 mg oder 18 mg/kg erreicht ist
      - oder: die Arrhythmie behandelt ist
      - oder: die Dauer der QRS-Komplexe > 50 % des Ursprungswertes beträgt
      - oder: eine art. Hypotonie auftritt
      oder:
    b) 15-18 mg/kg über 25-30 min **IV**
  • Erhaltungsdosis
    - **IV**: 2-6 mg/min **IV** kont. (~ 4 g/24 h)
        Maximale Infusionsgeschwindigkeit: 25-50 mg/min
    - **IM**: 0.5-1 g **IM** alle 3 h

Sotalol
Allg: • Sotalol gehört zur Klasse III der Antiarrhythmika.
Dos: • 20 mg über 5 min **IV**. Bei Bedarf nach 20 min 20 mg **IV** über 20 min wiederholen
    Maximaldosis: 1.5 mg/kg

Arrhythmogene Kardiomyopathie des rechten Ventrikels (ARVC)

Syn: • *Arrhythmogenic right ventricular cardiomyopathy (ARVC)*

Allg: • Die ARVC ist charakterisiert durch eine lipomatöse Infiltration des Myokards des rechten Ventrikels. Es werden hereditäre Fälle beschrieben, bei welchen Kalziumionenkanal Anomalien assoziiert sind.
- Die ARVC prädisponiert zu ventrikulären Tachykardien (vom rechten Ventrikel her kommend).
- Verlauf:
  - Progredienter Verlust der rechtsventrikulären Funktion mit Herzinsuffizienz
  - Arrhythmie
  - Sekundenherztod

EKG: • Im Sinusrhythmus kann das EKG «normal» sein oder negative T-Wellen in V1-V3 zeigen.
- Während einer Tachykardie imponiert ein LSB-Bild.

Vorg: • Echokardiographie ± Herz-MR:
- Schädigung des rechten Ventrikels
- Dilatation und Fetteinlagerungen
- Eine Myokardbiopsie ist zur Diagnosestellung nicht notwendig.

Th: • Kardio-Konsil:
- ICD bei Hochrisikopatienten
- Medikamentöse Therapie (limitierte Wirksamkeit):
  -- Flecainid
  -- Sotalol
  -- Amiodaron
  -- Betablocker

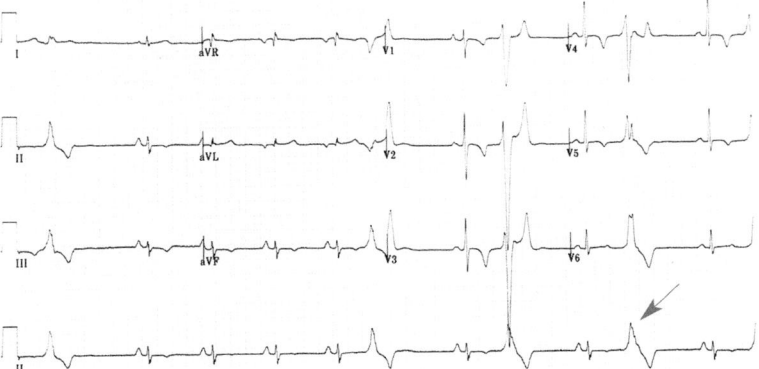

EKG 1: ARVC: negative T Wellen in den rechts präkardialen Ableitungen; Mikrovoltage in den peripheren Ableitungen; VES (Pfeil) mit vermutlichem Ursprung vom rechten Ventrikel (Dank an Dr. H. BURRI /Genève).

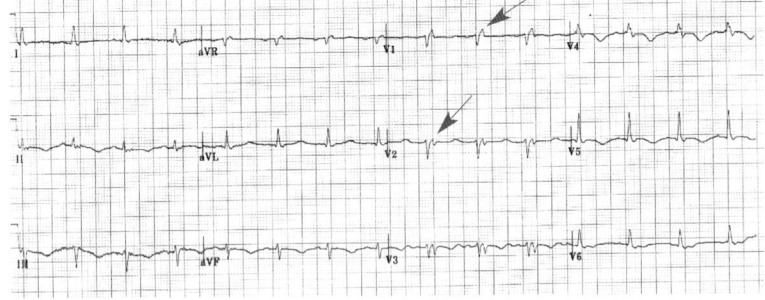

EKG 2: ARVC mit «Epsilon-Wellen» (siehe Pfeile; d.h. Notch am Ende der QRS; bei ~ 30 % der ARVC zu beobachten; diese Wellen widerspiegeln die intraventrikuläre Reizleitungsverlangsamung).

Breitkomplextachykardie: Ventrikuläre Tachyarrhythmie

Def: ■ **Breitkomplexe** = Dauer der QRS-Komplexe ≥ 120 ms (≥ 3 «kleine Häuschen»)
Allg: • Lebensbedrohliche ventrikuläre Arrhythmien wie **ventrikuläre Tachykardie** (VT) und **ventrikuläre Fibrillation** (VF) sind schwere Komplikationen beim ACS:
  - ca. 10 % bei Patienten mit STEMI; ca. 2 % bei Patienten mit NSTEMI oder instabile AP
• Rund 80 % dieser Arrhythmien treten innerhalb der ersten 48 h auf.
• Ventrikelfrequenz > 150/min
• Bei Tachykardie mit breiten QRS-Komplexen kann, je nach Ursache, Herzfrequenz, Alter und vorbestehender Herzkrankheit, eine hämodynamische Instabilität bestehen.
• Eine Breitkomplextachykardie, die praktisch die gleiche QRS-Morphologie wie das Ruhe-EKG im Sinusrhythmus aufweist, kann einen supraventrikulären Ursprung haben.

Urs: • Ventrikuläre Tachykardie (ca. 80 % aller Breitkomplextachykardien)
• Supraventrikuläre Tachykardie mit:
  - Schenkelblock-Aberration (15-30 %)
  - Präexzitation bei akzessorischer Leitungsbahn (1-5 %)
• Strukturelle Herzkrankheit (die LVEF ist prognostisch essentiell)
• Komplette AV-Dissoziation (bei 20-50 % der ventrikulären Tachykardien)
DD: • Siehe DD der Breitkomplextachykardien, S. 88, 89

Klas: **A. Ventrikuläre Tachykardie (VT)**

　Allg: • Die Morphologie der VT ist entweder monomorph oder polymorph (= Tdp).
　Klas: **1. VT ohne strukturelle Herzkrankheit** (= «benigne» VT)
　　　1.1. Rechtsventrikuläre Ausflusstrakt Tachykardie (RVAT)
　　　　Allg: • Kommt durch Triggerung spezifischer Zellen im RVAT zustande
　　　　EKG: • Linksschenkelblockbild mit starker, inferiorer Achse
　　　　Klin: • Palpitationen bei körperlicher Belastung
　　　　Th: • Akutphase: Adenosin
　　　　　• Subakute/chronische Phase: Verapamil oder Betablocker
　　　　　• Kurative Therapieoption: Radiofrequenzablation
　　　　DD: • Arrhythmogene Rechtsherzkardiomyopathie!
　　　1.2. Faszikuläre Tachykardie
　　　　Allg: • Mechanismus: unklar; die Aktivierung stammt aus der pars posterior des linken Schenkels des HIS-Bündels.
　　　　EKG: • Rechtsschenkelblockbild
　　　　Th: • Akutphase: Verapamil erlaubt eine Kardioversion.
　　　　　• Subakute/chronische Phase: Verapamil PO
　　　　　• Kurative Therapieoption: Radiofrequenzablation
　　　　Bem: • Die faszikuläre Tachykardie ist nicht Adenosin-sensitiv!
　2. VT mit struktureller Herzkrankheit
　　Allg: • Die hämodynamische Stabilität hängt ab von:
　　　　- LV Funktion, Ventrikelfrequenz
　　　• Mechanismus: Reentry um die Myokardläsion herum
　　　• Diese Form von VT kann in eine VF übergehen, was zum Sekundenherztod führen kann.
　　Klin: • Palpitation, Unwohlsein, Thoraxschmerzen, Dyspnoe
　　　• Präsynkope, Synkope, Koma, Sekundenherztod
　　Urs: • Häufig: KHK, dilatative oder hypertrophe Kardiomyopathie
　　Th: • Akutsituation: je nach Klinik → Reanimation
　　　• Kausaltherapie (Herzinsuffizienz, kardiovaskuläre Risikofaktoren u.a.)
　　　• Subakute/chronische Phase: Betablocker (Langzeittherapie)
　　　　- BB vermindern die Häufigkeit der Arrhythmien und jene des Sekundenherztodes.
　　　• Weitere Therapieoptionen:
　　　　- ICD; Radiofrequenzablation ist nur bei langsamen und hämodynamisch gut tolerierten VT möglich.
　　Bem: • Folgende Antiarrhythmika sind KONTRAINDIZIERT (Mortalität ↑!!):
　　　　- Flecainid, Propafenon, Sotalol
　　　• Amiodaron:
　　　　- Kein Einfluss auf die Prognose
　　　　- Kann die Häufigkeit der VT bei stark symptomatischen Patienten vermindern.

B. Ventrikuläre Fibrillation

　Allg: • Die VF stellt einen vollständig desorganisierten Herzrhythmus dar. Das Myokard kontrahiert sich nicht mehr effizient - es fibrilliert.
　　• Die unbehandelte VF ist i.d.R. irreversibel und führt innert 3-5 min zum Herzstillstand → brutale Synkope, Scheintod.
　Vorg: • SOFORTIGE elektrische Defibrillation (ext. oder int.), dann Kausaltherapie

DD: Regelmässige Breitkomplextachykardie (QRS ≥ 120 ms)[1,2]

1. Vorhandensein von rS-Komplexen in den Brustwandableitungen?

Nein → **Ventrikuläre Tachykardie**

Ja →

2. RS-Intervalle > 100 ms (> 2.5 kleine Quadrate) in einer Brustwandableitung?

Ja → **Ventrikuläre Tachykardie**

Nein →

3. AV-Dissoziation? (P-Wellen, Fusion*, «capture beat»**)?

Ja → **Ventrikuläre Tachykardie**

Nein →

4. Morphologische Kriterien in V1 und V2

Beginn **R** — **S**

SVT mit RSB
in V1 «positiv»

V1

rSR'

SVT mit LSB
in V1 oder V2 «negativ»

V1 oder **V2**

rS

< 60 ms — Nadir

Supraventrikuläre Tachykardie (Ausschlussdiagnose!)

VT mit «RSB-Bild» der QRS-Komplexe
in V1 «positiv»: R oder RR'; Rs oder qR

V1

R oder RR'

Rs

qR

VT mit «LSB-Bild» der QRS-Komplexe
in V1, 2 «negativ»: R > 30 ms, Notch, Nadir > 60 ms

V1 oder **V2**

R > 30 ms

S mit Notch

> 60 ms — Nadir

Ventrikuläre Tachykardie

* **Fusion:** QRS Komplexe, welche synchron mit den breiten QRS Komplexen auftreten, aber weniger breit sind.
** «**Capture beat**»: schmale QRS Komplexe, die bezügl. der breiten QRS Komplexe der Tachykardie verfrüht einfallen.

88

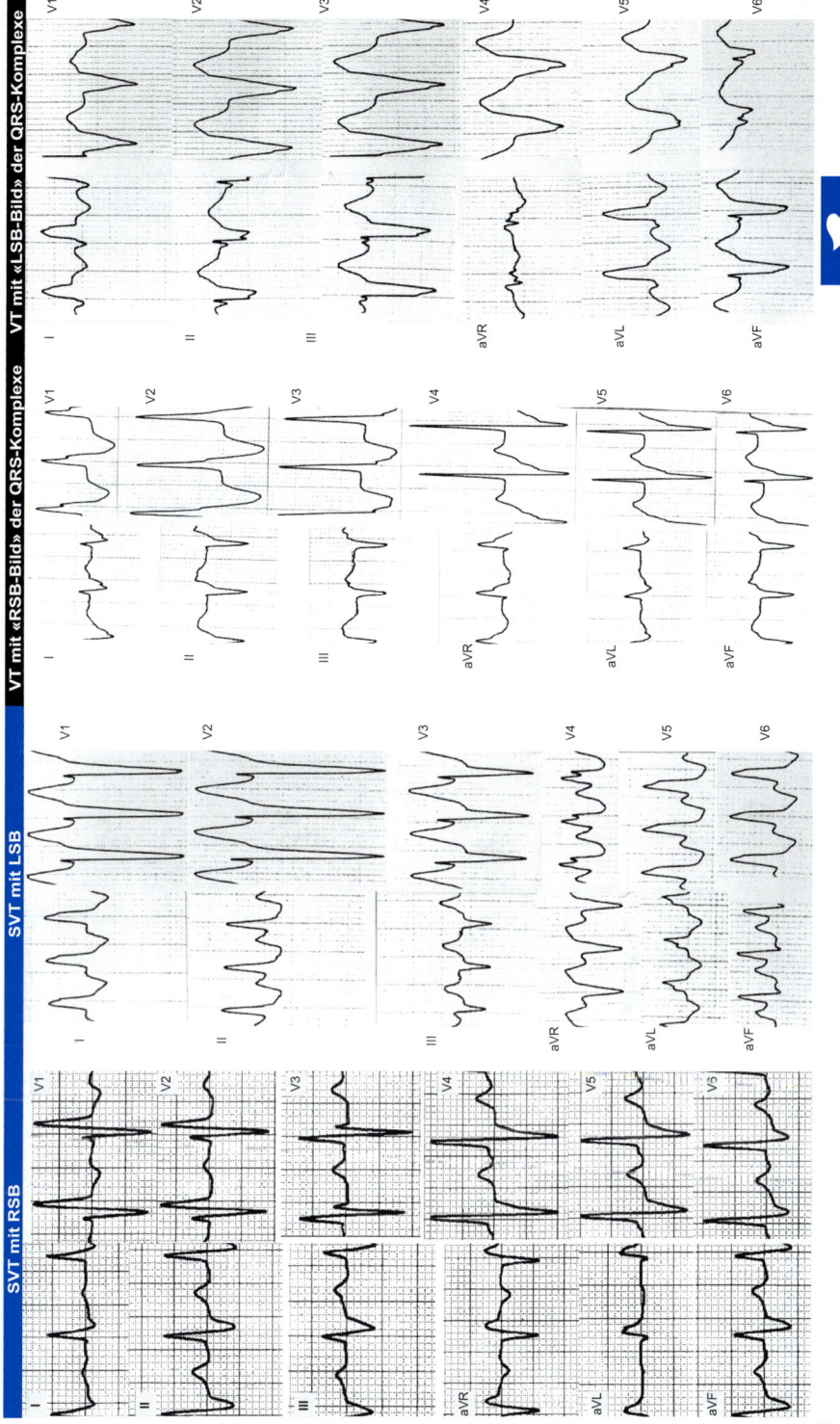

SVT mit RSB | SVT mit LSB | VT mit «RSB-Bild» der QRS-Komplexe | VT mit «LSB-Bild» der QRS-Komplexe

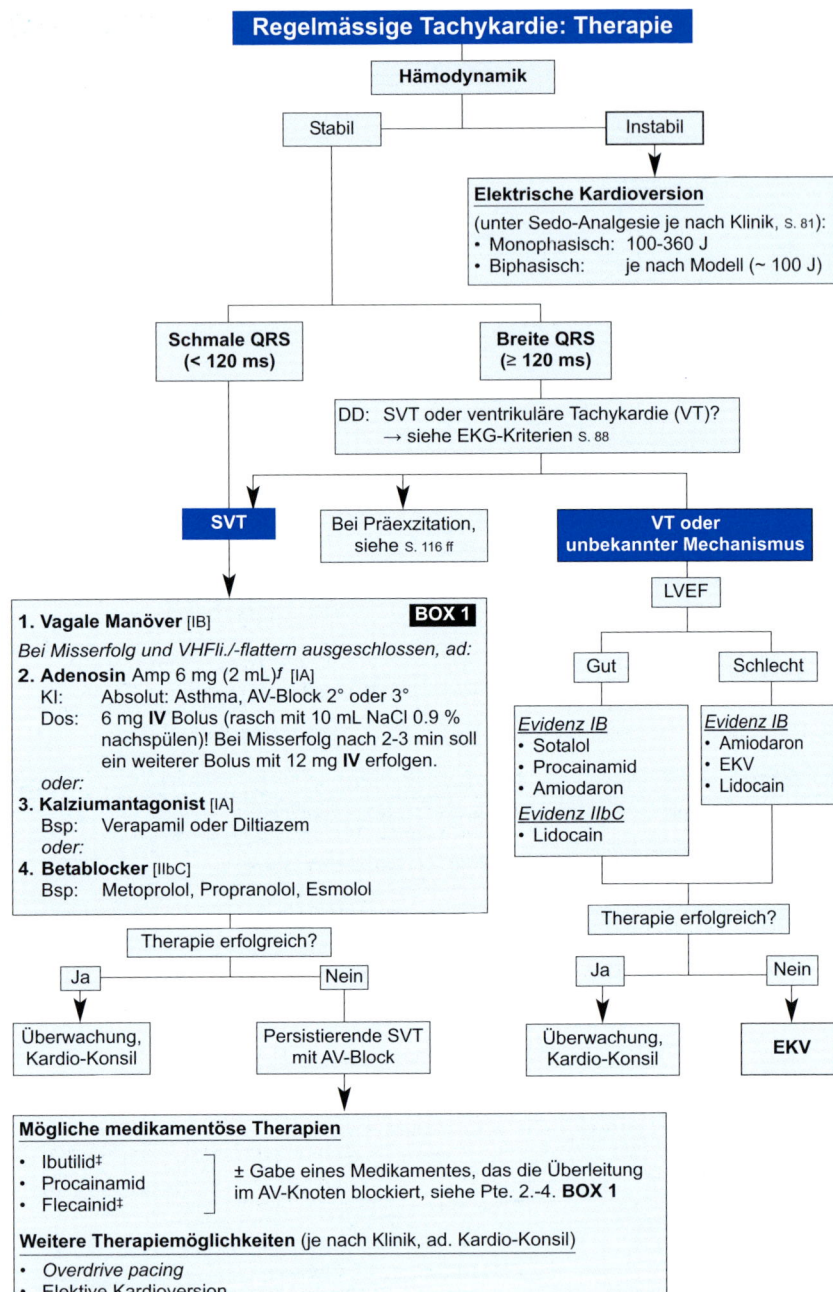

Regelmässige Tachykardie: Therapie

Hämodynamik

Stabil — **Instabil**

Elektrische Kardioversion
(unter Sedo-Analgesie je nach Klinik, S. 81):
- Monophasisch: 100-360 J
- Biphasisch: je nach Modell (~ 100 J)

Schmale QRS (< 120 ms) — **Breite QRS (≥ 120 ms)**

DD: SVT oder ventrikuläre Tachykardie (VT)?
→ siehe EKG-Kriterien S. 88

SVT — Bei Präexzitation, siehe S. 116 ff — **VT oder unbekannter Mechanismus**

LVEF

BOX 1

1. **Vagale Manöver** [IB]

Bei Misserfolg und VHFli./-flattern ausgeschlossen, ad:

2. **Adenosin** Amp 6 mg (2 mL) ƒ [IA]
   KI: Absolut: Asthma, AV-Block 2° oder 3°
   Dos: 6 mg **IV** Bolus (rasch mit 10 mL NaCl 0.9 % nachspülen)! Bei Misserfolg nach 2-3 min soll ein weiterer Bolus mit 12 mg **IV** erfolgen.
   oder:
3. **Kalziumantagonist** [IA]
   Bsp: Verapamil oder Diltiazem
   oder:
4. **Betablocker** [IIbC]
   Bsp: Metoprolol, Propranolol, Esmolol

Gut — **Schlecht**

Evidenz IB
- Sotalol
- Procainamid
- Amiodaron

Evidenz IIbC
- Lidocain

Evidenz IB
- Amiodaron
- EKV
- Lidocain

Therapie erfolgreich?

Ja — Nein

Therapie erfolgreich?

Ja — Nein

Überwachung, Kardio-Konsil — Persistierende SVT mit AV-Block

Überwachung, Kardio-Konsil — **EKV**

Mögliche medikamentöse Therapien

- Ibutilid‡
- Procainamid
- Flecainid‡

± Gabe eines Medikamentes, das die Überleitung im AV-Knoten blockiert, siehe Pte. 2.-4. **BOX 1**

Weitere Therapiemöglichkeiten (je nach Klinik, ad. Kardio-Konsil)

- *Overdrive pacing*
- Elektive Kardioversion

Algorithmus: Regelmässige Tachykardie. [Angepasst nach: Eur Heart J 2003; Oktober: 1-62]

SVT = Supraventrikuläre Tachykardie
VT Ventrikuläre Tachykardie
ƒ Adenosin kann bei Patienten mit einem Präexzitationssyndrom und schwergradiger KHK ein Vorhofflimmern mit schneller Ventrikelüberleitung auslösen und somit arrhythmogen wirken!
‡ Ibutilid, Flecainid und Propafenon sind bei struktureller Kardiopathie kontraindiziert (d.h. bei LVEF < 30 %, KHK, andere strukturelle Anomalien), denn es besteht das Risiko einer malignen Arrhythmie!

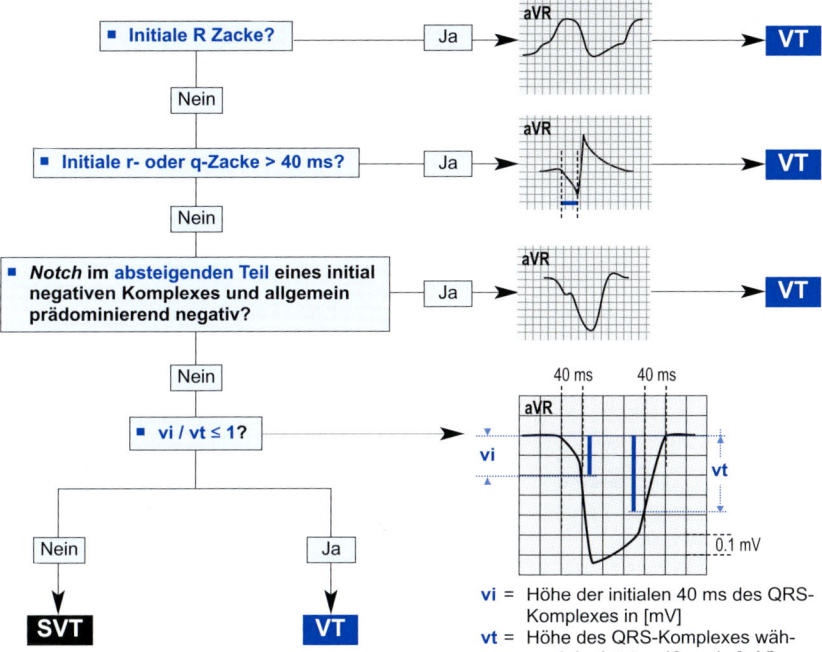

Algorithmus: DD SVT versus ventrikuläre Tachykardie (VT) bez. aVR. [Heart Rhythm 2008; 5: 89]

Typ der Tachyarrhythmie	Therapie - Prävention
■ **Sinustachykardie**	■ **Kausaltherapie** ■ **Betablocker** ■ **Prävention der Tachykardie**: nicht notwendig
■ **Tachykardien, welche vom Vorhof aus kommen** (i.d.R. Schmalkomplextachykardien, ausser bestehendem Block), z.B.: - Vorhofflimmern - Vorhofflattern (konvertiert nur unter Ibutilid*) - Andere SVT	■ **Frequenzkontrolle** (oft schwierig!) - Kalziumantagonist (Verapamil, Diltiazem) - Betablocker, Amiodaron - Digoxin (in Kombinationstherapie) ■ **Konversion in Sinusrhythmus** - Synchrone, EKV, Radiofrequenzablation - Amiodaron, Ibutilid* - Evtl. Procainamid*, Propafenon*, Flecainid* ■ **Prävention der Tachykardie** - Radiofrequenzablation, Amiodaron, Sotalol - Evtl. Procainamid*, Propafenon*, Flecainid*
■ **Junktionale Tachykardie**, z.B.: - AVNRT, AVRT (die AVRT betrifft den AV-Knoten und das akzessorische Bündel)	■ **Vagale Manöver** ■ **Medikamentöse Therapie** - Adenosin, Betablocker, Verapamil, Digoxin, Flecainid* - Synchrone EKV
■ **Vorhofflimmern mit akzessorischem Bündel**	■ **Konversion in Sinusrhythmus** - Synchrone EKV - Flecainid*, Propafenon*, Amiodaron ■ **NICHT VERABREICHEN (!!):** - Adenosin, Betablocker, Kalziumantagonisten
■ **Ventrikuläre Tachykardien**	■ **Beendigung und Prävention** - Synchrone EKV - Amiodaron, Lidocain, Procainamid*, Flecainid*, Propafenon*, Betablocker, Magnesium

Tabelle: Therapie bei Tachyarrhythmien.   EKV = Elektrische Kardioversion

AVRT = AV re-entry tachycardia; **AVNRT** = AV node re-entry tachycardia
*   KI von Propafenon, Procainamid, Flecainid und Ibutilid: signifikante Kardiopathie (zB: KHK, LVEF < 30 %)

Allg:
- Die Ausdücke «Schmalkomplextachykardie» bzw. «Supraventrikuläre Tachykardie» (SVT) werden als Synonyme gebraucht, wobei sich die Schmalkomplextachykardie auf die Morphologie des EKG und die SVT auf den anatomischen Ursprung bezieht.

DD:

I. Regelmässige supraventrikuläre Tachykardien
- **■** Supra-junktionale Tachykardien
  - Sinustachykardie
  - Sinusknoten Reentry Tachykardie (selten)
  - Atriale Tachykardien (AT)
    - Fokale atriale Tachykardie
    - Vorhofflattern (= Makro-Reentry AT) mit regelmässiger Überleitung
- **■** Junktionale Tachykardien
  - AVRT (AV-Reentry Tachykardie) mit akzessorischem Bündel (z.B. WPW)
  - AVNRT (AV-Knoten Reentry Tachykardie)
  - Automatische junktionale Tachykardien (selten)

II. Unregelmässige supraventrikuläre Tachykardien
- **■** Vorhofflimmern
- **■** Atriale Tachykardien (AT)
  - Vorhofflattern mit unregelmässiger AV-Reizleitung
  - Multifokale AT oder AT mit unregelmässiger AV-Überleitung

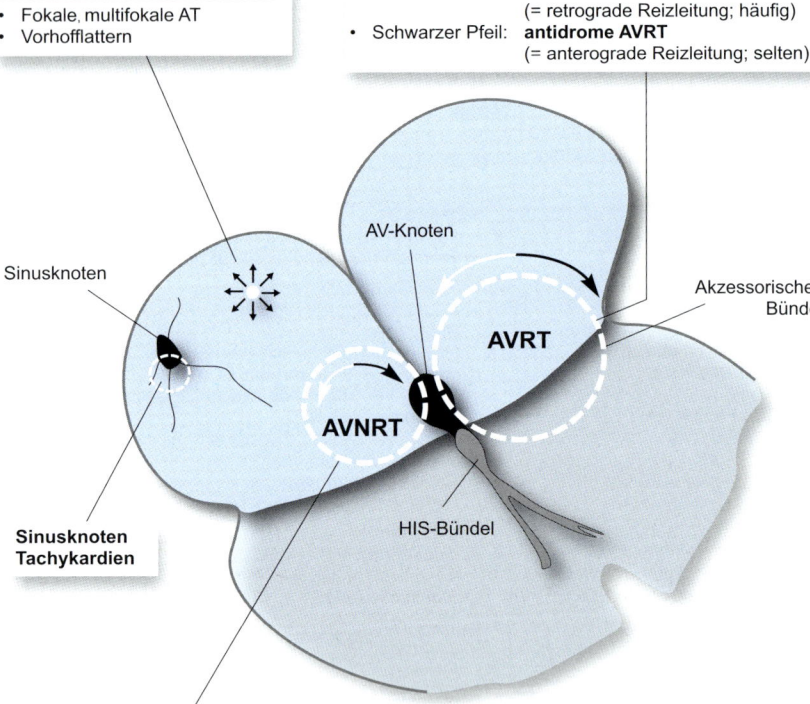

Atriale Tachykardien (AT)
(ektopischer Fokus oder Reentry)
- Fokale, multifokale AT
- Vorhofflattern

AVRT (AV-Reentry Tachykardie)
- Weisser Pfeil: **orthodrome AVRT**
  (= retrograde Reizleitung; häufig)
- Schwarzer Pfeil: **antidrome AVRT**
  (= anterograde Reizleitung; selten)

Sinusknoten

AV-Knoten

Akzessorisches Bündel

AVRT

AVNRT

Sinusknoten Tachykardien

HIS-Bündel

AVNRT (AV-Knoten Reentry Tachykardie)
- Weisser Pfeil: **Typische AVNRT:** «langsam-schnell»; (90 %) - im Gegenuhrzeigersinn
- Schwarzer Pfeil: **Typische AVNRT:** «schnell-langsam»; (10 %) - im Uhrzeigersinn

Schema: Supraventrikuläre Tachykardien. [Angepasst nach: Oxford Handbook of Cardiology, Oxford 2006; S. 378]

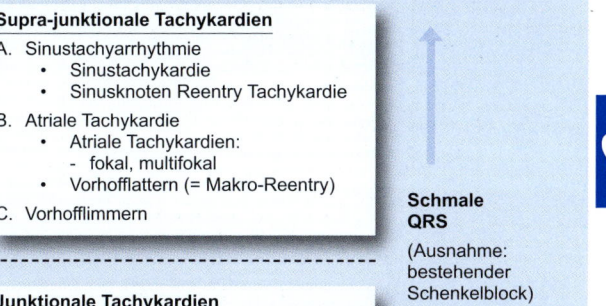

Supraventrikuläre Tachykardien

Supra-junktionale Tachykardien

A. Sinustachyarrhythmie
   - Sinustachykardie
   - Sinusknoten Reentry Tachykardie

B. Atriale Tachykardie
   - Atriale Tachykardien:
     - fokal, multifokal
   - Vorhofflattern (= Makro-Reentry)

C. Vorhofflimmern

Schmale QRS

(Ausnahme: bestehender Schenkelblock)

Junktionale Tachykardien

D. AV-Knoten Reentry Tachykardie (**AVNRT**)

E. AV-Reentry Tachykardie bei akzessoris-chem Bündel (**AVRT**)

SK

akzessorische Bündel

AV

HIS

Supra-ventrikulär

Ventrikulär (infra-HIS)

Breite QRS

linker Schenkel

rechter Schenkel

pars posterior

pars anterior

Schema: Klassifikation der SVT.

SK   = Sinusknoten
AV   = AV-Knoten
AVNRT = AV-Knoten Reentry Tachykardie *(AV node re-entry tachycardia)*
AVRT = AV-Reentry Tachykardie *(AV re-entry tachycardia)*

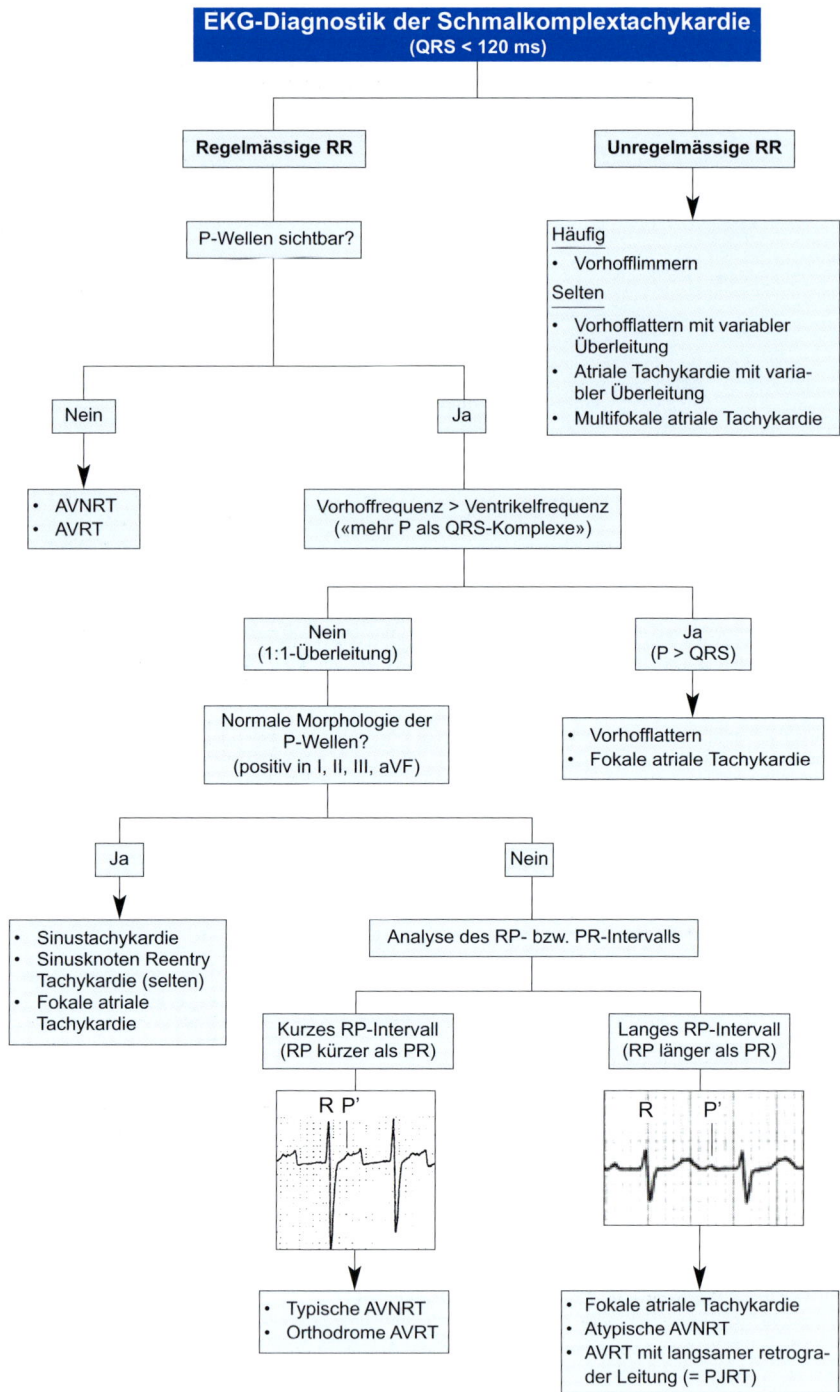

Algorithmus: EKG-Diagnostik von Schmalkomplextachykardien.
[Angepasst nach: Oxford Handbook of Cardiology, Oxford 2006; S. 378]

AVRT = AV re-entry tachycardia, AVNRT = AV node re-entry tachycardia; P' und P'', siehe Definition S. 95
RR = Abstand von einer R-Zacke zur folgenden; PJRT = Permanent Junctional Reciprocating Tachycardia

Schmalkomplextachykardie (QRS < 120 ms)

Adenosin KRENOSIN® **6 mg IV Bolus**

Vorg: • **Wie soll Adenosin verabreicht werden?**
→ Die Injektion muss immer mit raschem Bolus verabreicht werden:
6 mg **IV** Bolus, wobei der Infusionsschlauch mit 10 mL NaCl 0.9 %
so rasch wie möglich durchgespült werden muss!
→ Bei Nichtkonversion nach 2-3 min sollen 12 mg **IV** Bolus verabreicht werden.
Allg: • HWZ von Adenosin: ca. 10 sek
KI: • **Asthma**
• **AV-Block 2° oder 3°**
• **VHFli. mit akzessorischem Bündel**

Unmittelbare Wirkung des Adenosins und Interpretation

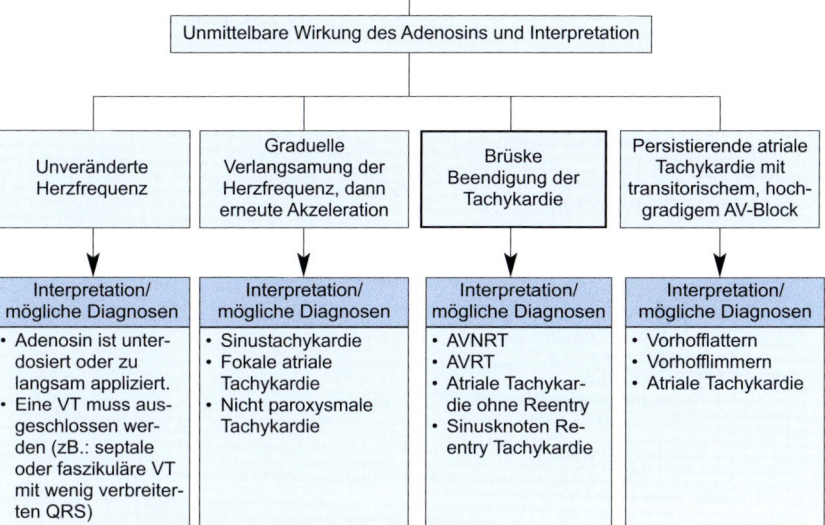

Unveränderte Herzfrequenz	Graduelle Verlangsamung der Herzfrequenz, dann erneute Akzeleration	Brüske Beendigung der Tachykardie	Persistierende atriale Tachykardie mit transitorischem, hochgradigem AV-Block
Interpretation/ mögliche Diagnosen	Interpretation/ mögliche Diagnosen	Interpretation/ mögliche Diagnosen	Interpretation/ mögliche Diagnosen
• Adenosin ist unterdosiert oder zu langsam appliziert. • Eine VT muss ausgeschlossen werden (zB.: septale oder faszikuläre VT mit wenig verbreiterten QRS)	• Sinustachykardie • Fokale atriale Tachykardie • Nicht paroxysmale Tachykardie	• AVNRT • AVRT • Atriale Tachykardie ohne Reentry • Sinusknoten Reentry Tachykardie	• Vorhofflattern • Vorhofflimmern • Atriale Tachykardie

Schema: Wirkung von Adenosin bei Schmalkomplextachykardien.

AVRT = *AV re-entry tachycardia*
AVNRT = *AV node re-entry tachycardia*
VT = Ventrikuläre Tachykardie

Bem: • Wenn eine Tachykardie bei genügend hoher Dosis (mit Erreichen eines AV-Blockes) **durch Adenosin nicht beendet wird**, ist die Tachykardie **unabhängig vom AV-Knoten**, z.B.:
- Vorhofflattern
- Vorhofflimmern
• Wenn **Adenosin eine Tachykardie beendet**, kann diese vom **AV-Knoten abhängig** sein.
• Es gibt aber gewisse atriale Tachykardien ohne Reentry und auch ventrikuläre Tachykardien (z.B. infundibuläre VT des rechten Ventrikels), welche durch Adenosin beendigt werden können.

Definition der P-Wellen (nicht standardisierte Nomenklatur)

P = P-Welle, die vom Sinusknoten (SK) her kommt
P' = Retrograde P-Welle
P" = P-Welle mit abnormaler Morphologie und Achse, ektop, nicht vom SK her kommend

A. Sinustachyarrhythmie

A.1. Sinustachykardie [R00.0]

Def: • **Sinusfrequenz > 100/min**
Allg: • Eine Sinustachykardie (ST) beginnt und endet typischerweise kontinuierlich.

> **Für die PRAXIS:**
> Bei einer Sinustachykardie muss imperativ nach einer möglichen Ursache gesucht werden.

DD: • Paroxysmale Tachykardie (v.a. wenn keine Ursache für eine ST zu finden ist)
EKG: • Sinusrhythmus > 100/min
  • P-Wellen positiv in inferioren Ableitungen (II, III, aVF)
Urs: • Körperliche Aktivität
  • Emotional
  • Schwangerschaft
  • Stimulantien
    - Koffein, Nikotin, Alkohol(entzug)
    - Drogen (Kokain, Amphetamin, Canabis, Ecstasy)
    - Sympathomimetika (β-Agonisten, Brochodilatatoren, Katecholamine)
  • Verminderte Sauerstofftransportkapazität:
    - Blutung/Hypovolämie
    - Anämie
    - Lungenembolie
    - Herzinsuffizienz
    - Hypoxie
  • Erhöhter Sympathikotonus
    - Schmerz
    - Blutung
    - Fieber
    - Akutes Koronarsyndrom
  • Hyperthyreose u.a.
Th: **1. Kausaltherapie**
  2. Symptomatische Therapie: Betablocker
  • Emotional bedingte Sinustachykardie: ad. nicht-selektiver BB (z.B. Propranolol)

> **Für die PRAXIS:**
> • Beim akuten Koronarsyndrom beträgt die Zielherzfrequenz **60-80/min**
>   (→ optimale Koronarperfusion).
> • Betablocker sollen bei folgenden Patienten nur mit VORSICHT verabreicht werden (Risiko einer Verschlimmerung der Symptome!):
>   - Dekompensierte Herzinsuffizienz
>   - Akut vaskuläre Insuffizienz kardialer Genese

A.2. Sinusknoten Reentry Tachykardie

Allg: • Diese Arrhythmie ist selten die Ursache einer Schmalkomplextachykardie. Sie ist die Folge eines Reentry-Phänomens beim Sinusknoten.
  • Oft kurz dauernd (< 30 sek)
  • P-Wellen gleichen den Sinus-P-Wellen oder können sogar mit ihnen identisch sein, was die Diagnose erschwert.
  • Wird oft durch eine Vorhofextrasystole ausgelöst und beendet.
Th: **1. Kardio-Konsil**
  2. Medikamentöse Therapie
    2.1. Akutphase
      • Adenosin: 6 mg **IV** Bolus (Vorgehen und KI, siehe s. 95)
    2.2. Chronische Phase und Rezidivprophylaxe
      • Betablocker
        oder:
      • Kalziumantagonist: Verapamil oder Diltiazem
  3. Radiofrequenzablation (RFA)

B.1. Fokale und multifokale atriale Tachykardie

Allg:
- Der Ursprung dieser Arrhythmie liegt im linken oder rechten Vorhof, aber ausserhalb des Sinusknotens (SK). Dieser fokale Fokus feuert schneller als der SK!
- Atriale Frequenz: **100-250/min**
- Eine persistierende atriale Tachykardie (Dauer > 30 sek) ist i.d.R. Ausdruck einer Herzerkrankung und kommt normalerweise beim gesunden Herz nicht vor. Hingegen können nicht persistierende atriale Tachykardien (< 30 sek) auch bei herzgesunden Personen auftreten.
- Die AT leiten i.d.R. immer anterograd (kein Reentry). Ausnahme: bestehende akzessorische Bahnen.

Klas:
1. Fokale AT
    Allg: • Prognostisch meist günstig.
    EKG:

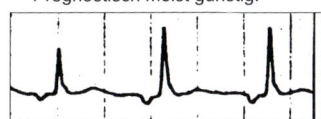 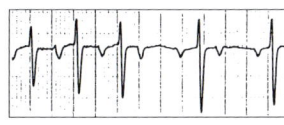

EKG (DII): Fokale AT (1:1-Überleitung) EKG (V1): Fokale AT (2:1-Überleitung)

2. Multifokale AT
    Dg: • Tachykardie mit ≥ 3 morphologisch verschiedenen P-Wellen in derselben Ableitung, wobei ein Sinusrhythmus mit häufigen, multifokalen Vorhofextrasystolen ausgeschlossen werden muss (falls die HF < 100/min beträgt wird von einem *«wandering pacemaker»* gesprochen).
    Prog: • Ungünstig wegen unterliegender kardialer Erkrankung
    EKG:

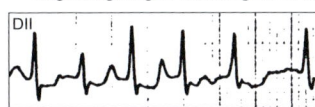

Urs:
- Jede kardiopulmonale Erkrankung die zur Dilatation der Atria führt:
  - KHK
  - Hypertensive Herzkrankheit, Kardiomyopathie
  - Pulmonal arterielle Hypertonie (z.B. bei COPD; hier v.a. multifokale AT)
  - Digoxin-Intoxikation

Klin:
- Asymptomatisch
- Symptomatisch: Palpitationen mit Schwindel oder Dyspnoe

EKG:
- Siehe entsprechende EKG-Beispiele oben
- Atriale Frequenz: 100-250/min
- Anhand der P-Wellen-Morphologie und -Achse kann der fokale Fokus lokalisiert werden.
- Zwischen 2 P-Wellen ist eine isoelektrische Linie sichtbar.

Th:
1. Therapieindikationen: ad Kardio-Konsil
- Symptomatische Patienten
- Persistierende Tachykardie; denn hier besteht die Gefahr der tachykardie-assoziierten Kardiomyopathie (Tachykardiomyopathie)!

2. Therapie bei Tachykardie Anfall (= Anfalls-Coupierung)
- Hämodynamisch instabiler Patient:
  - → Elektrische Kardioversion (unwirksam bei multifokaler atrialer Tachykardie)
- Hämodynamisch stabiler Patient:
  - → Adenosin **IV** (unwirksam bei atrialer Tachykardie mit Reentry)

3. Erhalt des Sinusrhythmus (Rezidivprophylaxe)
- Fokale oder oligofokale AT (nur falls < 3 Foci!): RFA → kurative Therapie.
- Multifokale, evtl. fokale AT (Kardio-Konsil):
  - 1. Wahl: Antiarrhythmika Klasse III → Amiodaron
  - 2. Wahl: Antiarrhythmika Klasse IC (nur falls <u>keine</u> strukturelle Herzerkrankung!)
    - → Flecainid oder Propafenon

4. Symptomatische Therapie (Ziel: Frequenzkontrolle)
- Betablocker (sofern toleriert bei multifokaler AT mit pulmonal art. Hypertonie)
  oder:
- Kalziumantagonist: Verapamil, Diltiazem

B.2. Vorhofflattern

Allg:
- Das Vorhofflattern ist eine relativ häufige **atriale Markroreentry-Tachykardie** ohne isoelektrische Linie zwischen den typischen Flatterwellen (bezieht sich auf die Extremitätenableitungen).
- Die Vorhoffrequenz beträgt oft > 240/min.
- Pathophysiologie:
  - Makro-Reentry im rechten (seltener im linken) Vorhof
- Die AV-Überleitung kann regelmässig (oft 2:1 oder 4:1, seltener 3:1 oder 5:1) oder variabel sein.
  I. Vorhofflattern mit regelmässiger AV-Überleitung, z.B.:
  - Atriale Frequenz 300/min mit AV 2:1-Überleitung → Ventrikelfrequenz 150/min
  II. Vorhofflattern mit variabler AV-Überleitung (→ wechselnde ventrikuläre Frequenz; gelegentlich mit AV Überleitungsstörungen assoziiert)

Klin:
- Palpitationen
- Leistungsintoleranz
- Schwindel
- Anstrengungsdyspnoe, Synkope (bei 1:1 Überleitung)
- Thoraxschmerzen

Kpl:
1. Verminderung des Herzminutenvolumens (v.a. bei diastolischer LV Dysfunktion) bei:
   - Hypertensiver Herzkrankheit
   - Aortenstenose
   - Hypertropher Kardiomyopathie
   - Infiltrativer Kardiomyopathie
2. Thromboembolische Komplikationen, v.a. bei:
   - Rheumatischer Herzerkrankung (Mitralstenose)
   - Verminderter LVEF
3. Tachykardiomyopathie

EKG:
- Vorhoffrequenz > 240/min
- Keine isoelektrische Linie in den Extremitätenableitungen zwischen einzelnen Flatterwellen (im Gegensatz zu den anderen supraventrikulären Tachykardien).

> **Für die PRAXIS:**
> Bei regelmässiger Schmalkomplextachykardie stets an das Vorhofflattern denken:
> - bei Ventrikelfrequenz von 150/min → Vorhofflattern mit 2:1 AV-Überleitung.

Klas:
1. Typisches Vorhofflattern

Allg:
- Es handelt sich um ein Makroreentry mit Beteiligung des rechtsatrialen cavo-trikuspidalen Isthmus. Vorhoffrequenz: oft ca. 300/min

Klas:
a) Typisches Vorhofflattern im Gegenuhrzeigersinn (häufig)
- 4:1 AV-Überleitung mit Vorhoffrequenz 280/min und QRS-Frequenz 70/min
- Typische Flatterwellen («Sägezahn-Wellen»):
  - Negativ in DII, III und aVF (hier keine isoelektrische Linie sichtbar).
  - Positiv in V1 (eine isoelektrische Linie kann hier vorhanden sein).

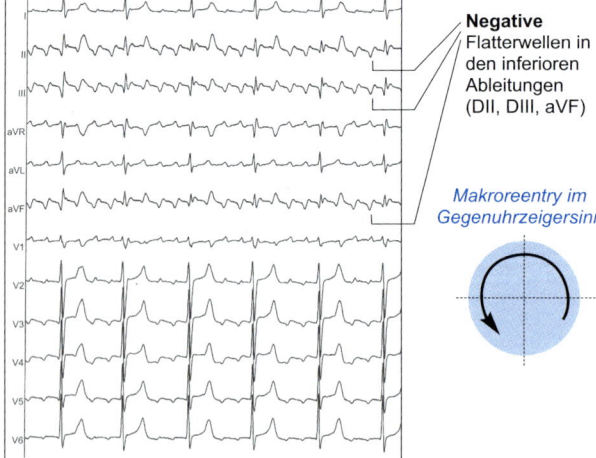

Negative Flatterwellen in den inferioren Ableitungen (DII, DIII, aVF)

Makroreentry im Gegenuhrzeigersinn

EKG: Typisches Vorhofflattern mit Makroreentry im Gegenuhrzeigersinn (häufig).

b) Typisches Vorhofflattern im Uhrzeigersinn

- Seltener als das typische Vorhofflattern im Gegenuhrzeigersinn
- Flatterwellen:
  - Positiv in DII, III und aVF (hier ist keine isoelektrische Linie sichtbar).
  - Negativ in V1. Eine isoelektrische Linie kann vorhanden sein.

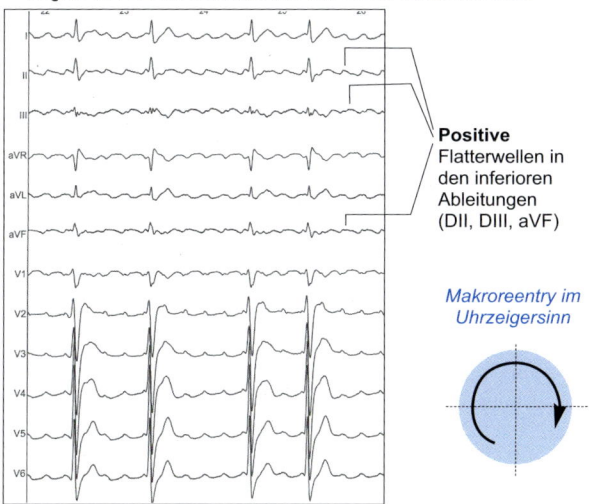

Positive
Flatterwellen in
den inferioren
Ableitungen
(DII, DIII, aVF)

Makroreentry im
Uhrzeigersinn

EKG: Typisches Vorhofflattern mit Makroreentry im Uhrzeigersinn.

2. Atypisches Vorhofflattern

Allg:
- Es handelt sich um ein Makroreentry <u>ohne</u> Beteiligung des cavo-trikuspidalen Isthmus.
- Das atypische Vorhofflattern tritt oft perimitral auf (z.B. nach Mitralklappenersatz)

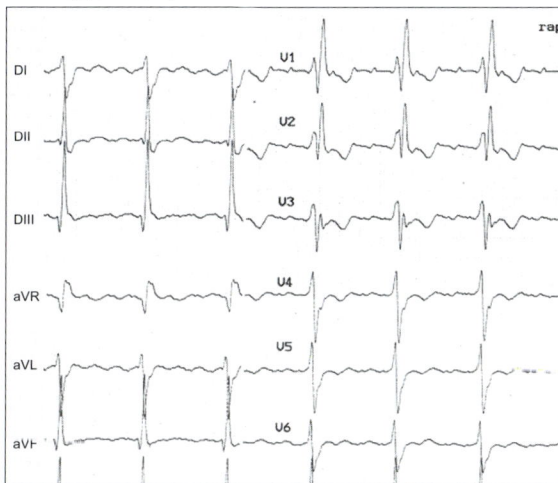

EKG: Atypisches Vorhofflattern.

- 4:1 AV-Überleitung mit:
  - Vorhoffrequenz 300/min
  - QRS-Frequenz 75/min
- Keine typischen Flatterwellen
- Eine isoelektrische Linie kann in V1 vorhanden sein.
- In diesem EKG zusätzlich kompletter RSB:
  - rR' in V1
  - breites S in DI und V6

Urs:	• Ursachen des Vorhofflatterns

Urs: • Ursachen des Vorhofflatterns
- Organische Herzerkrankungen:
-- Rheumatische Herzerkrankung (v.a. Mitralvitien), LV-Dysfunktion (KHK, hyper-
tensive Herzkrankheit, Kardiomyopathien); atriale Dilatation; Herzinsuffizienz
- Adipositas
- Pulmonal arterielle Hypertonie (z.B. bei St. n. Lungenembolie, COPD)
- Kongenitale Herzvitien, inkl. ASD
- Postoperativ (und postinterventionell), v.a. nach Herz-OP und VHfli-Ablation
Vorg: • Klinische Untersuchung:
- Blutdruck: SBD ↓, DBD ↑
- Rascher regelmässiger Jugularvenenpuls (a-Welle, siehe S. 166)
- Herztöne: Galopp? Intermittierend lauter 1. Herzton?
- Herzgeräusche? Karotisströmungsgeräusch?
- Suche nach Zeichen: Herzinsuffizienz, COPD, pulmonaler Hypertonie
• Echokardiographie:
- Da ein Vorhofflattern meist bei struktureller Herzerkrankung auftritt, sollte bei Erst-
manifestation eine transthorakale Echokardiographie (TTE) durchgeführt werden.
- Die TTE hat eine schlechte Sensitivität für atriale Thromben. Solche sollen vor
einer Kardioversion mittels transösophagealer Echokardiographie (TEE) gesucht
werden, sofern vorher nicht eine effiziente orale Antikoagulation während ≥ 3 Wo
durchgeführt wurde und das Vorhofflattern > 48 h besteht. Bei Hochrisikopatienten
kann eine TEE erwogen werden bereits bei einer Dauer des Vorhofflatterns > 24 h.
• Je nach Klinik: Röntgen-Thorax, Lungenfunktionstests
• **Adenosin** beeinflusst die Flatterwellen nicht. Durch den von Adenosin induzierten
AV-Block können die Flatterwellen aber demaskiert werden (v.a. bei Tachykardie mit
2:1 AV-Block).

Th: **A. Frequenzkontrolle**

Allg: • Im Gegensatz zum Vorhofflimmern ist die medikamentöse Frequenzkontrol-
le beim Vorhofflattern oft schwieriger zu erreichen. Es werden höhere
Dosen und/oder Kombinationen von AV-blockierenden Medikamenten
benötigt.
• Bei typischem Vorhofflattern liegt die Vorhoffrequenz typischerweise bei
300/min. Eine 2:1 AV-Blockade führt zu einer Kammerfrequenz von
150/min, eine 3:1 Blockierung zu einer solchen von 100/min und eine 4:1
Blockierung zu einer solchen von 75/min.
• Besonders höhergradige AV-Blockierungen (3:1 und 4:1) können auf AV-
Knotenerkrankungen hinweisen. AV-blockierende Medikamente sollen nur
mit Vorsicht angewendet werden.
• Der Effekt der medikamentösen Therapie soll sowohl in Ruhe, als auch bei
körperlicher Belastung beurteilt werden.
Th: • **Medikamentöse Frequenzkontrolle** (siehe auch Tabelle S. 101)
▪ **Kalziumantagonisten** vom non-Dihydropyridin-Typ
Bsp: • Diltiazem (ist weniger negativ inotrop als Verapamil, hemmt
aber auch weniger den AV-Knoten)
• Verapamil (relativ kontraindiziert bei LV- oder RV-Dysfunktion)
▪ **Betablocker**
Allg: • Limitierte Daten für alleinige PO-Therapie bei Vorhofflattern
Bsp: • Esmolol, Metoprolol, Atenolol, siehe S. 111

Für die PRAXIS:
• Betablocker können bei systolischer Dysfunktion mit
Vorsicht eingesetzt werden, sofern die Herzinsuffizienz
kompensiert ist!
• Bei dekompensierter Herzinsuff. sind BB nicht indiziert.

▪ **Digoxin**
Allg: • Digoxin als Monotherapie ist oft ungenügend wirksam.
Ind: • Systol. Herzinsuffizienz, v.a. in Kombination mit einem BB
▪ **Amiodaron**
Allg: • Wirkung: Reduktion der Leitfähigkeit des AV-Knotens

Für die PRAXIS:
• Amiodaron kann bei systolischer Dysfunktion benutzt wer-
den, um die Reizleitung im AV-Knoten zu bremsen. Die
NW von Amiodaron sind aber so ausgeprägt, dass dieses
Medikament hier nicht langfristig eingesetzt werden sollte.
• Amiodaron ist nicht effizient für die Kardioversion eines
Vorhofflatterns.[1]

 1 Blomström-Lundqvist C, et al. ACC/AHA/ESC Guidelines (http://www.escardio.org/guidelines-surveys/esc-guidelines/GuidelinesDocuments/guidelines-SVA-FT.pdf).

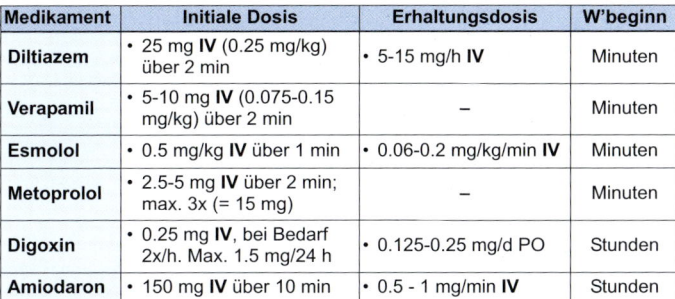

Medikament	Initiale Dosis	Erhaltungsdosis	W'beginn
Diltiazem	• 25 mg **IV** (0.25 mg/kg) über 2 min	• 5-15 mg/h **IV**	Minuten
Verapamil	• 5-10 mg **IV** (0.075-0.15 mg/kg) über 2 min	–	Minuten
Esmolol	• 0.5 mg/kg **IV** über 1 min	• 0.06-0.2 mg/kg/min **IV**	Minuten
Metoprolol	• 2.5-5 mg **IV** über 2 min; max. 3x (= 15 mg)	–	Minuten
Digoxin	• 0.25 mg **IV**, bei Bedarf 2x/h. Max. 1.5 mg/24 h	• 0.125-0.25 mg/d PO	Stunden
Amiodaron	• 150 mg **IV** über 10 min	• 0.5 - 1 mg/min **IV**	Stunden

Tabelle: Frequenzkontrolle bei tachykardem Vorhofflattern.

B. Rhythmuskontrolle: Rückführung in den Sinusrhythmus (= Konversion)

Allg: • Die Therapie der Wahl beim typischen Vorhofflattern ist die Konversion in einen SR.

Th: **1. Spontankonversion und medikamentöse Konversion**

1.1. Spontankonversion

Allg: • Vorhofflattern konvertiert oft spontan in einen Sinusrhythmus, v.a. wenn die Ursache der Arrhythmie behoben ist (z.B. LE, Pneumonie, Perikarditis, post-operativ, Hyperthyreose u.a.).

1.2. Medikamentöse Konversion

Allg: • Die medikamentöse Kardioversion eines Vorhofflatterns ist schwierig! Folgende Medikamente sind ungenügend wirksam:
- Amiodaron, Propafenon, Flecainid.
• Ibutilid (**IV**-Gabe) zeigt eine Konversionsrate von ca. 60 %, aber:
- ist kontraindiziert bei struktureller Kardiopathie (LVEF < 30 %)
- ein Rhythmusmonitoring ist zwingend während 6 h nach Gabe von Ibutilid. <u>CAVE</u>: Torsade de pointes unter Ibutilid.

2. Elektrische Kardioversion

2.1. Synchronisierte elektrische Kardioversion

Ind: a) **Hämodynamisch instabile Patienten**: sofortige Kardioversion!
b) **Hämodynamisch stabile Patienten**: Rückführung in einen SR sollte bei erstmaligem Vorhofflattern mit Dauer > 48 h (bei Hochrisikopatienten ggf. bereits nach > 24 h) erst nach Ausschluss eines Vorhofthrombus mit TEE, oder nach adäquater Antikoagulation während ≥ 3 Wochen, versucht werden.

3. Radiofrequenzablation (siehe Punkt C.)

4. Vorhofüberstimulation (*overdrive*) in folgenden Situationen in Betracht ziehen:
■ Nach Herz-OP mit epikardialem atrialem temporärem *Pacer*
■ Vorhandensein einer atrialen Elektrode eines SM oder bei vorhandenem ICD

C. Rezidivprophylaxe: Erhalt des Sinusrhythmus nach Konversion

Allg: • Ohne kurative Therapie kommt es bei ca. 50 % der Patienten zum Rezidiv des Vorhofflatterns innerhalb 1 Jahres!

Th: • Therapie der Wahl (kurativ): **Radiofrequenzablation** des Reentry beim cavotricuspidalen Isthmus → kurative Erfolgsrate > 95 % (Rezidivrate ca. 5 %). Die Erfolgsraten der Ablation beim atypischen Vorhofflattern sind geringer (je nach bestehender Kardiopathie und Erfahrung des Zentrums).
• Flecainid, Propafenon und Amiodaron haben keine Verminderung des Rezidivrisikos des Vorhofflatterns aufweisen können.
• <u>CAVE</u>: Flecainid und Propafenon können zu einer paradoxen Beschleunigung des ventrikulären Rhythmus führen, wenn die Vorhoffrequenz durch die Klasse IC-Wirkung vermindert wird, so dass der AV-Knoten die langsamere Vorhoterregung auf den Ventrikel 1:1 überträgt. Diese Medikamente sollten darum immer mit AV-Knoten verlangsamenden Medikamenten (Betablocker, Kalziumantagonisten oder Digoxin) verwendet werden.

D. Thromboembolie Prophylaxe

Allg: • Viele Patienten mit Vorhofflattern haben ebenfalls Episoden von Vorhofflimmern und somit ein deutlich erhöhtes Risiko einer thromboembolischen Komplikation.
Für die PRAXS:
Das **permanente Vorhofflattern** ist selten. Es weist aber, wie das VHFli., ein erhöhtes thromboembolisches Risiko auf und verlangt deshalb dieselben Richtlinien bezüglich Antikoagulation (inkl. Kardioversion).

Vorg: • Siehe «Vorhofflimmern», S. 102 ff

Def: ■ Atriale Arrhythmie mit zum Teil wirksamer mechanischer Vorhofaktivität, die aber vollständig desorganisiert ist. Die Ventrikelfrequenz ist absolut unregelmässig und oft tachykard.

Für die PRAXIS:
Bei Patienten > 65 Jahre soll der Puls palpiert werden. Bei unregelmässigem Puls wird ein 12-Kanal EKG empfohlen (europäische Leitlinien).

Allg: • Das Vorhofflimmern (VHFli.) ist die häufigste, anhaltende (> 30 sek) Arrhythmie:
   ■ < 1 % bei Patienten < 50 Jahre
   ■ 10 % > 80 Jahre
• Das Fehlen einer koordinierten Vorhofaktivität vermindert das atriale Auswurfvolumen bis zu 15-30 %. Die Verminderung der atrialen Kontraktilität führt zum Stagnieren des Blutflusses, v.a. im linken Vorhofohr, was das Risiko der atrialen Thrombenbildung erhöht!
• Mechanismen, die zum Vorhofflimmern führen:
   - Depolarisation von Pulmonalvenenfoci (in ca. 95 % der Fälle und anderer atrialer Foci)
   - Mikro-Reentry. Dazu notwendig sind: ↑ Erregbarkeit des Vorhofgewebes, ↓ atriale effektive Refraktärperiode, Substrat (kritische Masse an Vorhofmyokard notwendig), Fibrose
• Das VHFli. ist die **häufigste Ursache des embolischen Hirnschlags**. Rund 4'000 der 10'000 Hirnschläge/Jahr werden in der Schweiz dem VHFli. zugeschrieben.
• Das VHFli. erhöht das **Hirnschlagrisiko 5x** im Vgl. zur Kontrollbevölkerung.
• Das Hirnschlag-Risiko bei nicht antikoagulierten Patienten mit persistierendem oder paroxysmalem VHFli. beträgt > **2-15 %/Jahr** (siehe CHA$_2$DS$_2$ VASc Score, s. 113)
• Rezidive 1 Jahr nach elektrischer oder medikamentöser Konversion sind sehr hoch:
   - ohne Antiarrhythmika: ca. 75 %; mit Antiarrhythmika: 30-50 %
• Wenn von «**nicht-valvulärem VHFli.**» gesprochen wird, versteht man ein VHFli., das nicht rheumatisch bedingt ist und bei dem keine mechanische Klappe vorhanden ist.
• Das VHFli. erhöht das Risiko folgender Parameter:
   - Mortalität (1.5x-2x ↑)
   - Morbidität: Herzinsuffizienz (15-50 % der Patienten mit VHFli. sind herzinsuffizient), CVI

Klas: 1. Paroxysmales VHFli.   4. Permanentes VHFli.
2. Persistierendes VHFli. (> 7 Tage)   5. Subklinisches (stummes) VHFli.
3. Langandauerndes VHFli. (≥ 1 J)   6. Lone atrial VHFli. (d.h. ohne kardiov. Vorgeschichte oder Evidenz einer strukturellen Kardiopathie)

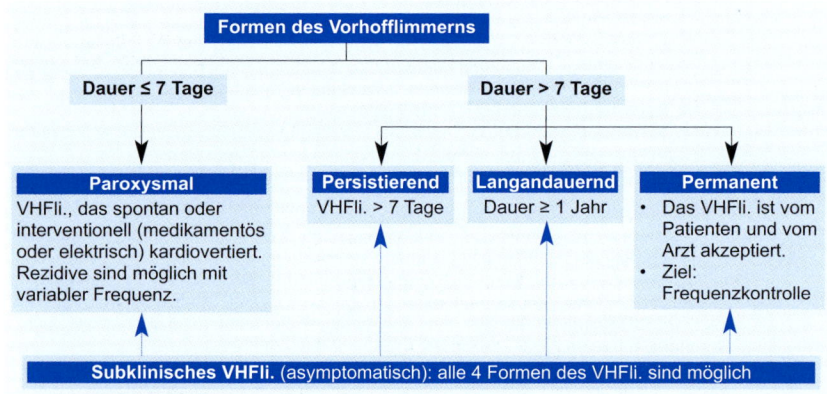

Schema: Formen des Vorhofflimmerns (das «lone atrial Vorhofflimmern» ist in diesem Schema nicht integriert).

Urs: ■ **Akute Ursachen**
   - Akutes Koronarsyndrom   - Nach Herzchirurgie (z.B.: CABG, Klappenchir.)
   - Akute Myokarditis, Perikarditis   - COPD-Exazerbation
   - Sick-sinus Syndrom   - Hyperthyreose
   - Lungenembolie, Pneumonie   - Alkohol *(holiday heart),* Drogen
   - Hypokaliämie ↓↓, Hypomagnesiämie ↓↓
■ **Chronische Ursachen**
   Mit struktureller Herzerkrankung:
   - Hypertensive Kardiopathie (häufig!) - Valvulopathie (v.a. mitral)
   - KHK   - Kardiomyopathie
   - Herzinsuffizienz (alle Ursachen)   - DM, metabolisches Syndrom, Adipositas, SAS
   Ohne strukturelle Herzerkrankung:
   - Idiopathisches VHFli. (ca. 10 % aller VHFli. sind «idiopathisch», wovon 15-30 % in Verbindung mit exzessivem Alkoholkonsum auftreten); eine monogene genetische Ursache ist selten.

Klin: • Die Symptome sind abhängig von:
  - Ventrikelfrequenz und -funktion, Grunderkrankung, Dauer des VHFli.
  • Asymptomatisch (bei bis zu 30 % der Patienten handelt es sich um eine Zufallsdiagnose)
  • Symptomatisch
    - Leistungsintoleranz, Herzklopfen, Schwindelgefühl, Präsynkope, Synkope
    - Thoraxschmerzen, Belastungsdyspnoe
  • Symptome bei VHFli. gemäss der «*European Heart Rhythm Association*» (EHRA):

EHRA Klasse	Klinik
■ EHRA I	• Asymptomatisch
■ EHRA II	• Milde Symptome • Die tägliche Aktivität wird durch das VHFli. nicht beeinflusst.
■ EHRA III	• Schwergradige Symptome. Die tägliche Aktivität ist gebremst.
■ EHRA IV	• Invalidisierende Symptome. Die tägliche Arbeit wird unterbrochen.

Tabelle: Klassifizierung der Symptome bei VHFli.   EHRA = European Heart Rhythm Association

EKG: • Desorganisierte Vorhofaktivität
  • Die P-Wellen sind ersetzt durch rasche Grundlinienoszillationen, variabel in Morphologie, Amplitude und Regelmässigkeit.
  • Die Ventrikelfrequenz ist absolut unregelmässig (DD: Tachyarrhythmia absoluta, andere SVT, wo i.d.R. eine regelmässige Ventrikeltätigkeit beobachtet wird).
  • <u>Beispiel 1</u>: VHFli. mit kontrollierter Ventrikelfrequenz

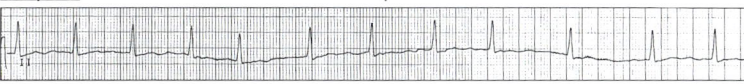

  • <u>Beispiel 2</u>: VHFli. mit schnellerer Ventrikelfrequenz

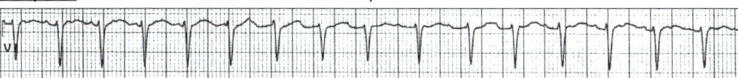

Vorg: ■ <u>Grunduntersuchungen</u>
    • Anamnese, klinische Untersuchung
    • EKG und Thoraxröntgen
    • Transthorakale Echokardiographie (wenn klinisch indiziert) mit folgenden Fragen:
      - Vorhofgrösse (Dilatation?); LV Hypertrophie; LV Funktion; Klappenvitien; pulmonale Hypertonie; Perikard (Erguss)
    • Labor:
      - Grundlabor. TSH. Je nach Klinik: D-Dimere, ABGA u.a.
  ■ <u>Spezielle Abklärungen (wenn klinisch indiziert)</u>
    • Ergometrie (koronare Ischämie, ventrikuläre Frequenz bei Anstrengung)
    • 24 h-EKG (HOLTER)
    • 7-Tage EKG
    • Implantierbarer Ereignisrekorder (je nach Fragestellung und Symptomhäufigkeit)
    • Transösophageale Echokardiographie (TEE): i.d.R. durchgeführt um Thromben im linken Herzohr und linken Vorhof auszuschliessen
    • Lungenszintigraphie (Ventilation-Perfusion) oder Thorax-Angio-CT (Ausschluss LE)
    • Myokard Szintigraphie
    • Koronar-CT, Herz-MR oder Koronarographie
  ■ Das initiale Vorgehen beim VHFli. hängt von zahlreichen Faktoren ab:
    • Typ des VHFli. (paroxysmal, persistierend, langandauernd, permanent, subklinisch)
    • Symptome, Alter, BD
    • Tachykardiomyopathie; Misserfolg/Nebenwirkungen mit Antiarrhythmika
    • Anamnese für: Kongestive Herzinsuffizienz, Begleiterkrankungen, Patientenwunsch

Bem: ■ **Vorhofohrverschluss** (LAA-Verschluss)
    Def: • Perkutaner, kathetertechnischer Verschluss des linken Vorhofohrs
    Allg: • > 90 % der Thromben bei VHFli. entstehen im linken Vorhofohr (Ausnahme: bei Mitralstenose).
    • Nach Vorhofohrverschluss wird eine orale Antikoagulation obsolet, ad.:
      - ASPIRIN® für einige Mt. oder langfristig + Clopidogrel für 1-6 Mt.
    • <u>Vorteile</u>: Mindestens gleich guter Schutz vor thromboembolischen Ereignissen im Vgl. zur OAK und mit besserem Langzeitüberleben.
    • <u>Nachteile</u>: Technisch anspruchsvoller Eingriff, relevante Komplikationen in ca. 5 % (Device Embolisation, Perikarderguss).
    Ind: • Siehe S. 104

Behandlungsstrategien bei Vorhofflimmern

Allg:
- Grundsätzliche Therapiestrategien, welche bei VHFli. berücksichtigt werden sollen:
  - **Frequenzkontrolle versus Rhythmuskontrolle** (bezüglich Mortalität gleichwertig)
  - **Medikamentöse versus elektrische Kardioversion**
  - **Antiarrhythmika versus Katheterablation/chirurgische Ablation**
  - **Antikoagulation**
  - **Vorhofohrverschluss** (LAA-Verschluss)

Vorg:
- Verschiedene Behandlungsstrategien im Detail
  - **I. Rhythmuskontrolle** (Kardioversion in den Sinusrhythmus), S. 110, 111
  - **II. Herzfrequenzkontrolle**, S. 111
  - **III. Thromboembolie Prophylaxe**, S. 112
  - **IV. Antikoagulation - Richtlinien**, S. 112
    - Antithrombotische Therapie, S. 112
    - Thromboembolische Risikofaktoren bezüglich Hirnschlag, S. 112
    - CHADS$_2$ Score und CHA$_2$DS$_2$ VASc Score, S. 113
    - HAS-BLED bleeding risk score, S. 119
  - **V. Interventionelle Therapie: Vorhofohrverschluss** (LAA-Verschluss) + Kardio-Konsil
    - Indikationen: CHA$_2$DS$_2$ VASc Score (S. 113) ≥ 1 und ≥ 1 der folgenden Elemente:
      - Hohes Blutungsrisiko (z.B. bei Neoplasie mit erhöhtem Blutungsrisiko bei systemischer Antikoagulation, Thrombozytopenie) oder St. post signifikanter Blutung
      - Kontraindikation für NOACS oder Unverträglichkeit der OAK
      - Bei langfristiger Tripeltherapie (z.B. nach kürzlicher Koronarstent-Einlage)
      - Schwere Niereninsuffizienz, die eine NOACS-Therapie kontraindizieren würde
      - Hirnschlag unter OAK
      - Hohes Sturzrisiko
      - Patientenwunsch (Patient will keine OAK einnehmen)

Herzrhythmuskontrolle bei Vorhofflimmern – *rhythm control*	Evidenz
▪ Symptomatisches VHFli. (EHRA III und IV) trotz adäquater Herzfrequenzkontrolle	IB
▪ Zur Verbesserung der Symptome des VHFli. (mit/ohne Herzinsuffizienz)	IIaB
▪ Initiale Therapie eines symptomatischen VHFli. bei Patienten, bei denen eine ablative, kurative Therapie nicht ausgeschlossen ist.	IIaC
▪ Sekundäres oder erstmaliges VHFli., wobei der auslösende Faktor oder die auslösende Situation korrigiert/therapiert wurde (z.B. Ischämie, Hyperthyreose).	IIaC
Herzfrequenzkontrolle bei Vorhofflimmern – *rate control*	Evidenz
▪ Therapie bei asymptomatischem bzw. wenig symptomatischem VHFli., in 1. Linie bei älteren Personen oder bei signifikanten Komorbiditäten.	IA

Tabelle A: Empfehlungen zur Herzrhythmus- bzw. -frequenzkontrolle bei Vorhofflimmern. [Eur Heart J 2010;31:2369]

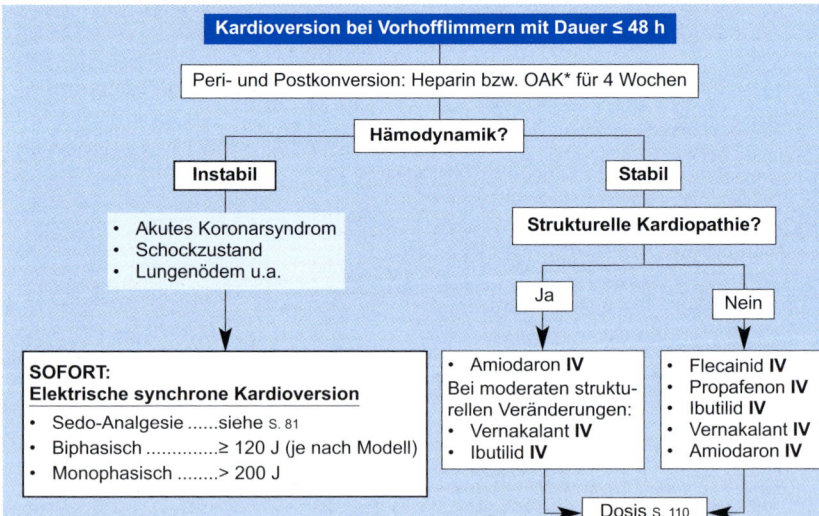

Algorithmus 1: Kardioversion bei Vorhofflimmern ≤ 48 h. [Angepasst nach: Eur Heart J 2012;33:2719]

* Bisher gibt es nur für Dabigatran gute Daten bezüglich Antikoagulation vor der elektrischen KV (Stand 01/2015).

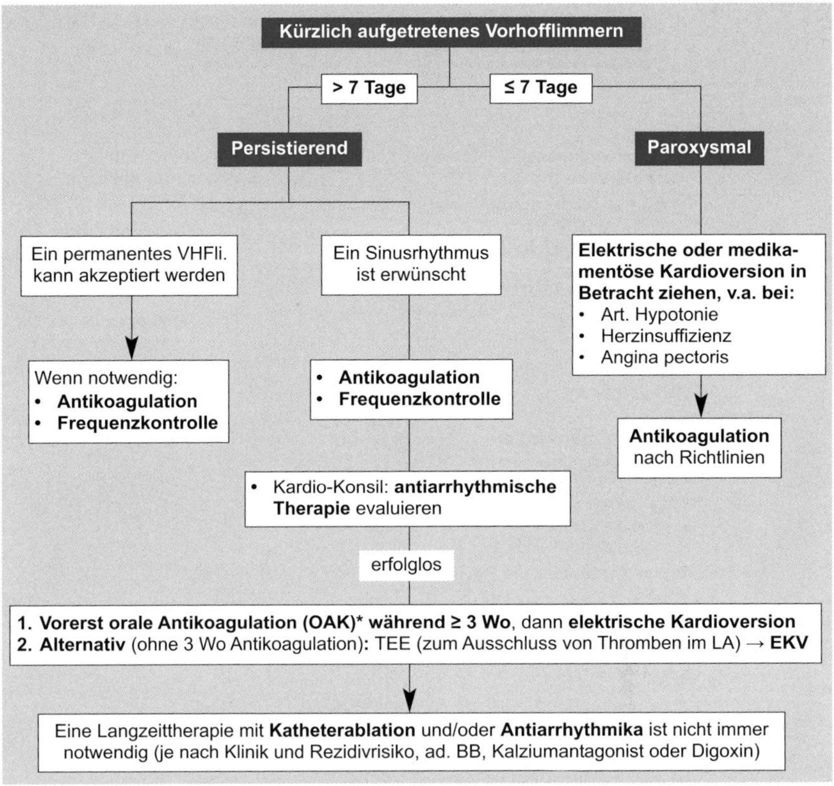

Algorithmus 2

Kürzlich aufgetretenes Vorhofflimmern

> 7 Tage → **Persistierend**

≤ 7 Tage → **Paroxysmal**

Persistierend:

Ein permanentes VHFli. kann akzeptiert werden

Wenn notwendig:
- **Antikoagulation**
- **Frequenzkontrolle**

Ein Sinusrhythmus ist erwünscht

- **Antikoagulation**
- **Frequenzkontrolle**

- Kardio-Konsil: **antiarrhythmische Therapie** evaluieren

erfolglos

Paroxysmal:

Elektrische oder medikamentöse Kardioversion in Betracht ziehen, v.a. bei:
- Art. Hypotonie
- Herzinsuffizienz
- Angina pectoris

Antikoagulation nach Richtlinien

1. **Vorerst orale Antikoagulation (OAK)* während ≥ 3 Wo**, dann **elektrische Kardioversion**
2. **Alternativ** (ohne 3 Wo Antikoagulation): TEE (zum Ausschluss von Thromben im LA) → **EKV**

Eine Langzeittherapie mit **Katheterablation** und/oder **Antiarrhythmika** ist nicht immer notwendig (je nach Klinik und Rezidivrisiko, ad. BB, Kalziumantagonist oder Digoxin)

Algorithmus 2: Vorgehen bei kürzlich aufgetretenem Vorhofflimmern. TEE Transösophageale Echokardiographie

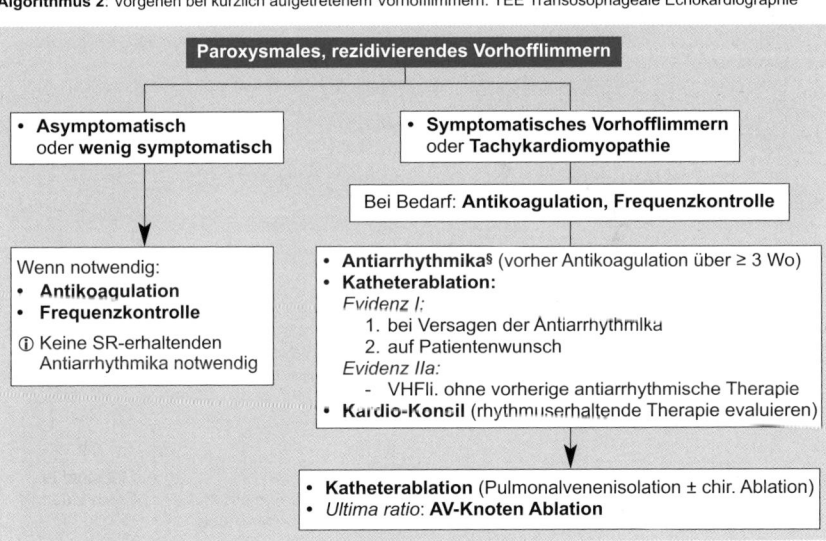

Algorithmus 3

Paroxysmales, rezidivierendes Vorhofflimmern

- **Asymptomatisch** oder **wenig symptomatisch**

- **Symptomatisches Vorhofflimmern** oder **Tachykardiomyopathie**

Bei Bedarf: **Antikoagulation, Frequenzkontrolle**

Wenn notwendig:
- **Antikoagulation**
- **Frequenzkontrolle**
- ⓘ Keine SR-erhaltenden Antiarrhythmika notwendig

- **Antiarrhythmika§** (vorher Antikoagulation über ≥ 3 Wo)
- **Katheterablation:**
  Evidenz I:
  1. bei Versagen der Antiarrhythmika
  2. auf Patientenwunsch
  Evidenz IIa:
  - VHFli. ohne vorherige antiarrhythmische Therapie
- **Kardio-Konsil** (rhythmuserhaltende Therapie evaluieren)

- **Katheterablation** (Pulmonalvenenisolation ± chir. Ablation)
- *Ultima ratio:* **AV-Knoten Ablation**

Algorithmus 3: Vorgehen bei paroxysmalem, rezidivierendem Vorhofflimmern. SR = Sinusrhythmus

* **OAK** mit a) Vitamin K-Antagonisten (Acenocoumarol, Phenprocoumon; mit Ziel INR 2-3) oder b) NOACS (z.B. Apixaban, Rivaroxaban, Dabigatran; Edoxaban ist in der CH noch nicht zugelassen; Stand 01/2015).

§ Ein VHFli. **> 48 h** verlangt eine therapeutische Antikoagulation während ≥ 3 Wochen bevor eine antiarrhythmische Therapie oder eine elektrische Kardioversion eingeleitet wird mit dem Ziel, einen SR zu erreichen. Ansonsten ist eine transösophageale Echokardiographie (TEE) notwendig, um linksatriale Thromben auszuschliessen, welche eine Kardioversion kontraindizieren würden. Bei Hochrisikopatienten kann eine TEE auch bereits nach 24 h VHFli.-Dauer durchgeführt werden um linksatriale Thromben auszuschliessen).

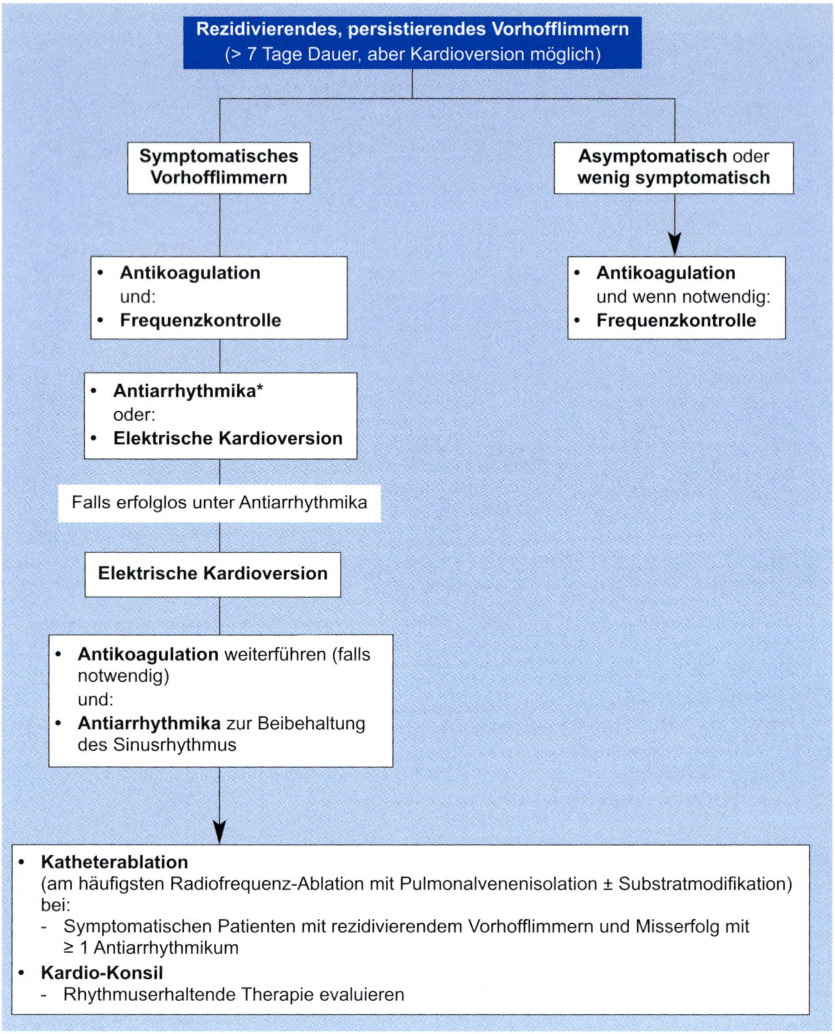

Rezidivierendes, persistierendes Vorhofflimmern
(> 7 Tage Dauer, aber Kardioversion möglich)

Symptomatisches Vorhofflimmern

Asymptomatisch oder **wenig symptomatisch**

- **Antikoagulation**
  und:
- **Frequenzkontrolle**

- **Antikoagulation**
  und wenn notwendig:
- **Frequenzkontrolle**

- **Antiarrhythmika***
  oder:
- **Elektrische Kardioversion**

Falls erfolglos unter Antiarrhythmika

Elektrische Kardioversion

- **Antikoagulation** weiterführen (falls notwendig)
  und:
- **Antiarrhythmika** zur Beibehaltung des Sinusrhythmus

- **Katheterablation**
  (am häufigsten Radiofrequenz-Ablation mit Pulmonalvenenisolation ± Substratmodifikation) bei:
  - Symptomatischen Patienten mit rezidivierendem Vorhofflimmern und Misserfolg mit ≥ 1 Antiarrhythmikum
- **Kardio-Konsil**
  - Rhythmuserhaltende Therapie evaluieren

Algorithmus 4: Vorgehen bei rezidivierendem, persistierendem Vorhofflimmern.

* Eine antiarrhythmische Therapie oder eine elektrische Kardioversion verlangt eine therapeutische Antikoagulation während ≥ 3 Wochen; ansonsten ist eine transösophageale Echokardiographie (TEE) notwendig, um linksatriale Thromben auszuschliessen, welche eine Kardioversion kontraindizieren würden!

WICHTIG!

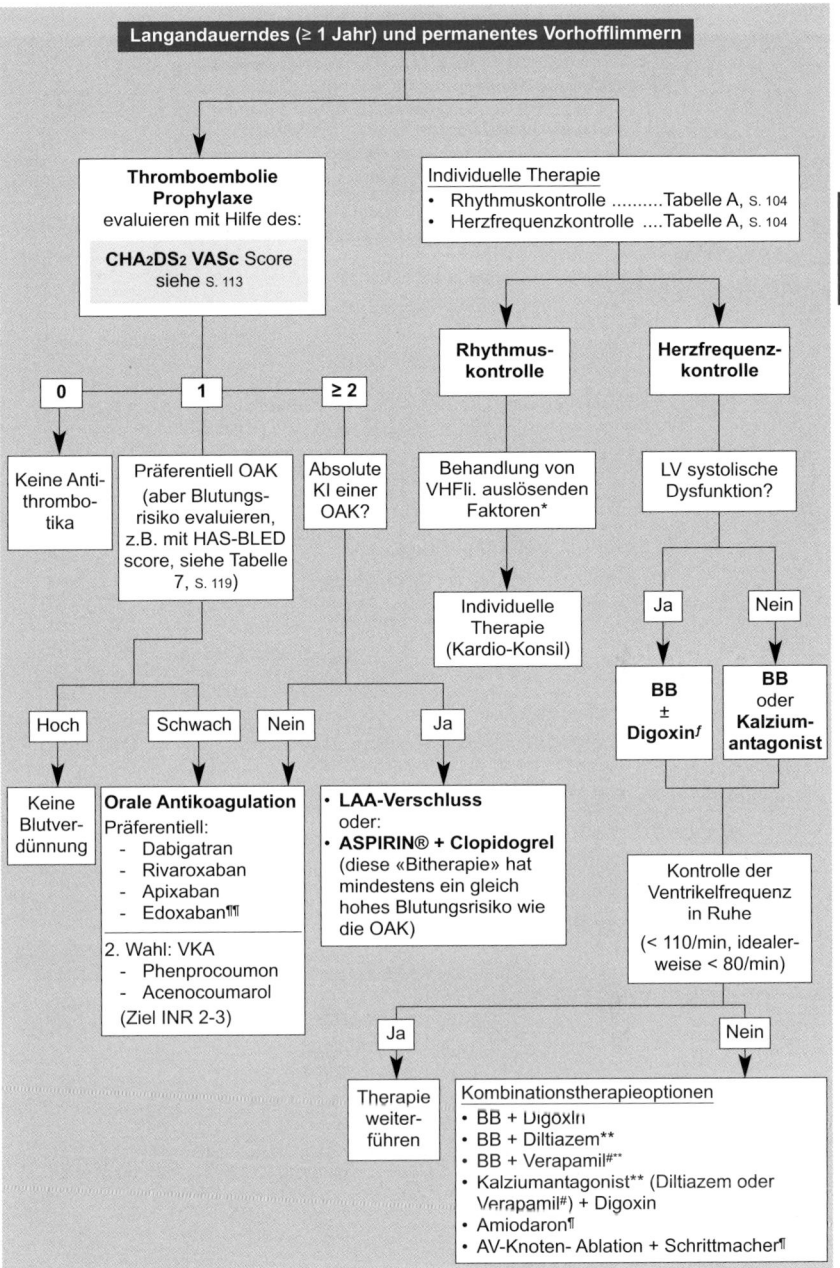

Algorithmus 5: Langandauerndes und permanentes Vorhofflimmern. [Angepasst nach: Circulation 2006;114;700 und JACC 2014 AHA/ACC/HRS Guideline for the Management of Patients With Atrial Fibrillation]

OAK Orale Antikoagulation; LAA-Verschluss = Verschluss des linksatriales Aurikels (linkes Herzohr)

¶ Ad. Kardio-Konsil ¶¶ Edoxaban ist in der Schweiz noch nicht zugelassen (Stand 01/2015).

Unter der Kombination von «BB + Verapamil» besteht das Risiko einer Bradykardie bzw. eines AV-Blockes.

ƒ Digoxin ist bei VHFli. mit tachykarden Frequenzen in Ruhe in Monotherapie möglich, erlaubt aber selten eine gute Kontrolle der Ventrikelfrequenz.

* Akuter Stress (Infekt, chirurgisch, metabolisch), Hyperthyreose, vagale Stimulation (z.B. post-prandial), Alkoholkrankheit, akute Hypoxämie, cholinerge Medikamente, Phäochromozytom u.a.

** CAVE: der Kalziumantagonist kann eine vorbestehende LV-Dysfunktion verschlimmern (weil negativ inotrop).

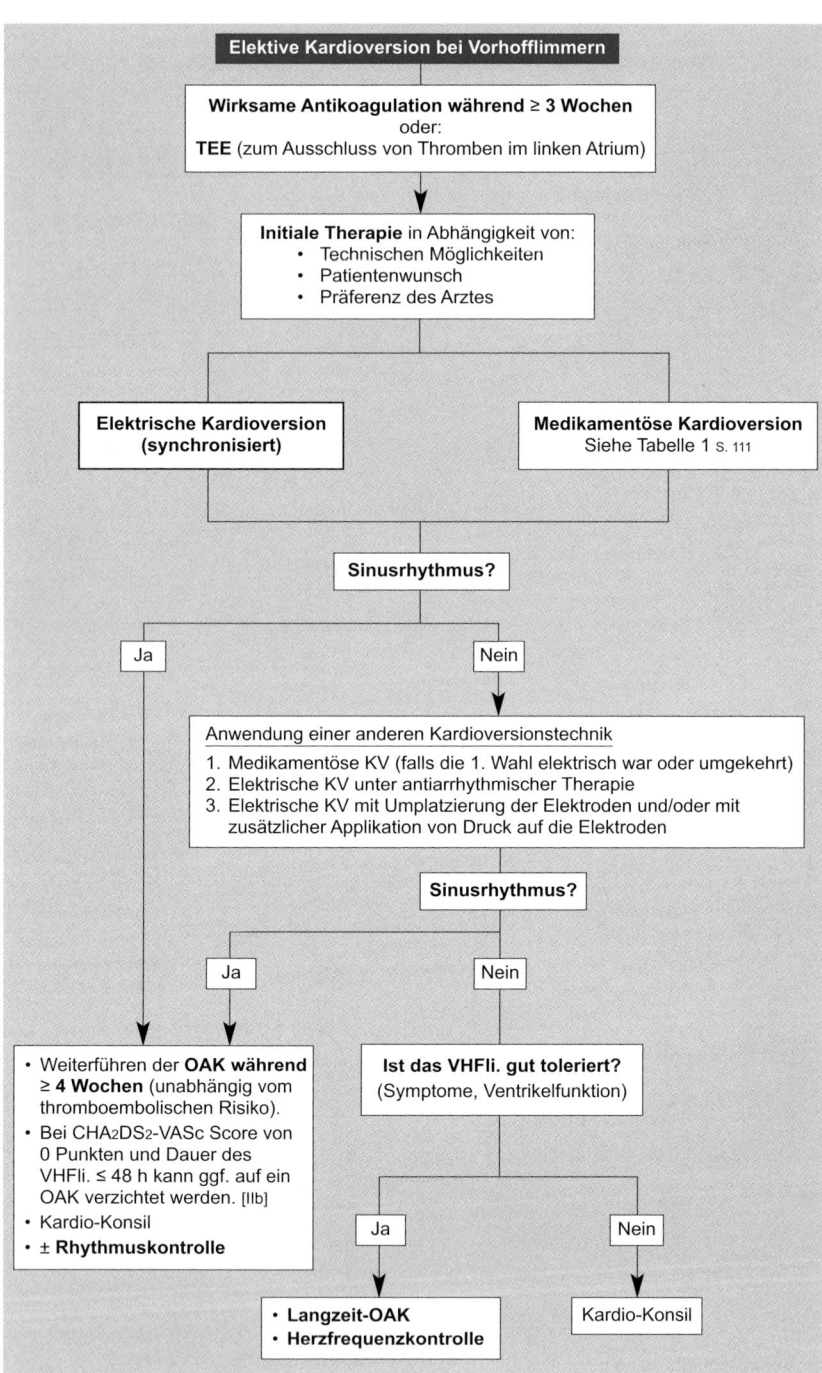

Algorithmus 6: Elektive Kardioversion bei Vorhofflimmern.
[Angepasst nach: JACC 2014 AHA/ACC/HRS Guideline for the Management of Patients With Atrial Fibrillation]

KV = Kardioversion
OAK = Orale Antikoagulation

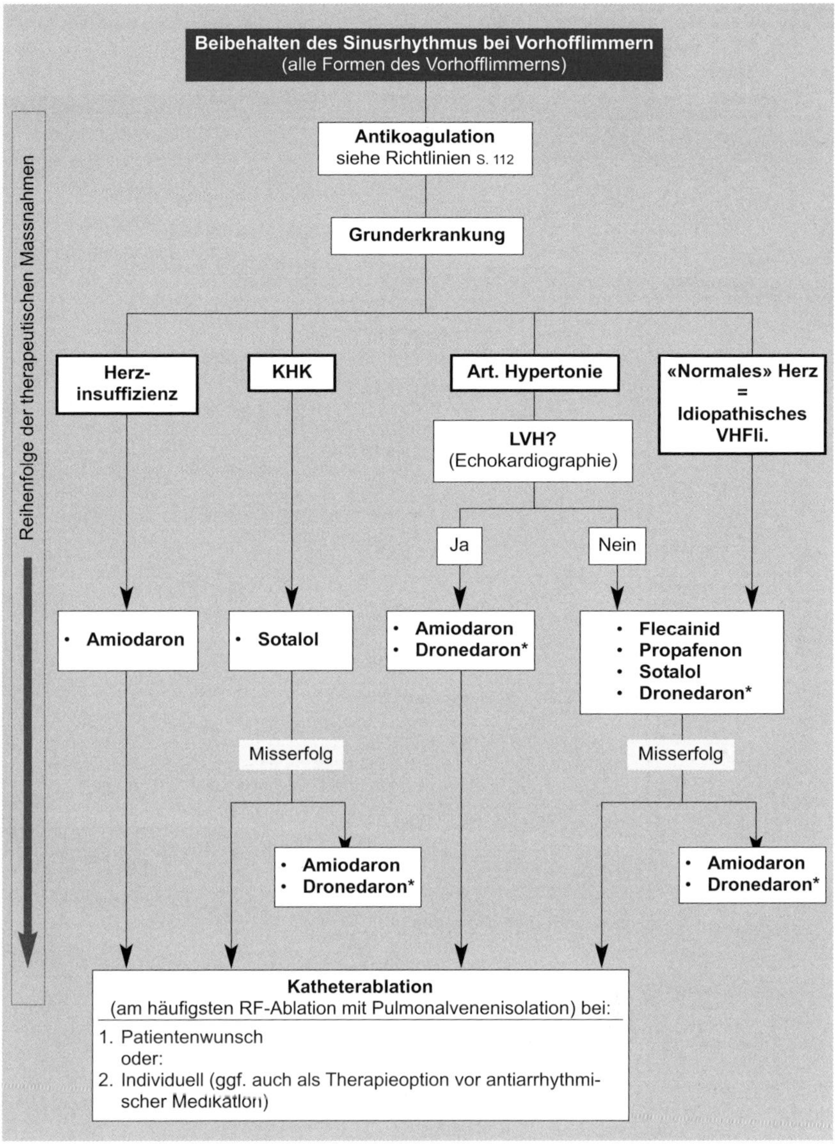

Beibehalten des Sinusrhythmus bei Vorhofflimmern
(alle Formen des Vorhofflimmerns)

Reihenfolge der therapeutischen Massnahmen

Antikoagulation
siehe Richtlinien S. 112

Grunderkrankung

Herz-insuffizienz | **KHK** | **Art. Hypertonie** | **«Normales» Herz = Idiopathisches VHFli.**

LVH?
(Echokardiographie)

Ja | Nein

- **Amiodaron**

- **Sotalol**

- **Amiodaron**
- **Dronedaron***

- **Flecainid**
- **Propafenon**
- **Sotalol**
- **Dronedaron***

Misserfolg

Misserfolg

- **Amiodaron**
- **Dronedaron***

- **Amiodaron**
- **Dronedaron***

Katheterablation
(am häufigsten RF-Ablation mit Pulmonalvenenisolation) bei:
1. Patientenwunsch
   oder:
2. Individuell (ggf. auch als Therapieoption vor antiarrhythmischer Medikation)

Algorithmus 7: Therapeutische Strategie zur Beibehaltung des SR bei Vorhofflimmern.

LVH = Linksventrikuläre Hypertrophie
KHK = Koronare Herzkrankheit
RF-Ablation = Radiofrequenz-Ablation

Dosierungen der Antiarrhythmika,
siehe Tabellen 1 und 2, S. 110, 111

* **Dronedaron** (2x 400 mg/d PO) ist bei **Herzinsuffizienz mit NYHA III** bzw. **IV** mit permanentem VHFli. zur Frequenzkontrolle **NICHT indiziert!** Eine 4-monatliche Kontrolle der Leberenzyme ist zwingend (Hepatotoxizität).

WICHTIG!

I. Herzrhythmuskontrolle: Rückführung in den Sinusrhythmus (= Kardioversion)

Ind: • Siehe Empfehlungen Tabelle A S. 104
Bem: • Beibehalten des Sinusrhythmus nach 1 Jahr: 30-50 %

Dauer des Vorhofflimmerns ≤ 7 Tage: medikamentöse Kardioversion

Medikament	Adm.	Dosierung - Kontraindikationen	
Flecainid	PO	Dos:	• 200-300 mg/d PO (in 1x-Dosis)
		KI:	• Strukturelle Herzkrankheit (maligne Arrhythmien!)
	IV	Dos:	• 2 mg/kg IV in 20 min (max. 150 mg)
		KI:	• Strukturelle Herzkrankheit (maligne Arrhythmien!)
Propafenon	PO	Dos:	• 450-600 mg/d (1x-Dosis)
		KI:	• Strukturelle Herzkrankheit (maligne Arrhythmien!)
	IV	Dos:	• 2 mg/kg IV über 10 min
		KI:	• Strukturelle Herzkrankheit (maligne Arrhythmien!)
Ibutilid	IV	Dos:	• **Körpergewicht < 60 kg:**
			- 0.01 mg/kg IV in 10 min, bei Bedarf nach 10 min wiederholen
			• **Körpergewicht ≥ 60 kg:**
			- 1.0 mg IV in 10 min, bei Bedarf nach 10 min wiederholen
		KI:	• Strukturelle Herzkrankheit (maligne Arrhythmien!)
			• Torsade de pointes, langes QTc
			• Hypokaliämie
Procainamid	IV	Dos:	• Initialdosis: 18 mg/kg oder 1.0 g IV in 1 h
			• Erhaltungsdosis: Perfusor 2-6 mg/min IV
Vernakalant	IV	Dos:	• Erste Infusion: 3 mg/kg IV in 10 min; nach 15 min. ad. zweite Infusion 2 mg/kg IV in 10 min
Amiodaron	IV, PO	Dos:	▪ **Stationärer Patient**
			• Ladedosis (total ca. 10 g):
			a) Parenteral:
			- Initial: 5 mg/kg IV in 1 h; dann 50 mg/h
			- Erhaltungsdosis: siehe «oral»
			b) Oral:
			- Initial: 1.2-1.8 g/d PO (z.B. 2-3x 600 mg) oder: 30 mg/kg/d PO (1x-Dosis); bis Erreichen von ca. 10 g total
			- Erhaltungsdosis: 100-400 mg/d PO
			▪ **Ambulanter Patient**
			• Ladedosis (total ca. 10 g):
			- 600-800 mg/d PO (z.B. 2x 400 mg oder 3x 200 mg/d)
			• Erhaltungsdosis: 100-400 mg/d PO
			Praktisches Beispiel
			• Ladedosis (total ca.10 g):
			- 600 mg/d (3x 200 mg/d PO) x 1 Monat
			- oder: 1 g/d in 1-4 Einnahmen/d x 10 Tage
			• Erhaltungsdosis: 100-400 mg/d
		KI:	• AV-Block 3° (ausser bei Schrittmacherpatient)
			• Art. Hypotonie (SBD < 90 mmHg)
			• Signifikante Sinusbradykardie (< 50/min)
			• CAVE bei:
			- Akuter Hepatitis
			- Dysthyreose
			- Interstitieller Pneumopathie

Tabelle 1: Dosierungen der Antiarrhythmika zur Kardioversion bei Vorhofflimmern ≤ 7 Tage Dauer.

Dauer des Vorhofflimmerns > 7 Tage: medikamentöse Kardioversion		
Antiarrhythmikum	**Adm.**	**Dosierung**
Flecainid	IV, PO	
Propafenon	IV, PO	
Ibutilid	IV	Siehe Tabelle 1, s. 110
Procainamid	IV	
Amiodaron	IV, PO	

Tabelle 2: Antiarrhythmikum zur Kardioversion bei Vorhofflimmern > 7 Tage Dauer (nach ≥ 3 Wo AK).

II. Herzfrequenzkontrolle und Vorhofflimmern

Allg:
- Ziel: Ventrikelfrequenz in Ruhe idealerweise < 80/min, unter Belastung < 115/min. Bei asymptomatischen Patienten ohne Tachykardiomyopathie kann auch eine Ruhefrequenz von < 110/min akzeptiert werden.

Ind:
- Asymptomatische und symptomatische Patienten
- Patienten, bei welchen das Beibehalten eines Sinusrhythmus wenig wahrscheinlich ist oder bei denen kein Vorteil zu erwarten ist.

Vorg:
- Monotherapie der ersten Wahl (*first line*): [B]
  - **Betablocker** (β1-kardioselektiv), siehe Tabelle 3, unten
  - **Diltiazem**§ oder **Verapamil**§. CAVE: AV-Block-Risiko in Kombinationstherapie mit BB!
  - **Digoxin**§ (**IV** oder PO) ist v.a. bei systolischer Herzinsuffizienz und VHFli. indiziert.
- 2. Wahl: Kombinationstherapie der *First-line*-Medikamente (CAVE: Bradykardie!)
- 3. Wahl: Amiodaron**
- 4. Wahl: Amiodaron** + *First-line*-Medikament
- 5. Wahl: Radiofrequenzablation des AV-Knotens + Schrittmacher-Implantation

Bsp:

Frequenzkontrolle	Adm.	Dosierung - Bemerkungen	
Betablocker (selektive β1-BB)			
Esmolol§	IV	Dos:	• 0.5 mg/kg **IV** in 1 min, je nach Klinik wiederholen, dann Perfusor 5-15 mg/h **IV** (0.05-0.2 mg/kg/min)
		Bem:	• Esmolol hat eine kurze HWZ von ca. 9 min
Metoprolol§	IV	Dos:	• 2.5-5 mg **IV** in 1-2 min, bei Bedarf alle 15 min wiederholen (max. 3x → Totaldosis: 15 mg **IV**)
	PO	Dos:	• 25-200 mg/d PO
Atenolol§	PO	Dos:	• 50-100 mg/d PO
Kalziumantagonist			
Diltiazem§	IV	Dos:	• 25 mg **IV** (0.25 mg/kg) in 2 min, bei Bedarf nach 15 min wiederholen: 0.35 mg/kg; dann Perfusor 5-15 mg/h **IV**
	PO	Dos:	• 120-360 mg/d PO
Verapamil§	IV	Dos:	• 5-10 mg **IV** in 2-3 min (0.075-0.15 mg/kg), je nach Klinik kann der Bolus nach 30 min wiederholt werden, dann Perfusor 3.0-7.0 mg/h **IV**
	PO	Dos:	• 120-480 mg/d PO
Digitalis			
Digoxin§	IV oder PO	Dos:	• **IV**: 0.25 mg **IV** (langsam oder Kurzinfusion, z.B. über 15 min) bei Bedarf 2-stündlich (je nach Ventrikelfrequenz). Maximaldosis 1.5 mg/24 h • PO: 0.25 mg PO alle 2 h (max. 1.5 mg/d)
	PO	Dos:	• Erhaltungsdosis: 0.125-0.25 mg/d PO
Antiarrhythmikum der Klasse III: Amiodaron			
Amiodaron**	IV, PO	Dos:	• Siehe Tabelle 1, s. 110

Tabelle 3: Herzfrequenzkontrolle bei VHFli. ohne Aufrechterhalten eines SR (sog. «Frequenzkontrolle»).

§ Voraussetzung: KEIN akzessorisches Bündel vorhanden!

** Unter Amiodaron kann es zu einer Kardioversion kommen! Daher müssen alle Patienten, welche Amiodaron erhalten, vorher ≥ 3 Wo therapeutisch antikoaguliert werden oder, alternativ, vorher sich einer TEE unterziehen um linksatriale Thromben auszuschliessen, welche eine Kardioversion kontraindizieren würden!

III. Thromboembolie Prophylaxe

Allg:
- Ziel: Reduktion der thromboembolischen Ereignisse (z.B. Hirnschlag).
- Das Risiko einer signifikanten Blutung beträgt:
  - unter Vitamin K-Antagonisten (z.B. Phenprocoumon, Acenocoumarol)......**3.4 %/Jahr**
  - unter NOACS (z.B. Dabigatran, Rivaroxaban, Apixaban, Edoxaban) ....**2.9 %/Jahr**
  - nach Vorhofohrverschluss (unter ASPIRIN langfristig + Clopido. 4 Mt.) **0.7%/Jahr**

IV. Richtlinien zur Antikoagulation bei Vorhofflimmern

Allg:
- Der Beginn eines VHFli. ist nicht immer einfach zu eruieren. Im Zweifelsfall soll die Arrhythmiedauer **> 48 h** angenommen werden und es gelten somit die Empfehlungen der therapeutischen Antikoagulation ($\geq$ 3 Wochen vor einer Kardioversion). Ausnahmen: a) Hämodynamische Instabilität oder b) TEE vor der KV (Fehlen von Thromben).
- Die Strategie der Antikoagulation einer medikamentösen oder elektrischen KV ist dieselbe.
- Unter VKA, Ziel-INR: 2-3; bei mechan. Mitralklappen > 2.5, während $\geq$ 3 Wo (ad. Konsil).

Für die PRAXIS:
- Der CHA2DS2 VASc Score ist zur Bestimmung des Hirnschlagrisikos im Verlauf der Krankheit hilfreich. Der CHA2DS2 VASc Score gilt nur für das nicht-valvuläre VHFli. Bei rheumatischem VHFli. aufgrund einer Mitralstenose oder eines schweren Klappenfehlers, der eine Klappenoperation zur Folge hat, sollte i.d.R. immer oral anti-koaguliert werden. <u>Ausnahme</u>: Dauer des VHFli. $\leq$ **48 h** und ein CHA2DS2 VASc Score von 0 Punkten. Hier kann auf eine Antikoagulation verzichtet werden.
- Nach der KV des VHFli. soll die Antikoagulation während 4 Wo weitergeführt werden!
- Bei hämodynamischer Instabilität (z.B. akutes Koronarsyndrom, Schock, Lungen-ödem), darf die Antikoagulation in keinem Fall die Kardioversion verzögern!

Antithrombotische Therapie des nicht-valvulären Vorhofflimmerns unter Berücksichtigung des CHA2DS2 VASc Score (CVS) S. 113

Stratifikation der Risikofaktoren (Definition der RF siehe unten)	CVS	Empfohlene Thromboembolie Prophylaxe
■ **1 Hochrisikofaktor** oder: ■ **$\geq$ 2 Nicht-Hochrisikofaktoren, aber klinisch signifikant**	$\geq$ 2	$\rightarrow$ OAK (siehe «**Für die PRAXIS**» unten): - NOACS: ■ Direkte Thrombinhemmer (z.B. Dabigatran); ■ Faktor Xa Hemmer (z.B. Rivaroxaban, Apixaban, Edoxaban) - VKA
■ **1 Nicht-Hochrisikofaktor, aber klinisch signifikant** (weibliches Geschlecht allein zählt nicht als RF, nur in Kombination mit einem weiteren RF)	1	$\rightarrow$ Erste Wahl: OAK (NOACS oder VKA) $\rightarrow$ Alternativen: ■ Keine Blutverdünnung ■ ASPIRIN® 100 mg/d + Clopidogrel 75 mg/d
■ **Kein thromboembolischer RF**	0	$\rightarrow$ Keine antithrombotische Therapie

Tabelle 4: Antithrombotische Therapie des VHFli. bez. auf das CHA2DS2 VASc Score (CVS). [Eur Heart J 2012;33:2719]. VKA = Vitamin K-Antagonisten, NOACS = Neue orale Antikoagulanzien

Für die PRAXIS:
- **NOACS** (z.B. Dabigatran, Rivaroxaban, Apixaban; Edoxaban ist in der CH noch nicht zugelassen) werden aufgrund der gleichen bis verbesserten Wirkung und des geringeren Risikos an Hirnblutungen gegenüber **der OAK** mit **VKA** (Acenocoumarol, Phenprocoumon) bevorzugt.
- <u>CAVE</u>: NOACS sind bei CrCl < 30mL/min (für Apixaban < 25 mL/min) und bei valvulärem VHFli. bzw. mechanischen Herzklappen kontraindiziert!

Thromboembolische Risikofaktoren bezügl. Hirnschlag bei nicht-valvulärem VHFli.

Hochrisikofaktoren
- Anamnestischer Hirnschlag/TIA
- Anamnestische systemische Embolie
- Alter $\geq$ 75 Jahre

Nicht-Hochrisikofaktoren, aber klinisch signifikant
- Herzinsuffizienz
- AHT
- Weibl. Geschlecht
- Mittelschwere/schwere LV-Dysfunktion (z.B. LVEF $\leq$ 40 %)
- Diabetes mellitus
- 65-75 Jahre
- Vaskulopathie (anamnestischer Myokardinfarkt, PAVK, aortale Plaque(s))

Tabelle 4a: Thromboembolische RF bez. Hirnschlag bei nicht-valvulärem VHFli. [Eur Heart J 2010;31:2369]

Thromboembolisches Risiko nach CHADS2 Score

Allg: • Das thromboembolische Risiko kann durch den **CHADS2** Score evaluiert werden.
- CHADS2 = **C**ongestive heart failure, **H**ypertension, **A**ge, **D**iabetes, **S**troke.
- Das «2» im Score entspricht «2 Punkten», welche dem «Stroke» zugeordnet werden.
- Dieser Score gibt Auskunft über das CVI-Risiko für 100 Patientenjahre.

CHADS2 Score - Thromboembolische Risikostratifikation
Herzinsuffizienz ....1 Punkt
Art. Hypertonie ....1 Punkt
Alter > 75 Jahre ....1 Punkt
Diabetes mellitus ....1 Punkt
Hirnschlag (CVI/TIA).................2 Punkte
CHADS2 Score .... Total Punkte

Tabelle 5: CHADS2 Score. [JAMA 2001;285;2864]

Hirnschlagrisiko pro 100 Personenjahre			
CHADS2 Score	Keine Antikoagulation	CHADS2 Score	Keine Antikoagulation
0	1.9	4	8.5
1	2.8	5	12.5
2	4.0	6	18.2
3	5.9		

Tabelle 5a: CHADS2 Score und Hirnschlagrisiko bei Vorhofflimmern.

CHA2DS2 VASc Score

Allg: • Das thromboembolische Risiko, errechnet mittels **CHA2DS2 VASc Score** ist im niedrigen Risikobereich besser als dasjenige, welches mit dem CHADS Score bestimmt wird.
- **C**HA2DS2 VASc = *Congestive heart failure or LV dysfunction*
- C**H**A2DS2 VASc = *Hypertension*
- CH**A2**DS2 VASc = *Age ≥ 75 years* («2» bedeutet 2 Punkte)
- CHA2**D**S2 VASc = *Diabetes*
- CHA2D**S2** VASc = *Stroke/TIA/thrombo-embolism* («2» bedeutet 2 Punkte)
- CHA2DS2 **V**ASc = *Vascular disease***
- CHA2DS2 V**A**Sc = *Age 65-75 years*
- CHA2DS2 VA**Sc** = *Sex category (female sex)*

** *Vascular disease = Prior myocardial infarction, peripheral artery disease, aortic plaque.*
TIA = Transient ischaemic attack

CHA2DS2 VASc Score (max. 9 Punkte)		
Risikofaktoren		**Punkte**
▪ Herzinsuffizienz oder: ▪ Mittelschwere bis schwere LV-Dysfunktion (z.B. LVEF ≤ 40 %)		1
▪ Art. Hypertonie		1
▪ Alter	< 65 Jahre 65-75 Jahre ≥ 75 Jahre	0 1 2
▪ Diabetes mellitus		1
▪ TIA/Hirnschlag oder systemische Thromboembolie		2
▪ Vaskulopathie: anamnestischer Myokardinfarkt, PAVK, aortale Plaque(s)		1
▪ Geschlecht	Frau | Mann	♀ 1 | ♂ 0

Tabelle 6: CHA2DS2 VASc Score. [Eur Heart J 2010;31:2369]

CHA2DS2 VASc Score	CVI-Risiko	CHA2DS2 VASc Score	CVI-Risiko
0	0 %	5	6.7 %
1	1.3 %	6	9.8 %
2	2.2 %	7	9.6 %
3	3.2 %	8	6.7 %
4	4.0 %	9	15.2 %

Tabelle 6a: CHA2DS2 VASc Score und Hirnschlagrisiko (n = 7329 Patienten).

Syn: • BOUVERET Tachykardie; *Atrioventricular nodal re-entry tachycardia*
Allg: • Bei der AVNRT sind der AV-Knoten und das perinodale Gewebe beteiligt.
    • Eine AVNRT existiert nur dann, wenn 2 anatomisch verschiedene Überleitungssysteme vorhanden sind: **1. Schnelle Leitung (SL) und 2. Langsame Leitung (LL)**.
    • Bei der AVNRT existiert **kein akzessorisches Bündel** (im Gegensatz zur AVRT)!
    • Der Beginn und das Ende der AVNRT sind **paroxysmal**.
    • Frauen > Männer
    • Der Ventrikel gehört nicht zum Reentry-Zyklus (im Gegensatz zur AVRT).
Klin: • Palpitationen (auch im Hals spürbar), Schwindelgefühl, Lipothymie, Polyurie
Klas: I. **Typische AVNRT («langsam-schnell»)**; 90 % der AVNRT
    - Die Erregung geht vom Atrium über eine langsame Leitung (LL) in den AV-Knoten und steigt von dort über die schnelle Leitung (SL) wieder in das Atrium hoch.
    - Die Ventrikel werden über das HIS-Bündel erregt. Der Ventrikel selbst ist nicht Teil des Reentry. Es resultiert ein kurzes RP'-Intervall.

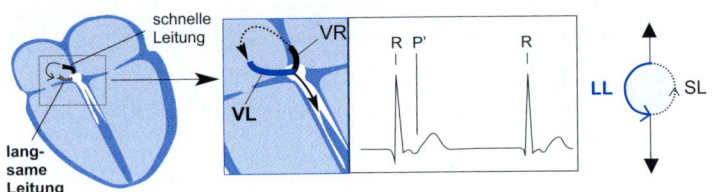

Schema 1: Typische AVNRT («langsam-schnell»); RP' < P'R.

II. Atypische AVNRT («schnell-langsam»)
    - Seltenere Form (< 10 % der AVNRT)
    - Die Erregung geschieht in umgekehrter Richtung als bei der typischen Form.

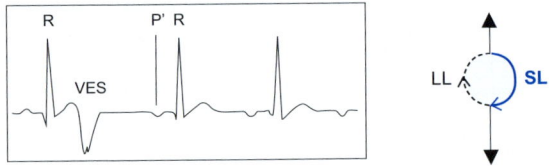

Schema 2: Atypische AVNRT («schnell-langsam»); RP' > P'R.

EKG: • Ventrikelfrequenz 140-250/min
    • P-Wellen:
      - Sind immer retrograd (werden daher «P'» genannt)
      - Manchmal unsichtbar (in den QRS-Komplexen «versteckt»)
      - Manchmal sichtbar am Ende der QRS-Komplexe (siehe Schema 1)
      - In den Inferiorableitungen (DII, DIII, aVF), wenn sichtbar, sind die P' immer negativ
    • Morphologie der P'-Wellen:
      - Im Inferiorgebiet (DII, DIII, aVF):....Pseudo S-Zacken
      - In V1: ....Pseudo R-Zacken
    • RP'-Intervall:
      - Typische AVNRT: RP' < P'R
      - Atypische AVNRT: RP' > P'R

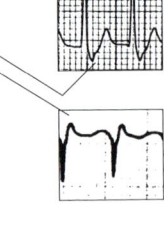

Prog: • Die Prognose ist i.d.R. gut und verlangt nicht immer eine Therapie.
Th: ■ **Akutphase**
    1. Vagale Manöver → S. 120
    2. Evtl. Adenosin **IV** → S. 95
   ■ **Anfallsprophylaxe**
    1. Radiofrequenzablation (kurativ)
    2. Medikamentöse Therapie
      - 1. Wahl: Kalziumantagonist (Verapamil oder Diltiazem) oder Betablocker
      - 2. Wahl: Flecainid*, Propafenon*
   ■ ***Pill in the pocket***
    • In seltenen Fällen indiziert [IB] → ad. Kardio-Konsil

---

* Relative KI von Propafenon und Flecainid: KHK, LVEF < 30 %, andere signifikante Kardiopathien

E. AV-Reentry Tachykardie bei akzessorischem Bündel (AVRT)

Syn: • AVRT = *Atrioventricular re-entry tachycardia*

Allg: • Die AVRT ist induziert durch ein **akzessorisches Bündel** das i.d.R. fähig ist, in beiden Richtungen zu leiten, d.h.: anterograd und retrograd.
- • Die akzessorischen Bündel, die ausschliesslich anterograd leiten, sind selten. Hingegen sind akzessorische Bündel, die ausschliesslich retrograd leiten, häufig (es handelt sich hier um ein «verstecktes» akzessorisches Bündel bei AVRT mit ausschliesslich orthodromer Reizleitung). Somit gibt es folgende 2 Nomenklaturen:
  - **Orthodrome** versus **antidrome AVRT**
  - **Retrograde** versus **anterograde Reizleitung des akzessorischen Bündels**
- • Unter den Patienten mit einem **WPW Syndrom** ist die AVRT die häufigst beobachtete Arrhythmieform (ca. 95 % der Reentry Tachykardien). Unter diesen wiederum werden am meisten die orthodromen AVRT (d.h. ohne Präexzitation; QRS < 120 ms) beobachtet.
- • Das akzessorische Bündel leitet i.d.R. schneller, als die normale Überleitungsbahn.

Klas: **1. Orthodrome AVRT** (häufig)
- Die Erregung der Ventrikel geht vom Vorhof durch den AV-Knoten, durchschreitet dann das Myokard mittels retrograder Reizleitung des akzessorischen Bündels (siehe Schema 3). Der Ventrikel ist integrierter Bestandteil dieses Reentry Mechanismus.

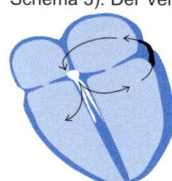

Schema 3: Orthodrome AVRT. Die Pfeile zeigen das Reentry «AV-Knoten - Ventrikel».

Für die PRAXIS:
- • Die orthodrome AVRT ist eine häufige Arrhythmieform!
- • Die Ventrikel werden bei der orthodromen AVRT nie präexzitiert!
- • QRS-Komplexe sind IMMER schmal (Ausnahme: gleichzeitiger Schenkelblock)

2. Antidrome AVRT, siehe «manifestes WPW-Syndrom», S. 116
- Erregung in umgekehrter Richtung im Vergleich zur orthodromen AVRT.
  Für die PRAXIS:
  - • Die Ventrikel werden bei der antidromen AVRT immer präexzitiert!
  - • QRS-Komplexe sind IMMER breit!

EKG: **1. Orthodrome AVRT**
- • Schmale QRS-Komplexe (oder Breitkomplexe bei gleichzeitigem Schenkelblock). Keine Delta-Wellen (die Ventrikel werden NIE präexzitiert)
- • P'-Wellen
  - Die P'-Wellen sind immer retrograd; das RP'-Intervall ist immer kurz.
  - Sie sind entweder sichtbar (in der ST-Strecke oder in der T-Welle) oder unsichtbar.
- • Ventrikelfrequenz: *150-250/min*

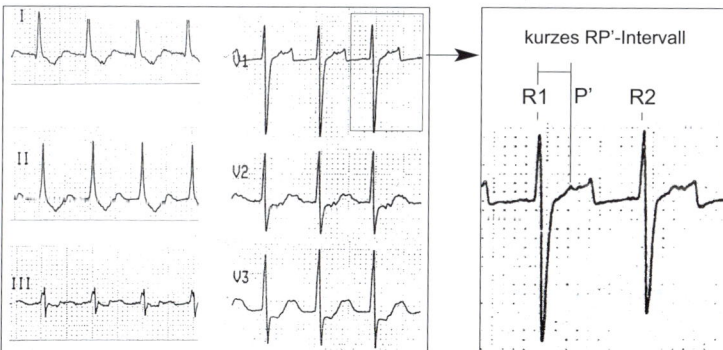

EKG: Orthodrome AVRT: schmale QRS, keine Delta-Wellen, P' (retrograd) zu Beginn der T-Welle.

2. Antidrome AVRT, siehe manifestes WPW-Syndrom, S. 116

Th: I. Orthodrome AVRT, siehe Algorithmus «Schmalkomplextachykardie», S. 95 + Kardio-Konsil
II. Antidrome AVRT, siehe Algorithmus «Präexzitationssyndrom», S. 118 + Kardio-Konsil

Präexzitationssyndrome [I45.6]

Allg: • Die Präexzitationssyndrome umfassen kongenitale Anomalien der AV-Überleitung im Zusammenhang mit schnell leitenden akzessorischen Reizleitungsbahnen, welche es den supraventikulären Erregungen erlauben, den Ventrikel frühzeitig zu aktivieren, indem die normale Reizleitungsbahn umgangen wird.
• Die häufigste Form eines Präexzitationssyndroms ist das **WOLFF-PARKINSON-WHITE-Syndrom (WPW)**. Das Präexzitationssyndrom kann in jedem Alter manifest werden.
• Beim WPW entspricht das akzessorische Bündel den Reizleitungsbahnen, die vom Atrium in den Ventrikel überleiten (= KENT-Bündel).
• Die Präexzitation des Ventrikels widerspiegelt sich im Oberflächen-EKG mit Delta-Welle und breiten QRS-Komplexen.
• Prävalenz einer Präexzitation:
  - 1.5-3/1'000 Personen (leicht erhöht bei Verwandten 1.°). Das WPW-Syndrom ist deutlich seltener, aber klinisch wichtiger.

Bem: ▪ **Akzessorische Bündel**
  - Ein akzessorisches Bündel kann eine bidirektionelle Reizleitung aufweisen (anterograd und retrograd) und kann in folgenden Arrhythmien involviert sein:
    -- Reentry Tachykardien (orthodrom oder antidrom)
    -- Tachykardien ohne Reentry (Vorhofflimmern, Vorhofflattern oder atriale Tachykardien mit schneller ventrikulärer Antwort infolge anterograder Reizleitung durch akzessorische Bündel).
  - Ein akzessorisches Bündel kann auch «versteckt» sein, d.h. mit ausschliesslich retrograder Reizleitung (ohne Delta Welle). In diesem Fall kommt es bei Vorhofflimmern, -flattern oder atrialer Tachykardie nicht zu einer schnellen Überleitung auf die Ventrikel.

WOLFF-PARKINSON-WHITE-Syndrom (WPW) [I45.6]

Allg: • Das WPW-Syndrom mit manifester SVT kann folgende Arrhythmieformen zeigen:
  - WPW in Form einer AVRT (S. 115) ....80 % der Fälle
  - WPW in Form von Vorhofflimmern oder -flattern ....20 % der Fälle
  Beide dieser Formen können beim gleichen Patienten auftreten.
• **WPW und Sekundenherztod**
  - Tritt bei ca. 0.2 % der Patienten innerhalb von 3-10 Jahren auf. Dies geschieht v.a. beim Übergang in ein VHFli.
  - Die Ventrikelfrequenz kann dadurch stark ansteigen und in eine VF übergehen!

Bsp: ▪ **WPW bei orthodromer AVRT** (häufig; Ventrikel sind nicht präexzitiert)
  EKG: • Schmale QRS (Ausnahme: gleichzeitiger Schenkelblock). Keine Delta-Wellen.
  Bem: • Das Oberflächen-EKG kann von einer AVNRT nicht unterschieden werden.
▪ **WPW bei antidromer AVRT** (selten, die Ventrikel sind max. präexzitiert)
  Allg: • Die Ventrikel werden durch das akzessorische Bündel präexzitiert.
  EKG: • Kurzes PR-Intervall (< 120 ms)
      • Breite QRS-Komplexe (≥ 120 ms) wegen der Delta-Welle
      • Delta-Welle (Dauer 30-50 ms), aber nicht immer sichtbar
  Bem: • Die Delta-Welle ist keine P-Welle, aber sie entspricht:
      a) der Fusion der normalen Reizleitung mit derjenigen des akzess. Bündels
      b) der frühzeitigen Depolarisation der Ventrikel (= Präexzitation)
      • Die Morphologie der Delta-Welle erlaubt Rückschlüsse auf die Lokalisierung des akzessorischen Bündels.

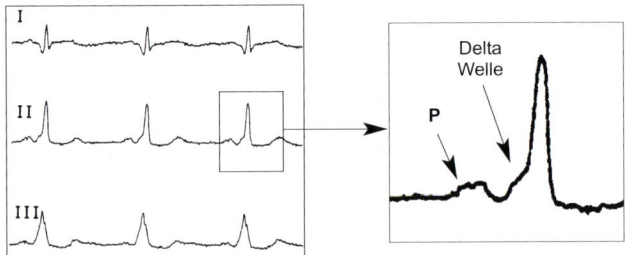

EKG: WPW-Syndrom im Sinusrhythmus (breite QRS-komplexe und Delta Welle).

- **WPW mit Vorhofflimmern**
  - Allg: • Diese Konstellation ist gefährlich: Risiko von VT, VF und Sekundenherztod!
  - EKG: • Beispiel eines WPW mit Vorhoflimmern

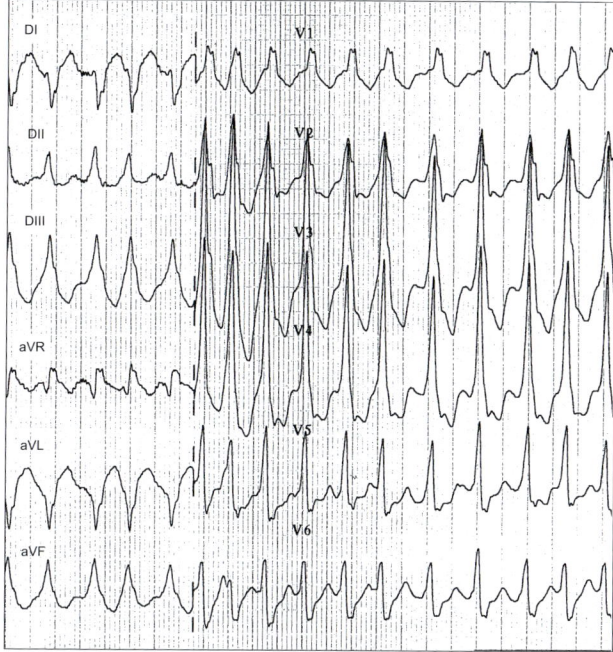

EKG: Tachykardes VHFli. bei einer Patientin mit WPW-Syndrom (DD: ventrikuläre Fibrillation).

Für die PRAXIS:
Hinweis bei Patienten mit Tachykardie, die durch ein akzessorisches Bündel anterograd leitet (d.h.: breite QRS-Komplexe mit präexzitierten Ventrikeln)

- Wenn bei diesen Patienten Medikamente verabreicht werden, welche den AV-Knoten verlangsamen oder blockieren (ohne die akzessorischen Bündel zu beeinflussen), besteht das Risiko eines Vorhofflimmerns, welches sehr schnell auf die Ventrikel übergeleitet werden kann. Dies kann maligne Arrhythmien auslösen (VT, VF, Sekundenherztod).

  Deswegen dürfen folgende Substanzen **NICHT VERABREICHT WERDEN**:
  - Adenosin KRENOSIN®
  - Betablocker
  - Verapamil
  - Diltiazem

- Antiarrhythmika, die auf die akzessorischen Bündel Einfluss haben, sind vorzuziehen:
  - **Amiodaron**
  - **Ibutilid*** (QT ↑ mit Risiko einer Torsade de pointes)
  - **Flecainid***
  - **Procainamid*** (in der CH nicht erhältlich)

- Die **vagalen Manöver** sind in dieser Situation auch **nicht indiziert**, denn sie beeinflussen die akzessorischen Bündel nicht, verlangsamen/blockieren aber den AV-Knoten. Dies verstärkt die Reizleitung der akzessorischen Bündel!

* Ibutilid, Flecainid und Procainamid sind bei struktureller Kardiopathie kontraindiziert (d.h. bei LVEF < 30 %, KHK, andere strukturelle Anomalien), denn es besteht das Risiko einer malignen Arrhythmie!

Th: **1. Akute Tachykardie bei WPW-Syndrom**

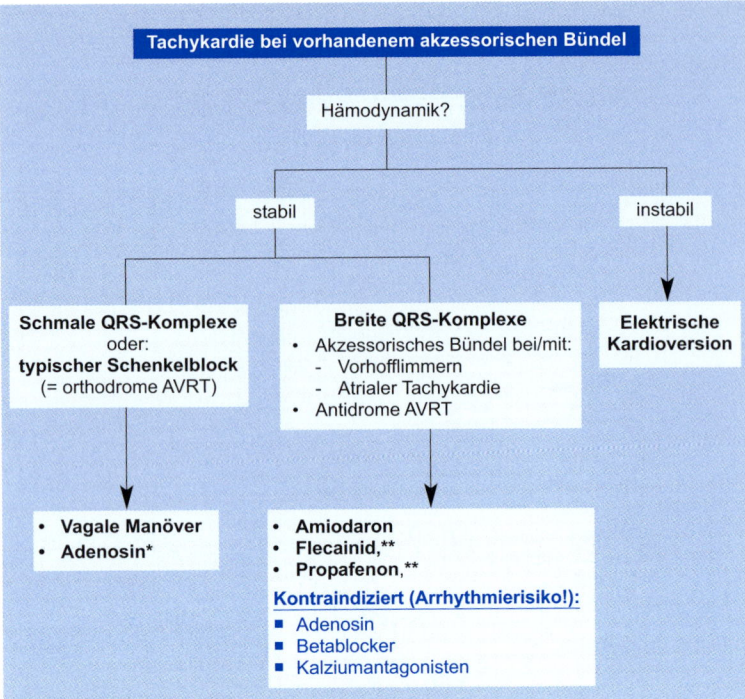

Algorithmus: Präexzitationssyndrom bei akuter Tachykardie.
[Angepasst nach: Eur Heart J 2003; October: 1-62]

2. Langzeittherapie bei Tachykardien mit akzessorischem Bündel
- **Symptomatisches aber gut toleriertes Präexzitationssyndrom**
  - Radiofrequenzablation
  - Flecainid**
  - Propafenon**
  - Amiodaron, Sotalol, Betablocker
- **Präexzitationssyndrom mit tachykardem oder schlecht toleriertem VHFli.**
  - Radiofrequenzablation [IB]
- **Schlecht tolerierte Reentry AV-Tachykardie (AVRT)**
  - Radiofrequenzablation
  - Flecainid**
  - Propafenon**
  - Amiodaron
  - Sotalol
- **Asymptomatisches Präexzitationssyndrom**
  - Ad. Kardio-Konsil: Radiofrequenzablation diskutieren

Bem: • Jeder Patient mit einem ventrikulären Präexzitationssyndrom benötigt ein Kardio-Konsil!

---

* CAVE: Adenosin muss mit Vorsicht eingesetzt werden, denn es kann das Auftreten eines Vorhofflimmerns begünstigen und als mögliche Konsequenz, eine schnelle Überleitung auf die Ventrikel über anterograd leitende akzessorische Bündel haben!

** Kontraindikation von Propafenon, Flecainid und Ibutilid:
  - KHK
  - LVEF < 30 %
  - Andere signifikante Kardiopathien

AVRT = AV-Reentry Tachykardie (*AV re-entry tachycardia*)

Blutungsrisiko unter antithrombotischer Therapie

Allg:
- Das HAS-BLED bleeding risk score evaluiert des Blutungsrisikos.
- Interpretation
  - Ein HAS-BLED bleeding risk score ≥ **3** = hohes Blutungsrisiko.

Blutungsrisiko nach dem HAS-BLED bleeding risk score		
	Klinik	**Punkte**
H	▪ **H**ypertonie (arteriell)	1
A	▪ Niereninsuffizienz (***A**bnormal renal function*)	1
	▪ Leberinsuffizienz (***A**bnormal hepatic function*)	1
S	▪ Hirnschlag (***S**troke*)	1
B	▪ Blutung (***B**leeding*)	1
L	▪ Labiler INR (***L**abile INRs*)	1
E	▪ Alter (***E**lderly*); z.B. > 65 Jahre	1
D	▪ **D**rogen	1
	▪ Alkoholabusus	1
Summe der Punkte (Score max. 9 Punkte)		

Tabelle 7: HAS-BLED bleeding risk score. [Angepasst nach: Eur Heart J 2010;31:2369]

Blutungsrisiko	Klinik	Empfehlungen der antithrombotischen Therapie
▪ **Niedriges Blutungsrisiko** oder: ▪ **Intermediäres Blutungsrisiko** (HAS-BLED 0-2)	Elektiv	▪ OAK + Clopidogrel* für 6 Mt., dann OAK Dauertherapie Alternativ: ▪ LAA-Verschluss und ASPIRIN®* + Clopidogrel* für 1-12 Mt., dann Dauertherapie mit ASPIRIN®*
	ACS	▪ OAK + Clopidogrel* für 9 Mt., dann: OAK Dauertherapie Alternativ: ▪ LAA-Verschluss und ASPIRIN®* + Clopidogrel* für 12 Mt., dann ASPIRIN®* Dauertherapie
▪ **Hohes Blutungsrisiko** (HAS-BLED ≥ 3)	Elektiv	▪ LAA-Verschluss und ASPIRIN®* + Clopidogrel* für 1-6 Mt., dann ASPIRIN®* Dauertherapie Alternativ: ▪ OAK + Clopidogrel* für 1-6 Mt., dann OAK Dauertherapie
	ACS	▪ LAA-Verschluss und ASPIRIN®* + Clopidogrel* für 12 Mt., dann ASPIRIN®* Dauertherapie Alternativ: ▪ OAK + Clopidogrel* für 9-12 Mt., dann OAK Dauertherapie

Tabelle 7a: Antithrombotische Therapie nach Koronarstent bei Vorhofflimmern.

* Dosierungen:
  - ASPIRIN® ......1x 100 mg/d PO
  - Clopidogrel ....1x 75 mg/d PO

ACS = Akutes Koronarsyndrom
BMS = Bare-metal stent (reiner Metallstent)
DES = Drug-eluting stent
OAK = Orale Antikoagulation
LAA-Verschluss = Verschluss des linken Vorhofohrs

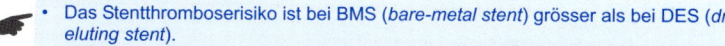

- Das Stentthromboserisiko ist bei BMS (*bare-metal stent*) grösser als bei DES (*drug-eluting stent*).
- Stentthrombosen und ischämische Ereignisse sind am häufigsten während der ersten 12 Monate nach der Stenteinlage.

Vagale Manöver

Allg: • Die vagalen Manöver stimulieren den Parasympathikus, welcher Acethylcholin freisetzt. Der Sinusknoten (SK) und der AV-Knoten reagieren stark auf Acethylcholin, welches den SK verlangsamt und den AV-Knoten hemmt oder blockiert.

Ind: • Grundsätzlich können alle Tachykardien, welche den AV-Knoten als Substrat beinhalten, mit vagalen Manövern gebremst werden:
- AVNRT, AVRT, unklare Schmalkomplextachykardien

Für die PRAXIS:
• Bei Unterbrechung einer Tachykardie mit vagalen Manövern oder medikamentös (Verapamil, Adenosin) werden oft mehr oder weniger lang dauernde Pausen, mehrere VES, SVES, VHFli. oder nicht anhaltende ventrikuläre Tachykardien (< 30 sek) beobachtet → **ein kontinuierliches EKG-Monitoring ist zwingend!**
• Vagale Manöver dürfen bei Breitkomplextachykardien und bekanntem WPW-Syndrom <u>nicht</u> durchgeführt werden.
• Es darf kein Druck auf den **Globus oculi** ausgeübt werden, da diese Art von Vagusstimulation wenig erfolgreich ist und zudem eine Netzhautablösung induzieren kann!
• Patienten, die auf die Vagusstimulation reagieren, sprechen gut auf AV-Knoten hemmende Medikamente an, wie z.B. Verapamil, Diltiazem, Betablocker.

Bsp: ## 1. VALSALVA

Vorg: *Wie soll ein VALSALVA-Manöver durchgeführt werden?*
- Tiefe Inspiration, dann kräftige Betätigung der Exspirationsmuskeln und Bauchmuskulatur (pressen, z.B. wie beim Stuhlen, allenfalls kann zur Kontrolle die Hand auf das Abdomen des Patienten gelegt werden) während ca. 10 sek bei geschlossener Glottis.
- Dieses Manöver entspricht der intensivsten Vagusstimulation. Es soll v.a. bei älteren Patienten bevorzugt werden.

2. Karotisdruckversuch

Für die PRAXIS:
- NIE massieren bei Karotisstenose oder bei Karotisströmungsgeräusch!
- NIE beide Seiten gleichzeitig massieren.
- Die Massage soll auf der Seite beginnen, welche die nicht-dominante Hirnhälfte versorgt (**beim Rechtshänder rechts beginnen**).
- Der Karotisdruckversuch muss unter Rhythmusmonitoring stattfinden!
- Dauer der Kompression: **5-10 Sekunden**

Ind: • Patient über 40 Jahre mit unklarer Synkope (aber erst nach Durchführung der Grunduntersuchungen: Anamnese, Status, orthostatischer Test, EKG) [IB]
[Eur Heart J 2009; 30; 2631]

Vorg: 1. Der Patient soll darüber aufgeklärt werden, dass der Versuch maximal **5-10 Sekunden** dauert (soll nicht schmerzhaft sein, weil sonst der Sympathikotonus erhöht wird).
2. Immer mit leichtem Kompressionsdruck beginnen (hypersensitiver Karotissinus!)
- Der Druck auf die Karotis (oder Karotismassage) kann mit dem Daumen oder 2 Fingern, wie auf dem Schema illustriert, durchgeführt werden.
3. Danach soll die Karotis während ca. 5-10 Sekunden fest gegen die zervikalen Querfortsätze gedrückt werden.

<u>Interpretation:</u>
• Der Karotisdruckversuch ist «positiv», wenn eine Synkope eintritt bei einer Asystolie von > 3 sek und/oder einem Abfall des SBD von > 50 mmHg.

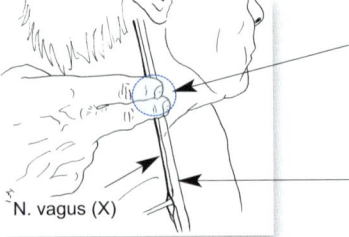

Karotissinus (befindet sich an der Bifurkation der A. carotis communis (ca. 2-3 Querfinger unterhalb des angulus mandibulae)

A. carotis communis dextra

N. vagus (X)

Schema: Karotisdruckversuch.

3. TRENDELENBURG Position

Vorg: • Die TRENDELENBURG Position (Patient liegt auf dem Rücken, die Beine hochgelagert) induziert eine Vagusstimulation durch Füllung des rechten Vorhofs.

4. Oro-pharyngealer Reflex

Vorg: • Der oro-pharyngeale Reflex kann durch das Erbrech- oder Husten-Manöver getestet werden:

I. Erbrechen
→ Der Erbrechstimulus kann mit einem Zungenspatel (Berührung der Rachenhinterwand und der Zungenbasis hinten beidseits) erzwungen werden.

II. Husten
→ Der Patient wird aufgefordert zu husten.

5. Eintauchen des Kopfes oder der Vorderarme in kaltes Wasser

Bem: • Verschiedene vagale Manöver können simultan durchgeführt werden. Sie wirken synergistisch; z.B. Beine hoch lagern (TRENDELENBURG) + VALSALVA.

Wirkung der vagalen Manöver auf die verschiedenen Arrhythmieformen	
■ **Sinustachykardie**	• Transitorische Verlangsamung der Herzfrequenz oder: • Keine Wirkung
■ **Atriale Tachykardie:** - Vorhofflattern - Fokale, multifokale AT	• Transitorische Verlangsamung der QRS-Frequenz (bei vorhandenem Block wird dieser verstärkt), selten Übergang in ein Vorhofflimmern. oder: • Keine Wirkung
■ **Vorhofflimmern**	• Transitorische Verlangsamung der Herzfrequenz oder: • Keine Wirkung
■ **AVNRT** und **AVRT**	• Anhalten der Tachykardie oder: • Keine Wirkung
■ **Präexzitationssyndrome**	• **Nicht indiziert!** • Die vagalen Manöver haben keinen Einfluss auf die akzessorischen Bündel, hingegen hemmen sie die Reizleitung im AV-Knoten. Dies kann zu einer verstärkten Reizleitung der Vorhöfe zu den Ventrikeln hervorrufen und somit maligne Arrhythmien verursachen (VT, VF).
■ **Ventrikuläre Tachykardie**	• Keine Wirkung (vagale Manöver sind nicht indiziert)

Tabelle: Vagale Manöver und Wirkung auf verschiedene Arrhythmieformen.

AVNRT AV node re-entry tachycardia
AVRT AV re-entry tachycardia
AT Atriale Tachykardie
VF Ventrikuläres Fibrillation

Auch wenn das vagale Manöver nicht therapeutisch ist, kann es infolge Frequenzverlangsamung eine diagnostische Hilfe bieten (bessere Analyse der «P»-Wellen möglich; Flatter-Wellen können evtl. sichtbar werden).
• **Bei Tachykardien mit breiten QRS-Komplexen**, die aber supraventrikulären Ursprungs sind (d.h. mit vorbestehendem Schenkelblock), kann durch vagale Manöver eine Frequenzverlangsamung erfolgen.
• **Bei ventrikulären Tachykardien** können die P-Wellen von den QRS-Komplexen dissoziiert werden. Das vagale Manöver beeinflusst aber die ventrikuläre Tachykardie nie.

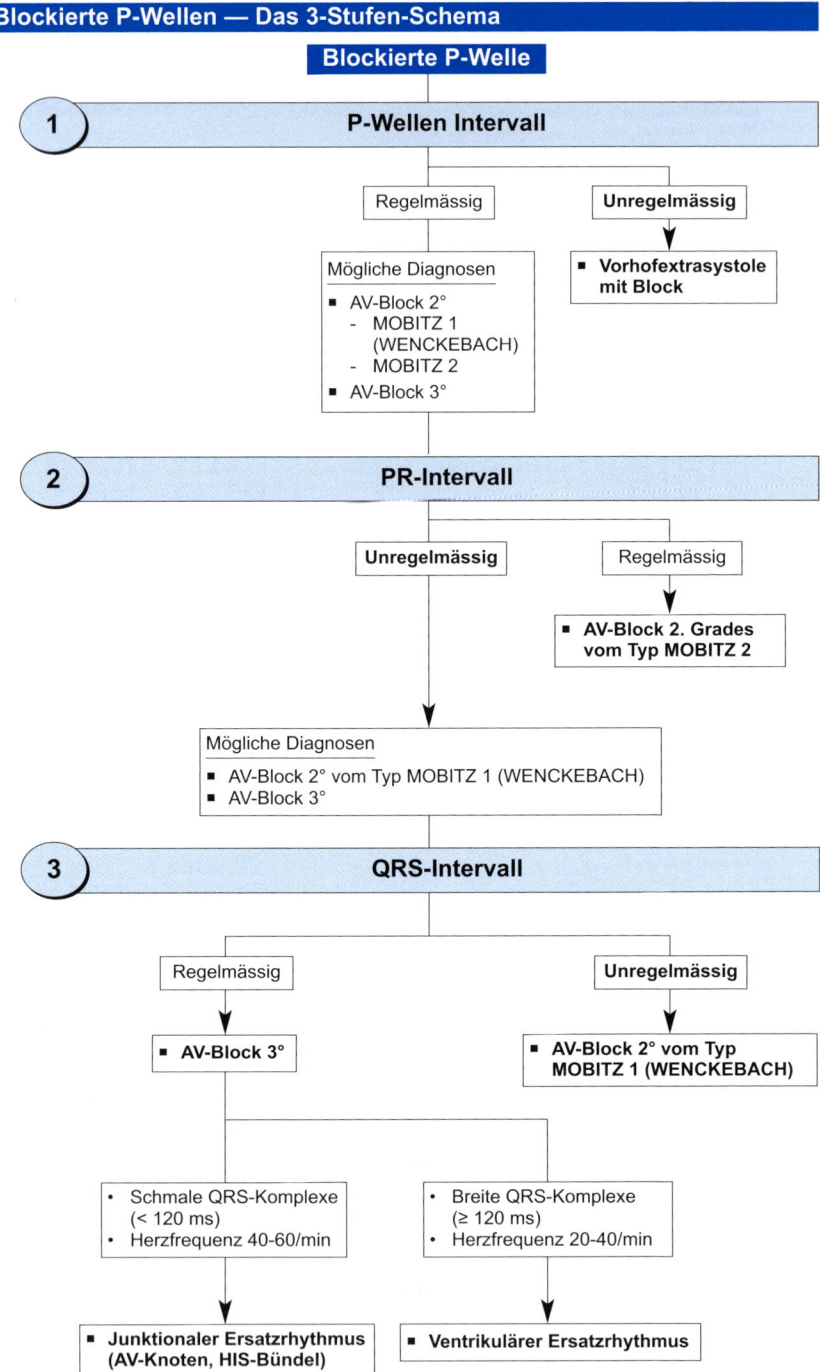

Algorithmus: Blockierte P-Wellen [Angepasst nach: Beaumont JL. Les arythmies cardiaques. Gaëtan morin éditeur 2006: p. 193]

AV-Blöcke [I44.3]

Allg:
- Bei AV-Blöcken ist die Lokalisations-Diagnostik essentiell. Je tiefer der Block im Reizleitungssystem liegt, desto gefährlicher ist er (Risiko eines kompletten AV-Blockes)!

Klas
- **AV-Block 1°**
- **AV-Block 2°**
  - Typ I: WENCKEBACH (auch «MOBITZ 1» genannt)
  - Typ II: MOBITZ 2
  - Typ: «2:1»
  - Typ: «höheren Grades»
- **AV-Block 3°**

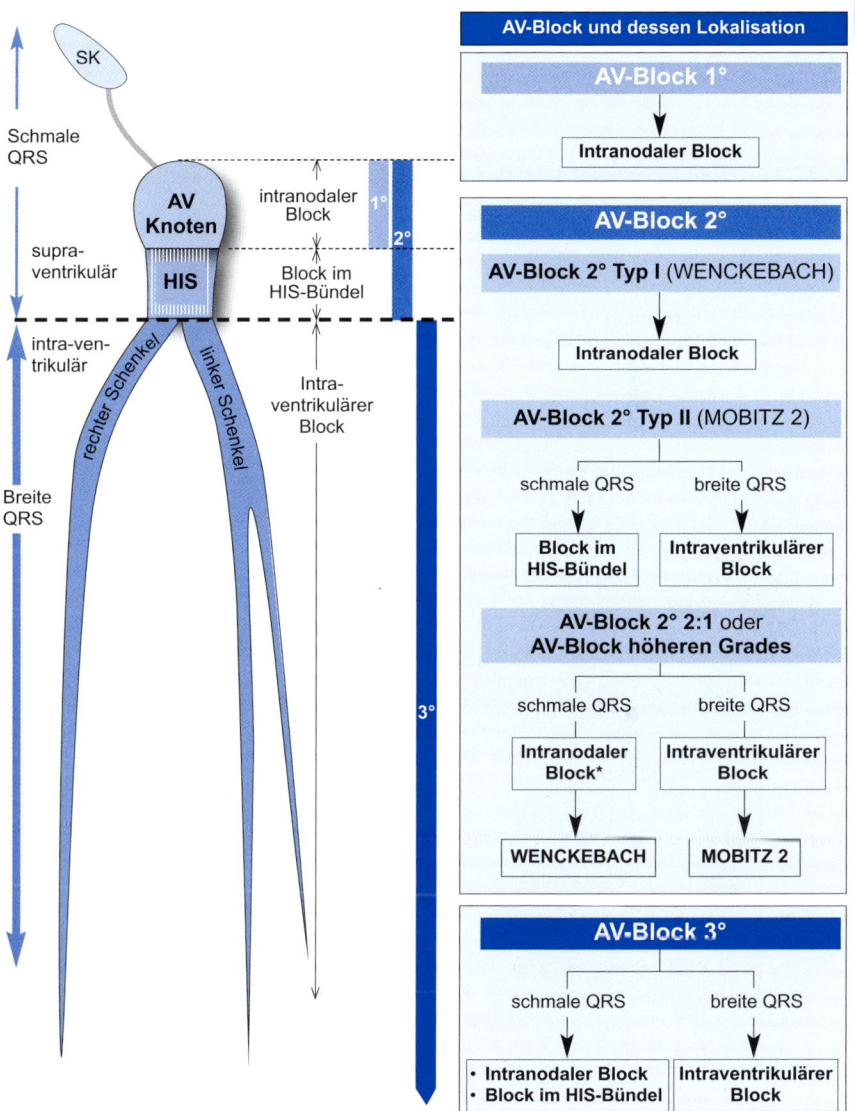

Schema: AV-Blöcke und deren Lokalisation.

In diesem Schema sind die intraventrikulären Reizleitungsstörungen nicht berücksichtigt (RSB oder LSB).

SK = Sinusknoten (fälschlicherweise kleiner als der AV-Knoten. Normalgrössen: SK 15 x 5 mm; AV-K 6 x 3 x 2 mm)

* Beim AV-Block 2:1 oder höheren Grades mit schmalen QRS, liegt der Block i.d.R. im AV-Knoten (selten im HIS-B.).

123

■ AV-Block 1° [I44.3]

EKG:
- Regelmässiger Rhythmus
- Der Ausdruck «Block» ist falsch, denn es handelt sich nicht um einen Block, sondern um eine Verlangsamung der Reizleitung im AV-Knoten.
- Jede P-Welle ist von einem QRS-Komplex gefolgt und alle PR-Intervalle sind konstant.
- **PR > 200 ms** (bis 600 ms möglich). Die P-Wellen können sich sogar in den vorhergegangenen T-Welle «verstecken».

ⓘ **Lokalisation der Verlangsamung der Reizleitung**: AV-Knoten

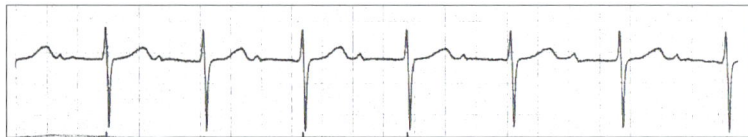

EKG (V2): Sinusrhythmus mit einem AV-Block 1° (PR = 280 ms)

■ AV-Block 2° [I44.3]

Klas:

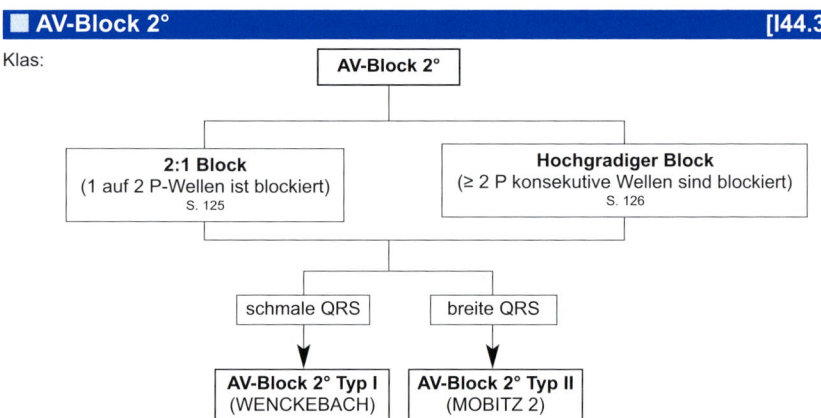

Schema (vereinfacht): AV-Block 2°.

■■ AV-Block 2° Typ I (WENCKEBACH oder MOBITZ 1)

EKG:
- Die untenstehenden Kriterien sind nicht immer vorhanden und deshalb nicht immer brauchbar, um die Diagnose eines WENCKEBACH zu stellen:
  - Unregelmässiger Ventrikelrhythmus (QRS in «gruppierten Schlägen»)
  - P-Wellen: vom Sinusknoten herkommend (selten ektopisch), regelmässig
  - PP-Intervall: konstant
  - PR-Intervall: progrediente Verlängerung bis dass eine P-Welle nicht mehr überleiten kann, dann wird von einer «blockierten P-Welle» gesprochen. Das PR-Intervall, welches der blockierten P-Welle folgt, ist kürzer als das PR-Intervall vor dem Block.
  - Der WENCKEBACH zeigt typischerweise eine progrediente Verkürzung der RR-Intervalle, bis die P-Welle blockiert wird.
  - Das RR-Intervall, welches die blockierte P-Welle enthält, ist kürzer als das Doppelte des kürzesten PP-Intervalls.
  - Der WENCKEBACH ist ein häufiges Blockbild und weniger gefährlich als der MOBITZ 2.

  ⓘ **Lokalisation des Blockes**: AV-Knoten (siehe Schema s. 123)

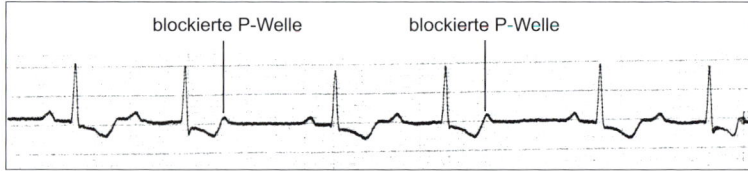

EKG (DI) : AV-Block 2° Typ I (WENCKEBACH); jede 3. P-Welle ist blockiert.

■■ AV-Block 2° Typ II (MOBITZ 2)

Allg: • Der AV-Block vom Typ MOBITZ 2 ist gefährlicher als der WENCKEBACH, denn der Block ist distaler im Reizleitungssystem gelege und kann daher leichter in einen AV-Block 3° übergehen!

EKG: ▪ Unregelmässiger Ventrikelrhythmus, manchmal bradykard
▪ Regelmässige P-Wellen (vom Sinusknoten herkommend oder ektopisch)
▪ Konstante PP-Intervalle
▪ Normales oder verlängertes PR-Intervall, aber IMMER konstant
▪ Vorhandensein einer P-Welle, welche nicht von einem QRS-Komplex gefolgt ist
▪ Das RR-Intervall, welches die P-Welle, enthält entspricht 2x dem basalen RR-Intervall
▪ Der MOBITZ 2 ist seltener als der WENCKEBACH, ist aber gefährlicher!
▪ Der MOBITZ 2 tritt oft mit einem Schenkelblock auf!

ⓘ **Lokalisation des Blockes** (siehe Schema s. 123):

a) Schmale QRS-Komplexe
• Dieser Block ist sehr selten.
• Der Block liegt im HIS-Bündel

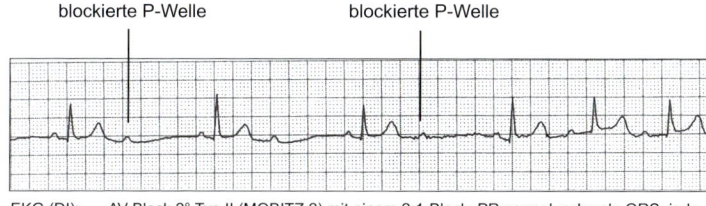

blockierte P-Welle   blockierte P-Welle

EKG (DI):   AV-Block 2° Typ II (MOBITZ 2) mit einem 2:1-Block. PR normal, schmale QRS, jede 2. P-Welle ist blockiert.

b) Breite QRS-Komplexe (d.h. mit Schenkelblock)
• Dieser Block ist häufiger (> ⅔ der MOBITZ 2 AV-Blöcke).
• Der Block liegt intraventrikulär (siehe Schema s. 123).

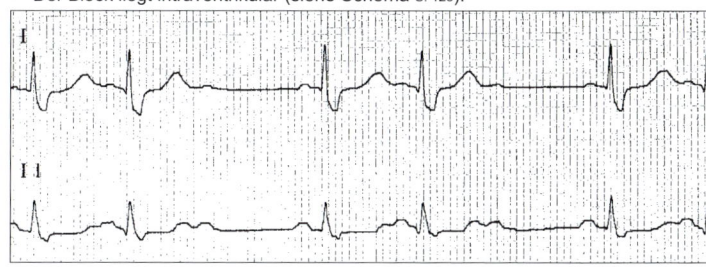

EKG (DI):   MOBITZ 2 mit 3:2 Block (3 P-Wellen und 2 QRS-Komplexe) mit Bild eines RSB (d.h. der linke Schenkel ist blockiert).

NOTIZEN

■■ AV-Block 2° vom Typ 2:1

ⓘ **Lokalisation des Blockes** (siehe Schema s. 123):
Der 2:1 AV-Block ist ein AV-Block 2° (Typ WENCKEBACH oder Typ MÖBITZ 2) dessen Ursprung nicht mit Sicherheit bestimmt werden kann, weil jede zweite P-Welle blockiert ist. Eine prolongierte EKG-Aufzeichnung (z.B. 24 h-EKG, Telemetrie) erlaubt es manchmal, zwischen diesen 2 Blöcken zu unterscheiden (Auftreten einer WENCKEBACH-Periode).
Trotzdem kann die **Wahrscheinlichkeit der Lokalisation** des Blockes, abhängig von der Breite der QRS-Komplexe, wie folgt angegeben werden:

a) Schmale QRS-Komplexe
  ⓘ **Lokalisation des Blockes** (siehe Schema s. 123):
    - Im AV-Knoten (häufig)
    oder:
    - Im HIS Bündel (selten)

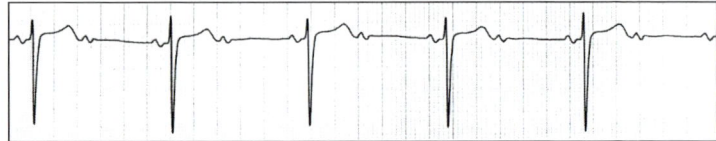

EKG: 2:1 AV-Block, normales PR-Intervall, schmale QRS-Komplexe.

b) Breite QRS-Komplexe (Schenkelblock)
  ⓘ **Mögliche Lokalisation des Blockes** (siehe Schema s. 123):
    - Intraventrikulär (häufig) im kontralateralen Schenkel bezügl. des sichtbaren Blockes auf dem EKG.
    oder:
    - Im AV-Knoten oder im HIS-Bündel, wobei eine intraventrikuläre Reizleitungsstörung vorhanden sein muss (assoziierter Schenkelblock)

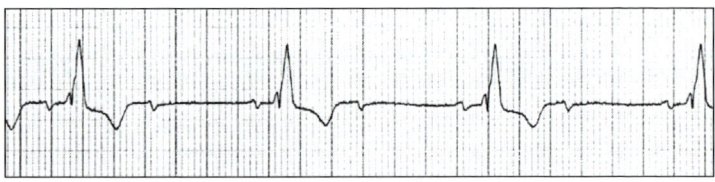

EKG: 2:1 AV-Block, verlängertes PR-Intervall, breite QRS-Komplexe.

Für die PRAXIS:
- **Wenn sich der 2:1 AV-Block im AV-Knoten befindet:**
  - wird die Überleitung durch Atropin und durch körperliche Aktivität verbessert,
  - ABER durch vagale Manöver verschlechtert.
- **Wenn der Block infranodal liegt,**
  - wird die Überleitung durch vagale Manöver verbessert,
  - ABER durch Atropin und körperliche Aktivität verschlechtert!

▪▪ AV-Block höheren Grades

Def: ▪ Vorhandensein von ≥ 2 aufeinanderfolgenden blockierten P-Wellen. Im Falle zweier konsekutiv blockierter Vorhofimpulse liegt ein 3:1 Block vor (Verhältnis P-Wellen zu QRS-Komplex = 3:1). Folgende Blöcke (fix oder variabel) sind möglich: 3:1, 4:1 etc.

Rem: Hier besteht das Risiko, einen AV-Block 3° zu entwickeln!

ⓘ **Lokalisation des Blockes** (siehe Schema s. 123):

a) Schmale QRS-Komplexe
→ Der Block liegt i.d.R. intranodal oder im HIS-Bündel.

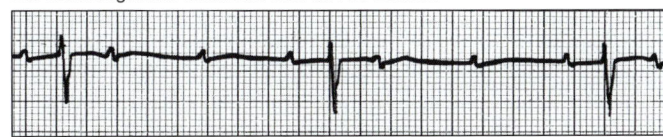

EKG (DI): AV-Block höheren Grades mit schmalen QRS-Komplexen. Hier 3:1-Block (d.h. 3 P-Wellen und 1 QRS-Komplex).

b) Breite QRS-Komplexe
→ Der Block liegt intraventrikulär (siehe Schema s. 123)

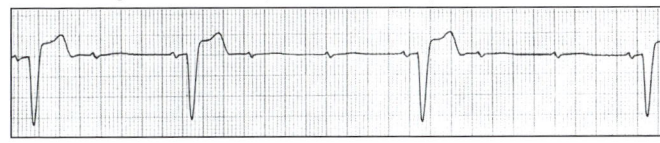

EKG (DI): AV-Block höheren Grades mit breiten QRS-Komplexen. Hier ebenfalls 3:1-Block (d.h. 3 P-Wellen und 1 QRS-Komplex).

■ AV-Block 3°   [I44.3]

Allg: **a) Schmale QRS-Komplexe**
- Es handelt sich um einen **supraventrikulären Rhythmus**
- HF ca. **40-60/min**
  ⓘ **Mögliche Lokalisationen des Blockes** (siehe Schema s. 123):
  - Im AV-Knoten
  - Im HIS-Bündel (selten)

b) Breite QRS-Komplexe
- Es handelt sich um einen **ventrikulären Rhythmus**
- HF ca. **20-40/min**
  ⓘ **Lokalisation des Blockes** (siehe Schema s. 123):
  - Intraventrikulär

EKG: ▪ Rhythmus: regelmässig und langsam
▪ Elektrische Dissoziation zwischen den Vorhöfen und den Ventrikeln
▪ Regelmässige P-Wellen, welche nicht übergeleitet werden.
▪ Die Anzahl P-Wellen ist grösser als die Anzahl QRS-Komplexe.
▪ Konstante PP- und RR-Intervalle
▪ Das PR-Intervall ist variabel
▪ Je höher die Ventrikelfrequenz, desto höher liegt der Ursprung des Ersatzrhythmus.

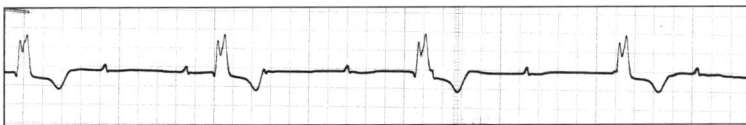

EKG (V1): AV-Block 3°. Vorhofrhythmus 70/min, Ventrikelfrequenz 30/min; Bild eines RSB (→ der linke Schenkel ist blockiert)

Atropin

Gal:
- ATROPIN® Amp 0.5 mg/mL, 1 mg/mL
- Atropin kann **IM, SC** oder **IV** verabreicht werden.

Allg:
- Atropin findet sich in der Pflanze *Atropa belladonna* (1 Beere enthält ca. 2 mg).
- HWZ: 3 h (2.2 - 5 h); beim Kind und älteren Patienten ist die HWZ länger.
- ☆ Schwangerschaft: die Gabe von Atropin ist möglich (Kategorie B).
- Eigenschaften

  a) Dosierung < 2-3 mg

  Parasympathikolytische, anticholinerge Wirkung, welche durch den kompetitiven Antagonismus der muskarinergen Rezeptoren folgende Wirkung auslöst:
  - Sekretionsverminderung verschiedener Drüsen: Speicheldrüsen, Talgdrüsen, Bronchialsekretion, Magensekretion
  - Tonusverlust der glatten Muskulatur des Magen-Darm Traktes und der Blase
  - Verminderte Akkommodationskapazität, Mydriase
  - Bronchodilatation
  - Tachykardie infolge **Erhöhung der Sinusknoten-Automatizität und Beschleunigung der Reizleitung im AV-Knoten durch Blockierung des N. vagus**. 2 mg Atropin blockieren den N. vagus vollständig.

  b) Dosierungen > 3-5 mg
  - Gleiche Wirkungen wie unter a) beschrieben (Dosierungen < 2-3 mg)
  - Nikotinerge Wirkung von Acetylcholin auf die Ganglien (parasympathische und sympathische Ganglien), sowie auf die terminale motorische Plaque.
  - Hyperthermie
- Bei AV-Block kann Atropin verschiedene Wirkungen haben, siehe Schema, s. 129

Ind:
1. **Asystolie** und **pulslose elektrische Aktivität**
2. **Bradykardie**
   - Sinus- oder nodale Bradykardie < 40/min: Atropin erlaubt es, einen nodalen Block von einem infranodalen Block zu unterscheiden. Der infranodale Block wird durch Atropin nie aufgehoben, es existiert aber das Risiko eines Überganges in einen kompletten AV-Block.
   - Vasovagale Situationen (z.B. bei verschiedenen Punktionen, Knochenmarkaspiration)
   - Intoxikation von: Digoxin, Pilzen *(z.B. Amanita phalloïdes)*
   - Myokardinfarkt
3. **Präventive Therapie bei Situationen mit vasovagalem Synkopen-Charakter**
   - Beispiele von Synkopen, welche eine vasovagale Synkope auslösen können:
     -- Erbrechen, Husten, starke Emotion
     -- Schmerzen (auch bei Pleuradrainagen, Knochenmarkpunktion u.a. Eingriffen) u.a.
   - *Praktisches Beispiel*: 30 min vor einer Pleurapunktion ad. 0.5 mg Atropin **SC**
4. **Antidot bei Vergiftungen:** Pestizide, Carbamat, Organphosphor u.a.

KI:
- Glaukom
- Infranodaler AV-Block (siehe Schemata s. 123, 129)

Dos:
- **IV**-Gabe
  - 0.5-1 mg
  - Höchste Serumkonz. nach 1 min, Maximaldosis 0.04 mg/kg (ca. 3 mg)
  - Bei Vergiftungen (siehe «Ind:» Punkt 4.): 2-3 mg **IV** alle 20 min
- **SC- oder IM-Gabe**
  - 0.4-0.6 mg. Höchste Serumkonz. nach 15 min (**IM**-Gabe) bzw. 40-50 min (**SC**-Gabe)

NW: Die NW kommen durch die anticholinerge Wirkung des Atropins zu Stande:

a) Zentrale anticholinerge Wirkung
- Halluzinationen, Euphorie
- Verwirrtheitszustand, Psychose, Pseudo-Demenz
- Auftreten/Verschlimmerung von Spätdyskinesien
- Konvulsionen
- Zentrales anticholinerges Syndrom:
  -- Verwirrtheitszustand
  -- Rash
  -- Mydriasis
  -- Hyperthermie (zentrale und periphere Wirkung bei Atropin-Gabe > 5 mg)
  -- Tachyarrhythmie

b) Periphere anticholinerge Wirkung
- Trockene Schleimhäute, v.a. Xerostomie (Hyposialie mit erhöhtem Kariesrisiko)
- Akkommodations Störungen
- Mydriasis (Risiko eines akuten Glaukoms)
- Obstipation
- Harnretention
- Hyperthermie (zentrale und periphere Wirkung)

Für die PRAXIS:
- Atropin, niedrig dosiert (< 0.5 mg) oder bei langsamer **IV**-Gabe, kann eine paradoxale Bradykardie induzieren! Wenn eine tachykardisierende Wirkung das Ziel ist, muss Atropin in raschem Bolus verabreicht werden!
- **Je nach Lokalisation des AV-Blockes, kann Atropin von Nutzen, aber auch deletär sein!**
  <u>1. Situation</u> (siehe Schema unten links): **Der AV-Block liegt im AV-Knoten**
  - Interventionen, welche die Reizleitung im AV-Knoten fördern (z.B. Atropin, körperliche Aktivität, Katecholamine) haben eine <u>vorteilhafte Wirkung</u>, denn sie erhöhen die Anzahl Impulsionen, welche den AV-Knoten durchwandern.
  - Interventionen, welche den AV-Knoten hemmen (z.B. vagale Manöver, Adenosin, Verapamil, Diltiazem, Betablocker) haben eine <u>deletäre Wirkung (!!!)</u>, denn die verstärkte AV-Blockierung kann zu einem kompletten AV-Block führen!

  <u>2. Situation</u> (siehe Schema unten rechts): **Der AV-Block liegt infranodal**
  - Interventionen, welche die Reizleitung im AV-Knoten fördern (z.B. Atropin, körperliche Aktivität, Katecholamine) haben eine <u>deletäre Wirkung(!!!)</u>, denn sie erhöhen die Anzahl Impulsionen, welche durch den AV-Knoten gehen; somit wird der infranodale Block verschlimmert (durch «Überlastung»).
  - Interventionen, welche den AV-Knoten hemmen (z.B. vagale Manöver, Adenosin, Verapamil, Diltiazem, Betablocker) haben <u>paradoxerweise eine vorteilhafte Wirkung</u>, denn sie vermindern die Anzahl Impulsionen, welche den AV-Knoten durchwandern, was zu einer Verbesserung des infranodalen Blockes führt (durch «Entlastung»)!

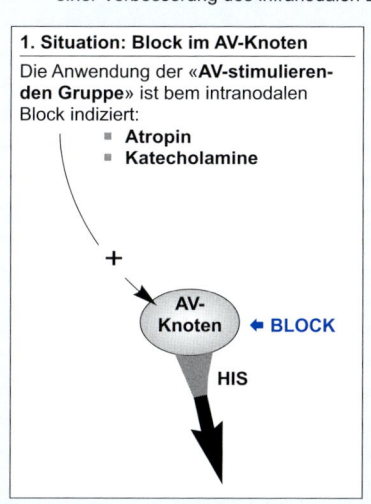

1. Situation: Block im AV-Knoten

Die Anwendung der «**AV-stimulierenden Gruppe**» ist bem intranodalen Block indiziert:
- ▪ **Atropin**
- ▪ **Katecholamine**

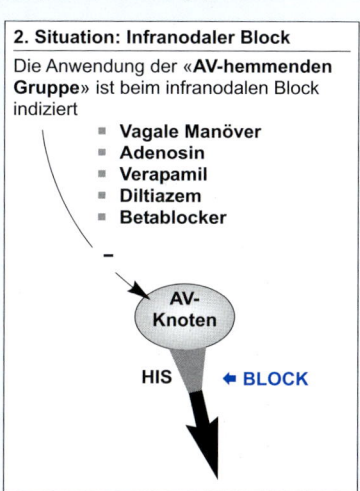

2. Situation: Infranodaler Block

Die Anwendung der «**AV-hemmenden Gruppe**» ist beim infranodalen Block indiziert
- ▪ **Vagale Manöver**
- ▪ **Adenosin**
- ▪ **Verapamil**
- ▪ **Diltiazem**
- ▪ **Betablocker**

Nicht-invasive Interventionen zur Lokalisation des AV-Blockes

Wirkung / Intervention	Einfluss auf die Reizleitung		Wirkung bzügl. Lok. des Blocks:	
	im AV-Knoten	*infranodal*	*im AV Knoten*	*infranodal*
AV-stimulierende Gruppe				
• Atropin • Katecholamine	Verbesserung	**Verschlech-terung**	Vorteilhaft	**Deletär!!**
AV-hemmende Gruppe				
• Vagale Manöver • Adenosin • Verapamil • Diltiazem • Betablocker	Verschlechterung	Verbesserung	**Deletär!!**	Vorteilhaft

Tabelle: Nicht invasive Lokalisationsdiagnostik eines AV-Blockes - Wirkung auf die AV-Überleitung.
[Angepasst nach: Wellens H, Canover MB. The ECG in emergency decision making 1992, Saunders]

Urs: Faktoren, welche Palpitationen induzieren können:

I. Nicht kardiogen
- Fieber, Infektion
- Metabolische Erkrankungen
  - Hypokaliämie
  - Hyperkaliämie
  - Hypokalzämie
  - Hypoglykämie
  - Hyperglykämie
  - Phäochromozytom
  - Hyperthyreose, thyreotoxische Krise
- Medikamentös
  - Entzug oder Absetzen von Betablockern
  - Antiarrhythmika
  - Antibiotika
  - Antihistaminika
  - Antidepressiva
  - Neuroleptika
  - Appetitzügler
- Toxika
  - Nikotin
  - Alkohol
  - Koffein
  - Kokain
- Anämie
- Hypovolämie
- Psychogen, Angstzustand
- Prämenstruelle oder menstruelle Phase
- Stress
- Körperliche Aktivität
- Schlafmangel

II. Kardiogen
- Arryhthmie (einige Beispiele)
  - Vorhofflimmern
  - Atriale Tachykardien (z.B. Vorhofflattern)
  - Extrasystolen
  - AV-Block 2° und 3°
  - Ventrikuläre Tachykardie
- KHK
  - Bekannter Myokardinfarkt (an ventrikuläre Tachykardie denken)
- Herzklappen Erkrankungen
- Mitralklappenprolaps
- Herzschrittmacher
- Herzinsuffizienz
- Kardiomyopathie
- Kardiotachymyokardie
- Kongenitale Kardiopathien
- Langes QT
- BRUGADA-Syndrom
- Endokarditis
- Perikarditis, Myokarditis
  - Borreliose
  - Tuberkulose
  - Urämische Perikarditis
  - SLE (infolge perikardialer Mitbeteiligung)
- Sarkoidose
- Amyloidose
- Myxom

Puls

Def: • Rhythmische Dilatation, welche bei einer Arterie oder Vene palpiert werden kann. Diese Dilatation widerspiegelt die Erhöhung des BD, welche durch jede Herzkontraktion zu Stande kommt.

Allg: • Approximative SBD-Werte welche erforderlich sind, um die art. Pulse palpieren zu können:
- A. carotis ....SBD > 70 mmHg
- A. radialis ......SBD > 80 mmHg

• **Wenn der Puls der A. radialis palpiert werden kann, ist das ein indirektes Zeichen dafür, dass der zerebrale Blutfluss gewährleistet ist, es sei denn, es läge eine signifikante bilaterale Karotisstenose vor.**

• Beispiel der Pulspalpation bei bestehender ventrikulärer Tachykardie (VT):
- VT ohne Puls: Der Patient ist areaktiv. Die Reanimations-Algorithmen (S. 3, 4) beziehen sich auf Patienten bei kardiovaskulärem Herzstillstand und keiner dieser Patienten hat einen palpablen Puls!
- VT mit Puls: Der Patient ist bei Bewusstsein (denn der SBD ist i.d.R > 70 mmHg, d.h. genügend hoch, um die zerebrale Vaskularisierung zu gewährleisten).

Klas: **Pulsus celer-altus**

Allg: Der Puls ist «springend» und hat eine hohe initiale Geschwindigkeit
DD: Hyperdynamische Situationen:

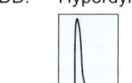

• Aorteninsuffizienz
• Hyperthyreose
• Anämie
• Status febrilis
• Offenes Foramen BOTALLI (Ductus BOTALLI) = Persistenz der normalen foetalen Struktur zw. der A. pulmonlis links und der Aorta desc.

Pulsus tardus-parvus

Allg: Verspäteter, schwacher Puls mit niedriger Geschwindigkeit
DD: 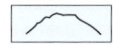 • Valvuläre Aortenstenose
• Subvalvuläre Aortenstenose

Pulsus paradoxus

Def: **Abfall des SBD > 10 mmHg am Ende des Inspiriums**
Allg: Es handelt sich in Wirklichkeit nicht um eine Pulsform, sondern um eine **hämodynamische Instabilität während des Atmungszyklus**!
Vorg: 1. Der Patient liegt und atmet «normal» (KEINE grossen Atemvolumen ausführen).
2. Die BD-Manschette wird am Oberarm angebracht und aufgeblasen, dann langsam entleert, bis der Untersuchende intermittierende Strömungsgeräusche über der A. brachialis auskultiert (= exspiratorischer systolischer BD-Wert).
3. Die Manschette wird weiter entleert, bis diese Geräusche kontinuierlich werden (= inspiratorischer systolischer BD-Wert).
4. Die Differenz zwischen diesen beiden Werten entspricht dem Pulsus paradoxus. Dieser muss im Normalfall < 10 mmHg betragen.
DD: • Perikarderguss oder -tamponade (Sensitivität des Pulsus paradoxus 70-80 %)
- Perikarditis
- Aortendissektion, nach Myokardinfarkt (Myokardruptur!)
- Neoplasie (z.B. Lymphom)
- Konnektivitis (z.B. SLE)
- Urämisches Syndrom
- Medikamentös
- Iatrogen
• Spannungspneumothorax
• Fortgeschrittene Pneumopathie
• Lungenembolie
• Konstriktive Perikarditis

Für die PRAXIS:
■ **Falsch positiver Pulsus paradoxus**
- Schwergradiges COPD
■ **Falsch negativer Pulsus paradoxus**
- Hypertrophe obstruktive Kardiomyopathie
- Linksventrikuläre Hypertrophie (starke Verminderung der Ventrikelkompliance)
- Aorteninsuffizienz
- Aortenstenose

Für die PRAXIS

An folgende **6 schweren Krankheitsbilder** sind bei jedem Patienten mit Thoraxschmerzen zu denken (→ gezielte Anamnese und detaillierter klinischer Untersuch):

Die 3 «maskierten Killer»

→ Aortendissektion
→ Akutes Koronarsyndrom
→ Lungenembolie

Die 2 «kompressiven Notfälle»

→ Perikardtamponade
→ Spannungspneumothorax

Die «mediastinale Katastrophe»

→ Ösophagusruptur (BOERHAAVE Syndrom)

DD:
- **Infektiös**
  - Perikarditis, Myokarditis
  - Pneumonie, Tracheobronchitis
  - Mediastinitis, Ösophagitis
  - Cholezystitis
  - Thorakaler Herpes zoster mit postherpetischer Neuralgie
  - Epidemische Pleurodynie* (BORNHOLM-Syndrom)
- **Neoplastisch**
  - Primäre oder sekundäre Tumoren mit Schmerzen infolge Pleurareizung:
    - Bronchuskarzinom, Mesotheliom, lymphoide Hämopathie, Melanom
- **Vaskulär**
  - Akutes Koronarsyndrom (inkl. PRINZMETAL Angina§)
  - Aortendissektion, Aortenaneurysma
  - Lungenembolie
- **Traumatisch**
  - Frakturen (Rippen, Sternum, Klavikula)
  - Distension der interkostalen Muskulatur
  - Muskelkontusion
  - Post-Thorakotomie Syndrom
- **Sonstige Ursachen**
  - Nicht infektiöse Pleurodynie* (interkostale Schmerzen)
  - Insertionstendinitis, Parietalschmerzen, Skelettschmerzen
  - Sterno-klavikuläre Hyperostose
  - Thorakale oder zervikale Diskushernie
  - Kostale Chondritis (TIETZE-Syndrom¶)
  - Pneumothorax
  - Mediastinalemphysem
  - Ösophagus Erkrankungen
    - Gastro-ösophagealer Reflux (GÖR)
    - Ösophagusspasmen (Nussknacker-Ösophagus)
    - Dyspepsie (Pyrosis) ohne Ösophagitis
    - Spontane Ösophagusruptur (BOERHAAVE-Syndrom)
    - Peptisches gastrisches oder duodenales Ulkus
    - MALLORY-WEISS Syndrom
  - Neuralgien
  - Verschiedene Lebererkrankungen
  - Sichelzellanämie
  - Funktionelle Schmerzen, Angstzustände, Panik, Hyperventilations Syndrom

---

* **Pleurodynie**
Klas: 1. Pleurodynie: interkostale, nicht infektiöse rheumatische Schmerzen.
2. Epidemische Pleurodynie: ein viraler Infekt (v.a. Coxsackievirus) ruft interkostale (und nicht pulmonale) Schmerzen hervor. Die epidemische Pleurodynie wird auch als BORNHOLM-Syndrom bezeichnet.

§ **PRINZMETAL Angina** (vasospastische Angina)
Allg: • Angina pectoris vasospastischer Genese, welche sich v.a. in Ruhe manifestiert. Risiko maligner Arrhythmien.
• Die Koronarangiographie kann normale Koronararterien zeigen.
EKG: • ST-Hebungen
Lab: • Die Herzmarker sind negativ.
Th: • Symptomatische Therapie: Nitrate oder Kalziumantagonisten (nur Kalziumantagonisten mit Retardwirkung anwenden!)

¶ **TIETZE-Syndrom**
Allg: • Benigne, schmerzhafte, nicht suppurative Schwellung der Sterno-kostal-Gelenke oder Sterno-klavikular-Gelenke. Typischerweise ist beim TIETZE-Syndrom nur ein einziges Gelenk betroffen (am häufigsten das 2. und 3. Sternoklavikulargelenk).

Def:
- Retrosternalschmerzen (und/oder von angrenzenden Regionen) infolge Myokardischämie,
  - <u>ohne</u> zeitlichen Entwicklungscharakter (Frequenz, Dauer der Krisen) und
  - <u>ohne</u> Verstärkung der Intensität der Symptome.
- Die stabile Angina pectoris gehört NICHT zum akuten Koronarsyndrom.

Klassifikation der Angina pectoris nach der CCS [Canadian Cardiovascular Society]	
Klasse I	• Keine Angina pectoris (AP) bei normalen körperlichen Tätigkeiten (spazieren, Treppen steigen). AP bei mittelschweren oder lang andauernden Tätigkeiten.
Klasse II	• Leichte Limitierung bei normalen körperlichen Tätigkeiten, wie spazieren, schnelles Treppen steigen, bergaufwärts marschieren, Treppen steigen nach einer Mahlzeit oder bei Kälte oder während eines emotionalen Stresses oder während der Morgenstunden; weiter als 2 Häuserblöcke entlang marschieren, gefolgt vom Hochsteigen von mehr als einem Stockwerk (unter normalen Bedingungen).
Klasse III	• Schwere Limitierung bei normalen körperlichen Tätigkeiten: 1-2 Häuserblöcke entlang marschieren, gefolgt von Treppensteigen von mehr als einem Stockwerk (unter normalen Bedingungen).
Klasse IV	• AP bei allen körperlichen Aktivitäten. Ruhe-AP ist möglich.

Klin:
I. Asymptomatisch

Für die PRAXIS:
Bei bis zu 40 % der Patienten ist die AP stumm. V.a. bei Diabetikern daran denken!!

II. Typische AP-Symptome → hohe Wahrscheinlichkeit an einer KHK zu leiden!
- Thorakale Empfindungen mit variabler Dauer, aber **< 20 min** (> 20 min = instabile AP)
  - Retrosternales Druckgefühl, konstriktiv, balkenförmig
  - Der Patient kann diese Schmerzempfindung mit dem Faustschluss einer Hand auf dem Sternum illustrieren; dieses Zeichen nennt sich LEVINE-Zeichen.
- Mögliche Ausstrahlungen der Schmerzen (manchmal in Form von «kribbeln»):
  - Thoraxbasis oder Oberbauch
  - Schulter und Arm (häufiger links als rechts) und Handgelenk (wie ein Uhrband)
  - Rücken
  - Hals
  - Unterkiefer, Zähne
- AP-äquivalente Symptome (d.h. ohne «typische» Thoraxbeschwerden)
  - Dyspnoe
  - Leistungsintoleranz
  - Orthopnoe
  - Schmerzen im Epigastrium (v.a. bei Inferiorischämie)
  - Nausea
  - Claudicatio intermittens des Unterkiefers
- Bradykardie (bei Inferiorischämie)
- Auslösende Faktoren:
  - Körperliche Belastung
  - Essen
  - Emotionen, Kälte u.a.

Für die PRAXIS
Ein typisches anginöses Syndrom, welches durch körperliche Belastung ausgelöst wird und auf Ruhe und/oder Nitroglycerin-Gabe anspricht, weist auf eine signifikante KHK hin :
- > 45 Jahre (♂, ♀)....> 90 %
- 35- 45 Jahre ....50 % der Frauen, ca. 85 % der Männer

III. Atypische AP-Symptome
- Messerstichartige Schmerzen
- Atem-, positions- oder bewegungsabhängige Schmerzen
- Durch Palpation auslösbare Schmerzen
- Sehr kurz (Sekunden) oder lang daurende (Stunden, chronisch) Schmerzen
- Punktförmige Schmerzen unter der Brust
- Beginn nach einer körperlichen Belastung
- Symptom-vermindernde Faktoren:
  - Wegfall eines anxiogenen Faktors
  - Beim Essen, Ablenkungsmanöver u.a.

Allg: • Das ACS umfasst akute, ischämische Erkrankungen, welche i.d.R. als Folge einer Ruptur einer Koronararterien-Plaque zustande kommen.
• Das ACS wird in 3 Krankheitsbilder unterteilt, die sich bezüglich **EKG** und **Herzmarker** unterscheiden. Die Symptome sind aber bei allen 3 ACS- Krankheitsbildern gleich.
• 50 % der Patienten mit akutem Myokardinfarkt sterben bevor sie im Spital eintreffen!

Die 3 Formen des akuten Koronarsyndroms (ACS)
1. **Instabile Angina pectoris (AP)**
2. **NSTEMI (Nicht ST-Hebungsmyokardinfarkt)**
3. **STEMI (ST-Hebungsmyokardinfarkt)**

Def: **1. Instabile Angina pectoris**

- **Neuauftreten einer AP** (oder damit zu vereinbarende Symptome)
  - oder Ruhe-AP
  - oder AP, die sich um mind. 1 CCS-Klasse verschlimmert (≥ CCS III)
  - oder Dauer der Symptome **> 20 min**
  und:
- **Negative Herzmarker** (Troponin, CK-MB)
- **EKG** (kann normal oder pathologisch sein). In absteigender Spezifität und Gravität:
  ± Negative T-Wellen
  ± ST-Senkung > 0.5 mm
  ± Passagere ST-Hebungen (< 20 min Dauer)

2. NSTEMI (Nicht ST-Hebungsmyokardinfarkt)

- **Symptome, welche eine Myokardischämie vermuten lassen, mit oder ohne EKG Veränderungen (wie bei der instabilen AP):**
  und:
- **Positive Herzmarker** (z.B. Troponin, CK-MB)

3. STEMI (ST-Hebungsmyokardinfarkt)

- **Myokardiale Ischämiesymptome** (> 10-20 min)
  und:
- **EKG:** persistierende ST-Hebungen in ≥ 2 benachbarten Abl. mit folgenden Aspekten:
  - in V1, V2, V3: ....♂ ≥ 0.2 mV; ♀ ≥ 0.15 mV
  - andere Ableitungen (ausser V1, V2 und V3): ......≥ 0.1 mV (♀ und ♂)
  oder:
  - Neuauftreten (oder vermutlich Neuauftreten) eines LSB
- **Erhöhung der Herzmarker** (z.B. Troponin, CK-MB)

4. Alter Myokardinfarkt

- EKG: neue, pathologische Q-Zacken (mit oder ohne Symptome)
- Bildgebung vereinbar mit einem Verlust des viablen Myokards, welche nicht kontrahiert und sich dünn darstellt und dies bei vorhandener ischämischer Ursache
- Pathologische Beweise eines Myokardinfarkts (geheilt oder in der Heilungsphase)

Lab: • Die Reperfusion darf durch das Warten auf die Laborwerte nicht verzögert werden:
  - Troponin (T oder I oder hochsensibles Troponin), CK, CK-MB
  - BB, Thrombozyten, INR, aPTT
  - Na^+, K^+, (± Mg^{2+}, ± Ca^{2+}, ± Cl^-)
  - ASAT, Harnstoff, Kreatinin, Blutzucker
  - Lipide (falls möglich < 24 h nach Spitaleintritt): Cholesterin, HDL, LDL und TG

* **Immer DD erstellen bei akuten Thoraxschmerzen und positivem Troponin,** ... *denn es handelt sich NICHT immer um ein ACS...!*

• Peri-/ Myokarditis
• Hypertensive Entgleisung. Art. Hypotonie (→ Verminderung der Koronarperfusion)
• Aortendissektion mit Dissektion der Koronararterien
• Lungenembolie
• Herzinsuffizienz
• Schwere Niereninsuffizienz (urämisches Syndrom)
• Koronarspasmus (PRINZMETAL Angina: Kokain-induziert oder anderer Genese)
• Traumatische Herzläsion mit Myokardkontusion

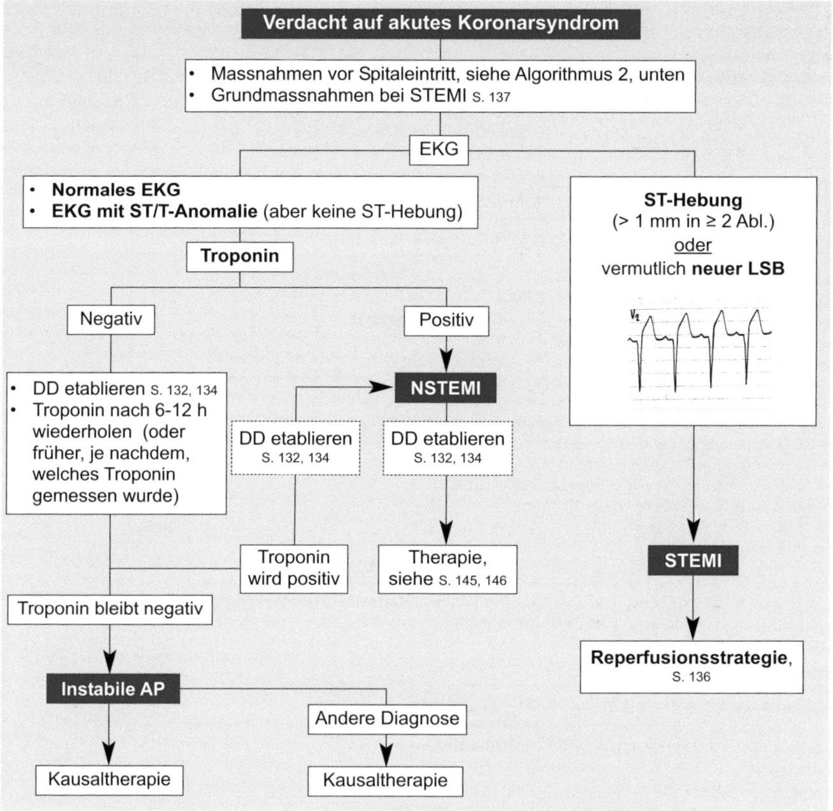

Verdacht auf akutes Koronarsyndrom

- Massnahmen vor Spitaleintritt, siehe Algorithmus 2, unten
- Grundmassnahmen bei STEMI S. 137

EKG

- **Normales EKG**
- **EKG mit ST/T-Anomalie** (aber keine ST-Hebung)

Troponin

ST-Hebung
(> 1 mm in ≥ 2 Abl.)
oder
vermutlich **neuer LSB**

Negativ

Positiv

- DD etablieren S. 132, 134
- Troponin nach 6-12 h wiederholen (oder früher, je nachdem, welches Troponin gemessen wurde)

NSTEMI

DD etablieren
S. 132, 134

DD etablieren
S. 132, 134

Troponin
wird positiv

Therapie,
siehe S. 145, 146

STEMI

Troponin bleibt negativ

Instabile AP

Andere Diagnose

Reperfusionsstrategie,
S. 136

Kausaltherapie

Kausaltherapie

Algorithmus 1: Akutes Koronarsyndrom (ACS) - vereinfachter diagnostischer Algorithmus.[1,2]

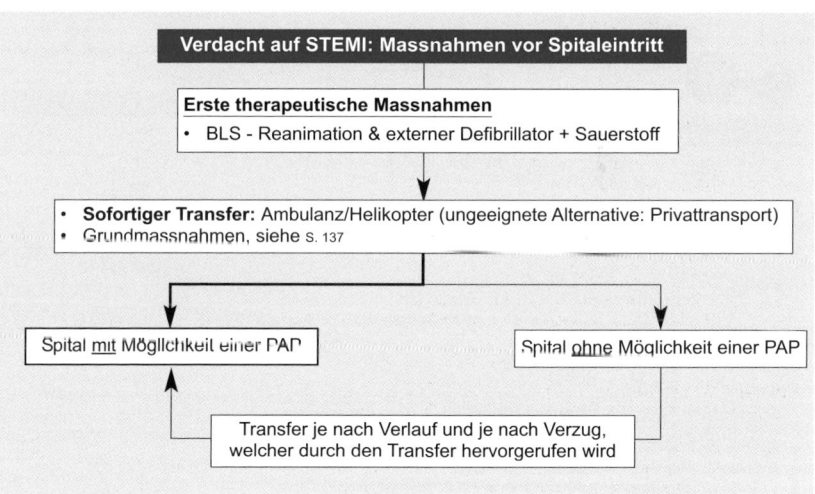

Verdacht auf STEMI: Massnahmen vor Spitaleintritt

Erste therapeutische Massnahmen

- BLS - Reanimation & externer Defibrillator + Sauerstoff

- **Sofortiger Transfer:** Ambulanz/Helikopter (ungeeignete Alternative: Privattransport)
- Grundmassnahmen, siehe S. 137

Spital mit Möglichkeit einer PAP

Spital ohne Möglichkeit einer PAP

Transfer je nach Verlauf und je nach Verzug,
welcher durch den Transfer hervorgerufen wird

Algorithmus 2: Massnahmen bei Vd. auf STEMI ausserhalb des Spitals (fetter Pfeil = bevorzugter Pfad).[1,2]

PAP = **Primäre Angioplastie**
STEMI = ST-Hebungsmyokardinfarkt
NSTEMI = Nicht-ST-Hebungsmyokardinfarkt
LSB = Linksschenkelblock

1 Angepasst nach: ESC Tast Force. Eur Heart J 2008; 29 : 2909-45. und 2 ESC Task Force. Eur Heart J 2011; 32: 2999-3054.

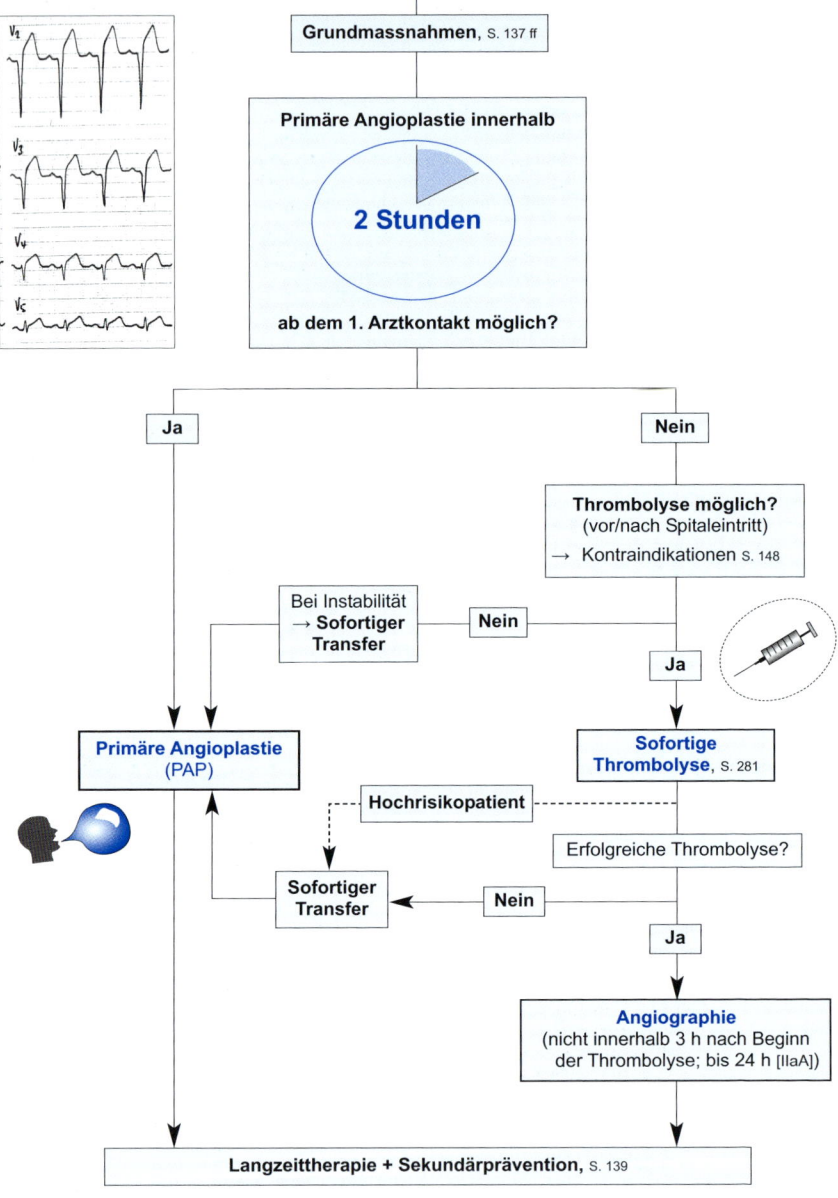

Reperfusionsstrategie bei STEMI

- STEMI < 12 h [IA]
- STEMI > 12 h falls Klinik* und/oder EKG vereinbar mit persistierender Ischämie [IIaA]

Grundmassnahmen, S. 137 ff

Primäre Angioplastie innerhalb

2 Stunden

ab dem 1. Arztkontakt möglich?

Ja — **Nein**

Thrombolyse möglich?
(vor/nach Spitaleintritt)
→ Kontraindikationen S. 148

Bei Instabilität
→ **Sofortiger Transfer** — **Nein**

Ja

Primäre Angioplastie (PAP)

Sofortige Thrombolyse, S. 281

Hochrisikopatient

Erfolgreiche Thrombolyse?

Sofortiger Transfer ← **Nein**

Ja

Angiographie
(nicht innerhalb 3 h nach Beginn der Thrombolyse; bis 24 h [IIaA])

Langzeittherapie + Sekundärprävention, S. 139

Algorithmus 3: Reperfusionsstrategie bei STEMI.
[Angepasst nach: Eur Heart J 2008; 29: 2909 und Eur Heart J 2010; 31: 2501]

* Klinische Beispiele:
- Kardiogener Schock
- Persistierende Thoraxschmerzen

1. STEMI: Grundmassnahmen in der Akutphase

- 2 venöse Zugänge mit NaCl 0.9 % oder Ringer-Laktat Infusion
- EKG Monitoring (Arrhythmien, ST-Deviation) während 24-48 h bei allen STEMI-Patienten. Bei Auftreten von Arrhythmien Monitoringdauer bis > 72 h.
- Intraarterielle BD-Messung falls: SBD < 80-90 mmHg refraktär; Schock; unter Vasopressoren

2. STEMI: Sauerstofftherapie - Analgesie und Nitrate

2.1. Sauerstoff und Analgesie

Vorg:
- O_2: Nasensonde (2-6 L/min) oder Maske (40-60 %). Zielwert SpO_2 > 90 %.
- Analgesie (immer unter SpO_2-Monitoring mit O_2-Bereitschaft):
  - Morphin ....4-8 mg **IV**; ggf. 2 mg alle 5-15 min wiederholen [IC]
    Bei hämodynamischen Störungen oder Morphin-Intoleranz/-Allergie, ad.:
  - Fentanyl........25-50 µg **IV** alle 5-15 min (titrieren). <u>CAVE</u> SpO_2 ↓↓!

2.2. Nitrate

Allg:
- Die Nitrate haben ausschliesslich eine symptomatische Wirksamkeit. Sie beeinflussen die Mortalität nicht.
- Mehrere Studien haben gezeigt, dass Nitrate beim akuten STEMI keinen Benefit aufweisen; sie werden deswegen nicht routinemässig empfohlen.[3,4]
- Die transdermalen Pflaster sind während der Akutphase nicht indiziert, da der Wirkungsbeginn est nach 60 min einsetzt.

Ind:
- Persistierende Ischämie-Symptome ± art. Hypertonie oder Lungenödem

KI:
- SBD < 90 mmHg oder BD-Abfall ≥ 30 mmHg vergl. mit dem des Basalwertes
- Bradykardie (< 50/min) oder Tachykardie (> 100/min)
- Vd. auf einen Rechtsherzinfarkt (hier ist das Risiko einer schweren art. Hypotonie gross, siehe EKG-Beispiel S. 150). Diese Patienten sind «vorlastabhängig» und die Nitrate senken die Vorlast, was die Hypotonie verschlimmert.
- Patienten, die einen Phosphodiesteraseinhibitor einnehmen, dürfen während einer gewissen Zeit keine Nitrate erhalten (24 h für Sildenafil und Vardenafil, 48 h für Tadalafil). [IIIB]

Bsp:
- Beispiele von Nitroglycerin u.a. Nitratderivate (ISDN, ISMN, Trinitrin)
  - SUBL oder Mundspray ....0.4 mg alle 5 min (total 3 Dosen)
    Wirkungsbeginn...................2-5 min
    Wirkungsdauer ....10-30 min
- Bei Persistenz der Symptome: Perfusor 2-10 mg/h **IV** (Tachyphylaxie bei > 48 h)

3. STEMI: Reperfusionsstrategie - Antiaggregation/Antikoagulation

Reperfusionsstrategie, siehe Algorithmus 3 S. 136
Die Antiaggregations- /Antikoagulationstherapie umfassen i.d.R.:
- **2 Plättchenaggregationshemmer** (1. ASPIRIN®; 2. siehe hausinterne Guideline)
- **1 Antikoagulantium** (z.B. Bivalirudin, Heparin). Dauer der Antikoagulation (AK):
  - Th ohne PAP: ......AK wird bei Spitalaustritt gestoppt
  - Th mit PAP:..........AK wird nach PAP gestoppt (ggf. in prophylaktischer Dosis weitergeführt)
- **1 GP IIb/IIIa-Hemmer** (ist vor der PAP nicht indiziert [IIIB][1])

3.1. Primäre Angioplastie (PAP)

I. Empfehlungen bezüglich der primären Angioplastie (PAP) - Indikationen
- Die primäre Angioplastie ist beim STEMI die Therapie der Wahl. Sie soll so schnell wie möglich nach dem 1. Kontakt mit einem Arzt durchgeführt werden (< 2 h).
- STEMI mit Schockzustand
- STEMI bei KI der Thrombolyse (unabhängig von den evtl. zeitlichen Verzögerungen)

II. Plättchenaggregationshemmende Begleittherapie
Erste Wahl (bei Patienten, die für eine primäre Angioplastie vorgesehen sind)
- ASPIRIN® + Prasugrel (KI von Prasugrel berücksichtigen!) [IB]
- ASPIRIN® + Ticagrelor [IB]

Therapie der zweiten Wahl:
- ASPIRIN® + Clopidogrel [IC]

> Dosierung und Indikationen,
> Tabelle 2 S. 142

III. Andere Begleittherapien (ad. Kardio-Konsil)
- Thrombinhemmer (z.B. Bivalirudin, Heparin)
- GP IIb/IIIa-Hemmer (Abciximab oder Tirofiban oder Ebtifibatid) [IIA]
  Diese Medikamentengruppe ist vor einer Angioplastie nicht indiziert. Hingegen werden sie bei Patienten mit starker intrakoronaler Thrombenlast erfolgreich angewendet.

1 Eur Heart J 2010; 31: 2501-55. 2 Eur Heart J 2011; 32: 2999-3054. 3 GISSI-3. Lancet 1994; 343: 1115-22 4 ISIS-4. Lancet 1995; 345: 669-85.

3.2. STEMI und Thrombolyse (auch ausserhalb des Spitals möglich [IIaA])[5]

Die Thrombolyse wird immer weniger oft verabreicht. In wenigen Situationen behält sie ihren Platz, v.a. wenn die **primäre Angioplastie nicht innerhalb von 2 Stunden** erfolgt und die Thrombolyse nicht kontraindiziert ist (KI, siehe S. 148). [IA]

I. Plättchenaggregationshemmende Begleittherapie
- ASPIRIN® (oral oder **IV**): 150-325 mg PO, bzw. 250 mg **IV**
  + Clopidogrel: ≤ 75 Jahre: ....300 mg PO (Ladedosis), dann 1x 75 mg/d PO
    > 75 Jahre: ....1x 75 mg/d PO (ohne Ladedosis)

INFO: Es gibt keine Daten über Prasugrel oder Ticagrelor beim STEMI, der thrombolysiert wurde. Deshalb gibt es keine formelle Empfehlungen (Blutungsrisiko?).

II. Antithrombotische Begleittherapie während/nach der Thrombolyse
- Enoxaparin [IA]
  - Alter ≤ 75 Jahre und ohne Niereninsuffizienz:
    -- 30 mg **IV** Bolus, dann 2x 1 mg/kg/d **SC** (1. Dosis nach 15 min verabreichen; max. 100 mg für die ersten 2 Dosen).
  - Alter > 75 Jahre:
    -- Keinen Bolus. Beginn mit: 2x 0.75 mg/kg (max. 75 mg) **SC** für die 2 ersten Dosen, dann 2x 1 mg/kg/d **SC**.
  - Bei CrCl < 30 mL/min (altersunabhängig): 1x 1 mg/kg/d **SC** (bei Niereninsuff. ist aber Heparin die Therapie der Wahl)
- Heparin [IA]
  - 60 IE/kg **IV** Bolus (max. 4000 IE), dann Perfusor mit 12 IE/kg **IV** (max. 1000 IE/h während 24-48 h). aPTT-Kontrolle nach 3 h; aPTT-Ziel: 50-70 sek (= 1.5-2x N).
  - Heparin = 1. Wahl bei Niereninsuffizienz mit CrCl < 30 mL/min.

3.3. STEMI ohne Angioplastie und ohne Thrombolyse[5]

I. Plättchenaggregationshemmende Begleittherapie
- ASPIRIN® 250-500 mg PO oder **IV**, dann 1x 75-160 mg/d PO
  + Clopidogrel: 600 mg PO (Ladedosis), dann 1x 75 mg/d PO
  oder Prasugrel: 60 mg PO (Ladedosis), dann 1x 10 mg/d PO (> 75 Jahre u/o < 60 Kg ad. 1x 5 mg/d). KI: CVI/TIA in der Vorgeschichte!
  oder Ticagrelor: 180 mg PO (Ladedosis), dann 2x 90 mg/d PO

II. Antithrombotische Begleittherapie
- Fondaparinux: 2.5 mg **IV** bolus, dann 1x 2.5 mg **SC** (nach 24 h) [IB]
- Enoxaparin [IB]: Dosierung und Bemerkungen, siehe Punkt 3.2.

---

4. Diverse medikamentöse Therapien während der Akutphase

Bsp:
- Betablocker (BB), S. 139
  - Per os ....[IA]
  - **IV** ....[IIbA]
- ACE-Hemmer/Sartan, S. 139
  - Alle Patienten ....[IIA]
  - Hochrisikopatienten ....[IA]

---

5. Intraaortale perkutane Gegenpulsation, siehe Indikationen S. 26

---

6. ACS und Arrhythmien, siehe Tabelle 4, S. 151

---

7. Provisorischer, transvenöser Herzschrittmacher

Ind:[6]
- Asystolie
- Symptomatische Bradykardie bei sinusaler Dysfunktion (medikamentös therapieresistent)
- Bilateraler bzw. alternierender Schenkelblock (= Wechsel zw. RSB und LSB) oder bifaszikulärer Schenkelblock
- AV-Block 2° Typ I (WENCKEBACH), welcher nicht auf Atropin anspricht
- AV-Block 3° oder AV-Block 2° Typ II (MOBITZ 2)
- Neu auftretend eines LSB mit AV-Block 1°
- Bekannter RSB mit AV-Block 1° und neuem LAHB oder LPHB

---

8. Definitiver Herzschrittmacher im Rahmen eines ACS

Ind:
- Absolute Indikationen:
  - Persistierender AV-Block 2° mit bilateralem Schenkelblock oder biphaszikulärem Block oder bei AV-Block 3°
  - Transienter infranodaler AV-Block 2° oder 3° mit Schenkelblock (bei unklarer Situation ist eine elektrophysiologische Abklärung indiziert)
  - Persistierender und symptomatischer AV-Block 2° oder 3°
  - Bifaszikulärer Block: alternierender RSB und LSB

5 ESC STEMI. Eur Heart J 2008; 29: 2909-45. 6 Angepasst nach: ACC/AHA Pocket Guidelines 2004, p. 38-41.

Allg: • Die Langzeittherapie/Sekundärprävention des STEMI und NSTEMI umfasst:

1. Betablocker
2. RAAS-Hemmer
   2.1. ACE-Hemmer
   2.2. Sartan
   2.3. Aldosteron Antagonist
3. Nitratderivat
4. Kalziumblocker
5. Lipidsenker
6. Orale Antikoagulation (OAK)
7. Lebensstil
   7.1. Rauchen
   7.2. Kontrolle des Körpergewichtes
   7.3. Körperliche Aktivität
8. Diabetes mellitus - Kontrolle des Blutzuckers
9. Kontrolle der Blutdrucks
10. Therapie der Herzinsuffizienz und der LV-Dysfunktion
11. Prävention des Sekundenherztodes
12. Sonstige
    12.1. Kardiale Rehabilitation
    12.2. Grippeschutzimpfung
    12.3. Hormontherapie

Tabelle 1: Langzeittherapie/Sekundärprävention des STEMI und NSTEMI.

1. Betablocker (BB)

Bsp: ■ **Metoprolol, Atenolol, Esmolol**

Ind: • STEMI ......■ LVEF ≤ 40 % <u>oder</u> Symptome od. Befunde einer Herzinsuff. [IA]
      ■ Alle STEMI-Patienten (auser KI) [IIaB]
    • NSTEMI ....■ LVEF ≤ 40 % [IA]

Dos: • Per os (vorsichtig Dosis titrieren):
    - Metoprolol ....50 mg PO, dann ad. (100-)200 mg/d
    - Atenolol ....2x 50 mg/d PO
    • Parenteral (**IV**):
    - Metoprolol: 2.5-5 mg/1-5 min **IV**, nach 5-10 min wiederholen (= 15 mg)
      Wenn diese 15 mg gut toleriert werden, kann oral weitergefahren werden
      (15 min nach der letzten **IV**-Gabe): ad. 25-50 mg PO alle 6 h x 48 h; dann
      (100-) 200 mg/d

Bem: • Ziel-Herzfrequenz: ca. 60/min (und gut toleriert)
    • Bei COPD-Patienten wird ein selektiver β1-BB empfohlen, wie z.B.:
    - Metoprolol, Esmolol

KI: • Herzfrequenz < 60/min; SBD < 100 mmHg
    • Aktives Asthma oder reaktive Atemwegserkrankung
    • PR > 240 ms, alle AV-Blöcke 2° und 3° (ausser Schrittmacher implantiert)
    • Dekompensierte linksventrikuläre Dysfunktion
    • Befunde peripherer Hypoperfusion, Schockzustand
    • Schwergradige PAVK (= relative KI)

2. Renin Angiotensin-Aldosteron System (RAAS) -Hemmer

2.1. ACE-Hemmer: Indikationen (bei STEMI: Gabe innerhalb von 24 h)
    • STEMI ......■ LVEF ≤ 40 %, Symptom od. Befund einer HI, DM oder Anteriorinfarkt [IA]
      ■ Alle STEMI-Patienten [IIA]
    • NSTEMI ....■ LVEF < 40 % <u>oder</u> DM, AHT oder chronische NI [IA]
      ■ Alle NSTEMI-Patienten [IB]

2.2. Sartan: Indikationen (bei STEMI: Gabe innerhalb von 24 h)
    • STEMI ......■ LVEF ≤ 40 %, Symptom od. Befund einer HI, DM oder Anteriorinfarkt [IA]
      ■ Alle Patienten, die einen ACE-Hemmer nicht vertragen [IIA]
    • NSTEMI ...■ Patienten mit ACE-Hemmer-Indikation, den aber nicht vertragen [IB]
    • Beispiele....■ Valsartan 2x 160 mg PO (oder Candesartan 1x 32 mg PO)

2.3. Aldosteron Antagonisten (vorzugsweise Eplerenon)**: Indikationen**
    • STEMI ......■ LVEF ≤ 40 % <u>und</u> ■ Symptom oder Befund einer HI <u>oder</u> DM [IB]
    • NSTEMI ....Alle 4 Kriterien sind erfordert: [IA]
        1. Patient bereits unter ACE-H und BB. **2.** LVEF ≤ 35 %. **3.** DM oder HI.
        4. Kreatininämie: ♂ < 221 µmol/L; ♀ < 177 µmol/L und keine Hyperkaliämie

1 Angepasst nach: ESC-Guidelines 2011. 2. ACC/AHA Guidelines. July 2004. 3. Eur Heart J 2008; 29: 2909-45. 4 ESC Guidelines - NSTEMI. Eur Heart J 2011; 32: 2999-3054. 5 ESC Guidelines - STEMI. Eur Heart J 2012; 33: 2569-619.

3. Nitrate (Retradformen, transdermale Patch)

Bsp: ▪ **Nitroglycerin, Isosorbid 5-Mononitrat (ISMN),** andere Nitro-Retardformen (inkl. Patch)
Allg: • Die Nitrate wirken rein symptomatisch und haben keinen Einfluss auf die Mortalität.
Ind: • Persistierende Ischämiesymptome ± AHT oder Lungenödem

4. Kalziumantagonist

Bsp: ▪ **Amlodipin** und andere Kalziumantagonisten (aber nur Retardformen)
Ind: • STEMI/NSTEMI residuelle Ischämiesymptome, wenn die Betablocker nicht genügend wirksam sind. [IB]
• STEMI/NSTEMI bei Patienten mit Betablocker-KI oder -Unverträglichkeit [IC]
Bem: • <u>CAVE</u>: Diltiazem und Verapamil sind negativ inotrop (Vorsicht bei LV Dysfunktion)!

5. Lipidsenker

Bsp: ▪ **Statine, evtl. Fibrate**
Allg: • Der Lipidstatus sollte innerhalb der ersten 24 h nach Spitaleintritt durchgeführt werden: [IC]
  - Gesamtcholesterin, HDL, LDL
  - Triglyzeride
Ind: • Statine bei allen Patienten nach STEMI oder NSTEMI (LDL-unabhängig) [IA]
  - Zielwert des LDL Cholesterins: < 1.8 mmol/L
  oder:
  - LDL-Verminderung ≥ 50 % bez. auf den Basalwert
Vorg: • Wenn die Lipidzielwerte nicht erreicht werden (LDL, HDL, TG), soll ein zweiter Lipidsenker zugeführt werden, wie z.B.:
  - Falls Hypertryglizeridämie > 5.5 mmol/L, soll zusätzlich ein Fibrat oder Niacin verabreicht werden; diese vermindern zugleich das Pankreatitisrisiko.
• Alkoholkonsum stoppen

6. Orale Antikoagulation (OAK)

Bsp: ▪ Vitamn K-Antagonisten: Acenocoumarol, Phenprocoumon
▪ Direkte Faktor Xa-Hemmer (z.B.: Apixaban, Rivaroxaban)
▪ Direkte Thrombinhemmer (z.B.: Dabigatran)
Ind: • Ad. Kardio-Konsil:
  - Vorhofflimmern
  - Thrombus im linken Ventrikel
  - Mechanische Klappen

7. Lebensstil

7.1. Rauchen

Vorg: ▪ Bei Rauchern sollen Rauchstopp-Programme vorgeschlagen werden. [IB]
▪ Kombinationstherapien sind sinnvoll (z.B. A + B) [IB]:
A. Anxiolyse (Bupropion ZYBAN® 150 mg/d x 6 d, dann 2x 150 mg/d PO)
B. Nikotinsubstitution: orale Therapie mit Patch kombinieren§
▪ Antidepressivum [IIaC]
  • Vareniclin CHAMPIX® (Tage 1-3: 1x 0.5 mg; Tage 4-7: 2x 0.5 mg; Tag 8 bis Ende der Behandlung: 2x 1 mg). <u>CAVE</u>: neuropsychiatrische NW möglich.

7.2. Kontrolle des Körpergewichtes

Allg: ▪ Ziel BMI: 18.5-24.5
▪ Eine Diät ist in folgenden Situationen indiziert: [IB]
  - BMI ≥ 30 und Bauchumfang > 102 cm (♂); > 88 cm (♀)
▪ Mögliche Diätoptionen:
  - Salzarm und wenig gesättigte Fettsäuren
  - Regelmässiger Früchte-, Gemüse- und Fischkonsum
▪ Eine mässige Alkoholeinnahme soll nicht «verboten» werden.
▪ Ein metabolisches Syndrom soll gesucht und ggf. therapiert werden.

7.3. Körperliche Aktivität

Vorg: ▪ 2-3 Wochen nach einem Herzinfarkt, werden täglich 30-60 min aerobe körperl. Aktivität mit mittelmässiger Intensität empfohlen (oder mind. 3-4x/Woche): [IB]
  - Gehen, Nordic walking, schwimmen

---

§ Beispiele von Nikotinsubstitutionen (Patient muss den Nikotinkonsum vollständig einstellen):
▪ Patch: NICORETTE® Invisi Depotpflaster (bei Zigarettenkonsum > 15/d): Pflaster 16/24 h kleben.
1. Phase = Therapiephase (8 Wo, «hochdosiert»); dann Ausschleichdosierungen (über 4 Wo)
▪ Oral: NICOTINELL® Microtab (unter die Zunge legen; ist nach 30 min aufgelöst)
NICORETTE® Kaudepot (versch. Aromen): Beginndosis 8-12 Kaudepots (bei > 20 Zigaretten/d, soll mit 4 mg Kaudepots begonnen werden. jeweils während 30 min sehr langsam kauen).
▪ Inhalator: NICORETTE® Inhaler (1 Patrone = ca. 4 Zigaretten; 4x/d und dauert ca. 20 min/Patrone)

8. Diabetes mellitus - Blutzuckerkontrolle

Vorg: • HbA1c Zielwert nach der ACC/AHA: < 7.0 % (andere Expertenmeinung: < 6.5 %)

9. Kontrolle des Blutdrucks

Vorg: • Ziel-BD **< 130/80 mmHg** [IA]
 - Antihypertensiva der Wahl (falls notwendig): BB, ACE-Hemmer, Sartan

10. Therapie der Herzinsuffizienz und der LV-Dysfunktion

Vorg: ■ **Betablocker**
 - Bei allen Patienten nach Herzinfarkt (ausser falls KI) [IA]
 ■ **ACE-Hemmer**
 - Bei allen Patienten nach Herzinfarkt (ausser falls KI) [IA]
 ■ **Sartan**
 - Beispiel: Valsartan
 - Bei allen Patienten nach Herzinfarkt (ausser falls KI) und bei ACE-Hemmer Unverträglichkeit [IB]
 ■ **Aldosteron Antagonist** (Eplerenon, Spironolacton): [IB]
 - Falls LVEF ≤ 35 %:
  und: Zeichen einer Herzinsuffizienz und/oder bei Typ 2 Diabetes mellitus
  und: Serumkreatinin < 220 µmol/L (♂) bzw. < 177 µmol/L (♀)
  und: Serumkalium < 5 mmol/L
 ■ **Kardiale Resynchronisationstherapie (CRT)** bei:
 - LVEF ≤ 35 % und QRS ≥ 120 ms mit NYHA III-IV trotz einer optimalen medikamentösen Therapie und wobei ein *stunning*** ausgeschlossen ist [IA]
 - In Betracht ziehen falls: NYHA II, QRS > 130 ms und LVEF ≤ 30 %[6,7]

11. Prävention des Sekundenherztodes

Vorg: ■ **ICD (Implantierbarer kardialer Defibrillator) bei:**
 - LVEF < 35 % und NYHA II oder III, mindestens 40 Tage nach dem Myokardinfarkt [IA]
 - LVEF < 35 % und NYHA I, mindestens 40 Tage nach dem Myokardinfarkt [IIaB]
 - LVEF < 40 % bei ischämischer Kardiomyopathie, nicht anhaltende VT und durch eine elektrophysiologische Studie induzierbare VT

12. Sonstige Therapieoptionen

12.1. Kardiale Rehabilitation
• Die kardiale Rehabilitation vermindert die Mortalität (v.a. bei Patienten mit mehreren Risikofaktoren). [IB]

12.2. Grippeschutzimpfung
• Die Grippeschutzimpfung ist bei allen Patienten indiziert (1x/Jahr Mitte Oktober bis Mitte November). [IB]

12.3. Hormontherapie
• Eine Hormontherapie sollte bei postmenopausalen Frauen nicht begonnen werden [IA]
• Die postmenopausalen Frauen unter «Östrogen ± Gestagen» sollten diese Therapie sistieren, denn das kardiovaskuläre Risiko und das Mamma-Krebsrisiko werden durch die Hormontherapie erhöht!
Diese «Risiko/Benefit-Situation» soll mit den Patientinnen besprochen werden.

13. Lenken eines Motorfahrzeugs (lokales Gesetz berücksichtigen)

Allg· • Es gibt keine Regeln bzgl. «Lenkverbot eines Motorfahrzeuges» in der Schweiz.
• Jeder Patient soll individuell beraten werden.
• Die Unterscheidung zw. einem akuten Koronarsyndrom und einer stabilen KHK ist im Prinzip «künstlich», d.h. man kann alle KHK- und ACS-Patienten gleich behandeln.
• Hingengen, wenn im Rahmen einer KHK oder eines ACS eine Synkope auftritt, besteht ein Fahrverbot für 6 Monate.

** «Stunning» = Das Myokard ist «benommen, betäubt, geschüttelt». Das Myokard ist potentiell viabel (lebensfähig), zeigt aber transitorisch eine verminderte Kontraktilität und dies zeitlich versetzt bezüglich eines akut ischämischen Geschehens (und selbst nach einer Reperfusion).

6 MADIT-CRT. J Am Coll Cardiol. 2011; 58:1682-9.   7 Burri H. RAFT-trial. Expert Rev Med Devices. 2011; 8: 313-7.

1. Aggregationshemmer

STEMI

- **ASPIRIN®**
  - Ind: • Alle STEMI-Patienten, die vorher kein ASS eingenommen haben. [IA]
  - Dos: I. Dosierung während der Akutphase (24 h)
    - 250-500 mg PO oder **IV**
    - Bei ASPIRIN®-Intoleranz, ad. Prasugrel oder Ticagrelor oder Clopidogrel
    - II. Erhaltungsdosis (ab dem 2. Tag)
    - 1x 80-160 mg/d PO
- **Prasugrel** EFIENT®
  - Ind: • Alle STEMI-Patienten [IB]
  - KI: • Hirnschlag (CVI/TIA) in der Vorgeschichte, CHILD-PUGH Klasse C, akute Blutung
  - Dos: I. Dosierung während der Akutphase (24 h)
    - 60 mg PO (Ladedosis in 1x-Gabe)
    - II. Erhaltungsdosis (ab dem 2. Tag)
    - 1x 10 mg/d PO während 1 Jahr
    - Falls Alter > 75 Jahre und/oder Körpergewicht < 60 kg: 1x 5 mg/d PO
- **Ticagrelor** BRILIQUE®
  - Ind: • Alle STEMI-Patienten [IB]
  - Dos: I. Dosierung während der Akutphase (24 h)
    - 180 mg PO (Ladedosis in 1x-Gabe)
    - II. Erhaltungsdosis (ab dem 2. Tag)
    - 2x 90 mg PO während 1 Jahr
- **Clopidogrel** PLAVIX®
  - Ind: • STEMI-Patienten [IC]
  - Dos: I. Dosierung während der Akutphase (24 h)
    - 600 mg PO (Ladedosis in 1x-Gabe)
    - II. Erhaltungsdosis (ab dem 2. Tag)
    - 1x 75 mg/d PO während 1 Jahr

2. Antikoagulantien

- **Bivalirudin** ANGIOX® [IB]
  - Dos: I. Ladedosis
    - • 0.75 mg/kg **IV** Bolus, dann unmittelbar mit der Erhaltungsdosis weiterfahren. Laborkontrolle mittels aktivierter Gerinnungszeit (ACT):
      - Wenn die ACT 5 min nach dem Bolus < 225 sek beträgt, soll ein 2. Bolus mit 0.3 mg/kg **IV** verabreicht werden.
    - II. Erhaltungsdosis (wird sofort nach dem Bolus eingeleitet)
      - Perfusor: 1.75 mg/kg/h **IV** während und bis 4 h nach der primären Angioplastie
- **Heparin** [IC]
  - Allg: • Heparin ist das Antikoagulantium der Wahl bei Niereninsuff. (CrCl < 30 mL/min).
  - Dos: • Initialbolus (60-70 IE/kg); max. 5'000 IE **IV**, dann Perfusor mit 12-15 IE/kg/h **IV** (max. 1'000 IE/h)
  - Lab: • aPTT-Kontrolle nach 6 h. Ziel-aPTT: 50-70 sek (= 1.5-2x N)
  - Bem: • Bei heparininduzierter Thrombozytopenie (HIT), ad. Konsil
- **Enoxaparin** CLEXANE® [IIB]
  - Dos: • 2x 0.5 mg/kg/d **SC** (falls CrCl < 30 mL/min, ad. **Heparin** anstelle von Enoxaparin)

3. Glycoprotein (GP) IIb/IIIa-Hemmer

Die GP IIb/IIIa-Hemmer sind bei Patienten mit einem hohen «**Thrombusload**» indiziert. Vor einer Angiographie sind die GP IIb/IIIa-Hemmer nicht routinemässig indiziert. [IIIB]
- **Abciximab** ReoPro® [IIaA]
  - Dos: • Ladedosis: 0.25 mg/kg **IV** Bolus, dann sofort Erhaltungsdosis: 0.125 µg/kg/min; max. 10 µg/min; falls > 80 kg: 10 µg/min **IV** kont. Gesamtdauer der Infusion: 12 h.
- **Tirofiban** AGGRASTAT® [IIaB]
  - Dos: • Ladedosis: 0.4 µg/kg/min **IV** während 30 min, dann Erhaltungsdosis: 0.1 µg/kg/min (bei CrCl < 30 mL/min: 0.05 µg/kg/min **IV**). Gesamtdauer der Infusion: 48-108 h.
- **Eptifibatid** (Gesamtdauer der Infusion: 18-24 h), in der Schweiz nicht mehr erhältlich. [IIbA]
  - Dos: • Ladedosis 180 µg/kg **IV** Bolus; evtl. nach 10 min denselben Bolus wiederholen, dann ad. Erhaltungsdosis während 18-24 h (wird mit dem 1. Bolus gestartet):
    - CrCl > 50 mL/min ....2.0 µg/kg/min
    - CrCl 30-50 mL/min ....1.0 µg/kg/min
    - CrCl < 30 mL/min ....kontraindiziert

Tabelle 2: STEMI und Aggregationshemmer - Antikoagulatien - GP IIb/IIIa-Hemmer.[1-4]

1 Eur Heart J 2010; 31: 2501. 2 Eur Heart J 2011; 32: 2999. 3 ESC Guidelines - NSTEMI. Eur Heart J 2011; 32: 2999. 4 ESC Guidelines - STEMI. Eur Heart J 2012; 33: 2569.

1. Aggregationshemmer

- **ASPIRIN®** [IA]
  Ind: • Alle STEMI-Patienten, die vorher kein ASS eingenommen haben.
  Dos: I. Dosierung während der Akutphase (24 h)
  - 250-500 mg PO oder **IV**
  - Bei ASPIRIN®-Intoleranz, ad. Ticagrelor oder Prasugrel oder Clopidogrel
  II. Erhaltungsdosis (ab dem 2. Tag)
  - 1x 80-160 mg/d PO
- **Ticagrelor** BRILIQUE® [IB]
  Ind: • Alle NSTEMI-Patienten mit mittelmässigem oder hohem Risiko, unabhängig von der initialen Therapiestrategie (inkl. vorbehandelte Patienten mit Clopidogrel).
  Dos: • Idem «STEMI», S. 142
- **Prasugrel** EFIENT® [IB]
  Ind: • Alle NSTEMI-Patienten ausgeschlossen nach Angiographie und Angioplastie
  KI: • Hirnschlag (CVI/TIA) in der Vorgeschichte, CHILD-PUGH Klasse C, akute Blutung
  Dos: • Idem «STEMI», S. 142
- **Clopidogrel** PLAVIX® [IA]
  Ind: • Alle NSTEMI-Patienten, welche kein Ticagrelor und kein Prasugrel erhalten können.
  Dos: • Idem «STEMI», S. 142

2. Antikoagulantien

- **Fondaparinux** ARIXTRA® (hemmt den Gerinnungsfaktor Xa)
  Dos: • 1x 2.5 mg/d **SC** (falls CrCl < 20 mL/min, ad. **Heparin** anstelle von Fondaparinux)
- **Enoxaparin** CLEXANE® (NMH)
  Dos: • 2x 1 mg/kg/d **SC** (falls CrCl < 30 mL/min, ad. **Heparin** anstelle von Enoxaparin)
- **Heparin** [IC], siehe «STEMI», S. 142
- **Bivalirudin** ANGIOX® [IB]
  Ind: • Ausschliesslich bei Patienten indiziert, die für eine Angioplastie vorgesehen sind!
  Dos: • Idem «STEMI», S. 142

3. Glycoprotein (GP) IIb/IIIa-Hemmer

- Ein GP IIb/IIIa-Hemmer wird in folgenden Situationen in Betracht gezogen:
  - Hochrisikopatienten (z.B. hohe Troponinwerte, sichtbarer Thrombus)
  und:
  - Niedriges Blutungsrisiko. [Ib][2]
- Die GP IIb/IIIa-Hemmer werden nicht routinemässig vor einer Angiographie, empfohlen [IIIA], können aber bei Hochrisikopatienten in Betracht gezogen werden (z.B. persistierende Ischämie).[2] [IIbC]
- Beispiele (Dosis idem «STEMI» S. 142):
  - **Abciximab** ReoPro® [IB]
  - **Tirofiban** AGGRASTAT® [IIaB]
  - **Eptifibatide** INTEGRILLIN® [IIaB], in der Schweiz nicht mehr erhältlich

Tabelle 3: NSTEMI und Aggregationshemmer - Antikoagulatien - GP IIb/IIIa-Hemmer.[1,2]

Kontraindikationen der oralen und parenteralen Antikoagulation

Absolut

- Aktive Blutung
- Schwere hämorrhagische Diathese
- Thrombozytopenie $\leq$ 20 G/L
- Aortales oder zerebrales Aneurysma
- Perikarderguss
- Neurochirurgischer Eingriff während der letzten 10 Tage
- Ophthalmologischer Eingriff während der letzten 10 Tage
- Intrakranielle Blutung während der letzten 10 Tage

Relativ

- Leichtgradige/mittelgradige Diathese
- Thrombozytopenie (aber > 20 G/L)
- Hirnmetastasen
- Kürzliches, schwergradiges Trauma
- Schwerer abdominaler Baucheingriff während der letzten 2 Tage
- Punktionen: Perikardpunktion, Lumbalpunktion, Leberpunktion, Nierenpunktion u.a.
- Infektiöse Endokarditis (ad. Konsil, denn es gibt Ausnahmen)
    - z.B. bei Vorhofflimmern: Das hämorrhagische Risiko ist während der Initialphase (10-15 d) erhöht. Nach dieser Zeitspanne kann die Antikoagulation vorsichtig eingeschlichen werden (betrifft native, sowie künstliche Klappen); Indikationen siehe auch CHADS2-Score und CHA2DS2 VASc Score
- G-I-Blutung:
    - Aktives Magenulkus, Duodenalulkus, Colitis ulcerosa während der letzten 14 Tage
- Gynäkologische Blutung während der letzten 14 Tage
- Schwere art. Hypertonie (SBD > 200 mmHg und/oder DBD > 120 mmHg)

BOX: Kontraindikationen einer oralen oder parenteralen Antikoagulation

HAUSINTERNE GUIDELINES

Instabile Angina pectoris oder NSTEMI

Initiale Therapie (während der ersten 24 h)

1. **Sauerstoff** (Nasensonde oder Maske). Ziel-SpO$_2$ > 90 %
2. **Plättchenaggregationshemmer** (Dauer der doppelten Plättchenhemmung, ad. Kardio-Konsil)
   - ASPIRIN®: 250-500 mg **IV** oder PO
   - **+** Ticagrelor oder Prasugrel (ausschliesslich nach Angioplastie) oder Clopidogrel, siehe s. 147
3. **Antikoagulation**
   - Faktor Xa-Hemmer oder NMH oder Heparin, siehe s. 143, 147
4. **Sonstige Therapien**
   - Betablocker
   - ACE-Hemmer/Sartan
   - Aldosteron Antagonist ⎤ Idem Sektion «STEMI» s. 139, 140
   - Nitrat, Opioide
   - Statin

Patienten mit intermediärem oder hohem Risiko

- Frühzeitiges AP-Rezidiv
- AP mit medikamentöser Therapieresistenz
- Herzinsuffizienzzeichen
- Hämodynamische Instabilität, Schock
- Maligne Arrhythmie (z.B. VT, VF)
- Signifikante Veränderungen der ST-Strecke oder der T-Wellen (symptomatisch oder nicht)
- Signifikanter Troponinverlauf (↑ oder ↓)
- Diabetes mellitus
- Niereninsuffizienz (CrCl < 60 mL/min)
- St. nach kürzlicher Angioplastie oder chirurgischer Revaskularisation
- LVEF < 40 %
- GRACE score > 109, s. 146

Niedriges ACS-Risiko

1. Asymptomatisch
   und:
2. Negatives Troponin
   und:
3. Keine ST-Senkungen

Zweite Bestimmung des Troponins

| Positiv | Negativ |
| **NSTEMI** | **Instabile AP** |

Risikostratifikation
(kardiovask. /Blutungsrisiko → Kardio-Kons):
- **GP IIb/IIIa-Hemmer**, s. 143

Falls Risikosituation*, ad:
invasive Strategie

| Ja | Nein |
| Angiographie **< 2 h** | Angiographie < 72 h |

Therapie je nach Resultat der Abklärungen

Myokardischämie?
- Risikosituation?*
  + Kardio-Konsil

| Ja, oder nicht-diagnostisch | Nein |
| Angiographie | Ambulante Kontrolle |

Algorithmus 4: Therapeutisches Vorgehen bei NSTEMI und instabiler AP.

ACS	= Akutes Koronarsyndrom	PAP	= Primäre Angioplastie
AMI	= Akuter Myokardinfarkt	VT	= Ventrikuläre Tachykardie
LVEF	= Linksventrikuläre Auswurffraktion	VF	= Ventrikuläres Flimmern

* **Beispiele von «Risikosituationen»** (1 Kriterium genügt):
- Therapieresistente Symptome
- Rezidivierende AP mit ST-Senkungen > 2 mm oder signifikant negativen T-Wellen
- Hämodynamische Instabilität: kardiogener Schock, maligne Arrhythmie (VT, VF)

1. NSTEMI: Grundmassnahmen in der Akutphase

- Idem Sektion «STEMI», S. 137

2. NSTEMI: Sauerstofftherapie - Analgesie - Nitrate

- Idem Sektion «STEMI», S. 137

3. NSTEMI: Reperfusionsstrategie

Notfall Schweregrad	Kriterien der Risikostratifikation	Evidenz
Notfall-Reperfusion **Primäre Angioplastie** (PAP) **< 2 Stunden**	**Höchstrisiko Patienten** (1 Kriterium genügt) 1. Medikamentös refraktäre AP mit ST-Senkungen ≥ 2mm oder stark negative T-Wellen 2. Herzinsuffizienzzeichen 3. Hämodynamische Instabilität, Schock 4. Maligne Arrhythmie (z.B. VT, VF)	IC

Frühzeitige Reperfusion
 	
Primäre Angioplastie (PAP)
< 24 Stunden
	Hochrisiko Patienten:
	1. GRACE score* > 140 (hier: intrahosp. Mortalität > 3%)
	und/oder:
	2. Vorhandensein von ≥ 1 «Primärkriterien»:
	  ▪ Signifikante ST-Veränderungen (↑/↓) oder der T-Wellen (symptomatisch oder nicht)
	  ▪ Troponin ↑ oder ↓ (signifikant)
		IA

Mittelmässeig notfallmässige Reperfusion
 	
Primäre Angioplastie (PAP)
< 72 Stunden
	Intermediärrisiko Patienten:
	1. GRACE score* 109-140 (hier: intrahosp. Mortalität 1-3%)
	und/oder:
	2. Vorhandensein von ≥ 1 «Sekundärkriterien»:
	  - Diabetes mellitus
	  - Niereninsuffizienz (CrCl < 60 mL/min)
	  - AP-Rezidiv nach einem Myokardinfarkt
	  - AP-Rezidiv während der aktuellen Hospitalisierung
	  - St. nach kürzlicher Angioplastie post Myokardinfarkt
	  - St. nach chirurgischer Revaskularisation
	  - LVEF < 40 %
	und/oder:
	3. Rezidivierende Ischämiesymptome
		IA

Tabelle 5: Reperfusionsstrategie bei NSTEMI.[2]
VT = Ventrikuläre Tachykardie, VF = Ventrikuläres Flimmern

PAP = Primäre Angioplastie

Ein Patient wird als «**Niedrigrisiko Patient**» angesehen, wenn:

- **GRACE score* < 109**
  und/oder:
- **Troponin 2x negativ im Intervall von 6 Stunden**
  und/oder:
- **Keine dynamischen EKG-Modifikationen**
  und/oder:
- **Keine rezidivierenden Symptome**
  und/oder:
- **Keine Hochrisikokriterien** (weder «Primär» noch «Sekundär», siehe Tabelle 5 oben)

* Das **GRACE score** erlaubt folgende Parameter zu evaluieren:
  a) Mortalität
  b) Mortalität/Risiko eines Herzinfarktes bei Spitaleintritt und nach 6 Monaten.
  Das GRACE score berücksichtigt folgende Parameter:
  - Alter
  - Herzfrequenz
  - Systolischen BD
  - KILLIP Klasse
  - Allfälligen Herzstillstand bei Spitaleintritt
  - ST-Segment und Myokardnekrose-Marker

www.outcomes-umassmed.org/grace

Es ist notwendig, das **Blutungsrisiko** zu evaluieren. Dieses kann mittels **CRUSADE bleeding risk score** bestimmt werden. Es basiert auf folgenden Parameter:

- Geschlecht
- Systolischem BD
- Herzfrequenz
- Hämatokrit
- Glomerulärer Filtrationsrate (nach COCKROFT-GAULT)
- Vaskulopathie
- Diabetes mellitus
- Herzinsuffizienzzeichen bei Spitaleintritt

www.crusadebleedingscore.org

> Risiko einer signifikanten «in-hospital» Blutung, d.h.:
>
> - Hb ↓ > 12 %
> - Intrakranielle Blutung
> - Dokumentierte retroperitoneale Blutung
> - Jede Bluttransfusion bei Basis-Hkt > 28 %, oder bei Hkt > 28 % wobei eine Blutung evident ist (bewiesen).

4. NSTEMI: Antiaggregation/Antikoagulation

4.1. Plättchenaggregationshemmung[2]

- **ASPIRIN® + Ticagrelor** [IB]
  oder:
- **ASPIRIN® + Prasugrel** (KI von Prasugrel beachten, S. 142) [IB]
  oder:
- **ASPIRIN® + Clopidogrel** [IA]

4.2. Antikoagulation

- **Fondaparinux**
- **Enoxaparin**
- **Heparin**

> Dosierungen und Indikationen,
> **Tabelle 3** S. 143

Ausschliesslich bei Patienten, bei welchen eine Angioplastie (PAP) vorgesehen ist:

- **Bivalirudin**, S. 142

5. Diverse medikamentöse Therapien

Bsp:
- Betablocker (Gabe sofort bei Eintritt)..........siehe S. 139
- ACE-Hemmer/Sartan ....siehe S. 139
- Nitrat ....siehe S. 140
- Lipidsenker..siehe S. 140
- Kalziumantagonist ....siehe S. 140

6. Langzeittherapie - Sekundärprävention

- Siehe Sektion «STEMI und NSTEMI: Langzeittherapie - Sekundärprävention», S. 139

Dauer der doppelten Plättchenaggregationshemmung nach einer Angioplastie		
Diagnose / Vorgehen	**Interventionstyp**	**Dauer der Doppelantiaggreg.**
■ **STEMI**	Unabhängig	12 Monate
■ **NSTEMI**	Unabhängig	12 Monate
■ **Elektive Angioplastie**	**Unbeschichteter STENT** (nicht aktiv; *bare metal STENT*)	1 Monat
	Aktiver STENT (*drug eluting STENT*)	6-12 Monate
	Angioplastie «nur» mit Ballon (ohne STENT-Einlage)	2 Wochen
	«Aktiver» Ballon (*drug eluting balloon*)	3 Monate

Tabelle 6: Dauer der doppelten Aggregationshemmung nach einer Angioplastie.[3]

Thrombolyse und STEMI[1-3]

Allg: Bei einem STEMI soll eine Thrombolyse bei Vorhandensein der folgenden 3 Kriterien in Betracht gezogen werden:
1. Zeit zwischen dem 1. medizinischen Kontakt und der primären Angioplastie **< 2 Stunden**
2. Thoraxschmerzen < 3 h und hämodynamisch stabil (d.h. ohne kardiogenen Schock)
3. Keine Thrombolysekontraindikation

Für die PRAXIS:
- **Bei STEMI ist die primäre Angioplastie prinzipiell der Thrombolyse vorzuziehen!**
- **Wenn aber die Zeit zwischen dem ersten medizinischen Kontakt und der primären Angioplastie > 2 Stunden beträgt** (abhängig vom Alter des Patienten, der Dauer der Symptome und der Lokalisation des Myokardinfarktes) **hat die Thrombolyse ihren Platz und soll in Betracht gezogen werden.**

Indikationen für eine Thrombolyse bei STEMI[2]

Evidenz IA
1. Keine Kontraindikation (siehe unten) und:
   STEMI mit ACS-Symptomen seit > 15-20 min und < 12 h mit folgenden ST-Hebungskriterien:
   - **> 1 mm in ≥ 2 benachbarten** präkordialen Ableitungen (V1-V6) oder in ≥ 2 benachbarten peripheren Ableitungen (I-III, aVL-aVF)
2. Keine Kontraindikation (siehe unten) und:
   STEMI mit ACS-Symptomen seit > 15-20 min und < 12 h und Neuauftreten (oder vermutlich neu) eines LSB (siehe EKG-Beispiel S. 149).

Evidenz IIa
1. Keine Kontraindikation (siehe unten) und:
   STEMI mit ACS-Symptomen seit > 15-20 min und < 12 h und ein EKG, das für einen Posteriorinfarkt spricht (z.B. R > S in V1; siehe EKG-Beispiel S. 150).
2. Keine Kontraindikation (siehe unten) und:
   STEMI mit ACS-Symptomen seit 12-24 h mit persistierenden ischämischen Symptomen und folgenden ST-Hebungskriterien:
   - **> 1 mm in ≥ 2 benachbarten** präkordialen Ableitungen (V1-V6) oder in ≥ 2 benachbarten peripheren Ableitungen (I-III, aVL-aVF)

ABSOLUTE Kontraindikationen der Thrombolyse bei STEMI[1]

- Anamnese/Vorgeschichte eines hämorrhagischen Hirnschlages oder Hirnschlag unbekannter Ursache
- Ischämischer Hirnschlag < 3 Monate, AUSSER beim hyperakuten ischämischen Hirnschlag < 4.5 h.
- Trauma oder Neoplasie des ZNS
- Signifikantes Trauma/Schädel-Hirn-Trauma oder signifikanter chirurgischer Eingriff während der letzten 3 Wochen
- Gastrointestinale Blutung während der letzten 4 Wochen
- Aortendissektion
- Bekannte hämorrhagische Diathese*f* (die Menstruation ist KEINE Kontraindikation)

RELATIVE Kontraindikationen der Thrombolyse bei STEMI

- Transitorische zerebrale Ischämie (TIA) während der letzen 6 Monate
- Orale Antikoagulation (das Blutungsrisiko ist linear zum INR)
- Schwangerschaft oder bis 1 Woche post-partal
- Refraktäre art. Hypertonie: SBD > 180 mmHg und/oder DBD > 110 mmHg
- Fortgeschrittene Leberinsuffizienz
- Infektiöse Endokarditis
- Aktives peptisches Ulkus
- Refraktäre Reanimation
- Punktion von nicht komprimierbaren Gefässen

Tabelle 7: Indikationen/Kontraindikationen der Thrombolyse.

f Hämorrhagische Diathese (Diathese = Prädisposition zur Spontanblutung)
Klas: 1. Thrombozytopenie oder Thrombozytopathie
2. Koagulopathie (z.B. Hämophilie)
3. Hämorrhagische, vaskuläre Diathese:
- Purpura simplex (nach «Mini-Trauma», oft genetisch bedingt)
- Senile Purpura (oft nach Mikro-Trauma)
- Morbus OSLER-WEBER (hämorrhagische Teleangiektasie)

ACS = Akutes Koronarsyndrom

> Durchführung
> der Thrombolyse
> mit Alteplase S. 281

1 Angepasst nach: AHA. Circulation 2005;112 :89-110. 2 Eur Heart J 2008; 29 : 2909-4 3 Eur Heart J 2010; 31: 2501-55

EKG: Interpretation des untenstehenden EKG:

- Regelmässiger Sinusrhythmus, 90/min
- QRS   Achse 80-90°
- P   Amplitude < 0.25 mV (= normal)
- PR   200 ms (N: ≤ 200 ms)
- Q   In V1-3, DI, aVL; die Q-Wellen widerspiegeln hier die Myokardnekrose
- R   Zögernder R-Anstieg im Anteriorgebiet (R ist «amputiert» bis in V4)
- ST   Hebung in V (1) 2-5, DI, DIII, aVL und aVF; weist auf eine transmurale Läsion hin
- T   Spitze T-Welle, welche auf eine Akutischämie hinweist

Lokalisation des Infarktes	Entsprechende Ableitungen im EKG
■ **Septaler AMI**	V1-3 (evtl. V4)
■ **Anteriorer AMI**	V2-4
■ **Anterolateraler AMI**	V4-6

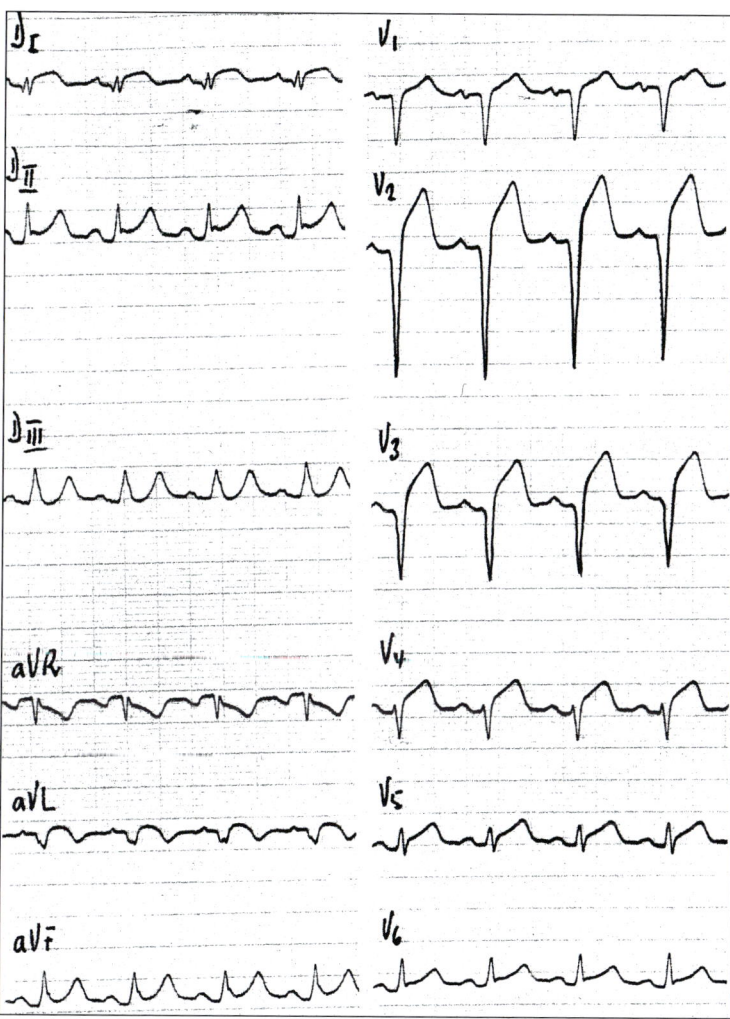

EKG: Akuter ausgedehnter anterolateraler Myokardinfarkt.

Akuter infero-posteriorer Myokardinfarkt mit Rechtsherzbeteiligung

Allg: Eine ST-Hebung **von > 1 mm in V4R** (siehe Pfeil im folgenden EKG) ist bei Vd. auf Rechtsherzinfarkt hilfreich (Sensitivität 70 %, Spezifität 100 %).

Ableitungen nach EINTHOVEN	**Brustwandableitungen V1-6**	Posteriorableitungen (V7,8) Rechtsableitung (V4R)

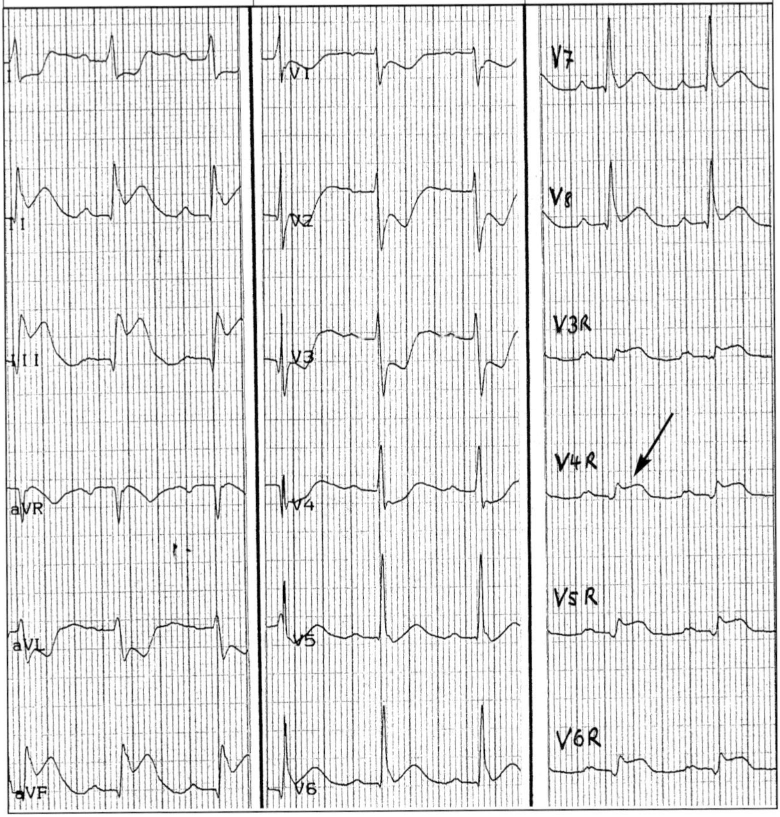

EKG: Akuter infero-posteriorer Myokardinfarkt mit Rechtsherzbeteiligung.

Kompletter Linksschenkelblock

Def: **A. Kompletter Linksschenkelblock**

- QRS ≥ 120 ms (in ≥ 1 Ableitung)
- M-förmiger, breiter QRS-Komplex in DI, aVL, V5, V6
- Verspätung des R-Maximums (oberer Umschlagspunkt) **> 55 ms in V5 und V6**
- Tiefes breites S in V1-V3
- Der verplumpten R-Zacke in DI, aVL geht kein Q voraus.
- Verschiebung der ST-Strecke entgegengesetzt der Hauptrichtung der QRS-Komplexe
- Die Polarität der T-Welle ist derjenigen der QRS-Komplexe entgegengerichtet

B. Inkompletter Linksschenkelblock

- Bild eines LSB mit QRS < 120 ms, wobei eine LV Hypertrophie ausgeschlossen werden muss.

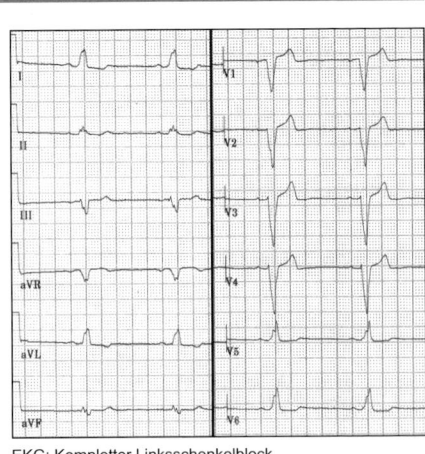

EKG: Kompletter Linksschenkelblock.

Therapie der Arrhythmien beim akutem Koronarsyndrom (ACS)

Hämodynamisch instabil

■ **Kreislaufstillstand bei:** • **VF oder VT ohne Puls**	Th:	• Asynchrone Defibrillation [C]

■ **VT** (ohne Herzstillstand):
  • **monomorph,**
  anhaltend* und ohne
  Ansprechen auf den
  elektrischen Schock
	Th:	• **Amiodaron** 150-300 mg über 10 min **IV** Bolus, gefolgt von einem asynchronen Elektroschock [IIaB]
		  - Wiederholen: 150 mg **IV** in 10-30 min (max. 6-8x/24 h)
		  - Erhaltung: 1 mg/min **IV** während 6 h, dann 0.5 mg/min
		  oder:
		• **Lidocain** 1.0-1.5 mg/kg über 2 min **IV** [IIaC]

Hämodynamisch stabil

■ **VT: rezidivierend,** **symptomatisch und** **nicht anhaltend***	Th:	• Amiodaron **IV** [IIaC]; Dosierung siehe oben oder: • Betablocker§ **IV** [IIaC]; Dosierung siehe unten

■ **Polymorphe VT**
a) Normales basales
   QT-Intervall
b) Verlängertes basales
   QT-Intervall
	Th:	**a) Normales basales QT-Intervall** [IC]
		  → Amiodaron **IV**; Dosierung siehe oben
		  → oder: Betablocker§ **IV**:
		    • Esmolol ....500 µg/kg über 1 min IV gefolgt von
		                      50 µg/kg/min über 4 min
		                      Erhaltungsdosis: 60-200 µg/kg/min
		    • Metoprolol ......2.5-5.0 mg IV/2-5 min; max. 15 mg
		    • Atenolol..........5-10 mg (max. Geschw. 1 mg/min)
		    • Propranolol ....0.15 mg/kg **IV**
		  → oder: Lidocain ....1.0-1.5 mg/kg **IV** über 2 min
		b) Verlängertes basales QT-Intervall [IC]
		  → Elektrolytenkontrolle/-substitution (K^+, Mg^{2+}, Ca^{2+})
		  → Therapieoptionen: [IC]
		    • Magnesium (2 g **IV** in 2-3 min)
		    • *Overdrive pacing*
		    • Falls VT durch Bradykardie ausgelöst:
		      - Isoprenalin: Initial 0.05-0.1 µg/kg/min dann
		        titrieren (bis 2 µg/kg/min).
		    • Betablocker; Dosierung siehe oben
		  → Eine Notfallangiographie ist je nach Klinik indiziert. [IC]

■ **Vorhofflimmern**
CAVE: Falls die Dauer
des VHFli. nicht bekannt
ist oder > 48 h dauert,
muss zuerst während 3
Wo antikoaguliert werden
	Th:	**I. Kontrolle der Herzfrequenz**
		  a) Medikamentöse Therapie, siehe s. 111
		  b) Synchrone Elektrokonversion, bei:
		    - Hämodynamischer Instabilität
		    - Refraktärer Ischämie (wegen des Vorhofflimmerns)
		II. Antikoagulation in therapeutischer Dosis

■ **Sinusbradykardie bei**
arterieller Hypotonie
	Th:	**1. Atropin** (<u>CAVE</u>: bei breiten QRS, vorerst SM setzen!)
		  ■ ≥ 0.5 mg **IV** Bolus *flush* (total 2.0 mg oder 0.04 mg/kg)
		2. Falls kein Ansprechen auf Atropin
		  ■ **ADRENALIN®** 1 mg in 250 mL NaCl 0.9 % **IV** titrieren
		    oder:
		  Dopamin-Perfusor 2-10 µg/kg/min, titrieren
		  ■ Temporären **Schrittmacher** vorbereiten [IC]

■ **AV-Block 2.° Typ II**
■ **AV-Block 3.° mit:**
  - **Bradykardie, welche**
  eine art. Hypotonie
  induziert
  oder:
  - **Herzinsuffizienz**
	Bem:
	
	Th:
		• Infranodale AB-Blöcke können sich unter Atropin verschlimmern (s. 129). → Bei breiten QRS ist ein temporärer SM indiziert. Zum Überbrücken, ad. β adrenerge Substanzen (z.B. Dopamin, ADRENALIN®)
		1. Atropin [IC]:
		  ■ ≥ 0.5 mg **IV** Bolus *flush* (total 2.0 mg oder 0.04 mg/kg)
		2. Falls kein Ansprechen auf Atropin
		  ■ **ADRENALIN®** 1 mg in 250 mL NaCl 0.9 % **IV**, titrieren
		  ■ Temporären **Schrittmacher** vorbereiten

Tabelle 4: Arrhythmien beim akuten Koronarsyndrom. [Angepasst nach: Eur Heart J 2008; 29 : 2909-45]

*   Anhaltend bedeutet eine Dauer von > 30 Sekunden.
§   Bei niedriger LVEF sicher sein, dass der Patient euvoläm ist, bevor ein Betablocker eingesetzt wird!
VF = Ventrikuläre Fibrillation
VT = Ventrikuläre Tachykardie
HF = Herzfrequenz; SM = Schrittmacher

BRUGADA-Syndrom

Syn: • *Right bundle branch bloc, persistant ST segment elevation and sudden cardiac death.*

Allg: • Dieses autosomal dominante Erbleiden verursacht maligne Ventrikelarrhyhtmien (polymorphe VT, VF), welche zu Synkopen oder Sekundenherztod führen können.
  • Je nach geographischer Region nimmt man an, dass bis 50 % der Sekundenherztode bei Patienten mit strukturell normalem Herz (normale Echokardiographie) die Folge eines BRUGADA-Syndroms sind.
  • Männer > Frauen. Häufigkeit: 0.05 - 0.6 %

Urs: • Eine genetische Mutation (SCN5A, auf dem Chromosom 3) induziert den Funktionsverlust der Natrium-Kanäle. Mehrere solcher Mutationen sind bekannt.

Klin: I. Asymptomatische Form
  II. Symptomatische Formen: Die Symptome treten v.a. während der Ruhephase und während der Nacht auf. Die Bradykardie scheint ein auslösendes Element zu sein.
    - Synkope (scheinbar idiopathischer Natur!)
    - Durch Reanimation verhinderter Sekundenherztod (*aborted sudden death*)

EKG: a) Das EKG kann einen normalen Aspekt haben (v.a. bei körperlicher Aktivität).
  b) Pathologisches EKG
    - **Rechtsschenkelblockbild**
    - **ST-Hebungen in V1-V3**

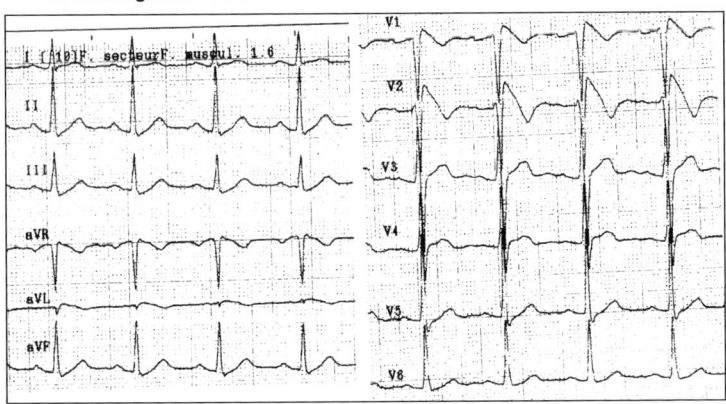

EKG: BRUGADA-Syndrom. RSB-Bild mit ST-Hebungen in V1-V3.

Vorg:[2] ▪ **Symptomatische Patienten** (Unwohlsein, Synkope mit den oben genannten EKG-Pattern)
  • Akutphase:
    - Evtl. Reanimation und sofortiger, begleiteter Transport in ein spezialisiertes Zentrum
  • Chronische Phase: Kardio-Konsil
    - Einzige effiziente Therapie: Implantation eines internen Defibrillators (ICD)
    - Epidemiologische Abklärung (EKG ± Demaskierungstest‡ bei Familienmitgliedern)

▪ **Asymptomatische Patienten**
  • Fehlen eines therapeutischen Konsens. Von Fall zu Fall mit Spezialist besprechen.
  • Anerkannte Risikofaktoren des Sekundenherztodes:
    - Spontan-EKG vom Typ 1 (siehe EKG oben)
    - Synkope
    - CAVE: Gewisse Medikamente können das Risiko des Sekundenherztodes potentiell verschlimmern siehe → www.BrugadaDrugs.org

Prog: • Die jährliche Mortalität der unbehandelten Patienten ist sehr hoch (ca. 10 %)!
  • Die Patienten, welche über einen internen Defibrillator verfügen, haben dieselbe Mortalität wie die Normalbevölkerung.

* Das Risiko eines spontanen Sekundenherztodes infolge Arrhythmie bei Patienten mit einem «BRUGADA-Pattern» liegt bei 14 % (follow-up über 27 ± 29 Monate). [Circulation 2002; 105: 73-8]

‡ Der Demaskierungstest dient dazu, ein verstecktes oder intermittierendes BRUGADA-Syndrom zu entdecken (es gibt verschiedene Protokolle):
  • Procainamid......10 mg/kg **IV** über 10 min
  • Ajmalin..............1 mg/kg **IV** über 5 min
  • Flecainid ....2 mg/kg **IV** über 10 min

Allg:
- Einige epidemiologische Daten der Herzinsuffizienz (HI):
  - Prävalenz der HI (bez. auf die westlichen Länder):
    - → Globale Prävalenz ....1-3 % (Schweiz: rund 100'000 Einwohner)
    - → Alter 70-80 Jahre ....10-20 %
  - Inzidenz in der CH ....20'000 neue Fälle/Jahr
  - Mortalität der akuten HI ....> 50 %/12 Mt. (ohne Therapie der Grundkrankheit)
- Der wichtigste Faktor, welcher zur Verschlimmerung der HI beiträgt ist die **neurohumorale Aktivierung** (d.h. Aktivierung des Sympathikus und des RAAS)!

Für die PRAXIS:
Es ist essentiell, die URSACHE des Syndroms «Herzinsuffizienz» zu suchen!
Die häufigsten Ursachen der HI in den westlichen Ländern sind:
- **Koronare Herzkrankheit** (KHK) → i.d.R. systolische Dysfunktion
- **Arterielle Hypertonie** (AHT) → i.d.R. diastolische Dysfunktion

Klas:
«Zeitliche» Klassifizierung

1. **Akute Herzinsuffizienz**
2. **Akute Dekompensation einer Herzinsuffizienz**
3. **Chronische Herzinsuffizienz**

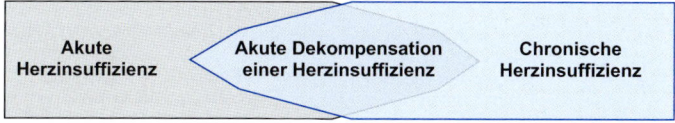

«Funktionelle» Klassifizierung [European Journal of Heart Failure 2008, p. 933]

1. **HI mit verminderter LVEF** ....≤ 35 % = **Systolische Herzinsuffizienz**
   Intermediäre LVEF ....36-50 % = Grauzone
2. **HI mit normaler** (oder fast) **LVEF** ....> 50 % = **Diastolische Herzinsuffizienz**

NYHA Klassifikation [New York Heart Association. Little Brown 1964, p: 114]

Subjektive Klassifikation der chronischen Herzinsuffizienz nach NYHA	
Klasse I	• Kardiopathie ohne Beschwerden (Müdigkeit, Dyspnoe, Palpitationen) bei körperlicher Belastung.
Klasse II	• Leichte Einschränkung • Beschwerden nur bei starker körperlicher Belastung
Klasse III	• Starke Einschränkung • Symptome bei leichter körperlicher Tätigkeit (sich ankleiden) • Keine Ruhebeschwerden
Klasse IV	• Beschwerden in Ruhe

Tabelle: Klassifikation der Herzinsuffizienz nach der NYHA.

ACC/AHA Klassifikation [ACC/AHA Guidelines. JACC 2001; 38: 2101]

ACC/AHA Klassifikation der Herzinsuffizienz	
Grad A	• Patienten mit hohem Risiko, eine HI zu entwickeln (z.B. art. Hypertonie, KHK, Diabetes mellitus, Alkoholabusus, Kokainabusus u.a.). • Keine strukturellen oder funktionellen Myokard-, Perikard- oder Klappenabnormitäten. Keine Symptome.
Grad B	• Patienten mit struktureller Herzkrankheit, welche aber keine Symptome oder Befunde einer HI aufweisen (z.B. linksventrikuläre Hypertrophie oder Dilatation, Status nach Myokardinfarkt u.a.).
Grad C	• Patienten mit aktuellen oder vorgängigen HI-Symptomen, welche einer strukturellen Herzkrankheit zuzuordnen sind.
Grad D	• Patienten mit fortgeschrittener struktureller Herzkrankheit und schweren HI-Symptomen, trotz max. medikamentöser Therapie (inkl. Spezialisteneingriffen).

Tabelle: ACC/AHA Klassifikation der HI.

Klassifikation der Herzinsuffizienz bei post-Infarkt Patienten, nach KILLIP[4]	
KILLIP I	• Keine Herzinsuffizienz (keinen 3. Herzton, keine feinblasige RG's)
KILLIP II	• Herzauskultation: - 3. Herzton (S3) und/oder Lungenstauung bis zur Hälfte der Lunge
KILLIP III	• Akutes Lungenödem
KILLIP IV	• Kardiogener Schock

Tabelle: Klassifikation der post-Infarkt Herzinsuffizienz nach KILLIP.   RG's = Rasselgeräusche

Dg: • Diagnose der Herzinsuffizienz, siehe Algorithmus 2 S. 155
Vorg: • Folgendes Vorgehen bei Verdacht auf eine Herzinsuffizienz:

Algorithmus 1: Vorgehen bei Verdacht auf eine Herzinsuffizienz. [Angepasst nach: Eur Journal of Heart Failure 2008, p. 969 und Eur Heart J 2011; February 2: p. 5 und Eur Heart J 2012; May 19: 1-61]

BNP [pg/mL]	Interpretation (altersunabhängig)
< 100	Herzinsuffizienz wenig wahrscheinlich**
100-400	Grauzone
> 400	**Herzinsuffizienz wahrscheinlich**

Tabelle 1: Cut-off des Serum-BNP bezüglich Herzinsuffizienz.

Alter	NT-proBNP [pg/mL]	Interpretation (altersabhängig)
< 50 Jahre	< 300	Herzinsuffizienz wenig wahrscheinlich
	300-450	Grauzone
	> 450	**Herzinsuffizienz wahrscheinlich**
50-75 Jahre	< 300	Herzinsuffizienz wenig wahrscheinlich**
	300-900	Grauzone
	> 900	**Herzinsuffizienz wahrscheinlich**
> 75 Jahre	< 300	Herzinsuffizienz wenig wahrscheinlich**
	300-1800	Grauzone
	> 1800	**Herzinsuffizienz wahrscheinlich**

Tabelle 2: Cut-off des Serum NT-proBNP bezüglich Herzinsuffizienz.

*   Diese tiefen *cut-off* Werte haben das Ziel, die Sensitivität des Tests zu verbessern.
**   Der negative prädiktive Wert bei einem Patienten mit Dyspnoe liegt bei 98 %: DD neu evaluieren.

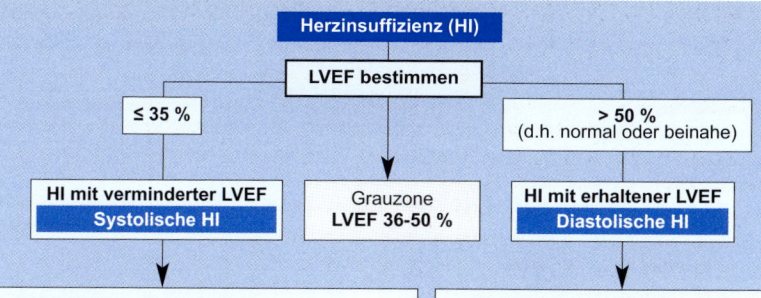

| Herzinsuffizienz (HI) |
| LVEF bestimmen |

≤ 35 % | | **> 50 %** (d.h. normal oder beinahe)

HI mit verminderter LVEF Systolische HI | Grauzone **LVEF 36-50 %** | **HI mit erhaltener LVEF** Diastolische HI

HI mit verminderter LVEF — Systolische HI

- **DIAGNOSE** (alle 3 Kriterien)
  1. Typische Symptome (siehe unten)
  2. «Ziemlich typische Befunde» (siehe unten)
  3. LVEF ≤ 35 %
- **SYMPTOME**
  i. Typisch
    -- Anstrengungsdyspnoe (< 1 Etage), dann Ruhedyspnoe; Orthopnoe
    -- Paroxysmale nächtliche Dyspnoe (PND)
    -- Müdigkeit, Erholungszeit ↑ (infolge vermindertem kardialem output)
  ii. Andere Symptome
    -- Husten (v.a. während der Nacht)
    -- Appetitverlust
    -- Rechte Oberbauchschmerzen (Leberstau)
- **BEFUNDE**
  i. «Ziemlich typische Befunde»
    -- Hepato-jugulärer Reflux (HJR)§
    -- HARZER Zeichen¶
    -- Jugularisstau†
    -- S3 (an der Herzspitze auskultiert)
    -- Lateralisierter Herzspitzenstoss
    -- Herzgeräusch(e)
  ii. Weniger spezifische Befunde
    -- Hypervolämie (malleoläre Ödeme, Aszites)
    -- Gewichtszunahme (> 2 kg/Wo)
    -- Feine Rasselgeräusche (fehlen aber in 50 % der Fälle bei Pat. mit chron. HI)
    -- Tachypnoe (> 20/min)
    -- Tachykardie (> 100/min)
    -- Lungendämpfung bei Pleuraerguss
    -- Hepatomegalie
    -- Verwirrtheitszustand
    -- Kachexie (bei schwergradiger HI)
    -- Palpitationen, Synkope
- **ALLGEMEINE ELEMENTE**
  - Grunderkrankung:
    → **Verminderte Myokardkontraktilität**
  - Q-Zacken im EGK (recht häufig)
  - Herzinfarkt in d. Vorgeschichte (recht häufig)
  - Kardiomegalie (häufig)

HI mit erhaltener LVEF — Diastolische HI

- **DIAGNOSE** (alle 4 Kriterien)
  1. Typische Symptome (idem «KLINISCHE BEFUNDE» der systolischen HI, siehe nebenan)
  2. «Ziemlich typische Befunde» (idem «KLINISCHE BEFUNDE» der systolischen HI, siehe nebenan)
  3. Normale LVEF > 50 % und linker Ventrikel nicht dilatiert
  4. Keine signifikante strukturelle Kardiopathie, wie zum Beispiel:
    -- Linksventrikuläre Hypertrophie, dilatierter linker Vorhof und/oder:
    -- Diastolische Dysfunktion
- **SYMPTOME**
  - Siehe «systolische HI»
- **BEFUNDE**
  - Siehe «systolische HI»
  - S4, an der Herzbasis auskultiert (im Gegensatz zur systolischen HI, bei welcher man einen S3 an der Herzspitze auskultieren kann)
  - Feine Rasselgeräusche (aber weniger stark ausgeprägt, verglichen mit der systolischen HI)
  - Nicht lateralisierter Herzspitzenstoss
- **ALLGEMEINE ELEMENTE**
  - Grunderkrankung:
    → **Störung der Relaxation des Myokards**
  - Art. Hypertonie
  - I.d.R. fehlend (d.h. atypisch):
    -- Q-Zaken im EKG
    -- Herzinfarkt in der Vorgeschichte
    -- Kardiomegalie

Algorithmus 2: Diagnose und Symptome/Befunde der Herzinsuffizienz.[7]   LVEF = Linksventrikuläre Auswurffraktion

§ HJR - Wie soll dieser Reflux klinisch getestet werden?
  • Der Patient ist halb-sitzend (die Jugularisvenen dürfen nicht gefüllt sein; bei jedem Patient muss der Hydratationszustand berücksichtigt werden). Dann legt der Untersucher seine Hand auf den Oberbauch und presst zunehmend auf die Bauchdecke während ca. 20 Sekunden. Interpretation: Der erzeugte Druck wirkt sich auf das rechte Herz aus. Wenn dieses unfähig ist, das zusätzliche Blutvolumen in die Pulmonalarterien zu pumpen, werden die Jugularisvenen sichtbar gefüllt und der HJR wird als positiv interpretiert.
¶ HARZER Zeichen: Der Schock des vergrösserten RV kann im Epigastrium und links parasternal palpiert werden.
† Jugularisstau: bei 80 % der Patienten mit chronischer linksventrikulärer HI vorhanden.

Allg: • Die untenstehende Tabelle illustriert die verschiedenen Therapieoptionen der HI mit verminderter LVEF, bezogen auf die NYHA-Klassen:

Therapie	NYHA I	NYHA II-III	NYHA III-IV	Bemerkungen
■ **ACE-Hemmer**		**+** [IA]		• Mortalität ↓ 20 % • Morbidität ↓ 35 %
■ **Sartan bei ACE-Hemmer Intoleranz**	**(+)** [IC]	**+** [IA]		• Mortalität ↓ 15 % • Morbidität ↓ 30 %
■ **Sartan + ACE-Hemmer**	—	**+** [IIaA]	**(+)** [IIbC]	• RRR ↓ 15-20 %
■ **Betablocker** (+ ACE-Hemmer)		**+** [IA]		• Mortalität ↓ 35 % • Morbidität ↓ 40 %
■ **Aldosteron Antagonisten:** - Spironolacton - Eplerenon	—	**+** [IB]		• Mortalität ↓ 20 % • Morbidität ↓ 20 %
■ **Diuretika** - Schleifendiuretika (Furosemid, Torasemid) - Thiazide (Hydrochloro- thiazid)	—	**+** [IC]		• Mortalität — • Morbidität (↓)
■ **Digoxin**	• Nur indiziert bei: - Symptomatischer HI trotz ACE + BB ± Aldosteron Antagonist - Ungenügende Frequenzkon- trolle unter BB			• Mortalität -/↑ • Morbidität ↓ 10 %
■ **Nitrat**	—	**(+)** [IIbC]		
■ **Amiodaron**	Nur zur Therapie von bestehenden Arrhythmien			
■ **Orale Antikoagulation**	• Indikationen, siehe S. 160			
■ **Resynchronisation** (biventrikulärer Schritt- macher)	—	—	**+** [IA]	• Indikation, S. 161
■ **ICD** (Defibrillator)	• Indikationen, siehe S. 161			

Tabelle: Therapie der systolischen Herzinsuffizienz in Bezug auf die NYHA-Klassifikation.

[Angepasst nach: Brunner-La Roca HP, et al. Forum Med Suisse 2007; 7(Suppl. 39): 1S-24S und Zannad F, et al. N Engl J Med 2011; 364: 11-21]

[ ]	Evidenz- und Empfehlungsniveau
(+)	Bedingt indiziert
+	Therapie indiziert
RRR	Relative Risikoreduktion
ICD	*Implantable cardioverter defibrillator*

ACE-Hemmer

Allg: • Die Symptome der HI werden erst nach einigen Monaten Therapie günstig beeinflusst.
Ind: • Patienten mit einer LVEF < 40 %, symptomatisch oder nicht! [A]
KI: • Hypersensibilität (inkl. Angioödem)
 • Bilaterale Nierenarterienstenose
 • Anurie (< 100 mL/24 h)
 • Serumkalium > 5.0 mmol/L
 • Serumkreatinin > 220 µmol/L
 • Mangel an C1-Esterase Inhibitor
 • **VORSICHT** in folgenden Situationen:
  - Ältere Patienten, bekannte Niereninsuffizienz, art. Hypotonie
Bsp: • Beispiele und Dosierungen einiger ACE-Hemmer:

ACE-Hemmer	Initialdosis/d PO		Zieldosis/d PO	
Captopril	3x	6.25 mg	3x	50-100 mg
Enalapril	2x	2.5 mg	2x	10-20 mg
Lisinopril	1x	2.5-5 mg	1x	20-40 mg
Perindopril	1x	2.5 mg	1x	10 mg
Ramipril	1x	1.25-2.5 mg	2x	5 mg
Trandolapril	1x	0.5-1 mg	1x	4 mg

Vorg: • Initialdosis: 25 % der Zieldosis. Dosis erhöhen nach 2-4 Wo (ausser bei NW oder Niereninsuffizienz oder Hyperkaliämie) bis zur Erreichung der Zieldosis oder der maximal tolerierten Dosis.
 • Vorgehen bei Niereninsuffizienz oder Hyperkaliämie, siehe unter NW.
NW: 1. Art. Hypotonie
  - Es gibt keinen unteren BD-Grenzwert, der eine Therapiemodifikation verlangen würde.
  - SBD-Werte < 90 mmHg können, wenn asymptomatisch, akzeptabel sein!
  - Symptomatische Hypotonie
   Vorg: Flüssigkeitsstatus bestimmen: «Ist der Patient hypervoläm?»
    a) Nicht hypervoläme Patienten
     - Dosis der Diuretika reduzieren.
      Überdiuretisierte Patienten aktivieren das RAA-System, um den BD zu halten. Deshalb kommt es bei diesen Patienten zu einem signifikanten Blutdruckabfall, wenn ein ACE-Hemmer verabreicht wird.
     - Dosis der ACE-Hemmer reduzieren.
    b) Hypervoläme Patienten
     - Intensivierung der Herzinsuffizienz-Therapie (ad. Kardio-Konsil)
 2. Niereninsuffizienz (es handelt sich um eine funktionelle, nicht um eine organische NI)
  a) Serumkreatinin
   ▪ *Wie sollen die Diuretika dosiert werden?*
    → Die Dosis so niedrig wie möglich halten. Überdiuretisierte Patienten können eine prärenale Niereninsuffizienz entwickeln (→ Serumkreatinin ↑).
   ▪ *Wie sollen die ACE-Hemmer dosiert werden?*
    → Dosisreduktion von 50 %, wenn:
     - Kreatininanstieg > 50 % im Vgl. zum Ausgangswert
     - Kreatinin > 265 µmol/L und < 310 µmol/L
     - Laborkontrolle alle 1-2 d
    → ACE-Hemmer stoppen, wenn:
     - Kreatininanstieg > 100 % im Vgl. zum Ausgangswert
     - Kreatinin ≥ 310 µmol/L
     - Laborkontrolle 1x/d
  b) Hyperkaliämie
   ▪ ≤ 5.5 mmol/L: ACE-Hemmer weiterfahren, regelmässige Kaliumkontrollen!
   ▪ 5.5-6.0 mmol/L: Dosisreduktion oder Stopp der kaliumsparenden Diuretika.
    Dosisreduktion des ACE-Hemmers um 50 % und evtl. Diuretikums (wenn ZVD < 7 cm H_2O)! Laborkontrolle alle 1-2 Tage.
   ▪ > 6.0 mmol/L: ACE-Hemmer stoppen!
 3. Husten (bei 10-15 % der Patienten unter ACE-Hemmer)
  • Auftreten in den ersten Monaten nach Therapiebeginn. Verbesserung 1-2 Wochen nach sistieren des ACE-Hemmers. Ein Sartan kann anstelle eingesetzt werden.

Für die PRAXIS:
Bei Husten muss eine latente Linksherzinsuffizienz ausgeschlossen werden.
Manchmal hilft dazu die empirische Gabe eines Diuretikums, bzw. die Erhöhung einer vorbestehenden Diuretikatherapie.

Ind: 1. Symptomatische Patienten: [A]
- NYHA II, III: mit LVEF < 40 %
- NYHA IV: mit LVEF < 40 %, sofern keine Hypervolämie besteht.
2. Asymptomatische Patienten:
- St. nach Myokardinfarkt (in Kombination mit einem ACE-Hemmer)
- Bei Patienten ohne Myokardinfarkt, mit einer LVEF < 40 %, sind die BB wahrscheinlich von Nutzen (zur Zeit keine Evidenz vorhanden).

Allg: • Verbesserung der Symptome erst nach mehreren Monaten Therapie.

KI: • Asthma
• Bradykardie < 60/min
• AV-Block 1.°, AV-Block höheren Grades
• KI beim akuten Koronarsyndrom, siehe S. 139

Bsp: • Beispiele und Dosierungen einiger Betablocker:

Betablocker	Initialdosis/d PO	Zieldosis/d PO
Bisoprolol#	1x 1.25 mg	1x 10 mg
Carvedilol‡	2x 3.25 mg	2x 25-50 mg
Metoprolol succinat#	1x 25 mg	1x 200 mg
Nebivolol#	1x 1.25 mg	1x 10 mg

Vorg: • Startdosis: 10 % der Zieldosis, dann alle 2-4 Wochen Dosiserhöhung; ad. Zieldosis.
• Ältere Patienten reagieren oft sensitiv auf die bradykarde Wirkung der BB; die Zieldosis kann somit nicht immer erreicht werden → Ziel-Herzfrequenz unter BB:
- In Ruhe 60-70/min
- Nach einer Anstrengung ....90-100/min (z.B. Treppensteigen)
• Patienten müssen vor Beginn der BB-Therapie hämodynamisch stabil sein (z.B. ca. 1 Mt. nach einer Herzdekompensation).
• Der Patient muss informiert sein, dass BB die Symptome vorübergehend verschlimmern können. Wenn dies eintritt, muss der Arzt informiert werden!

NW: • Bradykardie (weniger ausgeprägt unter BB mit ISA), AV-Block
• Verschlimmerung einer akuten Herzinsuffizienz
• Bronchospasmus (aber auch ein β1-kardioselektiver BB kann eine Asthmakrise auslösen!)
• Periphere Vasokonstriktion (kalte Extremitäten, RAYNAUD, Claudicatio intermittens)
• Nausea, Diarrhö, Obstipation, Bauchschmerzen, Xerostomie
• **Rebond-Wirkung** beim Absetzen des BB: Reflextachykardie, Angina pectoris
• Die **BB maskieren die Hypoglykämiesymptome** (Tremor, Palpitationen, Stresszustand, BD-Schwankungen; aber ohne Einfluss auf das Schwitzen) und induzieren selten:
a) Hypoglykämien (infolge Hemmung der Glykogenolyse und der Glucagonsekretion)
b) Hyperglykämien (infolge Verminderung der Insulinsekretion und Verminderung der Insulinrezeptorensensibilität)
• Parästhesien, Schwindelgefühl, Epilepsie, Müdigkeit, Depression

Ind: 1. Symptomatische HI mit Hypervolämie. [A]
2. Diuretika sollten immer in Kombination mit ACE-Hemmern verabreicht werden. [C]
3. Kaliumsparende Diuretika (Aldosteron Antagonisten): [C]
- Symptomatische systolische HI mit persistierender Hypokaliämie trotz ACE-Hemmer.

Allg: • Unter den Diuretika sind die Schleifendiuretika die 1. Wahl (am wirksamsten)!
• Die Schleifendiuretika zeigen signifikante Unterschiede bezügl. oraler Bioverfügbarkeit:
- Furosemid ....10-100 %
- Torasemid ....80-100 %
• Thiazide sind bei HI weniger effizient und können auch mit Schleifendiuretika kombiniert werden (Synergismus). Wenn sie nicht in einem Kombinationspräparat verabreicht werden, soll das Thiazid 30 min vor dem Schleifendiuretikum eingenommen werden.

Bsp: • Beispiele und Dosierungen einiger Schleifendiuretika:

Diuretika	Adm.	Initialdosis/d	Zieldosis	HWZ§
Furosemid	PO	1x 20-40 mg	250-500 mg/d (je nach Galenik 1-2x/d)	2.7 h
	IV	40-80 (- 250) mg*	bis 1 g /24 h*	
Torasemid	PO	1x 2.5-10 mg	50-100 mg 1x/d	6 h

Nebivolol, Bisoprolol und Metoprolol sind ß1-kardioselektive BB (ohne intrinsische sympathomimetische Aktivität).
‡ Carvedilol ist a) ein nicht kardioselektiver Betablocker und b) ein Alpha-Blocker; ohne intrinsische sympathomimetische Aktivität.
§ Es handelt sich um die HWZ bei Herzinsuffizienzpatienten.
* Bei Nieren- oder Herzinsuffizienz muss Furosemid manchmal in sehr hohen Dosen parenteral verabreicht werden.
Dos: a) Bei kongestiver Herzinsuffizienz ......bis 4-8 g/24 IV
b) Bei Niereninsuffizienz ....bis 3 g/24 h IV
Bem: Max. Infusionsgeschw. von Furosemid: 4 mg/min (CAVE: Ototoxizität); d.h. z.B. 250 mg IV über ca. 30 min.

Vorg: • Die Dosis wird titriert bis ein diuretischer Effekt erzielt wird. Wenn die Diurese ausgelöst wurde, aber ungenügend ist, <u>soll das Dosisintervall reduziert und nicht die Dosis erhöht werden.</u> Kurzwirksame Diuretika (Furosemid, Bumetanid) sollen 2-3x/d verabreicht werden, wodurch das mit der Nahrung zugeführte Na^+ eliminiert werden kann!
• Die Salzrestriktion (2-6 g Na^+/d) spielt eine entscheidende Rolle!
• Gewichtskontrolle (melden, wenn das Körpergewicht um 2 kg innert ≤ 3 Tagen variiert).
NW: • Hypokaliämie
• Metabolische Alkalose
• Hyperglykämie
• Dyslipidämie
• Hyperurikämie (Risiko eines Gichtanfalles!)

Aldosteron Antagonist

Ind: 1. Symptomatische Herzinsuffizienz (NYHA II-IV) in Kombination mit einem ACE-Hemmer und einem Betablocker und, bei Hypervolämie, einem Diuretikum.
Bsp: • Beispiele und Dosierungen der Aldosteron Antagonisten:

Aldosteron Antagonist	Initialdosis/d	Zieldosis/d
Spironolacton	1x 12.5 - 25 mg	1x 50 mg (NW: Gynäkomastie)
Eplerenon	1x 25 mg	1x 50 mg (keine Gynäkomastie)

Vorg: • Voraussetzungen:
   - Serumkalium ≤ 5 mmol/L
   <u>und</u>:
   - Serumkreatinin ≤ 220 µmol/L.
• Dosisverdoppelung alle 2 Wochen, bis dass die Zieldosis erreicht ist.
• Laborkontrolle (Kalium, Kreatinin) nach: 1, 4, 8, 12 Wo, dann alle 6 Mt.
Bem: • Die Verbesserung der Symptome tritt erst nach mehreren Monaten Therapie ein.
NW: • Gynäkomastie (bis 10 % der Fälle, gilt nur für Spironolacton, nicht für Eplerenon)
• Verschlimmerung der Niereninsuffizienz und des Serumkaliums:
   a) <u>Serumkreatinin</u>
     ▪ > 220 µmol/L   → Dosisreduktion des Aldosteron Antagonisten und Laborkontrolle nach 1 Woche
     ▪ > 350 µmol/L   → Stopp Aldosteron Antagonist
   b) <u>Serumkalium</u>
     ▪ 5.0 - 5.5 mmol/L   → Dosisreduktion um 50 %
     ▪ > 5.5 mmol/L   → Stopp Aldosteron Antagonist

Sartan (Angiotensin-Rezeptor Blocker vom Typ AT1)

Ind: 1. Herzinsuffizienz bei ACE-Hemmer Intoleranz.
2. Herzinsuffizienz bei Patienten unter ACE-Hemmer, die aber eine BB-Unverträglichkeit aufweisen.
3. Dreierkombination bei ungünstigem Verlauf der HI (*Remodeling*¶):
   - ACE-Hemmer + BB + Sartan
KI: • Hereditäres Angioödem (oder Angioödem unter früherer Therapie mit ACE-Hemmer)
• Schwere Leberinsuffizienz
• Bilaterale Nierenarterienstenose (oder unilateral bei Einzelniere)
• Schwangerschaft/Stillzeit
NW: • Art. Hypotonie, Hyperkaliämie, Niereninsuffizienz, Angioödem
• Husten (1-3 %), d.h. wesentlich seltener als unter ACE-Hemmer (10-15 %)
Vorg: • Startdosis: 25 % der Zieldosis, dann alle 2 Wo Dosis verdoppeln (ausser bei NW).
• Dosisanpassung wie bei den ACE-Hemmern, siehe S. 157
Bsp: • Beispiele und Dosierungen einiger Sartane:

Sartan**	Initialdosis/d PO	Zieldosis/d PO
Candesartan	1x 4 mg	1x 16-32 mg
Losartan	1x 12.5-25 mg	1x 50 (- 100) mg
Valsartan	2x 20-40 mg	2x 160 mg

¶ **Remodeling**: Nach einem Myokardschaden beobachtet man das sog. «Remodeling-Phänomen». Dieses hat das Ziel, das HMV beizubehalten. Dieser kompensatorische Prozess ist aber für das Myokard schädlich, weil es über eine progressive Myokardhypertrophie zur einer zunehmenden Dilatation des LV führt.

** Indikationen von <u>Irbesartan</u>: ▪ AHT; ▪ Prävention der diabetischen Nephropathie mit erhöhtem Serumkreatinin oder Mikroalbuminurie oder klinischer Albuminurie (Zieldosis 1x 300 mg/d PO).
Indikationen von <u>Telmisartan</u>: ▪ AHT; ▪ Reduktion des Myokardinfarkt- und Hirnschlagrisikos erhöhtem kardiovaskulären Risiko und/oder bei Typ 2 Diabetes mellitus (Zieldosis 1x 80 mg).
Indikationen von <u>Olmesartan</u>: ▪ AHT (initial: 1x 10 mg/d PO; max. 40 mg/d)

Digoxin

Ind: 1. Symptomatische systolische HI mit Vorhofflimmern (normo- oder tachykard)
2. Systolische HI mit LVEF ≤ 40 %, die unter folgender Therapie noch symptomatisch bleibt:
- ACE-Hemmer + BB + Aldosteron Antagonist + Diuretikum (falls Hypervolämie)

Bem: • Digoxin vermindert die Anzahl Hospitalisierungen mit Einweisungsgrund «Herzinsuffizienz», hat aber keinen günstigen Einfluss auf die Mortalität (betrifft insb. ♀). [NEJM 2002;347:1403]

Dos: • 0.125-0.25 mg 1x/d PO
• Ziel: Serumdigoxinspiegel 0.5-0.8 ng/mL (Männer und Frauen) [2B]
- Hohe Serumwerte sollen verhindert werden (Toxizität ↑, nicht wirksamer).

Kalziumantagonisten

Allg: • Generell sind Kalziumantagonisten bei systolischer Herzinsuffizienz nicht indiziert.
• Benzothiazepine (z.B. Diltiazem) und Phenylalkylamine (z.B. Verapamil):
- sind bei der systolischen Herzinsuffizienz NICHT empfohlen
- sind kontraindiziert in Kombination mit einem Betablocker (Risiko eines AV-Blockes).
• Die neuere Generation (z.B. Amlodipin, Felodipin) zeigt keinen Benefit der Primärbehandlung der meisten chronischen Herzinsuffizienzen, kann aber «safe» als adjuvante Therapie bei Myokardischämie und/oder art. Hypertonie angewendet werden.

Orale Antikoagulation und Herzinsuffizienz

Ind: 1. Herzinsuffizienz bei Patienten mit Vorhofflimmern
- Das Vorhofflattern wird i.d.R. gleich behandelt bezügl. Antikoagulation wie ein VHFli.

Vorg: • Siehe Kapitel «Vorhofflimmern», S. 112 ff

Bem: • In gewissen Situationen ist ein Kardio-Konsil nötig, z.B. bei:
- Vorgeschichte von systemischen Thromboembolien oder einer Lungenembolie
- Linksventrikulärem Aneurysma
- Freibeweglichem Thrombus im linken Ventrikel (i.d.R. ad. OAK während 6 Monaten)

Herzinsuffizienz und Vorhofflimmern

Allg: • Siehe Kapitel «Vorhofflimmern», S. 103 ff
• Bei chronischer HI ist die Strategie «rhythm control» (= Beibehalten eines Sinusrhythmus; inkl. elektr. Kardioversion oder medikamentös mit Amiodaron) der Strategie «rate control» (Frequenzkontrolle) bezügl. Morbidität und Mortalität nicht überlegen. [NEJM 2008;359:2667]
• Indikationen für eine sofortige elektrische Kardioversion:
- Persistieren der Symptome und/oder Befunde der HI trotz einer optimalen medikamentösen Therapie und einer adäquaten Ventrikelfrequenz [IIbC]
- Neu aufgetretenes VHFli. mit symptomatischer Myokardischämie
- Symptomatische art. Hypotonie
- Symptome/Befunde vereinbar mit Lungenstauung oder einem akuten Lungenödem

Vorg: **1. Herzfrequenzkontrolle** (= Kontrolle der Ventrikelfrequenz)
▶ HI mit verminderter LVEF (= systolische HI)
- 1.Wahl: **BB** (CAVE: BB können eine akute kardiale Dekompensation verschlimmern)
- Falls ungenügend wirksam: zusätzlich Digoxin
- Falls immer noch ungenügend wirksam: Stopp Digoxin. Ersetzen durch Amiodaron
- Falls immer noch ungenügend wirksam: Kardio-Konsil (ad. Thermoablation?)
▶ HI mit erhaltener LVEF (= diastolische HI)
- 1. Wahl: **Kalziumantagonist**, der den AV-Knoten hemmt (Diltiazem oder Verapamil) oder **BB**
- Falls BB ungenügend wirksam: zusätzlich Digoxin
- Falls immer noch ungenügend wirksam: Stopp Digoxin. Ersetzen durch BB (oder Kalziumantagonist, der den AV-Knoten hemmt: Diltiazem oder Verapamil)
- Falls immer noch ungenügend wirksam: Kardio-Konsil (ad. Thermoablation?)
2. Herzrhythmuskontrolle (nicht dekompensiertes VHFli., NYHA II-IV, LV Dysfunktion)
- Digoxin in Monotherapie oder kombiniert mit einem BB
- Eine präventive thromboembolische Prävention wird empfohlen (ausser KI).

Antiarrhythmika bei Herzinsuffizienz

Allg: • Es gibt keine routinemässige Indikation zur antiarrhythmischen Therapie bei HI.

Ind: 1. Herzinsuffizienz mit dokumentierten Arrhythmien, wie:
- Vorhofflimmern (selten beim Vorhofflattern)
- Anhaltende VT (> 30 sek) oder nicht anhaltende VT (≤ 30 sek)

Bsp: • **Amiodaron**
- Eine routinemässige Anwendung von Amiodaron ist nicht indiziert. [B]
- Amiodaron ist in folgenden Situationen das bevorzugte Antiarrhythmikum:
-- Supraventrikuläre Arrhythmie, die mit BB und Digoxin ungenügend kontrolliert wird.
-- Patient mit ICD, welcher trotz optimaler medikamentöser Therapie symptomatische ventrikuläre Arrhythmien aufweist. [IA]
• **Betablocker** (BB vermindern die Inzidenz des Sekundenherztodes bei HI). [A]

Implantation eines kardialen Resynchronisations-Systems (CRT)[1]

Allg: • Hier 2 Resynchronisations-Systeme:
- CRT-P = *Cardiac Resynchronization Therapy-Pacemaker*
- CRT-D = *Cardiac Resynchronization Therapy-Defibrillator*
• Diese Therapie vermindert die Anzahl Hospitalisierungen mit Einweisungsgrund «Herzinsuffizienz» und vermindert die Inzidenz des Sekundenherztodes.

Ind: **1. Patient mit NYHA III-IV trotz optimaler medikamentöser Therapie** (d.h. ACE-Hemmer/ Sartan + BB + Aldosteron Antagonist + Diuretikum)
► Morphologie der QRS-Komplexe vom Typ LSB [IA]
- Sinusrhythmus mit QRS ≥ 120 ms und LVEF ≤ 35 %
- Lebenserwartung > 1 Jahr (mit einer «guten Lebensqualität»)
► Morphologie der QRS-Komplexe vom Typ «nicht LSB» [IIaA]
- Sinusrhythmus mit QRS ≥ 150 ms und LVEF ≤ 35 %
- Lebenserwartung > 1 Jahr (mit einer «guten Lebensqualität»)

ICD: Implantierbarer kardialer Defibrillator (Implantierbarer Cardioverter-Defibrillator)[1]

Allg: • Der ICD (*Implantable cardioverter defibrillator*) ist ein subkutan implantierter Apparat, der kontinuierlich die elektrische Herzaktivität registriert. Sobald eine ventrikuläre Tachykardie diagnostiziert ist, wird automatisch ein elektrischer Schock abgegeben.
• Der ICD registriert den Herzrhythmus mit Hilfe der Elektroden, was die Analyse der Arrhythmien anschliessend erlaubt.

Ind: **I. Sekundärprävention** (→ Verminderung des Sekundenherztodes)
► HI ischämischer Ursache und > 40 Tage nach dem akuten Herzinfarkt [IA]
- NYHA II-III und LVEF ≤ 35 % trotz ≥ 3 Mt. unter optimaler medikamentöser Therapie
- Lebenserwartung > 1 Jahr (mit einer «guten Lebensqualität»)
► HI nicht ischämischer Ursache [IB]
- NYHA II-III und LVEF ≤ 35 % trotz ≥ 3 Mt. unter optimaler medikamentöser Therapie
- Lebenserwartung > 1 Jahr (mit einer «guten Lebensqualität»)
II. Primärprävention [IA]
- Ventrikuläre Arrhythmie, welche eine hämodynamische Instabilität hervorruft.
- Lebenserwartung > 1 Jahr (mit einer «guten Lebensqualität»)

Herzinsuffizienz und arterielle Hypertonie

Allg: • Bei hypertensiven Patienten mit HI und Dysfunktion des linken Ventrikels muss der art. BD eng überwacht werden:
- Ziel-BD bei nicht Hochrisiko-Patienten und ohne Diabetes mellitus ....140/90 mmHg
- Ziel-BD bei Hochrisiko-Patienten und Diabetikern (in der Schweiz) ....130/80 mmHg
Bsp: • Mögliche Antihypertensiva (unabhängig der LVEF): ACE-Hemmer oder Sartan

Herzinsuffizienz und Koronarangiographie[1]

Ind: 1. HI und AP-Symptome oder Vorgeschichte eines Herzstillstandes
2. HI mit Evidenz eines reversiblen ischämischen Myokards (mittels nicht-invasiven Tests bestätigt), v.a. wenn die LVEF vermindert ist.
3. Gewisse Patienten mit akuter HI und Schockzustand oder akutem Lungenödem
4. HI bei Patienten mit einer Valvulopathie die für eine chirurgische Sanierung vorgesehen ist

Erkennung von viablem Myokard bei Herzinsuffizienz

Allg: • Das Faktum, viables (lebensfähiges) Myokard vorzufinden, kann *per se* ein Grund für eine Revaskularisation sein.
• Verschiedene Bildgebungsmethoden mit vergleichbarer Spezifität erlauben, ein dysfunktionelles Myokard, welches aber noch viabel ist, zu identifizieren:
- Stress-Echokardigraphie (mit Dobutamin)
- SPECT und/odor PET
- MR mit Dobutamin und/oder Kontrastmittel
- CT mit Kontrastmittel

Nicht empfohlene Medikamente

Allg: • Folgende Therapien werden nicht empfohlen (eher schädliche Wirkung):
- Glitazone: Anzahl Hospitalisierungen ↑, Verschlimmerung der HI [IIIA]
- Die Tritherapie «Sartan + ACE-Hemmer + Aldosteron Antagonist» wird nicht empfohlen (Risiko, eine Niereninsuffizienz und eine Hyperkaliämie zu entwickeln) [IIIC]
• Wenn möglich nicht einsetzen:
- Die Mehrheit der Kalziumantagonisten (ausser Amlodipin und Felodipin). Grund: negative Inotropie [IIIB]
- NSAR (inkl. hochdosiertes ASPIRIN® und COX 2-Hemmer). Gründe: Wasser- und Salzretention, Verschlimmerung der Nieren- und Herzfunktion.

Therapie der chronischen Herzinsuffizienz mit normaler LVEF (diastolische HI)

Dg: • Siehe Algorithmus 2, S. 155
Allg: • Die HI mit erhaltener LVEF (diastolische HI) betrifft selten junge Patienten.
• Risikofaktoren:
- Art. Hypertonie
- Weibliches Geschlecht
• Obwohl die Mortalität, infolge diastolischer HI niedriger liegt als bei der systolischen HI, ist die Anzahl der Rehospitalisierungen bei der diastolischen HI hoch.

Für die PRAXIS:
Bei Herzinsuffizienz mit radiologisch normal grossem oder sogar kleinem Herz soll immer an eine diastolische Herzinsuffizienz gedacht werden.

Urs: • Hypertensive Kardiopathie mit LVH
- 90 % der Patienten mit einer LVH weisen eine verminderte Myokardrelaxation auf.
• Valvuläre Kardiopathie (z.B. Aortenstenose)
• Kardiomyopathie
Vorg: **I. Therapieziele bei diastolischer Dysfunktion**
1. Herzfrequenz Reduktion (Ziel: Verlängerung der ventrikulären Füllungszeit)
2. Verminderung der Ventrikelrigidität (d.h. Verminderung der Hypertrophie des LV)
3. Beibehalten der Vorhoffunktion. Ohne Herzinsuffizienz ist die Vorhofkontraktion für ca. 20 % des Auswurfvolumens verantwortlich; bei diastolischer Dysfunktion bis 50 %!

II. Mögliche Medikamente, welche bei diastolischer HI eingesetzt werden können
- **ACE-Hemmer**
  Allg: • Siehe Text unter «Therapie der chronischen systolischen HI» S. 156 ff
- **Sartan**
  Allg: • Mortalität ↓:..........ca. 10 % (ist aber nicht signifikant)
  • Morbidität ↓: ....15 % (ist aber nicht signifikant)
  • Verminderung der Ventrikelhypertrophie
  Bsp: • Candesartan:
  - Initial................1x 4 mg/d
  - Zieldosis..........1x 16-32 mg/d
- **Betablocker (BB)**
  Allg: • Es gibt zur Zeit keine Daten bezüglich Mortalität/Morbidität.
  • Durch die bradykardisierende Wirkung der Betablocker wird das diastolische Zeitintervall verlängert, was einen Benefit bei der diastolischen HI hat.
  • BB vermindern den pulmonal venösen Druck.
  • Verbesserung der Myokardrelaxation, aber ohne Einfluss auf die Myokardrigidität.
  • In folgenden Situationen soll ein BB diskutiert werden:
  - Herzfrequenzkontrolle beim chronischen Vorhofflimmern. Zielwerte:
  -- 60-70/min ......in Ruhe
  -- 90-100/min ....bei Anstrengung
- **Kalziumantagonisten**
  Allg: • Die Kalziumantagonisten der «alten Generation» (Nifedipin, Verapamil, Diltiazem) verbessern die Myokardrelaxation, aber sie vermindern auch die systolische Funktion (negative Inotropie).
  • Verapamil und Diltiazem sind bradykardisierend und zeigen denselben Benefit wie die Betablocker.
- **Diuretika**
  Allg: • Diuretika sind rein symptomatisch wirksam (bei Hypervolämie) und haben keinen Einfluss auf die Mortalität.

Für die PRAXIS:
Diuretika müssen bei diastolischer HI einschleichend dosiert werden, denn eine abrupte Verminderung der Vorlast vermindert das HMV und den art. BD. Daraus resultiert eine prärenale Niereninsuffizienz!

- **Nitrate**
  Allg: • CAVE: Nitrate vermindern das zentrale Blutvolumen und den diastolischen Druck im linken Ventrikel.
  • Nitrate sollen initial niedrig dosiert werden (Risiko von art. Hypotonie).
- **Aldosteron Antagonist** (Spironolacton, Eplerenon)
  Allg: • Die Aldosteron Antagonisten zeigen bei systolischer Dysfunktion eine Verminderung der Mortalität.
  • Eine Studie zeigte eine Verminderung der Anzahl der Hospitalisierungen mit Einweisungsrund «HI», bei Patienten mit HI und erhaltener LVEF (≥ 45 %), die mit Spironolacton (15-45 mg/d) behandelt wurden - p = 0.04 [NEJM 2014;370:1383]

Th: **1. Allgemeine Informationen**
- Zur Zeit hat kein Medikament einen klaren Benefit bezogen auf die Morbidität oder Mortalität gezeigt.
- Die BD-Kontrolle ist essentiell!

VORSICHT mit folgenden Medikamenten:
- Nicht empfohlen:
  - Glitazone
  - Tritherapie «Sarte + ACE-Hemmer + Aldosteron Antagonist»
- Wenn möglich nicht einsetzen:
  - NSAR (CAVE mit hochdosiertem ASPIRIN®)
  - Die Mehrheit der Kalziumantagonisten (ausser Amlodipin und Felodipin)

2. Medikamentöse Therapie
- **Basistherapie** (in allen Fällen):
  - **ACE-Hemmer** oder **Sartan**
- **Begleittherapie** je nach Klinik
  - Bei Hypervolämie (z.B. Ödeme, Lungenstauung), zusätzlich:
    - **Diuretika**
  - Bei persistierenden HI-Symptomen oder art. Hypertonie, zusätzlich:
    - **Betablocker**
      oder **Kalziumantagonist**
      oder **Nitrat** (nur Retardform anwenden)
- **Bei Arrhythmie**
  - Amiodaron ist wahrscheinlich das wirksamste Antiarrhythmikum, sowohl zur Konversion in einen Sinusrhythmus, als auch zum Beibehalten desselben (Rezidivprophylaxe).

HAUSINTERNE GUIDELINES

Def: ■ **Akute HI:** Neuerscheinen oder akute Veränderung der HI-Symptome und/oder -Befunde, welche notfallmässige therapeutische Massnahmen erfordern.

Für die PRAXIS:
Die Herzinsuffizienz ist ein Syndrom, dessen URSACHE gesucht werden muss!

Bem: • Das Kapitel des akuten Lungenödems wird speziell behandelt, siehe S. 170

Urs: **I. Akute Herzinsuffizienz ohne kardiale Vorgeschichte**
- Akute Myokardischämie (inkl. KHK)
  -- Akutes Koronarsyndrom (AP, NSTEMI, STEMI)
  -- Ventrikelruptur (→ Tamponade)
- Akute Arrhythmie (tachykardes Vorhofflimmern, VT, VF, Bradykardie)
- Akute Valvulopathie
  -- Valvuläre Insuffizienz
  -- Klappensegelperforation
  -- Mitralsegelabriss
  -- Papillarmuskelruptur und -dysfunktion
  -- Thrombosierte künstliche Herzklappe
  -- Traumatische Valvulopathie
  -- Aortendissektion (→ akute Aortenklappeninsuffizienz)
  -- Akute Endokarditis
- Schockzustand (zirkulatorisches Versagen)
  -- Massive Lungenembolie (→ akute Rechtsherzinsuffizienz)
  -- Sepsis
  -- Anämie
  -- Perikardtamponade
  -- Shunt (z.B. interventrikuläre Kommunikation)
  -- Hyperthyreose (inkl. Thyreotoxikose); Hypothyreose
- Myopathien
  -- Akute Myokarditis
  -- Postpartale Kardiomyopathie
- Medikamentös-toxisch
  -- Cyclophosphamid, Anthracyclin (z.B. Doxorubicin), Trastuzumab
  -- Kokain, Heroin
- Hypertensiver Notfall
- Mangel an: Vitamin B1 (→ BERIBERI), Selenium, Carnitin

II. Dekompensation einer chronischen Herzinsuffizienz
- Nicht-Kompliance (häufig)
  -- Medikamentös (z.B. Diuretika)
  -- Übermässige Salzeinnahme (Suppe, Käse, Fertigmenus)
- Ungenügende/inadäquate Herzinsuffizienztherapie
- Arrhythmie (Tachykardie, Bradykardie)
- Orale Antidiabetika vom «Glitazon-Typ» (Pioglitazon)
- Ungenügend behandelte art. Hypertonie
- Status nach Hirnschlag oder TIA
- Systemischer Infekt, v.a. pulmonal (bakteriell, viral, Pilze)
- Niereninsuffizienz
- COPD (Asthma, Emphysem, chronische Bronchitis)
- Myokardischämie: Akutes Koronarsyndrom, ischämische Mitralinsuffizienz
- Medikamentös/toxisch
  -- NSAR inkl. COX-2 Hemmer (→ renale Vasokonstriktion, Salz-/Wasser-Retention)
  -- Kortikoide (→ Wasserretention infolge mineralkortikoider Wirkung)
  -- Kalziumantagonisten (Verapamil, Diltiazem, Nifedipin), v.a. in folgender Situation:
    --- Cor pulmonale
    --- Schwergradige systolische Dysfunktion
  -- Antiarrhythmika, Anti-TNFα
  -- Alkohol
- Endokrinopathien
  -- Hypothyreose, Hyperthyreose, Diabetes mellitus, Hyperkortisolimus, NN-Insuffizienz, Phäochromozytom, übermässige Wachstumshormonproduktion
- Schwergradige Niereninsuffizienz
- Kardiomyopathie (kongenital und erworben, inkl. Myokarditis und peri-/postpartal)
- Infiltrative Kardiopathien:
  -- Sarkoidose, Amyloidose, Hämatochromatose, Konnektivitis

Th: • Siehe S. 167
       • **Spezialfall: akutes Lungenödem**, siehe S. 170

Klin: **I. Allgemeine Symptome bei Herzinsuffizienz**
- Müdigkeit und Schwäche (infolge vermindertem HMV)
- Dyspnoe, paroxysmale nächtliche Dyspnoe, Orthopnoe
- Rechte Oberbauchschmerzen (Leberstauung)

II. Symptome und Befunde je nach Herzinsuffizienztyp

1. Systolische und diastolische Herzinsuffizienz

Parameter	Systolische HI	Diastolische HI
Hauptproblem	Pumpfunktion ⬇	Relaxation ⬇
Vorgeschichte von:		
Myokardinfarkt	++	(+)
Art. Hypertonie	(+)	++
Klinik		
Herzauskultation	3. Herzton	4. Herzton
Lateralisierter Herzspitzenstoss	+	Nein
Thoraxröntgen		
Kardiomegalie	++	(+)
Lungenstauung	++	+
EKG		
Q-Zacke (nach AMI)	++	(+)
LV Hypertrophie	(+)	++

2. Linksherzinsuffizienz

Anstrengungsdyspnoe, dann Ruhedyspnoe	1 Treppe steigen wird schwierig
Tachypnoe (d.h. > 20/min)	Wenig spezifisches Zeichen
Orthopnoe	Sensitiv, aber mässig spezifisch
Paroxysmale nächtliche Dyspnoe	Spezifisch, aber wenig sensitiv
Husten (v.a. nachts)	Evtl. mit rötlichem Auswurf (Blut). Beim Prälungenödem wird der Auswurf weisslich, manchmal schaumig.
Lungenödem akut	Feine Rasselgeräusche
chronisch	Bei > 50 % keine Rasselgeräusche!
Herzauskultation (an der Herzspitze)	3. Herzton (S3), Atemzyklus unabhängig
Jugularvenenstauung	Bei chronischer Linksherzinsuffizienz (bei 80 % der Fälle)

3. Rechtsherzinsuffizienz

Appetitlosigkeit	Infolge Stauungsgastritis
Rechte Oberbauchschmerzen	Infolge Leberstauung
Hypervolämie	Periphere Ödeme (in den hydrostatisch tiefgelegenen Regionen), Aszites, Anasarka
HARZER-Zeichen	Palpation des Herzspitzenstosses bei vergrössertem rechten Ventrikel im Epigastrium/links parasternal
Hepatojugulärer Reflux (HJR)	Praktische Durchführung • Mit der flachen Hand wird ein progredienter Druck auf den rechten Oberbauch (Epigastrium) während ca. 20 sek ausgeübt. Die Lage des Patienten ist dabei so, dass die Halsvenen sichtbar sind (auch abhängig vom Hydratationzustand). • Bei einem positiven HJR werden die Jugularisvenen dilatiert und stärker sichtbar, was auf einen erhöhten Rechtsherzdruck schliessen lässt.
Spontane Jugularvenenstauung	Bestimmung des ZVD am Krankenbett, siehe S. 166

4. Klinisches Profil bei HI: Das Konzept des Perfusionszustandes und der Volämie

Für die PRAXIS

Zur adäquaten Therapie der Herzinsuffizienz ist es ESSENTIELL, das Patientenprofil zu beurteilen. Folgende 2 Fragen müssen dazu beantwortet werden:

1. Perfusionszustand

Minderperfusionszeichen (d.h. vermindertes HMV):

- Kalte Extremitäten
- Tachykardie (> 100/min)
- Art. Hypotonie (SBD < 90 mmHg)
- Tiefer Pulsdruck oder alternierender peripherer Puls (stark/schwach). Bei Fehlen einer Arrhythmie spricht dieses Zeichen für eine schwere Herzinsuffizienz!
- Organische Minderperfusionszeichen:
  - Schläfrigkeit
  - Verwirrtheitszustand
  - Niereninsuffizienz vom prärenalen Typ

2. Volämie

Klinik der Hypervolämie (= kongestive Herzinsuffizienz, erhöhter ZVD).

- Ödeme
- Orthopnoe
- Inspiratorische Rasselgeräusche, Lungenödem
- Schmerzhafte Hepatomegalie (Leberstauung)

Tabelle: Konzept des Perfusionszustandes und der Volämie. [Angepasst nach: Eur Heart J 1999;1:251]

5. Bestimmung des zentralen Venendruckes (ZVD) am Krankenbett

Allg:[1] • Die klinische Bestimmung des ZVD verlangt eine subtile Beobachtung der **Doppelpulsation der rechten V. jugularis interna**. Das Manubrium sterni dient als «Nullpunkt» zur Schätzung des ZVD. Es liegt ca. 5 cm oberhalb des rechten Vorhofs.

Vorg: • Der Patient wird so platziert, dass der Venenpuls sichtbar wird (zw. der Pars sternalis und clavicularis des M. SCM).
  • Bestimmung des Punctum maximum (Tmax) der Doppel-Pulsation der rechten V. jugularis interna (siehe Schema der Pulskurve unten). Dann soll die Distanz «x» zwischen Tmax und dem Manubrium sterni gemessen werden.
  • **ZVD** (in cm H_2O) = x + 5 cm.

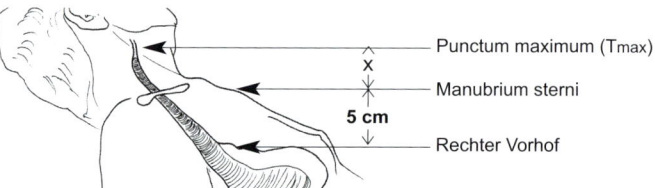

Punctum maximum (Tmax)
Manubrium sterni
Rechter Vorhof

Jugularis Pulskurve: Doppelpulsation «a-v»

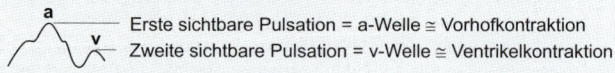

Erste sichtbare Pulsation = a-Welle ≅ Vorhofkontraktion
Zweite sichtbare Pulsation = v-Welle ≅ Ventrikelkontraktion

Beispiel:

Die Distanz zw. Tmax der V. Jugularis-Pulskurve und dem Manubrium sterni beträgt 4 cm. ZVD = 4 cm + 5 cm = 9 cm H_2O. (Ziel-ZVD: 7-8 cm H_2O).

1 cm H_2O = 0.73 mmHg
1 mmHg = 1.36 cm H_2O

Therapie der akuten Herzinsuffizienz

Vorg:
- Die Therapie der akuten HI = Kausaltherapie (!), wie z.B. (siehe entsprechendes Kapitel):
  - Kardiogener Schock
  - Akuter Myokardinfarkt
  - Akutes Lungenödem
  - Hypertensiver Notfall
  - Lungenembolie
  - Arrhythmie
- Die supportive Therapie (= symptomatische Therapie) wird in der Sektion «Therapie der dekompensierten Herzinsuffizienz» (unten) behandelt.

Therapie der akuten dekompensierten Herzinsuffizienz   [I50.9]

Allg:
1. **Instabiler Patient**
   1.1. Reanimation falls notwendig + Kausaltherapie (wenn möglich)
   1.2. Initiale Stabilisierung, siehe «Stabiler Patient», Punkt 2. folgend
2. **Stabiler Patient**
   2.1. Grundmassnahmen
   - Kontrolle der Luftwege (± NIV oder maschinelle Beatmung), O_2 (SpO_2-Kontrolle)
   - Vitalparameter + EKG-Monitoring (CAVE: Arrhythmie, art. Hypotonie oder AHT)
   - Venöser Zugang (mindestens 1 grosskalibriger Venflon®)
   - Kontrolle der Diurese (i.d.R. Blasenkatheter): Ziel = Euvolämie (ZVD 7-8 cm H_2O)
     - Na^+-Restriktion (< 2-6 g Na^+/Tag; wobei 2 g = 88 mmol)
     - Bei Natriämie < 130 mmol/L: Flüssigkeitsrestriktion (10-15 mL/kg Flüssigkeit/d)
     - Gewichtskontrolle (melden, wenn das KG um 2 kg innert ≤ 3 Tage variiert)
   2.2. Symptomatische Therapie, bezogen auf das Konzept «Perfusion - Volämie», S. 166

Patientenprofil	Therapie der Akutphase - Bemerkungen
■ **Warm und trocken**	Klin: • Der Patient ist kompensiert. Vorg: • Beibehalten der Therapie
■ **Warm und nass**	Allg: • Diese Situation wird oft bei der **dekompensierten diastolischen Herzinsuffizienz** beobachtet. Th: • Initial: Diuretika
■ **Kalt und trocken**	Allg: • Diese Situation wird oft bei der **dekompensierten systolischen Herzinsuffizienz** beobachtet. Th: • Initial: Positiv inotrope Substanzen einsetzen. - Dobutamin, Milrinon
■ **Kalt und nass**	Allg: • Diese Situation wird oft bei der **dekompensierten systolischen Herzinsuffizienz** mit Hypervolämie beobachtet. Th: • **Symptomatische Therapie** (Prä-, Lungenödem): - Initial: Diuretika CAVE: Den Patienten aber nicht «austrocknen», sondern eher leicht «feucht» halten. Ziel: ZVD 8-12 cm H_2O. - ACE-Hemmer (falls Intoleranz, ad. Sartan). Ziel: Vasodilatation und «Erwärmung». • Dann: **Diuretika optimieren** → ZVD 7-8 cm H_2O.

Tabelle: Therapie der akuten Herzinsuffizienz.

3. **Therapeutische Prinzipien** (basierend auf Perfusionszustand und Volämie)
   3.1. Verminderung der Nachlast (→ peripherer Widerstand ↓)
   - ACE-Hemmer/Sartan oder Nitrat
   3.2. Verminderung der Vorlast
   - Nitrat (aber der SBD soll > 90 mmHg sein)
   - Diuretikum, z.B.: Furosemid 20-80 mg oder 5-40 mg/h **IV**. ± Morphin 2.5-5.0 mg **IV**
4. **Diverse therapeutische Massnahmen**
   4.1 Bei Alkalose: Acetazolamid 500 mg **IV**
   4.2. Thromboembolie Prophylaxe: NMH oder Heparin (2x 5'000 IE/d **SC**)
   4.3. Pleurapunktion, Aszitespunktion (bei Nichtansprechen auf die medikam. Therapie)
5. **Allgemeine Massnahmen**
   5.1. Dosisverminderung/Stopp von ungünstigen Medikamenten
   - NSAR (inkl. ASPIRIN® hoch dosiert und, COX-2 Hemmer): → Natriumretention
   - Kortikoide: → Natriumretention
   - Glitazone: → Wasserretention
   - Trizyklische Antidepressiva: → Arrhythmie, Überleitungsstörungen
   - Negativ inotrope Medikamente (z.B. Verapamil, Diltiazem).
     Patienten unter BB sollen mit diesen aber weiterfahren.
   - Lithium (Arrhythmie, Bradykardie, Sinusknotendysfunktion, T-Wellen Anomalien)

5.2. Herzinsuffizienz und PDE 5-Hemmer (Sildenafil, Tadalafil, Vardenafil)
- Diese Substanzgruppe ist in jedem Fall (auch ohne Herzinsuffizienz) in Kombinationstherapie mit Nitraten kontraindiziert.
- In Monotherapie können die PDE 5-Hemmer bei NYHA I-II verabreicht werden.

5.3. Herzinsuffizienz und Transport im Flugzeug
- I.d.R. sind alle Flugzeuge, unabhängig von der Flugdauer, auf ca. 2400 m pressurisiert. Die Verminderung des O_2-Partialdruckes in 2400 m Höhe (= 0.76 ATM) kann bei HI-Patienten ein Grund zur Dekompensation sein. Somit soll ein Patient mit HI nur dann einen Flug unternehmen, wenn die HI kompensiert ist!

5.4. Kardio-Rehabilitation (von Fall zu Fall entscheiden)
- Bei kompensierter kardialer Lage ist eine regelmässige körperliche Aktivität empfohlen (z.B. Velo fahren, marschieren). Krafttraining ist nicht kontraindiziert, muss aber von einem Spezialisten kontrolliert werden.

6. Kardiale *Devices* / LVAD / Transplantation

6.1. Implantation eines Resynchronisationssystems
- CRT-P = *Cardiac Resynchronization Therapy Pacemaker*
- CRT-D = *Cardiac Resynchronization Therapy-Defibrillator*

6.2. Implantation eines ICD (*Implantable cardioverter defibrillator*)

6.3. Implantation einer mechanischen Pumpe (LVAD = *left ventricular assist device*)

6.4. Herztransplantation [Angepasst nach: Eur Heart J 2012; May 19: 1-61]
- Indikationen:
  - Terminale HI mit schlechter Prognose, ohne alternative Therapie
  - Patient, der unfähig ist, die post-operative Therapie zu ertragen
- Kontraindikationen:
  - Aktiver Infekt
  - Periphere oder zerebrovaskuläre schwergradige Arteriopathie
  - Aktueller Abusus (Alkohol, Drogen)
  - Neoplasie, welche während der letzten 5 Jahre therapiert wurde
  - Aktives peptisches Ulkus
  - Kürzliches thromboembolisches Ereignis
  - Signifikante Nieren und/oder Leberinsuffizienz
  - Systemerkrankung mit Multiorganbefall
  - Schwergradige Begleiterkrankung

Therapiemodalitäten der akuten Herzinsuffizienz	Empfehlung	Evidenz
■ HI und Lungenstauung ohne Schockzustand		
Schleifendiuretikum (IV-Gabe) = rein symptomatische Therapie!	I	B
Sauerstoff bei SpO_2 < 90 % oder PaO_2 < 8 kPa (< 60 mmHg)	I	C
Thromboembolie Prophylaxe (ausser Patient bereits antikoaguliert)	I	A
Nicht invasive Beatmung bei vorhandenem akutem Lungenödem (KI: SBD < 85 mmHg)	IIa	B
Morphin (IV-Gabe) bei Angstzustand oder *distress* (SpO_2-Kontrolle)	IIa	C
■ HI hämodynamisch instabil: Hypoperfusion, BD ↓↓, Schock		
Elektrische Kardioversion (wenn die Arrhythmie der Grund ist)	I	C
Positiv inotrope Substanzen (z.B. Dobutamin) bei SBD < 85 mmHg und/oder Zeichen von Hypoperfusion (NW: Arrhythmien)	IIa	C
■ HI und akutes Koronarsyndrom (ACS)		
Primäre Angioplastie (PAP) oder Aorto-koronarer Bypass bei STEMI oder bei Neuauftreten eines LSB	I	A
Thrombolyse, wenn eine PAP nicht möglich ist	I	A
Eplerenon (1x 25-50 mg/d PO) bei LVEF ≤ 40 %	I	A
Nach Stabilisierung des ACS: ACE-Hemmer bei LVEF ≤ 40 %	I	A
Nach Stabilisierung des ACS: BB bei LVEF ≤ 40 %	I	B
Morphin (IV-Gabe) bei Angstzustand oder *distress* (SpO_2-Kontrolle)	IIa	C
■ HI mit schwergradiger Bradykardie oder signifikantem AV-Block		
Schrittmacher (falls Patient hämodynamisch beeinträchtigt)	I	C

Tabelle: Empfehlungs- und Evidenzniveaus bei akuter HI. [Angepasst nach: Eur Heart J 2012; May 19:1-61]

PAP = Perkutane Angioplastie

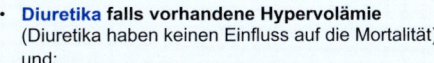

Symptomatische Herzinsuffizienz (NYHA II-IV) und LVEF < 40 %

Suchen/behandeln von auslösenden Faktoren und von Risikofaktoren/-situationen
- Anämie, Lungenerkrankungen, Diabetes mellitus, Niereninsuffizienz, Dysthyreose, Myokarditis
- NSAR, Non-Compliance
- KHK, Art. Hypertonie, Rhythmusstörungen, Valvulopathie

- **Diuretika falls vorhandene Hypervolämie**
  (Diuretika haben keinen Einfluss auf die Mortalität)
  und:
- **ACE-Hemmer*** (tief dosiert beginnen, dann aufdosieren)
  Falls ACE-Hemmer nicht toleriert wird, ad. **Sartan***
  und:
- **Betablocker** (tief dosiert beginnen, dann aufdosieren)

Wenn der Patient noch symptomatisch ist (NYHA ≥ II) und LVEF < 35%, zusätzlich:

- **Aldosteron Antagonist** (Spironolacton oder Eplerenon)

Immer noch persistierende HI-Symptomatik NYHA ≥ II,
      und: LVEF ≤ 35 %
      und: Herzfrequenz ≥ 70/min
      und: Sinusrhythmus (!)

zusätzlich **Ivabradin PROCORALAN®****:
- Initial 2x 2.5-5 mg/d PO, dann titrieren (max. 2x 7.5 mg/d)

Persistierende HI-Symptomatik NYHA ≥ II und LVEF < 35 %

Kardio-Konsil:
a) Falls LSB und QRS ≥ 120 ms oder bei Nicht-LSB und QRS > 150 ms
   - **Resynchronisationstherapie** (CRT-D; wenn kein ICD gewünscht, CRT-P)
b) Falls QRS < 120 ms
   - **Implantation eines ICD**
c) Zusätzliche medikamentöse Therapieoptionen:
   - Evtl. niedrigdosiert **Digoxin**, falls Symptome und LVEF < 45 % unter ausge-
     bauter Therapie
   - Bei dunkelhäutigen Patienten. **Hydralazin/Nitrat** in Betracht ziehen
d) Patient im Endstadium
   - **Implantation von «Ventricular Assist Devices»** (VAD)
   - **Herztransplantation**

Algorithmus: Therapeutisches Vorgehen bei chronischer, symptomatischer Herzinsuffizienz (NYHA II-IV).
           [Angepasst nach: Eur J Heart Fail 2012,14:803]

AHT	=	Art. Hypertonie
ICD	=	Implantable cardioverter defibrillator
CRT-P	=	Cardiac Resynchronization Therapy Pacemaker
CRT-D	=	Cardiac Resynchronization Therapy-Defibrillator
KHK	=	Koronare Herzkrankheit
LVEF	=	Linksventrikuläre Extraktionsfraktion
VAD	=	Ventricular assist devices

*   Kontraindikationen der ACE-Hemmer bzw. der Sartane (unvollständige Liste): anamnestisches Angioödem, bilate-
    rale Nierenarterienstenose, Kaliämie > 5.0 mmol/L, Serumkreatinin > 220 µmol/L, schwere Aortenstenose
** Ivabradin PROCORALAN® hemmt die «If-Kanäle» im Sinusknoten → bradykardisierende Wirkung; dies aber
    AUSSCHLIESSLICH wenn der Patient einen Sinusrhythmus hat (keine Wirkung zum Beispiel bei VHFli.).

Allg:
- Das akute Lungenödem ist durch folgende Elemente charakterisiert:
  - Massive Dyspnoe, Tachypnoe (> 20/min), Orthopnoe
  - Rasselgeräusche über den Lungenflügeln
  - SaO_2 (Raumluft) i.d.R. < 90 %

Urs:
- LV Dysfunktion: KHK, Myokardinfarkt, hypertensiver Notfall, Myokarditis u.a.
- Hypertensiver Notfall
- Arrhythmien
- Valvulopathien (Mitralstenose, Aortenstenose)
- Lungenembolie
- Perikarderguss
- Bergkrankheit ($\rightarrow$ Permeabilitätslungenödem)
- ARDS
- Allergisches oder anaphylaktisches akutes Lungenödem
- Toxisch/medikamentös ($\rightarrow$ Permeabilitätslungenödem): Heroin, Gas u.a.
- Schwere Niereninsuffizienz
- Iatrogen: nach Pleurapunktion (immer < 1.5 L/Punktat), zu grosszügige Flüssigkeitsgabe

Klin:
- Tachypnoe + Dyspnoe (dann Schaumbildung in den Luftwegen und im Mund)
- Husten
- Feuchte, zyanotische Haut, Angstzustand, Asphyxie

Lab:
- Troponin, CK, ± CK-MB, BNP (oder NT-proBNP)
- Na^+, K^+, ALAT, ASAT, Kreatinin, D-Dimer, Blutzucker, Laktat, ABGA

Vorg:
- SOFORTIGER Therapiebeginn und gleichzeitig die Ursache suchen!
- EKG: (Ausschluss: AMI, Arrhythmie u.a. Anomalien welche eine sofortige Th. brauchen!)
- Echokardiographie u.a. Abklärungen, wenn notwendig

Th:
1. **Instabiler Patient**
   1.1. **Hämodynamik** (Ziel: art. Mitteldruck > 60 mmHg)
      - Das therapeutische Vorgehen ist BD-abhängig, siehe Algorithmus s. 171
   1.2. **Beatmung**
      - Sauerstoff (Ziel SpO_2 > 90 %)
      - Prognostisch ungünstige Elemente:
         - Atemfrequenz > 30/min, SpO_2 < 92 % unter O_2-Therapie
         - GCS < 10-14, Schwierigkeit zu sprechen.
      In diesen Situationen muss der Beatmungsmodus evaluiert werden:
      a) Nicht-invasive Beatmung. Zu Beginn 2 cm H_2O/5 min; Ziel: 7.5-10 cm H_2O
      b) Maschinelle Beatmung bei:
         - GCS < 10
         - Erfolgloser CPAP®
         - Atemerschöpfung
         - Erfolgloser medikamentöser Therapie
   1.3. **Kausaltherapie**

2. **Stabiler Patient**
   2.1. **Allgemeine Massnahmen**
      - Sauerstoff (SpO_2 > 90 %) + Vitalparameter; EKG-Monitoring
      - Sitzende Position mit tiefhängenden Beinen ($\rightarrow$ Senkung der Vorlast)
   2.2. **Symptomatische Therapie** (Ziel: Senkung der Vorlast)
      - **Diuretika** (kombiniert mit Nitraten, v.a. bei manifester hydrosaliner Retention)
        - **Allg:**
          - VORSICHT bei fehlenden peripheren Hypervolämiezeichen (z.B. keine perimalleoläre Ödeme)! Hier ist das Risiko einer art. Hypotonie gross!
        - **Vorg:**
          - Ziel: Euvolämie (ZVD 7-8 cm H_2O)
            - Die Volämie beim akuten Lungenödem mit **hohem BD** ist oft normal oder vermindert, denn es handelt sich um ein Redistributions-Lungenödem.
            - WICHTIG: Der Patient darf nicht «zu trocken gehalten werden». Die forcierte Diurese kann aus folgenden Gründen schädlich sein:
              a) Risiko, eine prä-renale Niereninsuffizienz zu entwickeln:
                 $\rightarrow$ Laborkontrollen: Kreatinin, Harnstoff ± Na^+-Extraktionsfraktion
              b) Potentielle Elektrolytstörungen (v.a.: $K^+ \downarrow$, $Mg^{2+} \downarrow$)
            - Anzustrebende Diurese: **ca. 80 mL/h (ca. 2 L/24 h)**
          - Tägliche Körpergewichtskontrolle
        - **Bsp:**
          - Furosemid:
            a) Bei normaler Nierenfunktion: 20-80 mg **IV**. Bei ungenügender Wirksamkeit trotz Kombination «Nitrat + Diuretikum»:
               - Furosemid erhöhen $\rightarrow$ max. 80 mg **IV** mehrere Male/Tag
               - Zugabe eines 2. Diuretikums (Synergismus):
                 -- Torasemid: 10-20 mg (Maximaldosis 200 mg/d PO)
                 -- Metolazon: 5-10 mg PO (30 min vor Furosemid einnehmen)
            b) Bei Niereninsuffizienz: 100-200 mg **IV** (max. Geschw. 4 mg/min, wegen der Ototoxizität) oder mit Perfusor bis ca. 1 g/24 h **IV**

- **Nitrate** (in Kombination mit Diuretika, v.a. bei vorhandener art. HT)
  - Allg: • Nitrate vermindern die Vorlast (infolge venöser Vasodilatation). Nitroprussid, als einziges Nitratderivat, vemindert zusätzlich noch die Nachlast (infolge arterieller Vasodilatation).
  - Bsp: 1. Nitroglycerin PERLINGANIT®
    - Die Wirkung tritt sofort ein. Eliminations HWZ: 1-4 min
    - Initial: 2 mg **IV**/5 min, bei SBD > 120 mmHg oder Perfusor 2 mg/h **IV**
    - Erhaltungsdosis: Perfusor 2-10 mg/h **IV** je nach Klinik und BD
    2. Isosorbiddinitrat (HWZ 10 min): ISOKET®, SORBIDILAT®
    - Perfusor: 2-10 mg/h **IV**
    3. Nitroprussid* NIPRUSS®
    - Initial: Perfusor 5-10 µg/min **IV**, dann graduell alle 5 min Dosis steigern. «Normaldosis»: 5-300 µg/min.
      400 µg/min nicht überschreiten (wenig Benefit, aber Thyozyanat-Intoxikationsrisiko).
    - <u>WICHTIG</u>: BD engmaschig kontrollieren (Risiko: art. Hypotonie)!

Bem: • **Morphin** [Eur Heart J 2012; May 19: p. 43]
  - Morphin kann bei persistierender Dyspnoe trotz O_2-Therapie verabreicht werden.
  - <u>VORSICHT</u>: Das Risiko eines Atemstillstandes ist gering. Es besteht aber das Risiko eines BD-Abfalls unter «Morphin + Nitrat + Diuretikum».

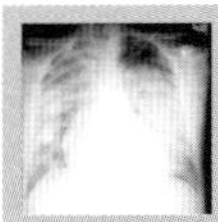

Akutes Lungenödem

- Sauerstoff ....Zielwert der SpO_2 > 90 %
- Furosemid§ ....20-80 mg **IV** (<u>CAVE</u>: BD ↓)
- Falls Angstzustand und/oder starke persisitierende Not:
  - Morphin: ....2.5-5 mg **IV** oder 5-10 mg **SC**

SBD

| < 85 mmHg oder **Schock** | 85-110 mmHg | > 110 mmHg |

Dobutamin**
- 2.5 µg/kg/min. Falls notwendig, alle 15 min Dosisverdoppelung; max. 20 µg/kg/min (NW: Tachykardie, Arrhythmie, Ischämie, evtl. BD ↓**)

In Betracht ziehen: Nitroglycerin
- Perfusor 10 µg/min **IV**
- Falls notwendig, alle 10 min Dosisverdoppelung (aber > 100 µg/min ist selten notwendig)

Reevaluation

- **SpO_2 < 90 %**
  - Nicht invasive Beatmung im Modus CPAP® oder BiPAP®, s. 54
  - Eine mechanische Beatmung ist in Betracht zu ziehen (siehe Intubationskriterien s. 53)

- **Arterielle Hypotonie (SBD < 85 mmHg)**
  - Medikamentöse Hypotensiva stoppen (z.B. Nitro). CAVE mit den Diuretika.
  - Bei Hypovolämie → Stopp Betablocker (falls vorhanden)
  - Schnell die Notwendigkeit von **NORADRENALIN**® abklären (verlangt engmaschige hämodynamische Kontrolle mit arteriellem Katheter).
  - Je nach Situation: mechanische Zirkulation evaluieren (intraaortale Gegenpulsation)

- **Diurese < 20 mL/min**
  - Blasenkatheter; Diuretika erhöhen, ggf. Ultrafiltration

Algorithmus: Akutes Lungenödem. [Angepasst nach: Eur Heart J 2012; May 19: p. 43]

* Bei erhöhtem peripherem Widerstand (> 1200-1400 Dyn x sek/cm5 x m2), kann eine Therapie mit Nitroprussid indiziert sein (Zielwert des Widerstandes 800-1200 Dyn x sek/cm5 x m2).

§ Diuretika: VORSICHT bei Fehlen von peripheren Ödemen (hier ist das Risiko einer art. Hypotonie gross).

** Unter Dobutamin kann ein BD-Abfall stattfinden (kann durch zusätzliche Gabe von Noradrenalin therapiert werden).

Def: • Plötzlicher und vorübergehender, spontan reversibler Bewusstseins- und Tonusverlust infolge zerebraler Minderperfusion, mit oder ohne Sturzereignis.

Allg: • Die Synkope kommt grundsätzlich in folgenden 2 Situationen vor:
a) Abfall des Schlagvolumens und/oder
b) Schwacher peripherer vaskulärer Widerstand
• Klinisch ist es essentiell, folgende Synkopen zu identifizieren und zu behandeln:
  - **Kardiovaskuläre Synkope** (da potentiell schlechte Prognose)
  - **Rezidivierende Synkope** (da erhöhte Morbidität)
• Die Mortalität im Rahmen von kardiovaskulären Synkopen beträgt 10-30 %/Jahr (versus 2-8 % bei Reflex-Synkopen oder vollständig abgeklärter idiopathischer Synkope, vergleichbar mit einer nicht synkopalen Population).

DD: a) Partieller oder vollständiger Bewusstseinsverlust ohne globale zerebrale Hypoperfusion:
  - Konvulsion
  - Metabolische Störungen: Hypoglykämie, Hyponatriämie, Hypokalzämie, Hypoxie, Hyperventilation mit Hypokapnie
  - Intoxikation
  - Vertebrobasiläre TIA
b) Erkrankungen ohne Bewusstseinsstörung:
  - Kataplexie (brüsker muskulärer Tonusverlust; oft als Folge einer Emotion)
  - Drop attack; Sturz
  - Funktionell: psychogene Pseudo-Synkope
  - TIA mit Ursprung aus dem A. Karotis Gebiet

Klas: • Klassifizierung der Synkopen: [Angepasst nach: Eur Heart J 2009; 30: 2631]

1. Reflex-Synkope («neurogen übermittelte» Synkopen)
    1.1. Vasovagale Synkope (neurokardiogen)
       - Emotioneller Stress: Angst (auch Blut zu sehen), Schmerz, medizinischer Akt,...
       - Orthostatischer Stress
    1.2. Situationsgebundene Synkope
       - Husten, Niesen
       - G-I Stimulierung: Schlucken, Stuhlen, Bauchschmerzen, Erbrechen
       - Miktion (post-miktionell)
       - Nach Beendigung einer körperlichen Aktivität
       - Post-prandial (oder während der Mahlzeit)
       - VALSALVA (z.B. Gewichtheben, Blasinstrument spielen), Lachsalve u.a.
    1.3. Hypersensibilität des Karotis-Sinus
    1.4. Atypische Formen (mit unsicherem oder scheinbar fehlendem Auslöser)

2. Synkope infolge orthostatischer Hypotonie
    2.1. Störung des autonomen Nervensystems (primäre Störung, sekundäre Störung)
    2.2. Medikamentös oder toxisch induzierte Synkope
       - Vasodilatantien, Diuretika, Alkohol u.a.
    2.3. Hypovolämie
       - Blutung, Diarrhoe, Erbrechen, NNR-Insuffizienz u.a.

3. Kardiovaskuläre Synkope
    3.1. **Arrhythmie als Ursache der Synkope**
       a) Bradykardie
         ■ Dysfunktion des Sinusknotens
         ■ AV-Reizleitungsstörungen
         ■ Dysfunktion eines implantierten Herz-Stimulatoren/-Defibrillatoren
         ■ Medikamentös
       b) Tachykardie
         ■ Supraventrikulär, ventrikulär (idiopathisch, sekundär)
         ■ Medikamentös
    3.2. **Strukturelle Pathologien**
       a) Kardiogen
         ■ Akutes Koronarsyndrom, obstruktive Valvulopathie, hypertrophe Kardiomyopathie, Herztumor (z.B. Myxom)
         ■ Sonstige: kongenitale Anomalien der Koronararterien, Dysfunktion von künstlichen Herzklappen
       b) Nicht kardiogen
         ■ Perikarderkrankung, Perikardtamponade
         ■ Lungenembolie; akute Aortendissektion; pulmonale Hypertonie

4. Zerebrovaskuläre Synkope (z.B. *Subclavian-steal-syndrome*)
5. Ungeklärte Ursache der Synkope (ca. ⅓ aller Synkopen)

Eine Reflex-Synkope muss bei Vorhandensein folgender Klinik evoziert werden:
- Keine strukturelle Kardiopathie (EKG und Status normal!)
- Chronische rezidivierende Synkopen in der Vorgeschichte
- Typische Prodrome (phobische Veranlagung des Patienten):
  - sehr unangenehme visuelle, auditive, olfaktive Ereignisse
- Starke Schmerzen
- Langes Stehen (Soldat beim Warten auf die Queen...)
- Im Zusammenhang mit einer Menschenmenge, hohen Temperaturen
- Nausea- und/oder erbrechen-assoziiert
- Bei Kopfdrehen oder bei Druck auf den Karotissinus (z.B. Tumormasse, beim Rasieren, tragen eines engen Hemdkragens)
- Nach einer körperlichen Anstrengung

Für die PRAXIS:
Bei einer Synkope, die während einer körperlichen Aktivität auftritt, muss eine kardiovaskuläre Synkope vermutet werden!

1.1. Vasovagale Synkope (neurokardiogen)

Klas:
- Eine vasovagale Synkope tritt «klassischerweise» in einem gut definierten Zusammenhang auf, welcher mit verschiedenen Prodromen vorkommt, die für einen vasovagalen Reflex typisch sind. Einige Beispiele:
  - Langes Stehen (prolongierte Orthostase)
  - Ungewohnte Hitze
  - Angst, emotionale Instabilität, starke Schmerzen
  - Nach Betrachtung von gewaltsamen oder beängstigenden Bildern
  - Sehr unangenehme visuelle, auditive oder olfaktive Stimulation
  - Medizinischer Akt (z.B. Blutentnahme, Kleineingriffe, Punktionen)

Allg:
- **Mechanismus**: Personen, die Tendenz zu vasovagalen orthostatischen Synkopen zeigen, haben:
  - eine zu grosse venöse splanchnische Blutvolumensequestrierung → Verminderung des effizienten Blutvolumens
  - eine erhöhte endogene Adenosin Serumkonzentration → chronische Vasodilatation
- Deshalb ist das Ziel der Therapie eine Hydratation und Induktion einer Vasokonstriktion.

Th:
- Akute Therapie
  - TRENDELENBURG-Position
  - Infusion von 250-500 mL NaCl 0.9 % **IV** Bolus
  - Bei unmittelbarem Rezidiv: Atropin Bolus 0.5-1 mg **SC** oder **IV**
- Chronische Therapie
  - Den Patienten beruhigen und ihn über die gutartige Ursache der Synkope (Reflex) aufklären. Definitive Spontanheilung 20-30 %.
  - Isometrische Manöver (*Hand-grip*) wenn die Prodrome auftreten
  - Refraktäre Patienten:
    - Hydratation, Salzzufuhr (2-4x 2 g/d PO während der Mahlzeit)
    - Vasokonstriktor (α-Sympathomimetikum): Midodrin, siehe s. 175

Für die PRAXIS:
Die Implantation eines Herzschrittmachers hat sich bei der typischen vasovagalen Synkope als ineffizient erwiesen, auch wenn sie von einer Sinusknotenpause oder einem paroxysmalen AV-Block begleitet ist.

1.2. Situationsgebundene Synkope

Bsp:
- Akute Blutung
- Husten, Niesen, Lachsalve
- VALSALVA (Gewichtheben, Blasinstrument spielen)
- Gastro-intestinale Stimulierung
  - Schlucken
  - Stuhlen (während und unmittelbar nach dem Stuhlgang)
  - Bauchschmerzen, Nausea, Erbrechen
- Miktion (vor, während und unmittelbar nach der Miktion)

Allg:
- **Mechanismus**: Paradoxe Aktivierung der Druckrezeptoren der Atem-, Verdauungs- und Harnwege → paradoxe Aktivierung von zentral hemmenden Afferenzen → Hemmung der sympathischen Efferenzen und Aktivierung der parasympathischen Efferenzen → Bradykardie, Vasodilatation → Hypotonie → SYNKOPE.

Th:
- ■ Akute Therapie
  - • TRENDELENBURG-Position
  - • Infusion von 250-500 mL NaCl 0.9 % **IV** Bolus
  - • Bei unmittelbarem Rezidiv:
    - - Atropin Bolus 0.5-1 mg **IV** oder **SC**
    - - Wiederholen von 250-500 mL NaCl 0.9 % **IV** Bolus
- ■ Chronische Therapie
  - • Präventive Manöver:
    - - Miktion in sitzender Position
    - - Präventive Therapie der Hustenanfälle
    - - Meiden von eiskalten sowie kohlensäurehaltigen Getränken
  - • Ein Herzschrittmacher kann bei rezidivierenden Synkopen mit bewiesenen Bradykardien, welche auf die präventiven Therapien nicht ansprechen, in Betracht gezogen werden.

Für die PRAXIS:
Bei Risikopatienten (Krebspatienten, Alkoholikern u.a.) soll eine Tumorsuche stattfinden. Es handelt sich um Tumoren des Magen-Darm-Traktes und der Atemwege, welche zervikale vagale Fibern infiltrieren (Hirnnerven IX und X).

1.3. Hypersensibilität des Karotis-Sinus

Klas:
I. Kardioinhibitorische Form (häuflg)

Dg:
- • Sinusknotenstillstand > 3 sek während eines Karotisdruckversuchs

Prog:
- • Vergleichbar mit der Normalbevölkerung (Mortalität 2-8 % im 1. Jahr)

Th:
- ■ Akute Therapie
  - - Bei Asystolie-Rezidiv: Atropin Bolus 0.5 mg **IV** oder **SC**
  - - Extrembewegungen des Kopfes sollen vermieden werden.
- ■ Chronische Therapie
  - - Schrittmacherimplantation

II. Vasodepressive Form (selten)

Allg:
- • SBD-Abfall von > 50 mmHg ohne wesentliche Bradykardie

Dg:
- • Karotisdruckversuch: zuerst im Liegen, dann nach dem Aufstehen (dieses Manöver erhöht die Sensitivität des Tests).

Prog:
- • Die Prognose ist meist schlechter, als die kardioinhibitorische Form, da diese Patienten oft komorbid sind (Herzinsuffizienz, art. Hypertonie, Hirnschlag, Sekundentod).

Th:
- • Eine gleichzeitige, vasodilatierende Therapie soll sistiert werden.
- • Stützstrümpfe tragen (Kompression ≥ 30 mmHg)
- • In Betracht zu ziehen:
  - - Vasokonstriktor (Midodrin, s. 175)
  - - Mineralokortikoid (Fludrocortison, s. 175)

III. Gemischte Formen

1.4. Atypische Formen (mit unsicherem oder scheinbar fehlendem Auslöser)

Bsp 1:
- • **Neuralgie des N. glossopharyngeus (IX)**

Allg:
- • Häufigkeit: > 1/100'000/Jahr
- • 60 % der Patienten sind 50 Jahre alt oder älter.

Urs:
- • Unklar: Mikrovaskuläre Kompression, Störungen des trigemino-vaskulären Systems, ZNS-Störungen (epileptiforme Anfälle)

Klin:
- • Sehr intensive Schmerzattacken des Rachens in der Tonsillar-Region und der Zungenbasis. Manchmal wird eine Ausstrahlung in das Ohr, den Kiefer und die Zähne beschrieben.
- • Die Symptome sind in > 80 % der Fälle unilateral.
- • Verschiedene Aktivitäten können diese Neuralgie auslösen: Schluckakt, Gähnen, Sprechen, Husten, Einnahme von kalten Getränken oder Speisen
- • Der Neurostatus ist normal.

Th:
- • Medikamentöse Therapie → «Neurogene Schmerzen» s. 382
- • Therapieresistente Formen: → chirurgische Dekompression

Für die PRAXIS:
Ein Tumor in der HNO-Region, welcher die zervikalen vagalen Fibern infiltriert, muss gesucht werden (Hirnnerven IX und X).

Bsp 2:
- • **Toxische Neuropathie** (z.B. Ciclosporin)

2. Synkope infolge orthostatischer Hypotonie

Eine orthostatische Synkope ist bei Vorhandensein folgender Elemente zu vermuten:
- Schneller Positionswechsel vom Liegen ins Stehen
- Einnahme bzw. Dosiserhöhungen von BD-senkenden Medikamenten, welche mit dem Auftreten der Synkope übereinstimmen
- Beibehalten der stehenden Position, v.a. bei hohen Tagestemperaturen
- Bekannte autonome Neuropathie oder Morbus PARKINSON
- Nach einer körperlichen Anstrengung

2.1. Störungen des autonomen Systems

Bsp: a) Primäre Syndrome
- Isolierte autonome Störungen
- Multisystematrophie
- Morbus PARKINSON mit dysautonomen Störungen
- LEWI-Körper-Demenz

      b) Sekundäre Syndrome
- Diabetische Neuropathie
- Amyloid-Neuropathie
- Urämie
- Erkrankung des Rückenmarks

Allg: • **Mechanismus**: Ungenügende venöse und arterielle Reflexvasokonstriktion infolge Blutvolumensequestrierung im Splanchnicus-Gebiet (bei der Verdauung). Dieser Mechanismus tritt oft bei älteren, polymedizierten Patienten, mit einem gewissen Grad von autonomer Degeneration, auf.

Th: • Rehydrierung
- Zwischenmahlzeiten einschalten
- Vermeiden von Alkohol
- Vermeiden von sedierenden Medikamenten und Vasodilatatoren
- Therapieresistente Patienten:
  - Fludrocortison   2x 0.05-0.2 mg
  - Midodrin   2.5-15 mg PO in 2x/d, max: 30 mg/d
  - Pyridostigmin   Indikation und Dosierung → Konsil
- Bei schwergradiger orthostatischer Hypotonie
  - Octreotid   50 µg **SC** 30 min vor jeder Mahlzeit

2.2. Medikamentös oder toxisch induzierte Synkope

Urs: • Vasodilatatoren, Diuretika, Antihypertensiva (inkl. Betablocker-Augentropfen), α-Blocker, Antiarrhythmika
- Antidepressiva
- Alkohol, Canabis u.a.

Vorg: • EKG, Ergometrie
- Orthostaseversuch oder Tilt-Test (S. 181) mit Karotisdruckversuch, S. 120
- Therapie einer evtl. Abhängigkeitskrankheit

2.3. Hypovolämie

Bsp: • Blutung, Diarrhoe, Erbrechen, NNR-Insuffizienz u.a.

3. Kardiovaskuläre Synkope

Eine kardiale Synkope soll bei Vorhandensein folgender Elemente vermutet werden:
- Mittelschwere bis schwere strukturelle Kardiopathie (LVEF < 40 %, Herzinsuffizienz, Vorgeschichte eines Myokardinfarktes)
- Beim Ausüben körperlicher Aktivität oder im Liegen
- Pathologisches EKG, S. 181
- Plötzliches Auftreten von Palpitationen, welche eine Synkope auslösen
- Familienanamnese von Sekundentod

3.1. Arrhythmie als Ursache der Synkope

Klas: **a) Bradykardie**
- Dysfunktion des Sinusknotens

    Bsp: • Syndrom des kranken Sinusknotens (Syn: Tachy-Bradykardie-Syndrom, Sick-sinus Syndrom [SSS])

    Allg: • Das SSS umfasst:
- Sinusknotenpausen > 3 sek (Sinusstillstand oder Sinoatrialer Block)

- Persistierende Sinusbradykardie mit HF < 40/min
- Sinusbradykardie, wechselnd mit intermittierenden Tachykardien
- Häufige Ursache von Synkopen bei älteren Personen
- Ein Karotisdruckversuch (s. 120) kann ein SSS demaskieren.

Prog: • Vergleichbar mit Kontrollbevölkerung (Mortalität: 2-8 % im 1. Jahr)

Th: ■ Akute Therapie
  • Atropin 0.5 mg - 1 mg Bolus SC oder IV, auch bei Patienten mit Glaukom oder Prostatismus.
  • In Betracht ziehen (zur Überbrückung der Schrittmacherimplantation): Phylline (z.B. Theophyllin 2x 250-500 mg/d PO, max. 2x 750 mg/d)
  ■ Chronische Therapie → Schrittmacherimplantation

■ AV-Reizleitungsstörungen
Allg: • Häufige Ursache einer Synkope bei älteren Personen.
  • Ein AV-Block 2° vom Typ «nicht hochgradiger Block» (z.B. WENCKEBACH, AV-Block 2:1) per se löst nie eine Synkope aus, kann aber Vorläufer für Blockbilder höheren Grades sein!
Th: • Isoprenalin beschleunigt die AV-Überleitung und die Frequenz des junktionalen oder ventrikulären Ersatzrhythmus.

Für die PRAXIS:
Atropin ist bei AV-Blöcken infolge degenerativen Veränderungen der Reizleitung NICHT indiziert, da es die Sinusfrequenz erhöht, ohne aber die AV-Überleitung zu erleichtern → der Schweregrad des AV-Blockes kann somit verstärkt werden, z.B.:
• Entwickeln eines 2/1-, 3/1-, 4/1-Blockes!
• Übergehen in eine Asystolie

■ Dysfunktion eines implantierten Gerätes im Herz
Allg: • Die Synkope tritt typischerweise bei Anstrengungen auf, welche die Oberarm- und Brustmuskulatur beanspruchen → der Schrittmacher wird wegen Überschätzung der Muskelpotenziale gehemmt → SYNKOPE.
Dg: • EKG bei Anstrengung (Zug auf beide Hände oder Arme = *handgrip*) → transitorisches Verschwinden der ventrikulären Stimulation, welche gleichzeitig beim Auftreten von Myopotenzialen der Hand oder des Vorderarmes vorkommen (tritt v.a. auf, wenn die Programmierung der ventrikulären Detektion unipolar eingestellt ist).
Th: • Neuprogrammieren des Implantats
  • Elektrodenwechsel bei Ruptur

■ Medikamentös

b) Tachykardie

■ Supraventrikulär
Allg: • Eine SVT ist selten Ursache einer Synkope, kann aber mit einem vasovagalen Reflex verbunden sein, welcher die Synkope auslöst.

■ Ventrikulär (inkl. Torsade de pointes)
Klas: • Idiopathisch
  • Sekundär
    - Strukturelle Kardiopathie, KHK
    - Art. HT (oft mit paroxysmalem Vorhofflimmern assoz.)
    - Hyperthyreose
    - Erbkrankheiten: langes QT, kurzes QT, Kanalkrankheiten (z.B. BRUGADA), polymorphe ventrikuläre Tachykardie, polymorphe katecholaminerge ventrikuläre Tachykardie (Kanalmutationen: Raynodin, Calsequestrin)
Bem: • Eine Breitkomplextachykardie ist eine ventrikuläre Tachykardie bis zum Beweis des Gegenteils!

■ Medikamentös

Klas: **a) Kardiogen**

- Akutes Koronarsyndrom

  Allg: • Synkopen treten häufiger beim Inferiorinfarkt auf.
  - Beim Vorderwandinfarkt sind die Synkopen meist mit poly-morphen ventrikulären Tachykardien assoziiert, welche einen transitorischen Kreislaufkollaps induzieren.
  - **Mechanismus**: Vagusaktivierung und paradoxe Sympathikushemmung → intermittierende Bradykardie und Vasodilatation → SYNKOPE.

  Th: • Bei inferiorem Myokardinfarkt:
  - Atropin 0.5-1 mg Bolus **IV**, evtl. Herzschrittmacher
  - Notfallmässige Revaskularisation → Algorithmus S. 179

- Obstruktive Valvulopathie

  Vorg: • Chirurgischer Aortenklappensatz (bei Hochrisikopatien-ten besteht die Möglichkeit eines perkutanen Eingriffs).

- Hypertrophe Kardiomyopathie

  Allg: • Sowohl eine intraventrikuläre Obstruktion, als auch eine Arrhythmie (tachykardes VHFli., maligne Arrhythmie) kann eine Synkope auslösen.

  Vorg: • Kardio-Konsil

- Herztumor (z.B. Myxom)

  Allg: • Das Myxom ist ein intrakardialer, i.d.R. benigner Tumor, häufig im linken Atrium lokalisiert (3x häufiger als im rech-ten Atrium). Intraventrikuläre Myxome sind unüblich.
  - Ca. 40 % aller intrakardialen Tumoren sind Myxome. Histologie: Mukopolysacharid-Matrix. Dieser Tumor ist rheologisch gesehen thrombogen.

  Klin: • Herzgeräusch: Intermittierendes und positionsabhängiges Systolikum und/oder Diastolikum.

  Th: • Chirurgie

- Kongenitale Anomalien der Koronararterien

  Allg: • Seltene Erkrankung, aber mit schlechter Prognose!
  - Daran denken bei jungen Patienten mit Retrosternal-schmerzen.

- Dysfunktion von künstlichen Herzklappen

b) Nicht kardiogen

- Lungenembolie

  Allg: • Weniger als 10 % der Patienten mit LE manifestieren eine Synkope.

  Th: • Siehe, S. 199

- Akute Aortendissektion

  Allg: • Seltene Ursache einer Synkope (i.d.R. Typ A-Dissektion)

  Th: • Siehe Algorithmus S. 17

- Pulmonale Hypertonie

  Bsp: • Anstrengungssynkope oder Synkope in Ruhe bei Patienten mit kongenitaler Kardiopathie und pulmonaler Hypertonie.
  - Idiopathische Lungenfibrose

  Th: • Kardio-Konsil
  - Körperliche Aktivität reduzieren → Rezidivrisiko ↓.

- Perikarderkrankung/Perikardtamponade

  Allg: • Seltene Synkopenursache

  EKG: • Suche nach elektrischer QRS-Alternanz (evtl. auch P- und/oder T-Wellen)

  Klin: • Siehe S. 190

  Th: • Perikarddrainage (S. 190) oder sofortiger chirurgischer Eingriff.

Eine Synkope zerebrovaskulärer Ursache muss bei Vorhandensein folgender Elemente vermutet werden:
- Vorkommen bei Bewegungen der Arme
- Vorhandensein einer Druckdifferenz ≥ 20 mmHg des SBD zwischen den beiden Armen.

Ein vaskuläres «*Steal*-Phänomen» bedeutet, dass ein einziges Gefäss die Blutzufuhr beider Hemisphären, sowie diejenige eines Arms, gewährleisten muss.

4.1. *Subclavian-steal-syndrome*

Allg: • Pathogenese:
- Beim Subclavian-steal-syndrome besteht eine Inversion des Blutflusses in der Arterie vertebralis, als Folge einer hochgradigen (oder kompletten) Stenose der ipsilateralen, proximalen A. subclavia.

Klin: • Unterschied des SBD zwischen beiden Armen > 20 mmHg
- Pulsabschwächung des betroffenen Arms
- Strömungsgeräusch der betroffenen A. subclavia (es soll in der Fossa supra-clavicularis auskultiert werden).
- Das *subclavian-steal-syndrome* wird oft bei körperlicher Anstrengung des ipsilateralen Arms beobachtet.
- Bei schwergradiger Stenose oder bei vollständigem Verschluss der A. subclavia (¶ oder §), kann eine Inversion des Blutflusses in der ipsilateralen A. vertebralis (¶ oder §) beobachtet werden. Dieses Phänomen kann zu einer zerebralen Minderperfusion und somit zu einer Synkope führen.

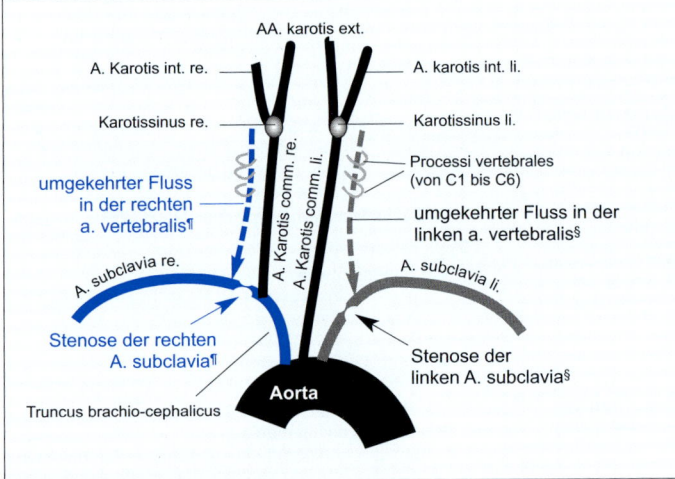

Schema: *Subclavian-steal-syndrome*.

¶ Eine schwergradige Stenose (bzw. vollständiger Verschluss) der rechten A. subclavia, kann eine Inversion des Blutflusses in der ipsilateralen A. vertebralis hervorrufen. Dieses Phänomen kann zu einer zerebralen Minderperfusion und somit zu einer Synkope führen.

§ Idem «¶», aber auf der Gegenseite.

Allg: • Rund ⅓ aller Synkopen sind ungeklärter Ursache (keine strukturelle Kardiopathie und mit normalem EKG).
Vorg: • Siehe Algorithmus S. 179

Unklare Synkope

Grunduntersuchungen bei ALLEN Patienten mit Synkope

- Präzise Anamnese + Risikostratifikation (erheben der KV Risikofaktoren)
- Status (speziell: KV System, Neurostatus, Suche nach vaskulären Geräuschen)
- EKG (siehe EKG Kriterien, welche auf eine rhythmische Synkope hinweisen S. 181)
- BD liegend (rechts und links); siehe auch Kapitel «Aortendissektion», S. 14
- Orthostaseversuch

Kardiovaskuläre Synkope möglich?

Ja — **Nein**

Kardio-Konsil

- **Karotisdruckversuch**, S. 120
- **Echokardiographie**
  - Ind:
    - Bekannte Kardiopathie
    - Evidenz/Verdacht auf eine strukturelle Kardiopathie
    - Kardiovaskuläre Synkope
  - Dg:
    - Die Echokardiographie per se erlaubt die Ursache der Synkope in folgenden Fällen zu finden: [IB]
      - Schwergradige Aortenstenose
      - Obstruktiver Tumor oder obstruktive Thrombi
      - Perikardtamponade
      - Aortendissektion
      - Kongenitale Anomalie der Koronararterien
- **Ergometrie**
- **EKG-Monitoring**
  - Ind:
    - Vd. auf eine rhythmische Synkope
  - Allg:
    - Möglichkeiten den Rhythmus aufzuzeichnen:
      - ▪▪ HOLTER (24 h-ECG, evtl. 48 h oder über 7 Tage)*
      - ▪▪ Externe EKG-Aufzeichnung von Loops
      - ▪▪ SC-Implantation eines internen Aufzeichnungsgerätes *(loop recorder)***
- **Elektrophysiologische Studie**

| **Diagnose unklar** | **Normale Grunduntersuchunen** (keine Kardiopathie und normales EKG) | **Diagnose gestellt** (20–50 % der Fälle) |

Diagnose unklar → Konsultation bei Synkope-Spezialist

Normale Grunduntersuchunen:
- Einmalige und nicht schwergradige Synkope → Keine weiteren Abklärungen notwendig
- Multiple Synkopen / Schwergradige Synkopen → Kardio-Konsil:
  - **Tilt-Test**, S. 181
  - **Karotisdruckversuch** (falls nicht bereits durchgeführt), S. 120
  - **Psychiatrische Evaluation**

Diagnose gestellt → Therapie

Algorithmus: Unklare Synkope. [Angepasst nach: Eur Heart J 2001; 22: 1262 und Int J Cardiol 2008; 127: 103]

* Die diagnostische Aussagekraft des HOLTER ist sehr schwach (1-2 % bei einer nicht selektionierten Population und ca. 15 % der Patienten geben Symptome an, welche nicht mit einer Arhythmie übereinstimmen).

** Es handelt sich um einen implantierbaren EKG-Monitor (parasternal links, subkutan; Bsp: REVEAL®). Max. Dauer des EKG-Speichers: 42 min. Die Aktivierung ist entweder automatisch oder wird durch den Patienten, welcher ein telemetrisch gesteuertes Kästchen auf sich trägt, ausgelöst. Ein solches System (REVEAL®) ist 36 Mt. funktionell.

Hosp: • Indikationen für eine Notfall-Hospitalisierung
- Vorhandensein einer schwergradigen strukturellen Kardiopathie (Herzinsuffizienz, LVEF < 40 %, Status post Myokardinfarkt)
- Unklare Synkope bei KHK und/oder bekannter oder vermuteter Vaskulopathie
- Unklare Synkope mit pathologischem EKG, siehe Tabelle, S. 181
- Synkope während (nicht nach!) einer Anstrengung oder bei Stress:
  -- Schwimmen, Rennen, abruptes Aufwachen u.a.
- Synkope mit schwerem Trauma oder Synkope mit Risiko eines schweren Traumas
- Vorhandensein einer Arrhythmie (SVT oder VT, anhaltend oder nicht anhaltend)
- Synkope bei akutem Koronarsyndrom oder bei Lungenembolie
- Familienanamnese mit Sekundentod (inkl. Vd. auf BRUGADA-Syndrom)
- Synkope infolge Bradykardie in Kombination mit einem Trauma mit Indikation einer Schrittmacherimplantation.
- Schwergradige Begleiterkrankung: schwere Anämie, Dyselektrolytämie

Klin: ■ **Prodrome**
- Nausea, Erbrechen, saures Magensaftaufstossen
- Schwitzen, Ängstlichkeit
- Parästhesien, Sehstörungen, Kopfschmerzen, Schwindel

Für die PRAXIS:
• Prodrome werden häufig bei vasovagalen oder psychogenen Synkopen beobachtet.
• Je zahlreicher die Prodrome sind, desto weniger wahrscheinlich ist die Ursache der Synkope kardialer Genese.
• Bei fehlenden Prodromen (z.B. beim ADAMS-STOKES oder bei Synkopen mit plötzlichem Umkippen) tritt die Synkope in ca. 50 % der Fälle als Folge einer Rhythmusstörung auf:
  - Paroxysmaler AV-Block
  - Sick-sinus Syndrom und kardio-inhibitorische Hypersensibilität des Karotissinus
  - Ventrikuläre Tachykardie oder paroxysmale SVT
• Eine perisynkopale Amnesie kann fälschlicherweise den Eindruck einer Synkope mit plötzlichem Umkippen erwecken!

■ **Elemente, welche für eine Synkope sprechen können**
- Klonische Bewegungen (< 15 sek), die nach dem Bewusstseinsverlust beginnen
- Fehlen einer tonischen Phase, bevor die klonische Phase beginnt
- Keine Aura (d.h. keine Aphasie, Sehstörung, Sensibilitätsstörung, motorische Störung)
- Kurzzeitiger Bewusstseinsverlust (durch Zeugen übermittelt)
- Schnelle Erholung ohne Verwirrtheitszustand (ausser bei assoziiertem SHT)

Lab: • Metabolische Störungen:
- Blutzucker ($\downarrow$?), Na$^+$ ($\downarrow$?), Ca^{2+} ($\downarrow$?), K$^+$ ($\uparrow$?)
• Bei pathol. EKG oder Anamnese für ein ACS oder eine Konvulsion: Troponin, CK, CK-MB
• ABGA (je nach Klinik indiziert): Hypoxie? Hypokapnie bei Hyperventilation?

Vorg: 1. Diagnostische und prognostische Massnahmen
• Anamnese + Status + EKG + Orthostaseversuch
• Wenn die Synkope unklar bleibt, hängt das weitere Vorgehen ab von:
  - Vorhandensein oder klinischem Vd. auf Risikofaktoren einer KHK
  - Häufigkeit und Schweregrad der synkopalen Ereignisse. Siehe Algorithmus S. 179
2. EEG
• Eine epileptische Krise ist eine seltene Ursache eines passageren Bewusstseinsverlustes (< 1 %). Hier einige klinische Elemente, welche für eine Epilepsie sprechen und demzufolge die Durchführung eines EEG rechtfertigen:
  - Tonische Phase, gefolgt von anhaltenden klonischen Bewegungen (> 15 sek), welche mit dem Beginn des Bewusstseinsverlustes übereinstimmen.
  - Sich wiederholende, automatisierte Bewegungen (Mastikation)
  - Lateraler Zungenbiss
  - Gesichtszyanose
  - Aura vor dem Ereignis (Aphasie, Sehstörung, Sensibilitätsstörung, motorische Störung)
  - Anhaltender (> 5 min) Verwirrtheitszustand nach dem Aufwachen
  -- Muskelschmerzen nach dem Aufwachen
  - Dysproportionierte CK-Erhöhung im Vgl. zur Ausdehnung der festgestellten Läsionen (z.B. Hämatom)
3. Zerebrale Bildgebung (CT, MR)
Eine Bildgebung des Schädels ist in folgenden Situationen indiziert (Frage nach: Blutung, Tumor, Malformation u.a.):
• Pathologischer Neurostatus und/oder
• Pathologisches EEG (bei fehlenden EEG-Anomalien oder pathologischen klinischen Befunden liegt die diagnostische Hilfe eines Schädel-CT oder -MR nur bei < 5 %).

- **EKG, welche eine rhythmische Ursache der Synkope vermuten lassen**
  - Bifaszikulärer Block: kompletter LSB oder RSB (QRS ≥ 120 ms) mit LAHB oder LPHB
  - Alternierender LSB und RSB oder trifaszikulärer Block
  - QRS ≥ 120 ms
  - AV-Block:
    - 2° Typ I (WENCKEBACH)
    - 2° Typ II (MOBITZ 2)
    - 3°
  - Sinusbradykardie < 40/min
  - Sino-atrialer Block (siehe auch «Bemerkung» unten)
  - Sinusknotenpause > 3 sek (siehe auch «Bemerkung» unten)
  - Ventrikuläre Tachykardie:
    - nicht anhaltend (< 30 sek)
    - anhaltend (≥ 30 sek)
  - QRS-Komplexe mit Präexzitation (z.B. WPW)
  - Anhaltende supraventrikuläre Tachykardie (> 180/min) mit art. Hypotonie (SBD < 90 mmHg)
  - Schrittmacherdysfunktion mit Pausen
  - Frühzeitige Repolarisation bei Synkope mit plötzlichem Umkippen
  - RSB mit ST-Hebung in V1-V3 (BRUGADA-Syndrom)
  - Negative T-Wellen in den rechtsseitigen Brustwandableitungen, Epsilon-Wellen und tardive ventrikuläre Spätpotentiale, die eine arrhythmogene Kardiomyopathie des rechten Ventrikels vermuten lassen
  - In V1-V3: signifikante ST Verschiebungen (↑/↓) und T-Wellenveränderungen
  - Q-Zacken, welche für einen Myokardinfarkt sprechen
  - Bemerkung:
    Patienten unter chronotrop negativer Medikation, oder bei gut trainierten Sportlern, deuten folgende Arrhythmien nicht unbedingt auf eine rhythmisch bedingte Synkope hin:
    - Asymptomatische Sinusbradykardie < 50/min
    - Sino-atrialer Block
    - Sinusknotenpause (≥ 3 sek)

Tabelle: EKG-Anomalien, die für eine rhythmische Synkope sprechen. [Angepasst nach:Eur Heart J 2009;30 ;2631]

VT   Ventrikuläre Tachykardie (= mehr als 3 konsekutive ventrikuläre Komplexe)
SVT   Supraventrikuläre Tachykardie

Kipptischversuch (Tilt-Test)

Allg: • Es handelt sich um ein Mass der Aktivität des autonomen Systems bei rapidem Abfall des venösen Rückflusses, als Reaktion einer Vertikalisierung des Körpers. Ein pathologischer Tilt-Test spricht für eine vaso-vagale Synkope.
Vorg: • Der Patient liegt auf dem Kipptisch (5 min ohne venösen Zugang und 20 min mit venösem Zugang). Danach wird der Patient von 0° auf 60-70° vertikalisiert.
      • Interpretation:
        a) Normaler Test:
          Reflextachykardie (mässig) mit Vasokonstriktion und Beibehalten des art. Blutdruckes.
        b) Pathologischer Test:
          Symptomatische Reflexbradykardie mit BD-Abfall (SBD < 80 mmHg), welcher das synkopale Ereignis reproduziert.

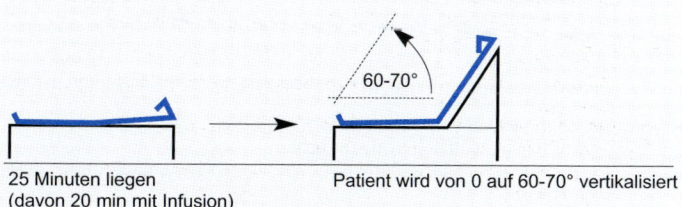

25 Minuten liegen   Patient wird von 0 auf 60-70° vertikalisiert
(davon 20 min mit Infusion)

Schema: Kipptischversuch (Tilt-Test).

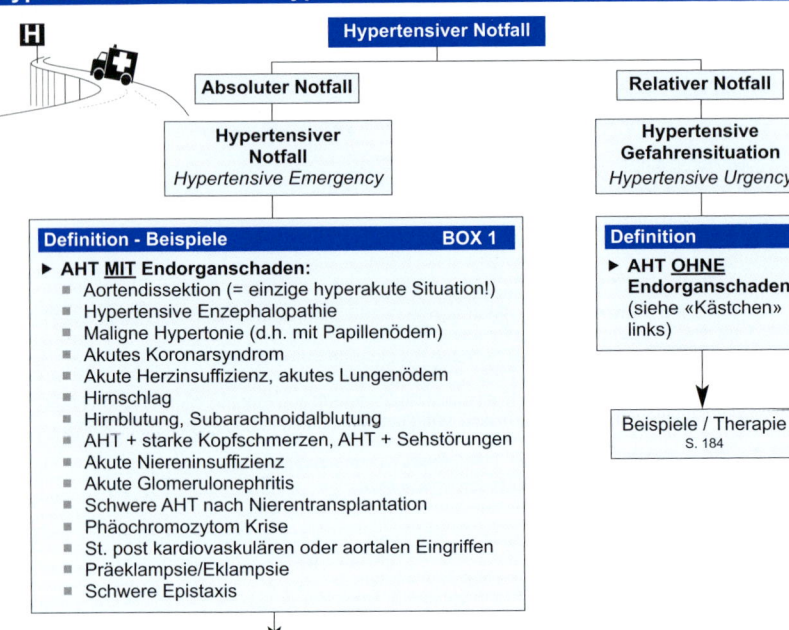

Hypertensiver Notfall

Absoluter Notfall

Hypertensiver Notfall
Hypertensive Emergency

Relativer Notfall

Hypertensive Gefahrensituation
Hypertensive Urgency

Definition - Beispiele   **BOX 1**

▶ AHT **MIT** Endorganschaden:
- Aortendissektion (= einzige hyperakute Situation!)
- Hypertensive Enzephalopathie
- Maligne Hypertonie (d.h. mit Papillenödem)
- Akutes Koronarsyndrom
- Akute Herzinsuffizienz, akutes Lungenödem
- Hirnschlag
- Hirnblutung, Subarachnoidalblutung
- AHT + starke Kopfschmerzen, AHT + Sehstörungen
- Akute Niereninsuffizienz
- Akute Glomerulonephritis
- Schwere AHT nach Nierentransplantation
- Phäochromozytom Krise
- St. post kardiovaskulären oder aortalen Eingriffen
- Präeklampsie/Eklampsie
- Schwere Epistaxis

Definition

▶ AHT **OHNE** Endorganschaden (siehe «Kästchen» links)

Beispiele / Therapie
S. 184

Vorgehen - Therapeutische Ziele

I. Eine sofortige BD-Senkung ist zwingend!!

- **Aortendissektion**, S. 17 (BOX 1 unten)
  Vorg: • Ziel: SBD < 120 mmHg (innerhalb von 20 min)
  Th: • 1. Wahl: Betablocker (oder α/β-Blocker). Falls ungenügend, zusätzlich Nitroprussid
  • NIE Nitroprussid in Monotherapie anwenden (Risiko einer Reflextachykardie!)

Erstwahltherapie: Betablocker oder Alpha-Betablocker		
Esmolol	Initial	• Bolus 0.25-0.5 mg/kg in 1 min **IV** (Patient 70 kg: 15-35 mg in 1 min **IV**)
	Erhaltung	• 0.05 mg/kg/min **IV** über 4 min
oder: Metoprolol BELOC® i.v.	Initial	• 5 mg in 1-5 min **IV**. Bei Bedarf nach 5-10 min wiederholen. Maximaldosis 15 mg (d.h. 3 Amp)
	Erhaltung	• Perfusor 1-4 mg/h **IV** oder: • 5 mg Boli **IV**. Bei Bedarf alle 6 h wiederholen.
oder: Labetalol TRANDATE®	Initial	• 20-80 mg alle 10-20 min **IV** Max. kumulative Dosis 300 mg
	Erhaltung	• Perfusor 1-2 mg/min **IV**. Maximaldosis 2.4 g/d
Falls ungenügend wirksam, zusätzlich **Nitrat** (Nitrat NICHT in Monotherapie!!)		
Nitroprussid	Titrieren:	• NIPRUSS®: Perfusor 0.5-10 µg/kg/min **IV**
Nitroglycerin	Titrieren:	• PERLINGANIT®: Perfusor 1.2-10 mg/h **IV**

II. BD-Senkung soll innerhalb von 1-6 Stunden stattfinden

- Beispiele von AHT mit Endorganschaden, siehe oben **BOX 1**
  Vorg: • Ziel-BD in der 1. Stunde: ....**Arterieller Mitteldruck um 20-25%** senken
  • Ziel-BD innert 2-6 h: ....160/100 mmHg
  • **Ausnahmen**
    1. Ischämischer Hirnschlag: ......Empfehlungen, siehe S. 277, 278
    2. Hirnblutung: ....Empfehlungen, siehe S. 261
  Th: • Nitroprussid und/oder Labetalol (Dosis siehe Tabelle oben). Eklampsie siehe S. 184

Algorithmus: Hypertensiver Notfall und hypertensive Gefahrensituation.

Hypertensiver Notfall — *Hypertensive emergency*

Def: ■ Kein Konsens
■ **Ein hypertensiver Notfall setzt einen Endorganschaden voraus.**
In der Literatur findet man verschiedene Definitionen (aber nicht *evidence-based*):
- DBD > 120-130 mmHg
- Hypertone Krise mit Endorganschaden, unabhängig vom DBD.

Allg: • Auslösende/Verschlimmernde Faktoren müssen gesucht und behandelt werden:
- Schmerzen
- Überfüllte Harnblase
- Hypoxämie
- Ängstlichkeit, Panik u.a.
• Eine schnelle Senkung des art. Mitteldruckes von 40-50 % kann Endorganschäden auslösen, v.a. bei chronischen Hypertonikern!

Urs: • Hypertensive Krise bei bestehender primärer Hypertonie
• Schlechte medikamentöse Kompliance (häufig!!)
• Vaskuläre oder parenchymatöse Nephropathie
• Toxi-medikamentös
- NSAR (inkl. Anti COX-2)
- Sympathomimetika (z.B. Nasentropfen)
- Antidepressiva (trizyklische, IMAO)
- Kokain, LSD, Amphetamine, Ecstasy, PCP (*angel dust;* Phenylcyclohexylpiperidin)
• Präeklampsie, Eklampsie
• Phäochromozytom
• Hyperkortisolismus
• Hyperaldosteronismus
• Konnektivitis
• Polycythaemia vera
• Autonome Hyperaktivität (z.B. GUILLAIN-BARRÉ-Syndrom)

Klin: • Symptome
■ Zentrales Nervensystem
- Starke Kopfschmerzen, Nausea, Erbrechen
- Transitorische, fokale neurologische Symptome: Sehstörungen, Parästhesien, Parese, Aphasie, Epilepsie, Hirnschlag u.a.
- Bewusstseinsstörung
■ Kardiovaskulär
- Dyspnoe, Herzklopfen
- Thoraxschmerzen
■ Sonstige
- Assoziation von: blasser Haut, Schwitzen und Tachykardie (Phäochromozytom?)
- Ausgeprägte Epistaxis
• Klinische Untersuchung
■ BD an beiden Armen (sitzend oder liegend und, falls möglich, stehend). Wenn die Differenz SBD/DBD zwischen den beiden Armen > 20/10 mmHg beträgt, muss an eine Aortendissektion gedacht werden
■ Kardio-pulmonale und vaskuläre Auskultation:
- A. carotis, Aorta abdominalis, Aa. femorales
■ Palpation der peripheren Pulse
■ Neurostatus
■ Augenfundus mit Frage nach:
- Weichen Exsudaten, Blutungen
- Papillenödem (das Papillenödem definiert die Diagnose einer malignen AHT)

Vorg: • BD-Messung an beiden Armen (der höhere Wert ist massgebend).
• Bei Arrhythmie können die automatischen BD-Messgeräte falsche BD-Werte angeben.
• Blut Analysen:
- Blutbild + Blutabstrich (Frage nach Hämolyse)
- Chemie: Na+, K+, Harnstoff, Kreatinin, LDH, TSH
• Urin
- Urinstix
- Evtl. Urinspot (10 mL Urin, nicht zentrifugiert): Na+, K+
• 12-Ableitungs-EKG
• Thoraxröntgenbild
• Schädel-CT bei pathologischem Neurostatus
• Bei Vd. auf Phäochromozytom, siehe S. 338
• Bei Vd. Aortendissektion: ad. Angio-CT, S. 16
• Bei Hyperkortisolismus, ad. Abklärungen (z.B.: Bestimmung des freien Kortisols im 24 h-Urin)

Th: • Je nach Grundleiden, kann die antihypertensive Therapie wie folgt angepasst werden:

Klinische Situation	Antihypertensiva der Wahl bei hypertensiver Notfallsituation
▪ Aortendissektion	Therapie der Wahl • Betablocker oder Alpha-Betablocker: - Esmolol, Metoprolol, Labetalol, S. 185 Bei ungenügender Wirkung zusätzlich • Nitrat (Nitroprussid oder Nitroglycerin)
▪ Akutes Lungenödem, Herzinsuffizienz	Therapie der Wahl • Nitrat + Furosemid
▪ Akutes Koronarsyndrom	Therapie der Wahl • BB (Esmolol, Metoprolol) + Nitrat
▪ Hypertensive Enzephalopathie	Therapie der Wahl • Nitrat
▪ Akuter ischämischer Hirnschlag	Therapie der Wahl • Empfehlungen siehe S. 277, 278
▪ Hirnblutung ▪ SAB	Therapie der Wahl • Empfehlungen siehe S. 261
▪ Akute Niereninsuffizienz	Therapie der Wahl • Furosemid und/oder Betablocker
▪ Phäochromozytom	Siehe S. 338
▪ Prä-, Eklampsie	Siehe S. 420

Tabelle: Antihypertensive Therapie bei hypertensiver Notfallsituation je nach Komorbidität.

SAB = Subarachnoidalblutung

Antihypertensiva	Wirkungsbeginn	Wirkungsdauer
Esmolol	1-2 min	10-20 min
Labetalol	5-10 min	3-6 h
Metoprolol	10-20 min	4 h
Nitroglycerin	2-5 min	3-5 min
Nitroprussid	sofort	2-5 min
Dihydralazin	5-20 min	2-6 h

Tabelle: Wirkungsbeginn und Wirkungsdauer verschiedener Antihypertensiva.

HAUSINTERNE GUIDELINES

Hypertensive Gefahrensituation — Hypertensive urgency

Def: ■ Es gibt keine klar etablierte BD-Limiten, welche eine hypertensive Gefahrensituation definieren. In der Literatur finden sich folgende BD-Werte:
- **BD ≥ 180/110-120 mmHg ohne Endorganschaden.**

Allg: • Risikopatienten oder -situationen:
- Vorgeschichte einer Herzinsuffizienz
- Ischämische Kardiopathie
- Niereninsuffizienz
- Hirnschlag, TIA

Klin: I. Asymptomatisch (AHT als «Zufallsbefund»)
II. Symptomatisch
- Epistaxis (nicht massiv)
- Leichte Kopfschmerzen
- Psychomotorische Agitation
- Arrhythmien

Vorg: 1. Keine Panik! Der Patient soll sich ausruhen.

2. BD-Messung nach 30 min wiederholen.
- Immer an beiden Armen; der höhere BD ist massgebend.
3. Wenn der BD erhöht bleibt, soll eine orale antihypertensive Therapie eingeleitet werden.

Für die PRAXIS:
Der BD soll innerhalb der folgenden 24-48 Stunden langsam gesenkt werden.

4. **Kriterien zur Spitalentlassung:**
- Gut tolerierte antihypertensive Therapie
- Zufriedenstellende Wirksamkeit der antihypertensiven Therapie 4-6 h nach deren Gabe.
5. Verlaufskontrollen (nach 2-3 Tagen obligat!)

Th: • Beispiele antihypertensiver Therapie:

Beispiele	Dosierung (PO)	Wirkungsbeginn	W'Dauer
Kalziumantagonisten			
Felodipin	5-10 mg/d	2 h	24 h
Amlodipin	5-10 mg/d	Plasm. Peak 6-12 h	24 h
Nifedipin*	1x 30-60 mg/d (Retardform!)	30 min - 4 h	10-16 h
ACE-Hemmer			
Captopril	3x 12.5-25 mg/d	15 min (Peak: 1 h)	4-6 h
Enalapril	1x 10-20 mg/d	2-4 h	12-24 h
Lisinopril	1x 10-20 mg/d	Peak: 7 h	8-12 h
Betablocker			
Metoprolol	1x 25-100 mg/d (Retardform)	Über 20 h kont. Wirkstofffreigabe	
Alpha-Betablocker			
Labetalol	4x 100-300 mg/d	30 min - 2 h	6-12 h

Tabelle: Antihypertensive Therapie bei hypertensiver Gefahrensituation.

Hypertensive Enzephalopathie

Allg: • Die Diagnose der hypertensiven Enzephalopathie im Rahmen einer hypertensiven Notfallsituation wird durch ein promptes Ansprechen auf die antihypertensive Therapie bestätigt.

Klin: • Eine hypertensive Enzephalopathie manifestiert sich i.d.R. bei DBD > 140-150 mmHg:
- Kopfschmerzen
- Nausea, Erbrechen
- Transitorische fokale neurologische Symptome:
-- Sehstörungen
-- Parästhesien, Paresen
-- Aphasie
-- Epilepsie, Hirnschlag u.a.
- Bewusstseinsstörungen
- Augenfundus
-- Retinaläsionen (weiche Exsudate, Blutungen)
-- Papillenödem

* Kurzwirkendes Nifedipin (SUBL, IV) ist kontraindiziert: erhöhtes Hirnschlags- und AMI-Risiko!

Allg: • Es handelt sich um eine Entzündung des Perikards mit oder ohne Begleit-Perikarderguss.
Urs: • Idiopathisch*
• Infektiös
  - Viral:*
    -- Coxsackie
    -- Echovirus
    -- Influenza
    -- Adenovirus
    -- Parvovirus B19
    -- EBV, CMV, HSV
    -- HBV, HCV, HIV
  - Bakterien:
    -- Tuberkulose (häufigste Ursache südlich der Saharawüste)
    -- Staphylococcus aureus, Pneumococcus, Legionella, Borrelia
  - Parasiten:
    -- Toxoplasmose, Echinococcus, Entamoeba histolytica u.a.
• Neoplasien
  - Tumoren im Kontakt mit dem Perikard (Bronchuskarzinom, Thymom)
  - Leukämie, Lymphom
  - Metastasen (Lunge, Mamma, Melanom)
  - Primärtumoren des Perikards sind sehr selten!
• **Nach akutem Myokardinfarkt**
  - Frühform: beginnt einige Tage nach dem akuten Myokardinfarkt (AMI)
  - Spätform (DRESSLER-Syndrom): 2-8 Wo. nach AMI (Urs: unbekannt, autoimmun?)
• Metabolisch (urämisches Syndrom, Hypothyreose)
• Medikamentös (z.B. Mesalazin ASACOL®, PENTASA®, SALOFALK®)
• Systemerkrankungen: SLE, rheumatoide Arthritis u.a.
• Trauma
• Status nach Perikardiotomie
• Postaktinisch
• Morbus CROHN
• Colitis ulcerosa u.a.
Klin: I. Asymptomatisch
II. Symptomatisch
  ▪ **Thoraxschmerzen**
    • Akut, sehr intensiv und typischerweise vorübergehend
    • Lageabhängig
      - Verstärkt in liegender Lage
      - Abgeschwächt in vorgeneigter Lage («Foetalstellung»)
    • Atemabhängig (da häufig eine Begleitpleuritis vorhanden ist); aber bei Apnoe verschwindet das Perikardreiben nicht (im Gegensatz zum Pleurareiben).
  ▪ **Perikardreiben** (in linker Seitenlage und endexspiratorisch auskultieren und das Stethoskop «perikard-nah» fest auf die Thoraxwand drücken!)
    • Häufig transitorisch und klingt ab sobald ein Perikarderguss vorhanden ist.
    • Das Reiben hat 3 Komponenten: systolisch, proto- und telediastolisch.
  ▪ ± Arrhythmie (z.B. supraventrikuläre Tachykardie)
  ▪ ± Fieber
DD: Siehe Thoraxschmerzen, S. 132

Klinischer Parameter	Perikarditis	Myokardischämie
Lokalisation der Schmerzen	• Präkardial	• Retrosternal

Schmerztyp	• Akut, stechend, konstant
	• Lageabhängig:
	  - In liegender Position ↑
	  - In Foetalstellung ↓
	• Oft atemabhängig
		• Drückend, evtl. brennend
		• Lageunabhängig
		• Atemunabhängig

EKG (ST-Strecke, T-Welle)	• HOLZMANN-Zyklus (S. 187) 	• Fokale ST-Hebung • Gegensinnige T-Wellen

* 85 % der akuten Perikarditiden sind idiopathischer oder viraler Genese.

EKG: • Die EKG Befunde sind häufig, aber manchmal erst im späteren Verlauf zu beobachten:
- ■ Repolarisationsstörungen in allen Ableitungen sichtbar.
  Der HOLZMANN-Zyklus beschreibt einen zeitlichen Ablauf in 4 Stadien.
  Der vollständite EKG-Verlauf (4 Stadien) wird bei ca. 60 % der Patienten beobachtet.

Stadium 1	• Diffuse ST-Hebungen (konkav und abgerundet); ST-Senkungen in aVR und in V1 • Ansteigen des PR-Intervalls in aVR und PR-Abfall in allen anderen Ableitungen. • Das Stadium 1 wird bei rund 80 % der Patienten beobachtet.
Stadium 2	• Normalisierungen der ST-Strecke und des PR
Stadium 3	• T-Wellen Inversion
Stadium 4	• Normalisierung des EKG

Tabelle: HOLZMANN-Zyklus

- ■ ST/T in V6 > 0.25
- ■ Bei Perikarderguss können folgende EKG-Veränderungen beobachtet werden:
  - **Mikrovoltage**:
    - -- R < 5 mm in allen 6 peripheren Ableitungen (DI-III, aVR, aVL und aVF) oder:
    - -- R < 10 mm in allen 6 präkordialen Ableitungen (V1 bis V6)
  - «QRS-Alternans» (= Wechsel in der Achse, Amplitude und Morphologie der QRS-Komplexe)

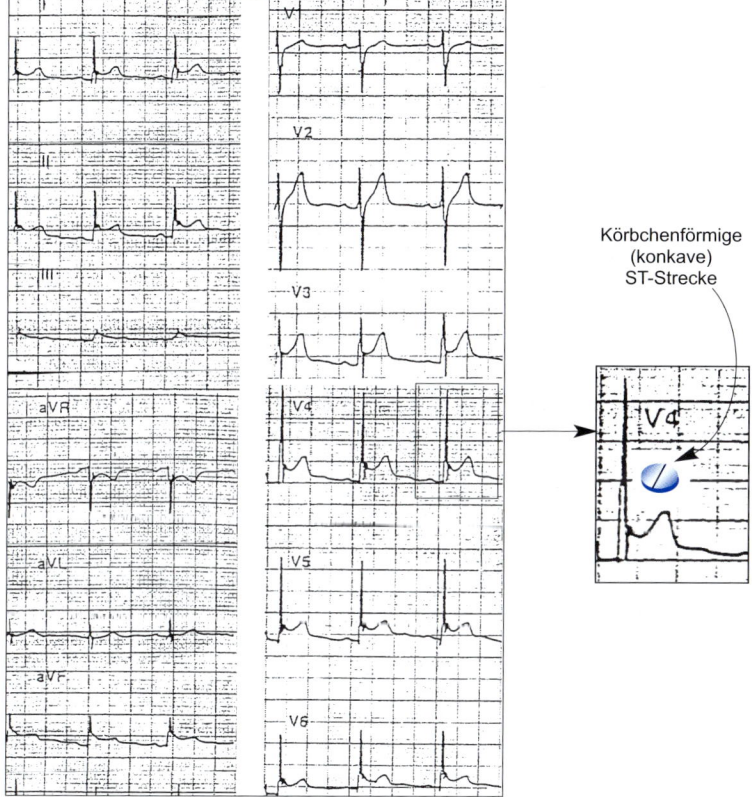

Körbchenförmige (konkave) ST-Strecke

EKG: Akute Perikarditis.

187

Vorg: ■ **Grundmassnahmen**
  • Detaillierte Anamnese, um eine spezifische Ursache (bzw. DD) zu finden:
    - Kürzlicher Myokardinfarkt
    - Radiotherapie
    - Medikamente u.a.
  ■ Zusatzuntersuchungen (von Fall zu Fall entscheiden, ggf. ad. Kardio-Konsil)
  • Blutanalysen:
    - BSG, CRP, BB + Diff. (Leukozytose)
    - Troponine (DD: Perikardtamponade, Peri-Myokarditis, akuter Myokardinfarkt)
    - Harnstoff (DD: urämisches Syndrom)
    - Hämokulturen falls T > 38°C oder Zeichen einer Sepsis
  • EKG
  • Röntgenthorax (Herzkonturvergrösserung bei Perikarderguss > 250 mL)
  • Echokardiographie (DD: Perikarderguss, Prätamponade, systolische LV-Dysfunktion)

Zeichen einer Perikarditis Komplikation (→ notfallmässige Echokardiographie)

- Tamponade
- Herzinsuffizienz
- Tachypnoe (> 20/min)
- Tachykardie (> 100/min)
- SBD < 100 mmHg
- Jugularis-Venenstau
- Hepatojugulärer Reflux
- Nicht ertragen der rechten Seitenlage
- Pulsus paradoxus, S. 131
- Dritter Herzton (S3)
- Feinblasige Rasselgeräusche
- Präschock, Schock
- Arrhythmie

Kriterien schlechter Prognose (→ notfallmässige Echokardiographie)

- Fieber
- Subakuter Symptombeginn
- Immunsuppression
- Trauma
- Gerinnungsstörung (inkl. therapeutische Antikoagulation)
- Persistieren der Schmerzen > 7 Tage (unter entzündungshemmender Therapie)
- Troponin ↑

Tabelle 1: Komplikationszeichen und Kriterien schlechter Prognose einer Perikarditis.

Komplizierte Perikarditis

Klin: • Klinik der komplizierten Perikarditis, siehe Tabelle 1, oben.
Vorg: • Diagnose in jedem Fall bestätigen, bzw. Ausschluss einer anderen Ursache:
    - Transthorakale Echokardiographie (TTE)
    - Falls nicht diagnostisch, ad. weitere Bildgebung (z.B. Thorax-CT/Angio-CT).
      Eine alternative Diagnose zur Perikarditis MUSS ausgeschlossen werden, wie
      z.B. eine Aortendissektion.
  • Bei Tamponade, ad. notfallmässige Perikardpunktion, siehe S. 190
  • Notfallhospitalisierung mit einem Defibrillator «*bedside*»
  • EKG-Monitoring + Vitalparameter
  • Venöser Zugang (grosskalibriger Venflon®, Zentralvene stecken)
  • Behandlung einer allfällig damit verbundenen Linksherzinsuffizienz:
    - Positive inotrope Substanzen
    - Intraaortale Ballon-Gegenpulsation
    - Assistierte Beatmung
    - Externe mechanische zirkulatorische Assistenz, wie z.B.:
      ► ECMO = Oxygenierung mit extrakorporeller Membran
      ► ECLS = Extrakorporeller life support

Allg: • Bei einer idiopathischen oder viralen Perikarditis ohne Komplikationszeichen (siehe Tabelle 1, oben) ist es nicht unbedingt notwendig, weitere Abklärungen (z.B. Echokardiographie, Thorax-CT) durchzuführen.

Für die PRAXIS:
• **Es ist aber WICHTIG, das Troponin zu bestimmen**, um eine **Myo-Perikarditis** auszuschliessen (eine reine Perikarditis ohne Myokardbefall hat negative Troponine).
• **Wenn die Troponine erhöht sind (oder im Verlauf ansteigen), muss eine Echokardiographie durchgeführt und der Patient muss hospitalisiert werden!**

Vorg: • Ambulate Therapie mit symptomatischer Therapie (NSAR)
• Klinische Kontrollen nach 24-48 h und EKG nach 4 Wochen

Kpl: • **Perikarderguss ohne Herzkompression**
    Klin: • Oft asymptomatisch, denn der Perikarderguss vermindert das schmerzhafte Pleurareiben. Je schneller sich der Perikarderguss bildet, desto schlechter wird er hämodynamisch toleriert! Je ausgeprägter der Pleurerguss, umso schwächer wird die Auskultation des Pleurareibens.
    EKG: • Niedervoltage
        • Manchmal elektrische QRS-Alternans (Amplitude, Morphologie und Achse)
    Rx: • Standard Rx: Herzkonturvergrösserung ab Perikarderguss > 250 mL sichtbar
    Vorg: 1. Flüssigkeitsgabe. Ziel: Vorlast erhöhen durch Gabe von NaCl 0.9 % **IV**-Boli.
         2. Perikardpunktion (s. 190):
           Ind: • Klinische Befunde einer Tamponade und/oder einer Myokard-dysfunktion.
                • Diagnostische Perikardpunktion (z.B. Frage nach Neoplasie)
         3. Diagnostische Abklärung
• **Tamponade**, siehe s. 190
• **Chronisch rezidivierende oder chronisch konstriktive Perikarditis**

Th: 1. **Kausaltherapie + Ruhe**
   2. **Symptomatische Therapie**
     a) Tamponade, siehe s. 190
     b) Leichte bis mittelschwere Perikarditis [NEJM 2004; 351:2195. Eur Heart J 2004;25:587]
       I. NSAR (während 1-2 Wochen; ± Magenschutz) und **Colchicin**
       Bemerkung: NSAR können in Monotherapie eingesetzt werden. Wenn sie aber zusammen mit Colchicin verabreicht werden (Cholchicin über 3 Mt.), wird das Perikarditis-Rezidiv vermindert. Somit wird die Kombination «NSAR + Colchicin» zur Therapie einer ersten akuten Perikarditis-Episode empfohlen.
       - ASPIRIN® ....2-4x 1000 mg/d
       - Ibuprofen ....3-4x 400-800 mg/d. Dann, sobald der Patient asymptomatisch ist, alle 2-3 Tage Dosisreduktion (um 200-400 mg der Tagesdosis).
       - Indometacin ....4x 25-50 mg/d. Dann, sobald der Patient asymptomatisch ist, alle 2-3 Tage Dosisreduktion (um 25-50 mg der Tagesdosis).
       - Naproxen ....550 mg, dann 3-4x 275 mg (max. 1370 mg/d)
       II. Colchicin ....0.5-1 mg/d während 3 Mt. (Rezidivrisiko ↓)
       Bei Kontraindikation der NSAR, ad. Colchicin + Prednison:
       • Prednison
         Allg: • Kortikoide erhöhen das Rezidivrisiko der Perikarditis!
         Dos: • 0.5-1 mg/kg während 2 Wochen. Dann graduelle Dosisreduktion mit Therapiestopp nach 0-8 Wochen.
     c) Schwergradige, therapieresistente Perikarditis
       • Diagnose neu beurteilen
       • Kardio-Konsil
   3. **Prophylaktische Rezidivtherapie**
     • Colchicin 0.5-1 mg/d PO während 6 Mt. in Begleittherapie mit NSAR

Def: ■ **Tamponade:** Klinischer Befund, welcher die Folge einer Kompression der Herzkammern darstellt, die durch einen grossen Perikarderguss zustande kommt.

Allg: • **Tamponade = absoluter medizinischer Notfall!**
  • Pathophysiologie: Das Vorhandensein von Flüssigkeit im wenig extensiblen Perikardsack komprimiert den rechten Vorhof und die intraperikardialen Anteile der Cava Venen. Der venöse Rückfluss wird somit vermindert, was eine Verminderung des Auswurfvolumens zur Folge hat (denn der linke Ventrikel wird ungenügend gefüllt).
  • Bei rascher Bildung eines Perikardergusses kann eine akute Adiastolie beobachtet werden. Wenn sich aber der Perikarderguss langsam entwickelt, können auch grössere Mengen (bis 1 L) klinisch «gut» ertragen werden.
  ABER VORSICHT: **Der hämodynamische Kollaps kann innerhalb von wenigen Sekunden/Minuten stattfinden!!**

Klin: • Tachykardie (> 100/min)
  • Tachypnoe (> 20/min), Dyspnoe
  • Gestaute Jugularvenen (= hoher ZVD)
  • Pulsus paradoxus (S. 131); dieser kann in folgenden Situationen fehlen:
    - Schwere art. Hypotonie (SBD < 70-80 mmHg)
    - Schwergradige Lungenembolie
    - Schwergradige COPD u.a.
  • Hämodynamische Instabilität: Art. Hypotonie, Arrhythmien, Schock

EKG: • Niedervoltage, QRS-Alternans

Rx: • Die Herzkontur vergrössert sich ab einem Perikarderguss > 250 mL (Standard Rx)

Urs: • Infektiöse Perikarditis
  • Trauma (Hämoperikard)
  • Nach thorakalen chirurgischen Eingriffen
  • Aortendissektion
  • Nach Myokardinfarkt (Myokardruptur!)
  • Neoplasie (z.B. malignes Lymphom)
  • Autoimmunerkrankungen (z.B. SLE)
  • Postaktinisch
  • Urämie (z.B. bei akuter Niereninsuffizienz)
  • Medikamentös
  • Iatrogen (z.B. nach Herzkatheteruntersuchung u.a.)

Dg: 1. Klinik, EKG (siehe unter «Kpl:», S. 186 ff)
  2. Transthorakale Echokardiographie mit Frage nach:
    - Kompression des rechten Vorhofs ± des rechten Ventrikels
    - Variation des transmitralen Flusses
    - Paradoxe Bewegungen des Septum interventriculare

Th: **ABSOLUTE NOTFALLTHERAPIE**

  1. Flüssigkeitsgabe. Erstes Ziel: Erhöhung der Vorlast!!
    Vorg: • Bolus von NaCl 0.9 % IV-Boli (z.B. 2-3 L mit Druckmanschette!)
      • Alle Vorlast senkenden Medikamente sind KI (Diuretika, Nitrate, Morphin u.a.)

  2. Sofortige Perikardpunktion/Drainage!
    Vorg: a) Patient in Rückenlage, halbsitzend (60° zur Unterlage).
      b) Strengste Kreislaufüberwachung, Kabel für das EKG ist an der Punktionsnadel befestigt (Krokodilklemmen).
      c) **Punktionsstelle** (Lokalanästhesie):
        - Zwischen Xyphoid und linkem Rippenbogen.
      d) **Stichrichtung**:
        - Die Perikardpunktionsnadel soll unter konstanter Aspiration unmittelbar retrosternal in Richtung des linken Schultergelenks vorgeschoben werden (± unter echokardiographische Kontrolle) bis die Perikardflüssigkeit aspiriert werden kann.
      e) Einlage des Drains (SELDINGER-Technik)
    Bem: • Auftreten von PR- und ST-Strecken Hebungen weisen auf eine Berührung der Nadel mit dem Myokard hin (Verletzungsstrom)!

  3. Kausaltherapie

  Subakute Notfallsituation
  1. Kausaltherapie
  2. Chirurgische **Perikardotomie ± Perikardoskopie**, dann Perikardbiopsie gefolgt von einer Perikarddrainage (Dauer der Drainage: oft 3-5 Tage)

Oberflächliche Venenthrombosen (Thrombophlebitis)

Allg:
- Nomenklatur:
  - Oberflächliche Venenthrombose = Thrombophlebitis
  - Tiefe Venenthrombose = Phlebothrombose
- Thrombophlebitiden sind häufig (ca. 5 % der Männer und 10-15 % der Frauen).
- Das Risiko, dass eine oberfl. Venenthrombose mit einer TVT assoziiert ist, liegt zw. 6-44%
- Risikofaktoren einer Thrombophlebitis
  - Bestehende Varikose
  - Adipositas
  - Alter > 60 Jahre
  - Status nach tiefer oder oberflächlicher Venenthrombose
  - Nikotinabusus
  - Bettlägrigkeit
  - Venenkanülen
  - Infekt (z.B. CMV)

Klas:
- Es werden verschiedene Formen der oberflichen Venenthrombosen beschrieben:
  - Varikophlebitis (d.h. bei vorbestehender Varikosis)
  - Phlebitis saltans oder migrans (= TROUSSAU Syndrom)
    - Hier ist die Vene nicht varikös verändert, zeitlich gestaffelt, an verschiedenen Lokalisationen auftretend (oft bei Morbus BÜRGER und anderen Systemerkrankungen auftretend, siehe «Urs:» weiter im Text)
    - Erhöhtes Neoplasierisiko (v.a. bei Adenokarzinom vorkommend)!
  - Septische Thrombophlebitis
    - Tritt oft am Ort der Infusionskanüle auf.
    - LEMIERRE-Syndrom (= suppurative septische Thrombophlebitis der Vena jugularis interna oder externa bei oropharyngealen oder odontogenen Infekten, oft infolge *Fusobacterium necrophorum*)
  - Nach paravenöser Injektion (Zytostatika, Eisenpräparate, Clarithromycin u.a.)
  - MONDOR-Phlebitis
    - Es handelt sich um eine Thrombophlebitis der Vena epigastrica superficialis oder der Vena thoraco-epigastrica.
    - In Einzelfällen in Assoziation mit folgenden Erkrankungen beschrieben:
      -- Mammakarzinom, Thrombophilie, Hepatitis C

Klin:
- Schwellung, Verhärtung der betroffenen Region
- Schmerzhaftes, oberflächliches Venensegment, mit geröteter, erwärmter Zone

Urs:
- VIRCHOWSCHE Trias:
  - Stase
  - Endothelläsion
  - Gerinnungsstörung
- Thrombophilie
- Paraneoplastisches Syndrom
- Generalisierte Infekte (z.B. CMV)
- Systemerkrankungen
  - Morbus BÜRGER
  - Sarkoidose, SLE, Granulomatose mit Polyangiitis (früher WEGENER)
  - Polymyalgia rheumatica, Riesenzellarteriitis
  - Morbus BEHÇET

Dg:
- Klinik + Duplexsonographie (erlaubt gleichzeitig, eine Begleit-TVT auszuschliessen)

DD:
- Erysipel, Zellulitis
- TVT
- Erythema migrans bei Borreliose
- SWEET-Syndrom (neutrophile Dermatose, welche oft bei malignen Hämatopathien auftritt)

Th:
1. **Mobilisation**
   - Der Patient soll von Beginn an mobilisiert werden.
2. **Lokale Applikation von heparinhaltigen Salben** (DEMOVARIN®/Forte u.a.)
   - Solche Präparate zeigen keinen signifikanten Benefit.
3. **Kompressionsverbände**
   - Sollen von Beginn an angelegt werden (sofern toleriert).
4. **Antikoagulation**
   - Bei oberflächlichen Beinvenenthrombosen von ≥ 5 cm Länge wird eine prophylaktische Dosierung mit NMH oder Fondaparinux (Faktor Xa-Therapie) während 45 d empfohlen. [2B]

Vorg:
- Bei Thrombophlebitis oberhalb des Knies oder bei ungünstigem Verlauf, ad.:
  - Duplexsonographie zum Ausschluss einer TVT
  - ± Biopsie bei Vd. auf eine Systemerkrankung

Prog:
- Günstiger Verlauf bei ca. 90 %.

Allg:
- Inzidenz in der Schweiz: 1/1'000. Mortalität (infolge Komplikationen) ca. 2 %.
- Wenn die Diagnose einer TVT vermutet wird, kann diese in nur 20 % der Fälle bestätigt werden (Schweiz: 35'000 verdächtige TVT, wovon nur 7'000 bestätigt).
- Typische Lokalisationen:
  - Untere Extremitäten (häufig)
  - Obere Extremitäten (selten), aber das Lungenembolierisiko ist gleich hoch, wie dasjenige der TVT der Beine.
- 70-90 % der Lungenembolien sind die Folge einer TVT der unteren Extremitäten.

Für die PRAXIS:
Das Krankheitsbild der «TVT» ist von seiner immediaten Komplikation, nämlich der LE, nicht zu trennen und wird im Rahmen der **venösen thromboembolischen Krankheit** (VTEK) als eine Entität zusammengefasst (Algorithmus, siehe S. 194).

Klin:
- **Risikofaktoren der venösen thromboembolischen Krankheit (VTEK)**
  - Vorgeschichte einer VTEK
  - Positive Familienanamnese bezügl. VTEK
  - Chronische venöse Insuffizienz
  - Varizen
  - Trauma oder chirurgischer Eingriff (v.a. orthopädisch) < 3 Monate
  - Kürzliche Immobilisation:
    - Bettlägrigkeit
    - Parese (inkl. bei CVI-Patienten)
    - Tragen eines Gipses oder einer Schiene
    - Reisen (mit langen Immobilisationsperioden)
  - Neoplasie
  - COPD
  - Herzinsuffizienz (NYHA III und IV)
  - Schwangerschaft oder Post-partum
  - Thrombophilie
    - Kongenital
      -- Aktivierte Protein-C-Resistenz (z.B. Faktor V-Leiden)
      -- Prothrombin-Mutation (= 2. häufigste Thrombophilie)
      -- Antithrombin-Mangel
      -- Mangel an Protein S
      -- Mangel an Protein C
    - Erworben
      -- Hyperhomozysteinämie
      -- Anti-Phospholipid Antikörper Syndrom
      -- Nephrotisches Syndrom
  - Medikamentös
    - Hormontherapie (orale Ovulationshemmer erhöhen das VTEK-Risiko ca. 3-6x)
    - Chemotherapie u.a.
  - Adipositas (= schwacher Risikofaktor)

- **Symptome und Befunde**
  Die Klinik erlaubt es nicht, weder eine TVT zu bestätigen noch auszuschliessen (schwache Sensitivität und Spezifität der Symptome und Befunde). Die Kombination der Klinik mit der Anamnese erlauben eine gute Risikostratifikation, welche im WELLS-Score zusammengefasst ist, S. 193.
  I. Asymptomatisch
  II. Symptomatisch
    - Schmerzen der betroffenen Extremität
    - Ödem der betroffenen Extremität mit vermindertem hin-und-her wippen/schwingen
    - Palpationsschmerzen in der Region der tiefen Venen. Dilatierte Oberflächenvenen.
    - Verschiedene klinisch Zeichen und Manöver werden bei der TVT beschrieben (z.B. HOMANN, PAYR, MEYER). Aber diese Befunde sind sehr unspezifisch und deswegen nicht im Detail disuktiert.

Für die PRAXIS:
Die Erstmanifestation einer TVT kann eine Lungenembolie sein!

Dg: Die Diagnose basiert auf: Anamnese + Klinik + Labor- und weiteren Untersuchungen.
Das WELLS-Score erlaubt es, die klinische Wahrscheinlichkeit einer TVT zu bestimmen.

WELLS-Score: Klinische Wahrscheinlichkeit einer TVT	Score
1. Aktive Neoplasie (in Therapie oder diagnostiziert seit < 6 Mt. oder bei Palliativtherapie)	1
2. Paralyse, Parese, Immobilisation (Gips, Schiene u.a.) der verdächtigen Extremität	1
3. Kürzliche Bettlägerigkeit > 3 Tage oder schwerwiegender chirurgischer Eingriff vor < 4 Wochen	1
4. Schmerzen entlang der tiefen Venenbahn	1
5. Geschwollene Extremität	1
6. Einseitig geschwollene Wade **> 3 cm** im Vgl. zur Gegenseite (10 cm distal der Tuberositas tibiae gemessen)	1
7. Ödem mit Dellenbildung (Fingerdruck)	1
8. Vorhandensein von nicht-variкösen oberflächlichen Kollateralvenen	1
9. Existieren einer Alternativdiagnose, welche mindestens so wahrscheinlich ist wie die TVT	- 2

Score	Wahrscheinlichkeit einer TVT	
< 1	**schwach**	...............5-10 %
1-2	**intermediär**	..............30 %
≥ 3	**hoch**	...................70-80 %

Tabelle: WELLS-Score - Klinische Warhscheinlichkeit einer TVT. [Wells PHS et al. Lancet 1997; 350: 1796]

Vorg: • Algorithmus der VTEK, siehe S. 194
Kpl: ▪ **Lungenembolie** (bei ca. 50 % der Patienten mit TVT, meist asymptomatisch)
▪ **Phlegmasia caerulea dolens**
  Allg: • Fulminante TVT mit akutem, massivem Verschluss des Venennetzes einer Extremität mit konsekutiver arterieller Kompression als Folge einer prallharten Ödembildung.
  • Risikosituationen: chirurgische Eingriffe, Infektionen, Lebererkrankungen
  Klin: • Heftiger Schmerz der betroffenen Extremität, prallhartes Ödem, dunkle Zyanose
  Kpl: • Schock, Sepsis, Gangrän
  Th: • Kein Konsens:
    a) Konservative Therapie:
      ▪ Nicht-fraktioniertes Heparin
      ▪ Intravenöse Thrombolyse
    b) Interventionelle Therapie
      ▪ Kathetergestützte pharmakomechanische Thrombektomie
      ▪ Chirurgische Thrombektomie
      ▪ Fasziotomie
      ▪ Amputation

▪ **Postthrombotisches Syndrom (PTS)**
  Allg: • Schmerzhafte Extremität nach abgelaufener TVT infolge dauerhaften Schadens am tiefen Venensystem. Das PTS wird im Rahmen einer «milden Symptomatik» bei bis zu 50 % der Patienten beobachtet!
  • Risikofaktoren: grosse Ausdehnung der TVT, langes Stehen, ♀, Adipositas
  • Die Inzidenz des PTS ist sehr variabel (je nach Kompliance des Tragens der Kompressionsstrümpfe).
  Klin: • Schmerzen, Krämpfe, Pruritus
  • Parästhesie, Ödem (im Verlauf verhärtend)
  • Varizen, Hautpigmentation
  • Ulcus cruris (bei ca. 5 % der Patienten)
  • Erhöhtes Risiko für TVT-Rezidive. Je nach Situation (z.B. Flüge ≥ 8 h sollen mit einer sekundären Thrombose-Prophylaxe therapiert werden).
  Th: • Kompressionsstrümpfe (Kompressionsstärke 2); Extremität hoch lagern
  • Körperliche Aktivität: Fahrradfahren, Gehen u.a.
  • Diuretika sind nicht indiziert
  • In schweren, therapieresistenten Fällen, ad. angiologisches Konsil

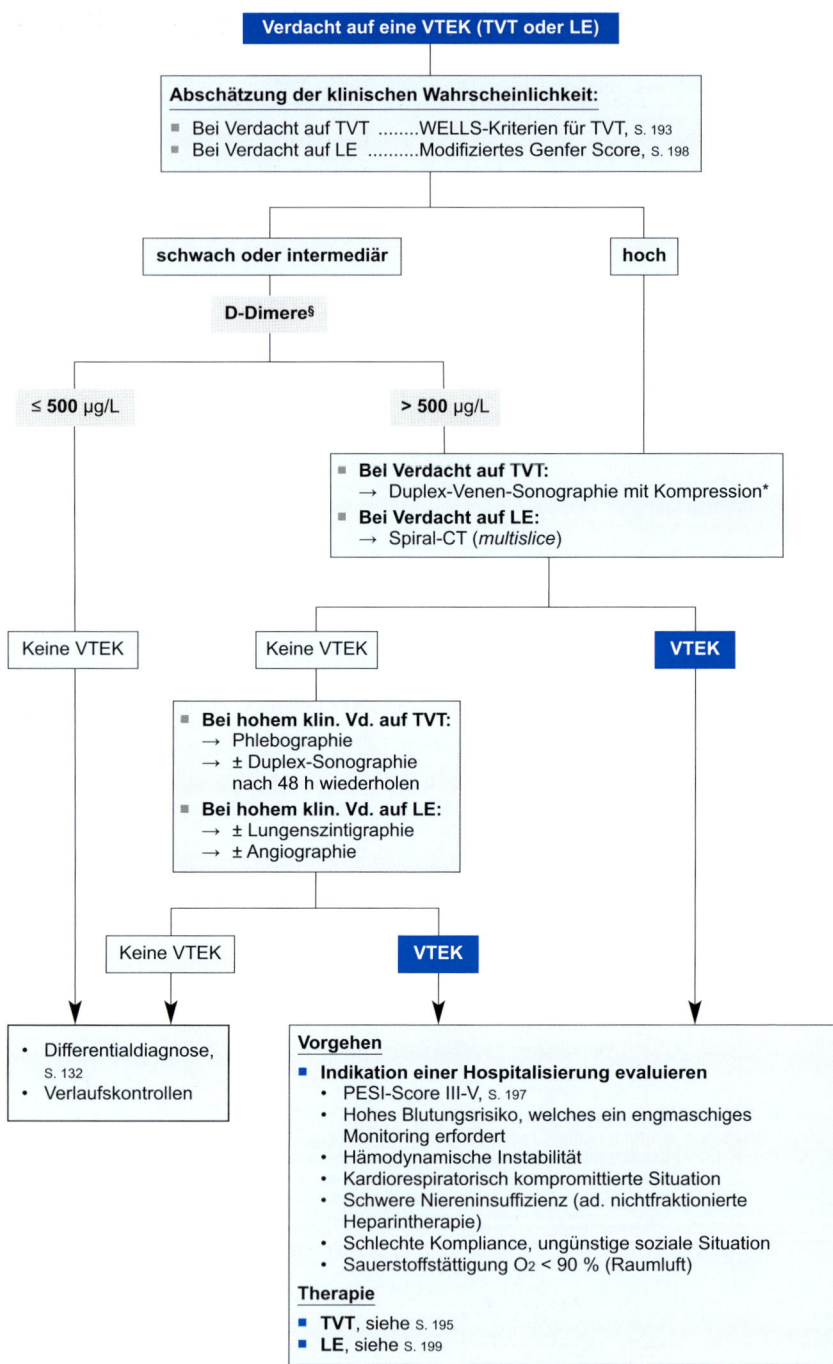

Algorithmus: Verdacht auf eine VTEK. [Angepasst nach: J Thromb Haemost 2008;6:1059]

VTEK = Venöse thromboembolische Krankheit (= TVT oder LE)

* Die unvollständige Kompressibilität der (thrombosierten) Vene ist das einzige diagnostische Kriterium einer TVT.

§ Mittels hochsensitivem Test gemessen (z.B. ELISA).

Therapie der tiefen Venenthrombose

Vorg: **1. Labor** (initial)
- BB, INR, aPTT, Kreatinin. Je nach Klinik (z.B. Thrombophilie Abklärung, siehe S. 201)

2. Ist eine Thrombolyse oder eine pharmakomechanische Thrombektomie indiziert?

Ind: 1. Massive proximale TVT der unteren Extremität
2. Ilio-femorale TVT, welche das Überleben der unteren Extremität bedroht: schwergradige TVT mit symptomatische Schwellung oder Ischämie (z.B.: Phlegmasia coerulea dolens)

KI: • Idem STEMI und ischämischer Hirnschlag S. 148

Vorg: **1. Intravenöse Thrombolyse**
- Alteplase 100mg/2 h **IV** (andere Antikoagulantien stoppen während der Thrombolyse)
oder:
2. Kathetergestützte pharmakomechanische Thrombektomie

3. Initiale parenterale Antikoagulation

3.1 Niedermolekular Heparin oder Faktor Xa-Hemmer (KI bei CrCl < 30 mL/min!)

Medikamentengruppe / Beispiele		Dosierung/d*	Maximaldosis/d
NMH (SC-Gabe)			
• Dalteparin	FRAGMIN®	1x 200 IE/kg **SC**	• 1x 18'000 IE **SC** oder 2x 10'000 IE **SC**
• Enoxaparin	CLEXANE®	1x 1.5 mg/kg **SC**	• 1x 200 mg **SC**
• Nadroparin	FRAXIPARINE®	2x 86 IE/kg **SC**	• 17'000 IE/d **SC**
	FRAXIFORTE®	1x 171 IE/kg **SC**	• 17'000 IE/d **SC**
Faktor Xa-Hemmer (SC-Gabe)			
• Fondaparinux	ARIXTRA®:	▪ < 50 kg: 1x 5 mg; ▪ 50-100 kg: 1x 7.5 mg; ▪ > 100 kg: 1x 10 mg	

Tabelle: Dosierung der NMH bei TVT.   * Kontraindiziert bei CrCl < 30 mL/min

3.2 Alternativtherapie: Nicht-fraktioniertes Heparin IV «full dose» [A]
- 5'000 IE (80 IE/kg) Bolus **IV**, dann 400-600 IE/kg/24 h **IV** (18 IE/kg/h $\cong$ 1'000 IE/h)
- aPTT-Kontrollen zu Beginn, dann alle 6 h. Ziel: 1.5-2x N ($\cong$ 60-70 sek).

aPTT nach 6 h	Heparin Anpassung (Vorschlag)	aPTT-Kontrollen
< 35 sek	Bolus 80 IE/kg, Heparin 4 IE/kg/h ↑	• 6 h später
35-45 sek	Bolus 40 IE/kg, Heparin 2 IE/kg/h ↑	• 6 h später
46-70 sek	Keine Änderung der Heparininfusion	• Alle 6 h/24 h, dann 1x/d
71-90 sek	Heparin Infusion um 2 IE/kg/h ↓	• 6 h später
> 90 sek	Stopp Heparin (1h); Heparin 3 IE/kg/h ↓	• 6 h später

Tabelle: Beispiel, wie die Heparintherapie angepasst werden kann (nicht Evidenz basiert).

4. Orale Antikoagulation (OAK)

4.1. Vitamin K-Antagonisten (VKA)
- Therapiebeginn am gleichen Tag wie die 1. NMH-Gabe ohne Aufsättigungsdosis.
- NMH oder Heparin stoppen, wenn 2 konsekutive INR-Werte innert 24 h ≥ 2.0 betragen. Ziel-INR: 2.5 (Intervall 2.0-3.0).

Vitamin K-Antagonist	Dosierung und Laborkontrolle
Acenocoumarol: - SINTROM® Mitis Tabl 1 mg [HWZ 8-12h]	▪ Patient < 65 J und > 50 kg und INR < 1.3: 3 mg/d für 2 Tage. INR Kontrolle am 3. Tag ▪ Patient ≥ 65 J od. ≤ 50 kg oder INR 1.3-1.6: 2 mg/d für 2 Tage. INR Kontrolle am 3. Tag
Phenprocoumon: - MARCOUMAR® Tabl 3 mg [HWZ 160h]	▪ Tag 1/2/3 ....6/6/6/ mg, oder Tag 1/2/3: ..9/6/3 mg - INR Kontrolle am 4. Tag

Tabelle: Beispiel einer oralen Antikoagulation mit Vitamin K-Antagonisten (VKA).

4.2. Neue orale Antikoagulantien (NOACS)
- Die NOACS werden in den ACCP guidelines (2012) noch nicht empfohlen. Darunter sind folgende Substanzen zu erwähnen (Bem: KI bei CrCl < 30 mL/min):
  - **Direkte Faktor Xa-Hemmer** (z.B.: Rivaroxaban, Apixaban; Edoxaban ist in der CH noch nicht erhältlich)
  - **Direkte Thrombinhemmer** (z.B.: Dabigatran).
- Rivaroxaban kann als einziges ohne vorgängige parenterale AK verabreicht werden.

Allgemeine INFOS bei akuter TVT oder LE: Antikoagulationsoptionen

- Initial: parenterale Antikoagulation [1B] oder OAK mit Rivaroxaban.*
- NMH oder Fondaparinux ist sowohl nichtfraktioniertem **IV**-Heparin [2C] als und nicht-fraktioniertem **SC**-Heparin [2B] überlegen.
- Thrombolyse ist indiziert bei LE mit hämodynamischer Instabilität [2C]

Distale TVT

1. **«Provozierte», isolierte distale TVT**
   - 3 Monate Antikoagulation
2. **Erste, «nicht-provozierte» isolierte distale TVT**
   - 3 Monate Antikoagulation

Proximale TVT oder LE

1. **«Provoziert»** (d.h. nach chir. Eingriff oder bei transientem RF ohne chir. Eingriff)
   - 3 Monate Antikoagulation [1B]
2. **Nicht «provoziert»**
   a) Niedriges bis mittelgradiges Blutungsrisiko
      - Langzeit Antikoagulation [2B]
   b) Hohes Blutungsrisiko
      - 3 Monate Antikoagulation [1B]
3. **Bei aktiver Neoplasie**
   - Langandauernde Antikoagulation mit NMH (ist den VKA überlegen [2B])

Tabelle: Antikoagulation - Therapieoptionen bei VTEK [ACCP; Chest 2012;141(2 Suppl):e419S-94S].

4. **Heparin-induzierte Thrombozytopenie (HIT)**
   Def: • St. nach Heparin- oder NMH-Kontakt und assoziierte Thrombozytopenie (< 150 G/L)
           <u>oder</u>
           Thrombozytenabfall ≥ 50 % im Vgl. zum höchsten Thrombozytenwert vor der Heparintherapie. Die HIT ist eine Ausschlussdiagnose.
   Vorg: • **STOPP Heparin** (inkl. Heparin oder NMH, welche Gefässzugänge offen halten)
           • Heparin soll nicht mit NMH ersetzt werden (10 % Kreuzreaktionen).
           • ASPIRIN® (± Vena cava Filter) sind ungenügend wirksam und ersetzen somit die Antikoagulation nicht.
   Th: • Hämato-Konsil. Zu diskutieren: Argatroban, Bivalirudin, Dabigatran, Fondaparinux

5. **Immobilisation** [B]
   Allg: • Eine strikte Immobilisation ist nicht indiziert. Bei schweren Symptomen (schmerzhafte Extremität, Ödem) soll Ruhe und Hochlagerung der entsprechenden unteren Extremität verschrieben werden.

6. **Elastische Beinkompression** [2B]
   Allg: • Ab dem 2. Tag soll die Beinkompression morgens, jeweils vor dem Aufstehen, angewendet werden. Zuerst mit elastischen Binden bis die Ödeme abgeklungen sind, dann mit Venenkompressionsstrümpfen (Klasse «2») bis unter die Knieregion.
           • Dauer mind. 1 Jahr (der Klinik und den Symptomen angepasst)

7. **Vena cava inferior Filter**
   Ind: • Aktiver thrombotischer Prozess und absolute KI einer Antikoagulation.
           • Dokumentiertes Lungenembolierezidiv bei therapeutischer Antikoagulation.
   Bem: • Die Antikoagulation (ausser KI, siehe S. 144) soll trotz Vena cava Filter sobald möglich weitergeführt werden.

8. **Suche nach einer Neoplasie**
   Allg: • Eine Neoplasie wird in ca. 14 % aller VTEK vorgefunden (d.h. es handelt sich hier un eine sekundäre VTEK)!
           • Eine Neoplasie kann per se einen hyperkoagulablen Zustand darstellen. Deswegen sind eine detaillierte Anamnese und eine riguröse klinische Untersuchung essentiell! Sie geben Hinweise auf die Indikation einer evtl. Suche nach einer Neoplasie.
   Ind: • Bilaterale TVT
           • Verdacht auf eine Neoplasie, basierend auf:
              - **«B-Symptomatik»**: Gewichtsverlust > 10 %/6 Monate; unerklärliches Fieber; Nachtschweiss («der Patient schwimmt in seinem Schweiss»)
              - Klinische Untersuchung
                 ■ Lymphadenopathie
                 ■ Palpation einer Raumforderung:
                    -- Abdomen (Organomegalie, Tumor), Mammae, digitale Rektaluntersuchung
                 ■ Hautläsionen (z.B. Melanom) u.a.

---

*   Dabigatran und Apixaban wären grundsätzlich ebenfalls möglich, eine TVT/LE zu behandeln, aber deren Indikation ist zur Zeit (Stand 01/2015) vorerst nur Rivaroxaban gegeben.

- Labo:
  - Blutbild, ALAT, ASAT, GGT, alkalische Phosphatase
  - PSA bei allen Männern ab dem 50. LJ (> 45 J bei Risikogruppen)
- Raumforderung im Röntgenthoraxbild

Bem: • Folgende Untersuchungen sind <u>nicht</u> routinemässig indiziert:
- Abdomensonographie, Thorako-abdominales CT, Mammographie (diese wird nach üblichem *Screening*-Programm durchgeführt)

9. Thrombophilie Abklärung bei VTEK (aber umstritten, kein Konsens!)

Ind: • Die Suche nach einer Thrombophilie kann in folgenden Situationen indiziert sein:
- Bilaterale Beinvenenthrombosen
- Thromboserezidiv unter gut geführter Antikoagulation
- Idiopathische VTEK bei Patienten < 50 Jahre
- Rezidivierende VTEK
- Ungewöhnliche Venenthrombose (mesenterial, zerebral, renal, Becken u.a.)
- Assoziation einer arteriellen mit einer venösen Thrombose
- Foetaler Tod (mit oder ohne Thrombosen)
- Familienanamnese einer VTEK bei Verwandten 1. Grades

10. VTEK und Flugreisen

Allg: **A. Flugreisedauer ≤ 8 h**
  - Keine Thromboseprophylaxe notwendig.
  - Allgemeine Empfehlungen:
    - Genügend Wasser trinken
    - Beine und Sprunggelenke regelmässig bewegen
    - Hypnotika vermeiden

B. Flugreisedauer > 8 h bei Patienten mit erhöhtem VTEK-Risiko
  - Allgemeine Empfehlungen, gleich wie bei Flugreisedauer ≤ 8 h
  - Evtl. Kompressionsstrümpfe

Schweregrad der Lungenembolie - Prädiktive Faktoren (PESI-Score)	Punkte
■ Alter	Alter in Jahren
■ Männliches Geschlecht	+ 10
■ Krebsleiden (in der Vorgeschichte oder aktiv)	+ 30
■ Herzinsuffizienz	+ 10
■ Chronische Lungenerkrankung	+ 10
■ SBD < 100 mmHg	+ 30
■ Herzfrequenz > 110/min	+ 20
■ Atemfrequenz ≥ 30/min (mit oder ohne O_2)	+ 20
■ Körpertemperatur < 36.0°C (zentral oder peripher)	+ 20
■ Bewusstseinsstörung: Lethargie, Desorientierung, Stupor oder Koma	+ 60
■ Arterielle Sauerstoffsättigung < 90 % (mit oder ohne O_2)	+ 20

Tabelle: Pulmonary Embolism Severity Index (PESI). [Angepasst nach: Aujesky D. et al. Lancet 2011;378:41]

Interpretation des PESI-Score

- Klasse I ....≤ 65 Punkte
- Klasse II ....66 85 Punkte

- Klasse III ....86-105 Punkte ⎫ Hospitalisierungsindikation
- Klasse IV ....106-125 Punkte ⎬ bei PESI-Klasse ≥ III gegeben,
- Klasse V ....> 125 Punkte ⎭ siehe S. 194

PESI-Score
= Index des Schweregrades einer LE

Allg:
- Die LE ist der 3. häufigste kardiovaskuläre Mortalitätsgrund in Nordamerika und widerspiegelt 5-15 % der Spital-Mortalität.
- Globale Mortalität der LE: 15 %
- Das Risiko einer venösen Embolisation eines frischen Embolus ist während der 1. Woche am höchsten, da er noch nicht an der Gefässwand mit Granulationsgewebe fixiert ist.

Für die PRAXIS:
50 % der Patienten mit einer TVT manifestieren eine LE (meist asymptomatisch).

Vorg:
- Siehe Algorithmus der **VTEK** (venöse thromboembolische Krankheit), S. 194
- Klinische Wahrscheinlichkeit einer LE (nach dem modifizierten Genfer Score):

Modifiziertes Genfer Score — Klinische Wahrscheinlichkeit einer LE	
■ Alter > 65 Jahre	1
■ Vorgeschichte einer TVT oder LE	3
■ Kürzlicher chirurgischer Eingriff oder Fraktur (< 4 Wochen)	2
■ Aktive Neoplasie	2
■ Spontanschmerz in einer Wade	3
■ Schmerzhafte Wade bei Palpation und Beinödem	4
■ Hämoptoe (blutiger Auswurf)	2
■ Herzfrequenz 75-94/min	3
≥ 95/min	5

Score	Wahrscheinlichkeit einer LE	
0-3	**schwach**	.8 %
4-10	**intermediär**	29 %
≥ 11	**hoch**	74 %

Tabelle: Klinische Wahrscheinlichkeit einer Lungenembolie. [Ann Intern Med 2006;144:165]

Klin:
- Risikofaktoren der VTEK, S. 192
- Symptome
  - Asymptomatisch (ca. 50 % der Patienten mit einer proximalen TVT!)
  - Dyspnoe
  - Thoraxschmerzen, Palpitationen
  - Wadenschmerzen
  - Hämoptoe
  - Kürzlich aufgetretener Trockenhusten
  - Synkope u.a.
- Klinische Untersuchung
  - Kann normal ausfallen (v.a. bei wenig ausgedehnter LE)
  - Tachypnoe (> 20/min)
  - Tachykardie (> 100/min)
  - Art. Hypotonie (= Schweregradzeichen!!)
  - Lokale Befunde einer TVT, siehe S. 192
DD:
- Siehe DD: «Thoraxschmerzen», S. 132
Lab:
- D-Dimere > 500 µg/L (sensitiv aber wenig spezifisch)
- Pathologische alveolo-arterielle Sauerstoff-Differenz
- ABGA (falls notwendig): $PaCO_2$ ↓, PaO_2 N/↓
EKG:
- Tachykardie (> 100/min)
- SI und QIII
- Zeichen einer Rechtsherzbelastung:
  - Rechtslagetyp (betrifft die QRS-Komplexe)
  - Transitorischer RSB (komplett oder nicht)
  - P-Wellen > 3-5 mm im Inferiorgebiet (DII, D III und aVF)
Rx:
- Folgende radiologischen Bilder können bei einer LE beobachtet werden:
  - Atelektase, Pleuraerguss, Zwerchfellhochstand
  - WESTERMARK-Zeichen (fokale Gefässarmut durch Vasokonstriktion in Flussrichtung des Thrombus; in ca. 5 % der Fälle zu beobachten)
  - HAMPTON-Kegel (kegelförmige pleurale Konsolidierung, wobei sich die Basis gegen die Pleura abstützt). Dieses Bild ist mit einem Lungeninfarkt vereinbar.

Vorg: **1. Allgemeinmassnahmen**
- Sauerstoff (Ziel: SaO2 > 90 %)
- Initiale Laborbestimmungen, siehe TVT, s. 195

2. Therapiestrategie festlegen in Abhängigkeit der Hämodynamik!

Allg: • Ziel: **art. Mitteldruck ≥ 50-60 mmHg**, s. 267
- Katecholamin der Wahl bei signifikanter art. Hypotonie:
  - **Noradrenalin-**Perfusor 0.02-0.15 μg/kg/min **IV**
    - Dopamin erhöht die Inzidenz koronarer Ereignisse im Verlauf einer LE und ist deshalb nicht indiziert.

Bem: • Während der Erstmassnahmen und je nach Klinik, sollen folgende Überlegungen gemacht werden:
  - Erstellen einer DD (siehe auch s. 132, 192)
  - Bei Bedarf: Echokardiographie mit Frage nach Rechtsherzbelastung, Perikardanomalien oder sonstigen pathologischen Befunden

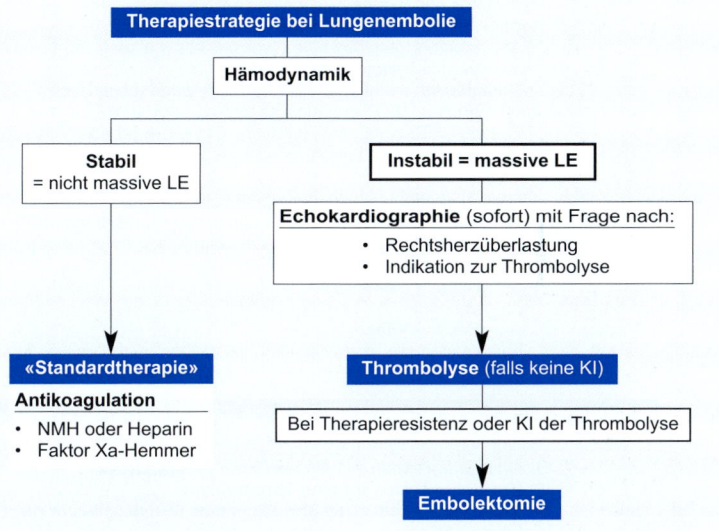

Algorithmus: Therapiestrategie bei Lungenembolie.

■ «Standardtherapie»: Parenterale Antikoagulation

Vorg: **I. Nichtmassive LE**
- Initial: parenterale Antikoagulation
  a) NMH (falls KI, ad. nicht-fraktioniertes Heparin **IV**. Dosis idem TVT, s. 195)
    - Beispiele/Dosierung, siehe unter TVT s. 195
    - Bei CrCl < 30 mL/min akkumulieren die NMH und weisen eine erhöhte Blutungsgefahr auf! Hier ist das nicht-fraktionierte Heparin die Therapie der Wahl!

  oder:

  b) NOACS (neue Antikoagulatien): in der Schweiz ist z.Z. nur Rivaroxaban zugelassen (Stand 01/2015). KI bei CrCl < 30 mL/min.

  oder:

  c) Faktor Xa-Hemmer (z.B. Fondaparinux), siehe unter TVT s. 195
- Sauerstoff (SpO2 > 90 %)
- Volumengabe je nach Hämodynamik: Eher «zu viel» als «zu wenig»! Bei der LE besteht eine Vorlastabhängigkeit!
- Frühzeitige orale Antikoagulation (OAK) [A]
  - Therapiebeginn am gleichen Tag wie die 1. NMH- oder Heparin-Gabe, aber ohne Aufsättigungsdosen (siehe s. 195) [A]
  - Heparin stoppen, wenn 2 konsekutive INR-Werte innert 24 h ≥ 2.0 betragen.
  - Ziel-INR 2.5 (Intervall 2.0-3.0); auch bei Thrombophilie gültig
  - Dauer der Antikoagulation, siehe Tabelle s. 195

Ind: • **Massive Lungenembolie, welche alle folgende Kriterien erfüllt**:

■ **SBD < 90 mm Hg während > 15 min**
oder:
SBD-Abfall ≥ 40 mm Hg während > 15 min
Und mit:

■ **Zeichen der Endorgan-Hypoperfusion (≥ 1 Kriterium):**
  - Kalte Extremitäten
  - Diurese < 30 mL/h
  - Reduzierter Bewusstseinszustand

Tabelle: Thrombolyseindikationen einer Lungenembolie. [NEJM 2014;370:1402-11]

Vorg: • **Alteplase** ACTILYSE®: Gesamtdosis von 100 mg **IV** über 2 h verabreichen:
  - 10 mg Bolus **IV** über 1-2 min, dann
  - 90 mg **IV**-Perusor über 2 h
  Patienten < 65 kg: max. Gesamtdosis 1.5 mg/kg.
• **Heparin** nach der Thrombolyse:
  - Abwarten bis dass das aPTT, welches alle 4 h kontrolliert wird, < 2x den Normwert beträgt (d.h. ca. 70 sek)
  - Dann Beginn mit nicht-fraktioniertem Heparin (ohne Bolus):
    -- Perfusor: 18 IE Heparin/kg/h **IV** (ca. 1'000 IE/h)
  - Weitere aPTT Kontrollen, initial alle 6 h, siehe Tabelle s. 195

Bem: • In folgender Situation sollte in den meisten Fällen **keine** Thrombolyse durchgeführt werden:
  ■ Hämodynamisch stabile Lungenembolie mit:
    -- Rechtsherzbelastung (z.B. echokardiographisch manifeste Dilatation des rechten Ventrikels) mit oder ohne Troponinerhöhung.
    Die Kombinationstherapien:
    -- «Heparin + Alteplase»
    oder:
    -- «Heparin + Tenecteplase»
    beeinflussen die Mortalität nicht. [NEJM 2002;347:1143; NEJM 2014;370:1402]

Ind: • LE mit hämodynamischer Instabilität und eines der 3 folgenden Kriterien:
  1. **Nichtansprechen auf systemische Thrombolyse**
  2. **Kontraindikation für eine Thrombolyse**
  3. **Risiko eines tödlichen Shocks (innert Stunden) bevor die Thrombolyse wirkt**

Bem: • Die Embolektomie soll frühzeitig durchgeführt werden um das Risiko des posttrhrombotischen Syndroms zu verringern.
• Bei chron. art. pulmonaler Hypertonie (angiographisch bestätigt) soll eine chirurgische Thromboendarteriektomie erwogen werden.

Bsp: • Immobilisation (gleich wie bei der TVT), s. 196
• Kompressionsstrümpfe bei gleichzeitigem Vorliegen einer symptomatischen TVT, s. 196
• Vena cava Filter, s. 196
• Heparin-induzierter Thrombozytopenie (HIT, s. 196); ad. Konsil

Thrombophile

Allg:
- Die Thrombophilie beschreibt eine Gruppe von Krankheiten, welche ein erhöhtes Risiko venöser und/oder arterieller Thrombosen aufweist. Die venösen Thrombosen umfassen:
  - Oberflächliche Venenthrombosen, tiefe Venenthrombose (TVT), Lungenembolie (LE)
- Die Inzidenz einer hereditären Thrombophilie bei Patienten mit einer TVP liegt bei 20-40 %, verglichen mit einer Kontrollgruppe (ca. 10 %).

Vorg:
- Die Thrombophilieabklärung soll nur dann eingeleitet werden, wenn die Therapie dadurch beeinflusst wird!
- Ein «Neoplasie-*Screening*» der häufigsten Krebsformen soll je nach Alter, Geschlecht und Risikostratifikation geschehen. Die Notwendigkeit des PET-Scan bleibt umstritten. Hingegen sind eine detaillierte Anamnese, eine sorgfältige klinische und paraklinische Untersuchung essentiell:
  - Suche nach «B-Symptomen» (Fieber, Gewichtsverlust, Nachtschweiss)
  - Suche nach Lymphadenopathien, digitale Rektaluntersuchung
  - Gynäkologische Konsultation (Abstrich, ± Mammographie, je nach Guidelines)
  - Labor: BB + Diff., andere Parameter oder Marker je nach Richtlinien (z.B. PSA)
  - Röntgenthorax; Urinanalyse
- Die Indikation der Thrombophilieabklärung hängt von allen oben erwähnten Faktoren ab (Anamnese, Risikofaktoren, klinischer Status und paraklinische Resultate).

Hauptsächliche Indikationen für eine Thrombophilieabklärung

I. Kongenitale Thrombophilie bei asymptomatischen Familienmitgliedern
- Signifikante Familienanamnese einer thrombovenösen Krankheit (z.B. mehrere Familienmitglieder 1. Grades mit thromboemolischen Ereignissen < 50 Jahre)

II. Erworbene Thrombophilie
- Bilaterale Beinvenenthrombosen
- Thromboserezidiv unter gut geführter Antikoagulation
- Idiopathische thrombovenöse Krankheit bei Patienten < 50 Jahre
- Rezidivierende thrombovenöse Krankheit
- Ungewöhnliche Venenthrombose (mesenterial, zerebral, renal u.a.)
- Assoziation einer arteriellen mit einer venösen Thrombose
- Intrauteriner Tod (mit oder ohne Thrombosen)

- Folgende Parameter können bestimmt werden (mit Spezialist besprechen):
  - Aktivierte Protein C-Resistenz (APC-R)
  - Prothrombinmutation G20210A
  - Antithrombin (AT), Protein C, Protein S
    INFO: Bei antikoagulierten Patienten sind diese Werte nicht interpretierbar. Die Antikoagulation soll 4 Wo sistiert werden, dann können AT, Protein S und C bestimmt werden.

HAUSINTERNE GUIDELINES

Periphere Arteriopathie (PAVK) und akute Ischämie

Für die PRAXIS:
Bei Ischämie mit intensiven **akuten Schmerzen + Parese** ist die
maximale Zeitspanne bis zur Revaskularisation < 6 h.

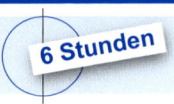
6 Stunden

Klin: 1. Brutaler, sehr intensiver Schmerz der betroffenen Extremität, welcher auf ein Morphin-Derivat nicht anspricht.
2. Verschwinden der Pulse
3. Blasse Haut des betroffenen Hautareals (manchmal marmoriert)
4. «Abgeflachte Venen» (= nicht gefüllte Venen)
5. Kalte Haut mit thermischem Gradient
6. Neurologische Ausfälle (= Schweregrad-Zeichen!):
   - Parästhesien, Hypoästhesie → Anästhesie
   - Parese → Paraplegie

Urs: • Kardiale Embolie
   - Arrhythmie: Vorhofflimmern, Vorhofflattern u.a.
   - Myokardinfarkt
   - Aneurysma des LV; Dyskinesie des LV
   - Mitralklappenprolaps (BARLOW)
   - Kardioversion (elektrisch oder medikamentös)
   - Myxom
   - Endokarditis
   - Paradoxe Embolie (obligate Voraussetzung: offenes Foramen ovale!)
• Arterielle Embolie
   - Atheromatöse Plaques
   - Embolus eines wandständigen Thrombus bei bestehendem Aneurysma:
     -- Aorta, A. iliaca/femoralis/poplitea
   - *Thoracic outlet syndrom**
• Thrombose bei pathologischer Arterie
   - Atherom
   - Vaskulitis, post-aktinische Arteritis
   - Thrombose bei Bypass-Arterie
   - Aorto-iliakale Dissektion
   - Adventitial Zyste
• Thrombose bei gesunder Arterie
   - Vaskuläres Trauma (Unfall oder iatrogen)
   - Thrombophilie. Hyperviskositäts-Syndrom
   - Schwere Herzinsuffizienz *(low-output failure)*

Dg: • Es handelt sich um eine **klinische Diagnose**, welche immer durch eine Bildgebung bestätigt werden soll (Sonographie, CT, MR, Angiographie), AUSSER die entsprechende Untersuchung würde die Zeitspanne bis zur Notfall-Revaskularisation zu stark verlängern.

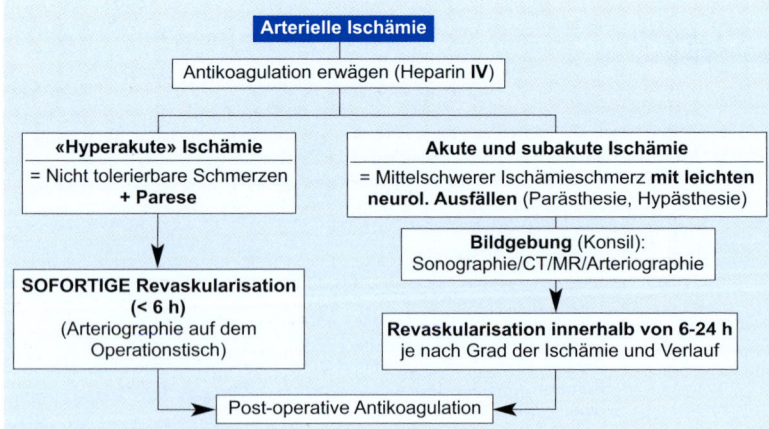

Algorithmus: Arterielle Ischämie.

---

* Thoracic outlet syndrome = Kompression des neuro-vaskulären Bündels der oberen Extremität beim Durchgang der Scalenusmuskulatur. Ursachen: Ossäre Anomalie (Halsrippe, Mega Processus vertebralis transversus C7); tendino-muskuläre Anomalie (z.B. ausgedehntes, fibröses Band, ausgehend von der Spitze des Processus vertebralis transversus C7 zur 1. Rippe).

Th: **1. Präoperative Phase** (betrifft die «Nicht hyperakute Ischämie»)
Vorg: • Heparin-Perfusor: 150-300 IE/kg/24 h **IV**; 2-4 h vor der Operation stoppen.
Ziel der Heparintherapie: Nicht-Fortschreiten der Thrombusextension.

2. Operative Phase
Vorg: • Die Revaskularisation kann auf 2 verschiedene Arten gewährleistet werden:
I. Interventionell: ....Thrombolyse oder Aspiration des Thrombus
II. Chirurgisch: ....Embolektomie, Thrombektomie, Bypass

3. Post-operative Phase
Vorg: A. Heparin-Perfusor: 150 IE/kg/24 h **IV**
oder:
NMH (bei CrCl < 30 mL/min kumuliert sich das NMH, was das Blutungsrisiko erhöht!)
B. Rezidivprophylaxe erwägen (ad. Konsil): OAK für 3-6 Mt.

Chronische arterielle Insuffizienz

Klas: **Chronische arterielle Ischämie (nach LERICHE und FONTAINE)**
I Asymptomatisch
II Claudicatio intermittens (siehe Kapitel unten an dieser Seite)
IIa Gehstrecke > 200 Meter
IIb Gehstrecke < 200 Meter
III Ischämieschmerz in Ruhe
IV Trophische Störungen (Ulkus, Nekrose)

Vorg: 1. Risikofaktoren behandeln: Rauchen, art. Hypertonie, Diabetes mellitus, Dyslipidämie
2. Konservative Therapie
- Fundamental (!!): Gehtherapie ± Rehabilitation
- Medikamentös: ASPIRIN® 100 mg/d (bei ASPIRIN® KI, ad.: Clopidogrel 75 mg/d)
± Vasodilatator (z.B. PRAXILENE®, SODIPRYL® retard)
3. Chirurgische Revaskularisationstherapie
Ind: • Ungenügende Wirksamkeit der konservativen Therapie
Vorg: A. Interventionelle Revaskularisation
• Angioplastie ± STENT, dann Clopidogrel 75 mg/d PO für 1-3 Mt., dann ASPIRIN® 100 mg/d für ≥ 6 Mt. (ad. Angio-Konsil) oder:
B. Chirurgische Revaskularisation: Endarterektomie, Angioplastie, Bypass
B.1. Arterie mit <u>hohem Fluss</u> (grosse Gefässe mit guten peripheren Gefässen)
- Post-operativ: Heparin oder NMH
- Dann: ASS 100 mg/d oder Clopidogrel 75 mg/d für ≥ 3 Mt. Eine OAK wird nicht routinemässig empfohlen, soll aber individuell bei allen Patienten in Betracht gezogen werden (± ASS in einigen Fälllen).
B.2. Arterie mit <u>niedrigem Fluss</u> (periphere Gefässe mit schlechten peripheren Gefässen)
- Heparin-Perfusor **IV** während der post-operativen Phase
- Dann, orale Antikoagulation für mind. 3 Mt. (manchmal lebenslang)

Vaskuläre claudicatio intermittens

Klin: • Generell befindet sich die arterielle Läsion «1 Etage oberhalb» des schmerzhaften Segmentes. Beispiel: Obstruktion der A. femoralis superficialis → der Ischämieschmerz manifestiert sich auf der Höhe der Wade.
• Krampfartige Schmerzen, welche nach einer bestimmten Gehstrecke auftreten und inner-halb von einer Minute nach dem Laufstopp verschwinden.
Klas: • Siehe Klassifizierung von LERICHE und FONTAINE (oben)
DD: 1. Venöser Verschluss (ad. Doppler-Sonographie)
2. Myopathie
3. Medulläre oder neurogene claudicatio intermittens
Allg: • Die Läsion ist mechanischer und nicht vaskulärer Natur. Lokalisation der Läsion: Rückenmark oder Spinalkanal. Es handelt sich um eine Nervenkompression in gewissen Positionen (beim Sitzen oder immobilem Stehen).
Urs: • Enger Spinalkanal (angeboren oder erworben durch degenerative Stenose)
Klin: • Parästhesien, Dysästhesien und Schmerzen im Zusammenhang mit der Körperhaltung und/oder einer körperl. Anstrengung oder Paresen, welche nach einer kurzen Ruhepause regredient verlaufen.
• Verschlimmerung der Symptome beim bergabwärts Gehen (nicht bergaufwärts)
• Verminderung der Schmerzen beim Positionswechsel; dieser erlaubt eine Befreiung der komprimierten Nerven, wie z.B.:
- Aufrechte, immobile Haltung → einige Schritte gehen
- Schmerzhafter Gang → auf einem Möbel aufstützen und nach vorne beugen
- Liegende Position → sich auf den Bauch drehen

Allg: • Der erste Herzschrittmacher wurde im Jahr 1958 implantiert
• Die Batterie des SM hat eine Überlebenszeit von mind. 10 Jahren (modellabhängig).

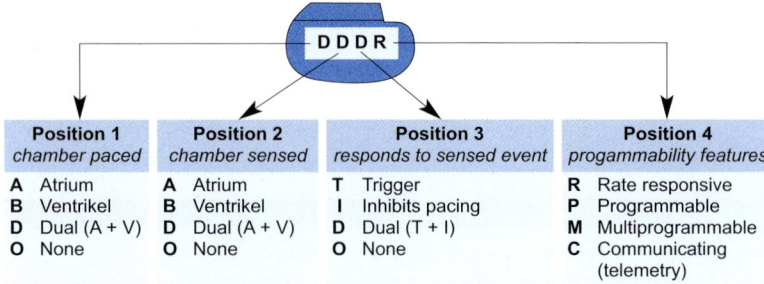

Position 1 *chamber paced*	**Position 2** *chamber sensed*	**Position 3** *responds to sensed event*	**Position 4** *progammability features*
A Atrium	**A** Atrium	**T** Trigger	**R** Rate responsive
B Ventrikel	**B** Ventrikel	**I** Inhibits pacing	**P** Programmable
D Dual (A + V)	**D** Dual (A + V)	**D** Dual (T + I)	**M** Multiprogrammable
O None	**O** None	**O** None	**C** Communicating (telemetry)

Beispiel eines implantierbaren Herzschrittmachers.

Externe, transkutane Schrittmacherstimulation

Ind: • Reanimationsbedingungen bei Herzstillstand oder therapieresistenter, symptomatischer Bradykardie zur Überbrückung, bis eine intrakardiale SM-Sonde gelegt werden kann.

Vorg: • **Negative Elektrode**
→ Anterior: Links parasternal zw. Schwertfortsatz und Mamille
• **Positive Elektrode**:
→ Posterior: Unter dem linken Schulterblatt (zw. linker Skapula und Wirbelsäule)
• **Einstellungen**
→ Frequenz ca. 60/min
→ *Output*: 40-100 mA (so hoch, dass die SM-Impulse QRS-Komplexe auslösen können)

Temporäre, transvenöse, intrakardiale Schrittmacherstimulation

Ind: 1. Lebensbedrohliche Bradykardie
2. Überbrückung bis zur permanenten SM-Versorgung
■ Bei Myokardinfarkt:
  - Anteriorinfarkt: symptom. AV-Block 2° oder AV-Block 3°
  - Infero-posterior Infarkt: AV-Block 2° oder 3°
  - Inkompletter trifaszikulärer Block oder RSB + LPHB
  - Symptomatische Bradyarrhythmie
■ Bei Patienten ohne Myokardinfarkt:
  - Symptomatische Bradykardie

Vorgehen zur Einlage eines temporären transvenösen Schrittmachers

Vorg: • Defibrillator bereitstellen und kontrollieren.
• Sterile Vorbereitung:
  - Transvenösen SM kontrollieren
  - Prüfen, ob das Ballönchen am SM-Sondenende dicht ist (mit Luft aufblasen und in einen mit NaCl 0.9 % gefüllten Behälter eintauchen).
• Zentralvenösen Zugang vorbereiten:
  - V. jugularis interna, V. subclavia, evtl. V. femoralis
• Ohne das Ballönchen aufzublasen soll der Katheter intravenös eingeführt und ca. 10 cm vorgeschoben werden (dadurch befindet sich die Katheterspitze sicher intravaskulär). Danach wird das Ballönchen mittels spezieller, dazu gelieferter Spritze, mit Luft aufgeblasen.
• SM-Gerät einstellen:
  ■ **Frequenz**................**70-80/min**
  ■ *Output*....................**6 mA**
  ■ **Sensitivität** ....**2.5 mV**
• Danach wird der Katheter ca. 30-40 cm («blind» oder unter radiologischer Durchleuchtung) in Richtung rechtem Vorhof/Ventrikel vorgeschoben. Das EKG auf dem Monitor wird dauernd geprüft. Sobald breite, schrittmacherstimulierte QRS-Komplexe auftreten (mit Bild eines LSB, da die Reizung vom rechten Ventrikel ausgeht), soll das Ballönchen entleert werden. Jetzt *Output* und «Sens» bestimmen.

Output

a. Die Frequenz des SM muss höher eingestellt werden, als die Ventrikelfrequenz des Patienten.
b. Der *Output* soll von 6 mA gedrosselt werden, bis das EKG patienteigene Komplexe zeigt → Output-Grenze. Diese soll bei < 1 mA liegen, wobei 0.5 mA ein guter Wert ist (> 1 mA ist das Anzeichen einer schlechten Lage der Sonde, was eine Neupositionierung bedingt).
c. Der Output soll ca. 3x dem Grenzwert entsprechen (Knopf um ca. 90° im Uhrzeigersinn drehen als Sicherheitsintervall).

Sensitivität — «Sens»

a. Die Frequenz des SM muss tiefer eingestellt werden, als die Ventrikelfrequenz des Patienten. Der Output bleibt unverändert.
b. Der Knopf «Sensitivität» soll vorerst im Uhrzeigersinn von 2.5 mV (zu Beginn so eingestellt) auf 1 mV (= maximale Empfindlichkeit bzw. maximaler «Sens») gedreht werden. Dann wird der Drehknopf stufenweise nach rechts (im Gegenuhrzeigersinn) gedreht, bis dass die SM-Sonde die Höchstamplitude der Reizleitung (R-Zacke) nicht mehr erfasst. In diesem Moment feuert der SM einen Impuls ab (ein kleines Lämpchen leuchtet dabei auf). Die Sensitivitätsgrenze ist somit erreicht. Um eine gewisse Sicherheit zu gewährleisten, wird der Knopf um ca. 90° nach rechts (im Uhrzeigersinn) gedreht (z.B. von 8 mV nach 3 mV)

Bem: • Wenn der SM trotz maximaler Empfindlichkeit (Knopf der Sensitivität bei 1 mV liegend) dauernd stimuliert, ist er schlecht platziert. Zur Behebung gibt es 3 Möglichkeiten:
    1. Den SM stoppen und nur bei Bradykardie einschalten.
    2. Den Patienten «schrittmacherabhängig» machen, indem die SM-Frequenz höher eingestellt wird, als die Ventrikelfrequenz des Patienten.
    3. SM neu einlegen
• Am Schluss ad. Röntgenthorax:
    - Lagekontrolle des SM
    - Ausschluss eines Pneumothorax!

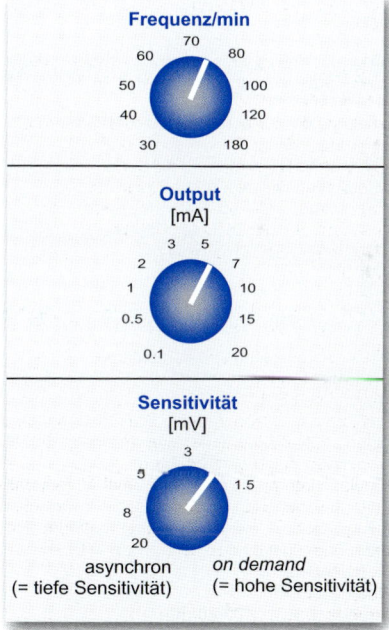

Illustration: Grundeinstellungen eines Schrittmachers.

PNEUMOLOGIE

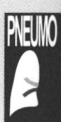

Def: ■ **Asthma**
- Heterogenes Krankheitsbild, i.d.R. als Folge einer chronischen Entzündung der Luftwege.
- Vorgeschichte von respiratorischen Symptomen (pfeifen, Kurzatmigkeit, Husten, Engegefühl), die zeitlich und intensitätsmässig variieren und zusammen mit Ausatmungsschwierigkeiten auftreten.

■ **Schwerer Asthmaanfall**
- PEF < 60 % des Sollwertes
- Sprech-Dyspnoe
- Atemfrequenz > 30/min
- Herzfrequenz > 120/min
- SaO_2 < 90 %

Allg: • Prävalenz (Erwachsene): ca. 5 %
• 5-10 % der Asthmatiker leiden an einem schwergradigen Asthma.
• Weder der *Peak flow* (PEF; bzw. exspiratorische Spitzenfluss), noch die Lungenauskultation erlauben es, ein «benignes» Asthma von einem «malignen», potentiell letalem Asthma zu unterscheiden!

Für die PRAXIS:
Jeder «ungewöhnliche» Asthmaanfall muss als potentiell gefährlich angesehen werden. Er kann sich plötzlich zu einer lebensbedrohlichen Situation entwickeln!

• Das periodische **Führen der Asthmakontrolle ist essentiell** (Tabelle 2 S. 215) und ist nützlicher als das Bestimmen des Schweregrades des Asthmas (Tabelle 1 S. 215)!
• Risikofaktoren zur Entwicklung von Asthma
- Genetische Faktoren (Atopie, hyperreaktive Luftwege)
- Adipositas
- Männliches Geschlecht
- Allergene: Motten, Tierallergene (Hunde, Katzen, Mäuse), Schimmelpilze, Hefepilze, Schaben, Pollen u.a.
- Infektionen (v.a. viral; z.B. RSV, Parainfluenza virus)
- Tabak rauchen (inkl. Passivrauchen): Kinder von rauchenden Müttern haben ein 4-faches Risiko, im 1. LJ eine bronchospastische Lungenerkrankung zu manifestieren *(wheezing illnesses).*
- Luftverschmutzung
- Niedriges soziales/ökonomisches Niveau

Dg: 1. Anamnestisch
- Leidet der Patient an bronchospastischen Krisen (± rezidivierend)?
- Hat der Patient einen störenden Husten nachtsüber?
- Manifestiert der Patient eine pfeifende Atmung nach körperlicher Anstrengung? Typischerweise beginnt das Asthma innerhalb von 5-10 min nach Beendigung der Anstrengung (manchmal während der Aktivität).
- Beschreibt der Patient eine pfeifende Atmung, ein thorakales Engegefühl oder einen Husten nach Kontakt mit Stauballergenen oder Schmutzstoffen?
- Haben Erkältungen die Tendenz, sich «in die Lunge auszudehnen» oder benötigt deren Heilungsprozess i.d.R. mehr als 10 Tage?
- Sprechen die Symptome rasch auf inhalative β2-Agonisten an
- Chronische Bronchitis und/oder Asthma in der Vorgeschichte
- Dyspnoe nach Einnahme von NSAR (inkl. ASS)

2. Spirometrisch (= diagnostoscher «Gold Standard»; die Spirometrie kann aber normal sein)
- $FEV1 \downarrow$, $FVC \downarrow$
- FEV1/FVC (= TIFFENEAU) $\downarrow$
FEV1 $\uparrow \geq 12$ % und > 200 mL, bezogen auf den Ursprungswert nach Inhalation mit einem β2-Agonisten (z.B. Salbutamol).

3. Peak flow (PEF)
- Die Variabilität des PEF kann zur Bestätigung der Diagnose des Asthmas hilfreich sein. Die Spirometrie ist aber die diagnostische Methode der Wahl!
- Eine Erhöhung des PEF um 60 L/min (oder ≥ 20 %) nach Anwendung eines kurzwirksamen β2-Agonisten bezügl. dem präbronchodilatorischen PEF spricht für Asthma.

4. Klinische Untersuchung (sehr variabel)
- CAVE: Die Klinik kann ausserhalb einer Krise vollständig unauffällig sein!
- Häufigster klinischer Befund: *Wheezing* (pfeifen) bei der Lungenauskultation (bei gewissen Patienten nur bei forcierter Exspiration hörbar).

Für die PRAIXS:
Bei schwerem Asthmaanfall kann, infolge massiv vermindertem Luftfluss, das *wheezing* fehlen. In diesem Fall manifestieren sich aber andere klinische Elemente, wie:
- Zyanose, Benommenheit, Schwierigkeit zu sprechen
- Tachykardie, Einsatz der akzessorischen respiratorischen Muskeln
- Thorakale Hyperinflation, interkostale Einziehungen

DD:
- Hyperventilationsyndrom und Panikattacke
- Obstruktion der oberen Luftwege (inhalierte Fremdkörper, Tumorkompression)
- Dysfunktion der Stimmbänder
- Nicht-obstruktive Lungenerkrankungen (z.B. diffuse parenchymale Lungenerkrankungen)
- COPD u.a. obstruktive Lungenerkrankungen
- Linksventrikuläre Herzinsuffizienz, Prälungenödem!

Für die PRAXIS:
- Bei älteren Patienten kann es sehr schwierig sein, ein Asthma von einem COPD zu unterscheiden. Ein «Therapieversuch» mit Bronchodilatatoren und/oder inhalativen Kortikoiden kann differentialdiagnostisch sehr hilfreich sein!
- Bei älteren Patienten kann es sehr schwierig sein, ein Asthma von einer kardialen Dyspnoe bei Linksherzversagen zu unterscheiden, denn die Symptome überlappen sich oft:
  - *Wheezing*, Dyspnoe und Husten können auch bei Linksherzversagen auftreten.
  - Verstärkte Symptome bei körperlicher Aktivität und nachtsüber können für Asthma aber auch für ein Linksherzversagen sprechen.
  - Die Bestimmung des BNP bzw. NT-proBNP hat in dieser Situation einen besonderen diagnostischen Stellenwert (kann aber auch bei Cor pulmonale erhöht sein).

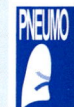

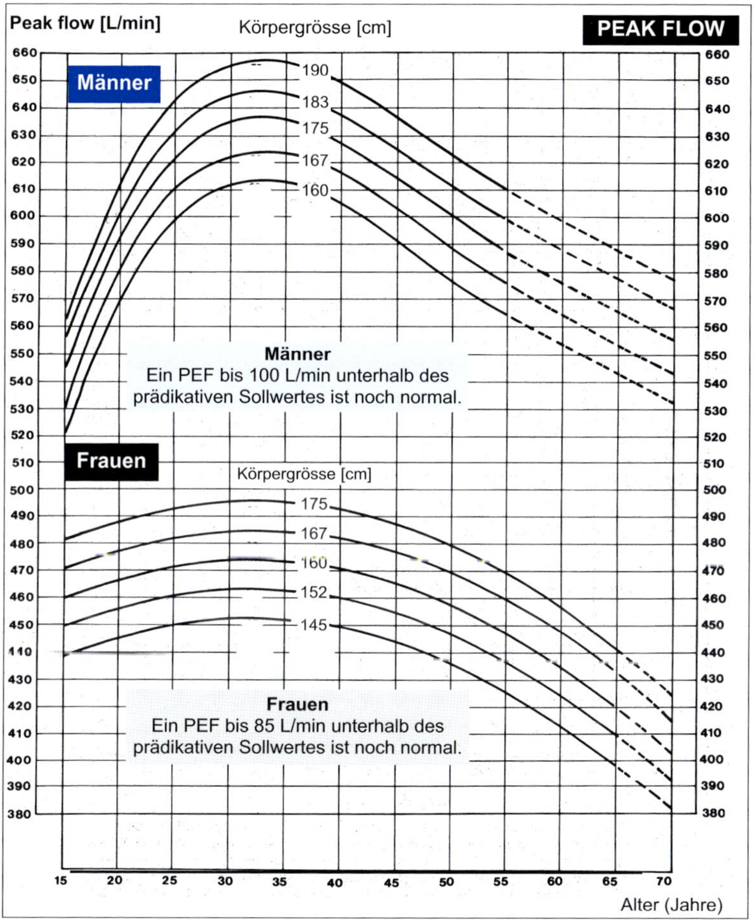
Peak flow [L/min]
Körpergrösse [cm]
PEAK FLOW
Männer
190
183
175
167
160
Männer
Ein PEF bis 100 L/min unterhalb des prädikativen Sollwertes ist noch normal.
Frauen
Körpergrösse [cm]
175
167
160
152
145
Frauen
Ein PEF bis 85 L/min unterhalb des prädikativen Sollwertes ist noch normal.
660 650 640 630 620 610 600 590 580 570 560 550 540 530 520 510 500 490 480 470 460 450 440 430 420 410 400 390 380
15 20 25 30 35 40 45 50 55 60 65 70
Alter (Jahre)

Schema: Normalwerte des Peak flow - PEF (exspiratorsische Spitzenfluss) beim Erwachsenen.

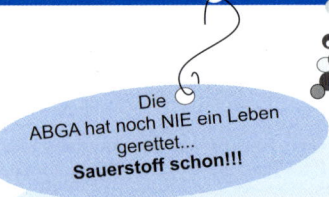

Die ABGA hat noch NIE ein Leben gerettet...
Sauerstoff schon!!!

Def: ■ **Schwerer Asthmaanfall**
- PEF < 60 % des Sollwertes
- Sprech-Dyspnoe
- Atemfrequenz > 30/min
- Herzfrequenz > 120/min
- SaO_2 < 90 %

Allg: • Eine asthmatische Exazerbation kann durch Allergene bei sensibilisierten Patienten oder bei zahlreichen, unspezifischen Stimuli ausgelöst werden:
- Infekt (oft viral)
- Rauch
- Putzmittel
- Allergene (z.B. Latex)
- Anstrengung
- Kalte Luft
- Medikamente u.a.

> **Für die PRAXIS:**
> • **Ziel-SaO_2 bei akuter Asthma-Exazerbation ≥ 90 %**
> • Der Verlauf eines akuten Asthmaanfalles ist nicht vorhersehbar!!!
> • Die Intensität des auskultatorischen Pfeifens *(wheezing)* ist bezügl. Schweregrad des Asthmaanfalles nicht aussagekräftig!
> • Zwischen den Asthmaanfällen können die Patienten asymptomatisch sein!
> • Ein Patient mit einem Asthmaanfall MUSS evaluiert und **reevaluiert** werden!!

Klin: • **Symptome eines schweren Asthmaanfalles**
- Husten
- Sprech-Dyspnoe

• **Befunde bei schwerem Asthmaanfall**
- Pfeifen (*wheezing*)
- Pulsus paradoxus > 12 mmHg, S. 131
- PEF < 60 % des Sollwertes
- Atemfrequenz > 30/min, akzessorische Atemmuskulatur beachten!
- Herzfrequenz > 120/min
- SaO_2 < 90 %

DD: • Inspiratorischer Stridor (= Hindernis in den oberen Luftwegen)

Hosp: • **Hospitalisierungsindikationen bei akuter Asthma-Exazerbation:** [GINA Guidelines]
1. Lungenfunktion vor Bronchodilatation:
   - FEV1 oder PEF < 25 % des Sollwertes bzw. des persönlichen Bestresultates
   oder:
2. Lungenfunktion nach Bronchodilatation:
   - FEV1 oder PEF < 40 % des Sollwertes bzw. persönlichen Bestresultates
3. Weitere Elemente/Situationen, welche oft eine Hospitalisierung verlangen:
   - Patienten, welche vor kurzem hospitalisiert waren
   - Ungenügendes Ansprechen auf eine ambulante Therapie (orale Kortikoide)
   - Schwerer Asthmaanfall in der Vorgeschichte

Lab: • **Arterielle Blutgasstadien bei akuter Asthma-Exazerbation**

ABGA	Stadium I	Stadium II	Stadium III	Stadium IV
■ PaO_2	N	↓	↓↓	↓↓↓
■ $PaCO_2$	↓	↓	N	↑
■ pH	↑↑	↑	N	↓

Tabelle: Stadieneinteilung bei akuter Asthma-Exzerbation

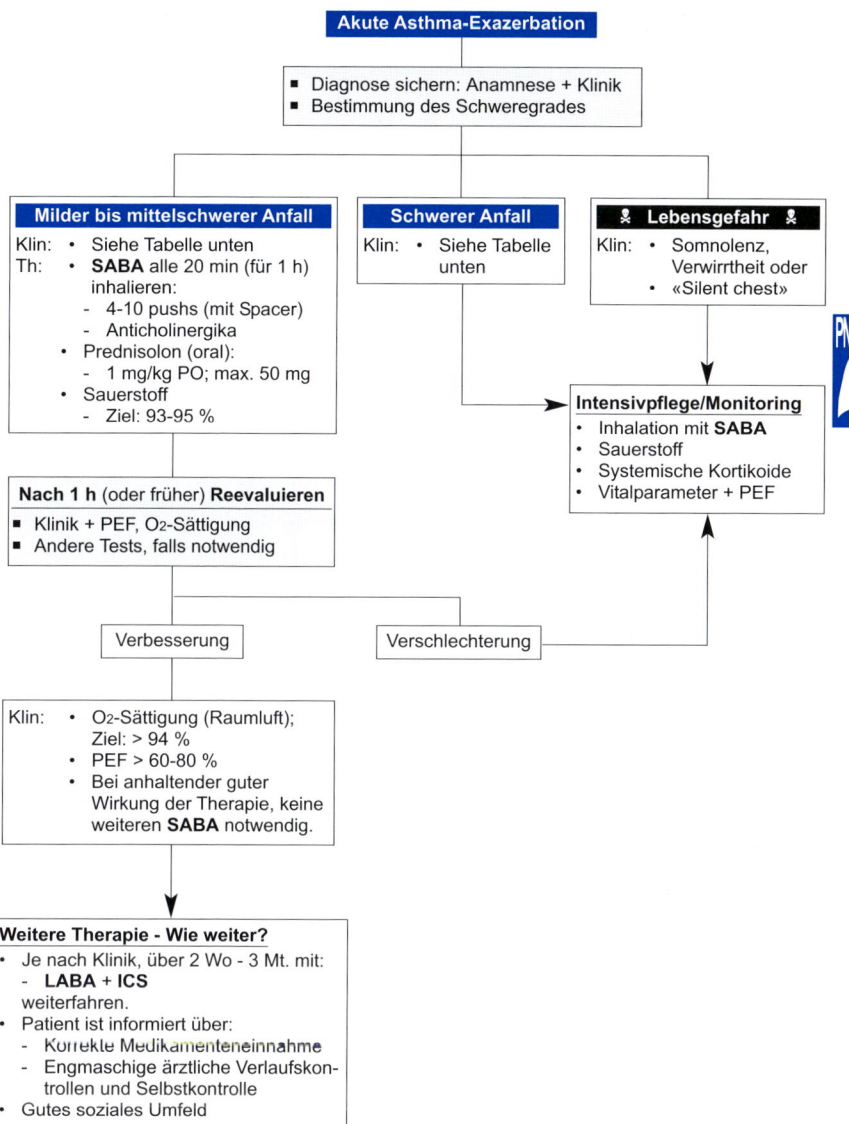

Akute Asthma-Exazerbation

- Diagnose sichern: Anamnese + Klinik
- Bestimmung des Schweregrades

Milder bis mittelschwerer Anfall

Klin: • Siehe Tabelle unten
Th: • **SABA** alle 20 min (für 1 h)
inhalieren:
 - 4-10 pushs (mit Spacer)
 - Anticholinergika
• Prednisolon (oral):
 - 1 mg/kg PO; max. 50 mg
• Sauerstoff
 - Ziel: 93-95 %

Schwerer Anfall

Klin: • Siehe Tabelle unten

☠ Lebensgefahr ☠

Klin: • Somnolenz,
Verwirrtheit oder
• «Silent chest»

Intensivpflege/Monitoring
• Inhalation mit **SABA**
• Sauerstoff
• Systemische Kortikoide
• Vitalparameter + PEF

Nach 1 h (oder früher) **Reevaluieren**

- Klinik + PEF, O₂-Sättigung
- Andere Tests, falls notwendig

Verbesserung

Verschlechterung

Klin: • O₂-Sättigung (Raumluft);
Ziel: > 94 %
• PEF > 60-80 %
• Bei anhaltender guter
Wirkung der Therapie, keine
weiteren **SABA** notwendig.

Weitere Therapie - Wie weiter?
• Je nach Klinik, über 2 Wo - 3 Mt. mit:
 - **LABA + ICS**
weiterfahren.
• Patient ist informiert über:
 - Korrekte Medikamenteneinnahme
 - Engmaschige ärztliche Verlaufskon-
trollen und Selbstkontrolle
• Gutes soziales Umfeld

Algorithmus: Vorgehen bei akuter Asthma-Exazerbation [Angepasst nach: GINA 2014 → www.ginaasthma.org].
SABA = short acting β2-agonist; **LAMA** = long acting β2-agonist; **ICS** = inhaliertes Corticosteroid

Parameter	Milder bis mittelschwerer Anfall	Schwergradiger Anfall
Sprache	• Satzweise	• Wortweise
Körperposition	• Bevorzugt das Stehen dem Sitzen	• Sitzt vorgebeugt
Agitiert	• Nein	• Ja
Akzess. Atemmuskulatur	• Nein	• Ja
Atemfrequenz	• Erhöht	• > 30/min
Herzfrequenz	• 100-120/min	• > 120/min
O₂-Sättigung (Raumluft)	• 90-95 %	• < 90 %
Peak Flow (PEF)	• > 50 %	• ≤ 50 %

Vorg:

- Position des Patienten: **sitzend**
- Anamnese und kurze, klinische Untersuchung/Vitalparameter:
  - Herzfrequenz
  - Atemfrequenz
  - Lungenauskultation
  - PEF
  - SpO_2
  - ABGA (bei Patienten *in extremis*, darf aber die O_2-Gabe <u>nicht</u> verzögern!)

Für die PRAXIS:
Ein **Peak flow < 200 L/min** weist i.d.R. auf einen schwergradigen Asthmaanfall hin
(Ausnahme: kleinwüchsige Patienten).

- Sauerstoffgabe über:
  - Nasenkanüle ....4-10 L/min [C]
  - Maske...................FIO_2 > 40-60 % [C]
  - O_2-Vernebelung ....6 L/min [A]
- Keine Sedativa verabreichen!
- Das Fehlen von O_2 darf nicht zur Verzögerung von β2-Agonisten-Gabe führen!
- Röntgenthorax (DD: Pneumothorax, Pneumonie)

Therapie bei «Distress» und lebensgefährlichem Asthmaanfall

1. **Sauerstoff, venöser Zugang und hämodynamisches Monitoring**
   Vorg:
   - **Ziel-SaO2 93-95 %**
   - Den Anästhesisten avisieren (für eine evtl. Intubation)
   - Venösen Zugang sichern → ad. NaCl 0.9 %
   - Einen suffizienten art. Mitteldruck von **> 60 mmHg** erhalten
   - Monitoring der Vitalparameter + EKG

2. **Kurzwirksamer β2-Agonist**
   Bsp:
   - Salbutamol oder Terbutalin
   Dos:
   - Siehe Tabelle 1 s. 213

3. **Kortikoide** (es gibt keinen Konsens bzgl. der Dosierung)
   Bsp:
   - Methylprednisolon:
     - 40-125 mg **IV** alle 6-12 h, dann je nach Verlauf auf orales Kortikoid umstellen
     oder:
   - GINA guidelines 2014:
     - 1 mg/kg/d während 5-7 d (in 1 oder 2 Einnahmen/d)

4. **ADRENALIN®**
   Dos:
   A. <u>Schweres Asthma ohne Evidenz einer Anaphylaxie</u>
   - **0.3-0.5 mg SC**

   B. <u>Verdacht auf anaphylaktischen Schock</u>
   - **0.3-0.5 mg IM** (unter EKG-Monitoring)

5. **Magnesiumsulfat** (bei schlechter initialer Antwort auf den Bronchodilatatoren)
   Ind:
   - Therapierefraktärer Asthmaanfall unter Bronchodilatatoren
   Dos:
   - 2 g über 20 min **IV**, in 1x-iger Gabe [A]

Tabelle: Akuttherapie bei Distress und lebensgefährlichem Asthmaanfall.

2. Schwerer akuter Asthmaanfall ohne unmittelbares Sterberisiko

2.1. **Initiale Allgemeinmassnahmen + Sauerstoff**, siehe S. 212

2.2. **Bronchodilatation:** β2-Agonist ± Anticholinergikum

- **SABA** (short acting β2-agonist) [A]

Allg: • β2-Agonisten haben eine bronchodilatierende, aber keine entzündungshemmende Wirkung. Die SABA werden hoch dosiert angewendet.
• Wirkungsbeginn nach 1-3 min. Wirkungsdauer 4-8 h

Ind: 1. Mittelschwerer Bronchospasmus
2. Akuter Asthmaanfall

NW: • Tremor (> 5 %)
• Supraventrikuläre Tachykardie
• Hypokaliämie (das Kalium erfährt einen intrazellulären Shift)
• Mundtrockenheit, Kopfschmerzen

Bem: • Die inhalatorischen β2-Agonisten sind ungefähr gleich wirksam wie
deren **IV**-Gabe. Deshalb wird die IV-Gabe selten angewendet.

Bsp: • Salbutamol, Terbutalin

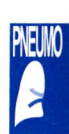

SABA	Dosierung
Salbutamol VENTOLIN®	• Inhalation (Inhalation mit Vorschaltkammer + O2): - Initial: 2.5-5 mg in 3 mL NaCl 0.9 %, je nach Klinik alle 20-60 min, wenn nötig, kontinuierlich - Dann evtl. 3x/h, dann 4-8x/d Oder alternativ mit Spacer-Anwendung: 4 Push *Bei ungenügender Wirkung:* • Parenterale Gabe (selten indiziert) - **SC, IM** 0.5 mg alle 4-6 h bei Bedarf - **IV** 0.25-0.5 mg/5 min (4 µg/kg) verdünnt, max. 2 mg/24 h; oder Perfusor 3-20 µg/min **IV**
Terbutalin BRICANYL®	• Inhalation (Turbuhaler; 500 µg/Hub) - Initial: 1-3 Hübe alle 6 h (max. 12 Hübe/24 h)

Tabelle 1: Beispiele von SABA (short acting β2-agonist).

- Anticholinergika (kurz wirksam; SAMA) [A]

Allg: • Anticholinergika sind weniger wirksam als die β2-Agonisten, weisen
aber in Kombinationstherapie folgende Vorteile auf:
- Bessere Bronchodilatation als der β2-Agonist allein [B]
- Raschere lungenfunktionelle Erholung [B]
• Wirkungsbeginn nach 15-30 min; Wirkungsmaximum: 60-120 min
• Wirkungsdauer 4-8 h

Bsp: • Ipratropiumbromid (als Monosubstanz und kombiniert mit β2-Agonist)

Anticholinergikum ± β2-Agonist	Dosierung
Anticholinergikum • Ipratropiumbromid (ATROVENT®)	• Inhalationslösung 0.025 % - Initial: 0.5 mg (= 40 Trpf) 1x/h; dann 2-8x/d • Inhalation mit Einzeldosis (0.25 mg/2 mL) - Initial: 0.5 mg (= 2 Einzel- dosen) 1x/h; dann 2-8x/d
Anticholinergikum + β2-Agonist • Ipratropiumbromid + Fenoterol (BERODUAL®)	• Inhalation oder Aerosol - Initial: 2-4 Hübe; wenn nach 5 min keine Besserung ad. 4 Hübe; dann 2-8x/d je nach Klinik
• Ipratropiumbromid + Salbutamol (DOSPIR®)	• Einzeldosis für Inhalation - Initial: 1 Einzeldosis; dann 3-4x 1x/d je nach Klinik

Tabelle 2: Beispiele von Anticholinergika (auch in Kombination mit β2-Agonisten).

2.3. Kortikoide

Für die PRAXIS:
- Orale gegenüber parenteralen Kortikoiden sind vergleichbar wirksam. Orale Formen sind weniger invasiv und kostengünstiger.
- Kortikoide sollen bei jedem Asthmaanfall eingesetzt werden, ausser bei einer milden Exazerbation. [A]
- Kortikoide haben keine Sofortwirkung (Wirkungsbeginn nach ca. 1 h). Deswegen sind die O_2-Therapie + Bronchodilatatoren (inkl. ADRENALIN®) in der Akutphase die Erstlinientherapie!

- **Prednison**
  - Allg:
    - Wirkungsbeginn nach 1-4 h
    - Wirkungsmaximum nach ca. 6 h
    - Kortikoide sind stark entzündungshemmend und steigern die Empfindlichkeit der β-Rezeptoren.
    - Prednison reduziert folgende Parameter: [A]
      - Mortalität
      - Rezidive
      - Anzahl Hospitalisierungen
      - Gebrauch von β2-Agonisten
  - Dos.
    - Schwere Krise ....1 mg/kg PO alle 8 h, während 1-2 d
    - Erhaltungsdosis ......40-50 mg PO, während 5-10 d
    - Eine Dosisreduktion ist vor dem Absetzen der Therapie nicht notwendig.
- **Methylprednisolon (parenterale Gabe)**
  - Allg:
    - Wirkungsbeginn nach 1-4 h
    - Wirkungsdauer: ca. 8 h
  - Dos:
    - Bolus 2 mg/kg **IV**, dann 0.5-2 mg/kg alle 6-8 h während 1-2 d

HAUSINTERNE GUIDELINES

Stratifikation des Schweregrades des Asthmas (ausserhalb der akuten Krise)

Schweregrad des nicht akuten Asthmas	Asthma-Symptome tagsüber	Symptome während der Nacht	FEV1 oder PEF bezgl. Sollwert	FEV1 oder PEF Variabilität
Stadium 1 ■ Inter- mittierend	• < 1x/Woche • Milde Exazerbationen • Der PEF ist normal zwischen den Krisen.	≤ 2 Nächte/Monat	≥ 80 %	< 20 %
Stadium 2 ■ Leicht persistierend	• > 1x/Wo, aber < 1x/d • Der Asthmaanfall kann die Aktivitäten und den Schlaf beein-flussen.	> 2 Nächte/Monat	≥ 80 %	< 20-30 %
Stadium 3 ■ Mittelschwer persistierend	• Jeden Tag • Der Asthmaanfall kann die Aktivitäten und den Schlaf beein-flussen. • Tägl. Bedarf von Inhalationen mit kurzwirkendem β2-Agonisten	> 1 Nacht/Woche	60-80 %	> 30 %
Stadium 4 ■ Schwer persistierend	• Andauernde Symptome • Häufige Exazerbationen • Die körperliche Aktivität ist beein-trächtigt.	Häufige Asthma-symptome	≤ 60 %	> 30 %

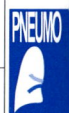

Tabelle 1: Schweregrade des Asthmas bei Exazerbation (aber nicht beim akuten Anfall). [www.ginasthma.com]

Asthmakontrolle

Charakteristika Niveau der Asthmakontrolle	Symptome tagsüber	Einschrän-kung der Aktivitäten	Nächtliche Symptome, Aufwachen	Notwendigkeit der Bedarfs-medikation/ «Rescue treatment»	Lungen-funktion - PEF oder - FEV1	Exazer-bation
Kontrolliertes Asthma (betrifft alle genannten Parameter)	• Keine (≤ 2x/Wo)	Keine	Keine	Keine (≤ 2x/Wo)	Normal	Keine
Teilweise kontrolliertes Asthma (Vorhandensein von 1 Parameter während irgend-einer Woche)	• > 2x/Wo	Irgendeine Aktivität	Irgend-welche Symptome	> 2x/Woche	> 80 % des Sollwertes oder des per-sönlichen Bestwertes (falls bekannt) an irgendei-nem Tag	≥ 1x/Jahr
Nicht kontrolliertes Asthma	≥ 3 Zeichen von zum Teil kontrolliertem Asthma in einer beliebigen Woche					1x in einer beliebigen Woche

Tabelle 2: Asthmakontrolle (nicht validiertes Schema). [www.ginasthma.com]

PEF   Peak flow (exspiratorischer Spitzenfluss)
FEV1   1-Sekundenkapazität

Th:

Stadium	Tägliche Medikation	Andere therapeutische Optionen
Stadium 1* ▪ Intermittierend	• Keine Therapie notwendig	—
Stadium 2* ▪ Leicht persistierend	• ICS (niedrig dosiert), S. 217	• Theophillin (langwirksam), S. 217 oder: • LTRA, S. 217
Stadium 3* ▪ Mittelgradig persistierend	• ICS (niedrig bis mittelhoch dosiert), S. 217 und: • Inhalation mit LABA	• ICS (mittelhoch dosiert), S. 217 + Theophillin (langwirksam) oder: • ICS (mittelhoch dosiert), S. 217 + LABA (inhaliert) oder: • ICS (hoch dosiert), S. 217 oder: • ICS (mittelhoch dosiert) + LTRA, S. 217
Stadium 4* ▪ Schwergradig persistierend	• ICS (hoch dosiert), S. 217 und: • Inhalation mit LABA ± • Orale LTRA, S. 217 ± • Inhalation mit SABA, S. 213 ± • Theophillin (langwirksam, oral), S. 217 ± • Orale Kortikoide, S. 217	—

Tabelle 3: Therapie des Asthmas in Abhängigkeit des Schweregrades.

* Definition der Stadieneinteilung, siehe Tabelle 1, S. 215

ICS	Inhalative Corticosteroide
LABA	Long acting β2-agonist
SABA	Short acting β2-agonist
LTRA	Leukotrienrezeptor Antagonisten

A. LABA – Langwirksame β2-Agonisten

Allg: • **Immer zusammen mit einem ICS einsetzen. Eine Monotherapie mit inhalierten LABA ist nicht nur inadäquat sondern auch potentiell gefährlich!**
 • Die LABA sind beim akuten Asthmaanfall NICHT indiziert!
 • Salmeterol hat keine Sofortwirkung und deshalb auch weniger initiale NW als Formoterol, welches eine Sofort- und Langzeitwirkung zeigt.

Ind: 1. Chronisches Asthma
 2. Anstrengungsasthma

Bsp: • Beispiele von langwirksamen β2-Agonisten (LABA)

β2-Agonist	Dosierung
Formoterol FORADIL®, OXIS®	
Aerosol 6-12 µg/Inhal. - Schnellwirkung; W'dauer 12 h	2x 12-24 µg/d
Salmeterol SEREVENT®	
Aerosol 25 µg/Stoss - Wirkung nach 15-20 min, W'dauer 12 h	2x 25-50 µg/d
- Diskus (50 µg/1 Einheitsdosis)	2x 50 µg/d
Kombinationspräparate (β2-Agonist + ICS), siehe «C» S: 217	

Tabelle: Beispiele von LABA.

216

B. LTRA – Leukotrienrezeptor Antagonist

Allg: • Wirkungsmechanismus: Bronchodilatation, Entzündungshemmung
Ind: 1. In Monotherapie (v.a. bei allergischer Rhinitis, bei ASS-Hypersensitivität):
   - Leichtgradiges Asthma
   - Anstrengungsasthma
2. In Bitherapie (+ inhalatives Kortikoid):
   - Mittelschweres Asthma
KI: • Akuter Asthmaanfall!
   • Leberinsuffizienz
Bsp: • Montelucast, Zafirlulast

LTRA	Dosierung
Montelukast LUKAIR®	1x 10 mg/d PO (unabhängig von den Mahlzeiten)
Zafirlukast ACCOLATE®	2x 20 mg/d PO 1h vor oder 2 h nach dem Essen

Tabelle: Beispiele von LTRA.

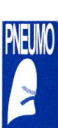

C. ICS – Inhalative Corticosteroide (Spray, Turbuhaler, Diskus u.a.)

Allg: • Die topischen Kortikoide sind beim akuten Asthmaanfall NICHT indiziert!

> **Für die PRAXIS:**
> Wegen des Risikos der Mundmykose muss der Mund nach jeder Applikation mit Wasser gespült werden!

Ind: • Entzündungshemmende Basistherapie (siehe Tabelle 3, s. 216)
NW: • Mundmykose. Systemische NW sind selten!
Bsp: • Fluticason, Budesonid, Ciclesonid

Inhalative Corticosteroide (ICS)	Dosierung
Fluticason AXOTIDE®	
Aerosol (0.125, 0.25 mg)	2x 0.1-1.0 mg/d
Disk/Diskus (0.1, 0.25, 0.5 mg)	2x 0.1-1.0 mg/d
Budesonid PULMICORT®	
Turbuhaler (0.1, 0.2, 0.4 mg)	max. 1.6 mg/d in 4x-Gabe
Ciclesonid ALVESCO® 80/160	
Aerosollösung zur Inhalation	160-640 µg/d (in 1-2 Inhal/d)
Kombinationspräparate (β2-Agonist/Kortikoid)	
Fluticason + Salmeterol SERETIDE®	1 Dosis 2x/d
Budesonid + Formoterol SYMBICORT®, VANNAIR®	1 Dosis 2x/d

Tabelle: Beispiele von inhalativen Corticosteroiden (ICS).

D. Methylxanthine (Theophyllin)

Allg: • Eigenschaften der Methylxanthine:
   - Bronchodilatation, Entzündungshemmung (beim COPD-Patienten ist die bronchodilatierende Wirkung kontrovers!)
   - Positiv inotrop (Atemmuskulatur, Herzmuskel)
   - Pulmonale Vasodilatation
Ind: • Therapieresistentes Asthma (LABA + LTRA + Kortikoide)
NW: • Abhängigkeit!
   • Tachykardie, Nausea
   • Krampfanfälle
Bsp: • Parenterales Theophyllin
   - Ladungsdosis: 5 mg/kg **IV** in 30 min (gilt für Patienten, die nicht mit Theophyllin vorbehandelt sind), dann Perfusor 0.4 mg/kg/h **IV**
   - Der Plasmaspiegel von Theophyllin soll 6 h nach der Ladungsdosis bestimmt werden.
      -- Zielwert: ....55-110 µmol/L oder 10-20 mg/L
      -- Toxischer Spiegel: ......> 110 µmol/L oder > 20 mg/L
   • Orales Theophyllin (Retardformen): 200-900 mg/d (in 1-2 Einnahmen/d)

E. Systemische Kortikoide (PO oder **IV)**

Bsp: • Parenterale Kortikoide:
   - Methylprednisolon:
      -- 4x 40-125 mg/d **IV**. Dann, je nach Verlauf, auf inhalative Kortikoide umstellen.

- Orale Kortikoide:
  - Prednison:
    - -- 4x 30-40 mg PO (4x 0.5-1 mg/kg). Dann, je nach Verlauf, auf inhalative Kortikoide umstellen.

F. Anti-IgE monoklonale Antikörper (Pneumo-Konsilium)

Allg: • Diese Antikörper fixieren sich auf die zirkulierenden IgE im Serum und reduzieren somit die allergische Reaktion (vom Soforttyp und der verspäteten Reaktion).
- Bioverfügbarkeit: 62 %
- HWZ: 26 Tage

Ind: • Zusatztherapie bei schwerem, therapieresistentem (ICS + LABA) allergischem Asthma (positive CAP/RAST Hauttests) mit:
- Erhöhtem Gesamt IgE (Serum)
- Multiplen Exazerbationen
- FEV1 < 80 %

Bem: • Diese Medikamentengruppe ist bei akutem Asthma nicht indiziert!

Bsp: • Omalizumab XOLAIR® (**SC**-Gabe)

Dos: • Je nach IgE-Serumspiegel, alle 2-4 Wo **SC**

NW: • Anaphylaxie (< 0.1 %)

HAUSINTERNE GUIDELINES

Interpretation der Lungenfunktionsprüfung - Spirometrie

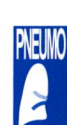

Allg: | Abkürzungen | Spirometrische Parameter | Normwerte |
|---|---|---|
| **VC** ....Vitalkapazität | | 4-5 L |
| **FRC** ....Funktionelle Residualkapazität | | |
| **RV** ....Residualvolumen | | 1-1.5 L |
| **TLC** ....Totale Lungenkapazität | | 5-6 L |
| **FEV1**...1-Sekundenkapazität | | |
| **FVC** ....Forcierte Vitalkapazität | | 4-5 L |
| **FEV1/VC (bzw. FEV1/FVC)**§ ....TIFFENEAU | | 75-80 %§ |
| **FEF25-75** ....max. exspiratorischer Fluss zw. 25 und 75 % der FVC | | 25-75 % der FVC |

Normale Spirometrie

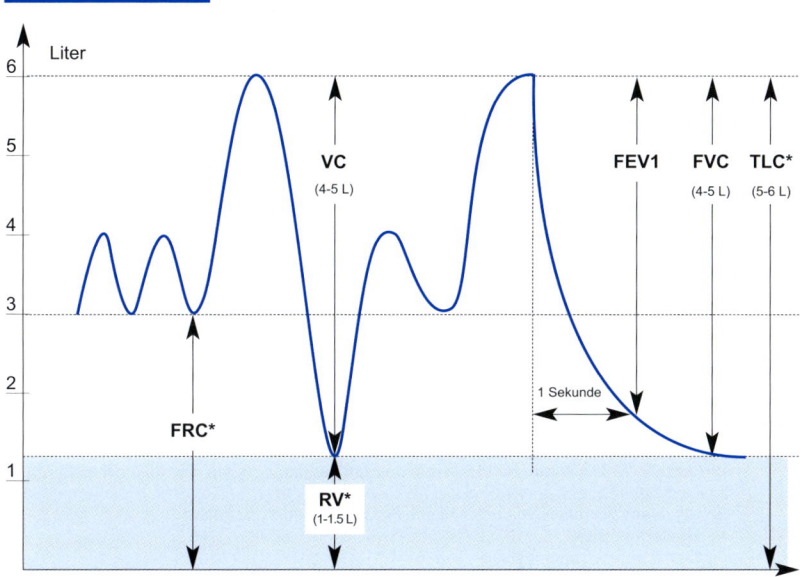

Schema 1: Spirometrie beim gesunden Probanden.

FEV1 1-Sekundenkapazität
FRC   Funktionelle Residualkapazität
FVC   Forcierte Vitalkapazität
RV   Residualvolumen
TLC   Totale Lungenkapazität
VC   Vitalkapazität

* **I. Mit Spirometrie messbare Parameter**
  - FEV1   1-Sekundenkapazität
  - FVC   Forcierte Vitalkapazität
  - VC   Vitalkapazität

II. Mit Spirometrie nicht messbare Parameter (diese Volumen können mit einem
Plethysmographen oder einem Verdünnungssystem gemessen werden)
  - FRC   Funktionelle Residualkapazität
  - TLC   Totale Lungenkapazität
  - RV   Residualvolumen

§ **TIFFENEAU**:
  - Für die Ratio «FEV1/VC» benützt man oft die FVC an Stelle der VC, denn diese Werte sind
    häufig identisch.
  - Der absolute Normwert beträgt 75-80 %. Wenn aber z.B. im Rahmen eines COPD ein Wert
    < 90 % angegeben wird, handelt es sich um den prozentualen Anteil des Sollwertes und nicht
    um den absoluten Wert.

Def: ■ **Die COPD (*Chronic Obstructive Pulmonary Disease*)** ist eine chronische, irreversible Bronchialobstruktion mit systemischer Auswirkung die zu einer progredienten, irreversiblen Verminderung des FEV1 führt. Etablierte <u>Risikofaktoren und -situationen</u>:
- Genetische Faktoren
- Tabakrauch (aktiv, passiv) bei prädisponierten Personen; abhängig von der Anzahl Zigaretten/d
- Inhalierung von toxischen organischen oder anorganischen Substanzen
- Landwirtschaftliche Stäube
- Feinstaub

Allg: • Die COPD beinhaltet u.a folgende pathologische Prozesse:

1. Chronische bronchiale Entzündung mit vermehrter Schleimproduktion
- • Täglicher Auswurf an den meisten Tagen pro Woche während mindestens 3 Mt./Jahr und über mindestens 2 aufeinander folgende Jahre.

2. Emphysem (infolge irreversibler Lungengewebedestruktion)
- • Irreversible Erweiterung der Luftwege distal der terminalen Bronchiolen, verbunden mit einer Destruktion der Alveolarwände.
- • Ein Emphysem kann auf einemn Thoraxbild bei Überblähung und Hypertransparenz vermutet werden. Zur Bestätigung wird ein CT benötigt.
- • Lungenfunktion: relative (RV/TLC) und absolute (TLC) Überblähung und Diffusionsstörung bei verminderter Vitalkapazität.

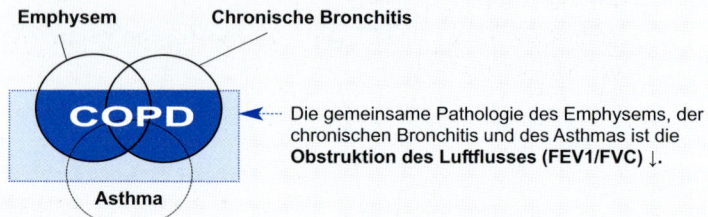

Die gemeinsame Pathologie des Emphysems, der chronischen Bronchitis und des Asthmas ist die Obstruktion des Luftflusses (FEV1/FVC) ↓.

Schema: COPD. [Angepasst nach: GOLD. Workshop report Update 2005 und 2006]

• <u>Pathogenese</u>
- Chronische Entzündung der Luftwege, des Lungenparenchyms. Die lokale Entzündung führt schliesslich zur Zerstörung der Alveolen und zu einem *Remodeling* der terminalen Bronchiolen. Verschiedene ursächliche Faktoren werden diskutiert:
 - -- Bakterien, Viren
 - -- Genetische Prädisposition
 - -- Umweltfaktoren
- Verschiedene Mediatoren können den Entzündungsmechanismus des Lungenparenchyms zerstören oder unterhalten, z.B. ein Ungleichgewicht von Proteinase/Antiproteinase (z.B. α1-Proteinaseninhibitor Mangel).

• <u>Mit der COPD assoziierte Erkrankungen (wegen system. Entzündung, gemeinsamen RF)</u>
- Herz-Kreislauferkrankungen:
 - -- Art. Hypertonie
 - -- KHK
 - -- Hirnschlag
- Diabetes mellitus
- Niereninsuffizienz
- Osteoporose, hormonelle Störungen
- Psychiatrische Erkrankungen:
 - -- Depression, Angst u.a.
- Kognitive Dysfunktion
- Muskuläre Schwäche, Kräftezerfall (*wasting*), Dekonditionierung
- Störung des Immunssystems, Infekte

Klin: ■ <u>Symptome der COPD (betrifft die schwergradige COPD)</u>
- • Anstrengungsdyspnoe
- • Husten und chronischer Auswurf über Jahre infolge übermässiger Schleimproduktion

■ <u>Klinische Untersuchung (individuell ausgeprägt oder vorhanden)</u>
- • Fassthorax
- • Hypersonore Thoraxperkussion
- • Vermindertes alveoläres Atemgeräusch; Maximalform «*silent chest*» wie bei Asthma
- • Manchmal grobblasige Rasselgeräusche und/oder Giemen/Pfeifen
- • Zeichen einer Rechtsherzinsuffizienz

- Zeichen einer Polyglobulie:
  - Kopfschmerzen, Sehstörungen
  - Vertigo, Tinnitus
  - Blutungstendenz
  - Erythrozyanose
  - Systolische Hypertonie
  - Thrombosen, Hyperviskositätssyndrom
- Adipositas (***Blue Bloater***) oder Kachexie (***Pink puffer***)
- Zentrale Zyanose (= Schweregradzeichen!)

Dg: ■ **Anamnese**
1. Husten, Auswurf, Dyspnoe, Exazerbationsfrequenz (Anzahl und Schweregrad) und/oder:
2. Positive Anamnese bezügl. Risikofaktoren:
   - Aktiver/passiver Tabakrauch u.a. Umweltexpositionen (z.B. Landwirtschaft)

   Für die PRAXIS:
   - **70-80 % der COPD-Patienten sind Raucher** (Anteil Passivraucher unklar).
   - **20-25 % der Raucher entwickeln eine COPD.**

   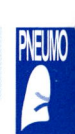

   - Genetische Faktoren (gut dokumentiert bei α1-Proteinaseninhibitor Mangel)
   - Asthma
   - Bronchiale Hyperreaktivität
■ **Spirometrie** (= Grundlage der GOLD Klassifikation)

Klas: • **GOLD Klassifikation** [www.goldcopd.com]

GOLD Klassifikation		Diagnosekriterien bezgl. Lungenfunktionsprüfung
GOLD I	Milde COPD	• FEV1/FVC < 70 % *und:* FEV1 ≥ 80 % post-Bronchodilatation
GOLD II	Mittelschwere COPD	• FEV1/FVC < 70 % *und:* FEV1 = 50-79 % post-Bronchodilatation
GOLD III	Schwere COPD	• FEV1/FVC < 70 % *und:* FEV1 = 30-49 % post-Bronchodilatation
GOLD IV	Sehr schwere COPD	• FEV1/FVC < 70 % und FEV1 < 30 % post-Bronchodilatation *oder:* • FEV1 < 50 % und PaO_2 < 8 kPa (< 60 mmHg)

Tabelle 1: COPD-Klassifikation nach GOLD.

DD: • Asthma mit reversibler Bronchialobstruktion auf Betamimetika
   - Beginnt i.d.R. bei jungen Patienten
   - Sehr variable Symptome von einem Tag auf den anderen; oft nachts oder früh morgens
   - Manchmal positive Anamnese für:
     -- Rhinitis
        Allergie
     -- Ekzem
• Herzinsuffizienz
• Bronchiektasen
• Tuberkulose
• Obliterierende Bronchiolitis
   - Beginnt oft bei jungen Patienten, Nichtrauchern
   - Manchmal mit rheumatoider Arthritis oder Anamnese bezügl. Gasexposition
   - CT in Exspiration: hypodense Zonen
• Diffuse Panbronchiolitis
   - Typischer Patient: ....Männlicher Nichtraucher mit chronischer Sinusitis
   - Im CT sichtbar: ....Hyperinflation, noduläre zentrilobuläre Hypodensitäten
Kpl: • Ateminsuffizienz
• Pulmonale Hypertonie mit Rechtsherzbelastung (cor pulmonale)

Rx: • Thoraxröntgen (in 50 % der Fälle normal; i.d.R. erst bei etabliertem Emphysem sichtbar):
- Vergrösserung des antero-posterioren Thoraxdurchmessers
- Erhöhte Radiotransparenz, insb. Rarefizierung der peripheren Gefässzeichnung
- Tiefstehende Zwerchfelle. Zusätzlich im Seitenbild:
-- Vergrösserter Retrosternalraum (Distanz Manubrium sterni - Aorta > 3 cm)
-- Zwerchfellkuppe befindet sich unterhalb des Manubrium sterni
- Abflachung und manchmal Eversion der Zwerchfellkuppen
- Manchmal sichtbare Emphysembullae. Verbreiterte Pulmonalarterien.

Vorg: **1. Basisuntersuchungen**
  ▪ Röntgenthorax in 2 Ebenen. EKG. Hämatogramm (DD: Polyglobulie, Anämie). BMI
  ▪ Spirometrie mit Bronchodilatation (β2-Agonisten)

2. Spezifische Abklärungen - Tests - BODE-Score - M.M.R.C.
  ▪ Arterielle Blutgasanalyse (ABGA) falls die Sauerstoffsättigung (SpO_2) < 92 % beträgt
  ▪ Steroid-Test (s. 231). DLCO (*diffusing capacity of the lung for CO*)
  ▪ **CAT** (*COPD Assessment Test*). 8 Fragen mit jeweils einer Skala von 0 bis 5 Punkte:
    1. Husten (nie ↔ ununterbrochen) ....0-5 Punkte
    2. Vorhandensein von Schleim (nicht verschleimt ↔ stark verschleimt) ....0-5 Punkte
    3. Engegefühl in der Brust (kein Engegefühl ↔ Engegefühl in der Brust)........0-5 Punkte
    4. Dyspnoe (keine Dyspnoe ↔ starke Dyspnoe)..0-5 Punkte
    5. Einschränkung der häuslichen Aktivitäten (nicht eingeschränkt ↔ stark) ....0-5 Punkte
    6. Angst, das Haus zu verlassen (keine Angst ↔ starke Angst) ....0-5 Punkte
    7. Schlafqualität (gut ↔ schlecht) ....0-5 Punkte
    8. Globale «Energie» (energielos ↔ energiereich) ....0-5 Punkte
    <u>Interpretation</u> (Summe der Punkte): < 10 gering, 10-20 mittel, 21-30 hoch, > 30 sehr hoch
  ▪ **6-Minuten-Gehtest - BODE-Score (abschätzen des Mortalitäts-Risikos)**
    Allg: • Evaluierung der körperlichen Anstrengungstoleranz (mittels Messung der O_2-Sättigung bei körperlicher Anstrengung). Gibt Auskunft über die funktionelle Kapazität und die Prognose. Dieser Test kann die Therapiewahl beeinflussen.
    • Ein BODE-Score von 7-10 ist mit einer hohen 4-Jahresmortalität assoziiert.
    • Wenn 2 Gehtests miteinander verglichen werden, kann davon ausgegangen werden, dass ein Distanzunterschied von 30 m klinisch relevant ist.

BODE-Score	0 Punkte	1 Punkt	2 Punkte	3 Punkte
▪ BMI (Kg/m^2)	> 21	≤ 21		
▪ FEV1 (%)	≥ 65 %	50-64 %	36-49 %	≤ 35 %
▪ Dyspnoe (M.M.R.C.)	0-1	2	3	4
▪ 6-Minuten-Gehtest	≥ 350 m	250-349 m	150-249 m	≤ 149 m

Tabelle: BODE-Score (**B**MI - **O**bstruktion - **D**yspnoe - **E**valuation, d.h. Distanz in 6 min)

Vorg: • <u>Anweisungen</u>
    ▪ Der Patient läuft so «schnell wie möglich» während 6 min auf ebener Erde
    ▪ Pausen und Tempowechsel sind während dieser Zeit erlaubt.
    ▪ Ausruhen bis erreichen der basalen Herzfrequenz (nach 10-20 min)
  • Es werden 4 Parameter bestimmt bzw. gemessen:
    ▪ Zurückgelegte Distanz ▪ SaO_2
    ▪ Herzfrequenz ▪ Dyspnoe (nach M.M.R.C.)
  ▪ **M.M.R.C.-Stadien** (Modified Medical Research Council): Einteilung der Dyspnoe

M.M.R.C.	Beschreibung der Dyspnoe
Grad 0	▪ Dyspnoe bei äusserst starker körperlicher Belastung
Grad 1	▪ Dyspnoe bei schnellem marschieren (horizontal) oder bei leicht aufwärts gehen.
Grad 2	▪ Dyspnoe bei raschem Gehen oder beim Gehen bei leichter Steigung
Grad 3	▪ Dyspnoe bei horizontalem Gehen mit einer altersgleichen Person oder Gehstop bei normalem Tempo
Grad 4	▪ Gehstopp nach 100 Metern oder nach einigen Minuten gehen
Grad 5	▪ Dyspnoe bei minimalen täglichen Aktivitäten (z.B. sich ankleiden), das Haus nicht mehr verlassen

Tabelle: M.M.R.C.-Stadien [Chest 1988;93:580].

  ▪ Messung der Lungenvolumina mittels Plethysmographie
  ▪ Thorax-CT, falls die Bildgebung die Therapie beeinflussen könnte (z.B. Bullae, Tumor)
  ▪ Suche nach einem α1-Proteinaseinhibitormangel ist indiziert bei ≥ 1 folgender Kriterien:
    1. Diffuses Emphysem bei jungen Patienten. 2. Positive Familienanamnese für ein Emphysem. 3. Hepatopathie unklarer Ursache

Th: **1. Allgemeinmassnahmen bei allen COPD-Patienten**
- Stopp Rauchen = einziges Mittel um die Entwicklung der Krankheit zu verlangsamen!

> **Für die PRAXIS:**
> Den Patienten beim Rauchstopp ärztlich und ggf. medikamentös unterstützen:
> - z.B. Nikotinsubstitution (Pflaster). Bei Rauchlust zusätzlich Nikotin-Kaugummi.
> - ± Bupropion ZYBAN® Retardtabl 150 mg:
>   - Beginn der Therapie 1-2 Wo vor Rauchstopp, dann 150 mg/d PO während 6 d, dann 2x 150 mg/d (Einnahmeintervall ≥ 8 h)
>   - Max. Einzeldosis 150 mg; max. Tagesdosis 300 mg
> - oder Vareniclin CHAMPIX® (Nikotinagonist-Antagonist):
>   - Beginn der Therapie 1-2 Wo vor Rauchstopp
>   - Tage 1-3: ....1x 0.5 mg/d PO
>   - Tage 4-7: ....2x 0.5 mg/d PO
>   - Tag 8 bis Therapieende:........2x 1 mg/d PO

- Grippeschutzimpfung (1x/Jahr Mitte Oktober - Mitte November)
- Pneumokokkenimpfung (gemäss Richtlinien des BAG)
- Sauerstoffheimtherapie bei chronischer Hypoxämie, s. 225
- Pulmonale Rehabilitation evaluieren, siehe auch s. 226

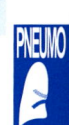

2. Medikamentöse Therapie bei stabiler COPD

Kate-gorie	Spirometr. Klassifika-tion	Anzahl Exazerba-tionen/Jahr	M.M.R.C. Stadium, S. 222	CAT Test, S. 222	Therapie der Wahl	Alternative Therapie
A	**GOLD I** oder: **GOLD II** Detail der Kassifikation siehe Tabelle 1 S. 221	≤ 1	0-1	< 10	• Bei Bedarf: SAMA od. SABA	• LAMA *oder:* • SABA *oder:* • SABA + SAMA
B			≥ 2	≥ 10	• LAMA *oder:* • LABA	• LAMA + LABA
C	**GOLD III** oder: **GOLD IV** Detail der Kassifikation siehe Tabelle 1 S. 221	≥ 2	0-1	< 10	• Bei Bedarf: SAMA od. SABA • ICS + LABA *oder:* • LAMA	• LAMA + LABA *oder:* • LAMA + PDE4-I *oder:* • LABA + PDE4-I
D			≥ 2	≥ 10	• Bei Bedarf: SAMA od. SABA • ICS + LABA *oder:* • ICS + LAMA *oder:* • ICS + LABA + LAMA	• ICS + LABA + LAMA *oder:* • ICS + LABA + PDE4-I *oder:* • LAMA + LABA *oder:* • LAMA + PDE4-I

Tabelle: Therapie der stabilen COPD [mit freundlicher Bewilligung, angepasst nach: HAUSARZT PRAXIS 2014; 9, Nr. 8: S. 19].

Abkürzungen		Beispiele
SABA	Kurz wirksamer Beta-2-Agonist	Salbutamol, Fenoterol, Terbutalin
LABA	Lang wirksamer Beta-2-Agonist	Formoterol, Salmeterol, Indacaterol
SAMA	Kurz wirksames Anticholinergikum	Ipratropium
LAMA	Lang wirksames Anticholinergikum	Tiotropium, Glycopyrronium, Aclidinium
ICS	Inhalatives Corticosteroid	Beclometason, Budesonid, Fluticason
PDE-4-I	Phosphodiesterase-4 Inhibitor	Roflumilast

2.1. Allgemeine Informationen
- Zur Zeit gibt es keine medikamentöse Therapie, die die Abnahme des FEV_1 verlangsamt. Inhalative Kortikoide oder Bronchodilatatoren verlangsamen diese Verminderung nicht und vermindern auch die Mortalität nicht. Die langfristige orale Kortikoidtherapie erhöht die Mortalität bei COPD-Patienten!
- Ziel der Pharmakotherapie: Verbesserung der COPD-assoziierten Symptome, Komplikationen ↓, Vermeidung von COPD-Exazerbationen
- Risikofaktoren ↓: Nikotinabusus (aktiv/passiv), Kontakt mit toxischen Substanzen

2.2. Bronchodilatation (in Mono- oder Kombinationstherapie)

Ind:
- Patient mit symptomatischer COPD [A]

Allg:
- Es gibt 2 Klassen von inhalativen Bronchodilatatoren:
  - β2-Agonisten (SABA und LABA)
  - Anticholinergika (SAMA und LAMA)

  Die Wahl des Bronchodilatators hängt vom individuellen Ansprechen bezügl. Symptomen und NW ab.
- Instruktion und Training der Inhalationstechnik sind essentiell. Die regelmässige Kontrolle ist notwendig.
- Kurzwirksame Bronchodilatatoren (β2-Agonisten, Anticholinergika):
  - Bei COPD-Exazerbation zu bevorzugen.
- Langwirksame Bronchodilatatoren:
  - Bei symptomatischen stabilen Patienten indiziert.
- Methylxanthine (Theophyllin) sind bei COPD-Exazerbationen kontraindiziert, können aber bei stabiler COPD in gewissen Situationen trotzdem additiv eingesetzt werden: [B]
  - Schwierigkeit/Unmöglichkeit die Bronchodilatatoren zu inhalieren
  - Ungenügendes Ansprechen auf die Standardtherapie.

Bsp:
- **SAMA** (kurz wirksam): Ipratropium, siehe Tabelle 2 S. 213
- **LAMA** (lang wirksam):
  - Tiotropium SPIRIVA® (1x tägliche Gabe)
    - -- Wirkungsbeginn 15-30 min, max. Wirkung 1-3 h
    - -- Wirkungsdauer 24 h
  - Glycopyrronium SEEBRI® Breezhaler® (1x tägliche Gabe)
    - -- Wirkungsbeginn 5 min. Wirkungsdauer 24 h
  - Aclidinium EKLIRA® Genuair® (2x tägliche Gabe)
    - -- Wirkungsbeginn 15 min. Wirkungsdauer < 24 h (→ 2x Gabe/d)

Bronchodilatatoren/ Anticholinergika	Inhalation [μg]¥	Lösung für Vernebler [mg/mL]	Orale Gabe [mg]
β2-Agonisten			
SABA: short-acting β2-agonist			
Fenoterol	100-200	1	—
Salbutamol	100-200	5	Sirup 2 mg/5 mL
Terbutalin	500	—	Sirup 0.3 mg/mL
LABA: long-acting β2-agonist			
Formoterol	6-12	—	—
Salmeterol	25-50	—	—
Indacaterol	150-300	—	—
Anticholinergika (haben v.a. bronchodilatierende Wirkung)			
SAMA: short-acting muscarinic antagonist			
Ipratropium	20-40	0.25-0.5	—
LAMA: long-acting muscarinic antagonist			
Tiotropium	18	—	—
Glycopyrronium	150	—	—
Aclidinium	400	—	—
Kombinationen: β-Agonist + Anticholinergikum			
Kurzwirksame Kombinationen (LABA + Anticholinergikum) - Dosierung/d			
Fenoterol/Ipratropium • BERODUAL® N	2-4 Hübe/d (3 h Intervall) (1 Aerosolstoss = 50 μg/20 μg)		
Salbutamol/Ipratropium • DOSPIR®	3-4x 1 Einzeldosis (2.5 mL; 2.5 mg/0.5 mg)		
Langwirksame Kombinationen (LAMA + Anticholinergikum) - Dosierung/d			
Indacaterol/Glycopyrronium • ULTIBRO® Breezhaler®	1x Inhalation/d (1 Hartkaps = 110 μg/50 μg)		
Vilanterol/Umeclidinium • ANORO® ELLIPTA®	1x Inhalation/d (= Maximaldosis) (1 Pulvereinzeldosis = 22 μg/55 μg)		

Tabelle 3: Bronchodilatatoren/Anticholinergika.

¥ Dosierungen der Bronchodilatatoren:
- β2-Agonisten (kurzwirksam) 3-4x/d; β2-Agonisten (langwirksam): 1-2x/d
- Anticholinergika werden je nach Wirkungsdauer 1-4x/d verabreicht, z.B.
  - Tiotropium und Glycopyrronium: 1x/d. Ipratropium 3-4x/d

2.3. Inhalierte Kortikoide (ICS)

Allg:
- Inhalierte Kortikoide haben folgende Eigenschaften:
  - Anzahl Exazerbationen ↓, Verbesserung der Lebensqualität
  - Keinen (!) Einfluss auf:
    -- Verlauf der FEV1 (was ein wichtiger prognostischer Faktor wäre!)
    -- Mortalität
- Die Dauer der inhalativen Kortikotherapie ist nicht standardisiert.
- Eine orale Kortisontherapie wird im Intervall bei stabiler COPD aus folgenden Gründen <u>nicht</u> empfohlen: [A]
  - Schlechtes Risiko/Benefit-Verhältnis
  - Kortison-induzierte Myopathie mit der Gefahr einer Ateminsuffizienz
- Bei stabiler COPD sind orale Kortikoide nur zur Durchführung des Steroid-Testes (S. 231) indiziert mit Frage nach teilreversibler Komponente, d.h. um zu wissen, ob ein «Asthma-COPD Overlap Syndrom» vorliegt (ACOS).

Ind:
- Inhalative Kortikoide (ICS) sind in folgender Situation indiziert:
  - COPD im Stadium GOLD III (S. 223) mit multiplen Exazerbationen (≥ 2x/Jahr). [B]

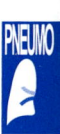

Bsp:
- Beclometason QVAR® 50/100; QVAR® Autohaler: 2x 50-400(800) µg/d
- Fluticason AXOTIDE®: 2x 100-250 µg/d (max. 2x 500-1000 µg/d)
- Meist werden aber Kombinationspräparate (LABA + ICS) verschrieben, zB:
  - Salmeterol + Fluticasonpropionat ......SERETIDE®
  - Formoterol + Budesonid ....SYMBICORT®Turbuhaler®
  - Vilanterol + Fluticasonfuroat ....RELVAR® ELLIPTA®

2.4. Phosphodiesterase-4 (PDE4)-Inhibitor

Ind:
- Schwere COPD (GOLD III und IV) und häufige Exazerbationen, trotz adäquat dosierter inhalativer Therapie mit langwirksamen Bronchodilatatoren.

Bsp:
- Roflumilast DAXAS®: 1x 500 µg/d PO
  Der Wirkungsbeginn von Roflumilast kann mehrere Wochen dauern. Die Hauptwirkung ist die Verminderung der Exazerbationshäufigkeit.

2.5. Sauerstoffheimtherapie [Forum 2007;7:87]

Allg:
- Die langfristige Sauerstoffheimtherapie (**> 15 h/24 h** [A]) verlängert das Überleben. [Eur Respir J 1995;8:1398]
- Die Indikationsstellung und Verschreibung einer solchen Therapie muss durch einen Pneumologen erfolgen. Obligatorische Verlaufskontrollen und Beurteilung der Indikation muss jährlich geschehen (Kostengutsprache alle 12 Mt. erneuern).
- Die Ermittlung der erforderlichen O_2-Dosis kann mit der transkutanen Oxymetrie oder mittels einer ABGA durchgeführt werden.

> **Zielwerte der Sauerstofftherapie**
> - PaO_2 ≥ 8.0 kPa (≥ 60 mmHg)
>   oder:
> - Periphere Sauerstoffsättigung: SpO_2 > 90 %

Ind:
1. Klinisch stabile Patienten mit chron. Hypoxämie als Folge einer chronischen Lungenkrankheit mit: PaO_2 < 7.3 kPa (< 55 mmHg)
2. Patienten mit sekundärer Polyglobulie mit/ohne Zeichen einer chronischen Rechtsherzinsuffizienz und mit einer PaO_2 < 8.0 kPa (< 60 mmHg)
3. Patienten mit langdauernden Hypoxämien in folgenden Situationen:
   - Vorwiegend belastungsinduziert. PaO_2 < 7.3 kPa (< 55 mmHg) mit dem Nachweis einer verbesserten Leistungstoleranz unter O_2-Therapie.
   - Zentrales SAS mit repetitiven Desaturationen als Alternative zur NIV.

Vorg:
- Obligate Voruntersuchungen als Standortbestimmung
  - Lungenfunktionsprüfung: VC, FEV1
  - ABGA in Ruhe bei Zimmerluft und unter Sauerstoff (Richtwert: PaO_2 > 8.0 kPa bzw. > 60 mmHg)
    - Bei Patienten mit Hyperkapnie ($PaCO_2$ > 6.0 kPa bzw. > 45 mmHg) ist eine weitere ABGA unter Sauerstofftherapie zu empfehlen, um eine bedrohliche Hyperkapnie mit Atemdepression zu erkennen.
  - Bei mobiler O_2-Therapie sind folgende Untersuchungen erforderlich:
    - ABGA oder perkutane Oxymetrie unter angemessener körperlicher Belastung bei Zimmerluft und unter Sauerstoff.

2.6. Präventive AB-Therapie bei COPD

Allg:
- Die präventive AB-Therapie wird nicht generell empfohlen, auch wenn sie das Risiko der Exazerbationen vermindert (Grund: Bakterienresistenz ↑).
- Die diagnostischen Methoden bei ausserhalb des Spitals erworbenen exazerbierten Pneumopathien erlauben es nicht, zwischen einer Infektion und einer Kolonisation zu unterscheiden. Über 50 % der COPD-Patienten sind kolonisiert ausserhalb einer Exazerbation!

2.7. Chirurgische Therapie

Bsp: ■ **Bullektomie**

Allg: • Bei gut selektionierten Patienten (Bullagrösse > ⅓ eines Hemithorax) können folgende Parameter mittels operativer Bullektomie verbessert werden:
- Dyspnoe
- Lungenfunktionswerte

■ **Lungenvolumenreduktion (chirurgisch oder bronchoskopisch)**

Allg: • Soll bei schweren Emphysematikern mit respiratorischer Insuffizienz diskutiert werden, sofern eine optimale medikamentöse Therapie inkl. Rehabilitation keine Stabilisierung bringt und eine Lungentransplantation nicht möglich bzw. nicht indiziert ist.

■ **Lungentransplantation** [Transplantation 1998;66:951]

Allg: • Bei gut selektionierten Patienten kann die Lungentransplantation die Lebensqualität und die funktionelle Kapazität verbessern.

Ind: • $FEV1 < 35\%$ des Sollwertes
• $PaO_2 < 7.3\text{-}8.0$ kPa ($< 55\text{-}60$ mmHg)
• $PaCO_2 > 6.7$ kPa (> 50 mmHg)
• Pulmonale Hypertonie

2.8. Nicht invasive Ventilation (NIV)

Allg: • Bei Patienten mit chronischer Hyperkapnie ($PaCO_2 > 7.3$ kPa; bzw. > 55 mmHg) kann eine NIV zu Hause diskutiert werden. Der Benefit ist aber kontrovers:
- Geringe Überlebensverlängerung
- Mögliche Verminderung der Lebensqualität

2.9. Verschiedene Therapien

Bsp: ■ **Impfungen** (Grippe und Pneumokokken)

Ind: • Grippeschutzimpfung [A]
• Pneumokokken Impfung [C]; zur Zeit nur für Kinder zugelassen bei GOLD Stadium III und IV (ad. Konsil)

■ **Substitution mit α1-Antitrypsin** (α1-Proteinaseinhibitor)

Allg: • Diese Therapieoption ist sehr kostenintensiv.

Ind: • Junge Patienten mit etabliertem Mangel an α1-Proteinaseinhibitor, bei welchen die COPD die Folge dieses Proteinmangels ist, soll die Substitutionstherapie bei kontinuierlichem FEV1 Abfall erwogen werden.

3. Verlaufskontrollen

■ **Spirometrie**

Ind: • Signifikante Verschlimmerung der Lungenerkrankung
• Auftreten von Komplikationen:
- Rechtsherzbelastung
- Zunehmende funktionelle Einschränkung

■ **Arterielle Blutgasanalyse (ABGA)**

Ind: • $FEV1 < 40\%$ des Sollwertes
• $SpO_2 < 92\%$
• Respiratorische Insuffizienz
• Rechtsherzinsuffizienz

■ **Rehabilitationsprogramm**

Ind: • COPD-Patienten mit Dyspnoe und Belastungsintoleranz

Allg: • Die pulmonale Rehabilitation verbessert die Lebensqualität des COPD-Patienten, sowie folgende Parameter:

Die pulmonale Rehabilitation verbessert folgende Parameter:
• Globale körperliche Leistungsfähigkeit
• Anstrengungskapazität
• Lebensqualität
• Überleben!

Die pulmonale Rehabilitation reduziert folgende Parameter:
• Dyspnoe
• Anzahl von:
- Exazerbationen
- Hospitalisierungen
- Hospitalisierungstage
• Angst und Depression

Def: ■ **Akute COPD Exazerbation** = Übermässige respiratorische Symptome, welche i.d.R. eine medizinische Intervention erfordern.

> **Für die PRAXIS:**
> Man spricht von einer COPD-Exazerbation, wenn mindestens 1 der ANTHONISEN-Kriterien erfüllt ist [Chest 2001;119:1190]
> **1. Zunehmende Dyspnoe**
> **2. Purulenter Auswurf oder Veränderung des Auswurfs (z.B. Farbwechsel)**
> **3. Vermehrtes Auswurfvolumen**

- Weitere Definitionskriterien/Nebenkriterien
  - Obere Luftwegserkrankung in den letzten 5 Tagen
  - Unklares Fieber (ein erhöhtes CRP ist z.B. eher atypisch für eine COPD-Exazerbation)
  - Verstärkter Husten
  - Beschleunigte Atemfrequenz (20 % über dem Normalwert), *wheezing*

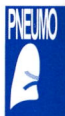

> **Für die PRAXIS:**
> - Eine schwere respiratorische Exazerbation kann bei folgenden Werten vermutet werden:
>   - **FEV1 < 30 % des Sollwerts oder < ca. 800 mL**
>   - **Respiratorische Azidose:** pH < 7.35 und $PaCO_2$ > 6 kPa (> 45 mmHg)
> - **Der Peak Flow darf bei COPD-Exazerbation nicht gemessen werden, denn es besteht das Risiko des inspiratorischen Kollaps!**
> - Bevor eine akute COPD-Exazerbation als solche diagnostiziert ist, MUSS vorgängig eine DD gemacht werden, um z.B. eine akute Herzinsuffizienz nicht zu verpassen!

Klas: **I. Milde COPD-Exazerbation**
  - Vermehrung der respiratorischen Symptome, die mit Dosissteigerung der Medikation kontrolliert werden kann.
II. Mässige COPD-Exazerbation
  - Die Therapie erfordert zusätzlich systemische Kortikoide und ggf. Antibiotika.
III. Schwere COPD-Exazerbation
  - Hospitalisierung oder notfallmässiges Konsil erforderlich

Urs:
- Bronchitis (wovon ca. ⅓ viraler, ca. ⅓ bakterieller und ⅓ unbekannter Genese)
- Toxische Substanzen: Rauch, Luftverschmutzung u.a.
- Schlechte Compliance

Klin:
- Fieber, Müdigkeit
- Verwirrtheitszustand
- Pfeifen, Giemen
- Druckgefühl im Thorax
- Husten und starker Auswurf (wobei die Farbe und die Konsistenz ändern)

DD:
- Pneumonie
- Herzinsuffizienz
- Akutes Koronarsyndrom
- Prälungenödem, Lungenödem
- Arrhythmien
- Pneumothorax
- Lungonombolio

Hosp:
- Hospitalisierungs-Kriterien bei akuter COPD-Exazerbation
  - Signifikante Verschlimmerung der Symptome (z.B. plötzliche Ruhedyspnoe, paradoxe Atmung)
  - Schwergradige COPD (GOLD III und IV)
  - Neuauftreten von:
    -- Zyanose, marmorierter Haut
    -- Peripheren Ödemen u.a. Zeichen einer Rechtsherzinsuffizienz
    -- Arrhythmien, Tachykardie
    -- Bewusstseinsstörungen, Asterixis
  - Nichtansprechen auf eine adäquat durchgeführte ambulante Therapie
  - Hochrisiko Komorbidität:
    -- Pneumonie
    -- Arrhythmie, Tachykardie, Herzinsuffizienz
    -- Diabetes mellitus, Niereninsuffizienz, Leberinsuffizienz
  - Unklare Diagnose
  - Unmöglichkeit essen oder schlafen zu können (wegen der COPD-Exazerbation)
  - Fortgeschrittenes Alter
  - Psychosoziale u.a. Gründe

- Hospitalisierungsindikationen in einer Intensivstation
  - Schwergradige Dyspnoe ohne promptes Ansprechen auf die Initialtherapie
  - Neurologische Störungen:
    - -- Agitation, Verwirrtheitszustand, Bewusstseinsstörungen, Lethargie, Koma
  - Persistierende oder verschlimmernde Säure-Base-Haushaltstörungen:
    - -- Hypoxämie: PaO_2 < 5.3 kPa (< 40 mmHg)
      und/oder:
    - -- Hyperkapnie: $PaCO_2$ > 8 kPa (> 60 mmHg)
      und/oder:
    - -- Respiratorische Azidose mit pH < 7.25 trotz adäquater O_2-Gabe und NIV
  - Notwendigkeit einer maschinellen Beatmung
  - Hämodynamische Instabilität, Indikation für Pressoren

Th: **1. Kontrollierte Sauerstoffgabe (Ziel-SpO₂: 88-92 %)**

Allg: • Wenn die $PaCO_2$ sich unter Sauerstofftherapie erhöht, besteht das Risiko einer CO_2-Narkose. In diesem Fall ist eine NIV oder eine mechanische Beatmung in Betracht zu ziehen.

2. Bronchodilatator (β2-Agonist ± Anticholinergikum) ± Theophyllin

Ind: • Kurzwirksame β2-Agonisten (SABA) sind die bevorzugten Bronchodilatatoren bei einer COPD-Exazerbation.
• Bei ungenügendem klinischem Ansprechen soll zusätzlich ein Anticholinergikum verabreicht werden (aber die Evidenz der Kombinationstherapie ist kontrovers).

Bsp: 1. Kurzwirksamer β2-Agonist (SABA)
2. Anticholinergikum
3. Theophyllin (die Indikation bleibt bei der COPD-Exazerbation umstritten)

3. Kortikoide

Allg: • Eine orale oder parenterale Kortikotherapie vermindert die Symptome und verkürzt die Hospitalisierungsdauer. [A]

Dos: • Empfehlungen
a) 30-40 mg Prednisolon/d PO während 5 d, dann Stopp (ausschleichen ist nicht notwendig). Eine Therapiedauer > 10 d ist nicht wirksamer, weist aber vermehrt NW auf!
b) Alternativ zu Prednisolon (bei nicht-azidämischen COPD-Exazerbationen):
   - Inhalatives Budesonid (hat weniger Komplikationen als Prednisolon; wie z.B. Hyperglykämien); aber randomisierte Studien fehlen.

4. Nicht-invasive Beatmung (NIV)

Allg: • Die NIV vermindert:
   - Die Anzahl Intubationen
   - Die «in-Hospital» Mortalität
   - Die Hospitalisierungsdauer

Ind: • COPD-Patient mit ≥ 2 der folgenden Kriterien:
1. Dyspnoe unter Einbezug der akzessorischen Atemmuskulatur und paradoxaler Bauchatmung
2. ABGA:
   - pH ≤ 7.35
     und/oder:
   - $PaCO_2$ > 6.0 kPa (> 45 mmHg)
3. Atemfrequenz > 25/min

Vorg: • Übliches Vorgehen bei der NIV, siehe s. 54

KI: • Bewusstseinsstörungen
• Herz-, Atemstillstand
• Hämodynamische Instabilität:
   - Art. Hypotonie
   - Arrhythmie
   - Akutes Koronarsyndrom
• Kooperationsprobleme
• Erhöhte Gefahr der Aspiration oder Regurgitation
• Visköse oder grossvolumige Sekretionen
• Kürzlicher chirurgischer Gesichts- oder ösophagealer Eingriff
• Kürzliches SHT oder kraniofaziales Trauma
• Akute, lebensbedrohliche Hypoxie
• Hindernisse in den oberen Atemwegen:
   - Tumor
   - Verletzungen
   - Nasopharyngeale Anomalien
• Verbrennungen
• Extreme Adipositas

5. Maschinelle Beatmung

Ind: • Nicht tolerierte, kontraindizierte oder erfolglose NIV
- Schwere Dyspnoe mit Einbezug der akzessorischen Atemmuskulatur
- Paradoxale Bauchatembewegungen
- Atemfrequenz > 35/min
- $pH < 7.25$ und $PaCO_2 > 8.0$ kPa (> 60 mmHg)
- Lebensbedrohliche Hypoxämie:
  - $PaO_2 < 5.3$ kPa (< 40 mmHg)
    oder:
  - $PaO_2/FiO_2 \leq 26$ kPa (≤ 200 mmHg)
- Atemstillstand
- Bewusstseinstrübung, Koma
- Kardiovaskuläre Ursachen:
  - Art. Hypotonie
  - Arrhythmie
  - Schock
- Sepsis
- Herzinsuffizienz
- Lungenembolie
- Barotrauma
- Massiver Pleuraerguss u.a.

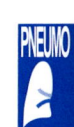

6. Antibiotika-Therapie

Allg: • Randomisierte Studien haben nur einen geringen Benefit der AB-Therapie bei COPD-Exazerbation gezeigt.
- Viele COPD-Exazerbationen sind viraler Genese, z.B.:
  - Rhinovirus
  - Influenzavirus, Parainfluenzavirus
  - Coronavirus
  - Adenovirus
  - Respiratory Syncytial Virus
- Beispiele von häufig isolierten bakteriellen Erregern bei COPD-Exazerbation:
  - Haemophilus influenzae
  - Streptococcus pneumoniae
  - Moraxella catarrhalis
- Atypische Keime wie Mycoplasma pneumoniae und Chlamydia pneumoniae wurden bei Patienten mit COPD-Exazerbation ebenfalls isoliert, aber die Prävalenz dieser Keime ist infolge diagnostischer Limitierung nicht bekannt.

Vorg: • Siehe Algorithmus, S. 230
- AB-Therapiedauer: 3-7 Tage

7. Sonstige Therapien bei COPD-Exazerbation

7.1. • Kontrolle des Wasserhaushaltes und der Elektrolyte
- Ziel: Euvolämie

7.2. • Thromboembolie Prophylaxe (z.B. NMH oder Faktor Xa-Hemmer) bei:
- Bettlägrigen Patienten
- Patienten mit Polyzythämie
- Dehydrierten Patienten

7.3. • Begleiterkrankungen behandeln, wie z.B.:
- Arrhythmien
- Herzinsuffizienz
- Hämodynamische Instabilität u.a.

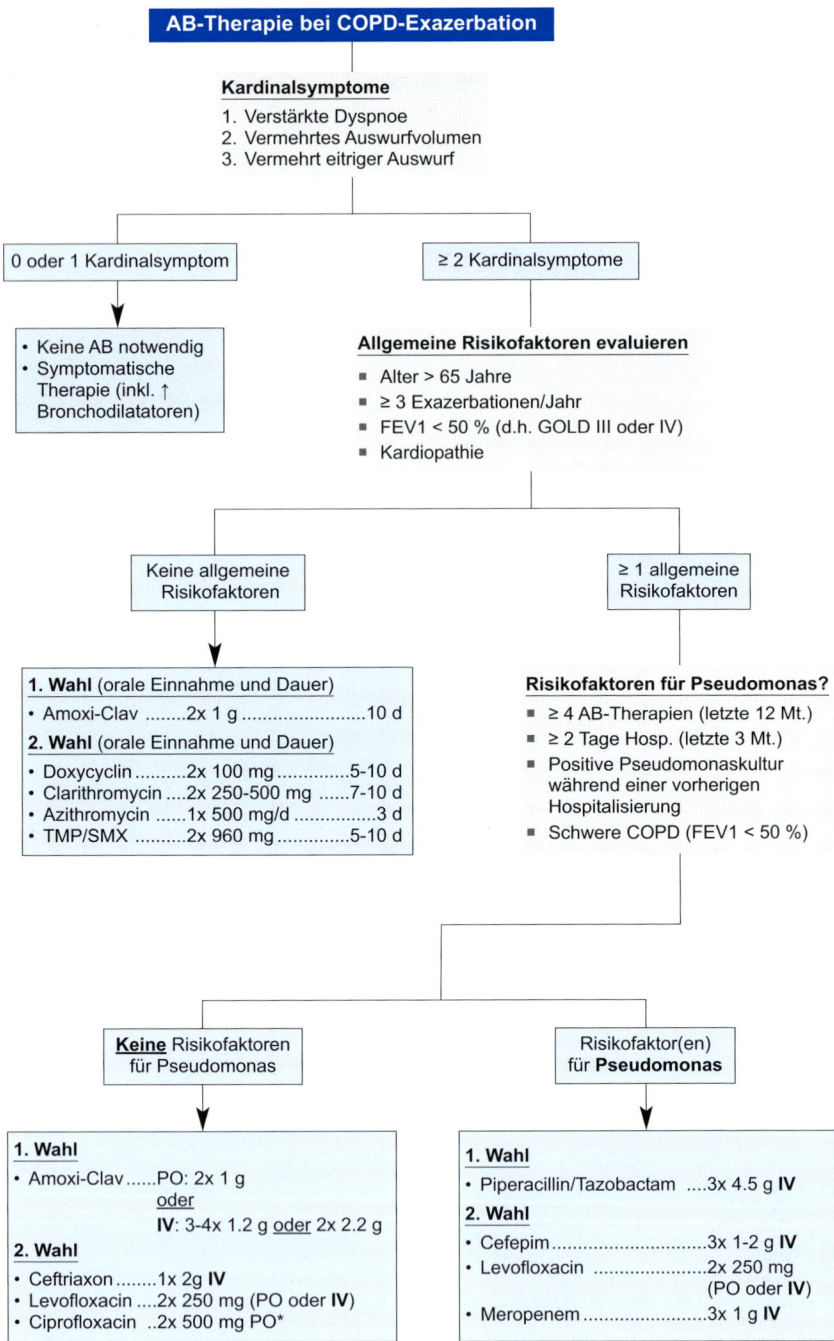

AB-Therapie bei COPD-Exazerbation

Kardinalsymptome
1. Verstärkte Dyspnoe
2. Vermehrtes Auswurfvolumen
3. Vermehrt eitriger Auswurf

0 oder 1 Kardinalsymptom
- Keine AB notwendig
- Symptomatische Therapie (inkl. ↑ Bronchodilatatoren)

≥ 2 Kardinalsymptome

Allgemeine Risikofaktoren evaluieren
- Alter > 65 Jahre
- ≥ 3 Exazerbationen/Jahr
- FEV1 < 50 % (d.h. GOLD III oder IV)
- Kardiopathie

Keine allgemeine Risikofaktoren

1. Wahl (orale Einnahme und Dauer)
- Amoxi-Clav ....2x 1 g ....10 d

2. Wahl (orale Einnahme und Dauer)
- Doxycyclin ....2x 100 mg ....5-10 d
- Clarithromycin ....2x 250-500 mg ......7-10 d
- Azithromycin ......1x 500 mg/d ....3 d
- TMP/SMX ....2x 960 mg ....5-10 d

≥ 1 allgemeine Risikofaktoren

Risikofaktoren für Pseudomonas?
- ≥ 4 AB-Therapien (letzte 12 Mt.)
- ≥ 2 Tage Hosp. (letzte 3 Mt.)
- Positive Pseudomonaskultur während einer vorherigen Hospitalisierung
- Schwere COPD (FEV1 < 50 %)

Keine Risikofaktoren für Pseudomonas

1. Wahl
- Amoxi-Clav ......PO: 2x 1 g
  oder
  IV: 3-4x 1.2 g oder 2x 2.2 g

2. Wahl
- Ceftriaxon ....1x 2g **IV**
- Levofloxacin ....2x 250 mg (PO oder **IV**)
- Ciprofloxacin ..2x 500 mg PO*

Risikofaktor(en) für **Pseudomonas**

1. Wahl
- Piperacillin/Tazobactam ....3x 4.5 g **IV**

2. Wahl
- Cefepim ....3x 1-2 g **IV**
- Levofloxacin ....2x 250 mg (PO oder **IV**)
- Meropenem ....3x 1 g **IV**

Algorithmus: Therapie bei COPD-Exazerbation.

* Die IV-Gabe von Ciprofloxacin ist nicht effizienter als die orale Gabe (Ciproxin wird praktisch vollständig oral resorbiert)

TMP/SMX = Trimethoprim (160 mg)/Sulfamethoxazol (800 mg)

Reversibilitätstest mit β2-Agonist und Steroid-Test

Allg: Der Reversibilitätstest erlaubt es nicht, ein Asthma von einer COPD zu unterscheiden.
Der Reversibilitätstest erlaubt es nicht, den Benefit einer bronchdilatatierenden Therapie bei COPD auf lange Frist zu evaluieren (Dyspnoe, Lebensqualität, Exazerbationen).
Die Reversibilität kann auf verschiedene Arten getestet werden:

A. Reversibilitätstest mittels β2-Agonist

Vorg: 1. Spirometrie als Basisuntersuchung → FEV1 Basalwert
2. Ein schnellwirkender β2-Agonist soll inhaliert werden (z.B. Salbutamol):
   - Aerosol 2.5 mg (= 1 Amp zu 0.05 %, 2.5 mL) oder mittels Spray: 0.2 mg
3. Spirometrie nach 15 min wiederholen → FEV1 Vergleichswert

B. Steroid-Test (systemisch oder inhalativ)

Vorg: ■ **Oraler Steroid-Test** (2 Wochen)
1. Durchführung einer 1. Spirometrie → FEV1 Basalwert
2. Orale Einnahme von Prednison 30-40 mg/d (od. 0.5 mg/kg/d) am Morgen während 2 Wo.
3. Nach 2 Wo: Spirometrie wiederholen → FEV1 Vergleichswert
4. Beispiel, wie man das Prednison innert 3-10 d sistieren kann:
   - 20 mg über 3 d, dann
   - 10 mg über 3 d, dann
   - 5 mg über 3 d, dann Stopp oder je nach Testresultat und Klinik, ad. inhalatives Kortikoid.

■ **Inhalativer Steroid-Test** (4-6 Wochen)
1. Durchführung einer 1. Spirometrie → Basalwert FEV1
2. Über 4-6 Wo soll ein β2-Agonist inhaliert werden.
3. Nach diesen 4-6 Wo: Spirometrie wiederholen → FEV1 Vergleichswert

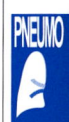

Interpretation (A, B)	Kriterien der Reversibilität (post β2-Agonist oder Steroid-Test)
■ **FEV1-Anstieg**	≥ 12 % oder ≥ 200 mL (→ Indikation für Kortikotherapie gegeben)
und/oder:	
■ **FVC-Anstieg**	≥ 12 % oder ≥ 200 mL (→ Indikation für Kortikotherapie gegeben)

Tabelle: Reversibilitätstest bei Pneumopathie. FEV1 = 1-Sekundenkapazität, FVC = forcierte Vitalkapazität (N = 4-5 L)

H1-Antihistaminika

Augentropfen zur Therapie der allergischen Konjunktivitis

Beispiele		Dosierung
Azelastin	ALLERGODIL® Augentropfen	1 Trpf in jedes Auge, 2x/d
Cromoglycat	Allergo-COMOD®	1-2 Trpf (zu 0.8 mg) in jedes Auge 4x/d
Emedastin	EMADINE®/SE	1 Trpf/betroffenes Auge 2-4x/d
Levocabastin	LIVOSTIN® Augentropfen	1 Trpf (15 µg) in beide Augen 2-4x/d
Ketotifen	ZADITEN® Ophtha	1 Trpf/betroffenes Auge alle 8-12 h

Orale H1-Antihistaminika

Beispiele		Dosierung
Wenig sedativ		
Cetirizin	ZYRTEC®, TRIOFAN® Allergie	10 mg/d (in 1-2 Einnahmen/d); auch bei allergischer Konjunktivitis indiziert
Fexofenadin	TELFAST®	2x 60 mg/d
Levocetirizin	XYZAL®	1x 5 mg/d
Loratadin	CLARITINE®	1x 10 mg/d
Desloratadin	AERIUS®	1x 5 mg/d
Sedativ		
Clemastin	TAVEGYL®	1 mg morgens und abends (max. 6 mg/d)
Diphenhydramin	BENOCTEN®	50 mg am Abend
Dimetinden	FENIALLERG®	3x 1-2 mg/d, Retardform: 4 mg 1x/d
Hydroxyzin	ATARAX®	25-50 mg am Abend

Parenterale H1-Antihistaminika

Beispiele		Dosierung
Sedativ		
Clemastin	TAVEGYL®	1-2 Amp (zu 2 mg) **IM** oder langsam **IV**
Dimetinden	FENIALLERG® Amp	1-2 Amp (zu 4 mg) **IV** über 30 sek

Def: ▪ **Pneumothorax** = Freie Luftansammlung im Pleuraraum.

Allg: • Bei Verdacht auf einen Pneumothorax muss ein **Spannungspneumothorax** ausgeschlossen werden, denn dieser ist ein **medizinischer Notfall**, siehe S. 235

> **Für die PRAXIS:**
> **Generell: Eine apikale Pleuraablösung ≥ 3 cm verlangt eine Thoraxpleuradrainage.**

Klas: • Es gibt verschiedene Arten, die Pneumothorax einzuordnen:

Pneumothorax	Diagnosekriterien, Bemerkungen
▪ **Kleiner Mantelpneumothorax**	• Apikale Pleuraablösung < 3 cm im ap-Röntgenbild
▪ **Grosser Pneumothorax**	• Apikale Pleuraablösung ≥ **3 cm** → **Drainage!**
▪ **Primärer Pneumothorax** (Spontanpneumothorax, idiopathischer Pneumothorax)	• Pneumothorax ohne bestehende Pneumopathie (infolge Ruptur einer subpleuralen Emphysemblase)
▪ **Sekundärer Pneumothorax** (symptomatischer Pneumothorax)	• Pneumothorax bei Pneumopathie: - COPD, Asthma - Lungenfibrose, bullöses Lungenemphysem • Bei sekundärem Pneumothorax, insb. bei COPD-Patienten, muss die Drainage schnell eingeleitet werden (Risiko einer raschen Dekompensation)!
▪ **Iatrogener Pneumothorax**	• Pneumothorax, der durch ein medizinisches Manöver zustande kommt: - Einlegen eines ZVK oder Schrittmachers - Pleurapunktion, Pleurabiopsie - Transbronchiale Lungenbiopsie

Tabelle: Klassifikation des Pneumothorax.

Klin: • Symptome (korrelieren nicht mit dem Schweregrad des Pneumothorax)
- Akute und atemabhängige Thoraxschmerzen
- Dyspnoe
- Trockener Husten
- Hämoptoe (selten)
• Klinische Untersuchung
- Perkussion: verstärkter Tympanismus
- Verminderte thorakale Beweglichkeit der betroffenen Seite beim Atmen
- Lungenauskultation mit vermindertem Atemgeräusch
- Evtl. Tachypnoe

Rx: • Standardröntgenthoraxbild (2 Ebenen); ein endexspiratorisches Thoraxröntgenbild wird nicht routinemässig empfohlen:
- Die Linie, welche von der Pleura gebildet wird, muss sorgfältig verfolgt werden; *...ein Pneumothorax kann sehr schnell verpasst werden....!*
- Folgende Zeichen müssen gesucht werden:
-- Subkostale hypertransparente Zone
-- Tracheaverschiebung zur gesunden Seite (= Schweregradzeichen)

Vorg: • Siehe Algorithmus, S. 233
- Konservative Therapie bei kleinem Pneumothorax (apikale Pleuraablösung < 3 cm):
-- Hospitalisierung
-- Gabe von 2-4 L O_2/min nasal
-- Kontroll-Thoraxröntgenbild nach 24 h. Falls Zunahme des Pneumothorax → Thoraxdrainage.
• **Operationsindikationen bei Pneumothorax (ad. thoraxchirurgisches Konsilium)**
- Persistierendes Luftleck > 3 Tage
- Rezidivpneumothorax
- Sekundärpneumothorax (in gewissen Fällen)
- Gewisse Risikoberufe (Pilot, Taucher u.a.)
• **Operationen für Spontanpneumothorax** (postoperatives Rezidivrisiko 3 %):
- 1. Wahl: Talkpleurodese (*slurry* oder thorakoskopisch) oder thorakoskopische Pleuraabrasio
- 2. Wahl: Thorakoskopische Pleurektomie

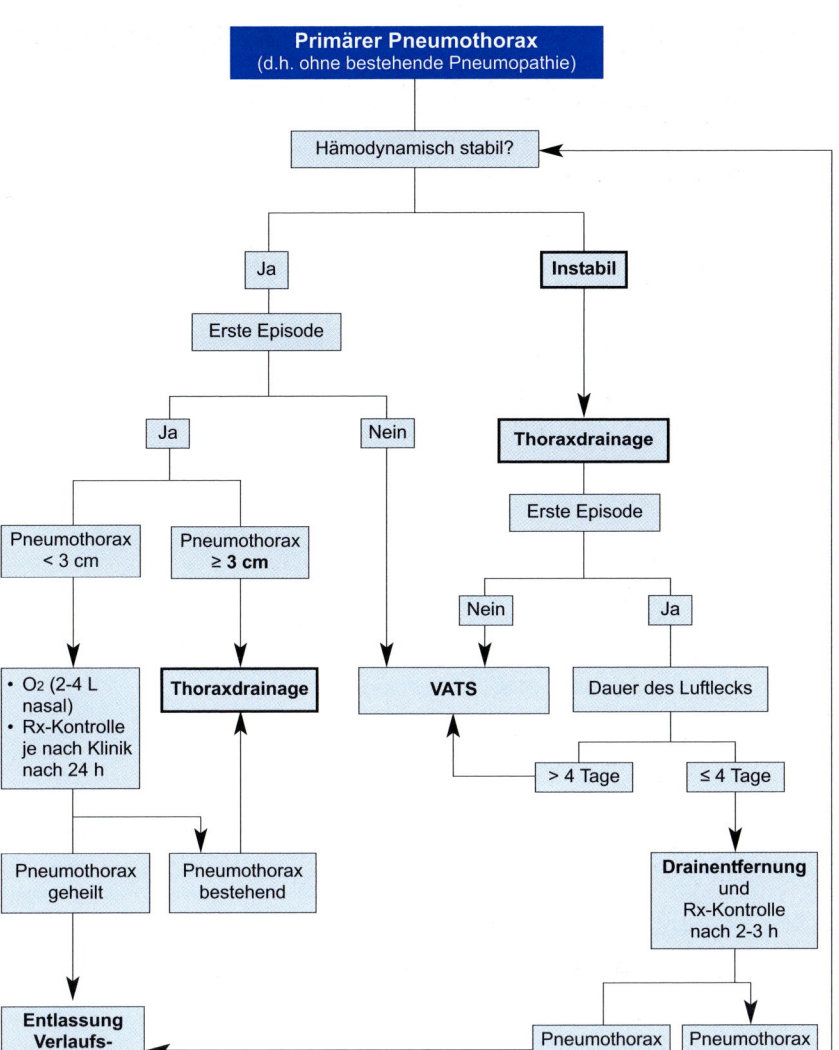

Algorithmus: Vorgehen beim primären Pneumothorax.

VATS = Video-assisted thoracoscopic surgery

Für die PRAXIS:

- **Flugverbot**
  - Nach einem Pneumothorax besteht ein Flugverbot für 6 Wochen.
- **Tauchen (inkl. Apnoe) und Spontanpneumothorax**
  - Der Pneumothorax bringt folgende Risiken mit sich:
    - -- Pneumothoraxrezidiv (20-50 % der Fälle); nach erfolgter Pleurodese ist das Tauchen wieder erlaubt, sofern die Lungenfunktion normal und keine Lungenbullae vorhanden sind.
    - -- Gasembolie
- **Tauchen (inkl. Apnoe) und posttraumatischer Pneumothorax oder nach Thorakotomie**
  - Das Tauchen ist erlaubt wenn folgende 3 Bedingungen erfüllt sind:
    - a) Die Grunderkrankung darf keine Kontraindikation darstellen
    - b) Normale Lungenfunktion
    - c) Erfolgreicher Test in der Überdruckkammer

Pleuradrainage einlegen

Ind: • Apikale Pleuraablösung ≥ 3 cm

Vorg: **1. Wahl des Drainageschlauches**
- Der Drainageschlauch soll wegen Abknickungsgefahr nicht dünner sein als **«Charrière 16-24»** (bei maschinell beatmeten Patienten ggf. dickere Drains einlegen (Charrière ≥ 28).

2. Lokalisation der Pleuradrainage
- **Absolute Notfallsituation (d.h. bei Spannungspneumothorax)**
  - → Einlage des Pleuradrains in die MONALDI-Position, siehe Foto 2 s. 235
- **Nicht absolute Notfallsituation**
  - → Einlage des Pleuradrains immer im **safety triangle** (siehe Foto unten): (vordere Axillarlinie 4.-5. ICR)
  - → Penetration des Drains 1 ICR oberhalb der Inzision (gemäss Foto):

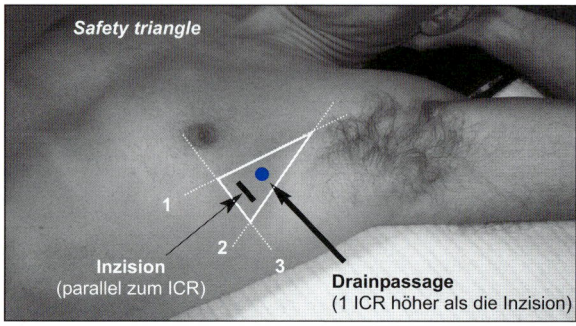

Foto 1: Lokalisation der Pleuradrainage im *Safety triangle*:
1. Lateraler Rand des M. pectoralis major
2. Vordere Axillarlinie
3. Horizontale Linie unterhalb der Brustwarze

3. Sog (Aspiration)
- Zu Beginn:
  - -- «Standardpatient»: ....20 cm H_2O
  - -- COPD/Emphysematiker: ....5-10 cm H_2O
- Wenn die Thoraxdrainage nicht fistelt (d.h. wenn keine Luftblasen mehr im Aspirationsbehälter beobachtet werden können) ist kein Sog mehr notwendig.
- Wenn nach 24 h keine Fistelung besteht (→ Luftleck), kann die Thoraxdrainage protokollgemäss entfernt werden, siehe unten.

Kpl: • Persistierendes Luftleck (falls ≥ 4 Tage = Indikation zur Thorakoskopie, siehe auch Algorithmus s. 233)
 • Blutung/Hämatothorax
 • Infekt
 • Akutes Reexpansions-Lungenödem (sehr selten)
  - Risikosituationen:
    - -- Ausgedehnter Pneumothorax
    - -- Subakuter Pneumothorax
  - Mechanismus: die neu ventilierten Alveolen werden sehr schnell perfundiert und ebenso rasch mit Flüssigkeit aufgefüllt.

Pleuradrain Entfernung

Vorg: • Grundprinzip bei der Entfernung eines Pleuradrains:
  - Im Moment, wo der Pleuradrain zurückgezogen wird, sollte der intrapleurale Druck positiv sein, um ein Eintreten von Luft zu verhindern, d.h.:
    - **Patient in Spontanatmung**
      - Der Drain soll bei einer nicht forcierten Exspiration oder während eines VALSALVA-Manövers entfernt werden.
    - **Maschinell beatmeter Patient**
      - Der Drain soll zu Beginn einer Exspiration entfernt werden.
 • Thoraxröntgenkontrolle 2-3 h nach Entfernung der letzten Drainage!

Für die PRAXIS:
- **Der Spannungspneumothorax ist ein VITALER NOTFALL.**
- **Die Diagnose wird KLINISCH und nicht radiologisch gestellt!!**
- **Bei Verdacht auf Spannungspneumothorax → notfallmässige Thoraxdrainage!!!**
  - NICHT auf das Thoraxröntgenbild vor Einlage des Thoraxdrains warten (Mortalität ↑)!
  - NICHT auf das Resultat der ABGA warten!!

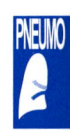

Klin:
- Symptome
  - Dyspnoe, Tachypnoe
  - Thoraxschmerzen
- Klinische Untersuchung
  - Patient im Präschock- oder Schockzustand
  - Art. Hypotonie (durch verminderte Füllung des linken Ventrikels infolge positiven Überdrucks des Pleuraraumes → Verminderung des HMV → art. Hypotonie)
  - Gestaute Halsvenen
  - Pulsus paradoxus
  - Tachykardie
  - Auf der betroffenen Seite:
    -- Verminderte Atemgeräusche
    -- Perkutorisch verstärkter Klopfschall (verstärkter Tympanismus)

Dg: • Die Diagnose des Spannnungsthorax wird klinisch und nicht radiologisch gestellt!

Lab: • ABGA: PaO$_2$ ↓ (Hypoxämie)

Vorg: **Praktisches Vorgehen bei Verdacht auf Spannungspneumothorax**

1. SOFORTIGES Vorbereiten einer 20 mL-Spritze mit grauem Venflon® (= dickes Kaliber). Die Spritze soll zur Hälfte mit NaCl 0.9 % gefüllt sein.
2. **Lokalisation der Einstichstelle** (MONALDI-Position, gilt aber NUR für Notfallpunktion!):
   → 2. ICR in der Medioklavikulärlinie (NICHT parasternal stechen, da sich dort die A. thoracica interna befindet!!)

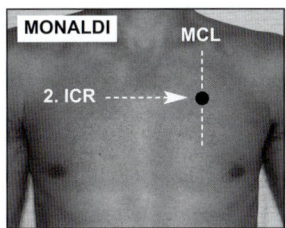

Foto 2: MONALDI-Position (nur im Notfall!):
- MCL = Medioclavicularlinie
- 2. IRC = zweiter Intercostalraum (der 1. ICR befindet sich direkt unter der Klavikula)

3. Vorstossen der Spritze durch die Thoraxwand unter kontinuierlicher Aspiration.
4. **Wenn plötzlich Luft leicht aspiriert werden kann (welche sich als Blasen in der Spritze manifestiert)** ist ein Pneumothorax wahrscheinlich.
   → Der Venflon® wird im Pleuraraum belassen und die Spritze wird abgeschraubt! Der Venflon® bleibt somit offen im Pleuraraum stehen, was der beim Spannungspneumothorax vorhandenen Überdruckluft die Möglichkeit gibt, auszutreten!
5. Im Anschluss, sofort Einlage einer Thoraxdrainage:
   → Grösse des Drains: ....Charrière 16 bis 24 (bei intubierten Patienten, sind dickere Drains zu bevorzugen bis > 28)
   → Lokalisation des Drains: ....Vordere Axillarlinie 4., 5. ICR, siehe Foto S. 234
   → Grosszügige Lokalanästhesie, dann 2 cm lange Hautinzision (parallel zum IRC und direkt oberhalb zur Rippe), stumpfe Tunnellierung der Brustweichteile und Eröffnung der Pleura
   → Digitale Aufweitung der Pleurainzision und Austastung des Pleuraspaltes
   → Einführen des Drains zwischen den geöffneten Backen einer Kornzange widerstandslos in die Pleurahöhle platzieren (<u>nach apikal anterior gerichtet</u>; im Gegensatz bei Pleuraerguss, wo der Drain nach basal posterior gerichtet wird) und mit der Sogeinrichtung verbunden wird.
   → Befestigung des Drains mit einer Haltenaht und zusätzlich, vorsorglichen Tabaksbeutelnaht (dient später zum Wundverschluss), wenn der Drain entfernt wird.
   → **Sog (Aspiration)**
     ■ «Standardpatient»: ....20 cm H$_2$O
     ■ COPD/Emphysematiker: ....5-10 cm H$_2$O
6. Kontroll-Röntgenthoraxbild nach der Thoraxdrain-Einlage

Allg:
- Die Urtikaria ist häufig (Prävalenz ca. 20 % der Bevölkerung) und tritt oft mit einem Angioödem auf.
- Es werden verschiedene pathophysiologische Mechanismen beschrieben:
  - IgE vermittelte Hypersensibilität mit Freisetzung von Histamin (= Hauptmediator)
  - Durch das Komplement vermittelt
  - Direkt durch Histamin Freisetzung ausgelöst (ohne IgE Mitbeteiligung)
  - Reaktion infolge Modifikation des Metabolismus der Arachidonsäure
  - Idiopathisch
- Bei einer akuten Urtikaria soll die detaillierte Anamnese so schnell wie möglich nach dem Ereignis stattfinden. In einem späteren Zeitpunkt erinnern sich die Patienten nicht mehr genau an die gestellten Detailfragen bezügl. Medikamenten- oder Nahrungsmitteleinnahmen während der letzten 24 h.

Klin:
- Ödem und umschriebene Rötung der Haut; oft pruriginös
- Die Rötung verbleicht bei Vitropression.
- Ein Dermographismus kann an einer Kratzstelle für die urtikarielle Läsion verantwortlich sein.
- Dauer der Läsion/en (typischerweise migrierend): 30 min - 2 h

Urs:
I. Primäre Urtikaria (idiopathisch, auch «kryptogen» genannt)
II. Sekundäre Urtikaria
- Infektiös: virale Infekte, Otitis, Pneumonie, HWI u.a.
- Durch eine physikalische Stimulierung hervorgerufen
  - Körperliche Aktivität, Kälte, Sonne, Vibrationen, Druck, Fieber u.a.
- Medikamentös
  - NSAR, Antibiotika, Diuretika, Isoniazid, Antiepileptika
- Nahrungsinduziert
  - Bei echter Allergie:
    -- Nüsse, Sellerie, Fische, Eier u.a.
  - Bei Histamin-Liberatoren:
    -- Alkohol, geräuchter Fisch, Fleischaufschnitt, Schokolade, Erdbeeren u.a.
- Neoplasie
- Konnektivitis, Vaskulitis
- Morbus HASHIMOTO
- Mastozytose u.a

Klas:
A. Akute Urtikaria

    Allg:
- Dauer der Läsion < 6 Wo, oft < 3 Tage (ausser bei einer medikamentös induzierten Urtikaria)

    Th:
- Symptomatische Therapie
  a) Milde Urtikaria: Anti-H1 der 2. Generation (nicht sedativ), S. 231
  b) Mittel- bis schwergradige Urtikaria (inkl. anaphylaktischer Schock), S. 32, 33

B. Chronische Urtikaria

    Allg:
- Dauer der Läsion > 6 Wo

    Urs:
- Idiopathisch (häufig)
- Hypothesen:
  - Rund 1/3 der Patienten haben IgG Auto-Antikörper, welche gegen die IgE-Rezeptoren oder die IgE selbst gerichtet sind. Zur Zeit ist es noch nicht bekannt, wie diese Antikörper produziert werden und ob sie einen Einfluss auf den Verlauf der Urtikaria haben, oder ob sie den Therapieerfolg beeinflussen können.

    Vorg:
- Blutuntersuchungen (wenig ergiebig bei fehlenden klinischen Elementen)
  - Blutbild, BSG, CRP, ANA
  - TSH, FT4, antimikrosomale Ak (DD: HASHIMOTO)
  - Komplement C4: Dieses soll nur beim isolierten Angioödem bestimmt werden. Wenn der Wert tief oder tief normal ist, wird empfohlen, den C1-Esterase Inhibitoren zu bestimmen. Patienten mit einem C1-Esterase Inhibitor Mangel (kongenital oder erworben) manifestieren keine Urtikaria.
- Ein Nahrungsmittel-Testing ist bei positiver Anamnese sinnvoll.
- Eine Hautbiopsie ist in folgenden Situationen in Betracht zu ziehen:
  a) Vorhandensein von fixen (≥ 36 h) Hautläsionen
  b) Bei Patienten mit anderen Symptomen wie:
    - Fieber
    - Arthralgien
    - Petechien, Purpura
    - Erhöhten Entzündungsparameter (BSG ↑↑, CRP ↑↑, Leukozytose)

Für die PRAXIS:
- Die detaillierte Anamnese und eine sorgfältige klinische Untersuchung ist essentiell.
- Die Anamnese und der klinische Status soll nach 1 Monat wiederholt werden (insb. soll die Suche nach einer Neoplasie nicht vergessen werden)!

Th: **1. Allgemeine Informationen - Kausaltherapie**
- Ein Konsilium beim Allergologen ist in folgenden Situationen indiziert:
  - Unklare Ursache der Urtikaria
  - Angioödem u.a. schwergradige urtikarielle Reaktionen
- Der chronische Dermographismus sollte mit einem Anti-H1 behandelt werden
- Ad. Kausaltherapie, falls möglich

2. Symptomatische Therapie
I. Initiale Therapie
- Ad. Anti-H1

II. Bei ungenügender therapeutischer Wirksamkeit der initialen Therapie
- Zwei Anti-H1 der neuen Generation mit unterschiedlichen Metabolismen
  - Bsp: Am Morgen ....Desloratadin 5 mg oder Fexofenadin 180 mg
    Am Abend ......Levocetirizin 5 mg
  - Bem: Die Anti-H1 der alten Generation haben mehr NW und sind indiziert, wenn eine sedative Wirkung gesucht wird (deren Gewebsakkumulation kann eine Somnolenz auch tagsüber erklären, auch wenn das Medikament am Vorabend eingenommen worden ist).

III. Bei ungenügender therapeutischer Wirksamkeit
- Ein Antileukotrien kann zusätzlich verabreicht werden (noch wenig Evidenz)
  - Bsp: Zafirlukast ......2x 20 mg/d PO
    Montelukast ..1x 10 mg/d PO
  - Bem: Die Anti-H2 werden nicht empfohlen, da unwirksam und teuer!

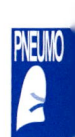

Insektenstich (Bienen - Wespen - Hummeln)

Allg:
- Ausser den **Bienen, Wespen** und **Hummeln** sind keine anderen Insekten bekannt, welche eine anaphylaktische Reaktion hervorrufen.
- Bienen hinterlassen ihren Stachel nach dem Stich und sterben. Hummeln und Wespen, die stechen, hinterlassen ihren Stachel nicht und sterben auch nicht nach erfolgtem Stich.
- Eine Biene ist in der Regel braun und hat kein schwarz-gelbes Muster wie eine Wespe.
- Die anaphylaktischen Reaktionen nach einem Insektenstich sind praktisch immer mittels IgE Antikörpern vermittelt.
- Prävalenz der anaphylaktischen Reaktionen nach Stich: 0.3-3 % der Bevölkerung.
- Die toxische Wirkung des Giftes ist selten, ausser bei multiplen Stichen.
- Die Klinik eines Rezidivs ist oft gleich wie diejenige nach dem ersten Stich.

Für die PRAXIS:
Die gefährlichste Zeitspanne nach einem Insektenstich ist die erste Stunde.

 1 Stunde

Th: **1. Lokale Therapie**
Vorg:
- Bei einem Bienenstich soll der Stachel tangential mit dem Fingernagel entfernt werden und dies, ohne den «Giftsack» zu berühren (um eine zusätzliche Penetration des Giftes zu verhindern).
- Kälteapplikation (aber NIE direktes Auflegen von Eis auf die Haut!)
- Betroffene Extremität hochlagern (dies erleichtert die Drainage)
- KEINE Creme oder Lotion applizieren (können die Reaktion verschlimmern)!

2. Systemische, medikamentöse Therapie
Ind:
- Mittelschwere bis schwere anaphylaktische Reaktionen
- Anaphylaktischer Schock
- Angioödem

3. Spezifische Immuntherapie (SIT; auch «Desensibilisierung» genannt)
Allg:
- Generell kann ab dem 5. Lebensjahr eine SIT durchgeführt werden. Sie dauert ca. 3-5 Jahre.
- Die Insektengiftallergie gehört zu den allergischen Krankheitsbildern, die mit der SIT sehr effizient zu behandeln sind (besser als die allergische Pollinose). Die Erfolgsquote bezüglich Hautreaktion liegt nahezu bei 100 %.
- Rezidivrate nach Ende der Therapie: ca. 5 % (Kinder); ca. 15 % (Erwachsene)
Ind:
- Schwere allergische Reaktion nach Insektenstichen, welche auf eine medikamentöse Therapie nicht oder schlecht anspricht. Ad. Konsilium.

GASTROENTEROLOGIE

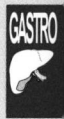

Allg:
- Der Ursprung einer oberen GI-Blutung liegt oberhalb des TREITZ-Bandes.
- Die obere GI-Blutung ist die Ursache von 80 % der GI-Blutungen.
- Mortalität der oberen GI-Blutung: 10 %
- In ca. 90 % der Fälle wird die Ursache einer oberen GI-Blutung gefunden.

Urs:
- Gastro-duodenales Ulkus (ca. 50 %)
- Ösophagitis (GÖR, infektiös, post-aktinisch)
- Gastritis (z.b.: NSAR)
- Hiatushernie
- Ösophagusvarizen, portale Hypertension
- Hämobilie
- Angiodysplasie, Angiome
- MALLORY-WEISS Syndrom
- DIEULAFOY Läsion
- Aorto-intestinale Fistel
- Magentumor u.a.

Klin:
- Hämatemesis (60-70 % der Fälle)
- Meläna (= Teerstuhl; in 25 % der Fälle)
- Hämatochezie (= rote Darmblutung; in < 5 % der Fälle)
- Schwindelgefühl bei Orthostase (bei Blutverlust > 25 %)
- Schock
- Kollaps

Vorg:
- 2 venöse Zugänge, Sauerstofftherapie, Sauerstoffsättigungskontrolle (Ziel: > 90 %)
- EKG, EKG- und Vitalparameter-Monitoring, BD-Messungen alle 5 min
- Blutanalyse:
  - Blutbild, INR, aPTT, Blutgruppe (+ Testblut)
  - K^+, Na^+, Kreatinin, Harnstoff, Blutzucker
  - ALAT, ASAT
  - ABGA
  - Andere Laborparameter je nach Klinik
- Bei instabilen Patienten ....6 EC-Konzentrate anfordern + 2 FFP
- Bei stabilen Patienten ......Je nach Klinik, Labor abwarten (Hb, Hk)

Th:
1. Flüssigkeitsreanimation [B]
   1.1. Instabile Patienten
   - Volumensubstitution
     Allg: - Ziel: **art. Mitteldruck > 60 mmHg**
     Vorg: - Flüssigkeitsreanimation, siehe «Hypovolämischer Schock», S. 22
   - EC-Konzentrate und Hb-Zielwerte
     Ind: - Hypoxämie-intolerante Patienten (KHK, COPD u.a.) ....**> 90 g/L**
           - Hypoxämie-tolerante Patienten (ohne Begleiterkrankung) ......**> 70 g/L**
   - Thrombozytentransfusion
     Ind: - Thrombozytopenie < 50 G/L
   - Frisch gefrorenes Plasma (FFP)
     Ind: - aPTT > 60 sek und/oder INR > 1.6 (Quick < 75 %)
           - Massentransfusionen, wobei das transfundierte EC-Konzentrat-Volumen grösser sein muss, als das körpereigene Blutvolumen.
     Bsp: - Ein Transfusionsvolumen > 5 L bei einem Patienten mit 70 kg verlangt die **IV**-Gabe von 2 FFP.

   1.2. Stabile Patienten
   - Kristalloide 1500 mL **IV** (NaCl 0.9 % oder Ringer Lactat)
   - ± EC-Konzentrate (Hb-Zielwerte, siehe oben «1.1. Instabile Patienten»)

2. Therapeutische Gastroskopie
   2.1. Akute Notfallsituation
   - Sofortige Gastroskopie (falls hämodynamisch möglich)
     Ind: 1. Massive Hämatemesis (> 300 mL rotes Frischblut) [B]
           2. Vd. auf Varizenblutung [B]
           3. Instabiler Patient, welcher, um einen SBD > 100 mmHg und/oder eine Herzfrequenz < 120/min zu erreichen, folgende Therapie benötigt: [B]
              -- über 1500 mL **IV Bolus** Kristalloide (NaCl 0.9 %, RL) oder Kolloide oder:
              -- Gabe von Vasopressoren
   2.2. Subakute Notfallsituationen bei stabilen Patienten (Blutung sistiert, keine hämodynamische Instabilität, stabiler klinischer Zustand und stabile Laborwerte)
   - Gastroskopie innerhalb von 6-12 h

3. Chirurgischer Eingriff (Notfallsituation und nur nach Misserfolg der endoskopischen Th)
Ind: 1. Massive, anhaltende Hämatemesis
2. Blutungsrezidiv nach erfolgter nicht-chirurgischer Therapie
3. Ungenügende Anzahl EC-Konzentrate zur Verfügung stehend (inkl. O-negativ)
4. Nicht zur Verfügung stehende/unmöglich durchzuführende obere Endoskopie
4. Bei Vd. auf Varizenblutung, siehe S. 243
5. Magenschutz (PPI)
Bsp: • Pantoprazol ......80 mg **IV**, dann 8 mg/h. Dann PO: 1x 40 mg/d während 8 Wo.
• Omeprazol ....40-80 mg **IV** in 3-5 min, dann 3x 40 mg/d **IV**.
Dann 20-40 mg/d PO während 8 Wo.
6. Magensonde (N° 18)
Allg: • Eine Magensonde wird oft installiert, ist aber nicht obligatorisch.
• Sie ist bei vorhandenen Ösophagusvarizen nicht kontraindiziert.
7. Antibiotika
Allg: • Insbesondere bei Aszitespatienten wird die Inzidenz von Infekten und der
Mortalität mit einer systemischen AB-Therapie reduziert!
Ind: 1. Peritonitis-Prophylaxe
2. Endokarditisprophylaxe bei Risikopatienten, nach Varizensklerotherapie

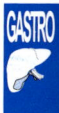

MALLORY-WEISS Syndrom

Allg: • Es handelt sich um eine **Schleimhautläsion beim Übergang vom Ösophagus zum Magen**.
• Risikofaktoren: Hiatushernie (bei 40-100 %), Alkoholismus (bei 40-80 %)
Klin: • Akute, arterielle (in der Submucosa gelegene) Magen-Darm-Blutung
• Epigastrische Schmerzen ± Ausstrahlung in den Rücken
• Oft im Zusammenhang mit rezidivierendem Erbrechen
Dg: • Die Diagnose wird endoskopisch gestellt.
• Das Risiko einer Ösophagusruptur während der Endoskopie beträgt < 0.2 %.
Th: **1. Endoskopische Therapie mit Hämostase (= Therapie der Wahl)**
• Die Hämostase kann mittels Unterspritzung von Adrenalin, Ethanol oder anderen
sklerosierenden Substanzen erreicht werden.
• Gegebenenfalls: **Einsatz von Hämoclips zum Verschluss der Läsion**
2. Sekretionshemmung
• PPI (z.B.: Pantoprazol, Omeprazol; siehe Punkt 5 oben) oder H2-Antihistaminika

DIEULAFOY Läsion (1898, französischer Chirurg)

Allg: • Die DIEULAFOY Läsion beschreibt einen Typ von Magenblutung, der typischerweise an
der *Curvatura minor* und innerhalb von 6 cm des gastro-ösophagealen Übergangs lokali-
siert ist.
• Die Blutung stammt aus submukösen Arteriolen, die sich pathologisch geschlängelt und
breitkalibrig darstellen.
• Die Magenschleimhaut zeigt an dieser Stelle einen **Oberflächendefekt von mehr als
2-5 mm**, was die darunter liegende Arteriole zur **Spontanruptur** bringen kann. Diese
Ruptur kann eine massive obere Gastrointestinalblutung hervorrufen.
Urs: • Unbekannt
• Keine Hinweise auf entzündliches oder immunologisches Geschehen.
Klin: • Hämatemesis ± Meläna (eine isolierte Meläna ist auch möglich).
• Hämodynamische Instabilität:
- Art. Hypotonie
- Tachykardie
- Schockzustand
• Typischerweise:
- Keine Bauchschmerzen
- Keine Dyspepsie
- Keine Appetitlosigkeit
Th: • Endoskopisch:
- Elektrokoagulation
- Sklerotherapie, ADRENALIN® unterspritzen
- *Haemoclipping* u.a.

Allg:
- Rund 90 % der Zirrhotiker entwickeln während des Krankheitsverlaufes Ösophagusvarizen
- Ca. 30 % der Zirrhotiker erleiden eine Blutung infolge Ösophagusvarizenruptur.
- Das Rezidivblutungsrisiko von Ösophagusvarizen ist am höchsten wenige Tage bis Wochen nach der Erstblutung (ohne therapeutischen Eingriff): 70-80 %.
- Mortalität:
    - Bei Erstblutung der Ösophagusvarizen: ....30 %
    - Stadium CHILD B/C, 2-Jahresmortalität: ....40-60 %
- Die Primärprophylaxe betrifft Zirrhotiker mit hohem Blutungsrisiko bei endoskopisch nachgewiesenen, grossen Varizen (Stadium II-IV).
- Bei Zirrhotikern wird ein endoskopisches Screening von Ösophagusvarizen empfohlen (aber widersprüchliches Kosten/Benefit-Verhältnis).
- Die Klinik, sowie eine Thrombozytopenie, kann Risikopatienten mit grossen Ösophagusvarizen identifizieren und somit eine gezielte Screening-Gastroskopie rechtfertigen.

Vorg:
- Wir unterscheiden 3 Szenarien beim therapeutischen Vorgehen bei Ösophagusvarizen:
    1. **Primärprophylaxe**
    2. **Sekundärprophylaxe**
    3. **Akute Varizenblutung**

Primärprophylaxe von Ösophagusvarizen

CHILD A oder B

Allg:
- Das Ziel der medikamentösen Therapie ist es, den portalvenösen Druck zu senken. Dies wird durch nicht selektive Betablocker (z.B.: Propranolol, Nadolol) ± Nitratderivaten (z.B.: Isosorbidmononitrat) erreicht:
    - Betablocker in Monotherapie (BB) ....10-20 % Blutungsreduktion
    - BB + Isosorbidmononitrat (ISMN) ....20-28 % Blutungsreduktion
- Propranolol und Nadolol senken das Erstvarizenblutungsrisiko bis zu 40 %. Die Mortalität hingegen wird nicht signifikant vermindert!
- Isosorbidmononitrat ist in Monotherapie nicht indiziert.
- Selektive BB (z.B.: Atenolol) reduzieren den portalvenösen Druck weniger wirksam als die nicht-selektiven BB.

Vorg:
- Ziel (einschleichend dosieren!!):
    - Herzfrequenz 55/min oder:
    - Senkung der Herzfrequenz um 25 %

Bsp:
- Betablocker
    - Propranolol: 2x 20 mg/d PO, dann stufenweise erhöhen bis die max. erträgliche Dosis erreicht ist (max: 320 mg/d)
    - Nadolol (in der CH nicht erhältlich) 30 mg/d, max. 90-120 mg/d
- Nitrat (Isosorbidmononitrat)
    - ISMN CORANGIN® 40 mg/d PO (falls art. Hypotonie, mit 20 mg/d beginnen), dann graduell Dosis steigern bis 100 mg/d

Bem:
- **Patienten mit Betablocker Unverträglichkeit**
    - Therapie der Wahl: Varizenligatur (hat weniger Komplikationen als die Sklerotherapie).

CHILD C

Vorg:
1. Lebertransplantation in Betracht ziehen
2. Medikamentöse Therapie (Betablocker ± Nitrat, siehe unten) ± endoskopische Ligatur

Sekundärprophylaxe von Ösophagusvarizen

Vorg:
- Therapie der Wahl
    - Varizenligatur (in «Monotherapie» oder kombiniert mit BB ± ISMN)
    - Die Kombination «BB ± ISMN» ist wirksamer als die Varizenligatur allein.
    - Propranolol bzw. Nadolol senken das 1-2-Jahresrisiko einer Rezidiv-Varizenblutung um ca. 40 %. Studien zeigen sogar eine signifikante Mortalitätssenkung.
- Etablierte Alternativtherapien (Gastro-Konsilium)
    - TIPS (*Transjugular intrahepatic portosystemic shunt*) oder Shunt Operationen
    - Lebertransplantation

Th: **1. Flüssigkeitsreanimation und Homöostase**
- Allg:
  - Ziel: art. Mitteldruck ≥ 60 mmHg!
  - Eine art. Hypertonie muss verhindert werden!
- Vorg: • Flüssigkeitsreanimation, siehe S. 22, 240

2. Antiemetika
- Allg: • Verhindern/Prophylaxe oder Therapie von allfälligen Brechreizen, denn das Erbrechen erhöht massiv den Druck in den Varizen!
- Bsp: • Metoclopramid: 10 mg **IV** (max. 40 mg/d)

3. Endoskopische Therapie (notfallmässig)
- Vorg: • Gummibandligatur oder Sklerosierung

4. Vasokonstriktor
- Allg:
  - Folgende Vasokonstriktoren werden angewendet (alle haben eine vergleichbare Wirksamkeit):
    - a) Octreotid
      - HWZ rund 2 h (beim Zirrhotiker bis 3.7 h)
    - b) Somatostatin
      - Kurze HWZ (rund 3 min)
      - Vermindert die Splanchnikusdurchblutung, ohne jedoch einen massiven systemischen BD-Abfall hervorzurufen.
      - Transiente Hypoglykämien (durch Glukagonsynthesehemmung). Blutzuckerkontrollen werden alle 3-4 h vorgeschlagen.
    - c) Terlipressin
      - Terlipressin ist stärker vasokonstringierend als Octreotid und weist somit ein erhöhtes Myokard- oder Mesenterialinfarkt Risiko auf.

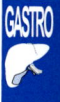

- Bsp: •

Vasokonstriktoren	Dosierung (**IV**)
Octreotid	50 µg **IV** Bolus, dann 25-50 µg/h **IV** über 2-5 d
Somatostatin	250 µg **IV** Bolus, dann 250 µg/h **IV** über 3 d
Terlipressin	2 mg **IV** alle 4 h (1. Tag), dann 1 mg **IV** alle 4 h

5. Therapierefraktäre Varizenblutung
- Allg: • Therapieresistenz bedeutet nicht ansprechen auf die Ligatur oder Sklerosierung + Gabe von Vasopressoren.
- Vorg:
  1. Gastro-Konsilium:
     - Notfallmässige TIPS (v.a. bei Zirrhotikern mit CHILD A oder B)
  2. Temporäre, initiale, mechanische Kompression mit einer Ballontamponade.

> **Für die PRAXIS:**
> Das blinde Einlegen einer Ballontamponade vor der Endoskopie ist NICHT indiziert, kann aber die Komplikationsrate erhöhen!

- **LINTON-Nachlass-Sonde** → Zug mit 1 kg
  - 1 «Birne» (Volumen 350 mL)
- **SENGSTAKEN-BLAKEMORE-Sonde** → Zug mit 250 g
  - Diese Sonde hat 2 Ballons:
    -- Magen 300 mL
    -- Ösophagus 150 mL
  3. Lebertransplantation

HAUSINTERNE GUIDELINES

Def:
- **Meläna (Teerstuhl)**: analer Abgang von schwarzem, übel riechendem Stuhl (verdautes Blut)
- **Rektorrhagie**: analer Abgang von rotem Blut. Blutungsquelle: Anus, Rektum, Kolon

Allg:
- Ca. 10 % der unteren GI-Blutungen haben ihren Ursprung im oberen GI-Trakt
- Ca. 80 % der oberen GI-Blutungen kommen spontan zum Stehen.

Urs:
- Divertikel (30-40 %) → akute, schmerzlose Blutung
- Vaskuläre Anomalien des GI-Traktes:
  - Vaskuläre Tumoren:
    -- Hämangiome (benigne)
    -- Angiosarkom
    -- KAPOSI-Sarkom
  - KLIPPEL-TRENAUNAY-WEBER-Syndrom
  - EHLERS-DANLOS-Syndrom
  - DIEULAFOY-Läsionen
  - Limitierte Systemsklerose
  - Angiodysplasie
    a) Kongenital (bei Geburt vorhanden oder Bildung im Verlauf von kongenitalen Krankheiten)
    b) Erworben (wesentlich häufiger, als die kongenitale Angiodysplasie). Es handelt sich um Gefässstrukturen, welche eine Distorsion aufweisen und die häufiger bei älteren Personen beobachtet werden. Die Ursache dieser Pathologie ist unklar.
  - Post-aktinische Gefässektasien
- Benigne Tumoren (Polypen, Adenome)
- Maligne Tumoren (oft okulte Blutungen!)
- Anorektale Blutungen (Hämorrhoiden, Fisteln)
- MECKEL-Divertikel
- Morbus CROHN
- Colitis ulcerosa
- Ischämische Kolitis (typischer Patient: oft höheren Alters, polyvaskulär mit Schmerzen im linken Unterbauch)
- Pseudomembranöse Kolitis
- Infektiöse Kolitis:
  - Campylobacter
  - Salmonella, Shigella
  - E. coli
  - Clostridium difficile

Vorg:
A. Grundbilanz
  - Anamnese + klinische Untersuchung!
  - Labor, siehe «Obere GI-Blutung» S. 240
  - Röntgen: Abdomenleeraufnahme liegend

B. Spezifische Untersuchungen (je nach Klinik)
  - Koloskopie (kurz oder lang)
  - Gastroskopie (~ 10 % der unteren Gastrointestinalblutungen «kommen von oben»)
  - Video Kapselendoskopie (1x-Gebrauch, kann ambulant durchgeführt werden)
    Vorg: • Praktische Durchführung: Orale Einnahme einer Kapsel (26 x 11 mm), welche die Batterien, den Sender, eine Lichtquelle, sowie eine Kamera enthält und die über ca. 6 h Bilder mit einer Frequenz von 2 Bildern/sek sendet.
    Ind: • Unklare Blutungen aus dem Magen-Darmkanal (Tumoren des Dünndarms, Angiodysplasien, Polypen), Morbus CROHN, familiäre Polyposis Syndrome (familiäre adenomatöse Polyposis, PEUTZ-JEGHERS-Syndrom u.a.)
    KI: • Verdacht auf Darmstenosen
  - Push-Enteroskopie (PE): partielle endoskopische Untersuchung des Dünndarms
  - Doppelballonenteroskopie (PPE: Push-and-Pull-Enteroskopie): komplette endoskopische Untersuchung des Dünndarms. Das Enteroskop wird durch einen Doppel-Ballon-Katheter, mittels abwechselndem Aufblasen, vorgeschoben und zurückgezogen.
  - EC-markierte Szintigraphie (sichtbar bei Blutungsgeschwindigkeiten ≥ 0.5 mL/min)
  - Angiographie (sichtbar bei Blutungsgeschwindigkeiten ≥ 1 mL/min)
  - Exploratorische Laparotomie
  - Bei Vd. auf MECKEL-Divertikel: Abdomen-CT (mit Technetium markiert)

Th:
1. **Kausaltherapie**
   Bsp: • Bei Divertikulitis, siehe S. 254
        • Bei Angiodysplasie (je nach Klinik):
          - Endoskopische Therapie
          - Hemikolektomie
2. **Symptomatische Therapie**
   Bsp: • Flüssigkeitsreanimation, S. 22, 240
        • EC-Konzentrate

Def: ■ **Akute Pankreatitis:** Akute Entzündung mit/ohne Organdysfunktion mit ≥ 2 der 3 Kriterien:
1. Typische Bauchschmerzen
2. Bildgebung vereinbar mit einer akuten Pankreatitis
3. Labor mit Pankreatitis vereinbar: Amylase (oder p-Amylase) und/oder Lipase ≥ 3x N

Für die PRAXIS:
- Die Sensitivität und die Spezifität der Amylase und der Lipase bei akuter Pankreatitis hängt vom pathologischen Grenzwert ab. Hohe Grenzwerte sind spezifischer aber weniger sensitiv. Einige Experten sagen, dass die Lipase spezifischer ist als die Amylase bezüglich der Diagnose einer akuten Pankreatitis. **Ein Lipaseserumspiegel 3x N hat eine rund 98 %-ige Spezifität für eine akute Pankreatitis.**
- Sowohl die Amylase als auch die Lipase weisen erhöhte Werte bei nicht-pankreatischen Anomalien auf. Bei akuter Pankreatitis steigen beide Parameter (Amylase und Lipase) frühzeitig an. Da die Amylase eine kürzere HWZ und eine erhöhte renale Eliminationsrate hat, fällt der Amylaseserumtiter schneller auf den Normwert zurück als derjenige der Lipase.
- Es gibt keine gute Korrelation zw. dem Serumtiter der Amylase und der Lipase bez. dem Schweregrad der Pankreatitis; daher sind diese Werte prognostisch nicht hilfreich.
- Nicht vergessen: Normale Amylase- und Lipaseserumwerte schliessen eine Pankreatitis in der Anfangsphase nicht aus.

Differentialdiagnostik: Amylase versus Lipase im Serum	
Amylasenerhöhung	**Lipasenerhöhung**
Pankreaserkrankung (inkl. Pankreatitis und Pankreatitiskomplikationen: Abszess, Pseudozysten)	Akute Pankreatitis
Trauma, chirurgische Eingriffe	Chronische Pankreatitis
Pankreaskrarzinom	Pankreassteine
Zystische Fibrose	Pankreastumor
Speicheldrüsenerkrankung	Niereninsuffizienz
Infekt, Trauma, Radiatio	Akute Cholezystitis
Obstruktion des Ductus pancreaticus	Intestinale Obstruktion
Gastrointestinale Erkrankung	Mesenterialinfarkt
Ulcus pepticus perforans, Darmperforation	Diabetische Ketoazidose
Mesenterialinfarkt	HIV
Appendizitis, Cholezystitis	Makrolipasämie
Lebererkrankung	Posttraumatisch
Schwergradige Gastroenteritis	Nach einer ERCP
Zöliakie	Zöliakie
Niereninsuffizienz	Idiopathisch; medikamentös
Tumor (Ovar, Prostata, Lunge, Ösophagus, Mamma, Thymus, multiples Myelom)	
Schwangerschaft, rupturierte ektop. Schwangerschaft	
Ovarialzysten, PID (Pelvic inflammatory disease)	
Alkoholkrankheit, Anorexie/Bulimie	
Makroamylasämie	
Verbrennungen	
Herzinfarkt	
AIDS	
Schädelhirntrauma	
Bauchaortenaneurysma	
Idiopathisch, medikamentös	

Allg: • Die akute Pankreatitis ist **ein medizinischer Notfall** und oft hervorgerufen durch eine schwere Komplikation einer **Cholelithiasis** und/oder des **Alkoholismus.**

Urs: • Gallensteine ....(40 %)
• Alkoholinduziert ....(40 %)
• Idiopathisch ....(10 %)
• Sonstige Ursachen ....(10 %)
  - Medikamente:
    -- Azathioprin
    -- Cimetidin
    -- Furosemid, Torasemid
    -- Metronidazol
    -- Östrogene
    -- Pentamidin
    -- Ranitidin
    -- Salicylate
    -- Sulfonamide (z.b. TMP/SMX)
    -- Tetracyclin (z.b. Doxycyclin)
    -- Valproat
  - Infekte:
    -- Hepatitis (A, B, C)
    -- Coxsackievirus
    -- Echovirus
    -- Adenovirus
    -- Herpesviren: CMV, EBV, Varicella u.a.
    -- HIV
    -- Mycoplasma
    -- Mycobacterium
    -- Campylobacter
    -- Legionella u.a.
  - Trauma
  - Nach chirurgischen Eingriffen
  - Hypertriglyzeridämie (bei TG-Werten > 12 mmol/L)
  - Hyperkalzämie
  - Ischämie
  - Konnektivitiden
    -- SLE
    -- PAN u.a.
  - Morbus CROHN
  - Pankreaskarzinom u.a.

Klin: • Symptome
  - Sehr starke, akute, gürtelförmige Schmerzen im Epigastrium, welche schnell und kontinuierlich zunehmen. Sie können auch in den Rücken ausstrahlen.
    Klinische Schweregrade:
    1. Leichte Pankreatitis ....mittelstarke Bauchschmerzen
    2. Mittelschwere/schwere Pankreatitis ..starke Bauchschmerzen
    3. Schwere Pankreatitis ....sehr starke Bauchschmerzen ± Sepsis, Kollaps
  - Das Vorbeugen des Oberkörpers kann teilweise die Schmerzintensität vermindern.
  - Geblähtes Abdomen
  - Verminderung der intestinalen Peristaltik und Fehlen von Darmgasen (diese Symptome werden bei Reflexileus und Peritonitis beobachtet)
  - Fieber
  - Nausea, Erbrechen
• Befunde
  - Verminderung der Bauchatmung
  - Das Epigastrium kann «in einem Block» palpiert werden («teigig»)
  - Peritoneale Zeichen (Peritonismus): epigastrische Abwehrspannung und Loslassschmerz
  - CULLEN Zeichen (selten):
    Def: • Periumbilikale Blauverfärbung bei intraperitonealer Blutung
    DD: • Hämorrhagischer Aszites
        • Iatrogene, intraperitoneale Blutung, post-operativ
        • Akute Pankreatitis (das Pankreas ist im retroperitonealen Raum lokalisiert, kann aber zu intraperitonealen Blutungen führen)
  - GREY-TURNER Zeichen (selten):
    Def: • Blauverfärbung der Flanken bei retroperitonealer Blutung. Das GREY-TURNER-Zeichen kann auch mit dem CULLEN-Zeichen kombiniert vorkommen.
  - Pleuraerguss (links)

Klinik	Nicht biliäre Pankreatitis	Biliäre Pankreatitis	Punkte
Bei Spitaleintritt			
Alter	> 55 Jahre	> 70 Jahre	
Leukozyten	> 16 G/L	> 18 G/L	
Blutzucker	> 11.1 mmol/L	> 12.2 mmol/L	
ASAT (GOT)	> 250 IE/L	> 250 IE/L	
LDH	> 350 IE/L	> 400 IE/L	
Nach 48 Stunden			
Hämatokrit	↓ > 10 Punkte oder %	↓ > 10 Punkte oder %	
Harnstoff (Blut)	↑ > 1.8 mmol/L	↑ > 0.7 mmol/L	
Kalzium (Blut)	< 2 mmol/L	< 2 mmol/L	
Bicarbonat (Blut)	↓ > 4 mEq/L	↓ > 5 mEq/L	
PaO$_2$	< 8 kPa (< 60 mmHg)	< 8 kPa (< 60 mmHg)	
Flüssigkeitssequester	> 6 Liter (geschätzt)	> 4 Liter (geschätzt)	
RANSON-*Score* (pro erfülltem klinischem Parameter wird ein Punkt gezählt)			**TOTAL**

RANSON-Score	Mortalität
< 3	< 5 %
3-7	15-40 %
> 7	100 %

Das RANSON-*Score*:
- gibt Auskunft über den Schweregrad (Schätzung der Mortalität) einer akuten Pankreatitis
- betrifft ausschliesslich die ersten 48 Stunden nach Spitaleintritt

Dg: Die Diagnose stützt sich ab auf die Klinik, das Labor und die radiologischen Abklärungen:
- Leukozytose, CRP ↑
- Amylase (oder p-Amylase):
  - Für die PRAXIS: Erhöhung der Amylase nach 3-6 h (bei 75 % der Patienten mit Pankreatitis) bis 40x den Normwert.
  - Der Maximalwert ist nach 20-30 h erreicht. Normalisierung nach 2-3 d.
  - Die HWZ der Amylase beträgt 8-12 h.
  - Folgende Pankreatitiden können «falsch normale» Amylasewerte zeigen:
    -- Pankreatitis im Spätstadium, Pankreatitis äthylischer Genese
  - Es gibt keine Korrelation zwischen dem Serumspiegel und dem Schweregrad der Pankreatitis (siehe auch DD-BOX S. 245).
- Lipase (siehe auch DD-BOX S. 245):
  - Erhöhung nach 3-6 h. Der Maximalwert ist nach 24 h erreicht.
  - Normalisierung nach 4-14 d
- LDH ↑
- ALAT (↑), ASAT (↑):
  - Wenn die ALAT ≥ 3x die N beträgt, ist die Ursache der Pankreatitis biliär, selbst wenn die Abdomensonographie «normal» ausfällt (Sensitivität 50 %, Spezifität 95 %).

Rx:
1. Praxisgemässe Erstuntersuchung: Abdomensonographie
   - Suche nach Gallen- und/oder Choledochussteinen
2. Bildgebung der Wahl: Abdomen CT (mit Kontrastmittelgabe)
   - Je nach Verlauf soll das Abdomen-CT nach 48-72 h wiederholt werden mit dem Ziel, folgende Komplikationen auszuschliessen:
     -- Ödem des Pankreas
     -- Pankreas Nekrosen
     -- Abszessbildung
     -- Gallensteine u.a.
3. Bei Vd. auf eine Choledocholithiasis
   - Endoskopische Sonographie (EUS, *endoscopic ultrasound*) oder:
   - MRCP (MR-Cholangio-Pankreatographie)

DD:
- Medizinische Notfälle
  - Akutes Koronarsyndrom (EKG? Herzmarker?)
  - Lungenembolie
  - Aortendissektion
  - Magen- oder Duodenalulkus
- Chirurgische Notfälle
  - Ulkusperforation (Vorgeschichte? Radiologisch nachgewiesenes Pneumoperitoneum?)
  - Mesenterialinfarkt (bekannte Arteriosklerose? Arrhythmie? Radiologisch bestätigter diffuser Ileus?)
  - Cholezystolithiasis (CAVE: kann eine nekrotisierende Pankreatitis verursachen!)

Kpl: **A. Lokale Komplikationen**
1. Nekrotisierende Pankreatitis ± Infektion, Abszess
2. Pseudozyste ± Infektion/Blutung/Ruptur
   → Bei Zystendurchmesser ≤ 6 cm, ist eine konservative Therapie akzeptabel.
   → Bei Zystendurchmesser > 6 cm und symptomatisch, soll eine endoskopische, perkutane oder chirurgische Therapie eingeleitet werden (Gastro-Konsilium).
3. Aszites
4. Massive Blutung
5. Intestinale Ischämie, Mesenterialinfarkt
6. Thrombose der Milzvene (± Ösophagusvarizen), andere Thrombosen
7. Gallenwegsobstruktion ± cholestatischer Ikterus

B. Systemische Komplikationen
1. Lunge — Atelektasen, Mediastinitis, Pleuraerguss, ARDS, Pneumonie
2. Herz — Art. Hypotonie, Schock, Perikarditis, Perikarderguss ± Tampona-de, Kardiomyopathie
3. Gastro — Magenulkus, erosive Gastritis, Pfortaderthrombose
4. Hämato — DIC, Anämie, Thrombozytopenie
5. Nephro — Akute Niereninsuffizienz, Nierengefässthrombose
6. Metabolisch — Hyperglykämie/Diabetes, Hypokalzämie, Hypertriglyzeridämie, metabolische Enzephalopathie
7. ZNS — Fettembolie, Blindheit (BURTSCHNER Retinopathie), Psychose
8. Sonstige — Fettnekrosen: subkutan (erythromatöse Noduli), Knochennekrosen

Hosp: • Eine Hospitalisierung in der IPS wird bei einem RANSON-Score (s. 247) ≥ 3 empfohlen.

Th: **1. Flüssigkeitsgabe — Flüssigkeitsreanimation**
Allg: • Die Flüssigkeitsgabe kann bei Patienten, die einen grossen 3. Raum entwickeln, sehr gross sein!
• Flüssigkeitsgabe «titrieren» zur Aufrechterhaltung der Vitalparameter, wie:
   - Blutdruck, Diurese, Herzfrequenz
• Bei folgenden Patienten muss die Flüssigkeitsgabe mit Vorsicht verabreicht werden (Risiko eines akuten Lungenödems):
   - Fortgeschrittenes Alter, Herzinsuffizienz, Niereninsuffizienz
Bsp: • Kristalloide (NaCl 0.9 %, Ringer-Laktat):
   - Bis 3 L über 1-2 h, dann Perfusor 250-500 mL/h **IV**
• Oder Kolloide, siehe s. 58

2. Analgesie der Bauchschmerzen: Medikamentös ± Periduralanästhesie
2.1. Medikamentöse Therapie

Analgetika	Beispiel	Galenik	Adm.	Dosierung
Butylscopolamin	BUSCOPAN®	Amp 20 mg	**SC, IM, IV**	max. 100 mg/d
Pethidin	PETHIDIN®	Amp 100 mg	**SC, IM**, PO	50-150 mg/3-4 h
		Amp 100 mg	**IV**	25-50 mg/3-4 h
Buprenorphin	TEMGESIC®	Amp 0.3 mg	**IM, IV, SC**	0.3-0.6 mg/6-8 h
		Tabl 0.2 mg	SUBL	0.2 mg/8 h
Fentanyl*	FENTANYL®	Amp 100, 250, 500 µg	**IV**	25-50 µg/4 h
Metamizol	NOVALGIN®	Amp 1 g, 2.5 g	**IM**	0.5 - 1 g/6 h
			IV	0.5 -1 g (max. 0.5 g/min). Evtl. Perfusor/24 h. Max. 5 g/24 h
		Suppo 1 g	IR	1 g/6-8 h
Octreotid#	SANDOSTATIN®	Amp 50 µg	**SC**	2-3x 50-100 µg/d

2.2. Periduralanästhesie: ad. Spezialisten-Konsilium

3. Laborkontrollen
Allg: • Initial mind. 1-2x/d. Dann Kontrolle je nach Klinik:
   - K^+ (↓), Mg^{2+} (↓), Ca^{2+} (↓), Blutzucker (↑) u.a. Parameter je nach Klinik

---

* Unter den Opioiden ist es von Vorteil, Pethidin oder Fentanyl einzusetzen, denn der Spasmus des Sphinkters ODDI ist weniger ausgeprägt, als unter Morphin. Vorsicht mit Pethidin bei Patienten mit Niereninsuffizienz (Akkumulierung).

\# Octreotid kann als Antiemetika oder als Analgetika eingesetzt werden, sofern die «Standardtherapie» einen ungenügenden Erfolg zeigt. Der Injektionsort soll mindestens alle 3 d gewechselt werden. Octreotid vermindert unter anderem die gastrointestinale Sekretion.

4. Ernährung

Allg: **a) Orale Ernährung**
- In milden Formen der Pankreatitiden (ohne: Nausea, erbrechen, Ileus) kann eine orale Ernährung sobald die Schmerzen und die Entzündungsparameter rückläufig sind, begonnen werden. Dies ist i.d.R. 24-48 h nach Krankheitsbeginn der Fall. [Pancreatology 2013;13 (4 Suppl 2):e1-e15]
Die Nüchternheit vemindert die gastrointestinale Sekretion.

b) Enterale oder parenterale Ernährung
- Bei mittel-/schwergradigen Pankreatitiden ist eine enterale (empfohlen via Jejunalsonde) oder parenterale Ernährung notwendig.
Sobald sich aber die lokalen Komplikationen verbessern, soll, je nach Verträglichkeit, eine orale Ernährung graduell begonnen werden.
Eine parenterale Ernährung kann mit Glutamin (0.3 g/kg/d) nur dann begonnen werden, wenn der Versuch mit einer enteralen Ernährung nach 5-7 Tagen erfolglos war. Die Nüchternphase überschreitet somit 7 Tage nicht. [D]
Die parenterale Ernährung sollte nur bei Patienten, welche die enterale Ernährung nicht tolerieren, eingesetzt werden (denn die parenterale Ernährung kann, wenn sie zusätzlich zur enteralen Ernährung verabreicht wird, schädlich sein).
- BZ-Kontrollen (BZ-Zielwert: 4.4-6.0 mmol/L)

5. Prophylaktische AB-Therapie (kein Konsens)

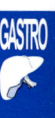

Ind:
- Eine AB-Therapie ist i.d.R. nicht indiziert. Sie kann aber bei schwerer akuter Pankreatitis in Betracht gezogen werden (falls 30 % des Pankreas eine Nekrose aufweisen). [2C]
- Die AB-Therapie kann gestoppt werden, wenn die mikrobiologischen Kulturen, welche vor Beginn der Antibiose abgenommen wurden, negativ ausfallen.

Bsp:
- Meropenem ....3x 1-2 g **IV** x 7-10 d (14 d, bei bewiesener Nekrose)
- Imipenem/Cilastatin ....250-500 mg **IV** alle 6 h

6. Thromboembolische Prophylaxe (kein Konsens)

Allg:
- Die thromboembolische Prophylaxe wird empfohlen. Sie wird nach Bestimmung der verschiedenen Laborwerte (aPTT, INR, Thrombozyten) begonnen.

Bsp:
- Heparin 2-3x 5'000 IE **SC**
oder:
- Dauerinfusion 10'000-15'000 IE/24 h **IV** (Ziel-aPTT: 30-40 sek)

Bem:
- Ein NMH (oder ein Faktor Xa-Hemmer) kann bei gutem Verlauf und guter Nierenfunktion in Betracht gezogen werden.
CAVE: NMH akkumulieren bei CrCl < 30 mL/min.

7. Sonstiges Vorgehen bei akuter Pankreatitis

7.1. Magensonde

Ind:
- Intestinale Obstruktion (Subileus, Ileus)
- Nausea/Erbrechen

7.2. Magenschutz

Bsp:
- Pantoprazol   80 mg **IV**, dann Perfusor 8 mg/h **IV**, dann oral weiterfahren: 1x 40 mg/d PO x 8 Wo.
- Omeprazol   40-80 mg **IV** über 3-5 min, dann 3x 40 mg **IV**, dann oral weiterfahren: 1x 20-40 mg/d PO x 8 Wo.

7.3. Feinnadelpunktion oder -aspiration (CT gesteuert)

Ind:
- Klinischer Infekt + radiologische Evidenz einer Nekrose
  a) Bei steriler Nekrose:
     - Kein Débridement und keine Drainage notwendig
  b) Bei infizierter Nekrose und/oder bei radiologisch bestätigtem Abszess (Vorhandensein von Luft) oder positivem Resultat der Feinnadelaspiration:
     - Chirurgisches Débridement (laparoskopisch oder bei «offener Operation»)
     - Bei gutem Verlauf wird empfohlen, mit dem Débridement während 2-3 Wo zuzuwarten. Dies erlaubt eine bessere Abgrenzung des nekrotischen Gewebes.

7.4. ERCP innerhalb von 72 h nach Beginn der Symptome ± biliäre Papillotomie

Ind:
- Verdächtige oder bestätigte akute Pankreatitis mit Verschlussikterus (hervorgerufen durch einen Stein oder eine andere biliäre und/oder pankreatische Obstruktion).
Wenn die ERCP nicht stattfinden kann, soll eine andere Methode der biliären Drainage angewendet werden.
- Anikterische, schwere, akute Pankreatitis bei verdächtigen oder bestätigten Gallensteinen.

7.5. Schwere Sepsis

Vorg:
- Diagnose und Therapie, siehe Kapitel «Sepsis», S. 36

Allg:
- Häufigkeit: 10-15 % der Normalbevölkerung. Frauen > Männer (3/1)
- Die Erstmanifestation tritt oft nach dem 40. Lebensjahr auf.
- Die normale Galle enthält ausser Wasser (80 %) **Gallensalze, Phospholipide** und **Cholesterin** (Ratio: 70/25/5). Die Galle wird «lithiogen», wenn die Cholesterinfraktion zu Lasten der Gallensalze ansteigt (siehe auch unter «Medikamentöse Therapie» 3.1.).
- Verschiedene Gallenstein Zusammensetzungen:
  - 80 % der Fälle: Cholesterin- und gemischte Steine (aber > 50-70 % Cholesteringehalt)
  - 20 % der Fälle: Bilirubin (Herkunft: chronische Hämolyse, Leberzirrhose, idiopathisch)
- Die «**6 F**» beschreiben die typische Gallenstein-Patientin (siehe aber auch «Urs:»):
  - Fat (Adipositas)   - Family («Mutter»)
  - Female (weiblich)   - Fair (helle Hautfarbe)
  - Fertile (in «fruchtbarem» Alter) - Forty (> 40 Jahre)

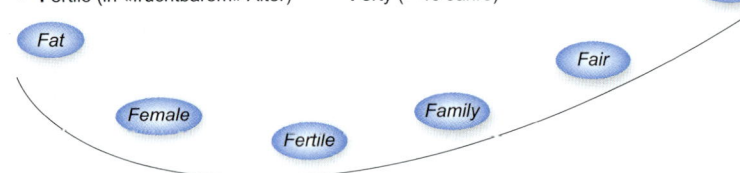

Urs:
- **Risikofaktoren**
  - Genetische Faktoren
  - Weibliches Geschlecht (ca. 3x häufiger als beim Mann); «Mutter sein»
  - Alter > 40 Jahre
  - Adipositas
  - Diabetes mellitus
  - Helle Hautfarbe
  - Hyperlipidämie
  - Ernährung (cholesterinreich, Abmagerungskur, parenterale Therapie)
  - Schwangerschaft (das Risiko ist mit der Parität erhöht)
  - Chronische Hämolyse
  - Leberzirrhose
  - Choledochusanomalien, Strikturen, Infektion
  - Medikamentös
    -- Oestrogene
    -- Ceftriaxon
    -- Colestyramin
    -- Clofibrat
    -- Octreotid

Klin:
I. Asymptomatisch (75 % der Fälle)
II. Symptomatisch (25 % der Fälle)
- Unspezifische GI-Beschwerden
  - Nausea, Völlegefühl, Blähungen
  - Manchmal werden fettige Mahlzeiten, kalte Getränke oder Kaffee nicht vertragen.
- Gallensteinkoliken (Dauer: 30 min bis ca. 3 h)
  - Rechte Oberbauchschmerzen, manchmal in den Rücken und/oder in die rechte Schulter ausstrahlend, Nausea, Erbrechen u.a.
  - Diese Koliken sind durch die Steinpassage im Zystikusgang und/oder in der Ampulla VATERI hervorgerufen.
- Klinische Untersuchung
  - Das MURPHY-Zeichen muss gesucht werden.

Dg:
- Die Diagnose wird wie folgt gestellt:
  - Anamnese + klinische Untersuchung
  - Bildgebung

Rx:
- Steine, die kein Kalzium enthalten, sind in der Abdomenleeraufnahme nicht sichtbar.
  - Untersuchungsmethode der Wahl: Sonographie. Von Fall zu Fall entscheiden: CT, MR
  - Andere Untersuchungsmethoden (Gastro-Konsilium):
    -- Cholangio-CT, oder -MR
    -- ERCP oder MR-Cholangiopankreatikographie (MRCP)
    -- Intraoperative Cholangiographie

Lab:
- Bei Cholezystitis: CRP ↑, Leukozytose

Kpl:
- Rezidivierende Gallensteinkolik (häufig!)
- Cholezystitis

Th: **1. Asymptomatische Cholelithiasis**

> **Für die PRAXIS:**
> Eine asymptomatische Cholelithiasis benötigt i.d.R **keine** Therapie.
> AUSNAHME: Bei chronischer Cholezystitis mit Wandverkalkungen soll eine
> Cholezystektomie vorgenommen werden, denn hier besteht das Risiko eines
> **Gallenblasenkarzinoms (*calculo-cancer*)!**

2. Symptomatische Cholelithiasis
  2.1. Ohne Entzündungszeichen (Labor und sonographisch)
      • Symptomatische Therapie (Analgetika, fettarme Diät, Ruhe)
  2.2. Mit Entzündungszeichen (Labor und/oder sonographisch)
      • Siehe Cholezystitis, S. 252

3. Vorgehen bei vorhandenen Gallensteinen
  3.1. Medikamentöse Therapie
      Allg: • Die medikamentöse Therapie mit Ursodeoxycholsäure ist sehr begrenzt.
              Diese Substanz ist eine natürliche Gallensäure und kommt in kleinen
              Mengen in der Galle vor. Proportional zur verabreichten Dosis wird die
              steinbildende Galle an Cholesterin untersättigt, was ihr die Möglichkeit
              gibt, den Cholesterinüberschuss in Form von Kristallen und
              Cholesterinsteinen aufzulösen.

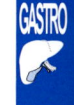

      Ind: • Nicht komplizierte Gallensteine, die alle folgende Kriterien erfüllen:
             - Keine Kalziumsteine
             - Keine Bilirubinsteine
             - Durchmesser < 10 mm
            • Vor- und Nachbehandlung von Gallensteinzertrümmerung
      KI: • Kalzium enthaltende Steine (strahlendicht!) oder Bilirubinsteine
            • Wenn eine Cholezystektomie vorgesehen ist (inkl. Cholezystitis,
              Cholangitis, Gallenwegsobstruktion, Pankreatitis u.a. komplizierte
              Steinleiden)
            • Niereninsuffizienz, Leberinsuffizienz
            • Schwangerschaft
      Bsp: • Ursodeoxycholsäure DE-URSIL®, URSOCHOL®, URSOFALK®:
             - 6-8 mg (je nach Literatur bis 15 mg)/kg/d PO in 2-4 tägl. Einnahmen
      Prog: • 5-Jahresrezidiv: 30-50 %
      Bem: • Ein Metabolit der Ursodeoxycholsäure ist hepatotoxisch → Kontrolle der
              Leberenzyme (GGT, AP, ASAT, ALAT) 1x/Mt während 3 Mt, dann 1x/6 Mt.
  3.2. Lithotripsie
      Ind: • Nicht komplizierter, nicht kalziumhaltiger Gallenstein mit einem
             Steindurchmesser < 2-3 cm
      KI: • Schwangerschaft
      Prog: • 5-Jahresrezidiv: 30-50 %
  3.3. Chirurgische Cholezystektomie → Gastro/Chir-Konsultation

4. Rezidivprophylaxe
  4.1. Idealgewicht ansteuern
  4.2. Cholesterinarme Diät
  4.3. Östrogene vermeiden

HAUSINTERNE GUIDELINES

Allg:
- Die akute Cholezystitis ist häufig. Risikofaktoren, siehe die «6 D», S. 250
- Häufig verantwortliche Keime:
  - Enterobakterien (ca. 70 %: E. coli)
  - Enterokokken (ca. 15 %)
  - Sonstige: *Bacteroides fragilis, Clostridium, Klebsiella* u.a.
- Dysplasie- und Neoplasierisiko bei der chronischen Cholezystitis (= **calculo-cancer**). Das Krebsrisiko ist bei kalzifizierender Gallenblasenwand erhöht!!

Urs:
- Cholelithiasis (> 95 % der Fälle)
- Selten:
  - Cholezystitis ohne Gallenstein (= akalkulöse Cholezystitis) und ohne *Sludge*
  - Post-traumatisch, nach chirurgischem Eingriff
  - Verbrennung
  - Sepsis, sehr kranke Patienten (v.a. nach parenteraler Ernährung)

Klin:
- Schmerzen im rechten Oberbauch. Manchmal auch als übertragener Schmerz (HEAD-Zonen) in der rechten Schulter empfunden ... *daran denken!!!*
- Fieber, Nausea/Erbrechen
- Rezidive sind häufig!

Dg:
- Anamnese + Klinik + Labor
- Abdonensonographie (zeigt Zeichen der Lithiasis und der Cholezystitis):
  - ■ Schmerzen beim Durchlauf der Sonographiesonde (= Hauptkriterium)
  - ■ Gallenblasenwand Verdickung > 4 mm (= Hauptkriterium)
  - ■ Vergrösserung des Gallenblasendurchmessers > 4 cm
  - ■ 3-Schichten-Phänomen der Gallenblasenwand
  - ■ Freie Flüssigkeit um die Gallenblase herum

Lab:
- CRP ↑, Leukozytose

Kpl:
1. Cholangitis → **CHARCOT-Trias** suchen:
   - I. Schmerzen im rechten Oberbauch (MURPHY-Zeichen suchen)
   - II. Fieber
   - III. Ikterus
2. Gallenblasenempyem, gangränöse Cholezystitis
3. Subhepatischer Abszess durch gedeckte Gallenblasenperforation
4. Gallensteinperforation in folgenden anatomischen Strukturen:
   - Duodenum (→ Aerobilie§ suchen) mit Risiko einer Obstruktion des terminalen Ileums
   - Rechte Kolonflexur (→ Aerobilie§ suchen)
   - Peritoneum
5. Sepsis
6. MIRIZZI-Syndrom (selten): Kompression und Stenose des Ductus hepatocholedochus durch einen Zystikusstein bei Cholelithiasis; oft indolenter Ikterus (DD: Pankreaskopf-CA).
7. Maligne Entartung einer chronischen Cholezystitis (*calculo-cancer*). Diese Erkrankung hat eine schlechte Prognose < 5 %/3 Jahre!
8. Pankreatitis

Th:
1. **Allgemeinmassnahmen**
   - Nahrungskarenz
   - Hämodynamik mit Ziel einer Euvolämie!
2. **Symptomatische Therapie**
   2.1. Spasmolyse
   - Butylscopolamin BUSCOPAN® Amp 20 mg **SC, IM, IV** max. 100 mg/d
   2.2. Analgesie
   - Metamizol, Buprenorphin, Pethidin
3. **AB-Therapie (± Gallendrainage, je nach Situation)**
   3.1. Mittelschwere Cholezystitis
   - Piperacillin/Tazobactam ....TAZOBAC®   4.5 g **IV** alle 8 h oder 2.25 g **IV** alle 6 h
   3.2. Schwergradige Cholezystitis
   - Imipenem/Cilastatin............TIENAM®   0.5 g **IV** alle 6 h
     oder:
   - Meropenem ....MERONEM® 1-2 g **IV** alle 8 h
   3.3. Extrahepatische Cholestase
   - Gallengangsdrainage + AB-Therapie
   3.4. Choledocholithiasis
   - Endoskopische Papillotomie + Steinextraktion
     + AB-Therapie; ± passagere nasobiliäre Sonde
4. **Inoperable Patienten** (Konsilium)
   - Bei Ikterus kann eine palliative bilio-digestive Shunt-Operation geplant werden.

---

§ Aerobilie = Luft im Gallenwegssystem (sichtbar mittels Abdomenleeraufnahme, Sonographie, CT, MR)

Divertikulose [K57.3]

Def: • **Divertikulose** = Oft multiple Herniationen der Mukosa und der Submukosa, welche sich durch die tunica muscularis des Kolons stülpen. Häufigste Lokalisation: Sigmoid.

Allg: • Häufigkeit (Männer und Frauen sind in gleichem Masse betroffen):
- 40 Jahre (< 10 %); > 70 Jahre (40-60 %)

Klin: • Die Divertikulose ist asymptomatisch!
• 10-25 % werden symptomatisch (= Divertikelkrankheit).

Kpl: 1. **Divertikulitis**
2. **Hämorrhagische Divertikulitis**

    Allg: • Die Einnahme von NSAR (inkl. ASPIRIN®) erhöht das Blutungsrisiko infolge Divertikulitis mit einem Faktor 2.3 [Gastroenterology 2011; 140:1427-33]

    Klin: • «Aus heiterem Himmel» starke Rektorrhagie (Frischblutabgang *ab ano*) oder Hämatochesie (Kogulaabgang *ab ano*). Dieser Blutabgang setzt abrupt, aber indolent ein (es handelt sich um eine arterielle Blutung).
      • In 75-80 % der Fälle endet die Blutung spontan.

    Vorg: • Je nach Schweregrad der Blutung können folgende diagnostischen und therapeutischen Massnahmen durchgeführt werden:
      → Koloskopie (mit Vorbereitung)§ ± notfallmässige Hämostase
      → Selektive Angiographie ± Embolisation oder Angio-CT (zur Lokalisierung der Blutung) und chirurgischer Eingriff.
      → Chirurgische Sanierung

Divertikulitis

Allg: • Die Divertikulitis stellt die Entzündung eines Divertikels dar. Oft ist nur ein einziges Divertikel, welches im Sigmoid lokalisiert ist, betroffen. Nach der 1. Episode einer Divertikulitis sind Rezidive häufig: ca. 30 % innerhalb von 3-5 Jahren!

Klin: • Nicht spezifische Symptome
- Bauchkrämpfe
- Blähungen, Flatulenzen
- Passage Störungen
• Symptome bei bestehender Obstruktion
(variable Symptomatik, je nach Schweregrad der Entzündung und evtl. Komplikationen):
- Intensive Bauchschmerzen im linken Unterbauch*
- Transitstörungen, Nausea, Erbrechen
- Fieber (nicht zwingend)
• Befunde
- Subfebrile oder febrile Temperaturen (manchmal afebril)
- Palpatorischer Schmerz des linken Unterbauches*
- Palpable Masse im linken Unterbauch*
- Der Rektaluntersuch löst einen Schmerz im linken Unterbauch aus*
• Die Divertikulose kann bei älteren Patienten subklinisch verlaufen.

Lab: • Leukozytose mit Neutrophilie, CRP ↑

Dg: • Die Diagnose der Divertikulitis wird klinisch gestellt und durch ein Abdomen-CT bestätigt.
Einige radiologische Befunde bei Divertikulitis:
- Perikolische Infiltration des Fettgewebes (bei 98 % der Patienten)
- Verdickung der Kolonwand (bei 70 % der Patienten)
- Abszessbildung
- Luftextravasation (Pneumoperitoneum nach intestinaler Perforation), pneumatisierte Blase nach kolo-vesikaler Fistelbildung
- Elemente, welche für eine Darmstenose sprechen (Lumeneinengung, Kalibersprung).

Für die PRAXIS:
In der Akutphase darf weder eine Sigmoidoskopie, noch ein Einlauf durchgeführt werden, da das Risiko einer Darmperforation besteht!

Kpl: • Abszess
• Paralytischer oder mechanischer Ileus
• Fistelbildung, kolo-vesikale Fistel (mit pneumatisierter Blase) → chirurgische Therapie
• Offene Perforation mit sterkoraler Peritonitis → chirurgische Therapie
• Akute Obstruktion als Folge der Entzündung
• Sepsis

---

§ Beispiel: FORDTRAN®-Lösung (4 Liter PO oder per Magensonde; Einnahme-Geschwindigkeit: 1 L/h). Die Koloskopie wird 2 h nach Einnahme der 4 Liter der FORDTRAN®-Lösung durchgeführt.

* Wenn sich die Divertikulitis aber im rechten Kolon befindet, sind die Symptome und Befunde im rechten Unterbauch lokalisiert.

DD: • Intestinale Erkrankungen:
  - Entzündlich
    -- Colitis ulcerosa
    -- Morbus CROHN
  - Infektiös
    -- Salmonellose
    -- *Clostridium difficile*
    -- Links liegende Appendizitis u.a.
  - Neoplastisch
  - Vaskulär
    -- Abdominale Ischämie
    -- Mesenterialinfarkt
• Extra-intestinale Erkrankungen
  - Gynäkologisch
    -- Extra-uterine Schwangerschaft
    -- Ovarialzysten (Torsion?)
  - Urologische Erkrankungen
  - Pankreatische Erkrankungen

Vorg: **I. Ambulante Therapie**
  Allg: • In allen Fällen soll der Patient innerhalb von 24-48 h erneut beurteilt werden.
  Ind: • Unkomplizierte und leichte bis mittelschwere Divertikulitis
  • Kollaborierender Patient der fähig ist, sich oral zu hydrieren
  • Fehlen einer Hospitalisierungsindikation

  II. Hospitalisierung
  Ind: • Patient der unfähig ist, sich adäquat zu hydrieren
  • Hohes Fieber
  • Verdacht auf eine komplizierte Divertikulitis, siehe «Kpl:» , S. 253
  • Nichtansprechen auf die ambulante AB-Therapie innerhalb von 48-72 h:
    - Persistenz der Symptome (Bauchschmerzen, Fieber)
    - Keine Verbesserung der Entzündungsparameter (Leukozytose, CRP)
  • Schwierige soziale Situation, schlechte Compliance

Bem: • Bei Verdacht auf eine Fistel, können <u>nach</u> der Akutphase folgende Untersuchungen durchgeführt werden:
  - Koloskopie
  - Kontrastmittel-Einlauf
  - Abdomen-MR

Th: **1. Allgemeine Massnahmen**
  Allg: • Eine schwere oder komplizierte Divertikulitis benötigt von Anfang an eine multidisziplinäre Therapie (Internist, Gastroenterologe, Infektiologe, Radiologe, Chirurg).

  2. Antibiose für 7-10 Tage
  Allg: • Die AB-Therapie soll die häufigst involvierten Keime abdecken:
    - GRAM-negative Aerobier (z.B.: E. coli)
    - Anaerobier (z.B. Bacteroides fragilis)
  • Blutkulturen (2 Paare) sind nur bei schwerer oder komplizierter Divertikulitis indiziert.
  • Stuhlkulturen sind bei Divertikulitis nicht notwendig.
  Vorg: ■ Leichte bis mittelschwere Divertikulitis
  • Ciprofloxacin* 2x 500 mg/d PO + Metronidazol** 3x 500 mg/d PO
  ■ Schwergradige oder komplizierte Divertikulitis
  • Ciprofloxacin* 2x 400 mg/d **IV** (in 30-60 min in NaCl 0.9 %, Ringer-L., G5 %)
    oder:
  • Ceftriaxon 2 g/d **IV** + Metronidazol** 500 mg **IV** alle 6 h
    oder:
  • Piperacillin/Tazobactam 4.5 g **IV** alle 8 h (Dosis bei Niereninsuff. anpassen)
  ■ Patient mit Sepsis oder Peritonitis
  • Imipenem/Cilastatin 500 mg/1g **IV** alle 6 h (Dosis bei Niereninsuff. anpassen)
    oder:
  • Meropenem 1-2 g **IV** alle 8 h (Dosis bei Niereninsuff. anpassen)

  3. Chirurgische Therapie
  Klin: A. Notfallmässiger chirurgischer Eingriff bei:
  • Darmperforation (→ Peritonitis)
  • Mechanischem Ileus
  • Abszess, welcher nicht auf die perkutane Drainage anspricht (je nach Fall)
  B. Elektive chirurgische Therapie
  • Nach der 2. Episode einer nicht komplizierten Divertikulitis
  • Nach der 1. Episode einer komplizierten Divertikulitis (Fistel, Abszess)
  • Nach der 1. Episode einer Divertikulitis bei immunkomprimierten Patienten

*, **, siehe S. 255

4. Abszess

Klin: A. Kleiner Abszess (Ø < 5 cm)
- Akutphase
  - Eine AB-Therapie (siehe Punkt 2.) genügt i.d.R., um einen kleinen Abszess zu behandeln. Aber je nach Lokalisation und Klinik kann eine Drainage auch für Abszesse < 5 cm indiziert sein.
- Subakute Phase
  - Eine Resektion soll diskutiert werden (mit primärer Anastomose in einer 2. Sitzung).

B. Abszess mit Ø > 5 cm. Es können 2 Therapieempfehlungen gemacht werden:
- i) AB-Therapie (siehe Punkt 2.) + Drainage unter CT-Kontrolle wenn möglich, dann Resektion mit primärer Anastomose in einer 2. Sitzung
  oder:
- ii) AB-Therapie (siehe Punkt 2.) + Chirurgie (von Anfang an)

5. Obstruktion

Klin: A. Akute Obstruktion (durch entzündliche Stenosierung) → Chirurgische Therapie
  B. Chronische Obstruktion (durch fibrotische Reaktion) → Chirurgische Therapie

6. Symptomatische Therapie: Analgesie/Spasmolyse

Vorg:
- Vorsicht: Die symptomatische Therapie (Paracetamol, NSAR) kann den Schweregrad und die evtl. Komplikation einer Divertikulitis maskieren!
- Wenn man sich für eine ambulante Therapie entscheidet, wird eine Schmerzbehandlung nicht empfohlen.

Für die PRAXIS:
Der Patient muss 24-48 h nach Beginn der Therapie erneut evaluiert werden! Je nach Klinik wird eine orale oder eine parenterale Therapie unumgänglich.

Bsp:
- Paracetamol PERFALGAN® 1 g in 15 min **IV** alle 6-8 h; max. 4 g/d
- Butylscopolamin, Metamizol, Pethidin

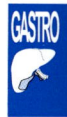

7. Ernährung

Klin: **A. Akutphase** (ca. 1 Monat)
- Fiberarme Kost, d.h. kein Gemüse (keine Bohnen, Böhnchen, Linsen), keine Früchte, keine Nahrungsmittel mit Vollkorn (z.B. Flocken)

B. Nach der Akutphase (> 1 Monat)
- Eine fiberreiche Kost scheint das Rezidivrisiko zu vermindern (möglicher Mechanismus: die fiberreiche Kost behandelt die Obstipation, welche häufig mit der Divertikulose verbunden ist).

8. Verlaufskontrolle

Vorg:
- 2-6 Wo nach Abheilung der Erstepisode einer Divertikulitis wird eine Koloskopie «à froid» stark empfohlen, um eine zugrunde liegende Neoplasie zu suchen.

HAUSINTERNE GUIDELINES

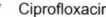

*   Ciprofloxacin
- Die Dosierung soll bei Niereninsuffizienz reduziert werden (Clearance 30-60 mL/min: max. 1 g Ciprofloxacin/d).
- NW: Photosensibilitätsreaktionen, Konvulsionen (Vorsicht bei Patienten mit bekannter Epilepsie)

** Metronidazol
- Der Patient soll über den «ANTABUS®-Effekt» bei Alkoholeinnahme aufgeklärt werden (d.h. *Flush*, Erbrechen, Tachykardie). Deshalb darf der Patient während der Therapie keinen Alkohol konsumieren.
- NW: Kopfschmerzen (häufig), Geschmacksstörungen, periphere Neuropathie

Def: ■ **Akute Diarrhoe:** > 3 «Faeces»/d während < 4 Wo (oder < 1 Woche, je nach Literatur)

Urs: • Ursachen in Abhängigkeit von klinischen Parametern

■ **Inkubation < 6 h**
- Alimentäre Toxine
  - Staphylococcus aureus........Inkubationszeit: ....30 min - 6 h
  - Bacillus cereus
  - Clostridium perfringens

■ **Inkubation > 6 h**
- Bakterien (Toxine)
  - Salmonella ....Inkubationszeit: ....6 h - 3 d
  - Shigella..............................Inkubationszeit: ....1-7 d
  - Campylobacter jejuni ....Inkubationszeit: ....2 - 11 d
  - Yersinia enterocolitica..........Inkubationszeit: ....5 - 7 d
- Parasiten
  - Giardia lamblia (Lambliasis)‡
  - Amöben (Entamoeba histolytica)¶
- Viren
  - Norovirus ....Inkubationszelt: ....10-50 h
  - Rotavirus............................Inkubationszeit: ....1-4 d
  - Parvovirus...........................Inkubationszeit: ....1-4 d

■ **Mit vorhergehender AB-Einnahme** (typischerweise nach 1-9 d AB-Therapie)
- Clostridium difficile

■ **Touristendiarrhoe** (Beginn während der 1. Reisewoche in trop. Region; Dauer: 4-7 d)
- Enterotoxinbildende E. coli (häufigster Keim: 70 % der Fälle)
- Shigella, Salmonella
- Campylobacter jejuni
- Parasiten: Giardia lamblia‡ (Lambliasis), Amöben (Entamoeba histolytica)¶ u.a.

■ **AIDS**
- HIV
- Cryptosporidium
- Mycobacterium Avium-Komplex
- CMV, Herpes simplex Virus

■ **Sonstige Ursachen**
- Urämie
- Hyperthyreose
- Medikamente: Laxantien, Antibiotika, Digoxin, Diuretika, Colchizin, Biguanide u.a.
- Toxika: Alkohol, Intoxikationen (Pilze, Schwermetalle u.a.)

Anamnese und Klinik	Mögliche ursächliche Keime
Blut im Stuhl	Salmonella, Shigella, Campylobacter, E.coli, Clostridium difficile, Entamoeba histolytica
Reisen (anamnestisch: Afrika, Mexiko, Asien, ...)	E.coli, andere Bakterien, Parasiten
St. nach AB-Therapie oder Chemotherapie	Clostridium difficile
Nosokomial (im Spital erworben)	Clostridium difficile. Diarrhoe als medikamentöse NW ist häufig!
Rektale Schmerzen, Tenesmen	Campylobacter, Salmonella, Shigella, Herpes, Chlamydia, Entamoeba histolytica, Neisseria gonorrhoeae
Institutionen (Tagesklinik für psychisch Kranke)	Giardia lamblia, Clostridium difficile, Salmonella, Shigella, Rotavirus
Homosexuelle	Herpes, Chlamydia, Syphilis, Shigella, Entamoeba histolytica, Giardia lamblia, Neisseria gonorrhoeae, Cryptosporidium

Tabelle: Verschiedene Parameter bei Diarrhoe und mögliche ursächliche Keime.

‡ **Therapie der Lambliasis**
- Metronidazol 3x 250 mg/d PO während 5-7 d
- Albendazol 1x 400 mg/d PO über 5 d.

¶ **Therapie der Entamoeba histolytica (Amöben)**
- Asymptomatische intestinale Kolonisierung (90 % der Fälle):
  - Paromomycin 3x 500-750 mg/d (d.h. 25-35 mg/kg/d) während 7 d.
- Symptomatischer Patient (Leberabszess, Amöbenkolitis):
  - Metronidazol 3x 750 mg/d PO während 7-10 d.
    Dann die Therapie weiterfahren mit Paromomycin: 3x 750 mg/d PO (d.h. 25-35 mg/kg/d) während 7 d.

Vorg: • Klinisch ist es wichtig, folgende 2 Typen der akuten Diarrhoe zu unterscheiden:
    1. Nicht entzündliche Diarrhoe → I.d.R. keine AB-Therapie erforderlich.
    2. **Entzündliche Diarrhoe** → Eine AB-Therapie ist i.d.R. notwendig.

Akute Diarrhoe

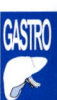

Nicht entzündlich | **Entzündlich**

Klinik

Allgemein
- Kein Fieber
- Keine starken Abdominalschmerzen

Stuhl
- Wässrige Diarrhoe
- Können grosse Volumen aufweisen (> 1 Liter)
- **Kein Blut, keine Leukozyten**

Klinik

Allgemein
- Fieber
- Starke Abdominalschmerzen

Stuhl
- Häufige, kleinvolumige Diarrhoe
- Tenesmen
- **Schleimhaut- und/oder Blutabgang**
- Vorhandensein von **Leukozyten**

Ursächliche Keime
- E. coli
- Vibrio cholerae
- Staphylococcus
- Clostridium perfringens
- Norovirus
- Rotavirus
- Cryptosporidium
- Giardia lamblia

Ursächliche Keime/Diagnosen
- Salmonella
- Shigella
- Campylobacter
- E. coli
- Clostridium difficile
- Nicht infektiöse Diagnosen:
  - Colitis ulcerosa
  - Morbus CROHN
  - Ischämische Kolitis
  - Divertikulitis

Therapie
1. **Hydratation**
2. **Symptomatische Therapie**:
   a) Opioid: Loperamid*
   b) Versuch mit einer probiotischen Therapie, z.B.: PERENTEROL®
3. **Laktosefreie Diät**

Therapie
1. **Hydratation** (keine Opioide einsetzen)*
2. **AB-Therapie wird meist empfohlen**
   ■ Keim bekannt: Therapie nach AB-Gramm
   ■ Keim unbekannt: Chinolon
     • Ciprofloxacin (3-5 d):
      PO 2x 500 mg/d
      IV 2x 200-400 mg/d
      oder
     • Ofloxacin (3-5 d):
      PO 2x 200-400 mg/d
      IV 2x 200-400 mg/d
   ■ Alternative Therapie
     • TMP/SMX (für 5 d):
      PO 2x 1 Tabl (160/800 mg)/d
      IV 2x 2 Amp (80/400 mg)/d

GASTRO

Algorithmus: Akute Diarrhoe. [angepasst nach: Am J Med 1999; 106: 670-6]

Bem: • Diarrhoen in **speziellen Situationen** sind individuell zu behandeln:
   1. Nosokomial (im Spital erworben) ....an Clostridium difficile denken
   2. Bei reisenden Patienten ....an *E.coli* oder Parasiteninfektion denken
   3. Bei Immunsuppression: ....an HIV, CMV, Herpès simplex, Mycobacterium avium complex denken

* Opioide
  Allg: • Wirkungsmechanismus: Verminderung der intestinalen Peristaltik durch Antagonisierung der zentralen µ-Rezeptoren (wie Morphin). Naloxon kann bei Überdosierung auch als Antidot eingesetzt werden.
     • Bei entzündlichen Durchfällen sollen Opioide wenn möglich nicht verabreicht werden, denn das primäre Ziel ist es, die Keime zu behandeln und nicht die Diarrhoe zu stoppen.
  Bsp: • <u>Loperamid</u>: initiale Ladedosis 4 mg, dann, je nach Klinik, jeweils 2 mg <u>nach</u> wässrigem Stuhl. Maximaldosis von Loperamid: 16 mg/d.

Allg: • Bei jungen Patienten ist die entzündliche/infektiöse Genese am häufigsten.
• Bei Patienten > 60 Jahre werden vermehrt okklusive Erkrankungen diagnostiziert.

Urs: • **Infektiös**
- Akute Appendizitis
- Akute Cholezystitis
- Akute oder chronische Pankreatitis
- Divertikulitis
- Subphrenischer Abszess
- Urogenitale Infekte:
  -- Harnwegsinfekt, akute Pyelonephritis, Prostatitis, Adnexitis
- Magen-Darm Infekte (bakteriell, viral, parasitär, mykotisch)
- Mononukleose (Hepatosplenomegalie mit dem Risiko einer Milzruptur)
- Peritonitis (inkl. Tuberkulose)
- Spontane bakterielle Peritonitis
- Herpes zoster mit Neuropathie der betroffenen Dermatome
- Akute Perikarditis
• **Neoplastisch**
- GI Tumoren (inkl. ZOLLINGER-ELLISON Syndrom), gynäkologische Tumoren
- Peritonealkarzinose
• **Vaskulär**
- Akutes Koronarsyndrom
- Rechtsherzinsuffizienz (Leberstauung)
- Aortendissektion
- Lungenembolie
- Endokarditis mit septischen Embolien (z.B. Milzinfarkt)
- Mesenterialinfarkt (oft arteriell: A. mesenterica superior)
- Niereninfarkt, Milzinfarkt, Mesenterialthrombose
• **Endokrinologisch, metabolisch**
- Diabetes mellitus (infolge veminderter Darmmotilität)
- Diabetische Ketoazidose (= diabetische Pseudoperitonitis)
- Akute NNR-Insuffizienz (ADDISON Krise)
- Urämisches Syndrom
- Akute intermittierende Porphyrie
- Hämochromatose
• **Systemische, immunologische oder rheumatologische Krankheiten**
- Morbus CROHN, Colitis ulcerosa
- Systemischer Lupus erythematodes
- Panarteriitis nodosa der Mesenterialgefässe, Systemsklerose, SCHÖNLEIN-HENOCH
• **Traumatisch**
- Darmperforation oder Darmblutung
- Gallenblasenperforation, traumatische Milzruptur, Leberruptur
• **Intoxikation**
- Blei, Arsen, Pilze, Quecksilber, Alkohol u.a.
• **Medikamentös**
- Opioide, Anticholinergika, Metformin, Metronidazol, Immergrün u.a.
• **Sonstige Ursachen**
- Magen- oder Duodenalulzera
- Gastro-ösophagealer Reflux (GÖR)
- Mechanischer Verschluss eines Hohlorganes:
  -- Hernie, Bride, Verklebungen, Volvulus, Invagination, Tumor, Gallenstein, Fremdkörper, MECKEL Divertikel
- Paralytisch Verschluss eines Hohlorganes:
  -- Nervenläsion (infolge eines Tumors oder paraneoplastischer Genese)
  -- Nach chirurgischem Eingriff (Reflexileus)
  -- Medikamentös
  -- Diabetes mellitus, Systemsklerose
- Diskushernie
- Retentionsblase
- Erythema nodosum
- Nierenkolik
- Pneumatosis cystoides intestinalis
- Hodentorsion
- Ovulation
- Extrauterin-Schwangerschaft
- Ovarialzystenruptur, Ovarialtorsion
- Fremdkörper (Vagina, Rektum)
- Sichelzellanämie

NEUROLOGIE

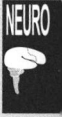

Allg: • Die Hirnblutung hat eine sehr hohe 30-Tage Mortalitätsrate: 30-50 % nach intrazerebrale Blutung! Der funktionelle Genesungsprozess hängt von der Lokalisation und dem Ausmass der Blutung, sowie vom Alter bzw. allfälligen Grundleiden des Patienten ab.

Für die PRAXIS:
• Eine Hirnblutung ist klinisch von einem Infarkt nicht unterscheidbar!
• **Arterielle Hypertonie und Hirnblutung:**
  - **Zielwert des art. BD < 140/90 mmHg**
    [Stroke Richtlinien Berner Stroke Center 2013; N Engl J Med 2013; 368: 2355-65]

■ Risikofaktoren:
  - Art. Hypertonie
  - Amyloid-Angiopathie
  - Gefässmissbildungen

Klin: • Hirnblutungen (sowohl intrazerebral als auch extrazerebral) lassen sich klinisch nicht von einem Infarkt unterscheiden
• In den ersten Stunden kann sich die Blutung vergrössern.

Klas: **I. Intrakranielle intrazerebrale Blutung**
  - Sekundäre Blutung
    -- Einblutung in einen ischämischen Hirnschlag
    -- Subarachnoidalblutung mit intraparenchymatöser Ausdehnung
  - Blutung infolge Gerinnungsstörung (inkl. medikamentöse Antikoagulation, Thrombolyse)
  - Sakkuläres Aneurysma
  - Hypertensive Massenblutung
  - Arteriovenöse Malformation, kavernöse Angiome
  - Amyloid-Angiopathie
  - Kokain
  - Idiopathisch

II. Intrakranielle extrazerebrale Blutung
  - Subarachnoidalblutung (mit teilweiser intrazerebraler parenchymatöser Ausdehnung infolge einer Blutgefässruptur)
  - Epiduralhämatom
  - Subduralhämatom

Dg: • Schädelbildgebung: CT oder MR (T2*WI oder SWI = *susceptibility weighted imaging*)
Urs: • Art. Hypertonie
• Zerebrales Aneurysma
• Vaskuläre Malformation
  - Arteriovenöse Malformationen
  - Kavernöses Angiom, venöses Angiom
  - Kapilläre Teleangiektasie
• Abnorm fragile Gefässe
  - Amyloid-Angiopathie
  - Vaskulitis (Arteriitis)
• Blutgerinnungsstörungen
  - Antithrombotika (Vitamin K-Antagonisten, Heparin, Thrombininhibitoren, Inhibitoren des Faktors Xa, Thrombozytenaggregationshemmer)
  - Fibrinolytika
  - Thrombozytopenie
  - Hämophilie, Leukämie
• Zerebrale Venenthrombose
• Sinusvenenthrombose
• Infektiöse Endokarditis
• Septische Embolien (mykotisches Aneurysma)
• Schädel-Hirn-Trauma
  - Primäre Kontusionsblutungen
  - Scherläsionen *(shear lesions)* nach Beschleunigungstrauma
  - Abriss von Blutgefässen
  - Sekundäre Blutungen
    -- DURET Hirnblutung
    -- Ponto-mesenzephalische Blutung
    -- Blutung bei akutem Hirndruck
• Einblutung in vorbestehende Läsionen
  - Hirntumor
  - Hirnmetastasen
  - Granulome
• Hämorrhagischer Infarkt

- Blutung in ein ischämisches Infarktgebiet
- Verschiedene seltene Ursachen
  - Migräne
  - Hypertensive Krise
  - Körperlicher Anstrengung
  - Akute Schmerzen
  - Bei Fettembolie
- Medikamentös (z.B. Vasopressoren)

Lab:
- BB, Na$^+$, K$^+$, Cl$^-$
- Harnstoff, Kreatinin
- Blutzucker, HbA1C
- ASAT, ALAT
- CK, Troponin
- Koagulogramm (INR, Thrombozyten, aPTT)
- TSH
- Cholesterin, HDL, LDL, Triglyzeride, ± Apolipoprotein B
- Bei kürzlichem Gewichtsverlust, Vd. auf Fehlernährung oder bei älteren Patienten:
  - Albumin, ggf. Präalbumin
- Bei Vd. auf eine arterielle Koagulopathie:
  - Anti-Kardiolipin Antikörper, zirkulierende Lupus-Antikörper, Anti-β2 Glykoprotein 1 Ak
- Bei Vd. auf eine venöse Koagulopathie:
  - Faktor V Leiden, Antithrombin, Protein S, Prothrombin Mutation (G20210A), Protein C, Homocystein

Th:
1. **Transfer in ein Zentrumspital**
2. **Allgemeine Massnahmen**

   Vorg:
   - Alle Antikoagulantien absetzen
   - Bei Blutungen unter:
     - Vitamin K-Antagnonisten (Coumarine)
       - → Prothrombinkomplex Konzentrate (KONAKION®MM)
       - → Frisch gefrorenes Plasma (FFP)
     - Heparin und NMH
       - → Protamin
     - Faktor Xa-Hemmer - andere als die NMH (z.B. Fondaparinux, Danaparoid, Rivaroxaban) sowie Fibrinolytika
       - → Für diese Substanzen gibt es kein Antidot.
   - Bei Hämophilie → Substitution des mangelnden Gerinnungsfaktors
   - Bei Thrombozytopenie oder Thrombozytendysfunktion → Plättchenkonzentrat
   - Bei thrombotisch-thrombozytopenischer Purpura (MOSCHCOWITZ Syndrom):
     - → Frisch gefrorenes Plasma (FFP) und Kortikoide
     - → In Betracht ziehen: andere Immunsuppressiva; Plasmapherese

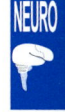

3. **Art. Blutdruck - Hämodynamik**

   Allg:
   - Es gibt keine Evidenz bezüglich arteriellen BD-Zielwerten bei Hirnblutung.
   - Das Vorgehen hängt von der Hirnblutungsursache ab (ad. Neuro-Konsilium).

   > **Empfehlung für die Schweiz** (Stroke Richtlinien Berner Stroke Center, 2013):
   > - Ziel-BD: < **140/90 mmHg**
   > - Ein Monitoring des intrazerebralen Drucks ist bei Vd. auf Hirndruck indiziert.

4. **Spezialisierte Therapie**

   Vorg:
   - Kausaltherapie
     - Beseitigung der Blutungsquelle (Operation oder endovaskuläre Therapie)
   - Behandlung des erhöhten intrakraniellen Druckes (ICP)
   - Rekombinierter Faktor VIIa (rFVIIa, NovoSeven®) ad. Neuro-Kons
   - Ventrikeldrainage bei intraventrikulärer Einblutung und Liquoraufstau
   - Zur Zeit gibt es keine klare Evidenz ob die Hämatome neurochirurgisch evakuiert werden sollen. Wenn das Blutungsvolumen grösser ist als Tischtennisball (> 28 mL) soll die neurochirurgische Sanierung der Blutung in Betracht gezogen werden, insbesondere bei lobären oder Kleinhirnblutungen.

5. **Neurologisceh Rehabilitation**

   Allg:
   - Siehe S. 279

Allg:
- Es handelt sich um ein seltenes Krankheitsbild (ca. 5-10/100'000 Menschen/Jahr).
- Typischerweise sind Patienten < 60 Jahre davon betroffen.
- Hohe Mortalität: 30-40 %
- Risikofaktoren:
  - Art. Hypertonie
  - Rauchen
  - Schwangerschaft
  - Orale Kontrazeption

Für die PRAXIS:
Die Assoziation von **Synkope + Kopfschmerzen** ist eine SAB, bis zum Beweis des Gegenteils!

Urs:
- Post-traumatisch (= häufigste Ursache, welche aber in diesem Buch nicht behandelt wird)
- Nicht-traumatisch
  - Ruptur eines Hirnaneurysmas (> 80 %), meist im circulus WILLISII
  - AV-Missbildung
- Vaskulitis (die Vaskulitis geht aber typischerweise mit einer intraparenchymatösen Hirnblutung einher)
- Tumor induzierte Hirnblutung (ein Hirntumor löst aber i.d.R. eine intraparenchymatöse Hirnblutung aus)

Klin: **I. Kopfschmerzen** (Hauptsymptom!)
- «Sentinell-Kopfschmerzen» - *Warning leak*
  Bei ca. 50 % der Patienten mit einer SAB beobachtet man Vorwarnungs-Symptome (oft retrospektiv als solche identifiziert): stärkste Kopfschmerzen oder transitorische neurologische Störungen, welche sich ca. 3 Wochen vor dem Hauptblutungsereignis manifestieren. Diese Kopfschmerzen sind i.d.R. weniger intensiv, als diejenigen des Hauptereignisses. Deshalb wird die SAB in diesem Stadium meist nicht diagnostiziert. Diese «Sentinell-Kopfschmerzen» werden als transitorische «Mini-Rupturen» eines Hirnaneurysmas interpretiert, was zu einer kleinen Blutung führt.
- **Plötzliche, massivste explosive Kopfschmerzen**. Aber leichte oder mittelschwere Kopfschmerzen schliessen eine SAB nicht aus, v.a. wenn sie während einiger Stunden persistieren. Der maximale Schweregrad dieser Kopfschmerzen ist innerhalb von einigen Sekunden bis ca. 2 Minuten erreicht.

II. Weitere Symptome oder Befunde (von Patient zu Patient verschieden)
- Bewusstseinsstörung, Nausea, Erbrechen, Schwindel
- Schmerzen in der Zervikalregion oder im Rücken
- **Meningismus** (kann aber fehlen!)
- Kopfschmerzen, Photophobie und Phonophobie
- Epilepsie, fokale neurologische Defizite, Koma

Kpl:
- Blutungsrezidiv, falls die SAB-Ursache aneurysmaler Natur war:
  - 4 % innerhalb der ersten 24 h
  - Dann, 1 %/Tag → 25 % nach 3 Wochen! Deswegen muss ein Aneurysma schnell therapeutisch angegangen werden!
- Vasospasmus (40-60 %, wobei 20-30 % symptomatisch sind)

Klas:
- Es werden 2 Klassifikationen beschrieben:
  1. HUNT & HESS Scale (stützt sich auf Symptome und Befunde)
  2. WFNS Scale - *World Federation of Neurological Surgeons* (stützt sich auf GCS und Neurostatus).

Grad	HUNT & HESS Scale	WFNS Scale
0	• Nicht rupturiertes Aneurysma	• Nicht rupturiertes Aneurysma
I	• Leichte Kopfschmerzen	• GCS 15
II	• Mittelschwere/schwere Kopfschmerzen • Nackenstrarre • Hirnnervenparese	• GCS 13 oder 14 ohne fokales neurologisches Defizit
III	• Lethargie • Konfusion; leichtes fokales Defizit	• GCS 13 oder 14 mit fokalem neurologischem Defizit
IV	• Stupor • Mittelschwere/schwere Hemiparese (Beginn der Dezerebration)	• GCS 7-12 ± fokales neurologisches Defizit
V	• Tiefes Koma • Dezerebration. Moribunder Patient	• GCS 3-6

Klassifikationen der SAB.

DD: • Kopfschmerzen verschiedenster Ursache
 • Migräne
 • Enzephalitis
 • Meningitis
 • Ischämischer oder hämorrhagischer Hirnschlag, TIA
 • Maligne art. Hypertonie
 • Riesenzellarteriitis
 • Primäre Kopfschmerzen im Zusammenhang mit dem Koitus
 • Hypophysen Apoplexie

Dg: **1. Schädel-CT** (ohne KM-Gabe)

Allg: • Rund die Hälfte der Patienten mit «Sentinell-Kopfschmerzen» zeigen ein normales Schädel-CT, aber ALLE haben eine pathologische LP!
 • Das CT erlaubt die Diagnosestellung bei 90-95 % der SAB innerhalb der ersten 12 h nach Beginn der Blutung.
 • Die falsch negativen CT-Befunde werden bei kleineren Blutungen oder bei kalottennahen Blutungen beobachtet.
 • Die CT-Sensitivität nimmt im Verlauf der ersten Tage nach Blutungsbeginn ab:
  - am 3. Tag ....80 % (d.h. 20 % falsch negative CT-Befunde)
  - nach 7 Tagen ......< 50 % (d.h. > 50 % falsch negative CT-Befunde)

2. Lumbalpunktion (LP)

Ind: • Alle Patienten mit Verdacht auf eine SAB mit negativem CT-Befund.

Dg: • Roter Liquor (Erythrozyten)
 • ABER der Liquor kann auch einen «normalen» Aspekt haben bei:
  - niedriger Erythrozytenanzahl
  - wenn die LP < 12 h nach Beginn der Blutung durchgeführt wird (Zeitintervall der Erythrozyten-Diffusion).

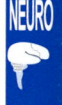

DD: • Traumatische LP

 • **Roter Liquor: SAB oder traumatische LP?**
 Die **Xanthochromie** beschreibt eine gelbliche Verfärbung des Überstandes nach Zentrifugation des Liquors, welche durch die Degradation der Erythrozyten zustande kommt.
 Das Vorhandensein einer Xanthochromie bestätigt somit eine Blutung.
 Es ist aber zu beachten, dass die Xanthochromie > 12 h benötigt, um in ALLEN Fällen vorhanden zu sein.
 Die Sensitivität der Xanthochromie hängt somit von der Zeitspanne zwischen Beginn der Blutung und der Abnahme des Liquors ab. Je länger diese Zeitspanne dauert, desto sensitiver wird die Aussagekraft der Xanthochromie:
 - **Zeitspanne zwischen «Subarachnoidalblutung und der LP»:**
  < 6 h ....Sensitivität der Xanthochromie: < 25 % (> 75 % falsch negativ)
  < 12 h ....Sensitivität der Xanthochromie: < 60 % (> 40 % falsch negativ)
  > 12 h ....Sensitivität der Xanthochromie: ~ 100 % (keine falsch negativ)

Bestimmungsmethoden der Xanthochromie

1. Visuelle Methode
 Ein xanthochromer Liquor nach Zentrifugation bestätigt die SAB.
 Wenn die LP spät nach Blutungsbeginn durchgeführt wird (< 6-12 h) und der Liquor nach Zentrifugation transparent bleibt, kann eine SAB trotzdem nicht ausgeschlossen werden, weil die visuelle Methode der Xanthochromie ihre diagnostische Aussagekraft signifikant verliert (siehe Sensitivitäten oben).

2. Vergleich der Anzahl Erythrozyten
 Es wird die Anzahl der Erythrozyten im ersten und im letzten (im 3. oder besser noch im 4.) Reagenzglas ermittelt. Folgende Situationen werden beobachtet und interpretiert:
  ▪ Konstante Erythrozytenzahl in allen Reagenzgläsern oder schwacher EC-Abfall in der letzten Probe):
   → **Eine SAB ist möglich.**
  ▪ Verschwinden der Erythrozyten im letzten Reagenzglas:
   → **Es handelt sich um eine traumatische LP.**
  ▪ Signifikante Verminderung der Erythrozyten Anzahl im letzten Reagenzglas:
   → **Eine traumatische LP ist möglich**, v.a. wenn die Anzahl der Erythrozyten gegen «0» geht. Es gibt aber SAB mit niedrigen Erythrozytenzahlen im Liquor ($< 100 \times 10^6$).

Für die PRAXIS:
Im Zweifelsfall soll die LP wiederholt (einen anderen Intervertebralraum auswählen) oder eine andere diagnostische Methode eingesetzt werden, wie z.B.: Angio-MR, Angio-CT, intraarterielle Angiographie.

Th: **1. Allgemeine Massnahmen** (die traumatischen SAB werden hier nicht behandelt)
- Aufnahme auf der IPS + neurochirurgisches Konsilium:
  - Notfallmässige chirurgische oder endovaskuläre Therapie
- Hämodynamisches und EKG-Monitoring (Myokardischämie oder Arrhythmien)
- Neurologische Überwachung
- Kontrolle der Elektrolyten, v.a. der Natriämie (wegen des Risikos des *cerebral salt wasting*), siehe auch Punkt 3. «Prävention des Vasospasmus»)
- Ruhe mit minimaler Stimulation. Der Patient bleibt nüchtern.
- Kontrolle und ggf. Therapie von Nausea/Erbrechen

2. Hämodynamische Kontrolle
- WICHTIG: Es muss eine adäquate zerebrale Perfusion beibehalten werden, siehe S. 267
- Volämie: Eine leichte Hypervolämie ist anzustreben (Ziel: Vasospasmus ↓).
- Eine art. **Hypo**tonie muss auf jeden Fall verhindert werden, wobei eine milde bis mittelschwere Hypertonie toleriert werden kann.

3. Prävention des Vasospasmus
- Es soll eine leichte Hypervolämie angestrebt werden (ZVD «hoch normal»).
- Nimodipin NIMOTOP® 60 mg PO alle 4 h während 21 d
- Eine schwere Hypokapnie soll verhindert werden.
- CAVE: Kontrolle der Natriämie!
  Die Hyponatriämie ist bei ZNS-Pathologien geläufig und wird i.d.R. mit einem SIADH erklärt. Aber das *cerebral salt-wasting* (CSW) ist ein anderer Mechanismus, der die Hyponatriämie erklären kann, v.a. bei der SAB! Es handelt sich hier um einen inadäquat hohen renalen Natriumverlust (→ Na^{2+} im Spoturin). Einige Experten stellen das CSW in Frage und denken, dass es sich um eine Variante des SIADH handelt.
  Wichtig ist, dass die Hyponatriämie ein Risikofaktor für den Vasospasmus ist, welcher aggressiv behandelt werden muss (mit hypertonen Na^{2+}-Lösungen)
- Was tun bei refraktärem Vasospasmus?
  → Anstreben einer art. Hypertonie (mittels Vasopressoren)
  → Durchführen einer Angiographie mit folgenden Therapieoptionen:
    -- Mechanische, endovaskuläre Gefässdilatation
    -- Injektion von zerebralen Vasodilatatoren

4. Stuporöse oder komatöse Patienten
- Schnell-Intubation
- CAVE: Beibehalten der zerebralen Perfusion und des intrazerebralen Druckes, S. 267
- Eine Hyperventilation soll nur bei Zeichen zerebraler Einklemmung eingeleitet werden:
  - Ziel-PaCO2: 4.0-4.5 kPa (30-35 mmHg)

5. Abklärungen
- Angiographie um den Ort der Blutung zu lokalisieren und um das evtl. *Klipping* des Aneurysmas zu planen (oder, wenn möglich, Embolisation einer AV-Missbildung) und dies, um eine fatale Blutung zu verhindern.
- Das Timing des chirurgischen Eingriffes ist klinikabhängig:
  - Patienten in «gutem Zustand» (WFNS I-II): → Sofortiger chir. Eingriff (< 12-24 h)
  - Patienten in «schlechtem Zustand» (WFNS IV-V):
    → Das Vorgehen ist von den folgenden Elementen abhängig (unvollständig):
      - Krampfanfall
      - Intrazerebrale Blutung
      - Hydrocephalus
      - Hirnödem

- **Diagnostische «Regeln»**
  - Bei einem Patienten mit starkem, ungewöhnlichem oder akutem Kopfschmerz soll IMMER an eine SAB gedacht werden!
  - Bei Verdacht auf eine SAB mit normalem Schädel-CT verlangt zwingenderweise eine Lumbalpunktion!
  - Bei **rotem Liquor** mit Erythrozyten handelt es sich bis zum Beweis des Gegenteils, um eine SAB. Ein «roter Liquor» kann nicht einfach mit einer traumatischen LP erklärt werden! In diesem Fall sollen mindestens 2 (besser 4) Reagenzgläser mit Liquor abgenommen werden, um die Anzahl Erythrozyten darin miteinander vergleichen zu können.
  - Eine geringe Anzahl Erythrozyten kann und darf nicht als «benigne» interpretiert werden!

- **Therapeutische «Regeln»**
  - Ein Abfall des art. Mitteldruckes (und somit des zerebralen Perfusionsdruckes) darf nicht akzeptiert werden, v.a. auch nicht während der Intubation des Patienten!
  - Ein Anstieg des intrazerebralen Druckes oder des art. Mitteldruckes in Folge **Husten, Erbrechen** oder während etwelchen Manövern (z.B. Laryngoskopie) darf nicht akzeptiert werden.

Hirnstammreflexe

Hirnstammnerven	Name	Hirnnervenpaar	Name
I	N. olfactorius	VII	N. facialis
II	N. opticus	VIII	N. vestibulocochlearis
III	N. oculomotorius	IX	N. glossopharyngeus
IV	N. trochlearis	X	N. vagus
V	N. trigeminus	XI	N. accessorius
VI	N. abducens	XII	N. hypoglossus

Hirnstammreflexe	Involvierte Nervenstrukturen	Prüfungstechnik	Klinische Reaktionen N Normalantwort P Pathologisch
■ **Pupillenreflex**	• N. opticus (II) • Parasympathische Fasern des N. oculomotorius (III)	3 Untersuchungen werden durchgeführt: - direkte und konsensuelle Lichtreaktion - Konvergenzreaktion	N: Miosis (betrifft die Lichtreaktion) P: Pupille dilatiert oder verharrt in Mittelstellung (4-6 mm) ohne Pupillenreaktion bei Beleuchtung
■ **Kornealreflex**	• N. trigeminus (V 1) • N. facialis (VII)	Mit einem sterilen Wattebausch wird der laterale obere Rand der Kornea berührt.	N: Augenblinzeln P: Kein Blinzeln (Fehlen des Reflexes)
■ **Okulozephaler Reflex**	• N. oculomotorius (III) • N. abducens (VI) • Vestibuläre Bahnen • Zervikale Propriozeption	*CAVE*: Vor dem Manöver muss immer ein Trauma der HWS ausgeschlossen werden! Den Kopf des Patienten schnell zur einen Seite, danach zur anderen Seite drehen.	N: Die Augen bewegen sich initial entgegengesetzt der ausgeführten Kopfbewegung; bei gleichzeitiger Kopfneigung kommt es zur Lidhebung (= Puppenkopf-Phänom.) P: Fehlen des Reflexes
■ **Vestibulo-okulärer Reflex**	• N. vestibulocochlearis (VIII)	Der äussere Gehörgang wird mit 50 mL kaltem Wasser (0-5°) gespült.	N: Nystagmus oder langsame Augendeviation P: Fehlen des Reflexes
■ **Oro-pharyngeale Reflexe**			
1. **Brechreiz, schlucken**	• N. glossopharyngeus (XII) • N. vagus (X); N. hypoglossus (XII) • Sensorik im Mund: V und VII	Mit einem Spatel werden Rachenhinterwand und Zungengrund beidseits stimuliert.	N: Brechreiz (Kontraktion des Pharynx, Zungenretraktion); Schluckreflex P: Fehlen des Reflexes
2. **Husten**	• N. glossopharyngeus (XII) • N. vagus (X) • N. hypoglossus	Endotracheale Aspiration (während einer physiotherapeutischen Atemtherapie)	N: Das Absaugen löst einen Hustenreflex aus P: Fehlen des Reflexes
■ **Reaktion bei zentralem tiefem Schmerzreiz**	• N. trigeminus (V)	Es wird ein schmerzhafter Druck hinter dem Unterkiefer (unter dem Ohr) ausgeübt.	N: Ausweichbewegungen (Schmerz +++) P: Keine Bewegungen. Man kann Spontanbewegungen beobachten (LAZARUS-Zeichen). Diese müssen von den anderen Bewegungen differenziert werden.

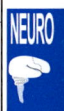

NEURO

Tabelle: Klinische Hirnnervenprüfung. [Angepasst nach: Favre J. Manual of Neurosurgery. New York, Churchill Livingstone 1996 ; chapter 118 :573-81]

Klin:
- Trias: **Kopfschmerzen — Nausea/Erbrechen — Bewusstseinstrübung**
- Der Neurostatus ist oft normal, kann aber folgende Elemente aufweisen:
  - Verminderung des Wachheitszustandes, Verwirrtheitszustand
  - Fokale neurologische Defizite: Anisokorie, pathologische Pupillenreflexe u.a.
  - Art. Hypertonie
  - Bradykardie (= Spätzeichen)
  - Papillenödem (Augenhintergrund ohne Mydriatikum durchführen)

  Für die PRAXIS:
  NIE eine LP bei Verdacht auf Hirndruck durchführen (Einklemmungsgefahr!)

Urs:
- Trauma (SHT mit oder ohne Hirnblutung)
- Tumorleiden (infolge: Expansion, Ödembildung, intratumoraler Blutung)
- Infektiös:
  - Enzephalitis, Meningitis
  - Abszess
- Vaskulär
  - Hirnschlag (ischämisch oder hämorrhagisch)
  - Maligne art. Hypertonie (der Augenfundus zeigt hier ein Papillenödem!)
  - Hirnblutung (intra- und extraparenchymatös)
- Idiopathischer Hirndruck
- Hydrocephalus

Th: **I. Allgemeinmassnahmen**
1. Sofortige Kausaltherapie. Die kontrollierte Hypothermie bleibt bestritten!
2. Kopf in Neutrallage bringen.
3. Husten verhindern
   - Bem: • Patient sedieren (Paralyse), v.a. vor dem Absaugen der Atemwege!
4. Volämie
   - Allg: • Ziel = Euvolämie
     - Sowohl die Hypo- als auch die Hypervolämie meiden! Denn die Hypovolämie vermindert den CPP und die Hypervolämie verschlimmert das Hirnödem!
     - Hydratation: Iso- oder hypertone Infusionen verabreichen (z.B. NaCl 0.9 %)
       - KEINE Glukose infundieren (Verschlimmerung des Hirnödems!), AUSSER bei dokumentierter Hypoglykämie (hier: Glukose-Boli verabreichen)
     - Der zerebrale Perfusionsdruck (CPP) soll eine adäquate zerebrale Autoregulation erlauben. Hier einige approximative Druckwerte (kein Konsens):
       - $\rightarrow$ Art. Mitteldruck (beibehalten) ....80-90 mmHg
       - $\rightarrow$ Zerebraler Perfusionsdruck (CPP) ....ca. 70 mmHg
       - $\rightarrow$ Intrakranieller Druck (ICP) ....< 20-25 mmHg
       - $\rightarrow$ Zentraler Venendruck (ZVD) ....8-10 cm H_2O
5. Katecholamine
   - Ind: • Persistierende art. Hypotonie trotz adäquater Volumengabe.
6. Serumosmolalität / Natriämie
   - Allg: • Zielwert der Serumosmolalität: ca. 300-310 mmol/kg H_2O
     - Ziel-Natriämie ca. 145 mmol/L
   - Vorg: • NaCl 3 % 50-100 mL **IV** in 30 min.
     - Mannitol, siehe Punkt II. A. «Schwerkranker Patient», S. 267
7. Hypokapnie
   - Allg: • Zielwert der $PaCO_2$: 4.0-4.5 kPa (30-35 mmHg)
     - Die Hypokapnie induziert eine Vasokonstriktion und vermindert dadurch den zerebralen Plasmafluss, was innert 1-2 min sehr effizient zu einem Abfall des intrakraniellen Druckes (ICP) führt. Währenddessen kann die Kausaltherapie eingeleitet werden!
   - Ind: • Schwerkranke Patienten (siehe unter II.A., S. 267) mit Einklemmungsgefahr
8. Kortikoide
   - Ind: 1. Intrakranielle Hypertonie bei Tumorleiden (primär oder Metastasen)
     2. Von Fall zu Fall entscheiden: Subarachnoidalblutung (akzeptable Evidenz)
   - KI: • SHT, Hirnparenchymblutung
     - Ischämischer Hirnschlag
     - Hepatische Enzephalopathie
   - Bsp: • Dexamethason 4-10 mg **IV** alle 6 h während 24-72 h oder 2-3x 4-8 mg PO
9. Sonstige Therapiemöglichkeiten je nach Klinik
   - Bsp: • Mannitol (siehe II.A., S. 267)
     - Antibiotika
     - Chirurgie und/oder Radiotherapie und/oder Chemotherapie

II. Therapie je nach klinischem Schweregrad

A. Schwerkranker Patient
Klin: • Koma, Anisokorie, unregelmässige Atmung, CHEYNE-STOKES Atmung
Vorg: • Siehe «Allgemeinmassnahmen», siehe S. 266
• Befreien der Atemwege
• Kontrollierte Hyperventilation (endotracheale Beatmung):
   - Zielwert $PaCO_2$: 4.0-4.5 kPa (30-35 mmHg)
• Adäquate, tiefe Sedation:
   - Propofol, Barbiturate; <u>CAVE</u>: art. Hypotonie!
• Mannitol 0.25-1.0 g/kg **IV** Bolus (in < 15 min)
• Furosemid 10-20 mg **IV** alle 6-12 h

B. Somnolenter, nicht komatöser Patient
Vorg: • Intensive Überwachung
• Bei Verschlimmerung: kontrollierte Hyperventilation mittels endotrachealer Beatmung (Zielwert $PaCO_2$: 4.0-4.5 kPa = 30-35 mmHg)
• Kausaltherapie

C. Nicht somnolenter Patient
Vorg: • Kausaltherapie
• «Allgemeinmassnahmen», siehe S. 266

Zerebraler Perfusionsdruck (CPP)

For: **Zerebraler Perfusionsdruck (CPP) = art. Mitteldruck - Intrakranieller Druck (ICP)**

Allg: • Der zerebrale Perfusionsdruck variiert i.d.R. praktisch nicht bei Patienten mit normalem systemischem BD, dies bei BD-Werte zwischen 50 und 150 mmHg, vorausgesetzt, die zerebrale Autoregulation ist intakt (d.h. ohne Hirnödem). Die genaue Druckmessung des CPP (art. Mitteldruck minus ICP) benötigt ein spezialisiertes IPS-Team.
• Der normale intrakranielle Druck (ICP) beträgt **10-15 mmHg**. Wie wird der ICP gemessen?
   - Mit Hilfe einer Liquordrainage-Kolonne.
   - Goldstandard: via intraventrikulärem Katheter (in einem der beiden Seitenventrikel)
   - Intraparenchymatöse optische Fiber (CAMINO) auf Höhe der Frontallappen
• Zielwerte des ICP (z.B. bei Hirndruck) **< 20 mmHg**

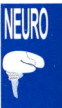

> **Für die PRAXIS:**
> Wenn kein ICP zur Verfügung steht, kann der zerebrale Perfusionsdruck mit dem art. Mitteldruck approximativ geschätzt werden.
> Der Zielwert des zerebralen Perfusionsdrucks (CPP) hängt von der intakten zerebralen Autoregulation ab, welche bei einer ZNS-Läsion nicht mehr gewährleistet ist (z.B.: Hirnödem, Hirnschlag). Folgende **Zielwerte des art. Mitteldruckes (AMD)** können empfohlen werden:
> • Patient (üblicherweise normoton) **ohne** Hirnödem ....AMD ≥ **60 mmHg**
> • Patient (üblicherweise normoton) **mit** Hirnödem ....AMD **80-90 mmHg**
> Bei bekannten hypertonen Patienten liegen die art. Ziel-Mitteldruckwerte höher.

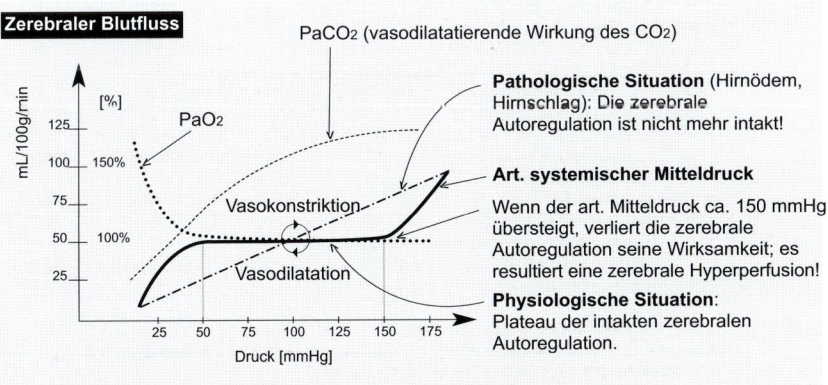

Schema: Autoregulation des zerebralen Plasmaflusses in Abhängigkeit des PaCO2, PaO2 und des art. Mitteldruckes. [Angepasst nach: Anesthesia. Churchill Livingstone 1990, S: 625]

ICP = Intrakranieller Druck. CPP = Zerebraler Perfusionsdruck = art. Mitteldruck minus ICP

Syn: • Schlaganfall, zerebrovaskulärer Insult (CVI), Iktus, Apoplexie, «Streifung», *stroke*

Def: ■ **Ischämischer Hirnschlag**
- Ischämisch induziertes neurologisches fokales Defizit, das meist plötzlich auftritt und mit Bildgebung, welche mit einem Hirnschlag vereinbar ist (z.B. Schädel-MR)
- Die häufigsten Ursachen sind (siehe ausführliche Liste unter «Urs:»):
  -- **Atherosklerose der grossen Gefässe**
  -- **Kardiogene Embolie**
  -- **Okklusion kleiner Hirngefässe**
■ **TIA (transitorische ischämische Attacke)**
- Fokales neurologisches Defizit (Dauer < 24 h) ohne sichtbare Läsion in der Bildgebung.
■ **Hirnblutung**
- Akutes fokales neurologisches Defizit infolge Blutung.

Allg: • Epidemiologische Daten bzgl. Schlaganfälle [Lancet 2008;371:1612]:
- Rund 30 % der Patienten leiden an einer schwerwiegenden Behinderung nach einem Hirnschlag.
- Weltweit ist der Hirnschlag nach der ischämischen KHK der zweithäufigste Mortalitätsgrund (9 %) und betrifft ca. 12 % bei > 65-jährigen.
- Inzidenz (Schweiz): ca. 16'000 Fälle/Jahr
- Rund 30 % aller Hirnschlagpatienten erleiden eine schwerwiegende Invalidität.
• 85-90 % der Schlaganfälle sind ischämisch (10-15 % sind hämorrhagisch).
■ **Risikofaktoren für zerebrale ischämische Infarkte**
A. Beeinflussbare Risikofaktoren
  ■ Art. Hypertonie
  ■ Zigarettenrauchen
  ■ Alkoholüberkonsum
  ■ Schlechte Ernährung
  ■ Adipositas - Stammfettsucht
  ■ Schlafapnoesyndrom
  ■ Diabetes mellitus
  ■ Hyperinsulinämie
  ■ Dyslipidämie:
    - Hypertriglyzeridämie, HDL ↓, LDL ↑
  ■ Orale Antikonzeptiva mit hohem Östrogengehalt
  ■ Körperliche Inaktivität
  ■ Erhöhtes Fibrinogen
B. Nicht beeinflussbare Risikofaktoren
  ■ Genetik: positive Familienanamnese mit frühzeitiger (< 55 Jahre) Arteriosklerose
  ■ Kardio- oder zerebrovaskuläre Begleiterkrankung
  ■ PAVK
  ■ Männliches Geschlecht
  ■ Hohes Alter

Urs: **A. Ischämische Hirninfarkte** (85-90 % der Schlaganfälle)
  ■ Arteriosklerose grosser extra- und intrakranieller Hirngefässe inkl. Aortenbogen
    - Thrombose
    - Arterio-arterielle Embolien
    - Hämodynamische Insuffizienz
  ■ Arteriosklerose der Aorta
  ■ Erkrankung kleiner Hirngefässe, lakunäre Infarkte (Lakunen)
    - Risikofaktoren: Diabetes mellitus, art. Hypertonie, Dyslipidämie u.a.
  ■ Kardiogene Embolien
    - Wandthrombus
      -- Myokardinfarkt
      -- Kardiomyopathie
    - Herzklappenvitien
      -- Rheumatisches Herzvitium
      -- Bakterielle und nichtbakterielle Endokarditis
      -- Mitralklappenprolaps
      -- Klappenprothese
    - Arrhythmie
      -- Vorhofflimmern
      -- *Sick-Sinus-Syndrome*
    - Vorhofmyxom
    - Paradoxe Embolie bei:
      -- Offenem Foramen ovale ± Aneurysma des interaurikulären Septums
      -- Vorhofseptumdefekt

- Hämatologische Erkrankungen
  - Thrombophilie (inkl. Antiphospholipid-Antikörper Syndrom)
  - Hämoglobinopathie:
    -- Sichelzellanämie
    -- Thalassämie
  - Hyperviskositätssyndrom
    -- Polyglobulie, Thrombozytose, Leukozytose
    -- Makroglobulinämie WALDENSTRÖM
    -- Multiples Myelom
  - Polycythaemia vera
  - Myeloproliferative Syndrome
  - Paroxysmale nächtliche Hämoglobinurie
- Vaskulitis u.a. Systemerkrankungen mit ZNS-Beteiligung
  - Infektiöse Vaskulitis
    -- HIV
    -- Tuberkulose
    -- Borreliose, Neurosyphilis
    -- Pilze
    -- Herpes-Viren: EBV, CMV, Herpes zoster
    -- Hepatitis B
    -- Rickettsien
  - Primäre ZNS-Vaskulitis
  - Granulomatöse Angiitis des ZNS
  - Systemische nekrotisierende Vaskulitis mit ZNS-Beteiligung
  - PAN
  - Mikroskopische Polyangiitis
  - Eosinophile Granulomatose mit Polyangiitis (früher: CHURG-STRAUSS-Vaskulitis)
  - Riesenzellarteriitis
  - Granulomatose mit Polyangiitis (früher: WEGENER-Granulomatose)
  - Rheumatoide Arthritis
  - Polymyalgia rheumatica
- Konnektivitiden mit ZNS-Beteiligung
  - SLE
  - Systemsklerose
  - Morbus BEHÇET, MCTD u.a.
- Medikamente
  - Sympathomimetika
  - Ergotamine
  - Sumatriptan
  - Intravenöse Immunglobuline
- Drogen
  - Kokain, *Crack* (Mischung von Kokain mit Bicarbonat und/oder Ammoniak)
  - Amphetamin, LSD, Heroin
- Nichtarteriosklerotische Gefässerkrankungen
  - Dissektionen (traumatisch, spontan)
  - Fibromuskuläre Dysplasie
  - Traumatisch bedingte Thrombose oder Abriss von Hirngefässen
  - Vasospasmus nach Subarachnoidalblutung
  - Amyloid-Angiopathie
- Zerebrale Venen- und Sinusthrombose
- Sonstige Ursachen
  - Homozystinurie
  - Morbus FABRY (Stoffwechselerbkrankheit aus der Gruppe der Sphingolipidosen)
  - MELAS *(mitochondrial encephalomyopathy, lactic acidosis and stroke like episodes)*
  - Fett- und Luftembolien
  - Pseudovaskulitisches Syndrom mit Cholesterinembolien
  - Migräne
  - Post Angiographie
  - Neurofibromatose
  - Lungenerkrankungen
    -- AV-Malformationen
    -- Morbus OSLER
    -- Lungenvenenthrombosen
  - Distale Embolien aus Riesenaneurysmen
  - Tumorembolien

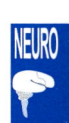

B. Intrakranielle Blutungen (10-15 % der Schlaganfälle)

1. Intrazerebral
2. Extrazerebral

Klin: • Es gibt zahlreiche klinische Bilder des Hirnschlags. Hier einige typische Manifestationen:

Klinik	DD, Beispiele, Bemerkungen
■ **Kombinierte Hemiparese mit konjugierter Blickwendung auf die Gegenseite**	Bsp 1: • Hirnschlag der A. cerebri media rechts → Hemisyndrom links mit konjugierter Blickwendung nach rechts. **Für die PRAXIS:** Der Patient schaut sich die Bescherung (Hemisphärenläsion) an! Bsp 2: • Rechter pontiner Hirnschlag (Befall der A. basilaris) → Fazialisparese rechts (Ischämie des in der Pons liegenden Kerns oder Faszikels des N. facialis) und brachio-krurales Hemisyndrom mit konjugierter Blickwendung nach links (*wrong way eye deviation*). Dieses Krankheitsbild kommt nur bei akuten Läsionen in der Pons oder im Mesencephalon vor.
■ **Aphasie**	Allg: • Lokalisation des CVI: linke Hemisphäre DD: • Dysarthrie, Mangel an Spontanität
■ **Akute Diplopie** (internukleäre Ophthalmoplegie, nukleäre Parese von III, IV, VI)	Allg: • Lokalisation der Läsion: - Pons - Mesencephalon
■ **Nystagmus, Drehschwindel**	Allg: • Lokalisation der Läsion: - Hirnstamm - Kleinhirn DD: • Labyrinthläsion
■ **Hemiparese mit Hirnnervenbefall, HORNER-Syndrom**	DD: • Hirnstammläsion • Karotisdissektion
■ **Homonyme Hemianopsie nach rechts**	Allg: • Befall der linken A. cerebri posterior Klin: • Siehe Text unter «Bemerkungen» der Amaurosis fugax, S. 288

Tabelle: Klinische Bilder eines Hirnschlags.

Hämodynamisch bedingte Infarkte

Allg: • Zerebrovaskuläre ischämische Infarkte sind in der Mehrzahl bedingt durch Embolien.
    • Bei Verschluss oder hochgradigen Stenosen einzelner oder mehrerer grosser Hirnarterien kann es zu einem **Wasserscheideninfarkt** kommen.
Klin: • Proximal betonte Paresen
    • Andere neurologische Symptome, die sich bei Blutdruckabfall, Kopfhochlagerung oder bei Mobilisation zum Sitzen oder Stehen verschlechtern. Erhöht man in dieser Situation den Blutdruck, so resultiert in der Randzone des Infarktes eine Verbesserung der Blutzirkulation und die klinischen Ausfälle können sich wieder bessern.
Vorg: • Es gibt keinen Konsens. Das folgende **Protokoll** setzt eine bildgebende Diagnose eines hämodynamisch bedingten Hirninfarktes im Karotisstromgebiet.
    ■ **Einschlusskriterien**
      • < 75 Jahre
      • Keine symptomatische KHK (NYHA < II)
    ■ **Therapie**
      • Überwachung auf IPS/Neuro-intermediate Care Unit
      • Flachlagerung
      • Medikamentöse Anhebung des art. Mitteldruckes (Ziel: Erhöhung von ≥ 10 mmHg)
      • Therapiedauer ≥ 24 h
    ■ **Dokumentation**
      • Detaillierte Beschreibung des neurologischen Befundes. NIHSS (S. 272)
      • Schädel-MR mit DWI/PWI-Messung und ASL. Falls MR unmöglich, ad. CT.
      • Neurovaskulärer Ultraschall (TCD); evtl. zerebrale Angiographie
    ■ **Überwachung**
      • Monitoring der Blutflussgeschwindigkeiten mit TCD
      • Kontroll-MR mit DWI/PWI nach 2 Tagen

Akuter Hirnschlag (oder Verdacht auf): Triage und Erstversorgung

Klinischer Verdacht auf Hirnschlag und Symptome < 6-8 h*

Hirnschlag klinisch evaluieren mit:
- **FAST-TEST**, S. 275
- **NIHSS**, S. 272

Neuroradiologische Bildgebung (in Stroke Unit oder Stroke Center):
- **Schädel-MR** mit MRA der Halsgefässe** (wenn möglich; KI beachten**), sonst Schädel-CT + Angio-CT der Halsgefässe

| **Keine Blutung** | **Blutung** |

Therapieoptionen (Neurologe + Neuroradiologe):

1. **Intravenöse Thrombolyse**
2. **Kombinierte intravenöse ↔ endovaskuläre Lyse** (= *Bridging-Therapie*)
3. **Direkte lokale endovaskuläre Lyse, mechanische Rekanalisation** (d.h. mechanische Thrombusentfernung)

Siehe S. 280

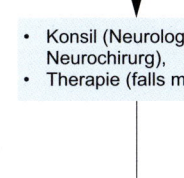

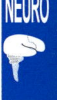

Allgemeine Massnahmen

- EKG-Monitor und REA-Bereitschaft (BLS). Flachlagerung (auf MR-tauglicher Liege).
- **Sauerstoff-Gabe** bei SaO2 < 92 % (Ziel > 92 %)
- Blutzucker Kontrolle (behandeln falls notwendig)
- 2 venöse Zugänge, EKG (12 Abl.) + Labor S. 276
- Vor der Thrombolyse <u>keine</u> Gabe von ASPIRIN®!

Falls eine Thrombolyse am Ort nicht möglich ist: Verlegung in Zentrumspital:

- **KEINE Bildgebung (CT, MR) vor dem Transfer in ein Zentrumspital (= Zeitverlust)**
- Wasserlösen vor der Bildgebung (wenn Patient unruhig oder Lysetherapie wahrscheinlich, ad. DK)

- Konsil (Neurologe, Neurochirurg),
- Therapie (falls möglich)

- Erkennung / Behandlung von Gerinnungsstörungen, S. 276
- Allgemeine Massnahmen, S. 276

- Adäquate Therapieoption durchführen
- Frühzeigige Rehabilitation

Algorithmus: Verdacht auf Hirnschlag beim Erwachsenen. [mit Dank: Berner Stroke Unit Stroke Team 2015]

BLS = Basic-Life-Support; DK = Dauerkatheter; MRA = Magnetresonanzangiographie

* Lyse bis 6 h, mechanische Rekanalisation bis 8 h (in Einzelfällen später) möglich.

** **Absolute Kontraindikationen für eine MR:**

- Herzschrittmacher
- Neurostimulator
- Cochlea-Implantat
- Inkorporierte Pumpen (Insulin, Opioide)
- Granatsplitter in Gefässnähe
- Aneurysma Clips (Typ der Clips erfragen und Sicherheit auf www.mrisafety.com verifizieren)

NIH Stroke Scale (NIHSS, modifiziert)

Name:	Vorname:
Anzahl Tage nach Hirnschlag:	Datum des NIHSS:

1a. Bewusstseinsgrad

0 = Wach, genau antwortend
1 = Somnolent (durch geringe Stimulation weckbar)
2 = Soporös (benötigt wiederholte Stimulationen um aufmerksam zu werden oder ist lethargisch und reagiert auf starke oder schmerzhafte Stimulationen mit gezielten Bewegungen)
3 = Koma (antwortet nicht oder nur mit motorischen Reflexen oder automatischen Antworten)

___ / 3

1b. Bewusstseinsgrad-Fragen

Fragen nach dem aktuellen Monat und dem Alter des Patienten (keine Hilfestellung, nur erste Antwort zählt)
0 = Beide Antworten richtig
1 = Eine Antwort richtig oder Patient kann nicht sprechen wegen Dysarthrie oder Intubation
2 = Keine Antwort richtig oder aphasischer Patient oder stuporöser Patient

___ / 2

1c. Bewusstseinsgrad-Befehle

Augen öffnen und schliessen lassen, dann öffnen und schliessen der nicht betroffenen Hand (falls Hand nicht gebraucht werden kann soll ein anderer Befehl ausgeführt werden; falls Patient Befehl nicht versteht Pantomime benutzen)
0 = Beide Befehle richtig ausgeführt
1 = Einen Befehl richtig ausgeführt
2 = Keinen Befehl richtig ausgeführt

___ / 2

2. Augenbewegungen

Nur horizontale Bewegungen testen. Nur willkürlicher oder reflektorischer, aber kein kalorischer Test
0 = Keine Blicklähmung
1 = Partielle Blickparese (abnormal bei beiden Augen, aber Besserung bei occulocephalem Manöver oder abnormal bei einem Auge)
2 = Starke Abweichung oder komplette Blickparese beider Augen

___ / 2

3. Gesichtsfeld

Alle Quadranten testen
0 = Normal oder monookkulare Blindheit ohne Gesichtsfelddefizit des anderen Auges
1 = Quadrantenanopsie
2 = Komplette Hemianopsie
3 = Blindheit (auch kortikale Blindheit)

___ / 3

4. Motorik des Gesichts (Fazialisparese)

Patient soll lachen, danach die Augen schliessen (bei Patienten, welche die Befehle nicht verstehen, Pantomime benutzen oder auf die Symmetrie der Grimasse bei Schmerzreizen achten)
0 = Normale, symmetrische Bewegung
1 = Geringe Parese (glatte Nasolabialfalte, Asymmetrie beim Lachen)
2 = Komplette oder fast komplette Parese der unteren Gesichtshälfte
3 = Komplette Parese im unteren und oberen Gesichtsbereich

___ /3

5. Motorik des rechten Arms

Rechten Arm für 10 sek bei 90° im Sitzen oder 45° im Liegen halten.

0 = Kein Absinken in 10 sek
1 = Absinken nach weniger als 10 sek aber ohne die Unterlage zu berühren
2 = Patient kann den Arm halten, aber nicht vollständig extendieren oder Arm sinkt nieder und berührt die Unterlage.
3 = Keine Anstrengung gegen die Schwerkraft möglich
4 = Keine Bewegung möglich (Plegie)

____ / 4

6. Motorik des linken Arms

Linken Arm für 10 sek bei 90° im Sitzen oder 45° im Liegen halten.

0 = Kein Absinken in 10 sek
1 = Absinken nach weniger als 10 sek, aber ohne die Unterlage zu berühren
2 = Partielle Ueberwindung der Schwerkraft (Patient kann den Arm halten aber nicht vollständig extendieren oder der Arm sinkt nieder und berührt die Unterlage)
3 = Keine Ueberwindung der Schwerkraft möglich
4 = Keine Bewegung möglich (Plegie)

____ / 4

7. Motorik des rechten Beins

Rechtes Bein für 5 sek bei 30° im Liegen halten.

0 = Kein Absinken in 5 sek
1 = Absinken nach weniger als 5 sek, aber ohne die Unterlage zu berühren
2 = Partielle Ueberwindung der Schwerkraft (Patient kann das Bein halten aber nicht vollständig extendieren oder das Bein sinkt nieder und berührt die Unterlage)
3 = Keine Ueberwindung der Schwerkraft möglich
4 = Keine Bewegung möglich (Plegie)

____ / 4

8. Motorik des linken Beins

Linkes Bein für 5 sek bei 30° im Liegen halten.

0 = Kein Absinken in 5 sek
1 = Absinken nach weniger als 5 sek, aber ohne die Unterlage zu berühren
2 = Partielle Ueberwindung der Schwerkraft (Patient kann das Bein halten aber nicht vollständig extendieren oder das Bein sinkt nieder und berührt die Unterlage)
3 = Keine Ueberwindung der Schwerkraft möglich
4 = Keine Bewegung möglich (Plegie)

____ / 4

9. Ataxie

Beidseits Finger-Nasen- und Ferse-Schienbeinversuch bei geöffneten Augen testen. Nicht testen bei unvollständiger Wachheit, Verständnisproblemen oder Plegie.

0 = Keine Ataxie oder Plegie
1 = Vorhanden in einer Extremität
2 = Vorhanden in 2 oder mehr Extremitäten

____ / 2

10. Sensibilität

Prüfung unter Verwendung eines spitzigen Holzstäbchens. Falls Patient aphasisch oder soporös, Verwendung von schmerzhaften Stimuli. Prüfung an Gesicht, Stamm, Armen und Beinen.

0 = Normal
1 = Partieller Verlust (Patient bemerkt Berührung an der betroffenen Seite weniger als auf der gesunden Seite oder Patient bemerkt eine Berührung, aber nicht die Spitze auf der betroffenen Seite oder Patient reagiert auf schmerzhaften Stimulus)
2 = Schwerer oder völliger Verlust (Patient bemerkt die Berührung nicht)

____ / 2

NEURO

11. Sprache

0 = Normal
1 = Milde bis mässige Aphasie (Paraphasien, Wortverwechslungen), Kommunikation möglich
2 = Schwere Aphasie, Kommunikation weitgehend unmöglich
3 = Stumm, globale Aphasie

___ / 3

12. Dysarthrie

0 = Normale Artikulation
1 = Milde bis mässige Dysarthrie (einzelne Wörter verwaschen)
2 = Nahezu unverständlich oder schlecht

___ / 2

13. Neglect (Aufmerksamkeits-/Wahrnehmungsstörung)

0 = Kein Neglect (alle Patienten die beidseits etwas wahrzunehmen scheinen)
1 = Neglect In elner Modalltät (zB. visuell oder taktil) oder Hemineglect
2 = Kompletter Neglect oder Hemineglect in mehr als einer Modalität (nimmt die eigene Hand nicht wahr oder orientiert sich nur zu einer Seite)

___ /2

TOTAL   **Punkte**

NOTIZEN

Tabelle 1

FAST-Test - Face-Arm-Speech-Test [Angepasst nach: Ann Emerg Med 1999; 33: 373-8]

Bei Vorhandensein von ≥ 1 von 3 pathologischen Antworten der Testresultate beträgt die Wahrscheinlichkeit eines Hirnschlags 72 %.

1. Gesichtsasymmetrie beim Ausführen von: «Zähne zeigen» und/oder «Lachen»

Interpretation:
→ Normale Antwort: Symmetrische Gesichtsbewegungen
→ Pathologische Antwort: Eine Gesichtshälfte bewegt sich nicht gleich wie die andere

2. Armvorhalteversuch während 10 Sekunden (mit geschlossenen Augen)

Interpretation:
→ Normale Antwort: Beide Arme bewegen sich im gleichen Ausmass oder bleiben bewegungslos gestreckt.
        Weitere Beobachtungen (wie z.B. eine Pronationsbewegung der betroffenen Seite) kann hilfreich sein.
→ Pathologische Antwort: Ein Arm sinkt im Vergleich zum anderen deutlich ab.

3. Abnormale Sprache

Der Patient wiederholt den Satz: «Morgenstund hat Gold im Mund»

Interpretation:
→ Normale Antwort: Normale Aussprache ohne Artikulationsstörungen
→ Pathologische Antwort: Undeutliches Sprechen, Gestammel, Gebrauch von falschen Wörtern oder Unfähigkeit zu sprechen

Tabelle 1: Face-Arm-Speech-Test. [Kothari RU et al. Ann Emerg Med 1999; 33: 373-8]

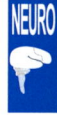

Rx: Beispiel einer Patientin mit akutem ischämischen Hirnschlag:

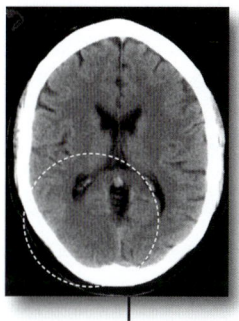

Schädel-CT 6 h nach Beginn des ischämischen Hirnschlags:
- Temporo-okzipitale Hypodensität rechts
- Diskreter Masseneffekt auf das rechte Hinterhorn

1 Jahr später rezidiviert dieselbe Patientin...

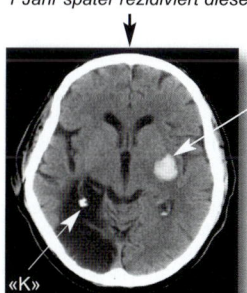

Hyperintensität, vereinbar mit akutem, hämorrhagischem Hirnschlag.

Gleiche Patientin mit Hirnschlagrezidiv 1 Jahr später:
- Hyperdensität (nucleus lenticularis links) vereinbar mit **akutem hämorrhagischem Hirnschlag** links.
- Okzipitale hypodense Zone rechts (= Narbe des Hirnschlags)
- «K» = Kalzifikation des plexus choroideus (ohne klinische Signifikanz)

Vorg: **Vorgehen nach klinischer Diagnosestellung eines Hirnschlages**

1. **Thrombolyse erwägen (da Therapie der Wahl) - Antiaggregation** → Algorithmus, S. 271
   - Thrombolyse: Indikationen (S. 280) und Ausschlusskriterien S. 283
   - Wenn keine Lyse durchgeführt wird und:
     - eine Blutung und ein Masseneffekt ausgeschlossen sind, wird die antithrombotische Therapie so schnell wie möglich verabreicht, siehe Punkt 4 weiter im Text.

2. **Initiale Blutanalysen**
   - Blutbild, Thrombozyten
   - Gerinnnugsstatus (INR, Quick, aPTT, Fibrinogen, Thrombinzeit, D-Dimere)
   - CRP, Na^+, K^+, Ca^{2+}
   - Blutzucker, HbA1c
   - Harnstoff, Kreatinin, ASAT, GGT, TSH, LDH
   - CK, Troponin
   - Lipide (Cholesterin, HDL, LDL, Triglyzeride)

3. **Allgemeine Massnahmen** (Kontrollen i.d.R. während 72 h)
   - Sauerstoff, falls $SpO_2 < 92$ %
   - Hydratation (Ziel: Euvolämie)
     - 1. Wahl i.d.R. **NaCl 0.9 %** 500-1000 mL/24 h während der ersten 24 h (offenhalten des venösen Zugangs)
       - -- NaCl 0.9 % ist leicht hyperton (308 mOmol/L H_2O) und Ringer-Laktat leicht hypoton (280 mOmol/L H_2O). In gewissen Situationen (z.B. Niereninsuffizienz) ist Ringer-Laktat eine gute Option.
       - -- Weder Glukose noch Dextrose infundieren (→ Verschlimmerung das Hirnödems)
   - **Oberkörperlage** (keinen Konsens)
     - 0° bis +30° während der ersten 24 h
     - Bei intrakranieller Hypertonie: +30°
   - **EKG**
     - Akuter Myokardinfarkt?
     - Arrhythmien (z.B. Vorhofflimmern)?
   - **BZ-Werte**
     - Falls > 8.0-10.0 mmol/L ....Insulintherapie (**SC** oder **IV**)
     - Falls < 2.8 mmol/L ....Glucose 10-20 % **IV** (10-15 g)
   - **Anämie**
     - Ziel-Hb (kein Konsens) ....> 90-100 g/L
   - **Fieber** (IMMER Ursache eruieren und frühzeitig behandeln!)
     - Bei > 37.5°C soll behandelt werden:
       - -- 1. Wahl: Paracetamol bis 4x 1 g PO oder **IV**
     - Die therapeutische Hypothermie zeigt in kleinen Pilotstudien gute Resultate beim akuten ischämischen Hirnschlag. Zur Zeit gibt es noch keine *evidence-based-Guidelines*.
   - **Antibiotika-Prophylaxe**
     - Bei immunkompetenten Patienten nicht empfohlen.
   - **Dauerkatheter** in folgender Situation in Betracht ziehen:
     - Unruhiger Patient
     - Hohe Wahrscheinlichkeit, eine Thrombolyse durchzuführen
   - **Lipidsenker (in Akutphase)**
     - Ein Lipidsenker, der während der ersten 72 h nach post-CVI verabreicht wird, zeigt eine positive Wirkung auf das 1-Jahresüberleben. [Stroke 2011; 42; 1021-9]

4. **Antithrombotische Therapie**
   4.1. **Thrombolysierter Patient** (Neuro-Konsilium)
   - Während der ersten 24 h, sollen keine Antithrombotika verabreicht werden.
   - Wenn nach 24 h keine signifikante Blutung auftritt, soll eine Antiaggregation begonnen werden. In gewissen Fällen ist eine Heparintherapie indiziert.

   4.2. **Nicht thrombolysierter Patient**
   4.2.1   Ischämischer Hirnschlag
   Allg: • In der Akutphase ist die Antikoagulation relativ kontraindiziert, denn es besteht das Risiko einer Einblutung in das ischämische Hirnschlag-Gebiet. Das individuelle Blutungsrisiko wird in Abhängigkeit der Grösse des Infarktes abgeschätzt. Das Einblutungsrisiko in das ischämische Gebiet wächst mit dem Ausmass des betroffenen Gebietes des Hirnschlags.
   • Bei unklarem Risiko/Benefit-Risiko einer OAK muss mit einem vaskulär gebildeten Neurologen besprochen werden.
   Vorg: • Die Plättchenaggregationshemmung wird i.d.R. sofort nach der «negativen» Bildgebung (d.h. keine Hirnblutung im Schädel-CT) verabreicht, AUSSER die Bildgebung zeige einen Masseneffekt, welcher in den folgenden Tagen zur Kraniotomie führen könnte (das Blutungsrisiko der Kraniotomie unter ASPIRIN® ist erhöht). In diesem Fall soll 2-4 Tage gewartet werden, bevor mit ASPIRIN® begonnen wird.

Ind: 1. Absolute Indikation einer Antikoagulation (schon in der Akutphase)
- Sinusvenenthrombose
- Hirnschlag bei Patienten mit künstlichen Herzklappen
2. Relative Indikationen während der Akutphase
- Vorhofflimmern:
-- Bei TIA: Antikoagulation am ersten Tag
-- Bei CVI: I.d.R. keine Antikoagulation mit Heparin, ausser bei bestätigtem intrakavitärem Thrombus
- Intrakavitärer Thrombus
- Post Myokardinfarkt; schwergradige Herzinsuffizienz (LVEF < 30-35 %)
- Valvulopathie (z.B. Mitralstenose)
- Thrombophilie (permanent erhöhte Antiphospholipid-Ak Serumtiter)
- Bei Karotisdissektion → Neuro-Konsilium

Th: • Akuttherapie: ASPIRIN® 250-500 mg PO oder **IV**
• Erhaltungsdosis: ASPIRIN® 100 mg/d PO oder Clopidogrel 75 mg/d PO

4.2.2. Bei Hirnblutung
Vorg: • ad. Neuro-Konsil

5. Thromboembolie Prophylaxe (bei «Nicht-thrombolysierten Patienten»)
Ind: • Ischämischer CVI (die Prophylaxe soll in den ersten 24 h verabreicht werden)
• Intrazerebrale Blutung (die Prophylaxe soll nach 24-48 h begonnen werden, ausser bei Verschlechterung der Klinik, ad. Neuro-Konsilium).
• Subarachnoidalblutung (kein Konsens; ad. Neuro-Konsilium):
- Initial: halbe Dosis des NMH bis am 3. Tag, dann Standardprophylaxe.

Vorg: • NMH (**SC**-Gabe) oder fraktionierte Heparin (**SC**-Gabe)
- Dalteparin ....FRAGMIN® 1x 2500-5000 IE/d **SC**
- Enoxaparin........CLEXANE® 1x 40 mg/d **SC**
- Tinzaparin ....50-75 IE/kg 1x/d (in der CH nicht erhältlich)
oder:
- Heparin ....2x 5'000 IE/d **SC** (erste Wahl bei Niereninsuffizienz)
• Bei Antikoagulation-KI: ad. intermittierende pneumatische Kompression
• Bei Heparin-induzierter Thrombozytopenie (HIT), ad. Konsilium:
- Direkte Thrombinhemmer (z.B. Lepirudin)
- Faktor Xa-Hemmer (z.B. Danaparoid, Fondaparinux)

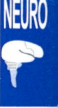

6. Art. Hypertonie und Hirnschlag (betrifft «Nicht-thrombolysierte Patienten»!)
Allg: • Die Behandlung des BD in der Akutphase des Hirnschlags ist kontrovers.
• Patienten mit sehr hohem oder sehr niedrigem BD in den ersten 24 h, weisen den schlechsten neurologischen Verlauf auf.
• Ein niedriger BD ist in der Akutphase ungewöhnlich, und kann Folge eines ausgedehnten Hirninfarktes, einer Herzinsuffizienz, Hypoglykämie oder Sepsis sein!

Vorg: **A. Art. Hypertonie und ischämischer Hirnschlag**
Allg: • Eine abrupte BD-Senkung muss vermieden werden!
• In der Akutphase soll der BD ab folgenden Werten vorsichtig gesenkt werden:
■ **SBD > 220 mmHg und/oder DBD > 120 mmHg**
Im Kapitel «Hypertensiver Notfall» (S. 182), sind die Situationen, in welchen eine BD-Senkung bei niedrigeren BD Werten einzuleiten ist beschrieben; zum Beispiel:
- Aortendissektion
- Schwergradige Herzinsuffizienz
- Maligne Hypertonie
- Hypertensive Enzephalopathie
- Akute Niereninsuffizienz u.a.

Empfehlungen: anti-HTA Therapie bei ischämischem CVI
• Vorsichtige anti-HTA Therapie bei **BD > 220/120 mmHg**
• Anti-HTA Therapie bei hypertensivem Notfall, S. 182

■ Ziel-BD
- SBD ≤ 180 mmHg
- DBD ≤ 100-110 mmHg
wobei die maximale BD-Senkung in der ersten Stunde 25 % bezüglich des Basalwertes <u>nicht</u> überschreiten darf!

Vorg: ■ **Welches Antihypertensivum in welcher Situation?**
a) Patient ist tendenziell tachykard: α/β-Blocker oder BB
- Labetalol
- Metoprolol

b) Patient ist tendenziell bradykard (< 70/min) und/oder hat KI für BB
- Urapidil
- Dihydralazin

Anti-HTA	Dosierung	W'max.	NW - Bemerkungen
Labetalol TRANDATE®	5-10 mg-weise **IV**. Max. 200 mg. Ggf. Infusomat mit 200 mg/h **IV** kont.	15 min	• Bradykardie, AV-Block • Art. Hypotonie • Schwindel, Nausea • Parästhesien • Bronchospasmus
Metoprolol BELOC®	1 mg-weise **IV** (in 1 min) **IV**. Max. 15 mg (= 3 Amp)	5 min	• Bradykardie • AV-Block • *Low output* Syndrom • Bronchospasmus
Dihydralazin* NEPRESOL®	6.25 - 25 mg max.100 mg/d	10 min	• Reflextachykardie v.a. bei (Prä)Eklampsie
Urapidil EBRANTIL®	25 mg **IV** Bolus, dann: 250 mg/24 h	10 min	• Tachykardie • Ödeme • Kopfschmerzen • Angina pectoris • Vorsicht bei Leber- und Niereninsuffizienz • KI: Koronarinsuffizienz

Tabelle: Dosierung und Bemerkungen bez. einigen Antihypertensiva.

B. Art. Hypertonie und intrazerebrale Blutung
Allg: • Ad. Neuro-Konsil. Siehe auch Kapitel «Hirnblutung».

7. Arterielle Hypotonie
Allg: • Die art. Hypotonie infolge Hypovolämie, oder in bei neurologischer
Verschlechterung, soll mit Kolloiden (siehe unten) oder mit einem Kristalloid (z.B.
NaCl 0.9 %) behandelt weden. Die Volumengabe soll ± isoton sein. Folgende
Prudukte sind zur Zeit in der Schweiz auf dem Markt:
- VENOFUNDIN®
- VOLUVEN®   max. 50 mL/kg/24 h
- TETRASPAN®
   • Bei intrakranieller Hypertonie soll ein zerebraler Perfusionsdruck von
80-90 mmHg beibehalten werden.
Bem: • Bei hämodynamischer Insuffizienz (Wasserscheideninfarkt) und progredientem
neurologischem Defizit wird dei Blutdruckanhebung gemäss separatem
Protokoll durchgeführt (siehe hausinterne Guidelines).

8. Abklärungen in der Akutphase
   8.1. Zerebrale Bildgebung
Bem: • Während der ersten Stunden nach einem ischämischen Hirnschlag zeigt
das Schädel-CT oft einen Normalbefund. Eine perifokale Hypodensität
(Hirnödem) erscheint meist erst nach 1-3 Tagen.
   • Das CT und das MR (in T2 Sequenzen) können eine Hirnblutung zuver-
lässig von einer frischen Ischämie unterscheiden. Eine nicht-invasive
Angiographie (CT oder MR) der Halsgefässe sollte, wenn immer möglich,
zusätzlich durchgeführt werden.
   • Bei Vd. auf einen ischämischen Hirnschlag soll zusätzlich eine
Perfusionsbildgebung angefügt werden:
- PWI (*perfusion weighted imaging*) zusätzlich zur MR Untersuchung
- Perfusions-CT zusätzlich zur CT Untersuchung

Abklärungsmethoden in Abhängigkeit der Klinik
   • Bei *wake-up stroke* .... MR mit DWI/PWI und Angio-MR
   • Bei *minor-stroke* .... MR (denn das CT ist i.d.R. normal)
   • Insult der hinteren Zirkulation ...... MR (wenn möglich)

   8.2. Lumbalpunktion
Ind: • Febriler Patient mit Meningismus
   • Verdacht auf Subarachnoidalblutung bei normalem CT-Befund.

---

* Nepresol wird i.d.R. aus Deutschland unter dem Namen NEPRESOL® importiert (in der CH nicht erhältlich).

8.3. Bilgebung der intra- und extrakraniellen Gefässe
Allg: • Eine Abklärung der intra- und extrakraniellen Arterien ist i.d.R. bei allen Patienten mit ischämischem Hirnschlag indiziert.
Ind: • Notfallmässig (und falls kein MR mit MR-Angio verfügbar) bei potentiell antikoagulierbaren Patienten mit:
- Verdacht auf Karotis- oder Vertebralisdissektion
- Trauma der Halsregion

8.4. Transthorakale Echokardiographie (± transösophageal)
Ind: • Antikoagulierbarer Patient mit Vd. auf eine nicht bekannte kardiale Emboliequelle (z.B. neuaufgetretenes Vorhofflimmern).
• Ischämische Läsionen (Bildgebung) in ≥ 2 vaskulären Gebieten
Bem: • Bei jungen Patienten wird das Foramen (FOP) ovale aktiv gesucht → transösophagelale Echokardiographie

9. Mobilisation (siehe hausinterne Guidelines)
- Im Liegen ist die Hirndurchblutung am effizientesten, was eine graduelle Mobilisation der Hirnschlag-Patienten sinnvoll macht.
- Die Mobilisation ist indiviuell. Keine Kompressivstrümpfe und keine Bandagen.
- In Kanada wird die Mobilisation innerhalt der ersten 24 h begonnen (ausser KI).

10. Ätiologische Abklärungen in der subakuten Phase
- Schädel-MR, neurovaskulärer Ultraschall oder MR-Angiographie der supraaortalen und zerebralen Gefässe, evtl. Angio-CT
- Eine zerebrale Angiographie wird selten durchgeführt (ausser bei zur intraarterieller Thrombolyse).
- Transthorakale (oder besser transösophageale) Echokardiographie mit Suche nach:
  - Emboliequelle (Thrombus?)
  - Offenes Foramen ovale (FOP)
- Oberflächen-EKG
  - ± 24 h-EKG
  - ± Loop recording EKG
- Thoraxröntgen
- Zusätzliche Blutalysen:
  - BSG
  - ± VDRL
  - ± Osmolalität im Serum
- Urinanalyse
- 2. Linien-Abklärungen (unklare Diagnose; Vd. auf eine Koagulopathie)
  - Elektrophorese der Serumproteine
  - Hb-Elektrophorese
  - ANA, Rheumafaktor
  - Bei Vd. auf eine arterielle Gerinnungsstörung:
    -- Anti-kardiolipine Antikörper
    -- Zirkulierende Antikörper vom Lupus Typ
    -- Anti-β2 Glykoprotein 1 Antikörper
  - Bei Vd. auf eine venöse Gerinnungströrung (z.B. bei offenem Foramen ovale ohne andere plausible Erklärung welche den Hirnschlag erklären würde):
    -- Resistenz gegenüber dem aktivierten Protein C (wobei der der «Faktor V Leiden» ist die häufigste Ursache)
    -- Antithrombin, Protein S, Protein C
    -- Mutation des Prothrombins (G20210A)
    -- Homocystein (↑)

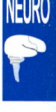

11. Frührohabilitation
- Der Beginn der Rehabilitation wird individuell festgelegt.
- Bei einem ausgedehnten ischämischen CVI ist ein forciertes Training während der ersten Tage nicht indiziert (Risiko von sekundären strukturellen Läsionen)
- Das Ziel der Frührehabilitation ist die Prophylaxe von Komplikationen wie:
  - Schmerzen, Ödembildung
  - Dekubitus
  - Kontrakturen
  - Schulter-Hand-Syndrom
  - Venenthrombosen
  - Pneumonien u.a.
- Sobald der Zustand der Hirnschlagpatienten stabil ist, können sie mit der Frührehabilitation beginnen. Folgende Therapiemodalitäten sollen berücksichtigt werden:
  - Tonusregulierende Lagerung, funktionelles Durchbewegen
  - Atemtherapie
  - Transfer üben, multisensorische Stimulation
  - Kontinenztraining und Ausscheidungsregulierung
  - Bei Aphasie, ad.: Orthophonie, Ergotherapie

Thrombolyse und mechanische Rekanalisation beim akuten Hirninfarkt

Folgende Indikationen, Art der Lyse und Ausschlusskriterien wurden von der «*Stroke Richtlinien Berner Stroke Center*» kulanterweise zur Verfügung gestellt.

Indikation

1. **Akuter Hirninfarkt mit Symptomdauer von:**
   - **< 4.5 Stunden** bis Beginn einer intravenösen Thrombolyse/*Bridging* oder:
   - **< 6 Stunden** bis Beginn einer endovaskulären Thrombolyse oder:
   - **< 8 Stunden** bis Beginn einer mechanischen Rekanalisation oder:
   - **> 8 Stunden** oder Wake-up Stroke oder unklarer Symptombeginn und grosser Perfusions-Diffusions-Mismatch im MR

   und:
2. **NIHSS Score ≥ 4** (s. 272) oder **Aphasie** oder **Hemianopsie**

Tabelle 1: Indikationskriterien für die Lyse und mechanische Rekanalisation bei akutem Hirninfarkt.

Wahl der Art der Lyse: folgende Regeln gelten

- **Intravenöse Thrombolyse bei:**
  - M3-, M4- oder anderen peripheren Verschlüssen
    Maximales Zeitfenster vom Symptombeginn bis zur Therapie **4.5 Stunden!**

- **Kombinierte intravenöse ↔ endovaskuläre Lyse (= *Bridging-Therapie*)** wenn die **IV**-Lyse **innerhalb von 4.5 Stunden** nach Symptombeginn begonnen werden kann bei:
  - Basilaristhrombosen
  - ICA-Verschluss
  - ICA-T-Verschluss
  - M1- oder M2-Verschluss
  - Individueller Entscheid (je nach Klinik, Bildgebung und Begleiterkrankungen) bei:
    -- PCA-Verschluss
    -- ACA-Verschluss
    -- VA-Verschluss

- **Direkte lokale endovaskuläre Lyse, mechanische Rekanalisation** (d.h. mechanische Thrombusentfernung z.B. mittels Aspiration, Stent-*Retriever*), wenn das maximale **IV**-Lyse Zeitfenster von **4.5 Stunden abgelaufen** ist:
  - Bei Infarkten mit *Dense Artery Sign* im CT
  - Bei ICA-, M1- oder M2-Verschluss oder bei Basilaris-Verschluss

Tabelle 2: Wahl der Art der Lyse bei akutem Hirninfarkt.

ACA..................Arteria cerebri anterior
ICA ....Arteria carotis interna
ICA-T................Verschluss der A. carotis interna im terminalen Abschnitt
M1 ....M1-Segment der A. cerebri media
M2, M3, M4 ......Segmente der A. cerebri media
PCA..................Arteria cerebri posterior
VA ....Arteria vertebralis

HAUSINTERNE GUIDELINES

Medikamentöse Lyse: praktisches Vorgehen

1. Intravenöse Lyse

Allg: • Beginn der Lyse falls möglich in der Neuroradiologie sofort nach Ende der Bildgebung.

Vorg: ▪ **Alteplase: 0.9 mg/kg KG, wovon 10 % als IV-Bolus, 90 % als IV-Infusion über 1 h.**

Bem: • Während 24 h nach der Lyse, keine Antithrombotika verabreichen.
- Nach 24 h, einmalig ASPIRIN® 250 mg PO oder **IV**, dann 100 mg/d PO (oder **IV**) auf Dauer (vorgängig zerebrale Bildgebung)
- Eine therapeutische Antikoagulation (Heparin) ist <u>nur in Ausnahmesituationen</u> indiziert (z.B. Insult bei künstlichen Herzklappen).

2. Kombinierte intravenöse ↔ endovaskuläre Lyse (= *Bridging-Therapie*)

Vorg: **A. Intravenös: Alteplase**
- 0.9 mg/kg KG, wovon 10 % als **IV**-Bolus, 90 % als **IV**-Infusion/1 h.

B. Unter laufender **IV**-Lyse wird unverzüglich eine diagnostische Angiographie durchgeführt:
- i. Gefäss ist noch thrombosiert
  - → **Endovaskuläre Rekanalisierung**
- ii. Gefäss ist offen
  - → Keine weitere invasive Therapie notwendig.

▪ Alternativ: reduzierte Alteplase-Dosis (nur noch im Einzelfall und individuell begründet)
- **Alteplase:** 0.6 mg/kg KG, 15 % als **IV**-Bolus, 85 % **IV**-Infusion über 40 min
- Endovaskulär können dann zusätzlich: 300'000-500'000 E Urokinase <u>oder</u> Alteplase 0.3 mg/kg KG über 20 min infundiert werden.

Bem: • **Bei eindeutiger klinischer Besserung vor der Angiographie - was tun?**
- Kontrolle der Rekanalisation durch erneute nicht invasive Bildgebung (CT/CT-Angio) statt diagnostischer Angiographie in Betracht ziehen.
- 24 h nach der intraarteriellen Lyse, einmalig ASPIRIN® 250 mg PO oder **IV**, dann 100 mg/d PO (oder **IV**) auf Dauer; aber vorgängig zerebrale Bildgebung!

3. Intraarterielle Lyse (direktes Einspritzen der Lyse in den Thrombus)

Vorg: ▪ **Urokinase** ca. 1'000'000 E
oder
▪ **Alteplase** (ca. ½ der **IV**-Dosis)

Bem: • Sofort nach Lyse, einmalig ASPIRIN® 250 mg **IV**, dann 100 mg/d PO (oder **IV**) auf Dauer.
- Therapeutische Antikoagulation (Heparin) <u>nur in Ausnahmesituationen</u> (z.B. Insult bei künstlichen Herzklappen), ggf. niedrig dosiertes Heparin kombiniert mit ASPIRIN®.

HAUSINTERNE GUIDELINES

NEURO

Alle Ausschlusskritierien sind relative KI einer Thrombolyse (ausser akute und subakute intrakranielle Blutungen). Das potentielle «Nutzen-Risiko-Verhältnis» ist im Einzelfall zu eruieren.

Bildgebungs-Ausschlusskriterien (Schädel CT/-MR)

- Absolut: Akute oder subakute intrakranielle Blutung (subdural, subarachnoidal, ventrikulär, intrazerebral)
- Relativ: Intrakranielle Neoplasie, arteriovenöse Malformation oder Aneurysma
- Relativ: Bei fehlendem Nachweis eines Gefässverschlusses
  und/oder fehlendem Nachweis des Mismatch Perfusion/Diffusion

Klinisch-neurologische Ausschlusskriterien

- Relativ: Symptombeginn nicht definierbar.
  Hier individuelle Indikationsstellung mit DWI/PWI-MR oder, falls MR nicht durchführbar, mit Perfusions-CT.
- Relativ: Vorbestehendes schweres neurologisches Defizit
- Relativ: Schädel-Hirn-Trauma vor weniger als 3 Monaten mit persisitierenden Ausfällen
- Relativ: Hirnblutung vor weniger als 3 Monaten
- Relativ: Postiktale Lähmung bzw. epileptischer Anfall zu Beginn der Symptome oder bekannte aktive Epilepsie → MR anstreben
- Relativ: Prellmarken am Schädel, die auf ein Schädel-Hirn-Trauma mit Auftreten des Insultes schliessen lassen → MR anstreben
- Relativ: Rasch regrediente neurologische Symptome (zu NIHSS < 4) → evtl. MR anstreben
- Relativ: Koma oder Sopor (Ausnahmen: Basilaristhrombose, postiktaler Zustand)

Tabelle 3: Ausschlusskriterien für die Lyse bei akutem Hirninfarkt. [Mit Dank: Stroke Richtlinien Berner Stroke Center]

HAUSINTERNE GUIDELINES

Wichtigste Ausschlusskriterien für die intravenöse Lyse
(betrifft aber weder die intraarterielle Lyse noch die mechanische Rekanalisation)

- Bei oraler Antikoagulation mit:
  - Vitamin-K-Antagonist (z.B. Acenocoumarol, Phenprocoumon): INR > 1.7
  - Thrombin-Inhibitor (z.B. Dabigatran, Apixaban): hier Hemoclot Thrombin Assay bestimmen.
  - Faktor Xa-Antagonist (z.B. Rivaroxaban): hier die Anti-Faktor-Xa-Aktivität bestimmen.
- Chirurgischer Eingriff oder Biopsie eines parenchymatösen Organs vor < 30 Tagen
- Arterienpunktion an nicht-komprimierbarer Stelle vor < 7 Tagen (Absprache mit Operator)
- Infektiöse Endokarditis oder vermutlichem septischem Embolus (hier, ad. mechanische Rekanalisation und weder Thrombolytika noch Antithrombotika verabreichen)
- GI-Blutung vor < 21 Tagen
- Schwangerschaft oder Geburt vor < 14 Tagen

Ausschlusskriterien für intraarterielle Lyse

- ■ Relativ: Bei Alter > 80 Jahre, ad. individuelle Indikationsstellung
  (bei intravenöser Lyse gilt aber die 4.5 Stunden-Grenze, ohne obere Altersgrenze).

Ausschlusskriterien für intravenöse und intraarterielle Lyse

- ■ Relativ: Art. Blutdruck nicht senkbar (SBD > 185 mmHg und/oder DBD > 110 mmHg)
- ■ Relativ: Anamnestisch signifikante art. Hypertonie (z.B. medikamentös nicht einstellbar; erheblicher Endorganschaden)
- ■ Relativ: Hämorrhagische Diathese oder Koagulopathie

In folgenden Situationen ist eine individuelle Entschiedung notwendig:

- Schwere internistische Krankheiten
- Aortenaneurysma
- Schwere Hepatopathie
- Ösophagusvarizen
- Portale Hypertonie
- Kolitis
- Metastasierendes Karzinom
- Lymphom
- Prognostisch ungünstige Begleiterkrankung

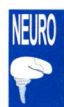

Labor Ausschlusskriterien

- ■ Relativ: Thrombozyten < 100 G/L (< 100'000/µL)
- ■ Relativ: INR > 1.7 → eine mechanische Rekanalisation (Thrombektomie) in Betracht ziehen
- ■ Relativ: Hypoglykämie (< 2.7 mmol/L)
  oder:
  Hyperglykämie (> 22.2 mmol/L)
- ■ Relativ: Hyponatriämie (< 120 mmol/L)
  oder:
  Hypernatriämie (> 150 mmol/L)

Die Thrombolyse kann durchgeführt werden, wenn kein Ausschlusskriterien vorhanden ist.
Falls ≥ 1 Ausschlusskriterium vorhanden ist: Argumente «für ↔ gegen» Lyse detailliert abwägen!

Tabelle 4: Spezifische Ausschlusskriterien für die intravenöse/intraarterielle Lyse, sowie Laborausssschlusskriterien bei akutem Hirninfarkt. [Mit Dank. Stroke Richtlinien Berner Stroke Center]

Allg: • Die medikamentöse oder chirurgische Prävention hängt von der Ursache des Hirnschlages und der globalen Situation des Patienten ab:
- Anamnese (asymptomatisch, St. nach TIA oder Hirnschlag, bekannte Arteriopathie)
- Allgemeinzustand und Komorbiditäten des Patienten (v.a. kardiovaskulärer Natur)
- Radiologischer Aspekt der Läsion (neurovaskuläre Sonographie, CT, MR, PET, SPECT)

Vorg: **I. Nicht medikamentöse Sekundärprävention** (idem «Primärprävention», s. 286)

II. Medikamentöse Sekundärprävention

Antiaggregation nach Hirnschlag

Monotherapie
■ ASPIRIN® 100 mg/d als Langzeittherapie
oder alternativ (siehe Indikationen weiter im Text):
■ Clopidogrel 75 mg/d indiziert in folgenden Situationen:
- ASPIRIN®-Intoleranz
- ASPIRIN®-Unwirksamkeit
- Hohem vaskulärem Risikoprofil (z.B. > 1 Risikofaktor)
Bei speziell hohem Risikoprofil kann Clopidogrel durch ASASANTIN® ersetzt werden:
■ ASASANTIN® (= ASPIRIN® 25 mg/Dipyridamol 200 mg): 2x 1 Tabl/d PO

Duale Plättchenaggregationshemmung
■ ASPIRIN® 100 mg + Clopidogrel 75 mg
- Indiziert bei extra- und intrakraniellen STENTS, i.d.R.
- Therapiedauer: ≥ 6 Mt.; bei beschichteten STENTS: 1 Jahr
Anschliessend Monotherapie mit Clopidogrel oder ASPIRIN®.
Bei Patienten mit koronarem STENT, je nach kardiologischer Indikation.

Orale Antikoagulation (OAK) nach Hirnschlag

Allg: • Die OAK ist ASPRIN® nur in bestimmten Situationen überlegen (siehe «Ind:»).
• Bei KI für eine OAK, soll anstelle ASASANTIN® gegeben werden.
• Die OAK kann grundsätzlich mit folgenden Medikamentengruppen installiert werden (für <u>nicht-valvuläres Vorhofflimmern</u> in der Schweiz zugelassen):
1. Vitamin K-Antagonisten (Acenocoumarol, Phenprocoumon, Warfarin)
- Ziel-INR 2.0-3.0; bei künstlichen Klappen: INR 3.0-4.0
2. Direkte Faktor X-Hemmer (Rivaroxaban, Apixaban)
- Keine Laborkontrollen notwendig
3. Direkte Thrombinhemmer (Dabigatran)
- Keine Laborkontrollen notwendig

Ind: • Kardiogene Embolie (i.d.R. lebenslange OAK)
• Vorhofflimmern (ggf. auch Rivaroxaban, Apixaban oder Dabigatran)
• Extrakranielle Gefässdissektionen mit signif. Stenose oder Verschluss (3-6 Mt.)
• Intraluminale Gefässthromben (Operation, endovaskuläre Therapie oder Antikoagulation nach interdisziplinärer Besprechung)
• Sinus- und Hirnvenenthrombose (6-12 Mt.)
• Rezidivierende TIA trotz Plättchenhemmern (i.d.R. 6 Mt.)

Bem: • **Die Antikoagulation soll nur in Ausnahmefällen mit Plättchenhemmern kombiniert werden.**
• Bei signifikanten Komorbiditäten (schlechte Compliance, unkontrollierbare Epilepsie, GI-Blutung u.a.) wird eine OAK <u>nicht</u> empfohlen. [IIIC]
• Fortgeschrittenes Alter alleine ist keine Kontraindikation für eine OAK. [IA]

Statine als Sekundärprävention nach Hirnschlag (ohne KHK)

Ind: • TIA oder ischämischer Hirnschlag, sofern deren Ursache ein direktes oder indirektes atheroembolisches Ereignis vermuten lässt.
• Indikation für ein Statin (Stroke Richtlinien Berner Stroke Center, 2013) Vorhandensein von 2 der 3 folgenden Kriterien (Ziel LDL < 2.6 mmol/L):
- Gesamtcholesterin ......> 5 mmol/L
- LDL-Cholesterin ....> 2.6 mmol/L
- Atherogener Index........> 5 mmol/L

Bsp: ■ Tages- und Mahlzeit unabhängig einzunehmen (Dosierungen pro Tag):
- Atorvastatin ......1x 10-80 mg (= stark wirkendes Statin)
- Rosuvastatin ....1x 10-40 mg (= stark wirkendes Statin)
- Pitavastatin ......1x 1 mg (Max. Dosis 4 mg/d; mittelstarkwirkendes Statin)
■ Am Abend einzunehmen (20:00 h)
- Pravastatin........1x 10-40 mg abends (mittelstarkwirkendes Statin)
- Simvastatin ......1x 20-40 mg abends (mittelstarkwirkendes Statin)

 1 Stroke Richtlinien Berner Stroke Center, 2013. 2 P. Ringleb, et al. ESO-Guidelines. Cerebrovasc Dis 2008; 25: 457-507.

LDL Zielwerte je nach kardiovaskulärem Risiko über 10 Jahre

- **Hochrisiko** (CV-Risiko/10 Jahre > 20 % nach PROCAM-Score s. 287)
  - **Ziel-LDL** ....**< 1.8 mmol/L** (aber < 2.6 mmol/L ist akzeptabel)
    <u>oder</u> Verminderung der LDL um ≥ 50 %

- **Intermediärrisiko** (CV-Risiko/10 Jahre 10-20 % nach PROCAM-Score s. 287)
  - **Ziel-LDL** ....**< 3.4 mmol/L** <u>oder</u> Verminderung der LDL um ≥ 50 %

- **Niederrisiko** (CV-Risiko/10 Jahre < 10 % nach PROCAM-Score s. 287)
  - Lifestyle. Kein Ziel-LDL
  - An eine familiäre Hypercholesterinämie denken bei LDL > 5.0 mmol/L und je nach Guidelines therapieren.

Tabelle: LDL-Zielwerte bezüglich PROCAM-Score.

Antihypertensiva

Allg: • 1. Wahl-Therapien bei art. Hypertonie:
  → ACE-Hemmer + Diuretikum
  → Sartan + Diuretikum
  → Kalziumantagonist
• Ziel-BD: < 140/90 mmHg

Für die PRAXIS:
In den ersten Tagen nach Hirninfarkt ist der BD nur bei Werten > 220/120 mmHg zu senken (Ausnahmen: nach Thrombolyse oder bei Organmanifestation)

Schlafapnoe-Syndrom (SAS)

Allg: • Es ist empfohlen, eine Schlafapnoe mit einer CPAP®-Beatmung zu behandeln.

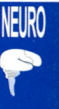

Offenes Foramen ovale (PFO)

Allg: • Der PFO-Verschluss kann bei Patienten mit Hirninfarkt und PFO (+ ASPIRIN®), bei denen sich keine andere Ursache als das PFO für den Hirninfarkt findet, als Alternative zur alleinigen Plättchenaggregationshemmung erwogen werden.
• Alle anderen Patienten sollen individuell, unter Berücksichtigung der Risikosituation, behandelt werden:
  - PFO Grad III und Vorhofseptumaneurysma
  - Rezidivierender Hirnschlag/TIA
  - Thrombophilie
  - Alter
  - Vaskuläre Riskofaktoren
Bem: • Nach PFO-Verschluss ist die Plättchenhemmung weiterhin dauerhaft indiziert.

HAUSINTERNE GUIDELINES

I. Nicht medikamentöse Primärprävention

- **Stopp Zigarettenrauchen**
- **Körperliche Aktivität - Körpergewicht**
  - Das regelmässige Ausüben einer körperlichen Aktivität während 2-5 h/Wo hat folgende positive Wirkung auf den Hirnschlag:
    - Verminderung des Schweregrades des Hirnschlags
    - Verbesserter globaler *Outcome*
  - Körpergewicht
    - Die körperliche Aktivität *per se* führt nicht zu einer signifikanten Gewichtsreduktion. ABER bie vorhandener viszeraler (abdomineller) Adipositas, ist die körperliche Aktivität essentiell, denn sie hat einen wesentlichen prognostischen Einfluss!
    - Eine mittlere Reduktion der Kalorienzufuhr von 500-600 kcal/d ist realistisch und effektiv «machbar».
- **Ernährung** (3 Mahlzeiten pro Tag)
  - Salzarme Diät
  - Fettsäuren ....25-35 %
    Die sogenannten «Trans-Fette» sollen vermieden werden, denn sie erhöhren das kardiovaskuläre Risiko. Diese «Trans-Fette» sind wohl ungesättigte Fettsäuren, aber sie erhöhen die LDL-Spiegel und erhöhen somit die das atherosklerotische Risiko! Die «Trans-Fette» sind in vielen Nahrunsmitteln vorhanden, zum Beispiel in:
    - Margarine
    - Blätterteit, *Soft-ice*
    - Pflanzliches Öl zur Friture
    - Trockensuppen
  - Proteine ....15-20 %
  - Kohlenhydrate ....50-65 %
  - Viele Früchte, Gemüse und Ballaststoffe
  - Antioxidierende Vitamine werden nicht empfohlen. [IA]
- **Übermässige Alkoholeinnahme reduzieren**
  - Auswirkung des Alkoholkonsums (12 g = 3 dL Bier oder 1 dL Wein):
    < 12 g/d ....«milder» Konsum.............CVI-Risiko ....x 0.83
    12-24 g/d ..mittelmässiger Konsum ....CVI-Risikoverminderung ....x 0.72
    > 60 g/d ....zu hoher Konsum.............CVI-Risikoerhöhung........................**x 1.7**
    Erhöhtes Hirnblutungsrisiko.............x 2
  - Das Trinken von Rotwein (im Vergleich zu anderen Alkoholika) ist mit der höchsten kardiovaskulären Risikoverminderung verbunden.
- **Arterieller Blutdruck: Zielwert 120/80 mmHg**
  - «Adäquater» Lifestyle (Körpergewicht, Ernährung, körperliche Aktivität, Nikotin)
  - Antihypertensive Therapie bei Patienten mit BD 120-139/80-90 mmHg und ≥ 1 der folgenden Kriterien: [IA]
    - Herzinsuffizienz
    - Myokardinfarkt
    - Diabetes mellitus
    - Chronische Niereninsuffizienz

II. Medikamentöse Primärprävention

1. ASPIRIN® (80-100 mg/d PO)

Bem:
- Der «Schutzeffekt» des ASPIRIN® bezüglich Hirnschlag ist sehr gering!
- Bei Männern kann ASPIRIN® zur Primärprävention des Herzinfarktes in Betracht gezogen werden. Das Hirninfarktrisiko wird dadurch aber nicht verrringert. [IA]

Ind:
- **Frauen > 45 Jahre** ohne erhöhtem Risiko intrazerebraler Blutung und mit guter GI-Verträglichkeit wird ASPIRIN® empfohlen. Die Wirkung ist sehr gering. [IA]
- Vorhofflimmern

2. Statine und Primärprävention

Allg:
- Siehe Richtlinien der LDL-Zielwerte S. 285

Ind:
- Statine sind zur Primäprävention bei folgenden Patienten indiziert:
  - Patienten mit KHK (ohne Hirnschlag)
  - Diabetikern mit > 1 Risikofaktor ohne KHK und ohne Hirnschlag
    [Lancet 2004; 364: 685-96]

Für die PRAXIS:
Statine, als Primärprävention, sind bei Patienten ohne KHK und ohne Hirnschlag nicht indiziert!

☞ **http://www.chd-taskforce.de/procam_interactive.html**

- Der PROCAM-Score gibt Auskunft über das akute **Koronarereignisrisiko/10 Jahre**, d.h. **Myokardinfarkt** oder **Tod als Folge eines koronaren Ereignisses innerhalb von 10 Jahren.**
- Der PROCAM-Score stützt sich auf Kohortenstudien mit 5389 **Männern** zw. 35-65 Jahren. Zur Zeit existieren noch keine Daten für das weibliche Geschlecht. Es ist trotzdem akzeptabel, bei postmenopausalen Frauen zwischen 45-65 Jahren, der PROCAM-Score der Männer zu berechnen und dieses dann durch 4 zu teilen.
- Für die Schweizer Bevölkerung (als niedrige Risikobevölkerung eingestuft) wird empfohlen, der PROCAM-Score mit dem Faktor **0.7** zu multiplizieren.

Alter [Jahre]	Punkte
35-39	0
40-44	6
45-49	11
50-54	16
55-59	21
60-65	26

LDL	mmol/L	mg/dL	Punkte
	< 2.59	< 100	0
	2.59 - 3.36	100 - 129	5
	3.37 - 4.13	130 - 159	10
	4.14 - 4.91	160 - 189	14
	> 4.91	> 189	20

Rauchen (12 letzten Monate)	Punkte
ja	8
nein	0

HDL	mmol/L	mg/dL	Punkte
	< 0.91	< 35	11
	0.91 - 1.16	35 - 44	8
	1.17 - 1.41	45 - 54	5
	> 1.41	> 54	0

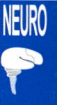

NEURO

Diabetes mellitus	Punkte
ja	6
nein	0

Triglyzeride	mmol/L	mg/dL	Punkte
	< 1.15	< 100	0
	1.15 - 1.72	100 - 149	2
	1.73 - 2.3	150 - 199	3
	> 2.3	> 199	4

Systolischer BD	Punkte
< 120 mmHg	0
120-129	2
130-139	3
140-159	5
≥ 160	8

Familienanamnese eines Myokardinfarktes (Alter < 60 Jahre, Verwandter 1°)	Punkte
ja	4
nein	0

Interpretation des PROCAM-Score

< 10 %	=	Schwaches akutes Koronarereignisrisiko innerhalb von 10 Jahren
10-20 %	=	Intermediäres akutes Koronarereignisrisiko innerhalb von 10 Jahren
> 20 %	=	Hohes akutes Koronarereignisrisiko innerhalb von 10 Jahren

Punkte	Score %	Punkte	Score %	Punkte	Score %
< 20	**< 1.0**	34	3.5	48	12.8
21	1.1	35	4.0	49	13.2
22	1.2	36	4.2	**50**	**15.5**
23	1.3	37	4.8	51	16.8
24	1.4	38	5.1	52	17.5
25	1.6	39	5.7	53	19.6
26	1.7	**40**	**6.1**	54	21.7
27	1.8	41	7.0	55	22.2
28	1.9	42	7.4	56	23.8
29	2.3	43	8.0	57	25.1
30	**2.4**	44	8.8	58	28.0
31	2.8	45	10.2	59	29.4
32	2.9	46	10.5	**60**	**≥ 30**
33	3.3	47	10.7		

PROCAM-Score [Angepasst nach: Circulation 2002; 105: 310-15]

Def:
- **Amaurosis fugax (AF)**
  - Monokuläre transiente Sehstörung.
  - Dauer: oft wenige Minuten, **längstens 24 h**.
- **Transitorische ischämische Attacke (TIA)**
  - Fokales ischämisches neurologisches Defizit
  - Dauer meist wenige Minuten, längstens 24 h
  - Pathologisch-anatomische Definition:
    - Transitorisches fokales neurologisches Defizit ohne objektivierbare Läsion (CT, MR). Wenn eine solche Läsion sichtbar ist, handelt es sich um einen Infarkt.
- ***Minor stroke***
  - NIHSS < 4 (siehe s. 272)
  - Die Symptome sind stabil oder regressiv.

Urs:
- Siehe Ursachen des Hirnschlags, s. 268

DD:
- Fokaler epileptischer Anfall mit postiktaler Parese
- Hypoglykämie
- Migräne
- Venöser Insult
- Hirnblutung oder -tumor (Kompression des N. opticus)
- Multiple Sklerose
- Transiente globale Amnesie

Klin:
- TIA, AF und *Minor stroke* können Vorboten eines grösseren, behindernden Hirninfarktes mit bleibenden Symptomen sein.
- 15 % der Patienten mit TIA oder *Minor stroke* entwickeln im Laufe der folgenden 90 Tage einen grösseren Hirninfarkt, die Hälfte davon innert 1 Woche. [BMJ 2004; 328: 326-8]
- Dauert eine TIA > 1 h, findet sich pathologisch-anatomisch in > 50 % der Fälle ein kleiner Hirninfarkt.

Für die PRAXIS:
- **Eine TIA ist ein Notfall** und muss notfallmässig abgeklärt werden (i.d.R. stationär; von Fall zu Fall ambulant möglich)
- Das Risiko, dass eine TIA sich zu einem CVI entwickelt nimmt in den ersten 24 h linear zu!

	Sehverlustdauer	Symptome	Ursache
Monokulär OK ✕ Seh- verlust	**1-10 min**	Abrupter Sehverlust	Retinalembolie
	variabel	Symptome einer Riesenzellarteriitis*	Riesenzellarteriitis (Optikusischämie)
	Sekunden	Diplopie, grau sehen, brennen, Kopfschmerzen	Papillenödem (infolge Hirndruck)
	5-60 min	Positive oder negaitve Symptome, Kopfschmerzen	Idiopathischer Retinalvasospasmus
Binokulär ✕ ✕ Sehverlust	**10-30 min**	Oft gefolgt von Migräne-kopfschmerzen, positive Symptome mit Ausbreitung	Kortikale Depression, Vasospasmus (?)
	1-10 min	Homonyme Hemianopsie OK OK Hier Beispiel einer rechts-seitigen Heminapsie (Befall des linken tractus opticus)	Embolisches Geschehen. Isoliert auftretend ± andere Hirnstammdefizite
	3-5 min	Beidseits lateralisiert, oft positive Symptome, vermindertes Bewusstsein	Epilepsie
	≥ 20 min	Nach Hirnschlag	Hirnschlag (kortikale Hemmung)

Tabelle: DD bei Sehverlust.

* Asthenie, ausgeprägtes Kraftlosigkeitsgefühl, Fieber, Morgensteifigkeit, Myalgien, temporale Kopfschmerzen, Nachtschweiss. Pathognomonisch (= Vorzeichen eines Sehverlustes): Claudicatio der Kau-, Schlund- und Zungenmuskulatur. Sehstörungen: Diplopie, Amaurosis fugax, Erblindung.

Vorg: • Die initialen Blutuntersuchungen bei AF, TIA und *Minor stroke* sind wie beim Hirnschlag, siehe S. 276.
- **Abkärungen in jedem Fall indiziert:**
  - ▸ Schädel-Angio-MR oder Schädel-Angio-CT
    - Bei TIA und Minor stroke ist das CT oft nicht genügend aussagekräftig um einen kleinen Posteriorinsult auszuschliessen (z.B. bei Migräne mit Aura).
  - ▸ EKG + 24 h-EKG
- • Abklärungen von Fall zu Fall entscheiden:
  - ▸ Neurovaskulärer Doppler-Ultraschall
    - Je nach Situation macht es Sinn, einen Doppler-US durchzuführen, denn im Angio-MR ist die Morphologie der Plaques oft nicht gut darstellbar im Vgl. zum Doppler-US.
    - Im Angio-CT sind die Plaques besser sichtbar als im im Angio-MR, aber auch hier wird meistens ebenfalls durch einen Doppler-US ergänzt (ad. Konsil).
  - ▸ Transösophageale Echokardiographie (TEE), z.B. bei:
    - Patienten > 60 Jahre
    - Bei Karotisstenose

Th: **1. Antithrombotische Therapie** (betrifft: TIA, AF und *Minor stroke*)
Allg: • Idealerweise soll das Antithrombotikum sofort NACH erfolgter Bildgebung erfolgen (Schädel-Angio-CT oder Angio-MR oder Doppler-US). Aber in der Praxis, je nach Verfügbarkeit der Bildgebung, wird die Thrombozytenaggregationshemmung breits vorher verabreicht, mit dem Risiko, dass wenn es sich um eine Hirnblutung handelt, diese Therapie nicht indiziert gewesen wäre.

Bsp: • ASPIRIN®............80-325 mg PO 1x/d
Bei ASPIRIN® *Unverträglichkeit:*
Clopidogrel: ....75 mg PO 1x/d
Von Fall zu Fall (ad. Konsil):
• Antikoagulation (z.B. bei Vorhofflimmern)

2. Primärprävention, S. 286
3. Sekundärprävention, S. 284

HAUSINTERNE GUIDELINES

Allg:
- Die **Karotisendarteriektomie** (CEA) reduziert das Hirnschlag-Rezidiv und die Mortalität bei Patienten mit hochgradiger (70-99 %) ipsilateraler Karotisstenose.
- Patienten mit mässiggradiger Karotisstenose (50-69 %) können ebenfalls profitieren.
- Die CEA ist nachteilig bei geringer Karotisstenose (< 50 %).

> **Für die PRAXIS:**
> - **Die Endarteriektomie ist schädlich bei einer Karotisstenose von < 50 %!**
> - Die chirurgische Therapie einer symptomatischen internen Karotisstenose ist v.a. dann wirksam, wenn sie innerhalb der **ersten 14 Tage** nach dem Vorfall durchgeführt wird. Dadurch kann die Rezidivrate innerhalb von 90 Tagen um 80 % gesenkt werden. [Lancet 2007; 370: 1432-42]
> - Bei einem ausgedehnten Hemisphäreninfarkt muss der Zeitpunkt der Operation interdisziplinär anhand der Grösse des Infarktes festgelegt werden.
> - Das **Hirnschlag-Rezidivrisiko nach einer TIA oder einem *Minor stroke* mit einer Karotisstenos von > 50 % beträgt 10 % während der ersten 7 Tage**.

- Risikostratifikation bezüglich Hirnschlag-Risiko

  - **Hohes Hirnschlag-Risiko**
    - Schwergradige Stenose (Neuro-Konsil)
    - Alter > 75-80 Jahre
    - Männliches Geschlecht
    - Vorheriger Hirnschlag vor < 3 Mt.
    - Halbseitensymptomatik
    - Instabile Kardiopathie

  - **Niedriges Hirnschlag-Risiko**
    - Milde bis mittelschwere Karotisstenose (Neuro-Konsil)
    - Alter < 75-80 Jahre
    - Weibliches Geschlecht
    - Vorheriger Hirnschlag vor > 3 Mt.
    - Isolierte visuelle Symptome
    - Stabile Kardiopathie

Bem:
- Studien haben gezeigt dass das Alter der Patienten (z.B. > 70 Jahre) das Risiko das Risiko des STENTs erhöhen.

Vorg:
- Siehe Algorithmus, S. 291

Bsp:
Symptomatische ICA-Stenosen

- **Hochgradige (70-99 % Stenose) symptomatische ICA-Stenose**
  Vorg:
  - Eine Revaskularisierung (STENT oder chirurgischer Eingriff) wird empfohlen (ausser schwerwiegenden KI).
  - Eine Operationskomplikationsrate < 6 % ist «akzeptabel».

- **Mittelgradige (50-69 % Stenose) symptomatische ICA-Stenose**
  Vorg:
  - Männer profitieren möglicherweise von einer Operation.
  - In «Post-hoc-Analysen» von grossen Studien zeigen Frauen keinen Operationsbenefit.
  - Für jeden Patienten muss eine Risikostratifikation durchgeführt werden.

Asymptomatische ICA-Stenosen

- **Hochgradige (60-99 % Stenose) asymptomatische Stenose**

  Vorg:
  - Eine Operation kann einen Benefit aufweisen:
    - Risiko/Nutzen-Verhältniss hängt von der Komorbiditäte und der Risikostratifikation ab.
  - Eine Operationskomplikationsrate < 3 % ist «akzeptabel».

- **Mittelgradige (50-60 % Stenose) asymptomatische Stenose**

  Vorg:
  - Es besteht keine Operationsindikation.
  - Bei jungen Patienten und/oder potentiellen Klienten für eine Revaskularisation sollen regelmässige sonographische Nachkontrollen durchgeführt werden (bei einem zertifizierten neurovaskulären Neurologen oder beim Angiolog)

ICA-Stenosen ≤ 50 %

Vorg:
- Es besteht keine Operationsindikation.
- Von Fall zu Fall, ad. regelmässige sonographische Nachkontrollen.

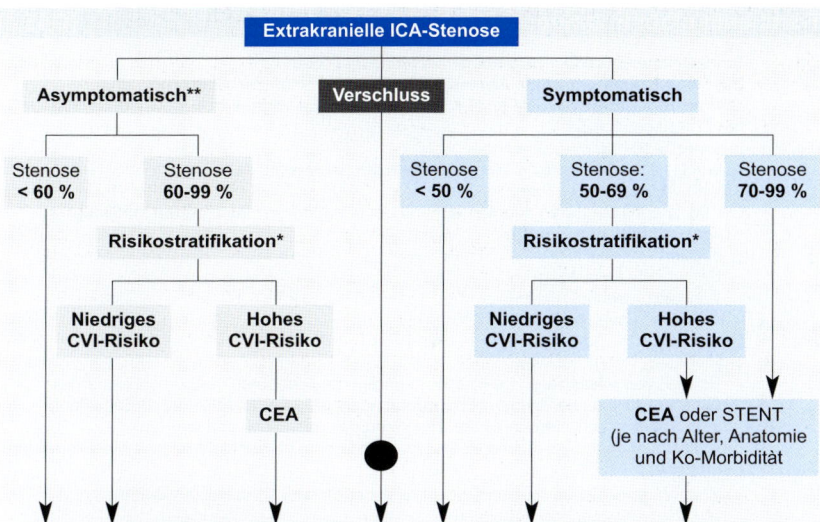

Algorithmus: Vorgehen bei extrakranieller ICA-Stenose (interne A. carotis).

Der Stenosegrad wird nach dem NASCET (The North American Symptomatic Carotid Endarterectomy Trial) angegeben. CEA = Karotis-Endarteriektomie

Klinik und Stenosegrad	NNT zur Vermeidung von 1 Hirnschlag/Jahr mittels operativem Eingriff (STENT oder Endarteriektomie)
Asymptomatische ICA-Stenose**	
60-99 %	85
Symptomatische ICA-Stenose	
70-99 %	27
50-69 %	75
> 50 %	45
Bei Männern	45
Bei Frauen	180
Bei > 75 Jährigen	25
Bei < 65 Jährigen	90
< 2 Wo nach dem Ereignis	25
> 12 Wo nach dem Ereignis	625
≤ 50 %	**Kein Operationsvorteil**

Tabelle: NNT je nach Schweregrad der ICA-Stenose [Ang. nach: Lancet 2004;363:915-24. Lancet 1999;354:1457-63]

Bem: • Es gibt keine Evidenz bezgl. «NNT-Cutoff». Ein NNT von ca. 40 ist eine allgemein akzeptierte Grösse bezgl. Kosten/Benefit-Ratio.

* Siehe Risikostratifikation, S. 290

** Je nach Risikostratifikation (v.a. bei Hochrisiko) soll eine CEA in Betracht gezogen werden. Ad. Neuro-Konsilium

Syn: •   Amnestische Episode, *Transient global amnesia (TGA)*

Def: ■   **Die transitorische globale Amnesie (TGA)** = akut einsetzende **Störung aller Gedächtnisinhalte** (visuell, taktil, verbal) für einen Zeitraum von **1 h bis maximal 24 h** (im Durchschnitt 6-8 h).

Allg: •   Inzidenz 5-10/100'000 Einwohner
       •   Altersgipfel: 50-70 Jahre (75 %); unter dem 40. Lebensjahr selten
       •   Keine Geschlechtsdominanz
       •   Ca. 50 % der TGA treten spontan auf und bei der anderen Hälfte gehen mögliche «Trigger-Situationen» voraus:
          -   Joggen
          -   Emotionale Belastung
          -   Zahnarztbesuch
          -   Geschlechtsverkehr

Urs: •   Unbekannt
       •   Hypothese:
          -   Es wird von passageren Funktionsstörungen mediobasaler Temporallappenanteile unter Einschluss der beiden Hippocampl ausgegangen (im MR können Diffusionsstörungen im lateralen Anteil des Hippokampus nachgewiesen werden).
       •   Eine Assoziation mit vaskulären Erkrankungen konnte bisher nicht nachgewiesen werden.

Klin: •   Symptome:
          -   Wacher, ängstlicher, ratloser Patient, welcher oft dieselben Sätze wiederholt, z.B.:
             --   «Haben wir schon gegessen?»
             --   «Warum bin ich hier?»
          -   **Störungen aller Gedächtnisinhalte (visuell, taktil, verbal):**
             --   Während der Attacke ist die Behaltensspanne (Fixationsgedächtnis) für neue Informationen auf 30 sek bis 3 min reduziert (= **anterograde Amnesie**). Die Patienten sind daher unfähig neue Informationen zu speichern.
             --   Oft zeitliche und situationsmässige Desorientierung

> **Für die PRAXIS:**
> **Aber alltägliche Aktivitäten, auch wenn komplex, bleiben intakt, wie z. B.:**
> •   Telefonieren, Schreiben, Lesen
> •   Die Handlungen sind geordnet
> •   Das Arbeitsgedächtnis ist intakt
> •   Keine Aphasie
> •   Das Bewusstsein ist intakt.
> •   Weder Kommunikations- noch Persönlichkeitsstörungen

       •   Verlauf:
          -   Die **anterograde Amnesie** (Fixationsvermögen) erholt sich zuerst, obwohl sie während mehrerer Stunden nach dem Ereignis persistieren kann.
          -   Dann, Verbesserung der **retrograden Amnesie** (innerhalb einiger Stunden oder Tage). Dies kann während 30 min bis ca. 8 h persistieren.
          -   Nach Abklingen der TGA bleibt eine «**mnestische Lücke**».
          -   Rezidive werden bis zu 18 % der Fälle beobachtet.
       •   Befund:
          -   Normaler Neurostatus (ausser den oben erwähnten Gedächtnisstörungen)

Dg: •   Die Diagnose der TGA ist im Akutstadium und auch danach, eine Aussschlussdiagnose.

> **1. Folgende Elemente sind typisch für eine TGA (Drittpersonen befragen!):**
> -   Akut beginnende und ausgeprägte Neugedächtnisstörung
> -   **Symptomdauer mindestens 1 Stunde mit Rückbildung innert 24 Stunden**
> -   Neurostatus muss normal sein, ausser der Amnesie
> -   Epileptische Elemente dürfen nicht vorhanden sein (Patienten mit bekannter Epilepsie sind von den Diagnosekriterien ausgeschlossen)
> -   Kein vorangehendes Trauma
>
> **2. Folgende Elemente sprechen gegen eine TGA:**
> -   Somnolenz, Verwirrtheit
> -   Starke Kopfschmerzen
> -   Erbrechen
> -   Inkomplette Rückbildung erst nach 24 h
> -   Elemente die für eine Epilepsie sprechen

Tabelle: Diagnosekriterien der TGA. [Handbook of Clinical Neurology, Elsevier 1985; p. 205; Brain 1990; 113: 639-57; J Neurol Neurosurg Psychiatry 1990; 53: 834]

DD:
- Epileptisceh Amnesie (komplex partieller Anfall)
  - Klin:
    - Dauer < 2-3 min
    - Typischerweises Auftreten mit folgenden Elementen (Beispiele):
      - Oro-alimentäre Automatismen
      - Epigastrische Symptome
      - Angst
      - «Déjà vu»-Phänomen
    - EEG: klassische komplex-partielle Anfälle
- Blutung/Ischämie im Bereich von Hippocampus und Thalamus
  - Klin:
    - Oft Somnolenz
    - Anderen kognitiven und fokal-neurologischen Defiziten
- Commotio cerebri
  - Klin:
    - Trauma in der Anamnese. Prellmarken
    - Vorausgehende Bewusstlosigkeit
- Herpesenzephalitis im Initialstadium
  - Klin:
    - Fieber, subakutes Einsetzen
    - Aphasie, weitere fokal-neurologische Defizite
- Amnesie nach zerebraler Angiographie
- Intoxikationen/Drogen
  - Bsp:
    - CO-Intoxikation
    - Alkohol-Intoxikation oder -Entzug
    - Anoxie
    - Toxische Enzephalopathie / Delir
- Hypoglykämie
- Psychogene Amnesie
  - Klin:
    - Betrifft jüngere Personen. Oft ist nur die retrograde Amnesie betroffen.
- TIA / Hirnschlag
  - Bem:
    - Eine isolierte Amnesie ist selten bei TIA oder CVI ohne weitere neurologische Defizite. Aber bei positiven kardiovaskulären Risikofaktoren sollte man trotzdem an diese Diagnose denken. Es werden ischämische CVI im Temporallappen oder auch im Nucleus caudatus beschrieben.

NEURO

Vorg:
- **Sind diagnostische Abklärungen notwendig?**
  - Allg:
    - Es gibt keinen Konsensus. Ad. Neuro-Konsilium.
    - Es gibt Kliniker, welche systematisch eine vollständige ätiologische Abklärung durchführen. Andere leiten Abklärungen nur bei vorhandenen Risikofaktoren/-situationen ein:

Risikofaktoren oder -situationen, die in jedem Fall eine ätiologische Abklärung verlangen (1 Kriterium genügt):
- Pathologischer Neurostatus
- Eine andere Diagnose ist möglich
- Positive Familienanamnese für ein kardio-zerebrales Ereignis
- Vaskuläre Risikofaktoren
- Kombination «Orale Kontrazeptiva + Nikotin»
- Koagulopathie (inkl. Thrombophilie)
- Antikoagulierter Patient
- Trauma, sichtbare Prellwunden u.a.

  - Vorg:
    - Neuroradiologische Bildgebung
      - Schädel-MR (inkl. Angio-MR)
      - Bei MR-Kontraindikation, ad. CT (inkl. Angio-CT)
    - Kardiale Abklärungen:
      - 24 h-EKG
      - Transösophageale Echokardiographie (TEE) evtl. weiter Abklärungen
- **Stationäre oder ambulante Überwachung/Verlaufsbeobachtung?**
  1. Stationäre Therapie falls:
     - Diagnose nicht eindeutig bzw. differenzialdiagnostische Erwägungen (z.B. transient epileptische Amnesie welche eine 24 h Überwachung verlangt), die eine neuroradiologische Bildgebung und/oder ein EEG verlangen. [A]
     - Fehlende Überwachungsmöglichkeiten zu Hause
  2. Ambulante Therapie falls:
     - Diagnose eindeutig und der Patient unter Aufsicht einer Bezugsperson bleibt. [C]

EEG:
- Unauffällige oder nur unspezifisch verändertes EEG, gelegentlich finden sich Theta- und Deltawellen in den temporalen Ableitungen.
  - Das EEG erlaubt es, einen komplex partiellen epileptischen Anfall zu diagnostizieren.

Th:
- Es ist keine Therapie notwendig. Den Patienten aufklären und beruhigen.
- Eine TGA erhöht das Risiko folgender Entitäten NICHT (!): Epilepsie, Mortalität, Hirnschlag

Allg:
- Bei Patienten < 45 Jahre mit CVI ist die Karotisdissektion eine häufige Ursache (20 %).
- Der zervikale Anteil der **A. carotis interna** ist hauptsächlich daran beteiligt.
- Auslösende oder prädisponierende Faktoren:
  - HWS-Trauma, zervikale Manipulationen (inkl. Chiro, Osteo)
  - Fibro-muskuläre Dysplasie
- Typische Lokalisationen der A. vertebralisdissektion:
  - Beim Eingang ins Foramen transversalis bei Wirbelkörper C6 (C5)
  - Passage durch die *dura mater* (Hirnhaut)
  - Beim Ausgang des Foramen transversalis auf Höhe des Atlas (C1)
- Die Dissektionen können **extrakraniell, intrakraniell** sein (stenosierend oder nicht).

Urs:
- Traumatisch (15 %), inkl. zervikale Manipulationen
- Spontan (85 %)
  - Nicht systematisierte Arterienwand Erkrankung
  - Erkrankung der Arterienwand:
    - -- EHLERS-DANLOS, fibromuskuläre Dysplasie, Mangel an α-1 Proteinase Inhibitor)
  - Nicht systematisierte Anomalie der Arterienwand

Klin:
- Karotisdissektion
  - Halbseitige, ipsilaterale Schmerzen an folgenden Regionen: orbital, zervikal, Kopf
  - Klinik eines Hirnschlags oder einer TIA des betroffenen Gebietes
  - Parese der kaudalsten Hirnnerven-Paare: VI (→ Diplopie); VII, IX, X, XI, XII
  - Art. Hypertonie
  - Manchmal: HORNER-Syndrom
  - Manchmal pulsatile Ohrgeräusche
- Vertebralisdissektion
  - Ipsilaterale Zervikalgien mit Ausstrahlung in den Arm und ins Okziput
  - **Vertebrobasiläre Defizite:** Dysarthrie, Dysphagie, Ataxie, Paresen der Extremitäten
  - Ischämische Symptome (v.a. vom Typ WALLENBERG)
  - Läsion einer zervikalen Nervenwurzel (C4) C5 C6 (C7)
  - Manchmal ausschliesslich motorisches Defizit

Dg:
- **Zervikales und zerebrales Angio-MR mit axialen Schnitten des Halses:**
  - Wandverdickung, Wandblutung, welche als Halbmond-Zeichen imponieren

Th:
1. Allgemein (es gibt keinen therapeutischen Konsens)
  Bem: • Bei intrakranieller Ausdehung der Dissektion sind Antithrombotika kontraindiziert (Risiko einer Subarachnoidalblutung).

2. Antikoagulation/Aggregationshemmung → Neuro-Konsil!
  Allg: • Ziel: Verhindern thromboembolischer Komplikationen
  - Risiken der Antikoagulation/Aggregationshemmung:
    a) Hämorrhagische Transformation einer ischämischen Hirnzone
    b) Verschlimmerung der Dissektion durch Vergrösserung des Hämatoms!

  Für die PRAXIS:
  Bei intrakranieller Ausdehnung der Dissektion existiert das Risiko einer Subarachnoidalblutung (SAB), welche die Antikoagulation kontraindiziert.

  Vorg: • Ad. Neuro-Konsilium. Hier einige Therapieoptionen:
    I. **Extrakranielle Dissektion** mit ischämischem CVI und neurologischen Symptomen, welche eine Lysetherapie nicht erlauben:
      → Thrombozytenaggregationshemmung (≥ 3-6 Monate, je nach Schweregrad der Stenose)
      oder:
      → Antikoagulation (Heparin **IV** ohne Bolus oder seltener NMH), dann OAK für 3-6 Monate, je nach Schweregrad der Stenose), dann ASPIRIN® 80-100 mg/d für 3-6 Monate.
    II. **Intrakranielle Dissektion** mit ischämischem CVI und neurologischen Symptomen (hier ist die Antikoagulation kontraindiziert, weil SAB-Risiko!):
      → Thrombozytenaggregationshemmung (≥ 3-6 Monate, je nach Schweregrad der Stenose) [2C]
  Bem: • Eine nicht-stenosierende Dissektion wird vorzugsweise mit einer Thrombozyten-aggregationshemmung behandelt. Wenn hingegen die Dissektion stenosierend ist, wird eine OAK in Betracht gezogen.

3. Revaskularisationstherapie
  Vorg: a) Nicht chirurgisch ......Endovaskulärer STENT (durch transkutane Implanation)
    b) Chirurgisch ....Sehr selten indiziert

Prog:
- I.d.R. gute Prognose
- Komplette Heilung in > 50 % der Fälle (ohne Operation)
- Selten können kontralaterale Dissektionen auftreten.

Allg:
- Die Zentralvenenthrombose ist selten. Inzidenz: 0.2-1/100'000 Einwohner/Jahr.
- Die Krankheit befällt, seit Gebrauch der oralen Kontrazeption, oft junge Frauen.
- Frauen/Männer = 3/1
- Typische Lokalisationen der Zentralvenenthrombose:
  - Häufig: ....Sinus longitudinalis superior und Sinus lateralis
  - Weniger häufig: ....Sinus rectus, Sinus cavernosus, Kortikalvenen

Urs:
- Idiopathisch (20-30 %)
- Prädisponierende Faktoren
  - I. Permanente Faktoren (unvollständige Liste)
    - Infektiös:
      - -- Otitis, Rhinosinusitis
      - -- Mastoiditis
      - -- Meningitis, Enzephalitis
      - -- Gesichtsfurunkel
      - -- Pneumonie, Sepsis
    - Traumatisch:
      - -- SHT
      - -- Neurochirurgische Eingriffe
      - -- Lumbalpunktion
    - Medikamentös:
      - -- Östrogene (z.B.: orale Kontrazeption, v.a. Nikotin)
      - -- Tamoxifen
      - -- Kortikoide
    - Kachexie
    - Schilddüsenerkrankungen
  - II. Transiente Faktoren (unvollständige Liste)
    - Neoplasie (v.a. des ZNS, maligne Hämopathie)
    - Dehydratation (z.B.: massive Diarrhö)
    - Schwergradige Kardiopathie (inkl. kongenitale kardiale Leiden)
    - Systemische/entzündliche Erkrankungen:
      - -- PAN
      - -- Riesenzellarteriitis
      - -- SLE
      - -- Granulomatose mit Polyangiitis (WEGENER)
      - -- Thromboangiitis obliterans (BUERGER)
      - -- CROHN, RCUH
      - -- Sarkoidose
    - Thrombophilie
    - Thrombozythämie
    - Polyzythämie
    - Schwangerschaft

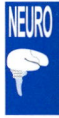

Klin:
- Die Symptome sind typischerweise «subakut» und fluktuierend (Tage/Monate), selten «akut» (DD: Subarachnoidalblutung):
  - Kopfschmerzen ± Nausea/Erbrechen
  - Fokal neurologisches Defizit (DD: Hirnschlag/TIA): senso-motorisches Defizit, Aphasie
  - Epileptische Anfälle (bis 40 % der Fälle!)
  - Bewusstseinsstörung
  - Schwindel
  - Psychose, Verwirrtheitszustand
- Meningismus
- Augenfundus:
  - Papillenödem
  - Papillenstase

Vorg:
- Die Diagnose soll mit einer Bildgebung bestätigt werden
  - 1. Wahl: Schädel-MR mit venösen Sequenzen
  - Alternative: Schädel-CT mit venösen Sequenzen, z.B. bei:
    - -- MR nicht machbar, MR kontraindiziert, bei subakuter Klinik.
- Die D-Dimere sind oft positiv.
- Eine Thrombophilie soll ausgeschlossen werden.

Th:
1. **Therapeutische IV-Antikoagulation** (ad. Neuro-Konsil)
   - Die Antikoagulation ist auch indiziert, wenn die Bildgebung eine parenchymatöse Hirnblutung zeigt, welche durch die Zentralvenenthrombose hervorgerufen ist!
   - Im Verlauf soll auf eine orale Antikoagulation umgestellt werden.
2. **Kausaltherapie und Risikofaktoren behandeln** (falls vorhanden)

Allg:
- Kopfschmerzen sind ein häufiges Konsultationsmotiv:
  - Konsultationen beim Allgemeinpraktiker ....5-10 % ⎤
  - Kopfschmerzen als Konsultationsmotiv auf dem Notfall ......1-3 % ⎥ wovon rund 5 %
  - Primäre Kopfschmerzen ....60-80 % ⎥ potentiell fatal sind.
  - Sekundäre Kopfschmerzen ....20-30 % ⎦
- Die Ursachen von Kopfschmerzen sind sehr zahlreich (ca. 300).
- In der Notfallsituation ist es schwierig, die **sekundären Kopfschmerzen** von den **primären Kopfschmerzen** zu unterscheiden. Die Differenzierung ist aber ESSENTIELL, denn sowol das initiale Vorgehen als auch die Prognose sind sehr unterschiedlich.

Für die PRAXIS:
- Primäre Kopfschmerzen benötigen i.d.R. keine notfallmässigen Abklärungen.
- **Die explosiven Kopfschmerzen** (*thunderclap headache*) sind in jedem Fall als «Sekundäre Kopfschmerzen» zu interpretieren und verlangen aus diesem Grund sofortige Abklärungen **(zerebrale Bildgebung ± Lumbalpunktion) und die damit verbundene adäquate Therapie.**

- Die Anamnese hat das Ziel, sekundäre Kopfschmerzen (auch «symptomatische Kopfschmerzen» genannt) von den wesentlich weniger schlimmen primären Kopfschmerzen (auch «primitive Kopfschmerzen» genannt) zu unterscheiden. Die RED FLAGS können zur Identifizierung der «gefährlichen» sekundären Kopfschmerzen helfen.

RED FLAGS

- Neurologisches Defizit (Krampfanfall, Seh-, Bewusstseinsstörung, Somnolenz, nicht harmonischer Nystagmus, meningeale Zeichen)
- Erstmanifestation von Kopfschmerzen (oder signifikant unterschiedliche Kopfschmerzen im Vergleich zu bekannten Kopfschmerzen)
- Schmerz:
  - 8-10/10 oder «so schlimm wie noch nie»
  - Andauernd und/oder stärkere Intensität/Frequenz
  - Hyperakuter explosiver Schmerzbeginn (= *thunderclap headache*)
  - Lokalisiert
- Gleichzeitig bestehender Infekt; Fieber > 38.3°C
- B-Symptome:
  - Fieber, ungewohntes nächtliches Schwitzen, Gewichtsverlust (10 %/6 Monaten)
- Anamnese eines Schädelhirntraumas
- Bei Migränepatienten mit Aura: ein neurologisches Symptom darf NIE LÄNGER ALS 60 min dauern!
- Alter > 50 Jahre
- Hautausschlag (z.B. Purpura)
- Nausea und/oder Erbrechen, Phono-/Photophobie
- Einseitige Augenrötung mit Augenschmerzen
- Ungewohnte Kopfschmerzen während der letzten 3 Wochen (DD: SAB)
- Schmerzen im Bereich der Sinus mit geschwollenem(n) Auge(n)

Tabelle 1: RED FLAGS bei Kopfschmerzen.

SPEZIALFALL: Explosiver Kopfschmerz (= *thunderclap headache*)

Def:
- ■ Siehe S. 302

DD:
- Subarachnoidalblutung (SAB) oder Sentinell-Kopfschmerzen (als Vorzeichen einer Aneurysmaruptur bei eine SAB)
- Intrakranielle Blutung, rupturiertes intrakranielles Aneurysma
- Zervikale Arteriendisektion (A. Karotis, A. vertebralis)
- Spontane intrakranielle Hypotension infolge Liquor-*leak*
- Hirnschlag (ischämisch oder hämorrhagisch), Epiphysenapoplexie
- Zentralvenenthrombose
- Hirndruck (siehe, Tabelle 2 S. 298)
- Hypertensive Krise (inkl. Phäochromozytomkrise)
- Reversibles zerebrales Vasokonstriktionssyndrom
- Kolloidalzyste des 3. Ventrikels
- Infektion: (z.B. Meningitis, akute Sinusitis, akute Rhinosinusitis)
- Retroklivale Blutung
- Akuter Myokardinfarkt (selten)
- Reversibles zerebrales Vasokonstriktionssyndrom
- Primäre explosive Kopfschmerzen (*primary thunderclap headache*)

BOX: Explosiver Kopfschmerz (thunderclap headache) - DD.

I. Anamnestische Elemente bei Kopfschmerzen und DD (unvollständige Liste)

- **Akuter Beginn**
  - DD: • Subarachnoidalblutung
    - • Meningitis
    - • Arterielle Dissektion (Karotis-/Vertebralis)
    - • Zentralvenenthrombose
    - • Epiphyseninsult
    - • Reversibles zerebrales Vasokonstriktionssyndrom
    - • Intrakranielle Hypotonie*
- **Ungewohnte Kopfschmerzen** (Lokalisierung, Intensität, Dauer, Ausstrahlung, Qualität,..)
  - DD: • Alle sekundären Kopfschmerzen
- **Bestehender Infekt, Fieber**
  - DD: • Meningitis, Enzephalitis
    - • Pneumonie, Pyelonephritis, Sinusitis, Otitis u.a.
- **Müdigkeit, Gewichtsverlust, Nachtschweiss, neurologische Störungen**
  - DD: • Zerebrale Raumfoderung
    - - Tumor
    - - Intrakranielle Blutung (intra- oder extrazerebral)
    - - Hirnabszess
- **Auslösende oder verschlimmernde Faktoren**
  - Bsp: • Körperliche, psychische Anstrengung, Husten, Kälte, Koitus, Monatsblutung
    - • Atmosphärische Bedingungen
    - • Hirndruck
- **Begleitsymptome (diese müssen immer anamnestisch erhoben werden!)**
  - DD: • Migräne mit Aura
- **Ausstrahlung der Schmerzen (in den Nacken, zwischen die Schulterblätter)**
  - DD: • Meningeale Reizung:
    - - Subarachnoidalblutung
    - - Meningitis
    - - Krankheit der HWS
- **Medikamentös/toxisch/berufsbedingt**
  - DD: • Medikamentöse Überkonsumation (betrifft v.a. Personen, welche für Spannungskopfschmerzen oder Migräne behandelt sind):
    - - Paracetamol, Triptane, Ergoderivate (z.B. Dihydroergotamin)
    - • Nitratderivate, Dihydralazin, Nifedipin, Östrogene, Tetrazykline
    - • Abusus oder Entzug von: Analgetika, Koffein, Kokain, Alkohol u.a.
    - • Berufliche Exposition mit toxischen und/oder reizenden Lösungsmitteln
    - • Toxikomanie
- **Familienanamnese**
  - DD: • Migräne
    - • Hirnblutung (z.B. Subarachnoidalblutung)
    - • Ängstliche Störungen

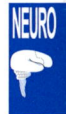

II. Klinische Elemente bei Kopfschmerzen und DD (unvollständige Liste)

- **Nackenstarre (= Meningismus)**
  - DD: • Subarachnoidalblutung (SAB)
    - • Meningitis
    - • Andere Ursachen, welche die Meningen reizen
- **Neurologische Störungen (z.B. Anisokorie, lateralisation, Paralyse, Bewusstsein ↓)**
  - DD: • Meningitis, Enzephalitis
    - • Subarachnoidalblutung (SAB)
    - • Raumfordernder Prozess (z.B. Tumor)
    - • Migräne mit Aura (per Definition dauert ein Aurasymptom immer < 60 min!)
- **Papillenödem**
  - DD: • Hirnödem (Tumor, Blutung, Trauma, Pseudotumor cerebri**)

Th: **I. Primäre Kopfschmerzen**
  - Symptomatische Therapie: Paracetamol und/oder NSAR

II. Sekundäre Kopfschmerzen
  - Kausaltherapie (falls bekannt) + symptomatische Therapie bei Bedarf

---

* Intrakranielle Hypotonie
  - Allg: • Die Kopfschmerzen erscheinen typischerweise nach ca. 15 min in stehender Position und verschwinden ca. 30 min nach erneutem Hinliegen.
  - Urs: • Liquoraustritt (nach einer LP, nach einer Lumbalanästhesie, nach einem SHT)
    - • Verminderte Liquorproduktion u.a
** Pseudotumor cerebri (= idiopathischer Hirndruck bzw. zerebraler Pseudotumor)
  - Allg: • Betrifft häufiger junge, adipöse Frauen
  - Klin: • Bifronto-temporale Kopfschmerzen, zu Beginn vorwiegend am Morgen
    - • Augenfundus: oft ist ein Papillenödem zu beobachten. Erhöhter Liquordruck.
  - Rx: • Die zerebrale Bildgebung ist normal (CT, IRM, SPECT u.a.)

Klas:

Es handelt sich um funktionelle Kopfschmerzen **ohne organisches Substrat** (d.h. keine strukturelle Anomalie). I.d.R. sind keine notfallmässigen Abklärungen erfordert.

A.1. Spannungskopfschmerz (= häufigster Kopfschmerztyp!)
A.2. Migräne
A.3. Primäre Gesichtsschmerzen
    A.3.a)   Cluster-Kopfschmerz (*cluster headache*)
    A.3.b)   Autonome Trigeminuskopfschmerzen
    A.3.c)   Trigeminusneuralgie («klassische» Form)
A.4. Sonstige primäre Kopfschmerzen

Tabelle 1: Primäre Kopfschmerzen (unvollständige Liste).

B. Sekundäre Kopfschmerzen (auch «symptomatische Kopfschmerzen» genannt)

Es handelt sich um **organische (strukturelle) Kopfschmerzen**, welche lebensbedrohlich sein können und welche sofortige Abklärungen ± Therapie erfordern!

- Traumatisch
- Vaskulär
  a) Arteriell
  -- Hirnschlag (ischämisch oder hämorrhagisch)
  -- Intrakranielle Blutung (extrazerebral/intrazerebral), z.B. SAB
  -- Vaskuläre Dissektion (Karotis-/Vertebralisdissektion)
  -- Arterio-venöse Malformationen
  -- Hypertensive Krise, hypertensive Enzephalopathie
  -- Riesenzallarteriitis
  b) Venös
  -- Sinus cavernosus Thrombose (oder Thrombose einer anderen Hirnvene)
- Entzündlich
  - Meninigitis, Enzephalitis, Hirnabszess, dentaler Infekt
  - HNO- und orbitäre Region: Sinusitis, Otitis, Mastoiditis, Uveitis
  - Systemische Entzündung: Pneumonie, Pyelonephritis, HIV, post-infektiös
- Neoplastisch
  - Hirntumor (primär oder metastatisch)
  - Maligne Hämopathie (Leukämie, Lymphom), Multiples Myelom
  - Meningeale Karzinose
- Metabolisch
  - Hypoxie, Hyperkapnie
  - Hypoglykämie
  - Hypo-/Hypernatriämie
- Kopfschmerzen infolge Substanzen/Medikamenten oder Entzug (unvollst. Liste)
  1. Akuter Kontakt mit folgenden Substanzen
  -- Nitratderivaten, Phosphodiesterasehemmer (Sildenafil, Tadalafil, Vardenafil)
  -- Dihydralazin, Nifedipin, Östrogene, Imipramin, Nikotin
  -- Alkohol, Natriumglutamat (Nahrungszusatz), Kokain, Cannabis
  -- Vergiftung: Blei, CO, Quecksilber, Lösungsmittel, Insektizide
  2. Medikamentöse Überkonsumation (z.B bei Patienten mit bekannten Spannungskopfschmerzen oder bei Migränepatienten):
  -- Paracetamol, Triptan, Ergoderivate, Opioide
  3. Chronische Medikation: Amiodaron, Schilddrüsenhormone, Tetrazykline
  4. Entzugssyndrom (Koffein, Kokain, Analgetika, Östrogene)
- Rheumatologisch
  - Spondylogen, temporo-mandibuläre Dysfunktion
  - Zervikale Diskushernie
  - Zervikale Dystonie (ungewollte Bewegungen der Halsmuskeln)
- Sonstige Kopfschmerzen (inkl. Zirkulationsprobleme des Liquors)
  - Granulomatose (z.B. Sarkoidose)
  - Hirndruck
  -- Hirnödem
  -- Hydrocephalus (okklusiv oder aresorptiv)
  -- Subduralhämatom
  -- Pseudotumor cerebri (idiopathischer Hirndruck); siehe Fussnote «**», S. 297
  - Hypoliquorrhoe Syndrom
  - Glaukom
  - Morbus PAGET
- Idiopathische sekundäre Kopfschmerzen

Tabelle 2: Sekundäre Kopfschmerzen (unvollständige Liste).

Allg: • Der Spannungskopfschmerz ist der häufigste Typ der Kopfschmerzen.

Urs: • Unbekannt
 • Auslösende Faktoren:
  - Stress
  - Schlafmangel
  - Psychische Spannungen (z.B.: Examen, Trauer)

Klas: **I. Seltene episodische Spannungskopfschmerzen**

  Def: A. Mindestens **10 Kopfschmerz-Attacken,** welche im Durchschnitt < 1 Tag/Monat (< 12 Tage pro Jahr) andauern und welche die Kriterien B-D erfüllen.
  B. Dauer der Kopfschmerzen: **30 Minuten bis 7 Tage**
  C. Schmerzen mit ≥ 2 der folgenden Kriterien:
   1. Bilaterale Lokalisation
   2. Konstriktiv, drückend, nicht pulsatil
   3. Milde bis mittelschwere Intensität
   4. Keine Verschlimmerung bei körperlicher Aktivität (marschieren, Treppen steigen)
  D. Vorhandensein der folgenden 2 Kriterien:
   1. Keine Nausea, kein Erbrechen (Anorexie möglich)
   2. Keine Assoziation von Photophobie und Phonophobie (das eine oder das andere Symptom kann isoliert vorkommen, aber nicht beide zusammen)
  E. Keine alternative Diagnose

II. Häufige episodische Spannungskopfschmerzen

  Def: A. Mindestens **10 Kopfschmerz-Attacken,** welche im Durchschnitt ≥ 1 Tag aber < 15 Tage pro Monat auftreten, im Intervall von mindestens 3 Monaten (≥ 12 und < 180 Tage/Jahr) und welche die Kriterien B-D erfüllen.
  B. Dauer der Kopfschmerzen: **30 Minuten bis 7 Tage**
  C. Schmerzen mit ≥ 2 der folgenden Kriterien:
   1. Bilaterale Lokalisation
   2. Konstriktiv, drückend, nicht pulsatil
   3. Milde bis mittelschwere Intensität
   4. Keine Verschlimmerung bei körperlicher Aktivität (marschieren, Treppen steigen)
  D. Vorhandensein der folgenden 2 Kriterien:
   1. Keine Nausea, kein Erbrechen (Anorexie möglich)
   2. Keine Assoziation von Photophobie und Phonophobie (das eine oder das andere Symptom kann isoliert vorkommen, aber nicht beide zusammen)
  E. Keine alternative Diagnose

  Th: • Eine Therapie ist selten notwendig.

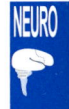

III. Chronische Spannungskopfschmerzen (ziemlich selten)

  Def: A. Mindestens **10 Kopfschmerz-Attacken,** welche im Durchschnitt ≥ 15 d/Monat auftreten, im Intervall von mindestens 3 Monaten (≥ 180 Tage/Jahr) und welche die Kriterien B-D erfüllen.
  B. Dauer der Kopfschmerzen: **Stunden oder kontinuierliche Kopfschmerzen**
  C. Schmerzen mit ≥ 2 der folgenden Kriterien:
   1. Bilaterale Lokalisation
   2. Konstriktiv, drückend, nicht pulsatil
   3. Milde bis mittelschwere Intensität
   4. Keine Verschlimmerung bei körperlicher Aktivität (marschieren, Treppen steigen)
  D. Vorhandensein der folgenden 2 Kriterien:
   1. Keine Assoziation von Photophobie/Phonophobie oder milder Nausea (das eine oder das andere Symptom kann isoliert vorkommen, aber nicht beide zusammen)
   2. Keine mittelschwere oder schwere Nausea, kein Erbrechen (Anorexie möglich)
  E. Keine alternative Diagnose

Th: **1. Therapie der Attacke**
 • NSAR und/oder andere Analgetika (siehe Migräne-Attacke, S. 308)

 2. Chronische Spannungskopfschmerzen
 • Eine Basistherapie ist oft notwendig (Dauer ≥ 3-6 Monate)
  a) Nicht-medikamentöse Therapie: Relaxation, Akupunktur, Körperhaltungsgymnastik...
  b) Medikamentöse Therapie
   - Amitriptylin 10-25 mg PO am Abend; falls notwendig nach 1 Woche um 10-25 mg steigern. Übliche Dosis 25-75 mg/d
   - Mianserin 15-30 mg am Abend (einschleichend beginnen; max. 60-90 mg/d)

Allg: • Siehe Kapitel «Migräne», S. 303

A.3. Primäre Gesichtsschmerzen

A.3.a) Cluster-Kopfschmerz (*cluster headache*)

Allg: • Es handelt sich um eine Gruppe von Gesichtsschmerzen, welche durch die
Aktivierung des N. trigeminus und des Parasympathikus entstehen. Dies erklärt folgende klinischen Eigenschaften:
- Kurzzeitiger Charakter der Schmerzen: **einige Minuten bis 3 Stunden**.
- Rezidivierend: 1-2 Attacken täglich während einiger Monate
- Sehr intensive Schmerzen, mit supra-/peri-/retro-orbitärer Lokalisation
- Assoziierte Symptome (betreffen die Region des Auges):
-- Konjunktivale Injektion
-- Tränenfluss
-- HORNER-Syndrom mit der typischen Trias:
1. Myosis
2. Palpebrale Ptose
3. Enophtalmie
• Der Patient ist unruhig und ungeduldig (im Gegensatz zum migränösen Patienten,
der die Ruhe und die Dunkelheit bevorzugt).
Def: Mindestens 5 Attacken, welche die Kriterien unter B-D erfüllen.
B. Orbitale, supraorbitale und/oder temporale, einseitige, starke bis sehr starke
Schmerzen, welche unbehandelt **15 Minuten bis 3 Stunden** andauern.
C. Die Kopfschmerzen sind mit ≥ 1 der folgenden Kriterien assoziiert:
1. Ipsilateral: Konjuktivale Injektion (Chemosis) und/oder Tränenfluss (Epiphora)
2. Ipsilateral: Nasenverstopfung und/oder Rhinorrhoe
3. Ipsilateral: Palpebralödem
4. Ipsilateral: Schweissausbruch auf der Stirne und im Gesicht
5. Ipsilateral: Miosis und/oder palpebrale Ptose
6. Ungeduld oder Agitation
D. Häufigkeit der Attacken: alle 2 Tage, bis 8x pro Tag
E. Keine alternative Diagnose
Klin: • Siehe Diagnosekriterien
• Männer > Frauen (5:1), selten < 20 Jahre
• Sehr intensive, orbito-frontale, unilaterale Schmerzen, oft. als «brennend» beschrieben, typischerweise während der Nacht.
• Es können mehrere Attacken über 24 Stunden auftreten (bis 8x).
• Selten: Nausea, Erbrechen, Sehstörungen
• Alkohol kann eine Cluster-Attacke auslösen
Th: **I. Therapie einer Cluster-Attacke**
Vorg: a) «Maximale» Sauerstoff-Gabe:
- Maske mit 10-12 L/min während 15 min
b) 5-HT1 Serotonin-Agonist (**SC**-Gabe)
- Z.B.: Sumatriptan (Dosis und KI siehe unter «Migräne» S. 308)
II. Orale Langzeitbehandlung (prophylaktisch)
Vorg: a) Therapie der Wahl: Kalziumantagonisten
Bsp: • Verapamil 240-480 mg/d (bis 1200 mg/d) während einiger Mt.
b) Kortikoide
Bsp: • Prednison 40-60 mg/d während 7 Tagen, dann ausschleichen
über einige Tage.
KI: • Chronische Cluster-Kopfschmerzen
c) Lithium
Ind: • Akute, therapieresistente Cluster-Kopfschmerzen
KI: • Chronische Cluster-Kopfschmerzen
Dos: • 600-900 mg/d PO (Serumspiegelzielwert: 0.6-1.2 mmol/L)

A.3.b) Autonome Trigeminus-Kopfschmerzen

Allg: • Es handelt sich um um folgende, seltene Entitäten:
- Anhaltende Hemikranie
- Episodische, paroxysmale chronische Hemikranie
- SUNCT (*Short-lasting Unilateral Neurarlgiform headache with Conjonctival injection and Tearing*)
- SUNA (*Short-lasting Unilateral Neurarlgiform headache with cranial Autonomic symptoms*)

A.3.c) Trigeminusneuralgie (TN)

Def: • Blitzartige, explosive, einschiessende, unerträgliche Gesichtsschmerz-Attacke von kurzer Dauer, rezidivierend, i.d.R. einseitig. Einen oder mehrere Trigeminusäste können betroffen sein:
- V1 (N. ophthalmicus); dieser Ast ist nur in ca. 5 % befallen.
- V2 (N. axillaris)
- V3 (N. mandibularis)

Allg: • Pathogenese: Die Wurzel des N. trigeminus wird durch aberrierende arterielle oder venöse Gefässe komprimiert (in 80-90 % der Fälle).
• Die Trigeminusneuralgie (TG) ist die häufigste Gesichtsneuralgie.
• Jährliche Inzidenz: 3-13/100'000 Bewohner. Frauen > Männer (3/2)

Für die PRAXIS:
In den folgenden Situationen soll an eine sekundäre TN gedacht werden:
• Patienten < 40 Jahre
• Bilateraler Befall
• Verlust der Sensibilität, Hypoakusie
• Persistieren der Schmerzen zwischen den Attacken

Illustration: Dermatome der 3 Äste des N. Trigeminus (V)

V1
V2
V3

Klin: • Sehr intensiver Gesichtsschmerz, blitzartig, einseitig (in 5 % bilateral)
• Lokalisation des Schmerzes: Dermatome des N. Trigeminus V1-V3 (siehe Schema).
- DD: Cluster-Kopfschmerzen → peri-orbitale und temporale Schmerzen.
• Dauer des Gesichtsschmerzes: 1 sek - 2 min (DD: Cluster-K'schmzerz: 30 min-3 h)
• Der Schmerz kann durch Reizing der «Triggerzonen» ausgelöst werden:
- Kauen, sprechen, Zähne putzen, rasieren, Wind («Durchzug»), kaltes Wasser
• Periodik: zu Beginn oft schubweise über Wochen bis Monate, mit Remissionen
• Manchmal: ipsilaterale Gesichtsrötung, Augentränen, Gewichtsverlust (wegen Schmerzen)
• Klinischer Befund:
  I. Klassische TN: Blander Neurostatus
  II. Sekundäre TN: Pathologischer Neurostatus (je nach Ursache)

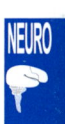
NEURO

Klas: **I. «Klassische» Trigeminusneuralgie**
• TN infolge vaskulärer Kompression
• Idiopathische TN
II. Sekundäre Trigeminusneuralgie (ca. 10 % aller TN)
• Multiple Sklerose
• Neoplasie (okzipitaler Tumor)

Dg: • <u>Diagnosekriterien der klassischen Form der Trigeminusneuralgie</u>

A. Paroxysmale Schmerzattacken während 1 sek bis 2 min, welche einen oder mehrere Äste des N. Trigeminus betreffen und welche die Kriterien B und C erfüllen.
B. Der Schmerz muss ≥ 1 der folgenden Eigenschaften erfüllen:
- Intensiv, akut, oberflächlich oder wie ein «Messerstich»
- Krise in einer Triggerzone ausgelöst oder ausgelöst durch einen Triggerfaktor
C. Die Krisen sind für jedes Individuum stereotypisch
D. Keine neurologische Defizite
E. Keine alternative Diagnose

DD: • Postherpetische Schmerzen
• Migräne
• Glaukom
• Sinusitis; dentale Schmerzen
• Orbitale Pathologie
• Thrombus (arteriell oder venös)
• Arteriitis temporalis
• Vaskuläre Dissektion (A. Karotis, A. vertebralis)
• Chronische paroxysmale Hemikranie
• Atypischer Gesichtsschmerz
• Phäochromozytom
• Aneurysma (v.a. des Sinus cavernosus)

Vorg: • Ausschluss einer sekundären TN (Schädel-MR) ± Lumbalpunktion (Neuro-Kons.)

Th: 1. Medikamentöse Therapie
• Carbamazepin ....200 mg am Abend; dann um 100-200 mg alle 5 d erhöhen;
                    (max. 800-1600 mg/d)
• Lamotrigin............25 mg/d, um 25 mg alle 3 d ↑; max. 400 mg/d
• Baclofen ....3x 5 mg, um 5 mg alle 3 d ↑; ad. 60 mg (max. 80 mg)
• Pregabalin ....2x 75 mg (oder 3x 50 mg), nach 3-7 d ↑, ad. 300 mg/d
                    (max. 600 mg/d)
2. Chirurgische Therapie (bei Therapieresistenz oder -intoleranz)

Bsp: **I. Messerstichartige Kopfschmerzen**

Def: A. Messerstichartige Kopfschmerzen (einmalige Episode oder in Serie), welche die Kriterien B-D erfüllen.
B. Kopfschmerzen, die ausschliesslich oder hauptsächlich das Gebiet des ersten Trigeminusastes (V1) betrifft:
- Orbita-, Temporal-, Parietalregion
C. Messerstichartige Kopfschmerzen welche einige Sekunden dauern und deren Rezidiv unregelmässig ist (ein bis mehrere Male pro Tag)
D. Keine Begleitsymptome
E. Keine alternative Diagnose

II. Primäre Kopfschmerzen in Verbindung mit dem Husten

Def: A. Kopfschmerzen, die die Kriterien B und C erfüllen.
B. Plötzlicher Beginn und einer Dauer von **1 Sekunde bis 30 Minuten**
C. Kommt ausschliesslich in folgendem Zusammenhang vor:
- Husten, forciertes Lachen und/oder bei VALSALVA-Manöver
D. Keine alternative Diagnose

III. Anstrengungskopfschmerzen

Def: A. Pulsatile Kopfschmerzen, die die Kriterien B und C erfüllen.
B. Dauer der Kopfschmerzen: **5 Minuten - 48 Stunden**
C. Tritt ausschliesslich während oder nach einer körperlichen Aktivität auf.
D. Keine alternative Diagnose (z.B. SAB, arterielle Dissektion)

IV. Orgasmuskopfschmerzen

Def: A. Dumpfer Schmerz des Kopfes und der Halsregion, welcher während der Muskelkontraktion des Halses und/oder des Kiefers auftritt und welcher das Kriterium B erfüllt.
B. Tritt während einer sexuellen Aktivität auf und verstärkt sich während der Exzitationsphase.
C. Keine alternative Diagnose

V. Hypnische Kopfschmerzen *(Alarm-clock headache)*

Def: A. Dumpfer Kopfschmerz, welcher die Kriterien B-D erfüllt
B. Tritt ausschliesslich während des Schlafes auf und weckt dadurch den Patienten.
C. Vorhandensein von ≥ 2 der folgenden 3 Kriterien:
1. Häufigkeit > 15x/Monat
2. Dauer ≥ 15 Minuten nach dem Erwachen
3. Die Erstmanifestation tritt nach dem 50 Lebensjahr auf
D. Keine autonomen Symptome und keine Begleitsymptome wie Photophobie/ Phonophobie oder Nausea (das eine oder das andere Symptom kann isoliert vorkommen, aber nicht beide zusammen)
E. Keine alternative Diagnose

VI. Primäre Form der explosiven Kopfschmerzen (*primary thunderclap headache*)

Allg: • Der explosive Kopfschmerz ist ein zerreissender Kopfschmerz (Schmerzskala 8-10/10). Er beginnt akut und ohne Prodrome.
Def: A. Kopfschmerzen, die die Kriterien B und C erfüllen.
B. Vorhandensein der folgenden 2 Kriterien:
1. Brüsker Beginn mit Erreichen des Höhepunktes (schmerzintensivster Moment) innerhalb **von weniger als einer Minute**
2. Dauer: **1 Stunde - 10 Tage**
C. Keine regelmässige Rückfallrate während der folgenden Wochen und Monate (kann schon während der ersten Woche wieder auftreten)
D. Kopfschmerzen, welche den sekundären Kopfschmerzen nicht zugeordnet werden können. ABER eine Neuro-Bildgebung (CT/MR) und falls negativ eine LP, sind zwingend durchzuführen um eine sekundäre Form der explosiven Kopfschmerzen auszuschliessen.
DD: • Siehe s. 296
Vorg: • SOFORT: Ausschluss sekundärer KS (Schädel-MR), falls negativ ad. LP!
Th: • Kausaltherapie und symptomatische Therapie

VII. Kontinuierlicher Halbseitenkopfschmerz

VIII. Persistierende, tägliche, kürzlich aufgetretene Kopfschmerzen

Allg:
- Häufigkeit der Migräne: 10-15 %
- Die Symptome beginnen meist im Kindes- oder Jugendlichenalter:
  - 40 % der Patienten < 15 Jahre
  - Ca. 10 % der Patienten > 45 Jahre
- Frauen > Männer (2-3 : 1)
- In den meisten Fällen ist die Familienanamnese positiv.
- Es handelt sich um eine **komplexe neuro-vaskuläre Erkrankung**, welche zur Gruppe der sogenannten Chanelopathien gehört (= Dysfunktion der Ionenkanäle in den aminergen Kernen des Hirnstammes), die für die Modulation der sensorischen Afferenzen zuständig ist und mit den intrakraniellen Gefässen eine Wechselwirkung ausübt.
  - → **Vasodilatation der Hirnarterien**
  - → Charakteristische Schmerzen mit reziproker neuronaler Aktivierung
- Messungen mit Bildgebungen (PET, SPECT) haben eine regionale **Verminderung des zerebralen Blutflusses bei Migräne mit Aura** aufzeigen können. Dieses Phänomen dauert mehrere Minuten und zeigt folgende anatomo-klinischen Korrelate:
  - Okzipitale Sehregion
    - -- Flimmernde Skotome
    - -- Hemianopsie
  - Somato-sensorische Region
    - -- Parästhesien der Hand
    - -- Parästhesien des Arms
    - -- dann, Ausbreitung der Parästhesien gegen die Gesichtsregion
  - Sprachregion
    - -- Aphasie

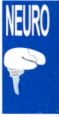

- **Aura**
  Das Vorhandensein eines Aurasymptoms weist auf eine fokale, kortikale Dysfunktion oder eine Dysfunktion des Hirnstammes hin.
  Die Aura manifestiert sich wie folgt:

  - Sehstörungen ....99 %
  - Sensorische Störungen ....30 %
  - Aphasie............................18 %
  - Motorische Störungen..........6 %

- **Die Migräne ohne Aura** ist der häufigste Migränetyp (ca. 75 %).
  Im Vergleich zur Migräne mit Aura, zeigt die Migräne ohne Aura oft folgende Elemente:
  - eine erhöhte Frequenz der Anfälle
  - eine invalidisierendere Intensität der Migräne
  - eine enge Beziehung mit dem menstruellen Zyklus

Klas: **A. Migräne**
1. Migräne ohne Aura (ca. 75 % der Migränefälle)
2. Migräne mit Aura
   - 2.1. Migräne mit typischer Aura
   - 2.2. Typische Aura mit nicht-migränösen Kopfschmerzen
   - 2.3. Typische Aura ohne Kopfschmerzen
   - 2.4. Familiäre, hemiplegische Migräne
   - 2.5. Sporadische, hemiplegische Migräne
   - 2.6. Migräne basilaris
3. Prämonitorisches periodisches Migräne Syndrom der Kindheit
4. Retinale Migräne
5. Migräne Komplikationen
   - 5.1. Chronische Migräne
   - 5.2. Status migraenosus
   - 5.3. Persistierende Migräne ohne Infarzierung
   - 5.4. Migränoser Infarkt
   - 5.5. Durch Migräne ausgelöste Epilepsie
6. Wahrscheinliche Migräne
   - 6.1. Wahrscheinliche Migräne ohne Aura
   - 6.2. Wahrscheinliche Migräne mit Aura
   - 6.3. Chronische wahrscheinliche Migräne

Bem:
- Die Klassifikation und Definitionen der Migräne sind der Headache Classification Committee of the International Headache Society. Cephalalgia 2004; Suppl 1: S1-S160 angepasst.

Vorg: **Für die PRAXIS**

- **Indikationen zur notfallmässigen Neuro-Bildgebung bei Migräne:**
  1. Meningismus
  2. Papillenödem (Augenfundus IMMER durchführen)
  3. Lateralisationszeichen während > 60 Minuten
  4. Fokales neurologisches Defizit
- **Notfallmässige Bildgebung bei Migräne ist in Betracht zu ziehen** [C]
  1. Patienten, welche die strikten Diagnosekriterien der Migräne nicht erfüllen
  2. Patienten, welche die strikten Diagnosekriterien der anderen primären Kopfschmerzen nicht erfüllen
  3. Patienten mit atypischen Kopfschmerzen
  4. Patienten mit erhöhten Risikofaktoren (z.B. Immunschwäche)
- **Situationen, in denen eine notfallmässige Bildgebung nicht indiziert ist**
  1. Migränepatienten mit normalem Neurostatus [B]
  2. Patienten, deren nicht-traumatische Kopfschmerzen mit den bekannten Kopfschmerzen bezüglich Intensität, Dauer und Begleitsymptomen identisch sind, können an den Hausarzt oder den Neurologen zur ambulanten Kontrolle weitergeleitet werden, vorausgesetzt, die **Vitalparameter, durchgeführten Laborresultate, sowie der Neurostatus fallen absolut normal aus.** [Evidenz: Expertenmeinung, Headache 2004; 44: 587-95]

Def: ## A.1. Migräne ohne Aura (75 % der Migränefälle)

A. Mindestens 5 Attacken, welche die Kriterien unter B-D erfüllen.

B. Kopfschmerz-Attacke über eine Dauer von **4-72 h**, nicht oder ungenügend behandelt

C. Kopfschmerzen mit mindestens 2 der folgenden 4 Eigenschaften:
  1. Einseitig
  2. Pulsatil
  3. Mittelschwere oder schwere Schmerzen (Beeinträchtigung der täglichen Aktivitäten)
  4. Verstärkt durch alltägliche körperliche Aktivitäten (z.B. Treppen steigen)

D. Während der Attacke, Vorhandensein von mindestens 1 der folgenden Kriterien:
  1. Nausea und/oder Erbrechen
  2. Photophobie und Phonophobie

E. Keine alternative Diagnose

A.2. Migräne mit Aura‡

A. Mindestens 2 Attacken, welche die Kriterien unter B-D erfüllen.

B. Visuelle, sensorische oder dysphasische Symptome, aber keine Parese

C. Vorhandensein von mindestens einem der folgenden Symptome:
  1. **Positives homonymes visuelles Symptom**:
       - Linien oder flimmernde Phosphene (Eindruck einer Lichtquelle)
     u./o. **Negative homonyme visuelle Symptome**:
       - Skotome, Amaurosis, Hemianopsie
     u./o. **Positive, unilaterale sensorische Symptome**:
       - Parästhesien, Kribbeln
     u./o. **Negative, unilaterale sensorische Symptome**:
       - Anästhesie, Eindruck von Gefühllosigkeit (Betäubung, Einschlafen)
  2. Mindestens ein Aura-Symptom, das graduell in ≥ 5 Minuten erscheint und/oder mehrere Aura-Symptome, die nacheinander in ≥ 5 Minuten auftreten.
  3. Jedes Symptom dauert 5-60 Minuten

D. Kopfschmerzen, die die Kriterien der Migräne ohne Aura erfüllen, beginnen während der Aura oder innerhalb von 60 Minuten nach der Aura.

E. Keine alternative Diagnose

---

‡ Alte Terminologie der Migräne mit Aura:
  - Klassisch
  - Hemiparästhestisch, hemiplegisch
  - Ophthalmisch
  - Aphasisch
  - «Accompagnée»
  - Kompliziert

Def: Folge von: A.2. Migräne mit Aura

A.2.1. Migräne mit typischer Aura

A. Mindestens 2 Attacken, welche die Kriterien unter B-D erfüllen.
B. Mindestens 1 der folgenden 3 Aura-Kriterien, aber ohne Muskelschwäche:
   1. Vollständig reversible visuelle Symptome, welche positive Symptome (z.B. flimmerndes Licht, Lichtspots oder Linien) und/oder negative Symptome einschliessen (z.B. Visusabfall, -verlust)
   2. Vollständig reversible sensorische Symptome, welche positive Symptome (z.B. Parästhesien) und/oder negative Symptome einschliessen (z.B. Gefühllosigkeit)
   3. Vollständig reversible dysphasische Störungen
C. Vorhandensein von mindestens 2 der folgenden 3 Symptome:
   1. Homonyme visuelle Symptome und/oder unilaterale sensitive Symptome
   2. Mindestens ein Aura-Symptom, das graduell in ≥ 5 Minuten erscheint und/oder mehrere Aura-Symptome, die nacheinander in ≥ 5 Minuten auftreten.
   3. Jedes Symptom dauert mindestens ≥ 5 Minuten aber ≤ 60 Minuten.
D. Kopfschmerzen, die die Kriterien B-D der Migräne ohne Aura erfüllen (S. 303) und die entweder während der Aura, oder innerhalb von 60 Minuten nach Beginn der Aura einsetzen.
E. Keine alternative Diagnose

A.2.2. Typische Aura mit nicht-migränösen Kopfschmerzen

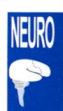

A. Mindestens 2 Attacken, welche die Kriterien unter B-D erfüllen.
B. Mindestens 1 der folgenden 3 Aura-Kriterien, aber ohne Muskelschwäche:
   1. Vollständig reversible visuelle Symptome, welche positive Symptome (z.B. flimmerndes Licht, Lichtspots oder Linien) und/oder negative Symptome einschliessen (z.B. Visusabfall, -verlust)
   2. Vollständig reversible sensorische Symptome, welche positive Symptome (z.B. Parästhesien) und/oder negative Symptome einschliessen (z.B. Gefühllosigkeit)
   3. Vollständig reversible dysphasische Störungen
C. Vorhandensein von mindestens 2 der folgenden 3 Symptome:
   1. Homonyme visuelle Symptome und/oder unilaterale sensitive Symptome
   2. Mindestens ein Aura-Symptom, das graduell in ≥ 5 Minuten erscheint und/oder mehrere Aura-Symptome, die nacheinander in ≥ 5 Minuten auftreten.
   3. Jedes Symptom dauert mindestens ≥ 5 Minuten aber ≤ 60 Minuten.
D. Kopfschmerzen, die die Kriterien B-D der Migräne ohne Aura nicht erfüllen (S. 303) und die entweder während der Aura oder innerhalb von 60 Minuten nach Beginn der Aura einsetzen.
E. Keine alternative Diagnose

A.2.3. Typische Aura ohne Kopfschmerzen

A. Mindestens 2 Attacken, welche die Kriterien unter B-D erfüllen.
B. Mindestens 1 der folgenden 2 Aura-Kriterien, mit oder ohne dysphasische Störungen, aber ohne Muskelschwäche:
   1. Vollständig reversible visuelle Symptome, welche positive Symptome (z.B. flimmerndes Licht, Lichtspots oder Linien) und/oder negative Symptome einschliessen (z.B. Visusabfall, -verlust)
   2. Vollständig reversible sensorische Symptome, welche positive Symptome (z.B. Parästhesien) und/oder negative Symptome einschliessen (z.B. Gefühllosigkeit)
C. Vorhandensein von mindestens 2 der folgenden 3 Symptome:
   1. Homonyme visuelle Symptome und/oder unilaterale sensitive Symptome
   2. Mindestens ein Aura-Symptom, das graduell in ≥ 5 Minuten erscheint und/oder mehrere Aura-Symptome, die nacheinander in ≥ 5 Minuten auftreten.
   3. Jedes Symptom dauert mindestens ≥ 5 Minuten aber ≤ 60 Minuten.
D. Keine Kopfschmerzen (weder während, noch nach Aura-Beginn)
E. Keine alternative Diagnose

A.2.4. Familiäre, hemiplegische Migräne

A. Mindestens 2 Attacken, welche die Kriterien unter B und C erfüllen.

B. Vorhandensein einer Aura mit vollständig reversibler Muskelschwäche und mindestens 1 der folgenden 3 Symptome:
1. Vollständig reversible visuelle Symptome, welche positive Symptome (z.B. flimmerndes Licht, Lichtspots oder Linien) und/oder negative Symptome einschliessen (z.B. Visusabfall, -verlust)
2. Vollständig reversible sensorische Symptome, welche positive Symptome (z.B. Parästhesien) und/oder negative Symptome einschliessen (z.B. Gefühllosigkeit)
3. Vollständig reversible dysphasische Störungen

C. Vorhandensein von mindestens 2 der folgenden 3 Symptome:
1. Mindestens ein Aura-Symptom, das graduell in $\geq$ 5 Minuten erscheint und/oder mehrere Aura-Symptome, die nacheinander in $\geq$ 5 Minuten auftreten.
2. Jedes Symptom dauert mindestens $\geq$ 5 Minuten aber < 24 Stunden.
3. Kopfschmerzen, die die Kriterien B-D der Migräne ohne Aura erfüllen und die entweder während der Aura oder innerhalb von 60 Minuten nach Beginn der Aura einsetzen.

D. Mindestens ein Familienmitglied (1. oder 2. Grades) erfüllt die Kriterien A-E.

E. Keine alternative Diagnose

A.2.5. Sporadische, hemiplegische Migräne

A. Mindestens 2 Attacken, welche die Kriterien unter B und C erfüllen.

B. Vorhandensein einer Aura mit vollständig reversibler Muskelschwäche und mindestenst 1 der folgenden 3 Symptome:
1. Vollständig reversible visuelle Symptome, welche positive Symptome (z.B. flimmerndes Licht, Lichtspots oder Linien) und/oder negative Symptome einschliessen (z.B. Visusabfall, -verlust)
2. Vollständig reversible sensorische Symptome, welche positive Symptome (z.B. Parästhesien) und/oder negative Symptome einschliessen (z.B. Gefühllosigkeit)
3. Vollständig reversible dysphasische Störungen

C. Vorhandensein von mindestens 2 der folgenden 3 Symptome:
1. Mindestens ein Aura-Symptom, das graduell in $\geq$ 5 Minuten erscheint und/oder mehrere Aura-Symptome, die nacheinander in $\geq$ 5 Minuten auftreten.
2. Jedes Symptom dauert mindestens $\geq$ 5 Minuten aber < 24 Stunden.
3. Kopfschmerzen, die die Kriterien B-D der Migräne ohne Aura erfüllen und die entweder während der Aura, oder innerhalb von 60 Minuten nach Beginn der Aura einsetzen.

D. Kein Familienmitglied (1. oder 2. Grades) erfüllt die Kriterien A-E.

E. Keine alternative Diagnose

A.2.6. Migräne basilaris

A. Mindestens 2 Attacken, welche die Kriterien unter B-C erfüllen.

B. Vorhandensein von mindestens 2 der folgenden Aura-Symptome, vollständig reversibel und ohne Muskelschwäche:
- Dysarthrie
- Schwindel
- Tinnitus
- Hypoakusie
- Diplopie
- Sehstörungen beider Augen mit Störungen der temporalen und nasalen Gesichtsfelder beider Seiten
- Ataxie
- Bewusstseinsstörung
- Gleichzeitig auftretende, bilaterale Parästhesien

C. Mindestens 1 der folgenden 2 Symptome:
1. Mindestens ein Aura-Symptom, das graduell in $\geq$ 5 Minuten erscheint und/oder mehrere Aura-Symptome, die nacheinander in $\geq$ 5 Minuten auftreten.
2. Jedes Symptom dauert mindestens $\geq$ 5 Minuten aber $\leq$ 60 Minuten

D. Kopfschmerzen, die die Kriterien B-D der Migräne ohne Aura <u>nicht</u> erfüllen und die entweder während der Aura, oder innerhalb von 60 Minuten nach Beginn der Aura einsetzen.

E. Keine alternative Diagnose

A.4. Retinale Migräne

A. Mindestens 2 Attacken, welche die Kriterien unter B und C erfüllen

B. Vorhandensein von vollständig reversiblen positiven und/oder negativen mono-kulären Symptomen (z.B. Augenflimmern, Skotome, Erblindung), die wie folgt bestätigt werden (1 Kriterium genügt):
- Klinische Untersuchung während einer Attacke
- Vorliegen einer Zeichnung des Patienten (der diesbezüglich vorher instruiert wurde), die eine Attacke einen monokulären Gesichtsfeldausfall beweist.

C. Kopfschmerzen, die die Kriterien B-D der Migräne ohne Aura <u>nicht</u> erfüllen und die entweder während der visuellen Aura-Symptome, oder innerhalb von 60 Minuten nach Beginn der visuellen Aura-Symptome einsetzen.

D. Normale ophthalmologische Untersuchung zwischen den Attacken

E. Keine alternative Diagnose

A.5. Migräne Komplikationen

A.5.1. Chronische Migräne

A. Kopfschmerzen, welche die Kriterien C und D der Migräne <u>ohne</u> Aura während ≥ 15 Tagen pro Monat erfüllen und dies über eine Periode von > 3 Monaten.

B. Keine alternative Diagnose

A.5.2. Status migraenosus

A. Betrifft Patienten mit Migräne <u>ohne</u> Aura: Die jetzige Attacke ist mit den früheren Attacken vergleichbar mit dem Unterschied, dass die aktuelle länger andauert.

B. Kopfschmerzen, welche beide folgenden Symptome erfüllen:
1. Dauer der Attacke **> 72 Stunden**
2. Schwergradige Intensität

C. Keine alternative Diagnose
Hosp: • Indiziert bei Verdacht auf sekundäre Kopfschmerzen
Th: 1. Hydratation (<u>CAVE</u>: die Patienten können stark dehydriert sein infolge rezidi-vierendem Erbrechen)
2. Antiemetika
+ NSAR/Analgetika
± 5-HT1 Serotonin-Agonisten, S. 308
3. Evtl. Kortikoide (Neuro-Konsilium)
4. Bei Verdacht auf sekundäre Kopfschmerzen:
- Schädel-CT/ oder -MR
- LP
- Duplexsonographie der Karotisarterien

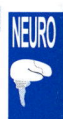

A.5.3. Persistierende Migräne ohne Infarzierung

A. Betrifft Patienten mit Migräne <u>mit</u> Aura: Die jetzige Attacke ist mit den früheren Attacken vergleichbar, ausser dass ein oder mehrere Aura-Symptome > 1 Woche andauern.

B. Keine alternative Diagnose

A.5.4. Migränöser Infarkt

A. Betrifft Patienten mit Migräne <u>mit</u> Aura: Die jetzige Attacke ist mit den früheren Attacken vergleichbar, ausser dass ein oder mehrere Aura-Symptome > 60 Minuten andauern.

B. Die Bildgebung bestätigt einen Hirninfarkt in einer relevanten Zone

C. Keine alternative Diagnose

A.5.5. Durch Migräne ausgelöste Epilepsie

A. Migräne, welche die Kriterien einer Migräne <u>mit</u> Aura erfüllt

B. Eine Epilepsie (welche die diagnostischen Kriterien eines Epilepsietyps erfüllen) tritt entweder während der Aura-Symptomatik oder innerhalb von 60 Minuten nach Beginn der Aura auf

Allg: Medikamente, welche bei Migräne-Attacken eingesetzt werden, sollen nicht zur Langzeittherapie verwendet werden. Opioide sollen vermieden werden.

Th: Verschiedene Medikamentengruppen können angewendet werden: ❶ ± ❷ ± ❸

❶ Schmerztherapie: NSAR und/oder andere Analgetika

Analgetika	mögl. Gaben				Initiale Dosierung
	PO	IR	IV	IM	
Periphere Wirkung					
ASPIRIN®	✓	✓	✓		PO und IR: 325-1000 mg. **IV**: 0.5 g - 1 g alle 4-6 h
Mefenaminsäure	✓				PO: 500 mg (max. 2 g/d)
Diclofenac	✓	✓		✓	PO und IR: 50 mg. **IM**: 75 mg/d (max. für 2 d)
Ibuprofen	✓				PO: 400 mg (max. 2.4 g/d)
Indometacin	✓	✓			PO und IR: 50 mg (max. 200 mg/d)
Ketorolac	✓		✓	✓	PO: 10 mg alle 4-6 h. **IM, IV**: 10-30 mg alle 4-6 h
Naproxen	✓	✓			PO und IR: 500 mg (max. 1500 mg/24 h)
Zentrale und leicht periphere Wirkung					
Paracetamol	✓	✓	✓		PO und IR: 0.5-1 g alle 4-6 h. **IV**: 1 g alle 4-6 h

❷ Prokinetische Substanzen

Diese Medikamentengruppe wird zur Behandlung der Gastroparese eingesetzt, welche die Migräne-Attacke oft begleitet.

Prokinetika	mögl. Gaben		Initiale Dosierung
	PO	IV	
Domperidon	✓		PO: 10 mg (1-2 Tabl 3-4x/d)
Metoclopramid	✓	✓	PO und **IV**: 10 mg (3-4x/d)

Bei ungenügender analgetischer bzw. prokinetischer Wirkung zusätzliche Gabe von:

❸ 5-HT1 Serotonin-Agonisten

Allg: • Wirkungsmechanismus: multifaktoriell (beim Tier: Vasokonstriktion der Karotis)
KI: • Nicht kontrollierte art. Hypertonie
• Bestätigte KHK, akutes Koronarsyndrom, PAVK
• Vorgeschichte von: Hirnschlag/TIA
• Hemiplegische Migräne, Migräne basilaris
• Gleichzeitige Einnahme von Ergotaminderivaten (→ starker Vasospasmus)

5-HT1 Agonist	HWZ	W'beginn	Dosierung	
Eletriptan RELPAX®	5 h	• 30 min	PO:	40 mg PO während der Krise Maximaldosis/24 h: 160 mg Maximale Einzeldosis: 80 mg!
Frovatriptan MENAMIG®	26 h	• 2-4 h	PO:	2.5 mg PO während der Krise. Bei Ansprechen, aber nicht vollständig, ad. zweite Einnahme (2.5 mg PO) frühestens nach 2 h! Maximaldosis: 5 mg/24 h.
Naratriptan NARAMIG®	5-6 h	• 1 h	PO:	2.5 mg PO während der Krise. Maximaldosis in 24 h: 5 mg. Maximale Einzeldosis: 2.5 mg
Sumatriptan IMIGRAN®	2 h	• **SC**: 15 min • intra- nasal: 15 min • PO: 30 min • IR: 25 min	**SC** PO Spray IR	6 mg, bei Bedarf frühestens 1 h später wiederholen! Maximaldosis/24 h: 12 mg 25-50 mg, bei Bedarf im Verlaufe des Tages wiederholen. Maximaldosis/24 h: 200 mg 20 mg in 1 Nasenloch (Kopf gerade halten), bei Bedarf frühestens nach 2 h wiederholen! Maximaldosis/24 h: 40 mg 25 mg; max. 25 mg/24 h (2. Einnahme mind. 2 h nach der 1. Einnahme)
Zolmitriptan ZOMIG®	3 h	• 1 min	PO	1 Tabl zu 2.5 mg während der Krise. Max./24h: 10 mg. Maximale Einzeldosis: 2.5 mg
Rizatriptan MAXALT®	2 h	• 30 min	PO	10 mg während der Krise. Bei Bedarf frühe- stens nach 2 h wiederholen! Max. Einzeldosis: 10 mg. Maximaldosis/24 h: 3x 10 mg

Allg: • Mehrere Medikamentenfamilien können bei Migräne prophylaktisch eingesetzt werden.
• Therapiedauer: ≥ 3-6 Monate

Th: **I. Medikamentöse prophylaktische Therapie**

■ Betablocker (gute therapeutische Evidenz)
  a) Etablierte Wirksamkeit
    - Propranolol ......40 mg/d, dann 40-160 mg/d
    - Metoprolol ....2x 25-50 mg/d, dann 100-200 mg/d
    - Timolol ....2x 10 mg/d (max. 20-30 mg/d); in der Schweiz nicht erhältlich
  b) Wahrscheinlich wirksam
    - Atenolol ....1x 50-100 mg/d
    - Nadolol..............1x 80 mg/d, dann 80-240 mg/d (in Deutschland erhältlich)

> **Für die PRAXIS:**
> **Betablocker** sollten bei folgenden Patienten **NICHT** als Erstwahl zur prophylakti-
> schen Therapie der Migräne eingesetzt werden (erhöhtes Risiko für Hirnschlag und
> andere kardiovaskuläre Ereignisse):
> • **Alter > 60 Jahre**
> • **Raucher**

■ Trizyklisches Antidepressivum
  - Amitriptylin ....Initial: 10-25 mg am Abend
                           Bei Bedarf, um 10-25 mg/Wo erhöhen
                           Ziel-Dosis: 25-75 mg/d
                           Therapeutische Evidenz: gut

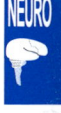

■ Sonstige
  - Valproat ....Initial: 2x 125 mg, dann 2x 250 mg
                           Maximaldosis: 1000 mg/d in 3x/d (wirksam nach 3 Wo Therapie)
                           Therapeutische Evidenz: gut
  - Topiramat ....Initial: 25 mg/d
                           Dann Dosis um 25 mg/Wo erhöhen.
                           Ziel-Dosis: 100 mg/d in 2 Einnahmen/d (NW: Somnolenz!)
                           Therapeutische Evidenz: gut
  - Gabapentin ....900-2400 mg/d
                           Tag 1:   1x 300 mg
                           Tag 2:   2x 300 mg
                           ab Tag 3:   3x 300 mg; wenn nötig erhöhen (max. 2400 mg/d)
                           Evidenz: weitere Studien sind notwendig.
■ Kalziumantagonist (schwache therapeutische Evidenz, Tachyphylaxie)
  - Verapamil ....3x 40 mg/d, dann 120-240 mg/d

II. Nicht medikamentöse Migräneprophylaxe

Allg: • Zahlreiche Therapieansätze existieren. Die amerikanische Akademie der
        Neurologie (AAN) erläutert einige Therapieoptionen:
        a) Mögliche Therapieoptionen (wobei keine Evidenz existiert):
          - Kognitive und Verhaltenstherapie
          - Relaxationstraining
          - Thermales Biofeedback verbunden mit Relaxation
          - Elektromyographisches Biofeedback
          - Verschluss eines allenfalls bestehenden permeablem Foramen ovale
            (FOP)
        b) Angewendete Therapien ohne Evidenz
          - Hypnose
          - TENS (*transcutaneous electrical nerve stimulation*)
          - Chiropathie
          - Osteopathie (inkl. Kranialnervenmanipulation)
          - Hyperbare Sauerstofftherapie

Def: ■ **Meningismus** = **Nackensteifigkeit** durch muskelreflektorische Muskelspannung bei Reizung der Meningen oder Tumoren der hinteren Schädelgrube. Es resultiert eine Schonhaltung zur Entlastung der gedehnten Nervenwurzeln und Hirnhäute.

Klin: • Symptome:
  - Nausea, Erbrechen
  - Photo-/Phonophobie
• Klinik:
  - Siehe klinische Manöver bei Vd. auf Meningismus (siehe Illustrationen unter «Vorg.»)

DD: • Meningitis (unvollständige Liste)
  - Bakteriell
    -- E. coli, Salmonellen, Pneumokokken
    -- Tuberkulose
  - Atypische Keime
  - Parasiten
    -- Protozoen
    -- Cystizerken
    -- Echinokokkus
    -- Amöben
  - Viral
    -- Adenovirus
    - Coxsackievirus
    - ECHO
    - Influenza, Mumps, Masern
    -- FSME
    -- EBV, CMV, Herpes
    -- HIV
  - Pilze
    -- Kryptokkose
    - Candidiasis
    - Histoplasma
• Subarachnoidalblutung (SAB)
• Parenchymblutung mit Ventrikeleinbruch
• Meningeosis carcinomatosa
• Raumforderungen der hinteren Schädelgrube
• Post-Liquorpunktions-Syndrom bzw. Liquorunterdrucksyndrom *(low pressure headache)*
• HWS-Pathologie:
  - Diskushernie
  - Arthrose
  - Wirbelkörperfraktur
  - Wirbelkörperlisthesis
  - Tumor
  - Schleudertrauma (*whiplash*) ohne Fraktur
  - HWS-Syndrom (schmerzhafte Verspannung der HWS-Muskulatur)
• Migräne
• Insolation
• Morbus PARKINSON
• Psychogene Nackensteifigkeit

Vorg: **Klinische Manöver bei Verdacht auf meningeale Reizung**

▶ **Nackenstarre (= Meningismus)**

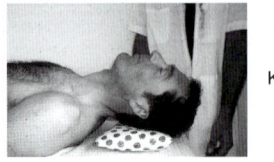 Kopf nach vorne beugen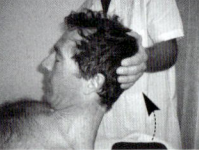

Vorg: • Der Kopf des Patienten wird nach vorne gebeugt. Der entgegenwirkende muskuläre Widerstand wird geprüft.
Norm: • Das Kinn lässt sich bis auf das Sternum senken.
Path: • Meningismus = bereits geringgradiger, reproduzierbarer muskulärer Widerstand.

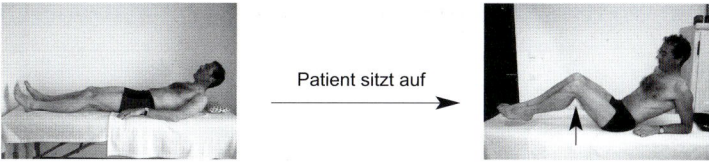

Patient sitzt auf

Vorg: • Der liegende Patient wird aufgefordert, aufzusitzen.
Path: • Das Zeichen ist positiv (pathologisch), wenn eine automatische Beugung der
Beine im Hüft- und Kniegelenk eintritt (siehe Pfeil). Zur Gegenprobe versucht man
die Beine des sitzenden Patienten durch Druck auf die Knie zu strecken.

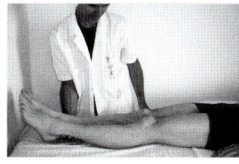
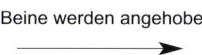
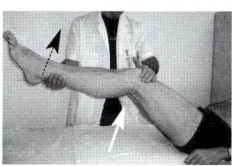

Beine werden angehoben

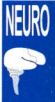

Vorg: • Die gestreckten Beine des liegenden Patienten werden angehoben.
Path: • Das Zeichen ist positiv (pathologisch) wenn eine automatische Beugung im
Kniegelenk eintritt (weisser Pfeil).

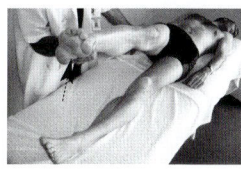
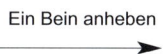
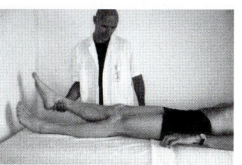

Ein Bein anheben

Vorg: • Der Patient liegt auf dem Rücken.
Eines der gestreckten Beine wird passiv im Hüftgelenk um bis zu 70° gebeugt.
Das LASÈGUE-Zeichen ist durch gleichzeitige Innenrotation des Beins oder durch
Extension des Fussrückens (= BRAGARD Zeichen) intensivierbar.
Path: • Das Zeichen ist positiv (d.h. pathologisch), wenn das Anheben des Beins einen
Schmerz im Kreuz, Gesäss oder Bein auslösen (kein Konsens bezgl. der Anzahl
Grade; i.d.R. ab > 30°). Der Schmerz führt oft zu einem reflektorischen
Bewegungswiderstand (manchmal Anheben des Beckens zur Gegenseite).
Bem: • Bei Schmerzangabe im Rücken wird von einem Pseudo-LASÈGUE gesprochen.
DD: • Diskushernie (radikulärer Schmerz infolge Dehnung des N. ischiadicus)
• Meningeale Reizung (DD: Meningitis)
• Subarachnoidalblutung

Allg:
■ Epilepsie

Def:
- **Epilepsie** = Störung des Gehirns, mit dauerhafter Neigung zu epileptischen Anfällen. Neurobiologische, kognitive, psychologische und soziale Störungen sind die Konsequenzen.
  Eine Epilepsie setzt das Auftreten ≥ 1 epileptischen Anfalles voraus.
- **Epileptischer Anfall** = Vorübergehendes Auftreten von krankhaften Befunden und/oder Symptomen aufgrund einer pathologisch exzessiven oder synchronen Aktivität im Gehirn.

Allg:
- Prävalenz der Epilepsie: 0.5-1.0 % (Prävalenz der Konvulsionen 2-5 %).

Klas:
1. Strukturelle Epilepsie (z.B.: bei Hirntumor)
2. Genetische Epilepsie
3. Epilepsie unklarer Ätiologie

Urs:
- Intrakranieller Infekt (viral, bakteriell, Pilze, Parasiten u.a. Keime)
  - Meningitis, Enzephalitis (Herpes), Toxoplasmose, Malaria falciparum
  - HIV-Enzephalopathie, HIV-Hirnabszess
- Zerebrale Ischämie: Hirnschlag nach perinataler Anoxie
- Hirnblutung, Subarachnoidalblutung
- Hirntumor. Kongenitale Hirnanomalien
- SHT (2-20 % der Epilepsien)
- Degenerative Hirnleiden (10-15 % der ALZHEIMER-Pat. leiden an Epilepsie)
- Kongenitale metabolische Leiden

Klin:
- Siehe S. 313

DD:
- Synkope
- Migräne
- Hirnschlag, TIA, transient globale Amnesie
- Psychogen
- Diverse Entitäten: Drop attack, paroxysmale Bewegungen (inkl. Tics), Katatonie/Kataplexie, Hyperthyreose, Schlafstörungen

Th:
- Ziel: Anfallsfreiheit; für den Patienten akzeptable NW der Therapie

■ Akut symptomatischer epileptischer Anfall

Def:
- **Akut symptomatischer Anfall** («Gelegenheitsanfall», «provozierter Anfall»)
  = Epileptischer Anfall, der durch nur vorübergehend vorhandene Auslösefaktoren bedingt ist.

Allg:
- Epileptische Anfälle dürfen nicht mit Konvulsionen gleichgesetzt werden, da sehr viele epileptische Anfälle ohne Konvulsionen einhergehen.

Urs:
- Malcompliance bei bekannter Epilepsie (mit Abstand der häufigste Grund)
- Metabolische Störungen (unvollständige Liste)
  - Hypoglykämie, Hyperglykämie, Hyponatriämie (< 120 mmol/L)
  - Hypokalzämie (ionisierte Kalzämie < 0.65 mmol/L)
  - Hypomagnesiämie (< 0.8 mmol/L); Hypophosphatämie (< 0.32 mmol/L)
  - Hepatische oder urämische Enzephalopathie (10 % der Patienten mit CNI)
- Medikamentös / Intoxikation / Entzug
  - Intoxikation/Entzug
    -- Alkohol, Amphetamine, Kokain, BDZ, anfallsunterdrückende Medikamente
    -- Propranolol, Verapamil, Theophyllin, Baclofen
  - Psychotrope Medikamente - Narkotika - Anästhetika - Myorelaxantien
    -- Antidepressiva: tri-/tetrazyklische Antidepressiva, SSRI, Bupropion
    -- Phenothiazin, Haloperidol, Clozapin, Lithium
    -- Ketamine, Enfluran, Bupivacain (in toxischer Dosis)
  - Antimikrobielle Therapeutika / Chemotherapie
    -- Betalaktame (hohe Dosen), Imipenem, Isoniazid, Antimalariamittel, Ciclosporin, Methotrexat, Chlorambucil

Klin:
- Siehe S. 313

Th:
- Ziel der Therapie: Verhindern der auslösenden Faktoren. In gewissen Fällen ist vorübergehende Therapie mit unterdrückenden Medikamenten notwendig.

■ Status epilepticus [G41.2]

Def:
- **Drohender Status epilepticus** = Epileptischer Anfall mit Dauer > 5 min.
- **Refraktärer Status epilepticus** = Nichtansprechen auf die initiale Therapie des Status epilepticus (inkl. BDZ, ein anderes Antiepileptikum).

Allg:
- Der **Status epilepticus (SE) ist ein medizinischer NOTFALL!**
- Die Gründe der hohen Mortalität des ersten SE (ca. 20 %) sind:
  - Rhabdomyolyse, Laktatazidose, Aspirationspneumonie
  - Neurogenes Lungenödem, ARDS
- Bei einer Enzephalitis wird eine besonders hohe Inzidenz des refraktären SE beobachtet (22 %) versus 4 % nicht refraktärem SE.

Für die PRAXIS:
- Beim «klinischen Ende» der Konvulsion leiden:
  - \> 50 % der Patienten noch an nicht-konvulsiven (= akonvulsiven) Anfällen
  - 15 % der Patienten noch an einem nicht-konvulsiven Status epilepticus.

  Dies erklärt die Notwendigkeit, ein EEG **notfallmässig durchzuführen, wenn sich der Patient 15 min nach dem Anfall klinisch nicht verbessert.**
  Wenn der Patient nicht vollständig wach und adäquat ist, muss ein nicht konvulsiver Status angenommen werden!
  Das Ziel ist es, die akonvulsiven Anfälle bzw. den akonvulsiven Status epilepticus zu erkennen und zu behandeln, denn dessen Mortalität liegt sehr hoch!
  Wenn der Patient sich nicht innert 10-15 min vollständig erholt, muss ein EEG durchgeführt werden. Im Zweifelsfall, immer durchführen bzw. Patienten an einen Ort verlegen, wo ein EEG durchgeführt werden kann.

- **Risikofaktoren**
  - Medikamentöse Malkompliance der anfallsunterdrückenden Medikamente
  - Entzug: Alkohol, Barbiturate, BDZ (v.a. Alprazolam XANAX®)
  - Hirnkrankungen (siehe «Urs:» der Epilepsie S. 312)
  - Metabolische Störungen (siehe «Urs:» der Epilepsie S. 312)

Th:
- Ziel: Unterbrechung der epileptiformen elektrischen Aktivität des Hirnes (nicht nur die Unterbrechung der motorischen Entäusserungen), siehe Algo S. 315

Klin:
- Mögliche Symptome/Befunde des epileptischen Anfalls
  - Tonische Phase, gefolgt von anhaltenden klonischen Bewegungen (> 15 sek), welche mit dem Beginn des Bewusstseinsverlustes übereinstimmen.
  - Automatische, repetitive Bewegungen (Mastikation)
  - Lateraler Zungenbiss (Spezifität ca. 90 %, schwache Sensitivität ca. 40 %)
  - Faziale Zyanose (*blue face*, Spezifität > 90 %, schwache Sensitivität ca. 30 %)
  - Aura vor dem Ereignis
  - Es ist äusserst WICHTIG, den Bewusstseinszustand zu evaluieren:
    - -- Postiktale Phase (prolongierter Verwirrtheitszustand nach dem Erwachen, Spezifität und Sensitivität je ca. 80 %)
    - -- Muskelschmerzen nach dem Erwachen. <u>CAVE</u>: Rückenschmerzen nach Anfall kann Hinweis auf Wirbelkörperfraktur sein (auch ohne Sturz).
    - -- Stupor? Myoklonien? Asymetrische neurologische Störungen?
  - CK dysproportioniert ↑ (im Status wenig auffallende Elemente, wie z.B. Hämatom)

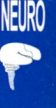

Klas:
- Die Unterscheidung zw. «fokal beginnenden» und «primär generalisierten Anfällen» ist wichtig, da einige anfallsunterdrückende Medikamente primär generalisierte Anfälle verschlimmern können (z.B.: Gabapentin oder Phenytoin).

  I. Fokal beginnende epileptische Anfälle
  A. Fokale Anfälle
  - Je nach Lokalisation der elektrischen Entladung manifestieren sich motorische, sensorische, autonome oder psychische Symptome und Befunde.
  - Das Bewusstsein ist klar.

  B. Dyskognitive Anfälle (v.a. Temporallappen)
  - Die Epilepsie kann sich ohne Prodromi oder mit motorischen, sensorischen oder autonomen Vorzeichen und Symptomen manifestieren.
  - Das Bewusstsein ist beeinträchtigt.
  - Evtl. Automatismen (stereotype Bewegungen, Vokalisation) an die sich der Patient später nicht mehr erinnert.
  - Die Epilepsie ist oft gefolgt von einer Verwirrtheitsphase (postiktale Phase).

  C. Sekundär generalisierte Anfälle
  - Die Epilepsie kann mit motorischen, sensiblen, autonomen oder psychischen Symptomen und Befunden auftreten und entwickelt sich aus einem fokalen oder dyskognitiven Anfall, gefolgt von einer Konvulsion.
  - Bewusstseinsverlust mit Muskeltonus ↑: rhythmische, dann klonische Bewegungen, welche langsam verschwinden. Der Patient ist nach dem Epilepsieanfall komatös.
  - Langsame Erholung (postiktale Phase), ± Zungenbiss, ± Inkontinenz.

  II. Primär generalisierte Anfälle
  A. Absenzen (= «Petit mal») - Nicht konvulsiv
  - Brüsker Beginn der Epilepsie mit kurzer Phase von Nicht-Ansprechbarkeit (ca. 10 sek). Sofortige Erholung. Erhöhter oder verminderter Muskeltonus, Automatismen oder leichte klonische Bewegungen können vorhanden sein. Die Epilepsie kann durch Hyperventilation ausgelöst werden.
    Erstes Auftreten oft zw. dem 3. und 20. Lj.

  B. Tonisch-klonische Form (= «Grand-mal») - Konvulsiv
  - Bewusstseinsverlust. Prodromi (myoklonische Bewegungen) sind fakultativ vorhanden. Ist ähnlich der sekundär generalisierten partiellen Phase.

  C. Andere Epilepsieformen (atonisch, myoklonisch, klonisch)

Dg:	• Anamnese + Klinik + EEG + Bildgebung (Schädel-ME = 1. Wahl)
Lab:	• Blutanalysen:

Dg: • Anamnese + Klinik + EEG + Bildgebung (Schädel-ME = 1. Wahl)
Lab: • Blutanalysen:
- Blutzucker!
- Blutbild, Thrombozyten, aPTT, INR, Na$^+$, K$^+$, Harnstoff, Kreatinin
- ASAT, ALAT, evtl. Ammoniak (akute Leberinsuffizienz)
- Blutgasanalyse, Laktat (Laktatazidose?)
- Alkoholspiegel
- Spiegel von allfälligen anfallsunterdrückenden Medikamenten
• Urin:
- Tox-Screening (individuell entscheiden)
• Liquor:
- Indiziert bei Fieber oder bei Vd. auf Neoplasie
EEG: • Beim ersten epileptischen Anfall indiziert (EEG in den ersten 24 h durchführen).
Th: **1. Symptomatische Therapie des epileptischen Anfalls**

    1.1. Allgemein
      • Patienten, die postiktal eingeschränktes Bewusstsein aufweisen → Seitenlage!

    1.1. Benzodiazepin
      • Clonazepam RIVOTRIL® Amp 1 mg (1 mL)
        - 1-2 mg **IV** (0.01 - 0.03 mg/kg; 2 mg/min)
        - Je nach Klinik: Perfusor: ca. 0.5 mg/h **IV** kont.
      • Lorazepam TEMESTA® Amp 4 mg (1 mL)
        - 4-8 mg **IV** (max. 2 mg/min); 0.5 - 0.1 mg/kg; max. 2 mg/min
        - Bei Bedarf nach 5-10 min wiederholen (kann **IM** verabreicht werden, aber **IV** wird bevorzugt)
      • Diazepam VALIUM® Amp 10 mg (2 mL)
        - 10-20 mg **IV** (0.15 - 0.25 mg/kg; 5 mg/min)
        - Bei Bedarf wiederholen bis der Anfall sistiert (max. 20 mg)

    1.2. Vitamin B1
    Ind: • Epilepsie und Verdacht auf Alkoholismus oder Malnutrition
    Vorg: • 100-300 mg langsam **IV**

    1.3. Hydratation (z.B.: NaCl 0.9 %)
    Allg: • Hypotone Lösungen (wie NaCl 0.9 % mit einer Osmolalität von 308 mmol/kg H_2O) sollen dem Ringer-Laktat (Osmolalität: 279 mmol/L H_2O) vorgezogen werden.
        Hypotone Lösungen (Ringer-Lakat) verschlimmern potentiell das Hirnödem.
      • Glukose soll NUR in folgenden 2 Situationen verabreicht werden:
        ■ Dokumentierte Hypoglykämie
        ■ Unmöglich in kurzer Frist über einen Blutzuckerwert zu verfügen.
    Vorg: • Ziel: Euvolämie

2. Langzeittherapie der Epilepsie
    Allg: • Die Indikation zu einer anfallsunterdrückenden Langzeittherapie werden von einem Neurologen gestellt und i.d.R. in folgenden Fällen empfohlen:
        1. Nach 2 unprovozierten epileptischen Anfällen (in jedem Fall!)
        2. Nach 1 unprovozierten epileptischen Anfall und folgenden Befunden:
          a) Evidenz einer strukturellen zerebralen Läsion
          b) Spezifische EEG-Anomalien (Konsilium)
    Th: **A. Breitspektrum anfallsunterdrückende Medikamente** (bei partieller und generalisierter Epilepsie):
      - Lamotrigin, Levetiracetam
    B. Schmalspektrum anfallsunterdrückende Medikamente (bei Absenzen)
      - Ethosuximid
    C. Partielle Anfälle
      - Lamotrigin, Levetiracetam, Oxcarbazepin, Gabapentin
    Vorg: • Neuro-Konsilium

    Für die PRAXIS:
    • Serumspiegelbestimmungen sind in den allermeisten Fällen obsolet.
    • Dosisanpassungen sollen nie nur aufgrund von Serumspiegelmessungen erfolgen!

    Form: • Optimalerweise soll der freie Phenytoinserumspiegel bestimmt werden (was aber vielerorts nicht in nützlicher Frist möglich ist. Hier die Formel, zur Bestimmung des Phenytoinserumspiegels in Abhängigkeit der Albuminämie:

    Phenytoinämie korrigiert = 42 x {Phenytoinämie [μmol/L]/Albuminämie [g/L]}

Zeit

Status epilepticus

Initiale Massnahmen
- Neurostatus + O_2, kapillärer Blutzucker; ggf. maschinelle Beatmung
- 2 venöse Zugänge + periphere Oxymetrie (SpO_2) + EKG-Monitoring + Vitalparameter
- Labo: - Blutzucker, Na^+, K^+, Ca^{2+}, Mg^{2+}, Phosphat, Blutbild, ABGA, Kreatinin, Harnstoff
  - Tox-Screening; Serumspiegel von allfälligen Antiepileptika
- **Thiamin 100 mg IV** (indiziert bei schlecht ernährten Patienten und Alkoholkrankheit)
- Bei bewiesener Hypoglykämie oder falls nicht vorhanden: **Glukose 5 g IV** (1 Amp zu 50 %)
- Bei Vd. auf Intoxikation mit Opioiden: Naloxon 0.1-0.4 mg **IV**, bei Bedarf alle 2-3 min w'holen

Gleichzeitig mit der medikamentösen Therapie beginnen

Hospitalisierung

- **Therapie der ersten Linie**
  - **Lorazepam** ....2 mg **IV** alle 2 min (max. 0.1 mg/kg)
  - **Clonazepam** ....0.01-0.03 mg/kg **IV**. Bei Bedarf nach 1 min wiederholen
  - **Diazepam** ....0.15 mg/kg **IV**. Bei Bedarf nach 1 min wiederholen

  Bei bestehendem Anfall, zusätzlich zu dem BDZ:
  - **Phenytoin**** ....In NaCl 0.9 %-Perfusor: 10-20 mg/kg **IV** (max. 50 mg/min)
  - **Valproinsäure**§ ....Bolus: 15-20 mg/kg **IV** in 5-10 min
    Erhaltungsdosis: 1-2 mg/h **IV** kont. oder 4x 15-20 mg/kg **IV** in einer
    Infusion während 30 min ($\rightarrow$ 1.5-8 g/24 h)

NEURO

Persistierender Anfall

30 min

Refraktärer Status epilepticus

- Intubation und mechanische Beatmung
- Arterienkatheter
- Kontinuierliches EEG

- **Therapie der 2. Linie** (mit Anästhesist besprechen)
  - **Midazolam** ....Bolus:.....................0.2 mg/kg **IV** ($\cong$ 15 mg) oder **IM**
    Erhaltungsdosis: ....0.05-0.5 mg/kg/h **IV** kont.
  - **Propofol*** ......Bolus:.....................1-2 mg/kg **IV**
    Erhaltungsdosis: ....2-6 (-10) mg/kg/h **IV***

Therapierefraktäre Patienten (Midazolam und Propofol)

- **Therapie der 3. Linie** (mit Anästhesist besprechen)
  - Pentobarbital, Isofluran

60 min

48 h

Während ≥ 48 Stunden
- EEG-Monitoring + Überwachung + Anpassung der Medikamentendosen
- Blutkontrolle: Risiko einer metabolischen Azidose, Triglyzeride ($\uparrow$), CK ($\uparrow$)
- Hämofiltration in Betracht ziehen
- Abklärungen (ad. Neuro-Kons)

Algorithmus: Therapie bei Status epilepticus.

§ Valproat: nicht bei bekannter Mitochondriopathie verwenden.
 NW von Valproat: Thrombozytopenie, Somnolenz, Hyperammoniämie (CAVE: Enzephalopathie).
* Meiden von langzeitigen Infusionen (> 5 mg/kg x 48 h) um das Risiko des *Propofol infusion Syndroms* zu $\downarrow$.
** Phenytoin: nicht bei bekannter genetischer Epilepsie mit primär generalisierten Anfällen.

Def:
- **Dystonie** = prolongierte Muskelkontraktionen
  - Tonische Dystonie ....Muskelkontraktionen, die die Glieder und/oder den Rumpf in eine abnorme Haltung zwingen
  - Phasische Dystonie ......Repetitive Muskelkontraktionen, die zu dystonen Bewegungen führten

Allg:
- Akute Dyskinesien sind meistens ein **iatrogenes Problem!**
- Zugrunde liegt eine Frühreaktion auf verschiedene Medikamente, im Speziellen nach **Neuroleptika-Einnahme:**
  - Neuroleptika (z.b. Haloperidol)
  - Antiemetika (z.b. Metoclopramid)
  - Antidepressiva (z.b. SSRI)
  - Amphetaminderivate (Kokain u.a.)

Klin:
- Spontane unwillkürliche Bewegungen:
  - Dyskinesien/Dystonien, Dystorsionen
- Typisch betroffene Körperteile (können generalisiert oder fokal auftreten, manchmal auch halbseitig):
  - Gesicht, Zunge, Pharynx, Augen («Augenverdrehen»)
  - Stamm (Opisthotonus), Extremitäten, Hals (Tortikollis ähnlich)
- In der Regel handelt es sich um langsame («tonische») Kontraktionen. Es werden aber auch myoklonische Dystonien beschrieben.
- Manchmal treten Prodrome auf:
  - Druck an den Augen, Augenbrennen
  - Pelziges Gefühl an Lippen und Wangen
  - Klossige Zunge und Sprache
  - Zahn- und Kieferschmerzen, Muskelschmerzen und -steifigkeit

DD:
- Epilepsie
- Morbus WILSON
- Speziell bei halbseitigen Bewegungen:
  - Subthalamischer Hirnschlag oder Blutung
  - Epilepsie (rhythmische Bewegungen)
- Funktionelle Störungen (Hysterie)

Th:
1. Zentrales Anticholinergikum (= Therapie der Wahl)
   Allg:
   - Versuch, die inkriminierte Substanz zu stoppen.
   Th:
   - Biperiden AKINETON® Amp 5 mg
     - 2.5-5 mg **IM** oder langsam **IV**; bei Bedarf nach 30 min wiederholen
     - Maximaldosis 10-20 mg/d (2-4 Amp/d)
     Wenn die Therapie wirkungslos ist, ist es sinnlos, diese zu wiederholen.
     Bei Rezidiv dieser Symptome in den folgenden Tagen kann Biperiden oral während 4-7 Tagen verabreicht werden:
     - Tabl 2 mg oder Retardtabl 4 mg: 1-4 mg/d PO
   KI:
   - Engwinkelglaukom (unbehandelt)
   - Megakolon
   - Ileus
   - Myasthenia gravis
   NW: **1. Zentrale anticholinerge NW**
     - Halluzinationen, Verwirrtheitszustand
     - Psychose, Euphorie, Konvulsionen
     - Spätdyskinesien (Auftreten und/oder Verstärkung)
     - Hyperthermie
     - Pseudodemenz
   2. Periphere anticholinerge NW
     - Trockene Schleimhäute, insbesondere Mundtrockenheit (Hyposialie mit vermehrter Kariesbildung!)
     - Akkommodationsstörungen
     - Mydriasis (<u>CAVE</u>: akutes Engwinkelglaukom)
     - Obstipation, Harnverhalt, Hyperthermie (zentrale und periphere NW)

2. Akute Akathisie
   Klin:
   - Hyperkinesie mit Unmöglichkeit, ruhig zu bleiben
   Allg:
   - Versuch, die inkriminierte Substanz zu stoppen.
   Th:
   - Diazepam..........2-5 mg **IM** alle 3-4 h je nach Klinik
   - Lorazepam........1-2 mg **IV** langsam (0.05 mg/kg)
   - Clonazepam......5-8 mg/d PO
   - Propranolol ......30-60 mg/d PO
   - Amantadin ....100-200 mg/d PO

Tardive Dystonie (Dyskinesie) - Spätsyndrom

Allg:
- Unter dem allgemeinen Begriff «**Spätsyndrom**» werden unwillkürliche Bewegungen beschrieben, welche unter folgender Medikation auftreten können:
  - Typische **Neuroleptika** (z.B. Haloperidol)
  - **Antikonvulsiva**
  - **Antihistaminika**
  - **Antiemetika** (z.B. Metoclopramid)
  - Kalziumantagonisten (z.B. Flunarizin, Cinnarizin)
- Tardive Dystonien treten auf verschiedene Arten auf:
  - Repetierende, stereotype Bewegungen
  - Fokal, segmental, z.B. Blepharospasmen mit oromandibulärer Dystonie im Sinne eines MEIGE-Syndroms
    - -- *Das MEIGE-Syndrom zeigt einen Blepharospasmus (Lidkrampf als Dauerkontraktion des M. orbicularis oculi) im Zusammenhang mit einer Dystonie der Kaumuskulatur (oromandibuläre Dystonie) und ausgeprägtem Grimassieren.*
  - Multifokal oder generalisiert
- Typische, initiale Lokalisationen: Kopf und Hals

Klin:
I. Milde Formen
- Frühzeichen: «Unruhe» der Zunge (fibrilliert oder vibriert bei geöffnetem Mund; unmöglich, die Zunge > 30 sek herausgestreckt zu halten)
- Alternierende Streck- und Beugebewegungen an den Händen
- Überstreckung der Zehen u.a. Dyskinesien
- Im Verlauf: ständiges Belecken der Lippen bis zu «chamäleonartigem» Herausschnellen der Zunge, das den Betroffenen i.d.R. unbewusst bleibt.

II. Fortgeschrittenes Stadium

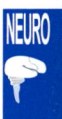

- Bucco-linguo-mastikatorisches Syndrom (wird von einigen Experten als partielle oder fokale Form der Dystonie beurteilt): Kau- und Schmatzbewegungen mit Zungenwälzen
- Arme und Beine: manchmal Übergang in athetotische oder choreatiforme Schleuderbewegungen
- Rumpfbereich: schaukelnde Bewegungen des Oberkörpers und rotatorische Bewegungen der Hüfte
- I.d.R. Nichtwahrnehmung oder Bagatellisierung der evidenten Symptomatik.
- Selten: Befall des Ösophagus oder Zwerchfells
- Manchmal kann eine **Akathisie** (= Hyperkinesie mit Unmöglichkeit, ruhig zu bleiben) vorhanden sein. Die Akathisie kann auch die einzige Manifestation sein.

DD:
- HUNTINGTON Krankheit
- Choreaformen:
  - SYDENHAM Chorea
  - Chorea gravidarum
  - Senile Chorea
- WILSON Krankheit
- Neuroakanthozytosen
- L-DOPA-induzierte Bewegungsstörungen
- Medikamentös:
  - Anticholinergika
  - Antihistaminika
  - Methylphenidat
  - Phenytoin
  - Amphetamin
- Enzephalitis
- Schwermetallintoxikationen
- MEIGE-Syndrom
- Hypoparathyreoidismus
- Hyperthyreose
- Hypernatriämie
- Dehydratation
- SLE
- Ticstörung

Th:
1. Allgemeine Massnahmen - Informationen
- Stopp oder Dosisreduktion inkriminierter Medikamente.
- Die Spätdyskinesien sind schwierig zu therapieren!

2. Medikamentöse Therapieoptionen
- Folgende Behandlungen können probatorisch eingesetzt werden:
- Atypische Neuroleptika: Quetiapin, Olanzapin, Aripiprazol, evtl. Clozapin
  - -- Atypische Neuroleptika ....Quetiapin, Olanzapin, Aripiprazol, evtl. Clozapin
  - -- Benzodiazepin ....Clonazepam
  - -- Dopamin «Entleerer»: ....Tetrabenazin (in Frankreich erhältlich)

Lumbalpunktion (LP)

Allg: • Der Erfolg einer LP hängt stark von der Position des Patienten ab.

Für die PRAXIS:
- Vor jeder LP **muss ein Augenfundus gemacht werden,** um Hirndruckzeichen zu suchen, welche die LP kontraindizieren würden. Hirndruckzeichen sind:
  - Papillenödem
  - Venöse Pulsationen

  AUSNAHME: Idiopathischer Hirndruck; hier ist die LP nicht kontraindiziert.
- **Bedingungen, um eine LP durchführen zu können** [Leitlinien der DGN 2008, S. 7]
  - Thrombozyten ....> 50 G/L
  - INR ....< 1.8 (Quick ≥ 50 %)
  - Die NMH sollen 8-12 h vor der LP gestoppt werden.
- Eine Heparintherapie kann, falls erfordert, 2 h nach der LP eingeführt werden.

Ind: 1. Diagnostische Indikationen:
- Verdacht auf Meningitis
- Verdacht auf Subarachnoidalblutung
- Verdacht einer neuro-inflammatorischen Erkrankung, wie z.B.:
  - Multiple Sklerose, Vaskulitis, Neuro-Sarkoidose, Neuro-Boreliose, Neuro-Syphilis
2. Therapeutische Indikationen:
- Intrathekale Verabreichung von Medikamenten (Anästhetika, Zytostatika)
- Therapie (oder Versuch) einer Hydrocephalie mit normalem Liquordruck

KI: **1. Verdacht auf Hirndruck** (<u>CAVE</u>: hier besteht ein Einklemmrisiko!)

2. Verdacht auf Meningitis
Das Vorhandensein eines einzigen der folgenden Kriterien* verlangt ein Schädel-CT vor der LP: [N Engl J Med 2001; 345: 1727]
- Alter ≥ 60 Jahre
- Immunschwäche (HIV oder AIDS, Immunsuppressiva, St. nach Transplantation u.a.)
- Vorgeschichte einer ZNS-Erkrankung (Läsion mit Masseneffekt, CVI, fokale Infektion)
- Epilepsie 1 Woche vor der vorgesehenen LP
- Pathologischer Neurostatus:
  - Bewusstseinsstörung (Koma?)
  - Unfähigkeit, korrekte Antworten auf 2 gestellte Fragen zu geben
  - Unfähigkeit, Befehle korrekt auszuführen
  - Ophthalmoplegie
  - Abnormale Gesichtsfelder (Hemianopsie?)
  - Fazialisparese (partiell oder komplett)
  - Lateralisierung: motorische Schwäche eines Arms und/oder Beins
  - Aphasie, Dysarthrie, Aphonie («Verlieren der Stimme»)

3. Gerinnungsstörungen
- Thrombozytopenie ≤ 50 G/L
- INR ≥ 1.8
- In gewissen Fällen wird die Blutungszeit bestimmt um das Blutungsrisiko abzuschätzen (z.B. bei Patienten unter Plättchenaggregationshemmer). Die LP wird nicht empfohlen, wenn die Blutungszeit > 7 min (N: 4-7 min) beträgt.

Für die PRAXIS:
Eine Plättchenaggregationshemmung (ASPIRIN®, Clopidogrel u.a.) ist <u>keine</u> KI für eine LP (ausser es würden andere Gerinnungsstörungen bestehen).

Kpl: • **Post Lumbalpunktions-Syndrom** (= Niederdruckkopfschmerzen)

Allg: • Auftreten von Kopfschmerzen (v.a. frontal oder okzipital) 24-48 h nach einer LP
- Mechanismus: Liquor-Verlust durch die Punktionsstelle ($\rightarrow$ Liquordruck ↓).
- Dauer der Kopfschmerzen ca. 1-2 Tage. Folgende weitere Symptome können auftreten: Nausea, erbrechen, Tinnitus, Sehstörungen, Schwindelgefühl
- Häufigkeit: bis 10-30 % nach einer LP (↑ bei Punktionsnadelkaliber > 22G)
- Dieses Syndrom wird v.a. bei jungen, mageren Frauen beobachtet.

Vorg: 1. Ruhelage, wenn möglich auf dem Rücken
2. Koffein-Tabletten 2x 500 mg/d PO (manchmal auch intravenös notwendig)
3. In schweren Fällen wird die Platzierung eines autologen Blutpatches in den Periduralraum notwendig.

- Zerebrale Herniation (Einklemmung)
- Diplopie
- Aseptische Meningitis
- Blutungen: spinal, peridural, subdural, subarachnoidal

---

* Bei Fehlen von all diesen Elementen wird ein negativer prädikativer Wert von 97 % erreicht; 3 % der Patienten weisen trotz dieser Kriterien ein pathologisches Schädel-CT auf.

Vorg: **Praktisches Vorgehen einer Lumbalpunktion**

1. Der Patient soll über das Vorgehen bei der LP aufgeklärt werden (Grund dafür, Verlauf)
2. Position des Patienten (SEHR wichtig.... man soll und muss sich dafür Zeit nehmen!):
   a) Liegend (ist vorzuziehen), in lateralem Dekubitus mit dem Oberkörper leicht um 10° angehoben. Diese Position erlaubt es, den Liquordruck zuverlässig zu messen.
   b) Sitzend

   Es ist wichtig, sich ZEIT zu nehmen, um den Patienten konfortabel zu platzieren und ihm ruhig das Prozedere zu erklären!

3. Bestimmung der Einstichstelle:
   - Palpieren des Beckenoberrandes. Der vertikal darunter liegende Intervertebralraum entspricht den Wirbelkörpern L3-L4 (siehe Zeichnung).
   - Mögliche Einstichstellen: Intervertebralräume **L3-L4** und **L4-L5**.
4. Desinfektion. Der Arzt trägt Maske und sterile Handschuhe.
5. Die Lokalanästhesie ist optional, wird aber oft angewendet (z.B. Lidocain 1 %, 2-5 mL).
6. Die LP-Nadel mit Führungsdraht (20 G oder 22 G) wird nun vorgeschoben, wobei die Nadelspitze leicht gegen kranial gerichtet sein soll. In ca. 4-5 cm Tiefe stösst die Nadelspitze auf einen gewissen Widerstand, welcher durch das Lig. flavum erzeugt wird. Danach soll die Nadel noch etwa 3-5 mm weiter vorgestossen werden. Man zieht dann den Führungsdraht zurück um zu prüfen, ob der Liquor ausfliesst. Bei Misserfolg wird der Führungsdraht wieder eingesetzt und das weitere Vorgehen neu definiert (Nadel weiter vorstossen, andere Abwinkelung der Nadelspitze oder OA/Anästhesisten informieren).
7. Dauer der liegenden Erholungsphase nach einer LP: 0-12 h (kein Konsens).

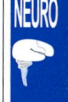

Mögliche Einstichstellen für die Lumbalpunktion:
Orientierungspunkt = oberer Beckenkamm. In vertikaler Linie befindet sich der Wirbelkörperzwischenraum L3/4.
Zur LP geeignet sind die Wirbelkörperzwischenräume **L3/4 und L4/5**.

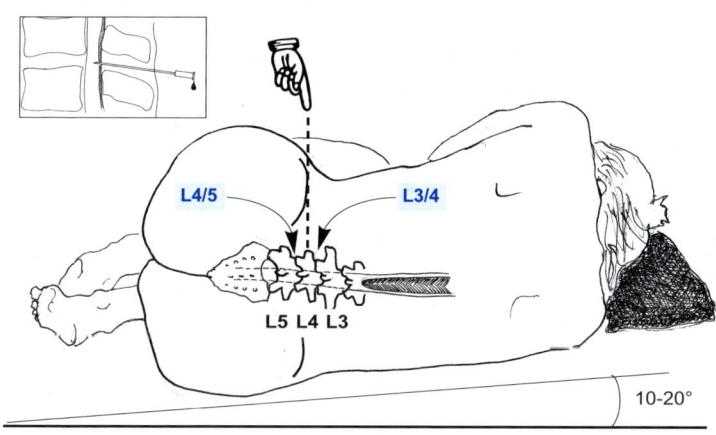

Schema: Liegende Position zur Durchführung einer Lumbalpunktion.

Substraktive Lumbalpunktion

Ind: • Therapeutischer Akt bei normotensiver Hydrocephalie
Vorg: • Es wird dieselbe Technik wie für eine diagnostische LP angewendet:
   - 30-50 mL Liquor punktieren, indem man die Liquorflüssigkeit OHNE Aspiration in ein Reagenzglas tröpfeln lässt. Die Liquor-Aspiration hat das Risiko, Nervenstränge zu aspirieren!
   - Der Patient soll sich unmittelbar nach der LP aufrichten und aufstehen, dies aus folgenden Gründen:
     a) Die therapeutische Wirkung kann direkt objektiviert werden (obwohl der maximale Effekt rund 3-4 h nach der LP zu beobachten ist. Nicht selten werden auch verspätete klinische Verbesserungen nach > 24 Stunden berichtet.
     b) Durch das Aufstehen erhöht sich der Druck im Duralsack, welcher das Liquor-leak gewollterweise verstärkt. Es fliessen rund 30-40 mL Liquor «therapeutisch» durch die Punktionsstelle in das subkutane Gewebe.

Liquor: Analyse und Interpretation

Allg:
- Der Liquor ist eine wasserklare Flüssigkeit, welche von den Plexus choroidei gebildet wird und im Liquorsystem zirkuliert (um das Gehirn und das Rückenmark herum).
- Täglich werden in allen 4 Ventrikeln 500-700 mL Liquor gebildet. Das Liquorsystem enthält aber nur ca. 150 mL (wovon 20-30 mL intraventrikulär). Die Mehrheit wird in die Blutbahn rückresorbiert.
- Die GRAM-Färbung ist bei Vd. auf Meningitis immer indiziert (Sensitivität für eine bakterielle Meningitis beträgt 60-90 %).
- Normalwert des Liquors (siehe auch untenstehende Tabelle):
  - pH: 7.31-7.43
  - LDH: ....20 E/L
  - ADA (Adenosin-Desaminase): ....0.4-1.0 E/L (falls > 9 → Meningitis tuberculosa)

Parameter	Normaler Liquor	Bakterielle Meningitis	Virale Meningitis	Tuberkulöse Meningitis
Aussehen	wasserklar	gelblich trüb	klar - gelblich	klar, selten gelb
Druck [cm H$_2$O]	6 - 22	↑↑	N-↑	↑
Leukozyten [x 10^6/L] oder [/µL]	0-5 Lympho-Monozyten	↑↑↑ Granulozyten 25-10'000	Zu Beginn Granulozyten, dann Lympho-Monozyten >> 100	Lympho-Monozyten 25-1000
Protein [mg/dL]	15 - 45	↑↑: 50-1500	↑, (< 200)	45-500
Laktat [mmol/L]	1.5 - 1.9	↑↑	N-↑	↑
Glukose [mmol/L]	2.5 - 4.4*	< 2.5	N	0.5-2.5
Chlorid [mmol/L]	120 - 130	N-↑	N	↓↓

Tabelle: Interpretation des Liquors.

* Der Wert der Glukose im Liquor muss > 60 % im Vergleich zum Blutzuckerwert betragen.

HAUSINTERNE GUIDELINES

NEPHROLOGIE &
METABOLISMUS

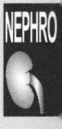

NEPHRO

Def: ■ **Akutes Nierenversagen** mit «RIFLE-Kriterien» [Hoste EA, et. al. Crit Care 2006;10:R73]

Klasse	Kriterien der GFR	Diurese-Kriterien
Risiko	• Serumkreatinin 1.5x ↑	• < 0.5 mL/kg/h über 6 h
Beschädigung (**I**njury)	• Serumkreatinin 2x ↑	• < 0.5 mL/kg/h über 12 h
Dekompensation (**F**ailure)	• Serumkreatinin 3x ↑ oder: • Serumkreatinin ≥ 350 µmol/L mit einer akuten (< 7 d) Kreatininerhöhung ≥ 45 µmol/L	• < 0.3 mL/kg/h über 24 h oder: • Anurie während 12 h
Verlust (**L**oss)	Vollständiger funktioneller Verlust der Nierenfunktion während > 4 Wo (= akute persistierende Niereninsuffizienz)	
Terminale Niereninsuff. (**E**nd stage kidney disease)	Terminale Niereninsuffizienz > 3 Monate	

Definition des ANV nach «RIFLE». GFR = Glomeruläre Filtrationsrate

Klas: **ANV vom prärenalen Typ ▶ 30-50 % der ANV**

Allg: • Rascher und reversibler Serumkreatininanstieg infolge renaler Hypoperfusion. Fehlen von Parenchymläsionen.

> **Für die PRAXIS:**
> Wenn ein ANV vom prärenalen Typ längere Zeit andauert, kann es in eine akute Tubulusnekrose übergehen (ATN)!

• **Risikofaktoren**:
- Nach chirugischem Eingriff
- Hohes Alter
- Leberinsuffizienz, Herzinsuffizienz
- Medikamente: NSAR, ACE-Hemmer, Sartane, Diuretika

Urs: 1. Vermindertes zirkulierendes Flüssigkeitsvolumen
   a) Verlust im Extrazellulärraum
   - Diarrhoe
   - Erbrechen
   - Blutung
   - Erhöhte Diurese
   b) Verschiebung in den 3. Raum
   - Pankreatitis
   - Verbrennung
   - Schweres nephrotisches Syndrom
   - Leberzirrhose
   - Darmverschluss u.a.
2. Verminderung des Herzminutenvolumens
   • Herzinsuffizienz
   • Akuter Myokardinfarkt
   • Kardiomyopathie
   • Valvulopathie
   • Cor pulmonale
   • Perikardtamponade
3. Periphere Vasodilatation
   • Medikamentös
   - Antihypertensiva (ACE-Hemmer, Sartane, Kalziumantagonisten, α-Blocker, direkte Vasodilatatoren)
   - INFO: ACE-Hemmer und Sartane verursachen, bei erhaltener Nierenperfusion, *per se* keine Niereninsuffizienz.
   • Sepsis
   • NNR-Insuffizienz
   • Hepatorenales Syndrom
4. Renale Vasokonstriktion oder Gefässverschluss
   • Sepsis
   • Medikamentös: NSAR, Ciclosporin, Katecholamine
   • Hepatorenales Syndrom (hier zusätzlich periphere Vasodilatation)
5. Verschluss grosser Gefässe (Arterien, Venen)

Allg: • Dieser Typ des ANV kommt infolge einer Nierenparenchymläsion zu Stande.
Urs: 1. Tubulusnekrose (85 % der intrarenalen ANV)
    • Ischämisch (50 %)
      - Hypotonie
      - Schwere renale Hypoperfusion
      - Akute zirkulatorische Insuffizienz («Schock»)
    • Toxisch/medikamentös (10 %)
      - Rötgenkontrastmittel
      - Aminoglykoside (das akute Niereninsuffizienz-Risiko ist dosisabhängig und manifestiert sich 7-10 Tage nach Therapiebeginn)
      - Amphothericin B
      - Cisplatin
    • Pigmente
      - Hämoglobinurie (Hämolyse)
      - Myoglobinurie (Rhabdomyolyse)
  2. Interstitielle Nephritis (10 % der intrarenalen ANV)
    • Infektiös
      - Akute Pyelonephritis
      - Hanta-Virus Nephritis
      - Tuberkulose u.a.
    • Medikamentös
      - Penicilline
      - Sulfamide
      - Rifampicin
      - Allopurinol
      - Vancomycin
    • Leukämie
    • Lymphome
    • Sarkoidose
  3. Befall der Glomeruli / Glomerulonephritis (GN)
    • Akute oder rasch progrediente GN
    • Systemerkrankungen
      - Konnektivitis
      - PAN
      - Pauci-immune GN (z.B. WEGENER Granulomatose)
      - GOODPASTURE GN
    • Hämolytisch-urämisches Syndrom
    • Thrombotisch thrombozytopenische Purpura
    • Disseminierte intravasale Gerinnungsstörung (DIC)
    • Cholesterin-Emboli
    • Maligne art. Hypertonie (d.h. mit Papillenödem im Augenfundus)

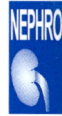

Allg: • Je länger die Obstruktion dauert, desto schlechter erholt sich die Nierenfunktion.
    • Risikosituationen:
      - Hohes Alter
      - Einzelniere
      - Intra-abdominale Neoplasie u.a.
Urs: • Die Obstruktion kann an verschiedenen Stellen auftreten:
  1. Intratubuläre Obstruktion
    ■ Kristallablagerung
      - Harnsäure
      - Oxalsäure
      - Acyclovir
      - Indinavir
      - Sulfamide u.a.
    ■ Proteinablagerung
      - Leichtketten
      - Myoglobin
      - Hämoglobin
  2. Extrarenale Obstruktion
    ■ Ureter: Blutkoagula, Lithiasis, Retroperitonealfibrose
    ■ Blase: Blutkoagula, Prostatahypertrophie, Tumor, neurogene Ursachen
    ■ Urethra: Stenose, post-operativ

Lab:

Blutparameter	Laborwerte	Klinik bei akutem Nierenversagen, Bemerkungen
Harnstoff und Kreatinin	↑/N/↓	• Gastrointestinalbeschwerden • Urämischer Foetor • Enzephalopathie • Lethargie • Somnolenz • Kognitive Fähigkeiten ↓ • Anämie (bei CrCl < 40 mL/min) • Verminderte Überlebenszeit der Erythrozyten • Thrombozytendysfunktion • Erhöhte Infektgefahr • Perikarditis • Bei Anurie (< 100 mL/24 h) steigt das Kreatinin um 40-150 µmol/L/d an • Bei Serumkreatininanstieg > 150 µmol/L/24 h müssen andere Ursachen vermutet werden, als diejenige des renal nicht ausgeschiedenen Kreatinins. DD: Rhabdomyolyse.
Na+	↑	• Initialer Verlust der renalen Konzentrationsfähigkeit, dann H_2O Retention
K+	↑	• Müdigkeit • Parästhesien • Bradykardie, Arrhythmie • EKG-Modifikationen
Ca²⁺	↓	• Kann arrhythmisch wirken (bei gleichzeitig bestehender Hyperkaliämie)
Phosphat	↑	• Phosphat ist selten erhöht in der Akutphase. • Falls > 2.5 mmol/L, DD: Rhabdomyolyse.
Anionenlücke	↑	• Metabolische Azidose - Anionenlücke: $Na^+ - (Cl^- + HCO_3^-) > 16$ mmol/L

Urinanalyse** (ANV oder Oligurie)	Prärenales akutes Nierenversagen	Intrarenales akutes Nierenversagen

▪ Sediment	• Normales Sediment oder:
	• Wenige hyaline Zylinder
		• Zylinder:
		  - pigmentiert
		  - granuliert
		  - hyalin
		  - erythrozytär
		  - leukozytär

▪ Dichte [N: 1.005-1.035]	1.025-1.035	1.010-1.020
▪ Osmolalität [N: 50-1200 mmol/kg H2O]	> 500	< 350 (Isosthenurie)
▪ Kreatininratio: Urin/Plasma	> 40	< 20
▪ Natrium (Urin)	< 20 mmol/L	> 40 mmol/L
▪ Natriumextraktionsfraktion§	< 1 %	> 1 %
▪ Harnstoffextraktionsfraktion#	< 35 %	> 50 %

** Diese Werte sind bei gleichzeitiger Diuretikaeinnahme nur bedingt interpretierbar!

§ Sehr guter prädikativer Wert: 99 %; siehe Formel der Natriumextraktionsfraktion, S. 324

Funktioniert auch bei prärenaler Niereninsuffizienz bei gleichzeitiger Diuretikaeinnahme.
Die Formel der Harnstoffextraktionsrate ist analog derjenigen der Natriumextraktionsfraktion:
Harnstoffextraktionsrate = [Harnstoff (Urin) x Kreatinin (Plasma) / Harnstoff (Plasma) x Kreatinin (Urin)] x 100

Vorg: **Initiale Massnahmen beim ANV**
- Vitalparameter
- Flüssigkeitstatus bestimmen: ist der Patient «voll» oder «leer»?
  - Periphere Ödeme? Lungenödem
  - Hypovolämie; falls bestehend → ad. Volumengabe, siehe unter Punkt 1.2.
  - Klinische messung des ZVD
- Ausschluss einer postrenalen Ursache des ANV
  - Palpatorisch den Blasenoberrand bestimmen: überfüllte Harnblase?
  - Abdomensonographie mit Frage nach Nierenmorphologie und Vorhandenem gestauten Nierenbecken
- Blasenkatheter legen bei:
  - Sonographischer Bestätigung einer Harnretention (= gestaute/s Nierenbecken)
  - Patient mit Bewusstseinstrübung
- Sistieren von ursächlichen oder toxischen Medikamenten (wenn möglich):
  - NSAR
  - Aminoglykoside
  - ACE-Hemmer, Sartane u.a.
- Urinsediment

Th: **Therapie der akuten Niereninsuffizienz**
  1. Volämie, Hämodynamik
  1.1. Ziele
  - Herstellen/Beibehalten einer Euvolämie, die von folgenden Parametern abhängt:
    - Zentralem Venendruck
    - Körpergewicht
    - Herzfrequenz
    - Klinik (hämodynamische Toleranz)
  - Eine Hypervolämie soll verhindert werden.
  1.2. Erste Situation: «Der Patient ist leer» (= Flüssigkeitsmangel)
  Klin: • Zeichen einer <u>Hypovolämie</u> (weder sensitiv noch spezifisch, kann aber einen Flüssigkeitsmangel vermuten lassen):

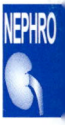

  - Zentraler Venendruck oder andere Hypvolämieparameter:
    -- Verminderung des Füllungsdruckes der V. jugularis
    -- ZVD < 8 cm H_2O (falls vorhandener ZVK)
  - Zeichen der Hautfalte (es soll die über dem Sternum oder der Hüfte aufliegende Haut zusammengepresst werden). Im Alter ist dieses Zeichen aber oft fälschlicherweise positiv. Das Fehlen dieses Zeichens schliesst aber einen hypovolämen Zustand nicht aus.
  - Marmorierte Haut (oft über dem Kniegelenk und an den Oberschenkeln)
  - Verlangsamte Kapillarfüllung (> 2 sek)
  - Hauttrockenheit (z.B. Achselhöhle)
  - Trockene Schleimhäute (Mundschleimhaut, Lippen)
  - Tiefer systemischer Blutdruck
    - Das Vorhandensein einer orthostatischen Hypotonie kann eine starke Aussagekraft für einen hypovolämen Zustand haben, sofern keine anderen Ursachen im Vordergrund stehen.
  - Tachykardie
  - Abnahme des Körpergewichtes (ohne sonstige Erklärung)
  Vorg: 1. Hydratation
    a) Kristalloid (S. 58, 59)
      Allg· • Ziel: Euvolämie. Folgende Parameter sprechen für eine Euvolämie:
        - Idealgewicht
        - Art. Mitteldruck > 60 mmHg
        - Weitere Parameter (z.B. Vorlastabhängigkeit oder nicht)
      Bsp: • NaCl 0.9 % 500-1000 mL über 1-2 h **IV**
      Alternatif (ABER Risiko einer Verschlimmerung der Niereninsuffizienz):
    b) Kolloid (S. 58, 59)
      Vorg: • 500 mL **IV**, dann je nach Klinik
        • Bei Verbesserung der Nierenfunktion soll die Hydratation so weitergeführt werden, um die Flüssigkeitsbedürfnisse zu decken.
      Bsp: • 30-35 mL/kg/d + messbare Verluste (Diurese, Erbrechen).
      Bei erfolgloser obiger Massnahmen und bei ausgeschlossener Harnwegsobstruktion kann eine renale Ursache des ANV angenommen werden. In diesem Fall sind Diuretika indiziert, um die Volämie zu kontrollieren. ABER die Diuretika behandeln die Niereninsuffizienz im engeren Sinne NICHT!

1.3. Zweite Situation: «Der Patient ist voll» (= Flüssigkeitsüberschuss, Lungenödem)

Vorg: a) Diuretika

Allg: • Generell wird die kontinuierliche **IV**-Gabe der **IV**-Boli vorgezogen (von Fall zu Fall aber individuell anpassen).

Bsp: • Furosemid: 500-1000 mg **IV** kont./24 h
oder:
Boli: 0.25-1.0 mg/kg **IV** alle 4-6 h je nach Bedarf.

• Maximale Infusions-Geschwindigkeit: **4-6 mg/min** (Risiko einer transitorischen Ototoxizität bei > 6 mg/min)

Bem: • **Dopamin** hat bei ANV keinen Benefit (weder zur Verbesserung, noch zur Prävention der Nierenfunktionsverschlechterung) und wird daher nicht routinemässig empfohlen!

Bei Misserfolg der genannten therapeutischen Massnahmen:

b) Nierenersatztherapie (Hämofiltration oder Hämodialyse) in Betracht ziehen.

c) Nitroglycerin

2. Nephrotoxische Substanzen vermeiden

Bsp: • NSAR
• Aminoglykoside
• ACE-Hemmer, Sartane
• Kontrastprodukte

3. Elektrolytstörungen behandeln

Bsp: • Folgende Elektrolytstörungen sollen v.a. verhindert werden:
  - **Hyperkaliämie**
  - Hyponatriämie
  - Hypernatriämie
  - Schwere Hyperphosphatämie

4. Therapie einer metabolischen Azidose

Allg: • Die Therapie der Azidose bei hämodynamisch stabilen Patienten ist von Institution zu Institution verschieden.

• Eine leichte Azidose soll nicht korrigiert werden, denn die Bicarbonat-Gabe würde das extrazelluläre Volumen (Bicarbonat enthält Natrium: $NaHCO_3$) vergrössern!

Ind: • Bicarbonat (z.B. 8.4 %: 50 mmol in 5 min **IV**) ist bei folgenden Werten indiziert:
  - pH < 7.2
  und/oder:
  - Bicarbonat (Plasma) < 15 mmol/L

• Zielwerte der ABGA:
  - pH > 7.2
  und:
  - Bicarbonat > 15 mmol/L

5. Ernährung beim akuten Nierenversagen

Bsp: • Natrium:
  - 80-100 mmol/d (ca. 2 g Na^+ oder 5-6 g NaCl)
  - oder je nach Natriumausscheidung im Urin

• Kalium:
  - ≤ 1.0-1.2 mmol/kg KG/d (entspricht < 40 mg K^+/kg; da 1 mmol K^+ = 39 mg)
  - oder je nach Kaliumausscheidung im Urin

• Kalorien:
  - 30-35 kcal/kg/d

• Protein
  - Die Proteingabe wird durch den Proteinverbrauch des Patienten beeinflusst. Dieser beträgt i.d.R. 1.0-1.2 g/kg/d.
  - Eine Proteinrestriktion (um Symptome zu verhindern, welche durch den Proteinmetabolismus zu Stande kämen) wird nicht routinemässig vorgenommen!
  - Das ANV stellt einen <u>hypermetabolen</u> Zustand dar!

6. Dialyse (Nephro-Konsilium)

Indikationen für eine notfallmässige Hämodialyse

Allg: • Es gibt keine Serumgrenzwerte (Harnstoff, Kreatinin), welche die Indikation einer renalen Ersatztherapie (Hämofiltration oder Dialyse) bestimmen.
  • Je nach Klinik kann eine solche für Kreatininwerte > 500 μmol/L und Harnstoffwerte > 35 mmol/L eingeführt werden (dieses Vorgehen kann, je nach konsultiertem Nephrologen, variieren).

Ind: • Indikationen für eine notfallmässige Hämodialyse: **MIAUHH**......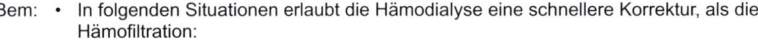

M Metabolisch

  - Schwere und therapierefraktäre Alkalämie (pH > 7.6)
  - Schwere Azidämie
    -- Bicarbonat < 10 mmol/L
    -- Hämodynamische Instabilität
    -- pH < 7.2 (relative Indikation)

I Intoxikation

  - Salicylate
  - Methanol
  - Ethylenglycol (auch in verschiedenen Lösungsmitteln von Medikamenten vorhanden z.B. in Diazepam-Lösung)
  - Theophyllin
  - Lithium u.a.

A Anurie (< 100 mL/24 h), relative Indikation

U Urämie

  - Perikarditis (das transitorische Perikardreiben muss gesucht werden!)
  - ZNS-Symptome (urämische Enzephalopathie

H Hyperkaliämie, therapieresistent

H Hypervolämie (therapieresistent), oder EKG-Anomalien

  - Akutes Lungenödem
  - Anasarka

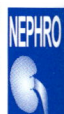

NEPHRO

Bem: • In folgenden Situationen erlaubt die Hämodialyse eine schnellere Korrektur, als die Hämofiltration:
  - Intoxikationen
  - Hyperkaliämie
  - Refraktäre Azidose

NOTIZEN

Diabetische Entgleisungen

Allg: • Die 2 gravierendsten metabolischen Komplikationen des Diabetes mellitus sind:
1. Diabetische Ketoazidose (DKA)
2. Hyperosmolare Entgleisung (HOE)

Für die PRAXIS:
• **Diabetische Ketoazidose (DKA):**
- betrifft meist den Typ 1 DM (oft als Erstdiagnose oder «Insulin vergessen»)
- Mortalität < 5 %
• **Hyperosmolare Entgleisung (HOE):**
- betrifft i.d.R. meist den Typ 2 DM, z.B. bei Infekt
- Mortalität < 15 %

■ Pathophysiologie (für DKA und HOE)
- Verminderung der zirkulierenden Insulin-Aktivität mit gleichzeitiger Erhöhung gegenregulierender Hormone (Glukagon, Katecholamine, Kortisol, Wachstumshormon) → gesteigerte hepatische und renale Glukoseproduktion mit gestörter peripherer Clukoseverwertung → Hyperglykämie.

■ Auslösende Faktoren (für DKA und HOE)
- Infektionen (am häufigsten):
-- HWI
-- Hautinfekt (Erysipel/Zellulitis)
-- Pneumonie
-- Pankreatitis u.a.
- Vergessen der Insulintherapie!!
- Hirnschlag
- Alkoholabusus
- Myokardinfarkt
- Trauma
- Iatrogen: Kortikoide, Dobutamin, Glukoseinfusionen, parenterale Ernährung
- Essverhaltensstörung

Diabetische Ketoazidose (DKA)   [E10.1]

Klas: 1. Milde diabetische Ketoazidose
2. Mittelschwere diabetische Ketoazidose   } **Definition**, siehe Tabelle s. 329
3. Schwere diabetische Ketoazidose

Allg: • Akut auftretendes Krankheitsbild (oft < 24 h), häufiger bei Typ 1 Diabetikern
• Mortalität < 5 %
• «Typische BZ-Werte»: **30-45 mmol/L**
• Die Ketoazidose kommt durch die Bildung folgender Fettsäuren zustande:
a) Ungesättigte Fettsäuren → Oxydation zu Ketonkörpern:
- β-Hydroxybuttersäure
- Ketoazetat
b) Freie Fettsäuren

Klin: **I. Die Klinik der DKA und HOE**
• Polyurie (ab BZ-Werten > 10 mmol/L, die Ursache ist eine osmotische Polyurie):
→ Durst, intensive Polydipsie (DD: Hyperkalzämie!)
→ Dehydratation! Trockene Haut mit vermindertem Hautturgor (z.B. abgeflachte Halsvenen)
→ Tachykardie
→ Art. Hypotonie mit bestehender Diurese (DD: Schock; aber hier ist die Diurese ↓)
• Polyphagie, Schwächegefühl, Gewichtsverlust
• Nausea, Erbrechen
• Bewusstseinsstörungen
• Koma (i.d.R. nur bei hyperosmolarer Entgleisung und nicht bei der DKA)

II. Klinik, die nur bei der Ketoazidose auftritt
• Diabetische Pseudoperitonitis (→ intensive Bauchschmerzen)
• KUSSMAUL Atmung: diese Atmung wird bei metabolischen Azidosen beobachtet. Die Atmung ist tief, geräuschvoll, in «regelmässigem 4-er Takt»:
- Die Inspiration ist betont und verlängert; der Thorax expandiert maximal. Eine inspiratorische Pause einiger Sekunden tritt auf.
- Die Expiration ist auch verlängert, manchmal sakkadiert.
- Die Atemfrequenz ist normal oder erhöht.
• Hämatemesis infolge hämorrhagischer Gastritis (bis 25 % der Fälle)

Def: ■ **Hyperosmolare Entgleisung** [Diabetes Care 2009; 7: 1336]
- Blutzucker ....> 33 mmol/L (> 600 mg/dL)
- Arterieller pH ....> 7.3
- Bicarbonat......................> 18 mmol/L
- Anionenlücke§ ....variabel
- Osmolalität (Plasma) ....> 320 mmol/kg H_2O
- Ketone ....Urinstix: wenig (je nach Urinkonzentration); Plasma: wenig

Allg: • Krankheitsbild, das sich innerhalb einiger Tage bis Wochen entwickelt, ohne Ketoazidose.
- BZ-Werte > 56 mmol/L sind nicht selten zu beobachten.
- Mortalität < 15 %!
- Beim HOE ist die Insulinkonzentration, welche die Glukoseverwertung der insulin-sensitiven Gewebe ermöglicht, zu niedrig. Sie ist aber noch genügend hoch, um eine Lipolyse verhindern zu können. Das Bestimmen des residuellen C-Peptides ist nicht indiziert.

Differentialdiagnostische Parameter: DKA versus HOE

Parameter: - Blut, Urin, Neurostatus	Diabetische Ketoazidose (DKA)			Hyperosmol. Entgleisung
	mild	mittel	schwer	
Blutzucker [mmol/L]	> 13.75	> 13.75	> 13.75	> 33
pH (arteriell)	7.25 - 7.30	7.0 - < 7.24	< 7.0	> 7.30
Bicarbonat (Plasma) [mmol/L]	15-18	10 - < 15	< 10	> 18
Ketonkörper (Urin)	⊕	⊕⊕	⊕⊕⊕	wenig**
Ketonkörper (Plasma)	⊕	⊕⊕	⊕⊕⊕	wenig
Osmolalität (Plasma)‡	variabel	variabel	variabel	> 320
Anionenlücke§ [mmol/L]	> 10	> 12	> 12	variabel
Bewusstseinszustand	wach	wach/müde	Stupor/Koma	Stupor/Koma
Totales Körperwasserdefizit¶	100	100	100	100 - 200
Natriumverlust¶	7 - 10	7 - 10	7 - 10	5 - 13
Kaliumverlust¶	3 - 5	3 - 5	3 - 5	4 - 6

Tabelle: Diabetische Ketoazidose (DKA) und hyperosmolare Entgleisung (HOE).

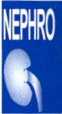

Lab: • Leukozytose
- p-Amylase (oder Lipase) erhöht bei ~ 20 % der Patienten, <u>ohne</u> Zeichen einer Pankreatitis
- Hyponatriämie (osmotischer Wasserfluss von intra- nach extrazellulär)
- Hyperkaliämie (K^+-Shift: intrazellulär → extrazellulär infolge Insulinmangel und Azidämie).

Für die PRAXIS:
- **Patienten mit Normo- oder Hypokaliämie haben ein massives Kaliumdefizit**, welches unter Therapie des Leidens (Rehydratation und Insulintherapie) verstärkt wird. Dies kann maligne Arrhythmien induzieren!
  ☞ **Kaliumsubstitution schon bei Serumkalium zw. 3.3-5.4 mmol/L!**
- Diabetiker machen nicht selten **stumme Myokardischämien/-infarkte**... daran denken, wenn ein Diabetiker ein unspezifisches «Malaise» macht, oder eine unklare Dyspnoe bzw. eine Leistungsverminderung!

Vorg: • Blut:
  - BB, Blutzucker, HbA1c, Harnstoff, Kreatinin, Na^+, K^+, ABGA, Laktat (im ABGA -Röhrchen)
  - Chlorid (→ Berechnung der Anionenlücke)§
  - Osmolalität, Amylase. Blutkulturen (bei Verdacht auf eine Infektion)
- Urin:
  - Status (inkl. Ketonkörper), Sediment
  - Urinkultur (falls Vd. auf eine Infektion)
- EKG (DD: Myokardischämie/-infarkt, Arrhythmie)
- Röntgenthorax (DD: Pneumonie, Pleuraerguss)

‡ Osmolalität = 2 x Na^+ [mmol/L] + Blutzucker [mmol/L]
¶ Approximative Werte; Angaben in mmol/kg Körpergewicht
§ Anionenlücke = Na^+ - (Cl^- + HCO_3^-). N: 12 ± 4 mmol/L
** Bei der HEE sind die Ketonkörper zahlreich («+++»), wenn der Urin konzentriert ist.

Diabetische Ketoazidose (DKA): Therapeutisches Vorgehen [E10.1]

Diagnose bestätigen (BZ + kapill. BZ, Ketonämie, Ketonurie, EKG, Thoraxröntgen) – Dann initiale **Flüssigkeitszufuhr: 1 L NaCl 0.9 % pro Stunde + Kausaltherapie**

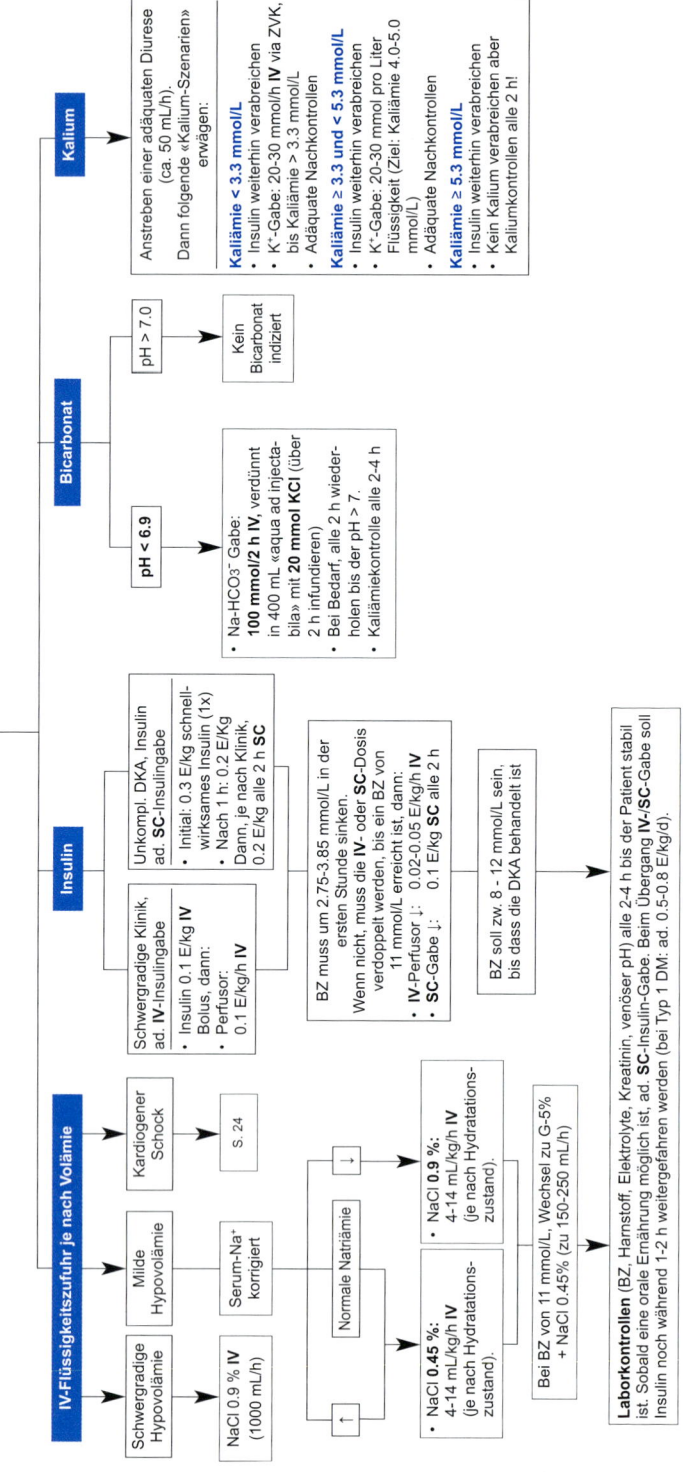

IV-Flüssigkeitszufuhr je nach Volämie

- Schwergradige Hypovolämie
  - NaCl 0.9 % **IV** (1000 mL/h)

- Milde Hypovolämie
  - Serum-Na⁺ korrigiert
    - Normale Natriämie
      - ↑
        - NaCl **0.45 %**: 4–14 mL/kg/h **IV** (je nach Hydratationszustand).
      - ↓
        - NaCl **0.9 %**: 4–14 mL/kg/h **IV** (je nach Hydratationszustand).
    - Bei BZ von 11 mmol/L, Wechsel zu G-5% + NaCl 0.45% (zu 150–250 mL/h)

- Kardiogener Schock
  - S. 24

Insulin

- Schwergradige Klinik, ad. **IV**-Insulingabe
  - Insulin 0.1 E/kg **IV** Bolus, dann:
  - Perfusor: 0.1 E/kg/h **IV**

- Unkompl. DKA, Insulin ad. **SC**-Insulingabe
  - Initial: 0.3 E/kg schnell-wirksames Insulin (1x)
  - Nach 1 h: 0.2 E/kg Dann, je nach Klinik, 0.2 E/kg alle 2 h **SC**

BZ muss um 2.75–3.85 mmol/L in der ersten Stunde sinken. Wenn nicht, muss die **IV-** oder **SC-**Dosis verdoppelt werden, bis ein BZ von 11 mmol/L erreicht ist, dann:
- **IV-**Perfusor ↓: 0.02–0.05 E/kg/h **IV**
- **SC-**Gabe ↓: 0.1 E/kg **SC** alle 2 h

BZ soll zw. 8 – 12 mmol/L sein, bis dass die DKA behandelt ist

Bicarbonat

- **pH < 6.9**
  - Na-HCO₃⁻ Gabe: **100 mmol/2 h IV**, verdünnt in 400 mL «aqua ad injectabila» mit **20 mmol KCl** (über 2 h infundieren)
  - Bei Bedarf, alle 2 h wiederholen bis der pH > 7.
  - Kaliämiekontrolle alle 2–4 h

- **pH > 7.0**
  - Kein Bicarbonat indiziert

Kalium

Anstreben einer adäquaten Diurese (ca. 50 mL/h).
Dann folgende «Kalium-Szenarien» erwägen:

Kaliämie < 3.3 mmol/L
- Insulin weiterhin verabreichen
- K⁺-Gabe: 20-30 mmol/h **IV** via ZVK, bis Kaliämie > 3.3 mmol/L
- Adäquate Nachkontrolls

Kaliämie ≥ 3.3 und < 5.3 mmol/L
- Insulin weiterhin verabreichen
- K⁺-Gabe: 20-30 mmol pro Liter Flüssigkeit (Ziel: Kaliämie 4.0-5.0 mmol/L)
- Adäquate Nachkontrolls

Kaliämie ≥ 5.3 mmol/L
- Insulin weiterhin verabreichen
- Kein Kalium verabreichen aber Kaliumkontrollen alle 2 h!

Laborkontrollen (BZ, Harnstoff, Elektrolyte, Kreatinin, venöser pH) alle 2–4 h bis der Patient stabil ist. Sobald eine orale Ernährung möglich ist, ad. **SC**-Insulin-Gabe. Beim Übergang **IV**-/**SC**-Gabe soll Insulin noch während 1–2 h weitergefahren werden (bei Typ 1 DM: ad. 0.5–0.8 E/kg/d).

Diagnose bestätigen (BZ + kapill. BZ) - Dann initiale **Flüssigkeitszufuhr: 1 L NaCl 0.9 % pro Stunde + Kausaltherapie**

IV-Flüssigkeitszufuhr je nach Volämie

Schwergradige Hypovolämie → NaCl 0.9 % **IV** (1000 mL/h)

Milde Hypovolämie → Serum-Na⁺ korrigiert

Kardiogener Schock → S. 24

Serum-Na⁺ korrigiert:
- ← → Normale Natriämie

↓ (bei Normale Natriämie)
- NaCl **0.45 %**: 4-14 mL/kg/h **IV** (je nach Hydrationszustand).

→
- NaCl **0.9 %**: 4-14 mL/kg/h **IV** (je nach Hydrationszustand).

Bei BZ von 16.5 mmol/L, Wechsel zu G-5% + NaCl 0.45% (zu 150-250 mL/h)

Insulin

- Insulin 0.1 E/kg **IV** Bolus, dann:
- Perfusor: 0.1 E/kg/h **IV**

BZ muss um 2.75-3.85 mmol/L in der ersten Stunde sinken. Wenn nicht, muss die **IV**-Insulindosis verdoppelt werden, bis ein BZ von 16.5 mmol/L erreicht ist, dann Dosis ↓:
- **IV**-Perfusor: 0.02-0.05 E/kg/h **IV**

BZ soll zw. 13.75 - 16.5 mmol/L sein, bis dass der Patient wach ist.

Kalium

Anstreben einer adäquaten Diurese (ca. 50 mL/h). Dann folgende «Kalium-Szenarien» erwägen:

Kaliämie < 3.3 mmol/L
- Insulin weiterhin verabreichen
- K⁺-Gabe: 20-30 mmol/h **IV** via ZVK, bis Kaliämie > 3.3 mmol/L
- Adäquate Nachkontrollen

Kaliämie ≥ 3.3 und < 5.3 mmol/L
- Insulin weiterhin verabreichen
- K⁺-Gabe: 20-30 mmol pro Liter Flüssigkeit (Ziel: Kaliämie 4.0-5.0 mmol/L)
- Adäquate Nachkontrollen

Kaliämie ≥ 5.3 mmol/L
- Insulin weiterhin verabreichen
- Kein Kalium verabreichen aber Kaliumkontrollen alle 2 h!

Laborkontrollen (BZ, Harnstoff, Elektrolyte, Kreatinin, venöser pH) alle 2-4 h bis der Patient stabil ist. Sobald eine orale Ernährung möglich ist, ad. **SC**-Insulin-Gabe. Beim Übergang **IV-/SC**-Gabe soll Insulin noch während 1-2 h weitergefahren werden (bei Typ 1 DM: ≥d. 0.5-0.8 E/kg/d).

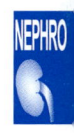
NEPHRO

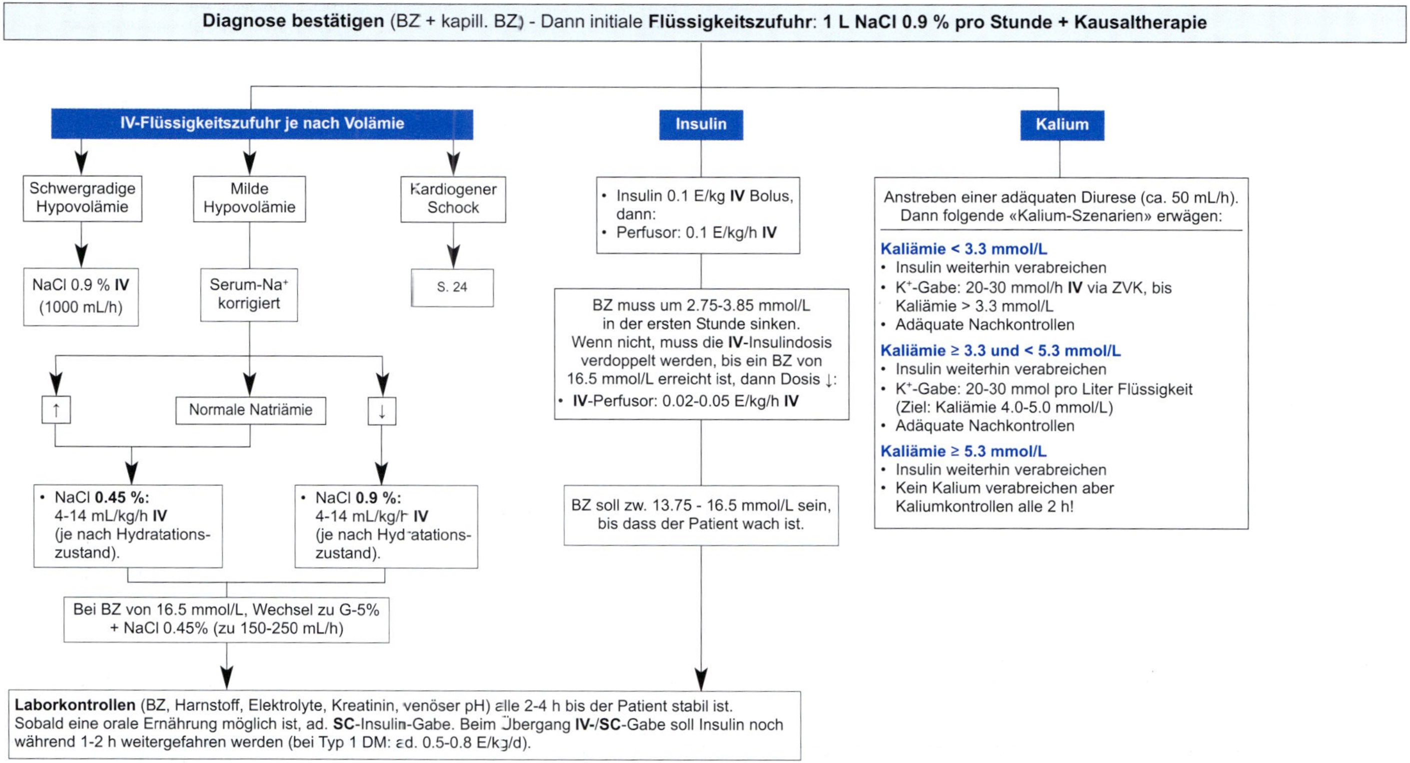

Allg.   •   Die Thyreotoxische Krise hat eine sehr hohe Mortalität: 20-50 %!

Urs: •   Spontane idiopathische Thyreotoxikose
- Nach Verabreichung folgender jodhaltiger Substanzen:
  - Kontrastmittel
  - Medikamente (z.B. Amiodaron)
  - Aufenthalt am Meer (jodhaltige Bäder)
- Nach Absetzen einer thyreostatischen Therapie
- Nach Thyroidektomie (wenn sie nicht während der euthyreoten Phase durchgeführt wird)

Klin: •   Verwirrtheitszustand, Agitation
- Hyperthermie, Tremor
- Durst, Polyurie, starkes Schwitzen
- Diarrhoe
- Tachykardie, Palpitationen
- Isolierte systolische art. Hypertonie (mit tiefem DBD)
- Hämodynamische Instabilität
- Koma

Dg: •   Im Jahr 1993 wurden Diagnosekriterien beschrieben, welche noch heute angewendet werden (siehe vereinfachte und angepasste Version in der Tabelle 1).
     Hier eine «typische klinische Konstellation» einer thyreotoxischen Krise:
  - Unruhiger Patient mit Nausea
  - Fieber ≥ 38.3°C
  - Herzfrequenz > 110/min
- Folgende Kriterien dienen zur Diagnose der thyreotoxischen Krise (*thyroid storm*):

PARAMETER	Punkte	PARAMETER	Punkte
Herzfrequenz/-rhythmus		**ZNS-Befall**	
110-119/min	10	Mild ....Unruhe	10
120-129/min	15	Mittelschwer......Delir, Psychose, Lethargie	20
130-139/min	20	Schwer.............Konvulsion, Koma	30
≥ 140/min	25	**Körpertemperatur**	
Vorhofflimmern	10	37.8 - 38.2°C	10
Herzinsuffizienz		38.3 - 38.8°C	15
Periphere Ödeme	5	38.9 - 39.4°C	20
Bibasale RG's	10	39.5 - 40.0°C	25
Lungenödem	15	**GI und hepatisch**	
Auslöser JA	10	Nausea/Erbrechen, Diarrhö, Bauchschmerz	10
Auslöser NEIN	0	Ikterus unklarer Ursache	20
Totale Summe beider Kolonnen (siehe Interpretation unten)			

Tabelle 1: Dg-Kriterien der thyreotox. Krise [Angep. nach: Endocrinol Metab Clin North Am 1993;22:263]
RG's = Rasselgeräusche

Interpretation
-   < 25 Punkte ....Diagnose unwahrscheinlich
-   25-45 Punkte ......Diagnose möglich
- **≥ 45 Punkte ......Diagnose sehr wahrscheinlich**

Klas: •   Stadien der Thyreotoxikose:

Stadium	Klinik
Stadium I	• Tachykardie > 150/min oder tachykardes Vorhofflimmern • Fieber • Schwitzen und Dehydratation • Psychomotorische Agitation • Delir • Tremor, Angst
Stadium II	• Bewusstseinsstörung • Somnolenz • Desorientierung
Stadium III	• Koma

Tabelle 2: Stadien der Thyreotoxikose.

Th: **1. Allgemeine Massnahmen**

   Allg: • Patient auf IPS behandeln (Mortalität 20-50 %!)
           • Venöser Zugang (inkl. ZVK). Blutentnahme (nebst Standardlabo): TSH, FT4
           • Hydratation mit dem Ziel: Euvolämie. Aggressive Fiebersenkung (Paracetamol)

2. Betablocker

   Allg: • Ziel: Verminderung der adrenergen Hyperaktivität (z.B. Tachykardie, akutes Koronarsyndrom). Ziel-Herzfrequenz < 100/min.

   Bsp: ■ <u>Intravenöse Gabe</u>
           - **Propranolol** (Wirkungsmaximum ca. 5 min; HWZ: 3-6 h)
             → 1 mg **IV** über 5 min bis Herzfrequenz (HF) < 100/min.
               Bei Bedarf: 2-5 mg **IV** alle 6 h
           Alternative BB:
           - Esmolol (Wirkungsbeginn: 2-10 min, HWZ: 9 min)
             → 0.25-0.5 mg/kg **IV** 0.05-0.1 mg/kg/min
           - Metoprolol
             → 5 mg **IV** in 2-5 min, in 15 min-Intervallen; max. 2x wiederholen
           Bei Betablocker-KI oder Unverträglichkeit (je nach Klinik PO oder IV), wird ein Kalziumantagonist eingesetzt:
           - Diltiazem: 15-20 mg **IV** in 2 min
           ■ <u>Orale Therapie</u>
           - Propranolol ....120 mg PO alle 8 h (oder 60-80 mg alle 4-6 h)
           - Metoprolol ....100-200 mg/d PO (max. 400 mg/d)
           - Diltiazem ....60 mg (= nicht-Retardform einsetzen)

3. Hemmung der Hormonsynthese

   Allg: • Carbimazol (in der Schweiz NÉO-MERCAZOLE®): 20 (-30) mg PO alle 8 h
             Alternativ:
           • Thiamazol bzw. Methimazol (aus Deutschland FAVISTAN®) 40 mg **IV** alle 8 h
           • Propylthiouracil (in der Schweiz PROPYCIL® 50), oral oder rektal:
           - 200 mg PO alle 4 h oder 300 mg PO alle 6 h

   Vorg: • Verlaufskontrollen:
           - FT4 initial alle 3-4 Tage bestimmen. Dosisreduktion von Propylthiouracil bzw. Carbimazol erst wenn sich das FT4 normalisiert hat.

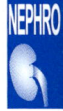

4. Kortikoide (optionell)

   Allg: • Die Kortikoide hemmen die periphere Konversion von T4 in T3.
   Bsp: • Dexamethason: 1x 2 mg/d (**IV** oder PO) x 1-2 Wo
           oder:
           • Hydrokortison 100 mg **IV** alle 8 h

5. Plasmapherese (optionell → Endokrino-Konsilium)

6. Jod-Blockade (optionell → Endokrino-Konsilium)

   Allg: • Ziel der Jod-Blockade: Hemmung der schnellen SD-Hormonsekretion.
           • <u>CAVE</u>: Jodid wird erst 1-2 h <u>NACH</u> der 1. Dosis von Carbimazol, Thiamazol oder Propylthiouracil verabreicht!

   Bsp: ■ Patienten ohne Jod-Allergie
           - Kaliumjodid-Lösung (z.B. Lugolsche Lösung: 3x 80 mg Jod)
             oder:
           - Iopansäure (COLEGRAF®) Tabl: 2x 500 mg während 3 Wo
           ■ Patienten mit Jod-Allergie
           - Natriumperchlorat IRENAT® (Na^+ClO_4): initial 1 g = 50 Trpf: 2x 25 Trpf
             odor:
           - Lithium-Carbonat (QUILINORM® Tabl 536 mg): 1 Tabl alle 6 h. Serumspiegel bestimmen (therapeutische Serumspiegel: 0.6-1 mmol/L.

7. Fieber (aggressiv senken)

   Vorg: • Paracetamol bis 4x 1 g (**IV** oder PO).
           <u>CAVE</u>: ASPIRIN® beeinflusst die Proteinbindung von T3 und FT4, daraus resultiert ein erhöhter Serumspiegel von FT3 und FT4!

8. Operativer Eingriff bei Therapieresistenz

9. Therapie von potentiellen Komplikationen

   9.1. • Thromboembolie Prophylaxe
   9.2. • Hyperkalzämie
           - Hydrierung; ± Schleifendiuretika (z.B. Furosemid, Torasemid)
           - Calcitonin 4-6 E **SC** oder **IM**
           - Bisphosphonat (z.B. Zoledronsäure)
           - Je nach Klinik ad. Dialyse
   9.3. Hyperglykämie (ad. Insulintherapie)
   9.4. Hyperthermie
   9.5. Agitation: Diazepam 5-10 mg PO alle 6-8 h oder 2-10 mg **IV** alle 3-4 h
   9.6. Bei Vd. auf NNR-Insuffizienz, siehe Vorgehen/Diagnose/Therapie, _{S. 334 ff}

Allg: • Die Nebenniere (NN) produziert folgende Mengen an Hormonen:
- **DHEA(S)** (Dehydroepiandrosteron im Serum) ....25 mg/24 h
- **Kortisol** ....5 (-15) mg/24 h
  - In Stresssituationen ↑↑, max. 6x ↑ ....ca. 100 mg/24 h
- **Corticosterone** (C21-Steroid Derivat) ....4 mg/24 h
- **Aldosteron** ....0.1 mg/24 h

Klas: **A. Akute NN-Insuffizienz = ADDISON-Krise**, siehe S. 335
1. Primäre NN-Insuffizienz (M. ADDISON; evtl. auch beim autoimm. polyglandulären Sy.)
2. Bilateraler NN-Befall (akute NN-Nekrose, z.B. infolge Metastasenm Blutung, Embolie)
3. Bei Hypophysen Insuffizienz (sekundäre NN-Insuffizienz)
   oder bei Hypothalamus Insuffizienz (= tertiäre NN-Insuffizienz)

B. Chronische NN-Insuffizienz

C. Sekundäre (Hypophysen Insuff.) oder tertiäre NN-Insuffizienz (Hypothalamus Insuff.)
- Klinik gleicht derjenigen der chronischen NN-Insuffizienz mit einigen Unterschieden

Klin: • Die akute ADDISON-Krise wird separat behandelt, S. 335
• Die Klinik der chronischen NN Insuffizienzen ist diagnostisch weder sensibel noch spezifisch (< 50 %!). Die Tabelle 1 weist auf verschiedene Unterschiede zw. der primären und den sekudären/tertiären Formen auf:
- Müdigkeit (verstärkt bei körperlicher Arbeit, weniger ausgeprägt bei Ruhe)
- Kraftlosigkeit, Antriebslosigkeit, Stressintoleranz
- Generalisierte Myalgie, Orthostase
- Nausea, Anorexie, Gewichtsverlust > 3 kg (wegen Anorexie ± Deshydratation)
- Aufmerksamkeitsstörungen u.a. neuropsychische Symptome
- Hyperpigmentation (ist beinahe bei allen Fällen der primären, chronischen NN-Insuff. vorhanden; dieser Befund ist sehr charakteristisch)
• Symptome und Befunde bei einer chronischen NN-Insuffizienz: primär vs. sekundär/tertiär

Klinik bei der chronischen NN-Insuffizienz	NN-Insuffizienz	
	Primär	**Sekundär / Tertiär**
■ Müdigkeit, Schwäche, Anorexie, Gewichtsverlust	Ja	Ja
■ Deshydratation	Ja	Nein
■ Orthostatische Hypotonie	Ja	Weniger ausgeprägt
■ Hautpigmentation ↑ [a] (an Narben, Schleimhäuten)	Ja	Nein
■ Hyperkaliämie [b]	Ja	Nein
■ Labor (Serum) • Natrium	↓ [c]	N (↓)
• Kalium	↑	N
• Kreatinin, Harnstoff	↑ [d]	N (↑)
• **ACTH**	↑ [e]	N (↓)
• Aldosteron	↓	N (↓)
• Kortisol	↓	↓

Tabelle 1: Symptome und Befunde bei chronischer NN-Insuffizienz (I-är versus II/III-är).

a   Als Folge der hohen ACTH-Spiegel
b   Als Folge der niedrigen Aldosteron Serumspiegel
c   Hyponatriämie, nur bei dekompensierter primärer NN-Insuffizienz
d   Im Rahmen einer prärenalen Niereninsuffizienz bei Hypovolämie
e   ACTH: sehr variable Erhöhung

Urs: • Autoimmun (70-90 %)
- Isolierte Nebenniereninsuffizienz, Polyglanduläres Autoimmunsyndrom (Typ I und II)
• Infektiöse Ursache → Adrenalitis
- Tuberkulose (7-20 %); Sepsis (Meningococcus; WATERHOUSE-FRIDERICHSEN Symdrom); Pilze, Histoplasmose
- Beim AIDS-Patienten: CMV (disseminiert), Mykobakterien, Pilze, Syphilis
• Vaskuläre Ursache: nNach chirurgischem Eingriff, Gerinnungsstörung, Sepsis
• Metastasen (v.a. Lungen, Brust, GI-Neoplasie, NN-Lymphom)
• Medikamente: Ketoconazol, Fluconazol, Rifampicin, Phenytoin, Barbiturate, Etomidat u.a.
• Ursachen für sekundäre und tertiäre NN-Insuffizienzen:
- Kortikoid Langzeittherapie
- Hypophysen Insuffizienz (= sekundäre NN-Insuffizienz)
- Hypothalamus Insuffizienz (= tertiäre NN-Insuffizienz)
• Sonstige Ursachen:
- Adrenogenitale Hypoplasie, familiärer Glukokortikoid-Mangel oder -Widerstand
- Cholesterin-Stoffwechsel Defekt

Dg: • Ad. SYNACTHEN®-Test, S. 337

Lab: A. Akute NN-Insuffizienz = ADDISON-Krise (Serumanalysen)
- Hyponatriämie (bei ca. 90 %); Ratio: Serum-Na$^+$/K$^+$ < 30 ($\rightarrow$ Vd. auf I-äre NN-Insuff.)
- Hyperkaliämie (v.a. bei I-ärer NNR-Insuff.; aber nicht bei II- und III-ärer NNR-Insuff.)
- Hypoglykämie < 3.3 mmol/L, HCO$_3^-$, Harnstoff ↑, Ca^{2+} ↑
- Leukopenie, Lymphozytose, Eosinophilie (> 3 %)
- 21-Hydroxylase Ak (21-OH-Ak); bei 80-90 % autoimmunen polyglandulären S. positiv.
- **Kortisol** ↓ (basal: < 100 nmol/L; stimuliert mit SYNACTHEN®: < 500 nmol/L)
- **ACTH** ↑, Renin ↑, Aldosteron ↓
B. Sekundäre (Hypophysen Insuff.) oder tertiäre NN-Insuffizienz (Hypothalamus Insuff.)
- **ACTH** N/↓, Kortisol ↓, Aldosteron oft normal

Akute Nebennierenrindeninsuffizienz [E27.4]

Für die PRAXIS:
- **Die akute NNR-Insuffizienz ist ein MEDIZINISCHER NOTFALL!!**
- Der brüske Abbruch einer Kortikotherapie kann eine akute **NN-Insuffizienz** (ADDISON-Krise) auslösen! Dieser muss unter allen Umständen vorgebeugt werden $\rightarrow$ Stressprophylaxe.
- Wenn die aktute NN-Insuffizienz zentaler Ursache ist (und nicht peripher), ist die Klinik i.d.R. weniger gravierend, denn die Synthese von Aldosteron bleibt intakt.
- Folgende Patienten müssen eine **Alarmsignal-Karte** *(Medical alert)* auf sich tragen, denn sie sind Hochrisikopatienten, um eine akute ADDISON-Krise während einer Stresssituation zu entwickeln (wie z.B. im Rahmen einer Erkrankung, bei Fieber, einer Infektion...):
- Jeder Patient mit bekannter NNR-Insuffizienz (primär, sekundär)
- Jeder Patient unter Kortikoid-Langzeittherapie

Klin: • Symptome
- Schwäche, Müdigkeit, Anorexie
- Nausea, Erbrechen, Salzhunger
- Bauchschmerzen («Pseudoperitonismus»)
- Hypoglykämie Symptome (Tachykardie, schwitzen, zittern, Hungergefühl u.a.)
- Myalgie, Arthralgie, Kopfschmerzen, Dyspnoe
• Befunde und klinische Hauptprobleme
- Art. Hypotonie und Hypovolämie
- Tachykardie
- Fieber (ohne infektiösen Herd)
- Dehydratation und Oligurie (< 400 mL/24 h) $\rightarrow$ <u>CAVE</u>: prärenale Niereninsuffizienz!!
- Hyperpigmentation (nur bei I-ärer NNR-Insuffizienz)
- Peritonismus («Pseudoperitonismus»)
- Schock, Koma
Dg: • SYNACTHEN®-Test, s. 337
Lab: • Hyponatriämie und Hyperkaliämie (Na$^+$/K$^+$ > 30)
• Plasmakortisol ↓ (basal: < 100 nmol/L; stimuliert mit SYNACTHEN® < 500 nmol/L)
• Hypoglykämie, Eosinophilie
Vorg: **1. Vorgehen bei schwerkranken Patienten (*acutely ill*)**, siehe Algorithmus s. 336
2. Blutentnahme (Serum): Kortisol und **ACTH** Dann <u>SOFORT</u> mit der Therapie beginnen, OHNE auf die Laborresultate zu warten!!
3. SOFORTIGE Kortikoid Substitution

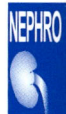

■ **Akute NN-Insuffizienz (ADDISON-Krise) bei bekannter NN-Insuffizienz**

1. Hydrocortison SOLU-CORTEF® Amp 100 mg (2 ml)
- 50-100 mg **IV** (oder **IM**) alle 6 h, dann Dosis täglich um 50 % reduzieren, bis dass die tägliche Erhaltungsdosis von 15 (-30) mg erreicht ist; siehe chron. NN-Insuff.
Eine mineralokortikoide Substitution (mit Fludrocortison) ist in der Akutphase nicht notwendig, denn die hohen Hydrokortisondosen haben auch mineralokortikoide Wirkung.

■ **Verdacht auf akute NN-Insuffizienz, wobei die Diagnose nicht etabliert ist**

1. **Dexamethason** FORTECORTIN® Amp 4 mg: 4-10 mg **IV** (1x-Dosis).
Dexamethason, vergl. mit Hydrocortison, beeinflusst den SYNACTHEN®-Test nicht.
2. SYNACTHEN®-Test, s. 337
3. Mit Hydrocortison weiterfahren: 50-100 mg/d **IV** oder **IM** alle 6 h, bis dass das Resultat des SYNACTHEN®-Tests zur Verfügung steht.

4. Flüssigkeitsgabe
Allg: • Das zu verabreichende Volumen liegt oft bei 3-6 Litern während der ersten 24 h (NaCl 0.9 % und Kolloide siehe s. 22, 58). <u>CAVE</u>: Die Volumengabe muss immer der kardio-vaskulären Situation angepasst werden!
Bsp: • NaCl 0.9 % (um den renalen Salzverlust abzudecken) ± Glukose 5 % oder Kolloide 500 mL **IV** Bolus (ggf. Albumin 20 g/30 min **IV**; max. 80 g/d)

5. Erhaltungsdosis der Kortikotherapie
Vorg: • Hydrocortison (15-30 mg in 2 Einnahmen/d) oder:
 Prednison (5-7.5 mg am Morgen), dann je nach Klinik
 • ± Fludrocortison (0.05-0.1 mg/d), initial niedrig dosieren, dann ad. 0.05-0.3 mg/d
NW: • Unter Fludrocortison: Ödeme, Hypernatriämie

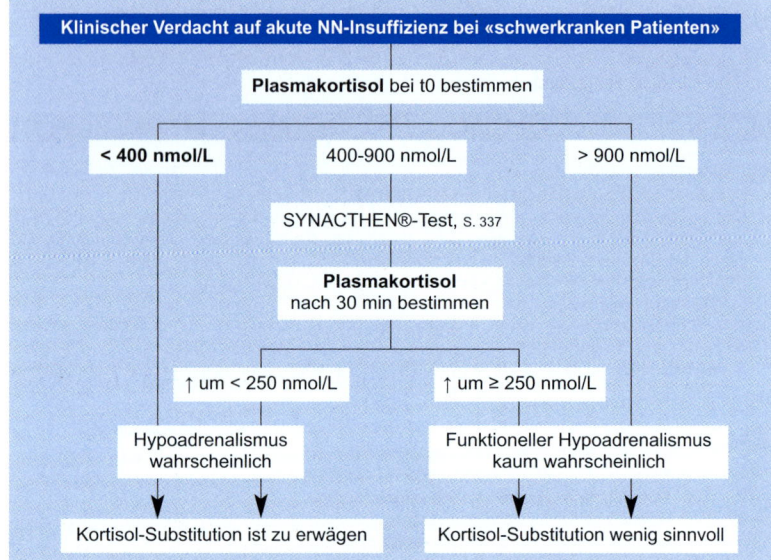

Algorithmus: Vd. bei akuter NN-Insuffizienz bei *acutely ill patients*. [Angepasst nach: NEJM 2003; 348: 727]

Chronische Nebenniereninsuffizienz

Allg: • Ursachen, Klinik und Laborwerte, siehe S. 334
Th: **1. Glukokortikoid Substitution**
 Ind: • Jeder Patient mit NN-Insuffizienz benötigt eine Glukokortikoid-Substitution.
 Bsp: • Hydrocortison:
  - 15 (-30) mg/d PO; wegen kurzer HWZ Dosen aufteilen (10-5-0 oder 15-10-0)
  • Prednison: 5 (-30) mg am Morgen, dann je nach Klinik

2. Mineralokortikoid Substitution
 Ind: • Patienten mit primärer NN-Insuffizienz (1 Kriterium genügt):
  - Art. Hypotonie, Hyponatriämie, Hyperkaliämie
  - Renin im Serum ↑
 Bsp: • Fludrocortison: 0.05-0.1 mg/d. Initial niedrig, dann je nach Bedarf 0.05-0.3 mg/d
 NW: • Ödeme
  • Hypernatriämie (<u>CAVE</u>: hypervoläme Patienten mit Herzinsuffizienz können
   unter Fludrocortison dekompensieren)

3. Stressprophylaxe
 Allg: • In Stresssituationen wird die Kortisolsynthese massiv erhöht (max. 6x ↑).
  • Den Patienten wird eine Stressprophylaxe empfohlen.
 Bsp: • Beispiel einer Stressprophylaxe (mit Dank: Kantonsspital Aarau).

> **Für die PRAXIS: Stressprophylaxe**
> ■ **«Milder» Stress** (z.B. Erkältung):
> → 2-3x die Standarddosis während 2-3 Tagen
>
> ■ **«Starker» Stress** (z.B. Trauma, chirurgischer Eingriff, hohes Fieber):
> → 75-300 mg Hydrocortison SOLU-CORTEF®/d
>
> Beispiel: «Unkomplizierte Operation»:
> • T0 (OP-Tag) ......50 mg alle 8 h **IV**
> • T1 ....50 mg alle 12 h **IV**
> • T2 ....50 mg morgens **IV**
> • T3 ....Oral: 30 mg - 0 - 10 mg
> • T4 ....Oral: 20 mg - 0 - 5 mg

Hypothalamus-Hypophysen-Nebennieren: Diagnostik

Allg: • Bevor die im folgenden Text genannten Tests durchgeführt werden, sollen die allenfalls verabreichten Kortikoide mindestens 12-24 h vorher abgesetzt werden (je nach HWZ).

• Die Mehrheit der Patienten, welche mit 5 mg Prednison/d therapiert werden, weist einen intakten Hypothalamus-Hypophysen-NNR Regelkreis auf.

Vorg: • Hier die verschiedenen Tests zur Evaluierung der NN-Funktion

Diagnostische Tests bei Verdacht auf Nebenniereninsuffizienz

I. Screening-Test

I.A. Nüchtern Kortisol-Serumspiegel

II. Dynamische Tests

II.A. SYNACTHEN®-Test

oder (folgende Tests II.B./C./D. werden nur vom Spezialisten durchgeführt):

II.B. CRF-Stimulationstest (= Kortikrelin-Test oder Kortikotropin/CRF-Test).
Wenn dieser Test pathologisch oder nicht konklusiv ausfällt, werden weitere dynamische Tests (II.C. oder II.D.) durchgeführt.

II.C. Insulinhypoglykämietest

II.D. Metyrapontest

Screening bei Verdacht auf eine NNR-Insuffizienz

I. Screening-Test: Kortisol-Serumspiegel am Morgen

Allg: • Dieser Screening-Test hat <u>keine</u> diagnostische Aussagekraft.

• Kortisol zeigt einen zirkadianen Rhythmus.

Test: • Der Kortisol-Serumspiegel (nüchtern) wird vor 10 h morgens bestimmt.

Interpretation des Kortisol-Serumspiegels

- \> 550 nmol/L ....Eine NNR-Insuffizienz ist praktisch ausgeschlossen. Dynamische Tests werden nicht empfohlen.
- 85-550 nmol/L ..Nicht konklusiv. Dynamische Tests sind indiziert.
- < 85 nmol/L ......Eine NNR-Insuffizienz ist bestätigt.

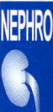

NEPHRO

Dynamische Tests zur Diagnosestellung einer NNR-Insuffizienz

II.A. SYNACTHEN®-Test (Tetracosactid, Amp 250 µg/1 mL)

Allg: • Tetracosactid ist eine synthetische Substanz, welche 24 der 39 Aminosäuren des ACTH enthält.

• <u>Testprinzip</u>: ACTH stimuliert in der gesunden NNR die Glukokortikosteroid-synthese.

• Es gibt keinen Konsens bez. der Dosierung des Tetracosactid:

- **«High-dose ACTH Stimulation»**
  - 250 µg **IV**
- **«Low-dose ACTH Stimulation»**
  - 1 µg **IV** (mit NaCl 0.9 % verdünnen)
  Der «Low dose test» wird von einigen Autoren empfohlen, da eine sekundäre NNR-Insuffizienz durch einen zu starken ACTH-Stimulus überdeckt und verpasst wird. [J Endocrinol Invest 2003;26:20]

• Der SYNACTHEN®-Test kann bei neu aufgetretener zentraler NNR-Insuffizienz falsch normal ausfallen!

Test: 1. Der Patient soll entspannt sein. Der Test kann zu jeder Tageszeit durchgeführt werden, nüchtern oder nicht: Serum-Kortisolspiegel bestimmen.

2. **«High-dose»:** 250 µg SYNACTHEN® **IV** oder **IM**
→ Serum-Kortisol nach 30 und 60 min bestimmen
«Low-dose»: 1 µg/1.73 m^2 SYNACTHEN® **IV**
→ Serum-Kortisol nach 30 min bestimmen

Interpretation des SYNACTHEN®-Tests (kein Konsens)

- «High-dose» (Serum-Kortisol nach 30 und 60 min)
  - \> 550 nmol/L ......Normalantwort (d.h. keine NNR-Insuffizienz)
- «Low-dose» (nach genau 30 min)
  - \> 500 nmol/L ......Normalantwort (d.h. keine NNR-Insuffizienz)

CRF = Corticotropin releasing factor
ACTH = Adrenocorticotropic hormone

Allg:
- Phäochromozytome (PCC) sind seltene, neuroendokrine Tumoren, ausgehend von chromaffinen Zellen. Diese Tumoren sind i.d.R. benigne (10 % maligne).
- Lokalisation der Phäochromozytome:
  - 80-85 % ....NN-Mark (meist unilateral)
  - 15-20 % ....Zellen von extra-adrenalen Paraganglien (auch Paragangliome genannt), meist intraabdominal gelegen
- 10-20 % sind familiär bedingt:
  - MEN Typ 2 (medulläres Schilddrüsenkarzinom, Phäochromozytom, primärer Hyperparathyreoidismus)
  - Neurofibromatose Typ 1 (mit dem Morbus VON RECKLINGHAUSEN assoziiert)
  - VON HIPPEL-LINDAU-Syndrom:
    - -- Autosomal dominante Multisystemerkrankung: abnormale Blutgefässbildung mit Hämangioblastomen des ZNS, Hämangiome der Retina, Zystenbildung (Pankreas, Leber), Nebenhodenzystadenome, Nierentumoren
  - Paragangliomatose-Syndrom (SDHB-Gen, SDHD-Gen)
- Altersgipfel: 30-50 Jahre
- Metastasierung eines Phäochromozytoms (Knochen, Lunge, Leber, Lymphknoten u.a.):
  - Prävalenz ca. 5 %
  - Ein erhöhtes Malignitätsrisiko wird in folgenden Situationen beobachtet:
    - -- Extra-adrenales Phäochromozytom (hier kann die Malignität bis > 30 % ansteigen)
    - -- Tumordurchmesser > 5 cm!
- ⅔ der Fälle synthetisieren Adrenalin® und Noradrenalin®, selten Dopamin.

Klin:
- Symptome:
  - Schwindelgefühl, Ängstlichkeit, Gewichtsverlust, Obstipation, *Flush*-Symptomatik
  - Nervosität, Panik, «Psychose»
  - Nausea, Tremor, Fieber, Dyspnoe, Thoraxschmerzen
  - Miktionsabhängige Krisen (DD: Blasentumor), «Anfälle» nach Metoclopramid

  Typische Trias bei PCC-Krise (s. 641):
  - **Kopfschmerzen**.......................(ca. 80 %)
  - **Herzklopfen**............................(ca. 60 %)
  - **Schweissausbrüche**...............(ca. 70 %)

- Befunde:
  - Blasse Haut, Mydriase
  - Blutdruck (↑↑↑ - normal - ↓):
    - ■ Art. Hypertonie (AHT) anhaltend................................20 %
    - ■ AHT anhaltend mit paroxysmalen BD-Spitzen ....50 %
    - ■ Reine paroxysmale AHT ....25 %
    - ■ Normaler BD ....15 %
    - ■ Art. Hypotonie (± Orthostase) ....selten (dopaminproduz. PCC)

Lab:
- Siehe Algo (s. 339): Metanephrine (24 h-Urin) oder Plasma-Metanephrine (frei oder total)
- Manchmal: Hyperglykämie, Leukozytose, Laktatazidose

Dg:
- Klinik + Labor
- Erst NACH (!) der biochemischen Diagnose soll eine Bildgebung erfolgen.

DD:
- Endokrinopathie
  - Schilddrüse: Hyperthyreose, medulläres Schilddrüsenkarzinom
  - Neuroendokrine Tumoren (NET, früher «Karzinoid» genannt)
  - Hypoglykämie
  - Menopausales Syndrom
- Kardiopathie: Herzinsuffizienz, Arrhythmie, akutes Koronarsyndrom
- Neuropathie: Migräne, Hirnschlag, Epilepsie
- Medikamentös/toxisch
  - MAO-Hemmer, Sympathomimetika, Clonidin-Entzug, Drogenkonsum (z.B. Kokain) u.a.
- Sonstige: Porphyrie, Panik u.a.

Bem:
- **Nebennieren Inzidentalom**
  - Es handelt sich um einen radiologischen Zufallsbefund (Raumforderung, Knoten).
  - Approximative Prävalenzen:
    - -- 20-30 jährige ....0.2 %
    - -- > 70 jährige..............7 %
  - 5 % der Inzidentalome sind Phäochromozytome.
  - Abklärung der Dignität (maligne/benigne) der Inzidentalome:
    - -- Inzidentalome mit Ø < 4 cm sind selten maligne (bei Ø > 4 cm steigt das Malignitätsrisiko deutlich an). Das CT oder MR geben Hinweise auf Dignität (z.B. eine homogene Läsion mit Dichte < 10 E Hounsfield und > 50 % KM *washout* spricht für ein Adenom).
    - -- Ausschluss von: CUSHING-Syndrom, Hyperaldosteronismus, Phäochromozytom
    - -- Falls Hirsutismus/Virilisierung, ad. DHEA-Sulfat (↑↑↑) und Gesamt-Testosteron.

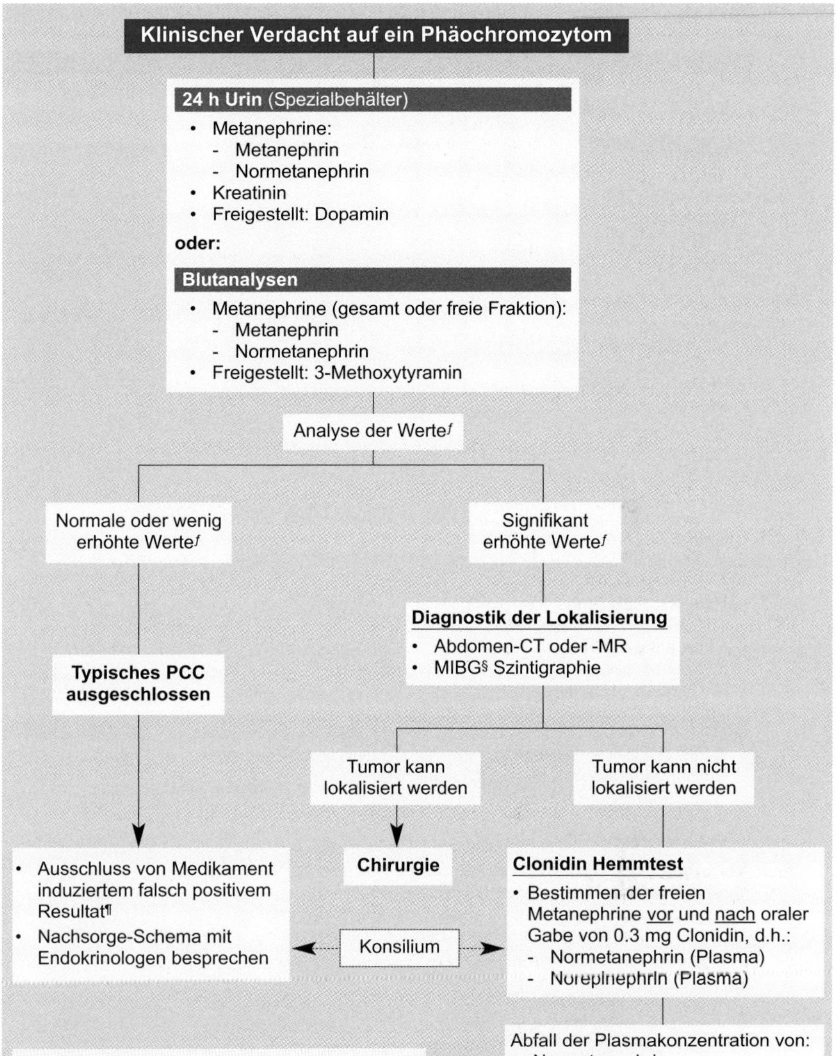

Klinischer Verdacht auf ein Phäochromozytom

24 h Urin (Spezialbehälter)

- Metanephrine:
  - Metanephrin
  - Normetanephrin
- Kreatinin
- Freigestellt: Dopamin

oder:

Blutanalysen

- Metanephrine (gesamt oder freie Fraktion):
  - Metanephrin
  - Normetanephrin
- Freigestellt: 3-Methoxytyramin

Analyse der Werte*f*

Normale oder wenig erhöhte Werte*f* → **Typisches PCC ausgeschlossen**

Signifikant erhöhte Werte*f*

Diagnostik der Lokalisierung

- Abdomen-CT oder -MR
- MIBG§ Szintigraphie

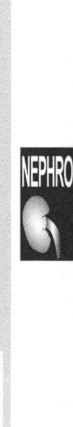

Tumor kann lokalisiert werden → **Chirurgie**

Tumor kann nicht lokalisiert werden

Clonidin Hemmtest

- Bestimmen der freien Metanephrine <u>vor</u> und <u>nach</u> oraler Gabe von 0.3 mg Clonidin, d.h.:
  - Normetanephrin (Plasma)
  - Norepinephrin (Plasma)

Abfall der Plasmakonzentration von:
- Normetanephrin
- Norepinephrin

> 50 % → **PCC unwahrscheinlich**

≤ 50 % → Endokrino Konsil

- Ausschluss von Medikament induziertem falsch positivem Resultat¶
- Nachsorge-Schema mit Endokrinologen besprechen

Konsilium

PCC und biochemische Diagnostik

	Sensitivität	Spezifität
Urin		
Metanephrine	95 %	86 %
Plasma		
Gesamt Metanephrine*	95 %	91 %
Freie Metanephrine	96 %	89 %
Katecholamine	72 %	90 %

Algorithmus: Phäochromozytom. [Angepasst nach: Schweiz Forum 2005;5:1234. Eur J Endocrinol 2010; 162: 951]

f Die Analyse der biochemischen Werte ist abhängig von der «normalen BD-Situation» des Patienten (im Normalfall normotensiv oder hypertensiv).

§ MIBG = Gammagraphie (Szintigraphie) mit Meta-Iod-Benzyl-Guanidin: Sensitivität 80-90 %, Spezifität ~ 100 %

* Bei Niereninsuffizienz können die gesamten Metanephrine im Plasma falsch erhöht sein.

¶ Alphablocker, Alpha-betablocker (Labetalol, Carvedilol), Betablocker, Aminophyllin, Theophyllin, Adrenalin®, Ampicillin, Chlorpromazin, Chinin, Vasodilatatoren (Nitrate, Kalziumantagonisten), trizyklische Antidepressiva (z.B. Amitriptylin), Nikotin, Koffein, körperliche Anstrengung (z.B.: Stress, chirurgische Eingriffe, CVI), Entzug (z.B.: Alkohol, Clonidin), vasokonstringierende Nasentropfen, Bronchodilatatoren, Appetithemmer, gewisse Antitussiva

Bem: • Es macht Sinn, die **freien Metanephrine** zu bestimmen, wenn es potentielle medikamentöse Interaktionen mit dem Metanephrinspiegel gibt ($\rightarrow$ weniger falsch $\oplus$ Resultate!).

Medikamente / Situationen, die potentiell die Plasmakonz. der Katecholamine ↑ können

- Alphablocker
- Alpha-beta-Blocker:
  - Labetalol, Carvedilol
- Betablocker
- Aminophyllin, Theophyllin
- Nitrate:
  - Nitroglycerin
  - Nitroprussid
- Adrenalin
- Ampicillin
- Chlorpromazin
- Chinin
- Vasodilatatoren:
  - Nitrate
  - Kalziumantagonisten (bei kurzzeitiger Anwendung)
- Trizyklische Antidepressiva (Bsp: Amitriptylin)
- Nikotin, Koffein
- Körperliche und psychische Belastung:
  - Chirurgischer Eingriff
  - Hirnschlag
  - Stresssituation (schwere Krankheit und jede andere Stresssituation)
- Entzug von:
  - Alkohol
  - Clonidin
- Exogene Gabe von:
  - Gewissen Nasentropfen
  - Bronchodilatatoren
  - Appetithemmern
  - Gewissen Hustentropfen

Medikamente, die die Plasmakonzentration der Katecholamine ↓ können

- Alpha 2-Agonisten (Clonidin, Methyldopa, Monoxidin, Rilmenidin)
- Kalziumantagonisten (bei langzeitiger Anwendung)
- ACE-Hemmer
- Reserpin
- Bromocriptin

Th: **1. Chirurgische Entfernung des Tumors** (= Therapie der Wahl)
   2. Medikamentöse Therapie: ad. Endokrino-Konsilium
   Ind: 1. Präoperatives Management bei operablen Patienten
- Ziel der präoperativen Therapie: Verhindern von intra- und perioperativen Komplikationen, wie z.B.:
  - Hypertensive Notfallsituation
  - Maligne Arrhythmien
  - Akutes Lungenödem
  - Akutes Koronarsyndrom
- Mit einer optimalen präoperativen Therapie kann eine perioperative Mortalität von < 3 % erreicht werden!

    2. Inoperable Patienten
   Th: • Therapie der Krise, zur Operationsvorbereitung:
- Phenoxybenzamin
  -- Initial: 2-3x 10 mg/d PO, dann langsame Dosissteigerung (alle 2 Tage um 10 mg) bis ein optimaler BD erreicht ist.
  -- Übliche Dosis: 20-40 mg in 2-3 Einnahmen/d
  -- Dosierungen bis 240 mg/d sind beschrieben
- Alternativen:
  - Phentolamin REGITIN® (α 1- und α 2-Blocker)
  - Urapidil EBRANTIL® (peripherer α 1-Antagonist mit zentraler Sympatholyse)

Phäochromozytom-Krise

Allg: • Die Symptomatik einer Phäochromozytom-Krise ist durch einen **hyperadrenergen Status** geprägt. Deswegen darf die BD-Senkung initial **NIE mit einem Betablocker begonnen werden.** Dieser würde die Alpha-Rezeptoren aktivieren und die Klinik verschlimmern!

Klin: • Zusätzlich zur **art. Hypertonie,** hier die **typische Trias beim PPC:**

• **Kopfschmerzen** (ca. 80 %) • **Herzklopfen** (ca. 60 %) • **Schwitzen** (ca. 70 %)

• Schwindelgefühl, Ängst/Panik, Gewichtsverlust, Obstipation, *Flush*, blasse Haut, Mydriase
• Miktionsabhängige Krisen (DD: Blasentumor)
• «Psychose», «Anfälle» nach Metoclopramid. Selten: Nausea, Fieber
• Blutdruck (↑↑↑, normal oder ↓):
  - Art. Hypertonie (AHT) anhaltend ....20 %
  - AHT anhaltend mit paroxysmalen BD-Spitzen ....50 %
  - Reine paroxysmale AHT ....25 %
  - Normaler BD ....15 %
  - Art. Hypotonie (± Orthostase) ....selten (PCC, die Dopamin produz.)
• Das Vorhandensein folgender Elemente <u>vermindern</u> die Wahrscheinlichkeit einer Phäochromozytom-Krise: Gesichtsröte; Gewichtszunahme (anamnestisch)
• Bei «nicht-paroxysmalen Krisen» wird die Diagnosestellung schwierig!

Th: **1. Symptomatische Therapie bei hypertensiver Notfallsituation,** siehe auch S. 184

Zuerst Vasodilatation erzwingen mit folgenden Hypotensiva (gleichwertig):
• Nitrat (Nitroprussid); α-Blocker (Phentolamin, Urapidil); Kalziumantagonist (Nicardipin)
Ein Betablocker (bzw. Alpha-Betablocker#) kann nach 2-3 Tagen eingesetzt werden.
Der Volumenstatus wird erst nach der Vasodilatation berücksichtigt!

Therapie bei hypertensiver Notfallsituation (gleichwertig; auch in Kombination)		
Alphablocker		
Phentolamin** REGITIN®	Dos:	a) Testdosis: 1 mg **IV**, dann je nach Bedarf, Boli von 5 mg **IV** wiederholen <u>oder</u>:
		b) **IV**-Perfusor (500 mL G5 % + 100 mg Phentolamin) titrieren
	Allg:	• Max. Wirkung 2-3 min nach **IV**-Gabe. W'dauer 10-15 min
Urapidil* EBRANTIL®	Dos:	• Bolus 6.25 mg in 1-2 min **IV**, nach 20 min wiederholen. • Erhaltungsdosis: Perfusor 0.5 mg/min **IV** (übliche Dosierung ca. 9 mg/h **IV**)
Nitrat		
Nitroprussid¶ NIPRUSS®	Dos:	• **IV**-Perfusor 0.25-10 µg/kg/min

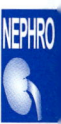

Tabelle: Antihypertensive Notfalltherapie bei hypertensiver Krise.

2. Therapie der metabolischen Anomalien (speziell beachten: Hypokaliämie)
3. Korrektur der Hypovolämie
4. Chirurgisches Vorgehen (Konsil)
  • Es handelt sich um einen chirurgischen Eingriff mit hohem Risiko.
  • Eine anti-adrenerge Therapie über einige Wochen vor der chirurgischen Entfernung des Tumors ist empfohlen:
    - Labetalol TRANDATE®
    - Doxazosin (adrenerger α-Blocker)
    - Weitere Therapieoptionen (in der Schweiz aber nicht auf dem Markt):
      -- Prazosin (adrenerger α-Blocker)
      -- Terazosin (adrenerger α-Blocker)
      -- Phenoxybenzamin (nicht selektiver α-Blocker)

** Phentolamin: Nicht selektiver Alphablocker (α1- und α2-Blocker)
* Urapidil hat 2 Wirkungsorte, die zur Vasodilatation führen:
  a) Zentral: Durch Verminderung des Sympathikotonus infolge Aktivierung der Alpha-2 Rezeptoren
  b) Peripher: Durch eine Hemmung der post-synaptischen Alpha-1 Rezeptoren, was zu einer verminderten vaso-konstringierenden Wirkung der Katecholamine führt.
Labetalol, als Alpha-Betablocker, kann die Symptome verschlimmern, weil die β-Rezeptoren stärker blockiert sind als die α-Rezeptoren und sich somit der periphere Widerstand erhöhen kann!
¶ Nitroprussid
  Allg: Nitroprussid unterscheidet sich von den anderen Nitraten dadurch, dass es v.a. eine arterielle Vasodilatation hervorruft (die anderen Nitrate induzieren lediglich eine venöse Vasodilatation).
  NW: Die NW sind die Folge eines Metaboliten des Nitroprussids, nämlich des Thiocyanats:
    - Schwindelgefühl, Kopfschmerzen, Paralyse, Koma, Schlafstörungen, Nervosität, Diarrhoe
  Bem: Bei einer Langzeittherapie, speziell bei Niereninsuffizienz, ist es notwendig, die Serumspiegel des Thiocyanats zu bestimmen (oberer Grenzwert des Serumspiegels: 10 mg/100 mL).
  Adot: Hydroxocobalamin

Allg:
- Tendentiell werden die Notfallkonsultationen mit Grund «Nierenkolik» immer häufiger.
- Inzidenz: 4/1'000 Einwohner/Jahr. Prävalenz 4-5 % der Bevölkerung
- Altersgipfel der ersten Krise: 20-40 Jahre
- Rezidive der Nierenkoliken sind häufig (ca. 50 %/10 Jahre).

Urs:
- Ursachen der Harnwegsobstruktion
  - Lithiasis
  - Ureterstenose
  - Papillennekrose (z.B. bei: Diabetes mellitus, Tuberkulose, Phenacetin-Abusus)
  - Obstruktiver «Clot» (z.B. Tumor, Blutkoagula)
  - Post-aktinische Läsionen der harnableitenden Wege
  - Extrinsische Ureterkompression:
    -- Tumor, Retroperitonealfibrose

DD:
- Differentialdiagnose der Nierenkolik
  - Pyelonephritis
  - Peptisches Ulkus
  - Intestinale Okklusion
  - Cholezystitis
  - Pankreatitis
  - Appendizitis
  - Divertikulitis
  - Ovarialzystenruptur
  - Tubo-ovariale Torsion
  - Ektope Schwangerschaft
  - Salpingitis
  - Lumbovertebralsyndrom
  - Rupturiertes Bauchaortenaneurysma
  - Niereninfarkt
  - Inferiorer Myokardinfarkt
  - Pneumonie
  - Lungenembolie

Klin:
I. Asymptomatisch (radiologischer Zufallsbefund)
II. Symtomatisch: hier die «klassische Präsentation» einer aktuten Urolithiasis

- **Nierenkolik und Hämaturie** (mikro- oder makroskopisch)
  - Sehr starke, messerstichartige, einseitige Bauchschmerzen
  - Variable Schmerzdauer: einige Sekunden bis Minuten, mehrere Tage, intermittierend
  - Die Ausstrahlung der Schmerzen hängt von der Lokalisierung und Grösse der Lithiasis ab:
    -- «kranial» (ipsilateral): gegen den kosto-vertebralen Winkel
    -- «kaudal» (ipsilateral): gegen den Oberbauch, Hüfte und die Genitalorgane
  - Der Patient ist oft unruhig und sucht eine schmerzfreie Position: *«Die Nierenkolik treibt den Patienten aus dem Bett»*
  - Assoziierte Symptome (manchmal vorhanden; manchmal atypisch):
    -- Unspezifische Bauchschmerzen, Nausea, Erbrechen, Diaphorese
    -- Wenn der Stein blasennah liegt: Pollakisurie, imperativer Harndrang, Dysurie
  - **Klinische Untersuchung bei Urolithiasis:**
    -- Schmerzen bei der Perkussion und bei der bimanuellen Palpation der Nierenloge
    -- Verminderung der Magen-Darm Geräusche (CAVE: für paralytischen Ileus)
    -- Bei Status febrilis ist es zwingend, einen urogenitalen Infekt zu suchen!

Für die PRAXIS:
- Ca. 10% der Patienten mit bewiesener Urolithiasis haben KEINE Hämaturie.
- Ca. 30% der Patienten haben < 5 EC/Gesichtsfeld (x400) im Urinsediment.
- Wenn die Urinanalyse erst spät nach Symptombeginn der Nierenkolik infolge Lithiasis erfolgt (3-4 Tage), ist es hochwahrscheinlich, dass sie negativ ausfällt.
  [J Urol 2003; 170: 1093]

Bem:
- Ein Nierenstein kann auch ein radiologischer Zufallsbefund sein (d.h. asymptomatisch).

Hosp:
- Obstruktiver Stein mit Status febrilis → notfallmässiges Uro-Konsilium (für perkutane Nephrostomie)! Aber die Obstruktion ohne systemische Entzündungszeichen (z.B. Fieber, Leukozytose, CRP ↑) ist nicht unbedingt eine Hospitalisierungsindikation *per se*. Dasselbe gilt für die Indikation einer notfallmässigen perkutanen Nephrostomie.
- Vd. auf eine mittelschwere/schwere Pyelonephritis oder auf eine Urosepsis
- Lithiasis mit einem Durchmesser ≥ 10 mm (von Fall zu Fall entscheiden)
- Therapieresistente Schmerzen
- Niereninsuffizienz (akut und chronisch)
- Soziale Gründe, Mangel an Kompliance, Begleiterkrankungen u.a.

Steinkomposition	Häufigkeit	Ursache	Farbe	Grösse	Rx-Abdomen
Kalziumoxalat	**70-90 %**	• Idiopathische Hyperkalziurie • Hyperparathyreoidismus • Hyperurikosurie • Hyperoxalurie • Hypocitraturie	Schwarz, grau, weiss	< 1 cm	Sichtbar (d.h. röntgendicht). Klar begrenzt
Kalziumphosphat		• Tubuläre renale Azidose			Sichtbar
Urat (Harnsäure)	**5-10 %**	• Urin-pH ≤ 5.5 • Hyperurikosurie	Weiss, orange	Oft gross	Im Rx <u>nicht</u> sichtbar (d.h. radiolucent)
Struvit (Mg-Ammonium-Phosphat)	**5-10 %**	• HWI mit ureasebildenden Bakterien: *Proteus, Klebsiella, Pseudomonas* u.a. Es handelt sich aber **NIE** um *E. coli!*	Weiss	Oft gross	Sichtbar (d.h. röntgendicht)
Cystin	**> 1%**	• Cystinurie (= hereditäre Anomalie des Aminosäurentransportes)	Gelb-orange	Oft gross	Sichtbar (d.h. röntgendicht)

Tabelle 1: Zusammensetzung der Nierensteine und deren möglichen Ursachen Eigenschaftn.

Vorg: ■ **Akute Episode**
- Blutanalyse:
  - Blutbild + Diff., Na⁺, K⁺, Kreatinin, CRP

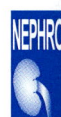

- Urin:
  - Status und Sediment, Kultur
  - Der Urin muss für die Steinanalyse gefiltert werden.
- Bildgebung:
  1. CT ohne Kontrastmittel (= Untersuchungsmethode der Wahl)
     - Die radiolucenten Steine (Uratsteine) werden dadurch sichtbar.
     - Das Abdomen-CT hat einen hohen negativen prädikativen Wert.
     - Das Abdomen-CT erlaubt es, eine Obstruktion des Harnwegsystems zu lokalisieren, sowie folgende Regionen einzusehen:
       -- Nierenparenchym (DD: Pyelonephritis, Abszess)
       -- Retroperitoneum (DD: Retroperitonealfibrose)
       -- Abdomen (DD: organische Obstruktion anderer Ursache, z.B. infolge Tumors)
  2. Alternative Bildgebung (CT nicht verfügbar oder kontraindiziert):
     - Sonographie (Niere + ableitende Harnwege). Aber 2-3 % der obstruktiven Steinleiden zeigen keine Dilatation des Nierenbeckens!
     - Abdomenleeraufnahme
       -- Rundliche Transparenzminderungen sollen entlang der lumbalen Querfortsätze gesucht werden (entlang des Verlaufs der Ureter).
       -- Nicht vergessen, dass die Uratsteine auf der Standard-Rx unsichtbar sind.
  3. Eine metabol. Ursache soll bei Vorhandensein von ≥ 1 Kriterium gesucht werden:
     - Rezidivierende Steinleiden (> 3x/Jahr)
     - Positive Familienanamnese
     - Stein mit ungewohnter Zusammensetzung

■ **Bestimmung der Ursache der Lithiasis 5-6 Wochen nach der Akutphase**
- Blutanalyse:
  - Ca²⁺, Phosphat
  - Harnsäure, Mg²⁺
  - Bicarbonat, Kreatinin
  - iPTH bei Hyperkalzämie oder Hypophosphatämie (DD: Hyperparathyreoidismus)
- Urin:
  - pH
  - 24 h-Urin: Ca²⁺, Harnsäure, Harnstoff, Citrat, Oxalat, Na⁺, Kreatinin

Kpl: • Infektion der harnableitenden Wege
- Abszess, Urosepsis
- Niereninsuffizienz bei anhaltendem Infekt und/oder Obstruktion

Th: **1. Allgemeine Massnahmen**
- Alle hospitalisierten Patienten erfordern ein Uro-Konsilium zur Evaluierung einer **spezialisierten Therapie:**
  - Sonde
  - Lithotripsie
  - Urologischer Eingriff
- Der Steindurchmesser und die Lokalisierung (je distaler gelegen, desto grösser ist die spontane Eliminationsrate) bestimmen das therapeutische Vorgehen.
  Bei Ø < 10 mm:
  - Therapieversuch mit α-Blocker und/oder Kalziumantagonist (siehe Punkt 2, unten)
  - Maximale Therapiedauer 4 Wochen
- Eine Hyperhydratation wird nicht empfohlen!
- Alle Patienten:
  - Urin filtrieren (denn die Steinanalyse beeinflusst die Therapie + Prävention)

2. Analgesie
- Eine parenterale Schmerztherapie ist oft notwendig (starke Schmerzen, ± Nausea)

Analgetika	Adm.	Dosierung - Bemerkungen
NSAR		
- Ketorolac†	**IM, IV**†	30 mg **IM** oder **IV**† alle 6-8 h, Maximaldosis: 90 mg/d. Ketorolac darf nicht länger als 2 Tage verabreicht werden.
- Indometacin	IR	100 mg, nach 8 h wiederholen; max.: 200 mg/d
Andere Analgetika		
- Paracetamol	PO, **IV**	1 g alle 4 h. Maximaldosis: 4 g/d
	IR	0.5 -1.0 g alle 6 h. Maximaldosis: 4 g/d
- Butylscopolamin¥	SC, **IM, IV**	10-20 mg alle 4-8 h. Maximaldosis: 100 mg/d
- Metamizol	IR, **IM, IV**	0.5-1 g alle 6-8 h. Maximaldosis **IV**: 500 mg/min
Opioide		
- Pethidin	**SC, IM, IV**	50 mg alle 3 h
- Morphin	**SC, IV, IM**	5 mg alle 4 h
- Fentanyl	PO	200 µg; max. 3x 1600 µg/24 h
	SC, IV, IM	25-50 µg (SpO2-Kontrolle; Intubationsbereitschaft)
Alphablocker		
- Tamsulosin	PO	0.4 mg 1x/d PO (Retardtabl)
Kalziumantagonist		
- Nifedipin	PO	30 mg 1x/d PO (Retardtabl «CR»)

HAUSINTERNE GUIDELINES

3. Konservative Therapie
- **Allg:** • Die meisten Steine mit einem Ø < 6 mm werden innert Stunden/Tagen nach der Krise spontan ausgeschieden.
- **Vorg:** • Der Patient wird nach Hause entlassen. Er filtriert weiterhin seinen Harn.
  - Bei Bedarf:
    - Paracetamol, NSAR
    - Opioide, α-Blocker und/oder Kalziumantagonist
  - Wenn der Stein nach 2 Wochen nicht spontan abgeht, soll die Bildgebung wiederholt und der Patient einem Spezialisten zugewiesen werden.

† Ketorolac (in der Schweiz: TORA-DOL® Amp 30 mg für **IM** oder **IV**, Tabl 10 mg)
  - **Allg:** • Die **IV**-Gabe nur dann indiziert, wenn die **IM**-Gabe unmöglich ist (Koagulopathie, Antikoagultion).
  - **NW:** • Somnolenz, Kopfschmerzen, Nausea, peptisches Ulkus
    - Akute Niereninsuffizienz, Blutungen, Thrombozytopenie
  - **KI:** • Allergie/Intoleranz nach Einnahme von NSAR (inkl. ASS), GI-Blutung (aktiv oder nicht), CROHN, Colitis ulcerosa, schwere Leberinsuffizienz, CrCl < 30 mL/min, Herzinsuffizienz (NYHA III–IV).

¥ Butylscopolamin BUSCOPAN® wirkt spasmolytisch aber nicht analgetisch.

** Metamizol (NOVALGIN®, MINALGIN®) ist analgetisch, spasmolytisch und antipyretisch wirksam. CAVE: Risiko einer Agranulozytose!

4. Chirurgische Therapie
Ind: • Therapieresistente Lithiasis (ad. Uro-Konsilium):
- Lithotripsie mittels ESWL (Extrakorporelle Stosswellen-Lithotripsie)
- Ureteroskopie
- Perkutane Nephrostomie

5. Präventivmassnahmen bei allen Lithiasispatienten

A. Hydratation (Harnverdünnung)
- Ziel: Erreichen einer Diurese > 2 L/24 h.
- Die Art des Getränks hat keinen grossen Einfluss.

B. Spezifische Therapie
Die spezifische Therapie hängt von der Steinzusammensetzung und von den Anomalien ab, welche bei den Abklärungen auftreten.

B.1. Kalziumoxalat- und/oder Kalziumphosphat-Steine

Th: I. Nicht-pharmakologische Therapie
- ▪ Diät bei Patienten mit Hyperkalziurie (> 90 % der Patienten mit Kalzium-Oxalatsteinen haben eine idiopathische Hyperkalziurie):
  - • Normale Kalziumzufuhr (ca. 30 mmol/d)
    - Eine verminderte Kalziumzufuhr, diese würde die Oxalatabsorption erhöhen.
  - • Tierfettarm (ca. 50 g/d) und limitierte Proteinzufuhr
  - • Salzarm (< 100 mmol Na^+/d), denn Na^+ erhöht die Kalziurie.
- ▪ Vitamin C-Zufuhr vermeiden (> 1 g/d), denn die Oxalsäure ist ein Metabolit von Vitamin C.

II. Pharmakologische Therapie
- ▪ Thiazide (aber erst NACH erfolgten Abklärungen verabreichen). Thiazide vermindern die Kalziurie:
  - • Chlortalidon   25-50 mg/d PO
  - • Hydrochlorothiazid   25-50 mg/d PO
- ▪ Bei Hyperurikosurie
  - • Allopurinol 300 mg/d (in 1-3x/d) PO. Die Harnsäure dient oft als «Nest» für die Bildung von Kalziumsteinen.

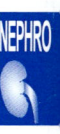

NEPHRO

- ▪ Bei Hypocitraturie
  - • Kaliumcitrat (KALIUM HAUSMANN® Brausetabl zu 30 mmol):
    - 3x 30 mmol/d. Citrat bindet sich an Kalzium → Harnkonzentration von Kalziumoxalat ↓
- ▪ Bei Hyperoxalaturie
  - • Kalzium 500-1000 mg während des Essens, um die Absorption von Oxalat zu vermindern.
- ▪ Bei Hyperparathyreose, ad. Nephro-Konsilium

B.2. Harnsäure-Stein

Allg: • Der Harnsäure-Stein bildet sich in permanent saurem, kleinvolumigem Urin und/oder bei stark erhöhter Urikosurie (> 650 μmol/L; > 11 mg/kg/d)

Vorg: • Purinarme Diät ist indiziert
- • **Urin alkalinisieren** (Ziel-pH des Urins 6.5-7.0)
  - ▪ Kaliumcitrat (Dosierung siehe unter «Bei Hypocytraturie», oben)
  - ▪ Therapie während der Akutphase: Na-Bicarbonat
    - NEPHROTRANS® Kaps 500 mg: 3x 1-2 Kaps/d PO. Diese Therapie kann lebenslang fortgesetzt werden.
  - ▪ Bei Rezidiv: Kombinationstherapie Allopurinol + NEPHROTRANS®

B.3. Struvit-Stein

Allg: • Bildet sich bei Vorhandensein von ureaseproduzierenden Bakterien, wie: *Proteus, Klebsiella, Pseudomonas* u.a.

Th: • Stein entfernen + AB-Therapie

B.4. Cystin-Stein

Allg: • Hereditäre Anomalie des Aminosäurentransportes
- • Cystin bleibt bis 1-2 mmol/L im Urin löslich. Bei Lithiasispatienten steigt diese Konzentration bis 15 mmol/L an.

Th: • Urin alkalinisieren (Ziel-pH des Urins: 7.0-8.0) mit:
- NEPHROTRANS® Kaps 500 mg: 3x 1-2 Kaps/d PO
- Chelatbilder (→ Nephro-Konsil: Captopril oder D-Penicillamin)
- • Diurese > 3 L/24 h anstreben, um eine tiefe Cystinurie beizubehalten.

B.5. Nicht analysierter Stein

Vorg: • Die Therapie hängt von der gefundenen Anomalie im 24 h-Urin ab, wobei die Punkte B.1.-B.4. angewendet werden.

INFEKTIOLOGIE

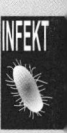
INFEKT

Syn: • Eitrige Meningitis (im Gegensatz zur viralen Meningitis)

Def: ▪ **Bakterielle Meningitis**: Bakterielle Infektion mit Entzündung der Hirnhäute bzw. der Rückemarkhäute.

Allg: • Häufige Erreger der bakteriellen Meningitis beim Erwachsenen:

▪ *Streptococcus pneumoniae* **(Pneumokokken)**
  • Bekapselte GRAM-positive Diplokokken
  • Schwere Verlaufsformen mit hoher Mortalität (bis zu 30 %)!
  • Hohe Inzidenz von Spätschäden:
    - Hörverlust
    - Lähmungen
    - Lern- und Verhaltensstörungen

▪ *Neisseria meningitidis* **(Meningokokken)**
  • GRAM-negative Diplokokken. 5-10 % der Bevölkerung sind asymptomatische Träger (nasopharyngeale Sekretionen).
  • Inkubation: 3-4 (2-10) Tage
  • Es gibt zahlreiche Untergruppen der *N. meningitidis*, zum Beispiel:
    - Serogruppen B und C verursachen ca. 90 % der Fälle in der Schweiz
    - Serogruppe Y oder W135 (in der Schweiz ca. 10 %)
  • Übertragung:
    1. Direkten Kontakt mit respiratorischen Sekreten (z.B. Küssen)
    2. Indirekten Kontakt (z.B. Benutzung des gleichen Trinkglases oder Essgeschirrs)
    3. Tröpfcheninfektion (Ø ≥ 5 μm) im Umkreis von 1-2 m. Die Bakterien schweben nicht in der Luft (wie das z.B. bei der Tuberkulose der Fall ist).
  • Klinik:
    - ca. 50 % der Fälle: im Rahmen einer eitrigen Meningitis auftretend
    - ca. 25 % der Fälle: mit Sepsis
    - ca. 25 % der Fälle: Mischformen (eitrige Meningitis + Sepsis)
    - Hautveränderungen bei > 50 % der Patienten:
      -- Makulopapulöses Exanthem (frühes Stadium)
      -- Petechiales Exanthem bis zur fulminanten Purpura mit Hautnekrosen

▪ *Listeria monocytogenes*
  • GRAM-positives Stäbchen
  • Verursacht eine Meningoenzephalitis
  • Risikopersonen: Neugeborene, Schwangere, ältere Leute, Immunsuppression

• Im Kindesalter, werden oft folgende Keime isoliert:
  ▪ Pneumokokken
  ▪ Meningokokken

• Im Neugeborenenalter, werden oft folgende Keime isoliert:
  ▪ Streptokokken der Gruppe B (z.B. *Streptococcus agalactiae*)
  ▪ *Escherichia coli*

Klin: • **Klassische Leitsymptome**
  1. **Kopfschmerzen**
  2. **Fieber** (Sensitivität 85 %)
  3. **Meningismus**
    - Nackenstarre (Sensitivität 70 %)
    - ± Photophobie
    - ± Phonophobie
  4. **Bewusstseinsstörung** (Sensitivität 70 %)

Eine Meningitis ist unwahrscheinlich, wenn/bei:
  - KEIN Kopfschmerz
  - KEIN Fieber
  - KEINE Bewusstseinsstörungen
  - KEINE Nackensteifigkeit
  - Schmerzfreien Kopfbewegungen in alle Richtungen

• Weitere Symptome und Befunde
  - Nausea
  - Erbrechen
  - Epilepsie
  - Befall von Hirnnerven (bei 10 % der Patienten)

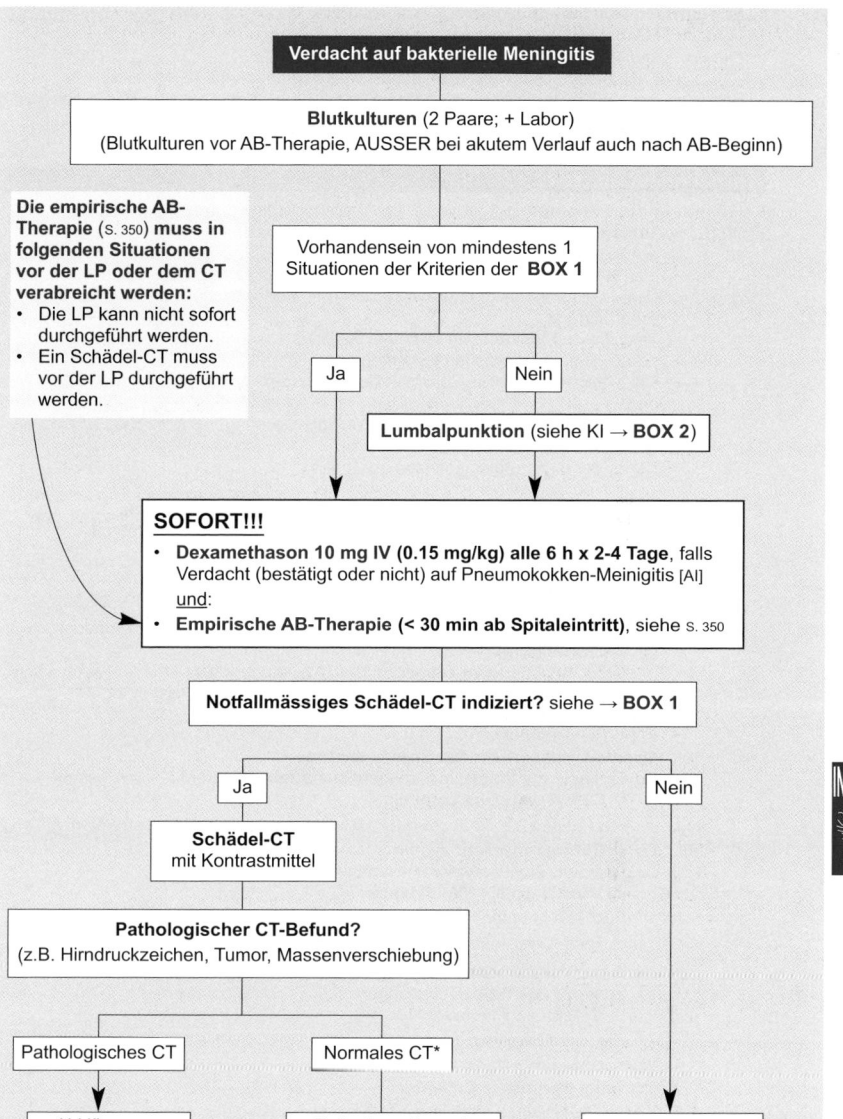

Verdacht auf bakterielle Meningitis

Blutkulturen (2 Paare; + Labor)
(Blutkulturen vor AB-Therapie, AUSSER bei akutem Verlauf auch nach AB-Beginn)

Die empirische AB-Therapie (S. 350) **muss in folgenden Situationen vor der LP oder dem CT verabreicht werden:**
- Die LP kann nicht sofort durchgeführt werden.
- Ein Schädel-CT muss vor der LP durchgeführt werden.

Vorhandensein von mindestens 1 Situationen der Kriterien der **BOX 1**

Ja → Nein

Lumbalpunktion (siehe KI → **BOX 2**)

SOFORT!!!
- **Dexamethason 10 mg IV (0.15 mg/kg) alle 6 h x 2-4 Tage**, falls Verdacht (bestätigt oder nicht) auf Pneumokokken-Meinigitis [AI] <u>und</u>:
- **Empirische AB-Therapie (< 30 min ab Spitaleintritt)**, siehe S. 350

Notfallmässiges Schädel-CT indiziert? siehe → **BOX 1**

Ja — Nein

Schädel-CT mit Kontrastmittel

Pathologischer CT-Befund?
(z.B. Hirndruckzeichen, Tumor, Massenverschiebung)

Pathologisches CT — Normales CT*

- Abklärungen
- Konsilium

Patienten, die noch keine LP gehabt haben → **Lumbalpunktion**

Algorithmus: Vorgehen bei Verdacht auf bakterielle Meningitis.

BOX 1

Schädel-CT vor der LP indiziert bei:[1-3]

- Immundefizienter Patient (HIV, Post-Transpl,..)
- Bekannte Hirnerkrankung (Masse, CVI, Infekt..)
- Krampfanfälle während der letzten 7 Tage
- Papillenödem (Augenfundus)
- Bewusstseinstörungen
- Fokal neurologisches Defizit

BOX 2

Kontraindikationen der LP:

- Bekannte intrakranielle Massenläsion mit erhöhtem Hirndruck
- Unkorrigierte Gerinnungsstörung, Thrombozytopenie, hämorrhagische Diathese
- Akutes Rückenmarktrauma
- Hautinfekt im Bereich der Punktionsstelle

* Ein normaler CT-Befund schliesst die Einklemmungsgefahr des Hinterhirns nicht aus! Die Zeichen einer allfälligen intrakraniellen Hypertonie müssen nach einer LP immer sorgfältig kontrolliert werden!

1 NEJM 2001; 345:1727. 2 Arch Intern Med 1999;159: 2681. 3 Clin Infect Dis 2004; 39:1267.

INFEKT

Dg: **1. Erregernachweis im Liquor** (Sensitivität bei eitriger Meningitis: 70-90 %)
    Vorg: • Mikroskopischer Nachweis (mittels GRAM-Färbung)
         und:
         • Bakteriologischer Nachweis: mittels Kultur (oft nach 48-72 h positiv)
    Bem: • Bei > 50 % der Patienten werden positive Blutkulturen vorgefunden, weshalb die Abnahme der Blutkulturen vor der AB-Gabe geschehen soll, diese aber in keinem Fall verzögern darf!!

Vorgehen im Spital

1. Isolierung des Patienten (gerechtfertigt bei Verdacht auf *Neisseria meningitidis*)
    Vorg: • Tragen von Handschuhen (nicht steril), Kittel und chirurgische Maske während der Patientenpflege.
         • Handschuhe und Masken werden beim Zimmerausgang beseitigt, bevor man sich die Hände reinigt oder desinfiziert (mit antiseptischer Seife oder alkoholischer Lösung).
         • Medizinische Instrumente (Stethoskop, BD-Manschette u.a.) werden ausschliesslich beim gleichen Patienten gebraucht!
         • Die Wäsche und das Essgeschirr des Patienten können normal gewaschen werden.
         • Beim Verlassen des Zimmers (z.B. für Untersuchungen) muss der Patient eine chirurgische Maske tragen.
         • Dauer der Isolierungsmassnahmen:
           - 24 h ab Beginn der adäquaten AB-Therapie

2. SOFORTIGE empirische AB-Therapie bei Vd. auf bakterielle Meningitis
    Allg: • Die empirische AB-Therapie darf in keinem Fall durch das Warten auf Untersuchungsresultate (Schädel-CT, LP) verzögert werden!
    Vorg: • Siehe Algorithmus, S. 349

> **Für die PRAXIS:**
> • Die empirische AB-Therapie muss so schnell wie möglich verabreicht werden! Jede Minute zählt!
> • Die diagnostische Aussagekraft der Liquorkultur bleibt erhalten, auch wenn die AB-Therapie 1-2 Stunden vor der Lumbalpunktion begonnen wird!

■ **Immunkompetente Patienten**
  Spontan, ausserhalb des Spitals erworben
    I. Therapie der Wahl (Dosierungen, siehe Tabelle unten)
      • **Ceftriaxon + Vancomycin**
      Bei Patienten > 50 Jahre oder Vd. auf Listeria monocytogenes-Meningitis:
      • **Ceftriaxon + Amoxicillin**
    II. Alternativ bzw. schwerer Penicillin-Allergie**
      • **Vancomycin + Moxifloxacin**
      Für Listeria monocytogenes-Meningitis:
      • **Trimethoprim/Sulfamethoxazol (TMP/SMX)**
  Nosokomial erworbene Meningiti (im Spital erworben)
    I. Therapie der Wahl (Dosierungen, siehe Tabelle unten)
      • **Cefepim + Flucloxacillin**
      Bei Fremdmaterial:
      • **Cefepim + Vancomycin**
■ **Immunsupprimierte Patienten**
    I. Ad. Konsilium (Ceftriaxon + Vancomycin + Amoxicillin)

Empirische AB-Therapie	Dosierung
■ **Ceftriaxon**	• 1. Tag 2 g alle 12 h **IV** (Kurzinfusion) Ab 2. Tag 2 g **IV** alle 24 h (Kurzinfusion)
■ **Vancomycin**	• 2x 15 mg/kg **IV** (max. 10 mg/min)
■ **Amoxicillin**	• 2 g **IV** (Kurzinfusion) alle 4 h
■ **Moxifloxacin**	• 400 mg **IV** alle 24 h
■ **TMP/SMX**	• 5 mg/kg (TMP) + 25 mg/kg (SMX) **IV** alle 8 h
■ **Cefepim**	• 2 g **IV** alle 8 h
■ **Flucloxacillin**	• 2 g **IV** (Kurzinfusion) alle 4 h

Tabelle 1: Empirische AB-Therapie bei Verdacht auf bakterielle Menigitis.

** Schwere Penicillin-Allergie bedeutet: anaphylaktischer Schock, Bronchospasmus, Gesichts- bzw. Larynxödem

C. Pathogen spezifische AB-Therapiedauer

- *Neisseria meningitidis* → 7-10 d
- *Haemophilus influenzae* → 7-10 d
- Pneumokokken → 10-14 d
- *Streptococcus agalactiae* → 14-21 d
- *Listeria monocytogenes* → 14-21 d
- Aerobe GRAM-negative Bakterien → 14-21 d

3. Lumbalpunktion
KI: • Siehe **BOX 2**, S. 349

Vorg: • Praktisches Vorgehen der LP und Liquoranalyse, siehe S. 320

4. Blutkulturen
Allg: • Es soll mindestens 1 Paar Blutkulturen durchgeführt werden. Diese sollen vor AB-Therapie abgenommen werden, AUSSER, der Verlauf sei akut; hier werden die Blutkulturen nach dem AB-Therapie gemacht.

5. Empirische Kortikoidtherapie
Allg: • Die Gabe von Dexamethason vor oder zusammen mit der ersten Gabe der Antibiotika, reduziert die Mortalität und Morbidität.
- Eine Studie [NEJM 2002;347:1549] hat eine Mortalitätssenkung von 8 % bei Erwachsenen mit bakterieller Meningitis gezeigt, insbesondere bei Pneumokokkenmeningitis:
  - Number needed to treat = 13 (ein NNT < 40 ist akzezptabel, aber es gibt keinen Konsens diesbezüglich).

Ind: • Bakterielle Meningitis, v.a. wenn klinisch schwergradig und/oder bei Vd. auf Pneumokokken. d.h. bei:
  - Bewusstseinstrübung
  - Epilepsie
  - Koma u.a.

Dos: • Dexamethason 0.15 mg/kg KG **IV** (= ca. 10 mg) alle 6 h für 2-4 Tage, 10-20 min vor oder gleichzeitig mit der AB-Gabe.
- Dexamethason kann gestoppt werden, wenn die Meningitis durch einen anderen Keim als der Pneumokokke hervorgerufen ist.

Für die PRAXIS:
- Eine klinisch leichtgradige Meningitis erfordert nicht immer eine Kortikoidtherapie, v.a. wenn es sich <u>nicht</u> um eine Pneumokokken-Meningitis handelt.
- **Der aggressive Verlauf einer Pneumokokken-Meningitis erfordert aber in JEDEM FALL eine Kortikoidtherapie!**

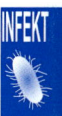

6. Allgemeine Bemerkungen
Bem: • Die Desinfektion der Umgebung des Domizils des Patienten ist nicht notwendig.
- Eine invasive Meningokokken-Infektion (Sepsis, Meningitis) hervorgerufen durch Pneumokokken, Meninigokokken, Haemophilus influenzae) unterliegt der Meldepflicht innerhalb von 24 h.

HAUSINTERNE GUIDELINES

Chemoprophylaxe gegen N. meningitidis Infektionen

Allg:
- Durch Eradizieren der *N. meningitidis*-Stämme aus dem Nasopharynx, soll die Chemoprophylaxe die Träger dieser Keime vor einer invasiven Erkrankung schützen und die Übertragung dieser Stämme verringern.
- Die Chemoprophylaxe sollte **innert 48 h nach Diagnosestellung, spätestens nach 10 Tagen** nach der Diagnose beim primären Fall verabreicht werden.
- Ein Rachenabstrich vor Therapiebeginn ist nicht notwendig.
- Ciprofloxacin (500 mg in einer Einzeldosis PO) hat eine Wirksamkeit von 96 % gezeigt um die Anzahl nasohpharyngealer *N. meningitidis*-Träger zu eliminieren.

Ind:
1. **Enge Kontakpersonen** von wahrscheinlichen und sicheren Fällen, die durch Meningokokken der Serogruppe C oder einer unbekannten Serogruppe verursacht wurden (gleiche Definition für die engen Kontaktpersonen wie bei der Chemoprophylaxe).
2. **Angehörige ersten Grades die unter 20 Jahr alt sind,** auch wenn diese keinen engen Kontakt mit dem «Fall» hatten. (Erklärung: Gewisse familäre Proteindefizite, welche klinisch stumm bleiben, können die Anfälligkeit auf invasive Meningokokkenerkrankungen erhöhen; was hier die Indikation der Chemoprophyxe begründet.)
3. **Kinder und Personal von Kinderkrippen, sowie Schüler und Lehrer von Schulklassen** beim Auftreten von:
   - 2 wahrscheinlichen oder sicheren Meningokokken der Serogruppe C oder einer unbekannten Serogruppe bedingt ist.

Vorg:

Patienten	Chemoprophylaxe	Adm.	Dosierung
Erwachsene	Ciprofloxacin	PO	500 mg 1x-Dosis
	oder: Rifampicin¥	PO	600 mg alle 12 h während 2 Tagen
	oder: Ceftriaxon	IV, IM‡	250 mg 1x-Dosis (**IV** in Kurzinfusion)
Kinder ≤ 14 J	Rifampicin¥	PO	10 mg/kg alle 12 h während 2 Tagen
	oder: Ceftriaxon	IV, IM‡	Kinder < 50 kg: - 125 mg 1x-Dosis (**IV** in Kurzinfusion) Kinder ≥ 50 kg: - 250 mg in 1x-Dosis
	Alternative Therapie: Ciprofloxacin	PO	10 mg/kg in 1x-Dosis
Säuglinge < 1 Monat	Rifampicin¥	PO	5 mg/kg alle 12 h während 2 Tagen
	oder: Ceftriaxon	IV, IM‡	125 mg 1x-Dosis (**IV** in Kurzinfusion)
SS und Stillzeit	Ceftriaxon	IV, IM‡	250 mg 1x-Dosis (**IV** in Kurzinfusion)

Tabelle: Chemoprophylaxe gegen Infektionen mit N. meningitidis.[1]

Def:

Sicherer Fall

Wachstum von *N. meningitidis* in der Kultur aus Material, das normalerweise steril ist.

Wahrscheinlicher Fall

1. Mit infektiöser Meningitis vereinbarte Klinik und indirekter Nachweis von *N. meningitidis* (GRAM-Färbung, PCR oder Immunagglutination)
2. Polynukleäre Meningitis mit Purpura
3. WATERHOUSE-FRIDRICHSEN-Syndrom

Verdachtsfall

1. Klinischer Verdacht auf infektiöse Meningitis ohne direkten oder indirekten Hinweis auf den Keim.
   und:
2. Keine Hinweise auf einen Infekt, der durch Pneumokokken (HNO- oder Atemwegserkrankung) oder einen anderen Keim verursacht sein könnte.

¥ Informationen bezüglich Rifampicin:
   a) Bei Schwangerschaft vermeiden
   b) Vermindert die Wirksamkeit der oralen Kontrazeptiva
   c) Kann Kontaktlinsen irreversibel verfärben.
‡ Für die IM-Gabe von Ceftriaxon soll die spezielle Lösung angewendet werden (mit Lidocain).

1 Bachmann G, Binz H. et al. Bulletin 2001; 46, 883-901: www.bag.adm.ch/infekt/publ/bulletin/meningo_bu46_01.pdf.

Allg:
- Die virale Meningitis wird auch nicht-eitrige Meningitis genannt.
- Erreger der viralen Meningitis/Menigoenzephalitis:
  - I. RNA-Viren: Wnteroviren (Coxsackie, ECHO), FSME, HIV, Influenza, Mumps, Masern, Tollwut u.a.
  - II. DNA-Viren: Adenoviren (> 30 Serotypen), Herpesviren: HSV (Typ 1 und 2), VZV, CMV

Klin:
- Grippales Bild: Fieber, Kopfschmerzen
- Meningismus, Meningoenzephalitis
- Enzephalitis (FSME, Rabies, HSV):
  - Bewusstseinsstörungen, fokale neurologische Defizite, Konvulsion
- Klinik je nach Erreger:
  - Mumps ....Parotitis, Orchitis, Pankreatitis
  - EBV................Mononukleose
  - ECHO ....Enanthem (grauweisse Makulae auf der Wangenschleimhaut), makulo-papulöses Exanthem (v.a. am Kopf und Hals)
  - Coxsackie ......Makulo-papulöses Exanthem (v.a. am Kopf und Hals)
- Verlauf: i.d.R. Spontanheilung

Lab:
- Liquor:
  - Lymphzytäre Pleozytose, initial evtl. > 50 % Granulozyten; ab 3. Tag i.d.R. lymphozytär
  - Geringe Erhöhung des Gesamtproteins
  - Glukose normal, Liquor-Serum Glukosequotient > 0.5, Laktat normal

Dg:
- Klinik + Liquoranalyse (S. 320)

Th:
1. **Symptomatische Therapie**
   - Analgetika, bei Fieber Antipyretika. Flüssigkeitszufuhr (Ziel: Euvolämie)
   - Anfallsprophylaxe bei Patienten mit bekannter Epilepsie. Kortikoide sind nicht indiziert.
2. **Spezifische Therapie** (siehe interne Therapierichtlinien)
   2.1. Empirische Therapie gegen Herpesviren: HSV, VZV, CMV
   - In der Schweiz wird eine empirische Therapie gegen Herpesviren nicht empfohlen, <u>AUSSER bei Vorhandensein von Zeichen einer Enzephalitis</u> oder eines anderen Kontextes, der eine Herpesvirusinfektion vermuten lässt.

   Für die PRAXIS:
   - Die Mehrheit der viralen Meningitiden sind durch Enteroviren verursacht.
   - Die Herpes-simplex Meningitis benötigt keine antivirale Therapie. Dies im Gegensatz zur **Herpesenzephalitis, welche eine sofortige antivirale Therapie verlangt.**
   - Wenn man sich für eine antiherpetische Therapie entscheidet, kann wie folgt vorgegangen werden (Beispiel):
     - Acyclovir 10 mg/kg **IV** alle 8 h

   2.2. Empirische antimikrobielle Therapie (siehe Kapitel «Bakterielle Meningitis» S. 350)

Allg:
- In Westeuropa wird das FSME-Virus durch infizierte Zecken (*Ixodes ricinus*) übertragen.
- Häufigkeitsgipfel der FSME: Frühjahr und Herbst. Mortalitätsrate: 0.6 %.
- Die FSME-infizierten Zecken kommen in Endemiegebieten vor (nicht endemisch).
- Der Zeckenstich ist indolent. Inkubationszeit: 7-14 (2-28) Tage.
- Das Infektionsrisiko nach einem Zeckenstich in einem Endemiegebiet ist gering. In einem FSME-Endemiegebiet ist nur ca. 1 % aller Zecken mit dem FSME-Virus infiziert.

Klin:
- **Erste Phase (Dauer: 1-8 Tage):** Asymptomatisch (häufig), Fieber, Müdigkeit, Kopfschmerzen, Husten, Nausea, Erbrechen, Arthralgien, Myalgien
- **Zweite Phase** (kann nach einem asymptomatischen Intervall von 1 Woche auftreten):
  - Fieber, Kopfschmerzen, Nausea, Erbrechen, Meningismus
  - Enzephalitische Symptome und Befunde: Bewusstseinsstörung (Konzentrationsmangel, Somnolenz, Sopor, Koma). Pyramidaler Befall: Hirnnervenlähmung, Hemiplegie, Tremor, Hyperkinesie, Schwindel, Konvulsion, Psychotische Syndrome

Dg:
- Klinik + Labor. Spezifische Serologie:
  - a) Im Serum: spezifische FSME-IgM und -IgG (ELISA). Diese Ak können im Frühstadium negativ sein; eine Kontrolle nach 10-14 d wird empfohlen.
  - b) Im Liquor: spezifische FSME-IgM und -IgG (ELISA).

Th:
1. **Symptomatische Therapie** (falls Zecke sichtbar, diese senkrecht, ohne Öl entfernen)
2. **Empirische antivirale bzw. antibiotische Therapie bis zur Sicherung der Diagnose**
   - Empirisch gegen Herpesviren (Acyclovir 3x 10 mg/kg **IV** alle 8 h)
   - Empirisch gegen bakterielle Erreger, siehe Kapitel «Bakterielle Meningitis», S. 350
3. **Aktive Impfung** (aktive Immunisierung mit inaktiviertem Virus, 3x + Auffrischimpfung)
   - Indikation: ■ In Endemiegebieten wohnend oder sich zeitweise dort aufhalten oder die öfter über Zeckenstiche berichten. ■ Beruflich exponierte Personen: Landwirte, Förster
     -- ENCEPUR® N: t0, 1-3 und 9-12 Monate. Auffrischimpfung alle 3-5 Jahre
     -- FSME-Immun® CC: t0, 1-3 und 5-12 Monate. Auffrischimpfungen alle 10 Jahre

Allg:
- Schwerwiegende bakterielle Infektion der Epiglottis.
- Risikofaktoren: Diabetes mellitus, schlechte Dentalhygiene, Immunsuppression u.a.
- Die Epiglottitis ist bei Kindern selten geworden (Impfung gegen *H. influenzae Typ b*).
- 25-50 % der Patienten weisen eine Bakteriämie auf.
- 25 % der Patients zeigen Lungeninfiltrate.

Urs:
- Häufig implizierte Keime: *Haemophilus influenzae Typ b*, β hämolytische Streptokokken A

Klin:
- Schneller Verlauf: Hohes Fieber (> 39°C), Odynophagie, Sialorrhoe, klossige Sprache, inspiratorischer Stridor, manchmal Fremdkörpergefühl, Larynxschiebeschmerz
- Bei folgender Trias immer an eine Epiglottitis denken:
  - Hohes Fieber mit Odynophagie und inspiratorischem Stridor

Dg:
- **Es handelt sich um eine schnelle KLINISCHE Diagnose ohne Zungenspatel!!**

DD:
- Virale Pharyngitis
- Angioödem
- Fremdkörper
- Funktionell

Kpl:
- Asphyxie während der Racheninspektion mit Zungenspatel
- Lungenödem nach der Intubation
- Pharynxödem das eine oro-pharyngeale Intubation verunmöglicht → **Notfall-Cricotomie!**
- Herzstillstand während der Intubation → **Notfall-Cricotomie!**

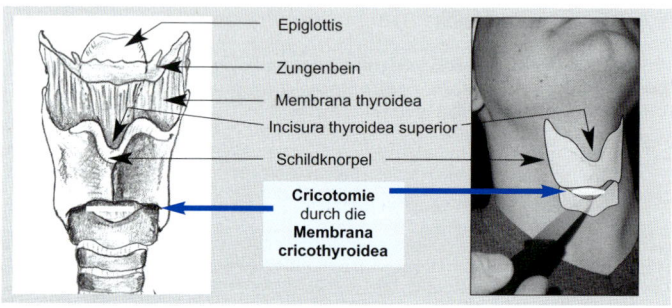

Illustration: Larynxanatomie und Notfall-Cricotomie.

Vorg:
1. Allgemeinmassnahmen bei Verdacht auf Epiglottitis
- **Allg:**
  - Kontinuierliche Überwachung mit Monitoring
  - Risiko eines Atemstillstandes infolge mechanischer Obstruktion!
  - Peripher venösen Zugang sichern
  - ADRENALIN® Aerosol in Bereitschaft:
    - Aerosol: 3 mg ADRENALIN® (= 3 Amp) ± 1-2 mL NaCl 0.9 %.

2. Hospitalisierung und sofortiges HNO-Konsilium!
- **Allg:**
  - **Racheninspektion OHNE Zungenspatel.** Der Zungenspatel kann eine Asphyxie infolge Laryngospasmus und Epiglottis-Schwellung induzieren!
  - Folgende Untersuchungen dürfen das weitere Vorgehen NICHT wesentlich verzögern:
    - Röntgenseitenbild des Halses (Interpretation der Weichteile)
    - Kulturen (Blut und Sputum)
- **Vorg:** I. Patient mit Dyspnoe
    - Tracheale Intubation im OPS
  II. Patient ohne Dyspnoe (kein Konsens):
    - Eine prophylaktische Intubation ist nicht in allen Fällen notwendig.

3. AB-Therapie
- **Allg:**
  - 1. Wahl: Cephalosporin oder Amoxicillin/Clavulansäure
    - Cefuroxim ....750 mg - 1.5 g **IV** (**IM**) alle 8 h
    - Ceftriaxon ....2 g **IV** alle 24 h
    - Amoxicillin/Clavulansäure....1.2-2.2 g **IV** alle 6-8 h
  - Bei starker Penicillinallergie
    - Levofloxacin ....1x 500 mg/d **IV**

4. Kortikoide
- **Allg:**
  - Keine Evidenz!
  - Trotz fehlender Wirksamkeit, werden Kortikoide ofr eingesetzt, z.B.
    - Methylprednisolon ....Solu-Medrol® ......1 mg/kg **IV**

Allg: • Die Ursache der Pharyngitiden beim Erwachsenen sind > 80 % Viren und nicht Barkterien!

Urs: • **Viral** (> 80 %):
- Rhino-, Adeno-, Corona-, Influenza-, Parainfluenza-, Echo-, Coxsackie-, EBV, CMV, HIV
• **Bakteriell** (10-15 %; wovon 10 % GAS-Pharyngitis!):
- β-hämolytische Streptokokken der Gruppe A (GAS)
- Streptokokken der Gruppe C oder G, *Mycoplasma pneumoniae*
- *Chlamydia pneumoniae*, Gonokokken, *Corynebacterium diphteriae* u.a.

Warum muss man β-hämolytische Streptokokken der Gruppe A (GAS) identifizieren?
• Sie sind häufig: **10 % aller Pharyngitiden beim Erwachsenen sind Folge des GAS!**
• Der GAS hat das höchste Komplikationsrisiko (siehe Abschnitt «Kpl:»)!
• Das Vorhandensein des GAS ist eine Hauptindikation zu einer AB-Therapie!

Klin: • Kardinalsymptome der Pharyngitis beim Erwachsenen: **Halsschmerzen, Odynophagie**
• Es gibt keine pathognomonische Klinik, die die Diagnose einer GAS-Pharyngitis erlaubt!

Dg: • Es gibt keine evidenz-basierte validierte Kriterien, die eine GAS-Pharyngitis diagnostizieren können, welche den exzessiven AB-Missbrauch (virale Pharyngitis!) limitieren würden.
• **WICHTIG**: Wenn ein Rachenabstrich gemacht wird (für Schnelltest oder Kultur), ist es unerlässlich, beide Tonsillenlogen und die Rachenhinterwand sehr intensiv abzustreichen!

Diagnostische Strategie der akuten Pharyngitis beim Erwachsenen (Expertenmeinung):
1. **CENTOR**-Score: 4 Kriterien evaluieren die klin. Wahrscheinlichkeit einer GAS-Pharyngitis
2. Diagn. Tests mittels Rachenabstrich: a) **Schnelltest** (sofort) oder b) **Kultur** (24-48 h)

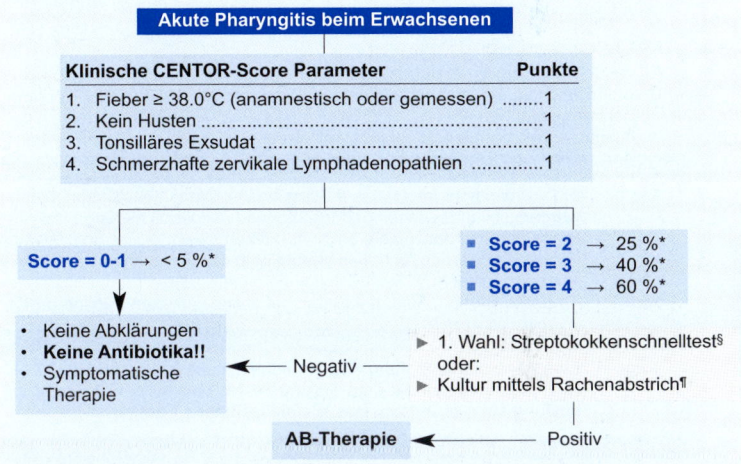

Akute Pharyngitis beim Erwachsenen

Klinische CENTOR-Score Parameter — **Punkte**
1. Fieber ≥ 38.0°C (anamnestisch oder gemessen) 1
2. Kein Husten 1
3. Tonsilläres Exsudat 1
4. Schmerzhafte zervikale Lymphadenopathien 1

Score = 0-1 → < 5 %*

■ **Score = 2** → 25 %*
■ **Score = 3** → 40 %*
■ **Score = 4** → 60 %*

INFEKT

• Keine Abklärungen
• **Keine Antibiotika!!**
• Symptomatische Therapie

◄— Negativ —

► 1. Wahl: Streptokokkenschnelltest§
oder:
► Kultur mittels Rachenabstrich¶

AB-Therapie ◄— Positiv

Algorithmus: Akute Pharyngitis beim Erwachsenen. [Angepasst nach: Arch Intern Med 2006; 166: 640]

Kpl: • Eiternde Komplikationen
- Paratonsillärer Abszess, retropharyngealer Abszess, Rhinosinusitis, Otitis
• Akutes rheumatisches Fieber: sehr selten bei Erwachs. in industr. Ländern (0.5-30/100'000)
• Akute Glomerulonephritis (GN): sehr selten bei Erwachsenen in industrialisierten Ländern

Th: **1. AB-Therapie**
Ind: • Alle Patienten mit einer GAS-Pharyngitis (d.h. mit positivem Schnelltest oder positiver Kultur des Rachenabstriches) [AII]
Dos: **I. Betalaktam** (= Therapie der Wahl)
- Amoxicillin ....3x 375 mg/d PO ....5-10 Tage
Bei milder Betalaktam-Allergie (z.B. Hautmanifestationen):
- Cefuroxim (axetil) ......2x 250 mg/d PO ....5-10 Tage
Bei Betalaktam-Kontraindikation:
II. Makrolid (Therapie der 2. Wahl)
- Azithromycin..............1x 500 mg/d PO ....3 Tage
- Clarithromycin ....2x 250-500 mg/d PO......5-10 Tage

Bem: • Die AB-Therapie vermindert das Risiko der eiternden Komplikationen, des akuten rheum. Fiebers sowie die Symptomdauer (1-2 d). Aber die Wirkung auf die GN bleibt unbewiesen.

* Klinische Wahrscheinlichkeit einer GAS-Pharyngitis beim Erwachsenen
§ **Streptokokkenschnelltest OIA** (optical immunoassay): Spezifität 95 %, Sensitivität 90 %
¶ **Kultur** mittels Rachenabstrich (= Gold Standard; benötigt 24-48 h): Spezifität 95-99 %, Sensitivität 90 %. Die Kultur kann bei hohem klinischem Verdacht auf eine GAS-Pharyngitis bei negativem Schnelltest durchgeführt werden.

Allg: • Infektion durch den Erreger **Clostridium tetani** hervorgerufen. Es handelt sich um ein GRAM-positives, anaerobes Stäbchen. *Clostridium tetani* scheidet ein Toxin aus, welches eine neuronale Ausbreitungsgeschwin-digkeit von 7.5-25 cm/d hat und irreversibel die prä-synaptische Neurotransmitteraus-schüttung blockiert.
- Die Heilung hängt von der Neubildung axonaler Nervenenden ab.
- Der Tetanus ist dank der Impfung eine seltene Infektion geworden und betrifft in unseren Breitengraden v.a. ältere Patienten (> 65 Jahre, wovon weniger als 50 % geimpft sind)
- Frauen > Männer (wegen Militärdienstimmunisierung)

Klin: • Initiale Phase: progressive Steifigkeit des Nackens und Rückens, Trismus, Dysphagie
- Spätzeichen: Opisthotonus, autonome Dysfunktion, Atemwegsobstruktion, Koma
- Fataler Verlauf in 10-60 % der Fälle!
- **Wunden mit hohem Infektionsrisiko**

Wunden mit hohem Infektionsrisiko	**BOX 1**

- Tiefe und verschmutzte Wunden mit: Staub, Erde, Speichel
- Mit Stuhl kontaminierte Wunden
- Verletzungen mit Gewebszertrümmerung und reduzierter Sauerstoffversorgung, z.B.:
  - Quetschwunden, Risswunden, Stichwunden, Schusswunden
- Wunden mit Fremdkörper
- Schwere Verbrennungen
- Schwere Erfrierungen
- Septischer Abortus
- Gewebsnekrosen

BOX 1: Wunden mit hohem Infektionsrisiko

Dg: • Es handelt sich vorwiegend um eine klinische Diagnose.
- Unterstützend können folgende Untersuchungsmethoden angewendet werden:
  - Elektromyographie
  - Tetanus-Antikörper (⊕ Anti-Tetanus Antikörper schliessen aber einen Tetanus nicht aus)

Vorg: **■ Aktive dT-Impfung (inkl. Erstimpfung)**

Allg: • Ein vollständiger Impfstatus = 3 Impfdosen. Wenn die 3 Dosen nicht verabreicht wurden, sollen die fehlenden Injektionen nachgeholt werden.
- Wenn der Impfstatus nicht bekannt oder unvollständig ist, soll die Impfung ver-vollständigt werden, und dies <u>un</u>abhängig davon, ob Immunglobuline verabreicht wurden oder nicht.

Bsp: • Td-pur® 1 Amp 0.5 mL (**IM**-Gabe; bei antikoagulierten Patienten **SC**)

■ Impfschema beim Säugling

Vorg: • Eine kombinierte Impfung wird empfohlen: nach 2, 4 und 6 Mt.
- Auffrischimpfungen zw. dem 15. und 24. Mt. und zw. dem 4. und 7. LJ um die Impfung abzuschliessen. Danach, siehe Tabelle 1 unten.

■ Impfschema für die dT-/dTpa-Auffrischimpfungen je nach dT-Impfstatus

dT-Impfstatus	Alter							
	16 - 24 Jahre		25 - 30. Geb.tag		30 - 64 Jahre		≥ 65 Jahre	
Intervall seit der letzten T-Dosis	< 10 J	≥ 10 J	< 2 J	≥ 2 J	< 20 J	≥ 20 J	< 10 J	≥ 10 J
Vollständig geimpft	– ¶	– ¶	– ¶	1x dTpa	– ¶	1x dT¶	– ¶	1x dT¶
Unvollständig geimpft	1-3x dT¶		1x dTpa/0-2x dT		1-3x dT¶		1-3x dT¶	

Tabelle 1: Impfschema für die dT-/dTpa-Auffrischimpfung bei immunkompetenten Erwachsenen in Abhängigkeit von Alter, dT-Impfstatus und Intervall seit letzter T-Dosis. [nach: BAG 2011]. d = reduziertes Diphtherietoxoid; T = Tetanustoxoid; pa = Pertussis

¶ 1x dTpa bei Vorhandensein aller 3 folgenden Bedingungen:
a) regelmässiger Kontakt (beruflich, familiär) mit Säuglingen < 6 Mt. (= Risikogruppe!)
b) wenn der Patient noch keine Pertussis-Impfung im Erwachsenenalter erhalten hat
c) wenn die letzte Pertussis-Impfung ≥ 10 Jahre zurückliegt.
Das minimale Intervall seit der letzten T-Impfung beträgt 4 Wo.

Das Ziel dieser einmaligen Pertussis-Impfung ist es, Erwachsene vor Pertussis zu schützen und das Infektionsrisiko von Säuglingen zu vermindern.

Allg: ■ **dT-Impfstoff Td-pur**® (für Erstimpfung u. Auffrischimpfung; 0.5 mL) beinhaltet:
- Diphtherietoxoid ....mindestens 2 IE
- Tetanustoxoid ....mindestens 20 IE
■ **dTpa-Impfstoff BOOSTRIX®** (0.5 mL) beinhaltet:
- Diphtherietoxoid ....mindestens 2 IE
- Tetanustoxoid ....mindestens 20 IE
- Pertussistoxoid ....8 µg

Vorg: • Siehe Tabelle 1, S. 356

Dos: • 1 Amp zu 0.5 mL **IM** (M. deltoideus oder M. vastus externus oder M. glutaeus). Bei antikoagulierten Patienten wird die Impfung **SC** verabreicht.

Bei immunsupprimierten Patienten ist die dT-Auffrischimpfungen alle 10 Jahre empfohlen.

Ind: 1. Personen mit unvollständigem Impfstatus (d.h. weniger als 3 Impfungen) <u>oder</u>:
2. Personen, bei welchen der Impfstatus nicht bekannt ist, **und es sich um eine Wunde handelt, welche ein hohes Infektionsrisiko** mit sich bringt (siehe BOX 1 S. 356).

Bsp: • TETAGAM® P (= Tetanus-Immunglobuline)

Dos: 1. «Übliche» Dosierung (bei nicht-Risikosituationen):
- 250 IE/1 mL **IM** (z.B. M. deltoideus; aber <u>nicht</u> an der gleichen Stelle wie die Aktivimpfung)
2. Erhöhte Dosis: 500 IE/1 mL **IM**, wird bei folgenden Risikosituationen empfohlen:
- Infizierte Wunden, die innerhalb von 24 h nicht chirurgisch behandelt wurden.
- Tiefe und/oder verschmutzte Wunden mit Gewebskontusion, mit verminderter Oxygenierung oder Penetration mit Fremdkörper (Bisswunden, Messerstiche, Brandwunden)
- Verbrennungen. Bei ausgedehnter Verbrennung wird eine 2. Injektion mit 250 IE TETAGAM® P nach der exsudativen Phase, d.h. ca. 36 h nach dem Verbrennungsereignis, empfohlen.
- Erfrierungen; Gewebsnekrosen; BMI > 25 (Übergewicht)
- Septischer Abortus

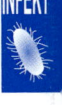

Vorg: 1. Kontrolle der Atmung (eine maschinelle Beatmung ist oft unumgänglich)
2. Sedation und Spasmolyse
• Diazepam ....5-10 mg-weise **IV**
• Lorazepam ......2 mg-weise **IV**
± Muskelrelaxantium (ad. Konsil): z.B. Vecuroniumbromid (initial 0.1mg/kg **IV**)
3. Kontrolle der Hämodynamik und der autonomen Dysfunktion
• Bei instabiler Hämodynamik: ad. Vasopressoren
• Bei sympathischer Hyperaktivität: ad. Betablocker (z.B. Metoprolol)
• Kontrolle der Diurese
4. Antitetanische Immunglobuline (Beispiel)
• TETAGAM® P:
- 500 IE **IM** (M. deltoideus oder M. glutaeus; <u>nicht</u> an gleicher Stelle wie Aktivimpfung)! Ad. Infektio-Konsilium:
- Injektion wiederholen (ggf. höhere Dosen; aber kontrovers)
- Intrathekale Immunglobulin-Gabe (Benefit ist kontrovers und gefährlich)
5. Tetanus Impfung (die Tetanus-Krankheit garantiert keine Immunisierung)
6. AB-Therapie (Beispiel)
a) 1. Wahl: Metronidazol 4x 500 mg/d **IV** x 7-10 d oder:
b) Penicillin G 4x 6 Mio IE/d **IV** x 7-10 d (<u>CAVE</u>: Penicillin kann die Krampfschwelle herabsetzen!)

Tier- und Menschenbisse

Allg:
- Über 80 % der Tierbisse sind Hundebisse.
- Ca. 85 % der Bisswunden enthalten pathogene Bakterien (meist polymikrobiell):
  - *Pasteurella spp.* (Katzen > Hunde)
  - Streptokokken (S. viridans 100 % bei Menschen)
  - *Staphylococcus aureus*
  - *Staphylococcus epidermidis*
  - *Eikenella corrodens* (Mensch)
  - Anaerobier (in 77 % bei Abszessen)
- Infektionsrate nach Bisswunde:
  - Katzenbisse..........80 %
  - Hundebisse ......5-20 %
- Menschenbisse haben eine höhere Komplikationsrate, evtl. wegen verspäteter Konsultation.
- «Closed fist»-Verletzung = Faustverletzung durch Schlag auf die Zähne mit möglicher Knochenverletzung → Inokulation mit der Mundflora
- Spezialfälle von Tierbisswunden
  - Hundebiss: *Capnocytophaga canimorsus*-Infekt mit evtl. Hautnekrose, fulminanter Sepsis und DIC bei Immundefizienten (bei Splenektomie, Alkoholiker).
  - Rattenbiss: Rattenbissfieber durch *Spirillum minus* oder *Streptobacillus moniliformis*

Kpl:
- Systemischer Infekt, Sepsis
- ZNS-Infekt (*Pasteurella* u.a.)
- Endokarditis (*Eikenella*)
- Zellulitis
- Septische Arthritis
- Osteomyelitis
- Bei Menschenbissen zusätzliches Risiko viraler Ansteckung: Hepatitis B, Hepatits C, HIV

Th:
1. Allgemeinmassnahmen

Vorg:
- Abstrich/Aspiration für GRAM-Färbung und Kultur (aerob <u>und</u> anaerob)
- Bei Verletzung einer Extremität:
  - Ruhig stellen und hoch lagern
- IMMER klinische Kontrolle nach 24-48 Stunden!
- Ausgangs-Röntgenbild bei möglicher Knochenbeteiligung

2. Wundversorgung

Vorg:
- Grosszügiges Spülen der Wunde mit hohen Druck (18-20 G Nadel)
- Débridement von nekrotischem Gewebe, Entfernung von Fremdkörpern
- Chirurgische Exploration tiefer Wunden (v.a. bei Katzenbissen an Händen und Füssen) mit Vd. auf Knochen-/ Gelenkbeteiligung
- Knochenbiopsie für bakterielle Kultur bei möglicher Osteomyelitis
- Wundverschluss (kontroverse Datenlage). In folgenden Situationen wird der Wundverschluss <u>NICHT</u> durchgeführt:
  - Hand- und Fussverletzungen
  - Latenz > 12-24 h bei Gesichtsverletzungen
  - Bisswunde bei Immunsupprimierten

3. Prophylaktische AB-Therapie für 5 Tage

Ind:
- Bisse an Hand (NNT = 4 zur Verhinderung eines Infektes, gegenüber keine AB)
- Bisse an: Fuss, Gesicht, Genitale
- Menschenbisse
- Evtl. Katzenbisse (umstritten)
- Bei lokalen Risikofaktoren:
  - Grosser Gewebedefekt
  - Ödem
  - Nähe zu Knochen und Gelenken
  - Benachbarte Gelenkprothese
- Bei Immunsupprimierten:
  - Diabetes mellitus
  - Splenektomie
  - Immunsuppressive Grunderkrankung/Therapie

Th:
1. AB der Wahl
- Amoxicillin/Clavulansäure 3x 1 g/d PO (evtl 1. Dosis 1.2-2.2 g **IV**) x 5 d

2. Bei Penicillinallergie
I. Tier- oder Menschenbisse
- Doxycyclin 2x 100 mg/d PO ....x 5 d
- Clindamycin 3x 300 mg/d PO + Ciprofloxacin 2x 500 mg/d PO ....x 5 d
- Moxifloxacin 1x 400 mg/d ....x 5 d

4. Antibiotherapie

Ind: • Lokale oder systemische Infektzeichen
- • Tiefe Katzenbisse mit Verdacht auf Knochen-/Gelenkbefall

Allg: • Therapiedauer:
- - Weichteilinfekt......................10-14 d
- - Arthritis/ Osteomyelitis ....4-6 Wo

Th: **1. Therapie der Wahl**
- I. Bei Weichteilinfekt
  - • Amoxicillin/Clavulansäure 3x 1 g/d PO oder 4x 1.2 g/d **IV**
- II. Bei Arthritis oder Osteomyelitis
  - • PiperacillinTTazobactam 3x 4.5 g/d IV
  - • Amoxicillin/Clavulansäure 4x 2.2 g/d **IV**

2. Nicht Typ 1-Penicillinallergie (allergische Spätreaktion)
- I. Bei Weichteilinfekt
  - • Cefuroxim 3x 750 mg/d PO + Metronidazol 3x 500 mg/d PO
  - • Ceftriaxon 1x 1 g/d **IV** + Metronidazol 3x 500 mg/d PO
- II. Bei Arthritis oder Osteomyelitis
  - • Cefuroxim 3x 1500 mg/d **IV** + Metronidazol 3x 500 mg/d PO
  - • Ceftriaxon 1x 2 g/d **IV** + Metronidazol 3x 500 mg/d PO

3. Typ 1-Penicillinallergie (allergische Sofortreaktion)
- I. Bei Weichteilinfekt (orale Therapie)
  - • Clindamycin 3x 450 mg/d PO + Ciprofloxacin 2x 500 mg/d
    <u>oder</u>:
  - • Clindamycin 3x 450 mg/d PO + TMP/SMX 2x 1 Tabl FORTE (160 mg/800 mg)/d PO
- II. Bei Arthritis oder Osteomyelitis (orale Therapie)
  - • Clindamycin 3x 600 mg/d PO + Ciprofloxacin 2x 500 mg/d PO
    <u>oder</u>:
  - • Clindamycin 3x 600mg/d PO + TMP/SMX 4x 1 Tabl FORTE (160 mg/800 mg)/d PO
    <u>oder</u>:
  - • Doxycyclin 2x 100 mg/d PO (aber evtl. ungenügend gegen Anaerobier)

5. Tetanusimpfung
Ind: • Siehe Tabelle 1 s. 356

6. Evaluierung des infektiösen Risikos nach Menschenbisswunden
Allg: • Im Vordergrund stehten: Hepatitis B, C, HIV ± Postexpositionsprophylaxe
Ind: • Siehe interne Guidelines und s. 368

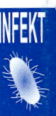

7. Tollwutimpfung: aktiv/passiv
Allg: • Ein Ansteckungsrisiko für Tollwut besteht bei Exposition mit Blut oder Speichel von nicht sicher rabiesfreien Tieren (heimische Fledermäuse, evtl. aus Endemiegebiet stammende Tiere). Klin. Erstmanifestation 1-3 Mt. n. Infektion.
- • Jedes Jahr sterben weltweit > 50'000 Personen an dem Tollwut-Virus.
- • Die Schweiz ist frei von torrestrischer Tollwut (INFO; 031/631 23 78)
- • Angaben zu Epidemiologie und Management: «Schweizerische Tollwutzentrale/Bundesamt für Gesundheitswesen»: 031/631.23.78

7.1. Präexpositionsprophylaxe
Vorg: • Aktivimpfung (inaktiviertes Rabiesvirus HCD):
- - 3 Injektionen (**IM**): Tag 0, 7 und 28
- - Erste Auffrischimpfung 1 Jahr später, dann alle 5 Jahre.

Bsp: • RABIPUR® oder TOLLWUT-IMPFSTOFF MÉRIEUX®
- - 1 Dosis = 2.5 IE/1 mL: 1 Dosis **IM** (M. deltoideus)

7.2. Postexpositionsprophylaxe
Ind: • Falls die Gesundheit des Tieres nicht für 10 Tage nach Exposition beobachtet werden kann, ist eine Immunisierung indiziert.

Allg: • Sorgfältige Wundversorgung

Vorg: A. Präexpositionell vollständig geimpfte Personen
- - Aktivimpfung (siehe Pt. 7.1.): Tage 0, 3. Titerkontrolle am Tag 14.

B. Nicht oder unvollständig geimpfte Personen
- - Aktivimpfung (siehe Punkt 7.1.):
  - - Tage 0, 3, 7, 14. Titerkontrolle am Tag 21.
    <u>und</u>:
- - Passivimpfung mit humanen antirabies Immunglobulinen, z.B.:
  - - BERIRAB® 150 IE/mL (Fl. 2 mL, 5 mL):
    - -- 20 IE/kg **IM** als Einmaldosis, möglichst viel rund um die Wunde infiltrieren und die restliche Menge im kontralateralen M. deltoideus oder anterolateralen Oberschenkel verabreichen.

Def: ■ **Akute Pyelonephritis**
- Symptome einer Zystitis können vorhanden sein (sind aber nicht zwingend).
- Fieber > 38°C, Schüttelfrost, Flankenschmerzen, Nausea, Erbrechen
- Schmerzen im kosto-vertebralen Winkel (v.a. durch bimanuelle Palpation auslösbar)

■ **Akut komplizierte Pyelonephritis**
- Idem «Akute Pyelonephritis», mit:
-- Art. Hypotonie, septischem Schock, Niereninsuffizienz, Harnwegsobstruktion

Allg: • Weit häufigst isolierter Keim (unkomplizierte und komplizierte Pyelonephritis): **E. coli.**
• Risikopatienten/-situationen einer komplizierten Zystitis/Pyelonephritis:

Komplizierte Zystitis/Pyelonephritis: Risikopatienten/-Situationen

- Diabetes mellitus
- Schwangerschaft
- Vorgeschichte einer akuten Pyelonephritis (12 letzten Monate)
- Vorgeschichte eines HWI während der Kindheit
- Symptomdauer des HWI ≥ 7 Tage (vor der Konsultation)
- Therapieresistenter uropathogener Keim
- Im Spital erworbene (nosokomiale) Infektion
- Niereninsuffizienz
- Obstruktion der harnableitenden Wege
- Vorhandensein von: Blasenkatheter, Stent, Nephrostomie u.a. Urindeviationen
- Kürzliche urogenitale Intervention/Instrumentation
- Anatomische oder funktionelle Anomalie der Harnwege
- Immunsuppression; Nierentransplantation

BOX 1: Risikopatienten/-situationen für eine komplizierte Zystitis/Pyelonephritis.

Klin: • Symptome (i.d.R. brüsk; manchmal schleichend: Müdigkeit, Nausea, Bauchschmerzen)
- Fieber, Flankenschmerz, suprapubische Schmerzen
- Dysurie, Pollakisurie, imperativer Harndrang
• Befunde
- Schmerzhafte Nierenloge (bimanuelle Palpation), Pyurie (sehr häufig), ± Hämaturie

Dg: • Die Diagnose einer Pyelonephritis wird klinisch gestellt (siehe «Klin:»). Eine Urinanalyse (Stix + Klutur) wird in jedem Fall gemacht.
• Weitere Abklärungen (Blutkultur, Bildgebung) wird von Fall zu Fall entschieden.

Hosp: 1. Schwere Pyelonephritis oder Vd. auf Urosepsis
2. Komorbidität (Herz-, Nieren-, Leber- und/oder Ateminsuffizienz, Immunsuppression u.a.)
3. Ältere Patienten
4. Schwangere Patientinnen
5. Ungenügende Compliance
6. Nausea/Erbrechen (Unmöglichkeit, die Medikamenteneinnahme zu gewährleisten)

Lab: • Urin: Bakteriurie, Pyurie, ± Hämaturie
• Blut: Leukozytose, CRP ↑. Das Serumkreatinin bleibt i.d.R. im Normbereich.

Vorg: 1. Urinkultur (ambulante und hospitalisierte Patienten)
2. Blutkulturen bei hospitalisierten Patienten (in 15-20 % der Fälle positiv)
3. Radiologische Bildgebung

    Ind: ■ Symptompersistenz 48-72 h nach adäquater AB-Therapie
       ■ Komplizierte Pyelonephritis (siehe Definition der Risikopatienten, BOX 1)
       ■ Patienten mit Koliken oder mit Vorgeschichte einer Urolithiasis
       ■ Persistierende Hämaturie. ■ Diabetes mellitus. ■ Immunsuppression
       ■ Vorgeschichte urogenitaler Eingriffe. ■ Rezidivierende Pyelonephritis
       ■ Infekt mit einem speziell virulenten Keim. ■ Urosepsis

    Allg: • Zur Verfügung stehende Bildgebungen: Sono, CT, MR, intravenöse Urographie. **Das CT ist der Sonographie überlegen.** Wichtige Diagnosen können im CT gefunden werden, wie z.B.:
- Urogenitale Anomalien; Vorhandensein einer Lithiasis Papillennekrose; Urogenitale Obstruktion; perirenaler/renaler Abszess Infekt mit gas-produzierenden Keimen
• **Das CT ohne Kontrastmittel** ist zur Standard-Bildgebung geworden, um Lithiasen, gas-produzierende Infekte, Blutungen, urogenitale Obstruktionen und Abszesse zu diagnostizieren.
• **Das CT mit Kontrastmittel** ist notwendig, um die renale Perfusion darzustellen. Gesucht werden z.B. Ischämiezonen, welche durch eine massive neutrophile Leukozyteninfiltration zustande kommen.
• **Die Sonographie** (Niere + harnableitende Wege) ist die Bildgebung der Wahl bei Kontrastmittel-Intoleranz oder wenn eine Radiatio nicht indiziert ist (z.B. SS)
• **Das MR** hat keinen signifikanten Vorteil gegenüber dem CT (ausser wenn man der Radiatio und der CT-Kontrastmittel-Intoleranz ausweichen möchte).

4. Urinkontrolle (Kultur) nach erfolgter AB-Therapie

Allg: • Eine Urinkultur ist nicht zwingend, wenn der Patient sehr gut auf die AB-Therapie anspricht und asymptomatisch wird. In allen anderen Fällen wird eine Urinkultur 2 Wochen nach Ende der AB-Therapie empfohlen.

5. Wann soll der Patient einem Urologen überwiesen werden?

Allg: • Bei schlechtem therapeutischem Ansprechen auf die AB-Therapie (< 72 h)
• Bei Symptomrezidiv einer Zystitis oder Pyelonephritis

Kpl: • Peri- oder intrarenaler Abszess
• Papillennekrose (z.B. bei: Harnwegsobstruktion, Diabetes mellitus, Analgetikaabusus)
• Sepsis/septischer Schock, Multiorganversagen
• Akute Niereninsuffizienz

Th: **A. Milde bis mittelschwere, unkomplizierte Pyelonephritis**

Allg: • Patienten mit milder Klinik ohne Risikofaktoren (siehe BOX 1 s. 360), ohne Nausea/Erbrechen und guter Kompliance.
• Häufige Keime:
  - E. coli (75-95 %)
  - Selten andere Enterobacteriaceae (Proteus mirabilis, Klebsiella pneumoniae, Staphylococcus saprophyticus)

Th: • Initial empirische AB-Therapie, dann dem Kulturresultat anpassen

Bsp: 1. Per os (falls angebracht, und KEINE Enterokokken* vermutet werden!)
  - Ciprofloxacin.......................2x 500 mg/d PO x 7 (-10) d
  - Levofloxacin ....1x 750 mg/d PO x 5-7 d

  In folgenden 3 Situationen soll initial mit Ceftriaxon 1 g **IV** begonnen werden:
  • Nausea/Erbrechen
  • Chinolontherapie während der letzten 3 Monate
  • Lokale Chinolon-Resistenzprävalenz > 10 %

  Aufgrund der Antibiotikaresistenz muss für die Wahl der Alternativen AB-Therapie die lokale Resistenzepidemiologie berücksichtigt werden.
  - Amoxicillin/Clavulansäure....3x 1 g/d PO x 10-14 d
  - TMP/SMX ....2x 1 Tabl «FORTE»/d (160mg/800mg) PO x 14 d

2. Parenteral
  - Ciprofloxacin.......................400 mg **IV** ....alle 12 h
  - Levofloxacin ....750 mg **IV** ....alle 24 h
  - Ceftriaxon ....1 g **IV** ....alle 24 h
  - Cefepim ....1 g **IV** ....alle 12 h
  - Ertapenem ....1 g **IV** ....alle 24 h

  Bei Betalaktam-Allergie
  - Ciprofloxacin.......................400 mg **IV** ....alle 12 h
  - Levofloxacin ....750 mg **IV** ....alle 24 h
  - Aztreonam ....1 g **IV** ....alle 8-12 h

B. Schwere, akute, komplizierte Pyelonephritis mit Urosepsis

Allg: • Die Urosepsis ist eine lebensbedrohliche Komplikation einer Infektion der harnableitenden Wege. Eine gleichzeitig bestehende Obstruktion/Stauung der ableitenden Harnwege muss rasch entlastet werden.
• Häufige Keime: idem «unkomplizierte Pyelonephritis», zusätzlich Pseudomonas, Serratia, Providencia species, Enterokokken*, Staphylokokken, Pilze u.a.

Vorg: • Hospitalisierung. Bei nosokomialer Pyelonephritis: ad. Infektio Konsilium.

Th: 1. Allgemeinmassnahmen, siehe Kapitel «Sepsis», s. 36 ff
2. Empirische AB-Therapie 14 d (falls Patient nach 24-48 h afebril ist → PO)
  • Ceftriaxon ....1x 2 g **IV**
  Bei hohem **Pseudomoansrisiko** zusätzlich (bis Kultur vorliegt):
  • Tobramycin ....1x 5 mg/kg/d **IV**

  Bei schwerer Cephalosporinallergie (anaphylaktischer Schock, Bronchospasmus, Gesichts-/Larynxödem):
  • Ciprofloxacin.......................400 mg **IV** ....alle 12 h
  Bei hohem **Pseudomoansrisiko** oder bei **Ceftriaxon Resistenz**, zusätzlich:
  • Gentamicin ....5 mg/kg/d **IV**......alle 24 h

  Bei Niereninsuffizienz, Gentamicin wenn möglich als Einmaldosis veraberichen.

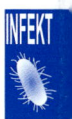
INFEKT

---

* **Enterokokken** sind im Gegensatz zu E. coli oder anderen Enterobacteriaceae oft nicht sehr virulent. Deshalb muss die empirische AB-Therapie die Enterokokken nicht mitbehandeln.
Sobald das Kulturresultat vorliegt, wird die AB-Therapie angepasst. Wenn man weiss, dass der Patient kurz vor der aktuellen Episode einen Enterokokken im Urin hatte, soll dieser mitbehandelt werden (Amoxicillin oder Vancomycin).

Allg: • Infektionswege der Gelenkkontamination:
  - Hämatogen, ausgehend von einer systemischen Infektion (80-90% der Fälle)
  - Osteomyelitis (Durchbruch ins Gelenk)
  - Subkutane Infektion (lymphogene Streuung ins Gelenk)
  - Direktinokulation (iatrogen nach Gelenkpunktion, Arthroskopie, Arthrotomie)
• Häufig isolierte Keime:
  - GRAM-positive Bakterien:
    -- **Staphylococcus aureus** (> 80 %)
    -- Streptococcus sp.
  - Gonokokken (typischerweise handelt es sich um migrierende Polyarthritiden und Tenosynovitiden)
  - Meningokokken
  - Pilze (sehr selten)
  - Tuberkulose (selten; gehäuft bei immunsupprimierten Patienten; ist oft wenig schmerzhaft und lange nicht diagnostiziert)
• Spezielle Keime je nach klinischem Zusammenhang:
  - Nach Arthroskopie: Koagulase-negative Staphylokokken (z.B. Staph. epidermidis, Staph. aureus)
  - Bei **IV**-Drogenabusus: GRAM-negative Keime (hier werden axiale Gelenke, wie z.B. das Sternoklavikular- oder Sterno-manubriumgelenk betroffen)
  - Bei Sichelzellanämie: Salmonellen

Klin: • In ca. 80 % der Fälle handelt es sich um eine Monarthritis.
• Das Gelenk ist überwärmt, sehr schmerzhaftes und gerötet.

> **Für die PRAXIS:**
> • Die septische Arthritis kann sich auch ohne andere infektiösen Symptome auftreten.
> • Vor allem bei Hüft- oder Schultergelenkbefall soll an eine septische Arthritis gedacht werden.

• Die Gelenksmobilität ist aus Schmerzgründen eingeschränkt.
• Fieber ± Schüttelfrost

Dg: • Gelenkpunktion (allenfalls US- oder CT-gesteuert):
  → Leukozyten
    - Je höher die Leukozytenzahlen (> 50'000-150'000/mm³) desto wahrscheinlicher ist die Diagnose einer septischen Arthritis.
  → GRAM-Färbung im Direktuntersuch:
    - Sensitivität 30-50 %; d.h. es gibt 50-70 % falsch negative Resultate.
  → Kultur:
    - Die Kultur ist in den meisten Nicht-Gonokkenarthritis positiv, kann aber auch negativ ausfallen (z.B.: Mykoplasmen).
  → Kristallsuche

Vorg: • Gelenkpunktion

> **Für die PRAXIS:**
> • Die Gelenkpunktion muss VOR der Antibiotika-Gabe durchgeführt werden, ansonsten das Risiko von falsch negativen Kulturresultaten hoch ist.
> • Die Punktion muss durch einen geübten Arzt durchgeführt werden. Diese kann auch ultraschallgesteuert geschehen.

• Blutanalyse
  - BB + Diff., CRP, BSG
  - Blutkulturen (in ca. 50 % der Fälle positiv)
  - Je nach Klinik:
    -- Harnsäure
    -- HIV-Serologie
    -- PCR für Chlamydia, Borrelia burgdorferi u.a.

DD: • Gicht
• Pseudogicht Schub (= symptomatische Form der Chondrokalzinose)
• Reaktive Arthritis
• Wenig wahrscheinlich:
  - Rheumatoide Arthritis
  - LYME-Arthritis

Th: **1. Antibiotika**

> **Für die PRAXIS:**
> • Im Zweifelsfalle muss **jede Monarthritis** als infektiös betrachtet werden.
> • Die Gelenkpunktion ist die erste Abklärung, die sofort durchzuführen ist!
> • Ausser bei künstlichen Gelenken, ist die sofortige Verabreichung einer empirischen AB-Therapie bis zum Erhalt des Resultats der Gelenkflüssigkeit indiziert (ca. 72 h).

| Allg: | • | Die AB-Therapie ist initial **empirisch** bis das AB-gramm zur Verfügung steht. Wenn kein Erreger identifiziert werden kann (klinisch oder im GRAM-Präparat), soll ein Antibiotikum mit guter Wirksamkeit gegen Staphylokokken und Streptokokken begonnen werden. |

Allg: • Die AB-Therapie ist initial **empirisch** bis das AB-gramm zur Verfügung steht. Wenn kein Erreger identifiziert werden kann (klinisch oder im GRAM-Präparat), soll ein Antibiotikum mit guter Wirksamkeit gegen Staphylokokken und Streptokokken begonnen werden.
  • Wichtig sind die lokalen Resistenzen.
Vorg: • AB-Therapie der Wahl (nicht Gonorrhoe)
  - Amoxicillin/Clavulansäure ......3x 2.2 g **IV**
  • Alternative AB-Optionen:
  - Cefuroxim ....3x 1.5 g **IV**
  - Ceftriaxon ....1x 2 g **IV**
  - Clindamycin..........................3x 600 mg **IV**
Bem: • Dauer der AB-Therapie: 14-48 Tage (je nach Erreger)

2. Wiederholte Gelenkpunktionen oder Gelenkdrainage
Allg: • Es gibt keinen Konsens bezüglich der Notwendigkeit von wiederholten Gelenkpunktionen und/oder Gelenkdrainagen.
  • Es stehen verschiedene Therapiemodalitäten zur Verfügung:
  a) Erste Wahl: arthroskopische Drainagen
  b) Nadelaspiration (1 oder mehrere Male; manchmal sind tägliche Aspirationen notwendig)
  - Diese Therapieoption kann akzeptabel sein, wenn der Patient einen guten Verlauf zeigt und man sicher ist, dass wirklich die ALLE Flüssigkeit drainiert wird!
  c) Arthrotomie (offene chirurgische Drainage)

3. Gewichtsentlastung bei Befall der Gelenken der unteren Extremität

4. Physiotherapie
Vorg: • Die passive Mobilisation ist schon ab dem 1. Tag indiziert.
Bem: • Bei schlchtem Verlauf (persistierendem Fieber, Leukozytose), ad.:
  - Bildgebung zum Ausschluss eines Abszesses oder einer Osteomyelitis
  - Ein chirurgisches Debridement durchführen

HAUSINTERNE GUIDELINES

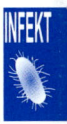
INFEKT

Def: ▪ **Nekrotisierende Fasziitis:** Tiefe Infektion des subkutanen Gewebes mit fortschreitender Nekrose des Fettgewebes und der Faszie. Die darüberliegende Haut kann ausgespart bleiben.

Allg: • Fasziitis = **Infektiöser Notfall** der Weichteile, wobei der Verlauf schnell und fatal sein kann.
• Der ursächliche Keim hängt von der lokalen Flora und der betroffenen Körperregion ab.

Klas: ▪ **Nekrotisierende Fasziitis Typ 1**
Allg: • Es handelt sich um eine polymikrobielle Infektion durch:
- Anaerobe:
-- Bacteroides, Peptostreptococcus spp. u.a.
- Fakultativ anaerobe Bakterien:
-- Streptokokken
-- Enterobacteriaceae (z.B. E.coli, Enterobacter, Klebsiella, Proteus)
• Prädisponierende Faktoren:
- Chirurgische Eingriffe
- Diabetes mellitus
- PAVK
- Kortikoid-Therapie
• Spezialfall: «FOURNIER-Gangrän»
- Die nekrotisierende Fasziitis ist im Genital- und Perineumbereich lokalisiert.

▪ **Nekrotisierende Fasziitis Typ 2 (Streptokokkengangrän)**
Allg: • Dieser Typ von Fasziitis wird durch β-hämolysierende Streptokokken der Gruppe A (Streptococcus pyogenes) verursacht; manchmal in Kombination mit anderen Bakterien (z.B.: Staphylococcus aureus).
• Prädisponierende Faktoren:
- Penetrierende Verletzungen
- Chirurgische Eingriffe
- Varizella
- Kleine Hautverletzungen
- Verbrennungen

Klin: • Allgemeine Symptome/Befunde/Verlauf
- Typisch ist die **rasche Progression der Symptome** mit schweren systemischen Zeichen
- Verminderter Allgemeinzustand, Fieber, Schüttelfrost
- Art. Hypotonie
- Tachykardie
- Bei schlechtem Verlauf: septischer Schock
• Lokale Symptome
- Lokale Schmerzen (disproportioniert im Vergleich zum Hautbefall)
- Oberflächlicher Sensibilitätsverlust
• Lokale Befunde
- Ödem (oft ausgeprägtes Ödem bei sonst verhältnismässig geringen sichtbaren Hautveränderungen)
- Rasche Ausbreitung der Rötung, welche fleckförmig-inhomogen wird und sich dunkelrot bis bläulich-livid verfärbt.
- Blasen und, später im Verlauf, Hautnekrosen

Für die PRAXIS:
Das wichtigste klinische Zeichen, das auf eine nekrotisierende Fasziitis hinweist, sind starke Schmerzen, die «unverhältnismässig» stark erscheinen, in Anbetracht von nur geringen oder sogar fehlenden Hautveränderungen.

Dg: • Die Diagnose wird klinisch («toxischer» Patient, Prä-Schock) und paraklinisch gestellt:
- Leukozytose mit Linksverschiebung

• Die Linksverschiebung bedeutet eine Erhöhung der nicht segmentierten (stabkernigen) Leukozyten. Die Differenzierung zw. den segmentierten und den nicht segmentierten neutrophilen Leukozyten wird mikroskopisch gemacht. Aber sehr oft ist es schwierig, einen segmentierten von einem nicht segmentierten Leukozyten zu unterscheiden, was die Qualität des Resultates negativ beeinflusst.
• Die Linksverschiebung gibt eine qualitative Aussage des Abstriches, welcher zusammen mit den anderen Infektzeichen interpretiert werden soll (z.B.: grobe Granulationen, Basophilie, Vakuolen, diskrete Myelämie)

- CRP ↑
- CK ↑ (kann aber auch normal sein)

A. Hoher Verdacht auf eine Fasziitis
1. Notfallmässige Hospitalisierung (die Prognose hängt vom raschen Débridement ab!!!)
2. **KEINE ZEIT VERLIEREN!** Sofortige chirurgische Exploration/Débridement (es darf keine Zeit für bildgebende Untersuchungen verschwendet werden):
   → Tiefe Hautbiopsie: GRAM-Präparat und Bakterien-Kultur
   → Blutkulturen

B. Unklarer Fall bei stabilen Patienten
- MR = Untersuchung der Wahl

1. Nekrotisierende Fasziitis → Notfallmässiger chirurgischer Eingriff
- Sofortiges Débridement mit:
  - Fasziotomie
  - Vollständigem Entfernen des nekrotischen Gewebes
  - Vollständigem Entfernen der nekrotischen Faszie
- Nach 24 h: Zweite Operation (Vervollständigung des initialen Débridement)

2. Volumensubstitution und intensiv-medizinische Überwachung.

3. Empirische Antibiotika-Therapie
I. Ohne Verdacht auf MRSA
   - Imipenem/Cilastatin ....4x 500 mg/d **IV** + Clindamycin ....3x 900 mg/d **IV**
   - Piperacillin/Tazobactam ....3x 4.5 g/d **IV**   + Clindamycin ....3x 900 mg/d **IV**
   - Meropenem ....3x 1 g/d **IV**
II. Verdacht auf MRSA
   - Zusätzlich: Vancomycin ....2x 1 g/d **IV**

4. Immunglobuline
- Derma/Infektio-Konsilium:
  - Indikation der Immunglobuline evaluieren (die Wirksamkeit ist kontrovers)
- Beispiele:
  - REDIMUNE®, OCTAGAM®
- Dosierung:
  - Tag 1 ....1 g/Kg **IV**
  - Tag 2 und 3 ......0.5 g/Kg **IV**

SEHR WICHTIG...... *für das Leben des Arztes und das Überleben des Patienten!*

- **Eine nekrotisierende Fasziitis ist immer lebensbedrohlich!!**
- **ALLE Patienten müssen IMMER so schnell wie möglich OPERIERT werden!!**
- **Selbst bei sogenannt «milden» Formen darf mit dem chirurgischen Eingriff NICHT zugewartet werden, denn die Patienten müssen eben operiert werden, wenn sie noch operabel sind!!!**
- **Die Schwierigkeit ist, sich selber und die Chirurgen zu überzeugen, dass man operieren muss (v.a. wenn man die Krankheit nie gesehen hat). Die Verzögerungen, die dadurch entstehen, haben aber gravierende/tödliche Folgen!**

INFEKT

HAUSINTERNE GUIDELINES

Def:
- Fieber, Unwohlsein, Kopfschmerzen oder Wärme-/Kältegefühl bei Rückkehr von einem tropischen oder subtropischen Aufenthalt.

Fieber bei Rückkehr von einer tropischen Reise oder bei Migranten

Klinik, welche eine SOFORTIGE Untersuchung verlangt

- Schlechter Allgemeinzustand
- Benommenheit
- Bewusstseinsstörung
- Meningismus (Nackensteife)
- ± Photo-, Phonophobie
- Petechien oder andere Blutungszeichen

DD:
- Schwere Malaria
- Hämorrhagisches virales Fieber
- Hämorrhagische Dengue
- Typhus Fieber
- Bakterielle Meningitis
- Meningokokken Bakteriämie
- Rickettsiose

nein ─────────────── ja

www.fevertravel.ch

Kommt die Malaria im visitierten Land vor?

SOFORTIGE Massnahmen
- Isolierung falls notwendig
- Intensive Überwachung
- Je nach Fall: Antimalaria-Mittel ± AB-Therapie

ja ───── nein

1. Malaria Schnelltest
2. «Dicker Tropfen» und/oder dünner Ausstrich
3. Grosses Blutbild

Ist mindestens 1 Malaria-Test positiv?

ja ─── nein

Evaluieren
- Ist eine Hospitalisierung notwendig?
- Therapie

Labor wiederholen
- Schnelltest und:
- «Dicker Tropfen» und/oder Ausstrich alle 6-24 h (≥ 2x)

Abklärungen
- Grosses Blutbild
- Blutkulturen
- HIV Serologie
- Serumröhrchen in Reserve

Therapie folgender mutmasslichen Pathologien in Betracht ziehen
- Typhusfieber, bakterielle Gastroenteritis
- Rickettsiose/Leptospirose
- KATAYAMA Fieber (Schistosomiase)

Abklärungen je nach Anamnese und Klinik

Diagnostische Tests (z.B. Serologien) sind nur in folgenden Situationen notwendig (aber immer 0-Serum aufbewahren):
- Vorhandensein der gesuchten Krankheit im besuchten Land
- Übereinstimmung der Inkubationszeit des gesuchten Keims mit der Zeitspanne zwischen der Reise (Abflug/Rückkehr) und den Symptomen
- Gute Sensitivität der Serologie in Bezug auf die Dauer der Symptome.
  Beispiele: - Dengue: > 5 Tage; Leptospirose: > 7 Tage
              - Rickettsiose: sinnlos in der Akutphase zu bestimmen!

Algorithmus: Fieber bei Rückkehr von einer Reise oder Fieber bei Migranten. [nach J Travel Med 2003;10 Suppl.2:S25]

Klin:
- **Neurologische, neuropsychische und/oder meningeale Befunde**
  - Malaria
  - Arbovirose (z.B. Dengue, Gelbfieber, Japan-Enzephalitis, Hantavirus, West-Nil-Virus)
  - Meningitis
  - Typhus
  - Afrikanische Trypanosomose (durch Tse-Tse-Fliege übertragen)
  - HIV
  - Rabies
  - Leptospirose
- **Diarrhoe mit/bei**
  - Malaria
  - Salmonellose
  - Shigellose
  - Campylobacter
  - Rotavirus
  - Trichinose
  - Amöben
- **Ikterus**
  - Malaria
  - Virale Hepatitis
  - Leberamöbenabszess
  - Gelbfieber
  - Iktero-hämorrhagische Leptospirose
- **Lymphadenopathie**
  - Mononukleose-Syndrom (HIV, EBV, CMV)
  - Lymphatische Filariose (*Wuchereria bancrofti, Filaroidea*)
  - Viszerale Leishmaniose
  - Afrikanische Trypanosomose (durch Tse-Tse-Fliege übertragen)
  - Pest
  - Dengue
- **Splenomegalie**
  - Malaria
  - Borreliose (LYME)
  - Typhus
  - Viszerale Leishmaniose
  - Dengue
  - Leptospirose
- **Hepatomegalie**
  - Virale Hepatitis
  - Leberamöbenabszess
- **Hauteffloreszenzen**
  - Arbovirose (Hauteruption)
  - Rickettsiose (Hauteruption/en, Dekubitus)
  - Afrikanische Trypanosomose (Inokulationschagom, Pruritus, Ödeme)
  - Lymphatische Filariose im Invasionsstadium (Lymphangitis)
  - Bilharziose (Pruritus, Urtikaria)
  - Trichinose (Gesichtsödem)
  - Typhus (*rose spots*)
  - Meningokokkensepsis (makulärer Rash, Petechien)
  - Medikamentöse Reaktion
  - Leptospirose (Petechien)
- **Blutungen**
  - Arbovirose (z.B. Dengue, Gelbfieber, Japan-Enzephalitis, Hantavirus)
  - Afrikanisches hämorrhagisches Fieber
  - Iktero-hämorrhagische Leptospirose
  - Fulminante Hepatitis

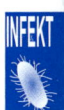

INFEKT

Postexpositionsprophylaxe (PEP): HIV — Hepatitis B — Hepatitis C

Vorg: • **Lokale Sofortbehandlung** der betroffenen Kontakregion (betrifft alle 3 Viren):
- Die verletzte Stelle mit Seife und Wasser reinigen und desinfizieren.
- Exponierte Schleimhäute unter laufendem Wasser ohne Druck während 5 min spülen.

• Wenn der «Quellpatient» das serologische Screening verweigert, stützt sich das Vorgehen bezüglich PEP gegen HIV und HBV bei der exponierten Person auf die Einschätzung der Wahrscheinlichkeit des Vorliegens einer entsprechenden Infektion beim Quellpatienten ab. Im Zweifelsfall wird der exponierten Person eine PEP vorgeschlagen.

• <u>Risikofaktoren für die Virusübertragung</u>
- Kontakt mit infektiösen Flüssigkeiten:
  -- Sperma, Vaginalsekretionen
  -- Liquor, Synovia
  - Aszites, Perikardflüssigkeit
  -- Amnionflüssigkeit
- Tiefe Wunde
- Sichtbares Blut auf dem Gegenstand, der die Verletzung verursacht hat.
- Der Gegenstand, der die Verletzung verursacht hat, war in Kontakt mit einem Blutgefäss des Quellpatienten.
- Der Indexpatient ist im Endstadium der AIDS-Krankheit.
- Quellpatient hat:
  -- Hoher Virusload
  -- HIV-Primoinfketion
  -- AIDS
- Quellpatient hat folgende positive serologische Resultate:
  -- HBs Antigen
  -- Anti-HC Antikörper
  -- Anti-HIV Antikörper

• **Analysen bei akzidentellem Kontakt** (siehe hausinterne Guidelines)

I. Beim Quellpatient durchzuführende Analysen nach Exposition

- **HIV** ....HIV 1 und 2 Antikörper, p24-Antigen
- **Hepatitis B** ....HBs Antigen, Anti-HBc Antikörper
- **Hepatitis C** ....Anti-HCV Antikörper. Die Virämie (HCV-RNA) kann in folgdenden Situationen zusätzlich bestimmt werden:
  - Bei positiven Anti-HCV Antikörpern
  - Verdacht auf kürzlich erworbene Hepatitis C

II. Bei der exponierten Person («Ofpfer») durchzuführende Analysen

Je nach Situation kann die untenstehende Serologieparameter bestimmt werden, oder man kann ein «Nullserum» abzunehmen und dies in Reserve zu behalten, wenn die Resultate des Quellpatienten «positiv» heraus kommen. Diese beiden Optionen sollen mit der exponierten Person besprochen werden.

- **HIV** ....Anticorps HIV 1 und 2 Antikörper. Hier 2 Möglichkeiten:
  - Schnelltest mit Resultat in 1-2 h
  - Serologischer Test mit Resultat in 24 h
- **Hepatitis B** ....HBs Antigen, Anti-HBc Antikörper, Anti-HBs Antikörper (zur Evaluirung des Impfstatus bei der geimpften Person)
- **Hepatitis C** ....Anti-HCV Antikörper, ALAT

Tabelle 1: Durchzuführende Analysen nach akzidentellem Kontakt.

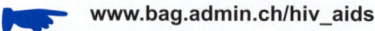 **www.bag.admin.ch/hiv_aids**

SCHMERZEN
PHARMAKOLOGIE

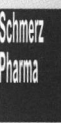

Schmerz
Pharma

(angepasst nach: WHO, 1986)

3. Stufe

2. Stufe

| Starke Opioide | + NSAR, Paracetamol
± Ko-Analgetika, S. 371 |

Schwache Opioide + NSAR, Paracetamol ± Ko-Analgetika, S. 371

1. Stufe

| Nicht Opioide | + **NSAR (inkl. Anti-COX 2) ± Paracetamol**
± Ko-Analgetika, S. 371 |

1. Stufe (→ Therapie milder Schmerzen): **NSAR ± Paracetamol**

Beispiele	Dosis (PO)		Maximaldosis/24 h
• ASPIRIN®	500-1000 mg	alle 4-6 h	4000 mg
• Mefenaminsäure	250-500 mg	alle 6-8 h	1500 mg
• Diclofenac	25-50 mg	alle 8 h	150 mg
• Ibuprofen	200-400 mg	alle 4-6 h	2400 mg
• Indomtacin	25-50 mg	alle 8-12 h	200 mg
• Celeoxib	100-200 mg	alle 12 h	400 mg
• Etoricoxib	30 mg	alle 24 h	60 mg
• Nimesulid	100 mg	alle 12-24 h	200 mg
• **Paracetamol**	500-1000 mg alle 4-6 h		4000 mg

2. Stufe (→ Therapie der mittelstarken/starken Schmerzen): **Schwache Opioide**

Beispiele	Administrationsmodus	Dosis/24 h
• Codein, S. 376	PO	2-3x 25-50 mg
• Tramadol	S. 376	S. 376
• Dihydrocodein(-on)	PO	25-50 mg alle 8 h

3. Stufe (→ Therapie der starken Schmerzen): **Starke Opioide**

Beispiele	Administrationsmodus	Dosis/24 h	
• Pethidin	S. 378	S. 378	
• Morphin	PO, **IM, SC, IV**, S. 375	S. 375	
• Hydrocodon	PO	5 mg alle 6-12 h; max. 50 mg	
• Hydromorphon	PO (Retard/nicht Retardformen)	Nicht-retard	1.3-2.6 mg alle 4-6 h (evtl. Initialdosis 4-8 mg)
		Retard:	alle 12 h
• Oxycodon	PO (Retard/nicht Retardformen), IR	Nicht-retard:	5-10 mg alle 6 h, dann ↑
		Retard:	3-30 mg alle 12 h
• Oxycodon/Naloxon	PO (Retard)	Retard:	max. 40/20 mg/d (in 2x/d)
• Buprenorphin	SUBL, **IM, IV**	SUBL:	0.4 mg 1 6-8 h
		IM, IV:	0.3-0.6 mg alle 6-8 h
	Patch (transkutan)	S. 374	
• Fentanyl	PO, **IV**, S. 377	S. 377	
• Nalbuphin	**SC, IM, IV**	10-20 mg (0.15-0.30 mg/kg) alle 3-6 h nach Bedarf; max. 160 mg/24 h	

■ **Schmerzen infolge Neoplasie: adjuvante Therapie** (abgesehen von der 3-Stufentherapie)

I. Unspezifische Substanzen
- Kortikoide:
  -- Betamethason, Dexamethason, Prednison, Methylprednisolon
- Antidepressiva:
  -- Trizyklisch ....Amitriptylin, Clomipramin, Desipramin, Nortriptylin*
  -- Andere ....Duloxetin, Venlafaxin, Paroxetin, Citalopram, Escitalopram
- Zentrale α-2 Agonisten:
  -- Tizanidin, Clonidin

II. Krebs und neurogene Schwerzen
- Siehe auch «Unspezifische Substanzen (oben)
- Antiepileptika:
  -- Gabapentin, Pregabalin, Valproat, Phenytoin, Carbamazepin, Oxcarbazepin, Topiramat, Lamotrigin, Tiagabin
- Lacosamid (Modulator der Natriumkanäle)
- Lidocain **IV** (Natriumkanalblocker), Mexiletin (in der CH nicht erhältlich)
- Clonazepam (agoniste GABA$_A$)
- Baclofen (GABA$_B$ Agonist)

III. Krebs und Knochenschmerzen
- Osteoklastenhemmer:
  -- Calcitonin
  -- Bisphosphonate
- Rx-Therapie (Strontium-89, Samarium-153) + NSAR und Kortikoide

IV. Krebs und Schmerzen infolge intestinaler Obstruktion
- Anticolingergika: Atropin, Scopolamin und Glycopyrrolat (beide in der CH nicht erhältlich)
- Octreotid (+ Kortikoide)

■ **Neurogene Schmerzen** (siehe auch Kapitel S. 382)

I. Antidepressiva (siehe Kapitel oben)
II. Antiepileptika
- Gabapentin
- Pregabalin
  - Ind: • Neurogene Schmerzen:
    a) Peripher (z.B. diabetische Polyneuropathie, postherpetische Neuralgie)
    b) Zentral (z.B. Rückenmarksverletzung
    • Gewisse Formen von therapieresistenten Epilepsien
    • Generalisierte Angststörungen
  - Bem: • In den USA ist Pregabalin auch bei Fibromyalgie zugelassen.

III. Myorelaxantien, Spasmolytika
- Baclofen
- Tizanidin
- Tolperison
- Diazepam
- Butylscopolamin
- Clonidin (zentraler α 2-Agonist)
- Cyclobenzaprin (in der CH nicht erhältlich)

IV. Anesthetika und sonstige Analgetika
- Clonazepam
- Ketamin
- Lidocain
- Mexiletin (in der CH nicht erhältlich)
- Lokale Mittel: Capsaicin (in der CH nicht erhältlich), Lidocain Patch
- Dextromethorphan

V. Refraktäre Knochenschmerzen
- Neuroleptika (z.B.: Haloperidol, Levomepromazin)

■ **Knochenschmerzen** (siehe auch Kapitel S. 380)

• Siehe «Schmerzen infolge einer Neoplasie» oben

■ **Schmerzen infolge intestinaler Obstruktion (Ileus, Subileus)**

• Anticholinergika:
  - Glycopyrrolat (in der CH nicht erhältlich)
  - Scopolamin (in der CH nicht erhältlich)
• Octreotid, S. 384, 388

Schmerz
Pharma

Behandlung der Schmerzen: praktische Ratschläge

Nicht steroidale Antirheumatika (NSAR)

* Es sollen **nicht 2 NSAR** gleichzeitig verabreicht werden. Ausser verstärkten NW ist kein additiv analgetischer Effekt zu verzeichnen.

* Die Kombination von Paracetamol + NSAR ist sinnvoll (Synergismus); Paracetamol wirkt v.a. zentral und die NSAR wirken v.a. peripher.

Opioide

* Bei ca. **10 % der Bevölkerung zeigt Codein keine analgetische Wirkung** (Fehlen der Enzyme, welche Codein zum aktiven Morphin metabolisieren)!

* Die Wirkungsstärke des Opioids soll der Schmerzintensität entsprechen. Ko-Analgetika sind sehr nützlich (additive oder sogar synergistische Wirkung)!

* KEINE Retardformen/Langzeitpräparate einsetzen während der Phase der Dosisanpassung.

* Um ein Opioid gut zu titrieren, wird mit einem Kurzzeit wirksamen Morphin begonnen.
  Bsp: Morphin- oder Tramal-Lösung. Diese galenischen Formen wirkung ca. 4 h. Wenn die Schmerzen gut kontrolliert sind, kann allenfalls auf eine Retardform gewechselt werden (gleiche Dosis/24 h wie die Kurzzeit wirkende Form/24 h).

* Chronische Schmerzen: Die Opioide sollen in **regelmässigen Intervallen** verabreicht werden, welche der Wirkungsdauer des entsprechenden Medikamentes angepasst wird.
  Bsp : Morphin-Lösung **alle 4 h** (und nicht 6x/d). Bei Nichtansprechen soll **zuerst die Dosierung erhöht werden**, bevor das Einnahmeintervall verkürzt wird.

* Der Patient muss immer eine **Reservedosis** (schnellwirkende Form!) zur Verfügung haben, wobei diese ca. 15 % der totalen täglichen Dosis entsprechen soll.

* **«Zwischendosis»**. Wenn die Einnahme der **Regulärdosen** analgetisch ungenügend sind, müssen zusätzliche Opioid Dosen, welche man «Zwischendosen» nennt, verabreicht werden. Diese entsprechen **10 %** der totalen Tagesdosis. Wenn mehr als 3 «Zwischendosen/24 h» nötig sind, soll die Regulärdosis erhöht werden.
  Bsp: Regulärdosis (schnellwirkend): SEVREDOL® 30 mg alle 4 h
  Zwischendosis (schnellwirkend): SEVREDOL® 10-20 mg bei Bedarf zw. Regulärdosen
  oder:
  Regulärdosis (Retardform): MST® Continus® 120 mg alle 12 h
  Zwischendosis (schnellwirkend): SEVREDOL® 20-30 mg bei Bedarf alle 1-2 h,
  max. 3 aufeinander folgende Zwischendosen.

* Bei persistierenden Schmerzen sollen schwache Opioide (z.B. Codein) nicht unnötig langfristig verabreicht werden!

* **Die orale und transdermale Formen sollen der parenteralen Gabe bevorzugt werden**. Die **IV**-Gabe gilt als letzte Variante (sie hat mehr NW).

* Eine **doppelte Abenddosis** kann ein Aufwachen infolge Nachtschmerz verhindern. Als Alternative kann dem Patienten eine «Nachtdosis» in Reserve (Nachttisch) abgegeben werden.

* **Obstipation**: Opioide (auch «schwache» Formen) haben praktisch immer eine Obstipation zur Folge (Peristaltik ↓), welche während der Behandlungsdauer persistiert. Deshalb MUSS bei Beginn der Opioidtherapie ein Laxativum verschrieben werden.
  Bsp: • Lactitol IMPORTAL® Lösung (667 mg/mL), Beutel 10 g: 30 mL (oder 20 g) während des Morgen- oder Nachtessens
  • Lactulose + Galactose + Lactose DUPHALAC® Sirup: 15-45 mL 1x am Morgen

* **Nausea/Erbrechen**: Häufig (initial bis zu 30 %), aber nach 3-10 Tagen Behandlung beobachtet man eine Verminderung dieser NW und die Antiemetika können abgesetzt werden. Das beste Antiemetikum ist dasjenige, welches die Ursache der Nausea behandelt.

* Die Kombination von **2 Opioiden** ist nicht sinnvoll (fehlende additive Wirkung und verstärkte NW)! Beispiel einer ungünstigen Kombination: Fentanyl DUROGESIC®Matrix + Morphin (<u>Ausnahme</u>: Morphin Tropfen; diese sind bei akuten Schmerzen oft schmerzlindernd).

* Beim **Wechsel eines Opioides** soll die äquianalgetische Dosierung bestimmt werden (S. 374). Wenn der Patient mit der ursprünglichen Schmerztherapie gut eingestellt ist, sollen initial **50-75 % der berechneten Dosis des neuen Opioides** eingesetzt werden, denn die Verträglichkeit der Opioide ist nicht vollständig gekreuzt).

Kortikoide

Ind: • Dexamethason (ist als Kortikoid das Ko-Analgetikum der Wahl):
    1. Knochenschmerzen, nach Misserfolg mit den NSAR. Bei ungenügender Wirksamkeit werden Kortikoide mit Opioiden kombiniert verabreicht.
    2. Hirndruck (infolge Hirnödem):
       a) Gute Evidenz   • Neoplasie (primär oder sekundär)
       b) Akzeptable Evidenz   • Subarachnoidalblutung (von Fall zu Fall entscheiden)
       c) <u>Keine</u> Indikation (!)   • SHT, Hirnparenchymblutung, hepatische Enzephalopathie
    3. Akutes Abdomen bei Peritonealkarzinose
    4. Medulläre Infiltration oder neurogene Schmerzen
    5. Dyspnoe bei Lymphangitis carcinomatosa
    6. Dyspnoe bei sekundärer Kompression infolge bronchialer Massen

Bem: • 80 % der Patienten entwickeln einen Mundsoor unter Kortikoidtherapie. Deshalb wird eine präventive mykostatische Behandlung empfohlen:
    - Fluconazol DIFLUCAN® Pulver für orale Suspension 50 mg/5 mL (direkt schlucken; diese Suspension hat keine lokale Wirkung): 1-2x 50 mg/d
    - Nystatin MYCOSTATIN® orale Suspension 100'000 E/mL (die Lösung im Mund mit der Zunge verteilen, dann schlucken; die Lösung hat ausschliesslich eine lokale Wirkung):
      -- Orale Candidose ....4x 1 mL/d
      -- Ösophageale/intestinale Candidose ......3x 5-10 mL/d

Protokoll für eine Palliativtherapie bei terminalen Patienten

Allg: <u>Voraussetzungen für eine Palliativtherapie</u>
    1. Schwerwiegende medizinische Situation, irreversibel oder falls reversibel, mit für den Patienten inakzeptablen Konsequenzen.
    2. Der Patient muss über die Palliativtherapie informiert und einverstanden sein. Wenn der Patient nicht mehr dazu in der Lage ist, tritt sein gesetzlicher Vertreter dafür ein.
    3. Folgende Personen können bei Bedarf konsultiert werden: Famille, ethisches Komitee.
    4. Alle diagnostischen Abklärungen inkl. Blutentnahmen sollen gestoppt werden.
    5. Alle «kurativen» Interventionen sollen gestoppt werden, mit Ausnahme von denjenigen, die eine Schmerzlinderung oder eine Verbesserung des Komforts bringen würden und bei Fehlen einer Alternativtherapie.
    6. Es gibt keine «Rezepte» bezüglich der Palliativtherapie.
    Das einzige was sicher ist: **DER PATIENT IST KÖNIG...bis am Schluss**!

Morphin	IV	Titrieren: 1-1.5 mg/h **IV**; bei Bedarf, alle 30 min um 25 % erhöhen

	SC	Die Dosis hängt von den vorher eingesetzten oralen Morphinderivaten ab:
		• Vorher: 0-10 mg Morphin PO
		  → 10 mg **SC**
		• Vorher: 11-30 mg Morphin PO
		  → 15 mg **SC**
		• Vorher: > 30 mg Morphin PO
		  → 50 % de la posologie, dose max. 50 mg **SC**

± **Midazolam**	IV	0.1 mg/kg/h **IV**, bei Bedarf alle 30 min um 25 % erhöhen
	SC	5-15 mg, dann bei Bedarf erhöhen
± **Propofol**	IV	Bei refraktären Schmerzen: 100-150 µg/kg/h (4-12 mg/h **IV** kont)
± **Atropin**	SC	Bei Bronchialsekreten: 0.5 mg **SC** alle 6 h

Schmerz
Pharma

    7. Hydratation
    - 1. Wahl: <u>orale</u> Hydratation! Eine parenterale Hydratation ist zu vermeiden (Agonieverlängerung)!
    - Was? Wieviel? → Der Patient bestimmt das Getränk und die Menge selbst!
    - Die Mundhygiene soll gefördert werden (z.B. Glycerin-Stäbchen), welche das Durstgefühl vermindern!
    8. Bei intubierten Patienten kann in der Mehrzahl der Fälle eine vollständige Befreiung vom Respirator stattfinden: Verminderung von: FiO_2 zu 0.21, Atemzugvolumen und Atemfrequenz, dann umstellen auf das T-Stück, dann extubieren.

Allg:
- Die Opioide wirken zentral **analgetisch** und **antitussiv** (auf verschiedene Rezeptoren).
- Die analgetische Wirkung geschieht durch die Interaktion mit zentralen Rezeptoren (μ, κ und δ)
- Man unterscheidet 3 Typen von Opioiden (siehe auch Tabelle unten):
  1. **Agonisten**
  2. **Partielle Agonisten-Antagonisten**
  3. **Antagonisten**
- Eigenschaften der Opioidrezeptoren
  - μ Rezeptoren
    - μ1 ....Supraspinale Analgesie, Bradykardie, Somnolenz/Sedation
    - μ2 ....Atemdepression, körperliche Abhängigkeit, Euphorie
  - Kappa Rezeptoren ......Supraspinale Analgesie, Bradykardie, Somnolenz/Sedation
  - Delta Rezeptoren: ....Supraspinale Analgesie, Bradykardie
- Alle Opioide induzieren eine unterschiedlich ausgeprägte Tachyphylaxie und Abhängigkeit.
- Die Kombination «Agonist + partieller Agonist-Antagonist» wird <u>nicht empfohlen</u>:
  - Veminderte analgetische Wirkung
  - Entzugsrisiko!

Äquianalgetische Dosierungen (Referenz: 10 mg Morphin **IM**)

OPIOID AGONISTEN   **ÄAD [mg]**

- Morphin ....**IM, SC, IV** 10
  -   PO..30
- Sufentanyl ....**IV**, epidural...............................0.01-0.04
- Alfentanil ....**IV** 0.4-0.8
- Fentanyl ....PO 0.1-.02
  -   **IM**..0.1-0.2
  -   **IV**..0.4-0.8
- Methadon ....PO 1
- Hydrocodon......................PO 2
- Hydromorphon ....PO 5
  -   **SC, IM, IV*** 2
- Oxycodon ....PO 15
- Dihydrocodein(-on) ....PO 20-30
- Pethidin ....PO 300
  -   **SC, IM, IV** 75
- Codein...............................PO 200
  -   **SC/IM** 120
- Tramadol ....PO, **SC, IM, IV** 100-200
- Dextro-(Propoxyphen)........PO ....non specifiee

OPIOID AGONISTEN-ANTAGONISTEN   **ÄAD**

- Buprenorphin¥ ....SUBL, **SC, IM, IV** 0.3
- Nalbuphin ....**SC, IM, IV** 10

OPIOID ANTAGONIST

- Naloxon ....**IV, IM, SC**

Tabelle 1: Äquianalgetische Dosierungen einiger Opioide.   ÄAD = Äquianalgetische Dosis

Adot:
- Naloxon (Dosierung s. 379)

Bem:
- Die Kombinationstherapie von «Buprenorphin + Naloxon» kann als Substitutionstherapie bei Opioidabhängigkeit in folgenden Situationen eingesetzt weden:
  - Therapiemisserfolg mit Methadon, Methadon-Intoleranz oder -Kontraindikation
  - Kein «Methadon-Programm» vorhanden.

¥ Buprenorphin (partieller Agonist/Antagonist). Äquianalgetische Dosierungen, verglichen mit Morphin PO:
- TEMGESIC® 0.2 mg ≅ 10 mg Morphin
- TRANSTEC® 35 μg/h ≅ 30-60 mg Morphin
  - 52.5 μg/h ≅ 90 mg Morphin
  - 70 μg/h ≅ 120 mg Morphin

Die Applikationsdauer eines Patchs beträgt 72 h. **WICHTIG**: Die analgetische Wirkung tritt erst im Verlauf der ersten 24 Stunden ein!

Morphin

Allg: • HWZ: 2-4 h
• Wirkungsdauer: 2-8 h
• Schwache orale Bioverfügbarkeit (25-50 %)
• Metabolismus (v.a. hepatisch) und Elimination:
  - <u>Hepatische Metaboliten</u> (durch Glukurokonjugierung):
    Eine Leberinsuffizienz kann die orale Bioverfügbarkeit von Morphin erhöhen, wobei
    deren Clearance dabei nicht stark beeinflusst wird. Eine Dosisanpassung (nach unten)
    ist deshalb nur bei schwergradiger Leberinsuffizienz notwendig.
  - <u>Renale Elimination</u>
    Die Niere eliminiert verschiedene Metaboliten von Morphin, weshalb bei Niereninsuffizi-
    enz schon kurzfristig (24-48 h) eine Akkumulation stattfinden kann!
    Hier einige Beispiele von Morphin-Metaboliten und deren Eigenschaften:
    -- Morphin-3 Glukuronid • Verwirrtheitszustand, Agitation, Halluzination
                             • Myoklonie, Konvulsion, Koma
                             • Hyperalgie
    -- Morphin-6 Glukuronid • Sedation, Nausea
                             • Atemdepression, Koma
                             • Analgesie

■ **Eigenschaften und Nebenwirkungen von Morphin**
• **Analgesie**
  - *Mechanismus*: Zentrale Wirkung durch Agonismus auf die μ-, κ- und δ-Rezeptoren
• **Obstipation**
  - *Mechanismus*: Peristaltik ↓
• **Nausea/Erbrechen**
  - *Mechanismus*: Stimulation der Chemorezeptorentrigger Zone (Brechzentrum)
  - Oft wird nach 3-10 d Therapie eine Toleranz beobachtet.
• **Art. Hypotonie**
  - *Mechanismus*: Induktion einer Vasoplegie
• **Atemdepression**
  - *Mechanismus*: Verminderung der Sensitivität der atemstimulierenden Hyperkapnie
• **Cholestase**
  - *Mechanismus*: Erhöhung des ODDI-Sphinktertonus
  - 10 mg Morphin SC erhöhen den ODDI-Sphinktertonus nach 15 min (während 2 h).
  - Andere Opioide (z.B. Fentanyl) oder Agonist-Antagonisten (Buprenorphin,
    Nalbuphin) sind weniger spasmogen.
• **Wasserretention**
  - *Mechanismus*: ADH ↑
  - Risiko eines SIADH mit Hyponatriämie
• **Harnverhalten**
  - *Mechanismus*: Erhöhung des vesikalen Sphinktertonus
• **Pruritus**
  - *Mechanismus*: Freisetzung von Histamin und Serotonin (wahrscheinlich nicht über
    die Opioid-Rezeptoren)
  - Therapeutisch soll ein Wechsel des Opioides vorgenommen werden. Die H1-
    Antihistaminika sind deshalb unwirksam.
  - Der Pruritus ist eine seltene NW (tritt auf, v.a. wenn Morphin oral eingenommen
    wird).
  - Der Pruritus beschränkt sich oft auf das Gesicht, die Nasenflügel und den Brustkorb.
• **Miosis**
  - *Mechanismus*: Steigerung der Aktivität des N. oculomotorius
• Sonstige NW von Morphin
  - Profuse und nächtliche Schweissausbrüche
  - Aus dem Schlaf aufschrecken
  - Verwirrtheitszustand
  - Halluzinationen, Alpträume (bei hohen Dosierungen, bei älteren Patienten)
  - Myoklonien

Bem: • Die Retardformen der Opioide sind in folgenden Situationen <u>nicht</u> indiziert:
  a) Zu Beginn einer analgetischen Therapie
  b) Akute Schmerzen
  c) Fluktuierende Schmerzen

Adot: • Naloxon, S. 379

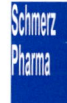

Schmerz
Pharma

Allg: Eigenschaften
1. Analgesie
   - Codein wird zu 10 % in Morphin metabolisiert, was die analgetische Wirkung erklärt.
   - 10 % der Bevölkerung verfügen aber nicht über das Enzym, welches Codein in Morphin umwandelt (hier hat Codein keine analgetische Wirkung).
   - Die analgetische Wirkung steigt bei Dosierungen > 90-120 mg alle 4 h nicht weiter an («Plateau-Effekt»).
   - Codein hat eine 10x schwächere Wirkung als Morphin.
2. Antitussive Wirkung
   - Die antitussive Wirkung des Codeins kommt infolge Agonisierung zentraler Rezeptoren zustande (andere als μ, κ oder δ).

Bsp: • **Codein** PO (die parenteralen Formen **SC, IM** und **IV** sind in der CH nicht erhältlich)

CODEIN Knoll®	Tabl 50 mg	2-3x 25-50 mg/d
• **Dihydrocodein**		
CODICONTIN®	Tabl ret 60, 90, 120 mg	60-120 mg 1-2x/d
PARACODIN®	Trpf	3x 25-35 Trpf/d
• **Codein + Paracetamol**	Codein/Paracetamol	
CO-DAFALGAN®	30 mg/500 mg	1-3x 1-2 Tabl/d (oder Brstabl)
• **Hydrocodon** (= Dihydrocodeinon)		
DIHYDROCODEINON®	Tabl 5, 10 mg	1-2x 5 mg/d
HYDROCODEINON®	Trinklösung	2-3x 5 mg (20 Trpf = 5 mg/1 mL)

Adot: • Naloxon, siehe S. 379

Allg: • Eigenschaften
   - Zentralwirkendes Analgetikum, natürliches Opioid. Sein Hauptmetabolit (O-Desmethyl-Tramadol) ist ein nicht-selektiver, reiner μ-, γ- und κ-Rezeptoren-Agonist mit grosser Affinität zu den μ-Rezeptoren.
   - Hemmung der neuronalen Wiederaufnahme von Noradrenalin
   - Verstärkung der Serotonin-Freisetzung
• Orale Bioverfügbarkeit: ca. 70 % (intrarektal: 80 %)
• Wirkungsbeginn und Wirkungsdauer:
   - PO: ....15 min (W'dauer: 4-6 h)
   - IV: ....1-2 min (W'dauer: 2-3 h)
   - SC/IM......pas de donnees (W'dauer: 2-3 h)
• Eliminations-HWZ: 6 h (8 h für den Metaboliten O-Desmethyl-Tramadol)
• Tramadol ist 5-10x weniger potent als Morphin (50 mg Tramadol $\cong$ 5-10 mg Morphin).

NW: • Siehe Morphin (S. 375). Tramadol ist aber besser verträglich als Morphin:
   - Tramadol zeigt keine atemdepressive Wirkung unter Standard-Dosierungen.
   - Tramadol besitzt nur geringe kardiovaskuläre NW.

Dos: • PO ....Schnellwirkung: 50-100 mg alle 4-6 h
            Retardformen: 1-2x 150-20 mg (max. 400 mg/24 h; ältere Patienten 300 mg)
   • SC, IM ....100 mg alle 4-6 h
   • IV ....50-100 mg (über 2-3 min); bei Bedarf nach 10-20 min wiederholen.
            Maximaldosis: 250 mg 1. Stunde und 600 mg/24 h

Adot: • Naloxon, S. 379

Fentanyl

Allg:
- Zentral wirkendes narkotisches/analgetisches Opioid (Agonist der zentralen µ-Rezeptoren)
- Plasma-HWZ: 3-4 h
- Eigenschaften:
  - Siehe Morphin, S. 375
  - Fentanyl ist aber **100x potenter als Morphin!**
  - Fentanyl weist weniger NW als Morphin auf (weniger kardiovaskuläre und GI NW)
- Bei Niereninsuffizienz: ......Keine Dosisanpassung
- Bei Leberinsuffizienz:........Dosisreduktion

Für die PRAXIS:
- Fentanyl darf NICHT verabreicht werden, wenn keine Möglichkeit besteht, eine respiratorische Assistenz durchzuführen. Ausnahme: transdermales Fentanyl (Patch).

- Administration

	W'beginn	M'maximum	W'dauer
- **IV** (Bolus)	3-5 min	15 min	30-60 min
- **SC** und **IM**	7-15 min	30-45 min	1-2 h
- Patch	12-24 h	24-48 h	72 h
- PO	5 min	1 h	2-4 h

Ind:
1. **Analgesie bei sehr starken Schmerzen**
   - Oral (+ Mundapplikator): ..Initial 200 µg; Max. 3x 1600 µg/24 h (Akutschmerztherapie)
   - Parenteral (IV, SC, IM): ....25-50 µg (Akutschmerztherapie)
   - Transdermal: ....von Fall zu Fall (nicht bei Akutschmerz, da Retardwirkung)
2. Analgesie zur Anästhesieinduktion
3. Basisanästhesie (Allgemeinanästhesie)
4. Eingriff bei künstlicher Beatmung

NW:
- Atemdepression, Apnoe
- Nausea, Erbrechen
- Euphorie
- Myoklonie
- Miosis
- Bradykardie
- Art. Hypotonie
- Freisetzung von Histamin
- Allergische Reaktionen

Adot:
- Naloxon, S. 379

Bem:
- **Transdermaler Fentanyl-Patch**
  - Bsp:
    - In der Schweiz:
      - DUROGESIC® Matrix
      - Fentanyl-Mepha® Matrixpflaster
      - Fentanyl Spirig HC® Depotpflaster   12, 25, 50, 75, 100 µg/h
      - Matrifen® Depotsplaster
      - Fentanyl Sandoz® MAT

Schmerz
Pharma

Praktische Informationen bezüglich Patienten mit Fentanyl-Patsch
- Die analgetische Wirkung dieser Matrix beginnt erst innerhalb der ersten 24 h.
- Die transdermale Form von Fentanyl ist bei Akutschmerzen nicht indiziert!
- Applikationsdauer eines Patch liegt bei 72 h. Bei «Schnellmetabolisatoren» kann ein Patch-Wechsel bereits nach 48 h indiziert sein.

Dos:
- Empfohlene Dosis, bezogen auf eine orale Morphintherapie über 24 h:

Morphin PO/24 h	Empfohlene Fentanyl-Dosis	Fentanyldosis/Patch
< 135 mg	12 ou 25 µg/h	2.1 mg oder 4.2 mg Fentanyl
135-224 mg	50 µg/h	8.4 mg Fentanyl
225-314 mg	75 µg/h	12.6 mg Fentanyl
315-404 mg	100 µg/h	16.8 mg Fentanyl
405-494 mg	125 µg/h	mehrere Patch aufkleben
675-764 mg	200 µg/h	mehrere Patch aufkleben
1035-1124 mg	300 µg/h	mehrere Patch aufkleben

Tabelle: Empfohlene Dosierung des Fentanyl-Patch ausgehend von der Morphindosis/24 h.

Pethidin PETHIDIN®

Allg:
- Zentral wirkendes Analgetikum. Eigenschaften: siehe Morphin, S. 375
- Wirkmechanismus: v.a. durch Agonismus der zentralen µ-Rezeptoren
- Plasma-HWZ 3-5 h. Äquianalgetische Dosierung versus Morphin, siehe S. 374
- Pethidin ist weniger spasmogen (weniger Cholestase), als Morphin.
- Bei Niereninsuffizienz kann ein **neurotoxischer Metabolit** (Normeperidin mit langer HWZ) akkumulieren. Dies führt zu:
  - Verwirrtheitszustand, Agitation, Tremor, Konvulsion, multifokale Myoklonien
- Sie parenterale Gabe von Pethidin hat eine sehr **hohes Suchtpotential!**

Adot:
- Naloxon, S. 379

Dos:
Administration	Dosierung	Wirkungsbeginn	Wirkungsdauer
PO	50-150 mg alle 3-4 h	15 min	2-4 h
SC, IM	50-150 mg alle 3-4 h	10-15 min	2-4 h
IV	25-50 mg alle 3-4 h	1 min	2-4 h

Methadon METHADON Streuli®, KETALGIN®

Allg:
- Methadon ist ein synthetisches Morphinderivat und wirkt v.a. durch Agonisierung der zentralen µ-Rezeptoren.
- Eigenschaften:
  - Siehe Morphin (S. 375)
  - Methadon ist 3-4x stärker wirksam als Morphin, ist aber weniger lipophil (d.h. weniger euphorisierend, weniger sedativ) und weniger toxisch bei Langzeittherapie als Morphin.
  - Wirkungsbeginn:
    - -- PO. ....30-60 mg
    - -- **SC, IM** ....10-20 min
  - Wirkungsdauer:
    - -- PO ....22-48 h
    - -- **SC, IM** ....4-6 h
- Pharmakokinetik:
  - Gute orale Bioverfügbarkeit 80 % (ad. memorandum Morphin: 25-50 %)
  - Plasmaproteinbindung ca. 90 %.
  - Bei oraler Applikation von 15 mg Methadon werden 25 % innerhalb der ersten 24 h und weitere 25 % innerhalb der nächsten 3 Tage renal ausgeschieden.
  - 2 % des Methadon zirkuliert frei im Plasma (der Rest befindet sich v.a. der Leber).
  - Plasma-HWZ: 25 h (13-47 h). Elimination: 80 % hepatisch, 20 % renal

Ind:
- Mittelstarke bis starke Schmerzen, bzw. bei ungenügender Wirksamkeit mit nicht opiodider Analgetika und/oder schwacher Opioide
- Adjuvans bei Heroin-Entzug

KI:
- Respiratorische Insuffizienz
- Pankreatitis. Akutes Abdomen. Schwere Leber-, Niereninsuffizienz
- Intrakranielle Hypertension
- Akute Alkohol Intoxikation

NW:
- Methadon hat mit Morphin ein vergleichbares NW-Profil
- Torsade de pointes. Medikamentöse Wechselwirkung (CYP 450 2D6, 3A4 u.a.)!
- Sekundärer Hypogonadismus

Dos:
- Mit Spezialist besprechen

Adot:
- Naloxon, S. 379

Sufentanil SUFENTA®

Allg:
- Hochpotentes narkotisches Analgetikum:
  - ca. 1000x potenter als Morphin
  - 5-10x potenter als Fentanyl
- Medikamentöse Wechselwirkung CYP 450

Ind:
1. Epiduralanästhesie (post-operative Analgesie)
2. Post-operative Analgesie
3. Basisanalgesie (bei Allgemeinanästhesie): Induktion und Erhaltung

KI:
- Hypersensibilität, ausgedehnte Blutung, Schock, Sepsis, Infektion am vorgesehenen Injektionsort, Blutdyskrasie und/oder Therapie mit Antikoagulantien oder anderen Medikamenten oder Problemen, die eine epidurale Medikamentengabe kontraindizieren.
- ☆ Schwangerschaft: Klasse C

Dos:
- Durch Anästhesisten ausgeführt

Adot:
- Naloxon, S. 379

Tapentadol PALEXIA®

Allg: • Tapentadol ist ein gemischtes Analgetikum:
- - μ-Opioidrezeptor-Agonist
- - Noradrenalin-Wiederaufnahme-Hemmer
- • Untersteht dem Bundesgesetz über die Betäubungsmittel und die psychotropen Stoffe.
- • Tapentadol ist wirksam gegen neuropathische, viszerale und inflammatorische Schmerzen.
- • Bioverfügbarkeit 30 %; Eliminations-HWZ: sofortwirkend 4 h; Retardform 5-6 h
- • Max. Wirkung: sofortwirkend 1.25 h; Retardform: 3-6 h

Ind: • Mittelstarke bis starke prolongierte Schmerzen bei ungenügender Wirksamkeit nicht-opioider Analgetika.

Bsp: • PALEXIA® (orale Einnahme)
- - Tabl (schnellwirkend) ......50, 75, 100 mg
- - Retardtabl........................50, 100, 150, 200, 250 mg
- - Lösung (oral) ....20 mg/mL Fl 100 mL

Dos: • Tag 1: 50-100 mg alle 4-6 h (je nach Bedarf); eine 2. Dosis kann ≥ 1 h nach der ersten Dosis verabreicht werden (Maximaldosis am 1. Tag: 700 mg).
Tag 2 (und folgende Tage): 50-100 mg alle 4-6 h je nach Bedarf (max. 600 mg/d)
- • Dosisanpassung bei CrCl < 30 mL/min, mittelschwere bis schwere Leberinsuffizienz, Niereninsuffizienz, > 65 Jahre.

KI: • Paralytischer Ileus, Atemdepression, Einnahme von MAO-Hemmer (jetzt oder innerhalb der letzten 2 Wochen), ungenügend kontrollierte Epilepsie

Heroin

Allg: • Heroin wurde ca. im Jahr 1874 aus der Reaktion von Alkaloiden (wie Morphin) mit Essigsäureanhydrid gewonnen. Heroin ist 2-6x stärker wirksam als Morphin.
- • Der Name «Heroin» stammt aus dem Altgriechischen und bedeutet «Held».
- • Heroin ist somit ein halbsynthetisches, stark analgetisches Opioid mit sehr hohem Abhängigkeitspotential.
- • Heroin wird hepatisch in 6-Acetyl-Morphin metabolisiert.
- • HWZ:
- - Verteilung: ....3 min
- - Plasma: ....1-1.5 h
- • Wirkungsdauer: ....4-5 h
- • **Sehr hohes Abhängigkeitspotential mit starken Entzugssymptomen!**
- • Beim heroinsüchtigen Patienten kann eine Substitutionstherapie (z.B. mit Methadon) eingeleitet werden.

Adot: • Naloxon, siehe unten

Schmerz
Pharma

Antidot der Opioide: Naloxon (d.h. Naloxonchlorid)

Allg: • Naloxonhydrochlorid ist ein reiner Opioid-Antagonist.
- • Wirkungsbeginn:
- - **IM, SC** ....2-5 min (max. Wirkung nach 15 min)
- - Inhalation via Nebulisation ....ca. 5 min
- - **IV** ....ca. 2 min
- • Wirkungsdauer ....30-120 min (IV-Gabe kürzer als IM).
- • Eliminations-HWZ (Erwachsene) ....30-90 min
- • Da die Wirkungsdauer einiger Opioide die von Naloxonhydrochlorid übertrifft, soll der Patient, auch wenn er rasch auf Naloxon anspricht, ständig beobachtet werden, damit bei Bedarf die Naloxon-Applikation wiederholt werden kann.

Ind: 1. Koma oder Atemdepression als Folge einer Opioid-Intoxikation
2. Empirische Therapie bei komatösen Patienten mit Vd. auf Opioideinnahme
Dos: • 0.1-0.4 mg **IV**, bei Bedarf alle 2-3 min wiederholen bis die Atemdepression aufgehoben ist. Bei Patienten mit Vd. auf Opioid-Abhängigkeit soll 0.1 mg-weise titriert werden, um eine massive Entwöhnung zu verhindern.
- • **Maximal diagnostische Dosis von Naloxon: rund 10 mg**
- • Vorgehen bei rezidiv. toxischen Befunden bei nicht intubierten Patienten:
- - Naloxon-Infusion: pro Stunde werden ⅔ der initial wirksamen Dosis verabreicht (verdünnt in G-5 %)
- • Therapieende:
- - Verschwinden der Intoxikationszeichen 2 h nach der letzten **IV**-Dosis oder am Ende der Infusion.
- - Normale Atmung. Normale arterielle Sauerstoffsättigung (SaO_2) in Raumluft

Klas: • Dieses Kapitel beschreibt speziell folgende Schmerztypen:
    A. Knochenschmerzen
    B. Neurogene Schmerzen, S. 382
    C. Akute paroxysmale Schmerzen S. 383
    D. Kolikartige Schmerzen, S. 384
    E. Chronische Schmerzen, S. 384

Bem: • Indikation eines Magenschutzes:

Ulkusprävention infolge NSAR Einnahme	Gastrointestinales Ulkusrisiko		
Kardiovaskuläres Risiko	Schwach (0 RF)	Mittel (1-2 RF)	Hoch (> 2 RF)
■ **Mortalitätsrisiko** über 10 Jahre < 10 %#	• NSAR	• NSAR + PPI • COX-2	• NSAR + PPI • COX-2 + PPI
■ **Mortalitätsrisiko** über 10 Jahre ≤ 10 %#	• Naproxen¶ + PPI	• Naproxen¶ + PPI	• Kein NSAR • Kein COX-2

Tabelle 2: Ulkusprävention infolge NSAR [angepasst nach: Forum Med Suisse 2011; 11: 905]

RF = Risikofaktor:
1. Alter > 65 Jahre
2. Unter hochdosierter NSAR-Therapie
3. Vorgeschichte von gastrointestinalen Ulzera
4. Gleichzeitig unter: Plättchenantiaggretation, Kortikoid oder Antikoagulantien

A. Knochenschmerzen

Allg: • Dieses Kapitel betrifft **chronische neoplastische Konochenschmerzen** (z.B.: Knochenmetastasen bei Mamma-, Bronchus-, Prostata-CA) und nicht die posttraumatischen Schmerzen.

Vorg: ■ **Therape der ersten Linie**
  ■ NSAR (inkl. COX-2 Hemmer) + Opioid
    Bsp: • PO: Naproxen 2-3x 250-500 mg
        • **IV**: Ketorolac (max. 3x 30 mg; max. während 2 Tage)

■ **Alternative Therapieoptionen**
  ■ Kortikoide
    Bsp: • Dexamethason 1-2x 4-8 mg PO x 1 Wo (anstelle des NSAR), dann erneut NSAR
    oder:
  ■ NSAR + Kortikoid
    Bsp: • Dexamethason 1-2x 4-8 mg x 10 d, dann Stopp, oder falls refraktär, Dosis so niedrig wie notwendig. Zusätzlich: Magenschutz (PPI).

■ **Refraktäre Knochenschmerzen**
  ■ Calcitonin
    Bsp: • **SC**: ....1x 100 IE; bei Bedarf 2x 100 IE
        • Intranasal: ....1 Push zu 200 (- 400) IE/d
    und/oder:
  ■ Bisphosphonat
    Bsp: • Zoledronat ....4 mg **IV** über 15 min, alle 3-4 Wo wiederholen
        • Pamidronat ....90 mg **IV** über 2-4 h; alle 3 Wo wiederholen
        • Ibandronat ....PO: 1x 50 mg
                          IV: 6 mg über 1 h alle 3-4 Wo
    und/oder:
  ■ Kortikoide
    Bsp: • Dexamethason 60-100 mg (bis 200 mg) **IV** über 60 min. Bei Bedarf, nach 5-14 d wiederholen
    und/oder:
  ■ Ketamin (nur durch erfahrene Ärzte verabreichen)
    Allg: • Wirkungsbeginn (kann spektakulär sein):
        a) **SC**: 15-30 min
        b) PO: 30 min

Dos: • Allgemeine Informationen:
  - Es werden dieselben Ampullen von Ketamin gebraucht, welche zur **SC**-Gabe benutzt werden.
  - Ketamin soll oral mit Früchtesaft oder Cola verdünnt eingenommen werden (da bitterer Geschmack)
  - Die äquivalenzdosen von **SC**- versus oraler Gabe sind sehr variabel: 1/3 bis 1/1.
  - Gewöhnliche Tagesdosis: 100-480 mg/d (Maximaldosis bis 4.8 g/d)
• Subcutane Testdosis:
  - Testdosis 5-20 mg **SC** (i.d.R. 10 mg **SC**),
    dann:
    a) Bolusweise **SC** oder **IV**:
      - 40-150 mg/d (in 4-6 **SC**-Gaben/d).
        In gewissen Fällen sind 40-60 mg/d genügend wirksam.
        oder:
    b) Dauerinfusion (**SC** oder **IV**): 0.1 mg/kg/h kont.
• Orale Dosierung (sehr variabel):
  - Initialdosis: 3x 0.5-0.8 mg/kg/Dosis (d.h. ca. 3x 50 mg/d PO)
  - Dann Dosisanpassung, z.B.: 3x 30-80 mg PO (bis 3x 1.6 g PO)
Bem: • Bei gleichzeitiger Gabe von **Opioiden** kann deren Dosis um rund 50 % reduziert werden (ko-analgetische Wirkung der Bisphosphonate, Kortikoide mit Ketamin).
KI: • Absolut:
  - Hirnschlag
• Relativ:
  - Art. Hypertonie
  - Hirndruck
  - Konvulsionen, neurologische Defizite
NW: • Alpträume, Halluzinationen, Schlafsstörungen, Delir
    Die gleichzeitige prophylaktische Gabe eines BDZ oder einer Neuroleptikums wird deswegen oft verabreicht, um diese NW zu verhindern:
  - Lorazepam ......2x 1 mg/d PO
  - Haloperidol ......1-4 mg/d PO, **IM** oder **SC**
• Bronchiale und saliväre Hypersekretion

■ Metabolische systemische Radiotherapie (Bsp: Strontium-89, Samarium-153)
Allg: • Die schmerzlindernde Wirkung der Rx-Therapie beginnt ca. nach > 1 Wo.
• Bei rund 20 % der Patienten können die Schmerzen während der ersten 2 Tagen leider verstärkt sein!
• Wirkungsdauer: 4-6 Wo.
Ind: • Bedingungen/Indikationen zur metabolischen Rx-Therapie:
  - Multiple osteoblastische Knochenmetastasen
  - Keine extensive Chemo- oder Radiotherapie in den vergangenen 4-6 Wo
  - Lebenserwartung > 2 Monate
  - Thrombozyten ≥ 100 G/L und Leukozyten ≥ 4 G/L
KI: • Bestehen eines medullären Kompressionsrisikos
Bem: • Die Radiotherapie kann alle 12 Wo wiederholt werden (je nach Ansprechen dor Therapie auf die Knochenmarkserholung).
• Ansprechrate («responder»): rund 75 %
NW: • Thrombozytopenie (Nadir nach ca. 6 Wo)

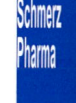

■ **Nicht medikamentöse Therapie**
Bsp: • Lokale Rx-Therapie
• Bei Knochenfrakturen (ad. chirurgisches Konsil):
  - Fixation
  - Schiene
  - Korsett

Syn: • Neuralgie, Phantomschmerzen

Allg: • Die folgenden analgetischen Therapieoptionen wurden v.a. bei Diabetikern und bei Patienten mit Herpes Zoster evaluiert.

Urs: • Nervenkompression, medulläre Kompression, ausstrahlender Schmerz
- Nerveninflitration (iatrogen)
- Chemische Verbrennung
- Diabetische Neuropathie, postherpetische Neuralgie

Vorg: ■ **Therapie de 1ere ligne**
- Antiepileptika/BDZ
  - Bsp: • Antiepileptika (PO): v.a. bei ausstrahlendem Schmerz indiziert
    - Gabapentin:
      - 1. Wo:...............3x 100 mg, 2. Wo: 3x 200 mg, 3. Wo: 3x 300 mg.
      - Max. Dosis ......3600 mg/d (in 3x/d; Dosis alle 5-7 d erhöhen).
    - Carbamazepin ....2-3x 100 mg; bei Bedarf ad. 2-4x 200 mg
    - Clonazepam ....1-4x 0.5-2 mg: Max. Dosis 8 mg/d
    - Pregabalin ....150-600 mg/d (in 2-3x/d)
- Alternative Therapie (orale 2. Wahl-Therapie)
  - Bsp: • Lamotrigin.............1x 25 mg x 2 Wo, dann 1x 50 mg x 2 Wo, dann alle 1-2 Wo maximal 50 mg erhöhen bis gewünschte Wirkung erreicht («übliche Dosierung»: 100-200 mg/d)
    - Topiramat ....25-50 mg abends x 1 Wo, dann alle Wo um 20-50 mg (in 2x/d) bis ; ad. bis gewünschte Wirkung erreicht (400-800 mg/d)
    - Phenytoin ....3-4x 100 mg
  - und/oder:
- Antidepressiva
  - Allg: • Wirksam v.a. bei Dysästhesien (z.B. brennende Schmerzen). Wenn eines der Antidepressiva nicht wirksam ist, soll ein anderes versucht werden.
  - Bsp: • Amitriptylin ....10-100 mg PO abends
    - Clomipramin ....10-150 mg PO (in 2-3x/d)
    - Doxepin ....10-75 mg PO abends
    - Nortriptylin ....10-75 mg PO abends
    - Venlafaxin ....75-150 mg PO (je nach Galenik 1-2x/d)
    - Duloxetin..............1x 60 mg/d PO
- Opioide
- Kortikoide (können eine erhöhte Wirksamkeit der Opioide erzielen)
  - Bsp: • Dexamethason
    - 12-32 mg/d PO in 1-2x/d während 7-10 d.
    - Bei Erreichen der therapeutischen Wirkung, soll die Dosis graduell reduziert werden. Ziel: Dosis so niedrig wie notwendig halten.
    - Dexamethason bei Kompressionssymptomatik:
      - 10-20 mg **IV** alle 6 h (oder Ladedosis 40-100 mg **IV**) oder:
      - 40-100 mg alle 6 h, dann graduell reduzieren

■ **Therapie der 2. Linie** (eher selten eingesetzt)
- Haloperidol ....2-3x 0.5-1.0 (bis 3x 5 mg/d) mg/d PO
- Levomepromazin..........2-5 mg/d bis 4x 25 mg/d oder 1x 100 mg abends (30-50 % der analgetischen Wirkung im Vgl. zu den Opioiden)
- Pipamperon ....3-4x 40 mg/d PO

■ **Refraktär neurogene Schmerzen**
- Kombinationstherapie ..Antiepileptika + Neuroleptikum + Kortikoid
- Ketamin ....siehe «Refraktäre Knochenschmerzen», S. 380
- Lidocain........................2-4 mg **IV** über 30-60 min oder **SC**-Infusion 100-150 mg/h kont.
- Mexiletin ....10 mg/kg/d PO (in der Schweiz nicht erhältlich)

■ **Lokaltherapie bei Allodynie** (Allodynie = pathologische Schmerzempfindung)
- Lidocain (Patch) ....NEURODOL® Tissugel (autoadhesiver Patch): max. 3 Patch/d mit max. Klebedauer 12 h/d; auf intakte Haut kleben!
- Cayennepfeffer ....CAPSAICIN® Creme: 3-4x/d (Wirkungseintritt erst nach mehreren Wochen); in der Schweiz nicht erhältlich.

■ **Nicht medikamentöse Therapie**
- Radiotherapie; chirurgische Dekompression; Nervenblockaden
- TENS (transcutaneous electrical nerve stimulation)

Allg: • Akute Schmerzen bei stationären oder ambulanten Patienten (z.B. bei Mobilisierung)

Vorg: **I. Stationäre Patienten** (± PCA-Pumpe = *patient controlled analgesia*)

- **Morphin**
  - Dos: • **SC, IM**: 5-10 mg, bei Bedarf alle 4 h
    - • **IV**:   2.5 mg, bei Bedarf alle 5-10 min
- **Morphin + Ketamin**
  - Allg: • Diese Kombinationtherapie ist nicht wirksamer als Morphin in Monotherapie. Sie kann aber bei therapierefraktären Schmerzen werden alle 10-15 min (4-6x/h) verabreich werden
    - - Morphin 1.5 mg **IV** + Ketamin (Gabe durch erfahrene Ärzte) 1.5 mg **IV** Die Refraktärzeit zwischen 2 Dosen beträgt 8 min.
- **Fentanyl**
  - Dos: • PO (z.B. ACTIQ® Lutschtabl 200, 400, 600, 800. 1200, 1600 µg)
    - - Initial: 200 µg PO
      INFO: die Lutschtabl wird mit Hilfe des Applikators an die Mundschleimhaut auf der Innenseite der Wange gelegt und mit im Mund hin und her bewegt (ca. 15 min). Nicht lutschen und nicht kauen (da sonst die Absorption verlangsamt wird). Patienten mit trockener Mundtrockenheit können diese mit Wasser vorher anfeuchten.
      Maximaldosis: 3x 1600 µg/24 h.
    - • **IV**
      - - 15-20 µg **IV** alle 10-15 min (4-5x/h). Bei Niereninsuffizienz ist Fentanyl dem Morphin vorzuziehen.

II. Ambulante Patienten

- **Clonazepam**
  - Dos: • Initial: ....1-4x 0.5-2 mg PO
    - Maximaldosis: ......4x 2 mg PO
- **Carbamazepin**
  - Dos: • Initial: ....2-3x 200 mg PO
    - Erhaltungsdosis: ..2-4x 200 mg PO, falls notwendig
- **Phenytoin**
  - Dos: • 3-4x 100 mg PO
- **Fentanyl**
  - Dos: • Initial: ....200 µg PO (Applikationsmodus siehe oben, «ACTIQ®»).
    - Maximaldosis: ......3x 1600 µg PO
- **Tapentadol**, siehe s. 379

NOTIZEN

Schmerz
Pharma

D. Koliken/Krämpfe – Akute Spasmen

Vorg: ■ **Parenterale Formen**
- ■ Butylscopolamin
  - **IM, SC, IV** ..10-20 mg (**IV** max. 20 mg/min); Max.Dosis: 100 mg/d
- ■ Metamizol
  - **IM** ....0.5-1 g (- 2.5 g); ≤ 5 g/d
  - **IV** ....0.5-1 g (- 2.5 g); max. Geschwindigkeit 500 mg/min **IV**; ≤ 5 g/d
- ■ NSAR (umstrittene Wirksamkeit)
- ■ Octreotid
  - **SC** ....3x 50-100 µg/d
  - INFO:
    - • Octreotid kann zur Symptombehandlung (Nausea, Schmerzen, Diarrhoe u.a.) bei gastrointestinalen Tumoren (metastasierendes Karzinoid, VIPom u.a.) bei ungenügender Wirksamkeit der üblichen Therapie eingesetzt werden.
    - • Der Injektionsort muss mindestens alle 3 Tage gewechselt werden.
    - • Octreotid vermindert u.a. Sekretion des Magen-Darm-Traktes, welche eine bestehende Darmobstruktion oder einen Darmverschluss verschlimmern würde.

■ **Orale oder intrarektale Formen**
- ■ Butylscopolamin
  - PO ....2x 10 mg/d; Max. 60 mg/d
- ■ Metamizol
  - PO ....0.5-1 g mg alle 6-8 h (max. 4 g/d)
  - IR ....0.5-1 g mg alle 6-8 h
- ■ NSAR (umstrittene Wirksamkeit)
- ■ Loperamid
  - PO ....3-4x 1-2 mg/d
- ■ Mebeverin
  - Lösung ....3x 15 mL 20 min vor Mahlzeit
  - Kaps 200 mg ..2x 1 Kaps/d (1-0-1)

E. Muskelkrämpfe

Allg: • Je nach Ursache kann ein Myorelaxans eingesetzt werden, z.B.
- Diazepam
- Tolperison
- Tizanidin
- Baclofen

F. Pleuraschmerzen

Allg: ■ NSAR (inkl. ASPIRIN® und COX-2 Hemmer)
• ■ Opioide

G. Chronische Schmerzen

Vorg: • Applizieren des «3 Stufenschemas», s. 370
• Adjuvante Therapie, siehe s. 371
Bem: • Allenfalls in Betracht ziehen:
- Oxycodon/Naloxon TARGIN®
  -- Retardtabl: max. 40/20 mg/d (in 2x/d)
- Memantin (bei Phantomschmerzen, ist aber in der Schweiz nicht zugelassen für diese Indikation):
  -- 1x 5 mg/d PO, bei Bedarf nach 48 h auf 2x 5 mg erhöhen (1-0-0-1)

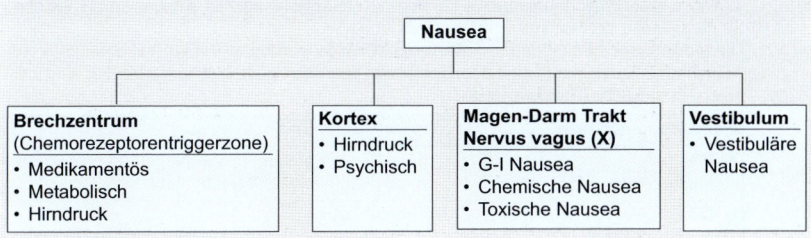

Schema: Verschiedene Ursachen der Nausea.

Urs:
- **Infektiös**
  - Meningitis, Meningo-Enzephalitis
  - Gastroenteritis (viral, bakteriell, parasitär, Pilze u.a.)
  - Ösophagitis, Magen-Darm Ulkus infolge Helicobacter pylori
  - Hepatitis
  - Cholezystitis
  - Pankreatitis
  - Appendizitis
  - Peritonitis
- **Neoplastisch**
  - Alle Tumoren/Metastasen, speziell: Magenkarzinom, Hirntumor, Peritonealkarzinose
- **Vaskulär**
  - Akutes Koronarsyndrom
  - Fortgeschrittene Herzinsuffizienz (NYHA III-IV)
  - Hypertensive Entgleisung
  - Magen-Darm Ulkus
- **Endokrinologisch, metabolisch**
  - Hyperkalzämie
  - NNR-Insuffizienz
  - Thyreotoxikose
  - Urämisches Syndrom
  - Diabetische Dekompensation
  - Leberinsuffizienz
- **Traumatisch**
  - Bauchtrauma, SHT
- **Intoxikation**
  - Nahrungsmittel-Intoxikation (Bakterien, Pilze u.a.)
  - Alkohol
  - Nikotin
  - Lösungsmittel, Terpentinöl, Arsen, Insektizide u.a.
  - Kohlenmonoxyd (CO)
- **Medikamentös** (einige Beispiele... unter hunderten...)
  - Antibiotika   - Opioide   - Levodopa
  - Colchicin   - Östrogene   - Metformin
  - Digoxin   - Kaliumhaltige Präparate - Zytostatika
- **Sonstige Ursachen**
  - Fieber
  - Erosive und peptische Gastritis
  - Gastro-ösophagealer Reflux
  - Ösophagus Divertikel (z.B.: ZENKER)
  - Subileus/Ileus
  - Hämatemesis
  - Steinleiden (Galle, Niere) und Bauchschmerzen verschiedener Genese
  - Ikterus verschiedener Ätiologien (Cholestase)
  - Migräne
  - Hirndruck
  - Radiotherapie im Kopfbereich
  - Amenorrhoe (Schwangerschaft!)
  - Reisekrankheit
  - Angstzustand, Depression, Anorexia nervosa, Bulimie
  - Schwindel

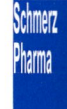

Schmerz
Pharma

Allg: • Gewisse Klassen von Antiemetika können die Neurotranmettoren antagonisieren, welche für die Genese der Nausea verantwortlich sind.
• Die Indikationen der folgenden Antiemetika-Klassen werden weiter im Text erwähnt. Adjuvante Substanzen (Kortikoide, Betahistin, gewisse Spasmolytika, Octreotid) sind weitere antiemetische Therapieoptionen.

Neurotransmettoren	Neurotransmettor-Antagonist
■ **M1** Muskarinerg	• Scopolamin Patch (in Deutschland und Frankreich zu bestellen; in der CH nicht mehr erhältlich)
■ **D2** Dopaminerg	1. Phenothiazin • Prochlorperazin: ....PO, **IM**, **IV**, IR • Chlorpromazin: ....PO, **IV**, IR • Thiethylperazin:........................PO, **IM**
	2. Butyrophenon • Droperidol (DHBP): ....**IM**, **IV** • Haloperidol ....**IM**, **IV**
	3. Benzamid • Metoclopramid ....PO, **IM**, **IV** • Domperidon ....**PO**, IR
■ **H1** H1 Histaminerg	• Diphenhydramin ....PO, **IV**, **IM** • Dimenhydrinat ....PO, **IM***, **IV*** • Meclozin ....PO • Promethazin* ....PO, **IM**, IR • Hydroxyzin ....PO, **IM***
■ **5HT3** 5-Hydroxytryptamin (HT)-3 = Serotonin	• Ondansetron ....PO, **IV** • Granisetron ....PO, **IV** • Dolasetron ....PO, **IV** • Palonosetron ....**IV** • Tropisetron ....**IV**
■ **NK1** Neurokinin 1 Rezeptor = Substanz P	• Fosapreitant ....**IV** • Aprepitant ....PO

Tabelle 1: Nausea auslösende Neurotransmettoren. * in der CH nicht erhältlich

1. Nausea/Erbrechen unspezifischer Ursache

Vorg: • Empfohlene Medikamentengruppe:
■ Dopaminrezeptor- Antagonist (siehe Tabelle 1 unter «**D2**»)
NW: • Akute Dystonie
• Extrapiramidale Zeichen (Dystonie, Dyskinesie)
• Art. Hypotonie
• QTc Verlängerung (v.a. unter Haloperidol, Droperidol)
Bsp: • **Chlorpromazin**
Dos: • PO: 10-25 mg alle 4-6 h
• **IV**: 25 mg **IV** alle 3-4 h
• IR: 100 mg alle 6-8 h
• **Thiethylperazin**
Dos: • PO: 10 mg
• **IM**: 2 mg alle 8-24 h
• **Droperidol** (DHBP = Dihydrobenzperidol)
Dos: • **IV**: 1.25-5 mg
• **IM**: 1.25-5 mg
• **Haloperidol**
Dos: • **IV**: 0.5-2 mg (unter EKG-Monitoring; langes QT-Intervall)
• **IM**: 0.5-2 mg
• **Metoclopramid**
Allg: • Metoclopramid hat eine parasympathomimetische und prokinetische Wirkung.
• Metoclopramid durchschreitet die Bluthirnschranke und wird bei zentral bedingter Nausea dem Domperidon vorgezogen.
Ind: 1. Gastroösophagealer Reflux

- 10-15 mg PO (max 4x/24 h), 30 min vor den Mahlzeiten und abends
- Therapiedauer < 12 Wo
2. Diabetische Gastroparese
    - 10 mg PO (max 4x/d) 30 min vor den Mahlzeiten und abends.
    - Therapiedauer 2-8 Wo
    - Bei schwergradigen Symptomen: 10 mg **IM** oder **IV** über 1-2 min
3. Prophylaxe im Rahmen einer Chemotherapie
    - 1-2 mg/kg **IV** 30 min vor der Chemotherapie, alle 2 h wiederholen (2 Dosen), dann alle 3 h (3 Dosen).
    - Bei wenig emetogener Chemotherapie: 10-40 mg (**IV** oder PO) vor der Chemotherapie, dann bei Bedarf alle 4-6 h
4. Postoperative Nausea
    - 10-20 mg **IM** oder **IV** gegen das Ende der Operation
- **Domperidon**
  - Allg: • Domperidon hat auch eine prokinetische Wirkung aber, verglichen mit dem Metoclopramid, durchschreitet Domperidon die Bluthirnschranke nicht.
  - Ind: 1. Magenmotilitätsstörungen
    - 3-4x 10 mg PO, 15-30 min vor der Mahlzeit und ggf. abends
    - Schwergradige Fälle: 3-4x 20 mg PO, 15-30 min vor den Mahlzeiten und bei Bedarf abends
    2. Nausea infolge Therapie mit Dopamin-Antagonisten (anti-Parkinsontherapie) (z.B.: Ropinirol, Pramipexol)
      - 3-4x 20 mg PO (manchmal sind höhere Dosierungen notwendig während der Titrationsphase der Antiparkinsontherapie)

2. Nausea/Erbrechen medikamentöser Ursache

- Allg: • Die medikamentös induzierte Nausea hat seinen Ursprung im Brechzentrum.
- Bsp: • Emetogene Medikamente sind sehr zahlreich.... hier einige Beispiele:
  - Opioide
  - Digoxin
  - NSAR (inkl. ASPIRIN®)
  - Dopaminagonisten (Antiparkinsonmittel): Ropinirol, Pramipexol u.a.
  - Kaliumhaltige Produkte
  - Eisenhaltige Produkte
  - Carbamazepin
- Vorg: • Auslöser stoppen, reduzieren oder in einer anderen galenischen Form verabreichen
- Th: • Empfohlene Medikamentengruppe:
  - Dopaminrezeptor-Antagonist (siehe Tabelle 1, «**D2**» S. 386)
- Bem: • Bei spät eintretendem Erbrechen (z.B.: bei Magenstase), wird Metoclopramid oder Domperidon wegen der prokinetischen Wirkung eingesetzt.
  - Ein **Antihistaminikum** wird verabreicht wenn die Nausea bewegungsbhängig sind. Siehe auch «Vestibuläre Nausea», S. 388
  - Ein **Magenschutz** kann indiziert sein, siehe Tabelle 2 S. 380

Schmerz
Pharma

3. Nausea/Erbrechen metabolischer Ursache

- Allg: • Die Nausea metabolischer Ursache liegt im Brechzentrum.
- Urs: • Niereninsuffizienz
  - Urämisches Syndrom
  - Leberinsuffizienz
  - Hyponatriämie
  - Hyperkalzämie
  - Hypokaliämie
- Th: • Empfohlene Medikamentengruppe:
  - Dopaminrezeptor- Antagonist (siehe Tabelle 1 unter «**D2**», S. 386)
  - Kortikoide (auch als adjuvante Theraie eingesetzt):
    - Dexamethason 10-20 mg **IV**, dann 40 mg alle 6 h **IM** oder **SC**, dann 1-2x 4-8 mg PO

4. Nausea/Erbrechen gastrointestinaler Ursache

Urs: • Gastroparesie (Diabetes mellitus, PARKINSON)
  • Intestinale Kompression/Obstruktion
  • Flatulenzen
  • Tumor
  • Rx-Therapie
Allg: • Die Ursache der d'origine medicamenteuse siege dans le tube digestif.
Th: • Groupes medicamenteux recommandes:
    ▪ Dopaminrezeptor- Antagonist (siehe Tabelle 1, S. 386), v.a. diejenigen mit prokinetischer Wirkung, wie:
      - Metoclopramid, Domperidon
    ▪ Spasmolytika: Diazepam, Tolperison, Tizanidin, Baclofen
    ▪ Octreotid: 2-3x 50-100 µg/d **SC**

5. Nausea/Erbrechen vestibulärer oder labyrinthärer Ursache

Th: • Empfohlene Medikamentengruppen:
    ▪ Histamin-Agonist
      • **Betahistin**
        Dos: • 8-16 mg PO tid ou 24 mg bid
    ▪ H1 Antihistaminikum (siehe Tabelle 1, S. 386)
      • **Meclozin + Vitamin B6 + Koffein** ITINEROL® B6
        Dos: • PO: 1 Dragee 1-4x/d (max. 4 Dragee/24 h)
             • IR: 1-2 Suppo (max. 2 Suppo/24 h)
      • **Dimenhydrinat**. Siehe «Reisekrankheit», S. 389
      • **Hydroxyzin** ATARAX®
        Allg: • Hydroxyzin ist: anxiolytisch, sedativ, anticholinerg, spasmolytisch, analgetisch und hypotensiv
        Ind: 1. Anxiolytisch: ....4x 50-100 mg PO
             2. Präoperative Sedation:..........50-100 mg PO
             3. Pruritus: ....3-4x 25 mg PO
    ▪ Vasodilatator infolge «Kalziumantagonist-Wirkung»; H1 Antihistaminikum
      • **Cinnarizin**
        Dos: • Reisekrankheit: 30 mg PO 2 h vor der Abreise; bei Bedarf alle 8 h wiederholen
             • Schwindel und vestibuläre Störungen: 3x 30 mg PO oder 1-2x 75 mg
      • **Flunarizin**
        Dos: • 1-2x 5 mg PO

6. Nausea/Erbrechen infolge Hirndruck

Bsp: • Hirntumor, Hirnmetastasen
  • Hirnödem
Allg: • Die Ursache der Nausea infolge Hirndruck liegt im Kortex und in anderen Hirnzentren.
Th: • **Kortikoide**
    - Dexamethason: SORFORT 10-20 mg **IV**, dann 40 mg alle 6 h **IM** oder **SC**, dann 1-2x 4-8 mg PO

7. Nausea/Erbrechen während der Schwangerschaft

Th: ▪ Dopaminantagonisten
    - Metoclopramid ....Schwangerschafsklasse B (S. 390), Dosierung (S. 386)
    - Domperidon ....Schwangerschafsklasse B (S. 390), Dosierung (S. 387)
   ▪ H1 Antihistaminika
    - Meclozin...........................Schwangerschafsklasse B (S. 390), siehe oben im Komb.präp.
    - Doxylamin (sedativ) ....Schwangerschafsklasse B (S. 390): 7.5-15 mg 30 min abends

8. Nausea/Erbrechen psychischer Ursache

Urs: • Angst, Panik
Allg: • Die Ursache der Nausea liegt im Kortex und im autonomen Nervensystem.
Th: ▪ Benzodiazepin
    • Lorazepam ....PO, SUBL ......0.5-2 mg alle 4-6 h
    • Oxazepam ....PO, SUBL ......15 mg alle 6-8 h

- Bromazepam ......PO ....1.5-3 mg alle 6-8 h
- Midazolam ....PO ....0.5-4 mg alle 2-6 h
- Alprazolam ....PO ....Bei Panik: 0.25-2 mg, oder über kurze Zeit 0.5-4 mg/d
  (in 2-3x/d)

9. Reisekrankheit *(motion sickness)*

Th: • Empfohlene Medikamentengruppen:

  ■ H1 Antihistaminika (siehe Tabelle 1, S. 231)

    • **Meclozin**

      Ind: • Reisekrankheit (Prävention und kurativ)

      Allg: • Meclozin ist ein H1 Antihistaminikum mit antiemetischer Wirkung (Brechzentrum) und hat folgende Eigenschaften:
- Antiemetisch, antihistaminisch
- Anticholinerg, spasmolytisch
- Verminderung der Exzitabilität des Labyrinthsystems

      Ind: 1. Reisekrankheit:
- 12.5-25 mg PO 1 h vor der Abreise; bei Bedarf alle 12-24 h wiederholen (max. 50 mg)

        2. Schwindel und vestibuläre Störungen: 25-100 mg PO (in 2 Dosen/24 h)

    • **Meclozin + Vitamin B6 + Koffein** ITINEROL® B6

      Ind: • Reisekrankheit (Prävention und kurativ)

      Dos: • PO: 1 Dragee 1-4x/d (Max. 4 Dragee/24 h)

          • IR: 1-2 Suppo (max. 2 Suppo/24 h)

    • **Dimenhydrinat**

      Ind: • Reisekrankheit (Prävention und kurativ)

          Ausnahme: Der TRAWELL® Kaugummi ist in der Schweiz nur zur kurativen Therapie der Reisekrankheut indiziert und nicht zur Prävention).

      Dos: • PO: Therapie der Reisekrankheit: 25-100 mg alle 4-6 h (max. 400 mg/d).
Prävention der Reisekrankheit: 1-2 h vor der Abreise

          • **IM:** 50 mg alle 4 h (max. 100 mg alle 4 h); in der CH nicht erhältlich

    • **Diphenhydramin**

      Ind: 1. Reisekrankheit (Prävention und kurativ)
- PO: 25-50 mg alle 6-8 h
- **IM:** 10-50 mg pro Dosis (manchmal ist eine Einzeldosis von 100 mg notwendig). Maximaldosis 400 mg/24 h
- **IV:** idem **IM**

        2. Prurit ou autre reaction allergique: posologie idem «Mal de transports»

        3. Antitussiva ....25 mg PO alle 4 h (max. 150 mg/24 h)

        4. Schlafstörungen ....50 mg hs

        5. Dystone Reaktion ....50 mg **IM** oder **IV** (Einzeldosis); bei Bedarf nach
20-30 min wiederholen

    • **Promethazin** (in der CH nicht erhältlich)

      Ind: 1. Reisekrankheit
- 25 mg PO oder IR 30-60 min vor der Abreise, bei Bedarf alle 12 h

        2. Antiemetikum (PO, IR, **IV, IM**): 12.5-25 mg, bei Bedarf alle 4-6 h

        3. Allergische Reaktion (PO, IR): 25 mg abends oder 12.5 mg vor den Mahlzeiten und abends (3x 6.25-12.5 mg)

        4. Sedation: PO, IR, **IM, IV**: 12.5-50 mg/Dosis

  ■ Antimuskarinerg wirkend (siehe Tabelle 1, S. 386)

    • **Scopolamin** (in der CH nicht mehr erhältlich; kann in Deutschland bestellt werden)

      Ind: • Reisekrankheit (Prävention und kurativ)

      Dos: • 1 Patch 5-6 h vor der Abreise hinter das Ohr kleben

          • Wirkungdauer 72 h

      NW: • Anticholinerge Wirkungen:
- Müdigkeit, Xerostomie, Obstipation
- Tachykardie
- Sehstörungen (Akkomodationsstörungen, Mydriase)
- Harnretention
- Verwirrtheitszustand, Halluzinationen

Schmerz
Pharma

Schwangerschaft und Medikamente

Klasse A: Kontrollierte Studien beim Menschen haben keine fetalen Risiken gezeigt.

Klasse B: Keine fetalen Risiken bei Tieren. Keine Studien bei der schwangeren Frau vorhanden, oder Vorhandensein eines gewissen Toxizitätsgrades bei Tieren. Kontrollierte Studien beim Menschen zeigen keine Risiken.

Klasse C: Fetales Risiko bei Tieren und keine Studien bei der schwangeren Frau vorhanden.

Klasse D: Positive Risikoevidenz beim menschlichen Fetus. Die Anwendung dieser Medikamente kann bei schwangeren Frauen in einigen Situationen akzeptabel sein (Hochrisikosituationen und/oder keine Alternativbehandlung zur Verfügung stehend).

Klasse X: Bewiesene fetale Anomalien beim Tier oder beim Menschen, wobei die Risiken weitaus grösser sind, als die möglichen Nutzen.

Während der Schwangerschaft NICHT erlaubte Medikamente

Medikamentengruppe	
Antibiotika	• Aminoglykoside [C,D] • Tetrazycline (Bsp: Doxycyclin) [D]

Antikoagulantien	• ALLE oralen Kumarine:
	  - Acenocoumarol [X]
	  - Nicoumalon [X]
	  - Phenprocoumon [X]
	  - Warfarin [X]

Antidiabetika	• Biguanid (Metformin) [D] • Sulfonylharnstoffe [D]
Antiepileptika	• Valproat [D] • Phenytoin [D]
Kardiologische Medikamente	• Amiodaron [C] • Diuretika [C, D] • ACE-Hemmer [D] • Diltiazem [X]
Sonstige Medikamente	• Aciclovir [C] • Misoprostol [X]

NOTIZEN

Während der Schwangerschaft erlaubte Medikamente (ausser bezeichnet mit [a, b, c])

Medikamentengruppe

Analgetika	• Acetylsalicylsäure [C,D][c] • **Nur im 1. und 2. Trimenon erlaubt**: NSAR [B]. Im 3. Trimenon sind die NSAR aber <u>kontraindiziert</u> [D][c] (Risiko einer nekrotisierenden Enterokolitis, Verschluss des Ductus arteriosus, foetale Niereninsuffizienz) • Codein [C], Morphin [B] • Metamizol [D][a+c] • Paracetamol [B]
Antiarrhythmika	• Betablocker [C], Verapamil [C] • Digoxin [C] • Lidocain [C]
Antibiotika	• Penicilline [B]: Amoxicillin ± Clavulansäure, Flucloxacillin • Cephalosporine [B]: Cefepim, Cefuroxim, Ceftazidim, Ceftriaxon • Sonstige: Erythromycin [B], Isoniazid [C][a], Vancomycin [C][b+c]
Antikoagulantien	• Heparin [C] • Streptokinase [C] • NMH: Enoxaparin [B], Nadroparin [B]
Antidepressiva	• SSRI: Citalopram [B], Fluoxetin [B], Fluvoxamin [B] • Evtl. Trizyklische Antidepressiva (Amitriptylin [D], Clomipramin [C]) • Sonstige: Mianserin [B]
Antiemetika	• Meclocin/Vitamin B6 (ITINEROL B6®) [B] • Doxylamin (SANALEPSI®N) [B] • Domperidon [B] • Flunarizin [B], Metoclopramid [B]
Antiepileptika	• Gabapentin [B], Lamotrigin [B, Folsäuregabe empfohlen] • Carbamazepin [D] (Risiko eines Nichtverschlusses des Neuralrohrs) • BDZ: Clonazepam [C], Diazepam [D], Lorazepam [D]
Antihypertensiva	• Prazosin [B], Methyldopa [B], Clonidin [C] • Atenolol [C], Labetalol [C], Metoprolol [C], Propranolol [C] • Nifedipin [C], Verapamil [C], (Di-)Hydralazin [C]
Benzodiazepine	• Alprazolam [D], Bromazepam [D], Clonazepam [C], Clorazepat [D], Diazepam [D], Lorazepam [D], Midazolam [D], Oxazepam [D]

Diagnosen

Asthma	• Salbutamol [C], Terbutalin [B], Theophyllin [C]
Diabetes mellitus	• Insulin [A]
Diarrhoe	• Loperamid [B]
Husten	• Codein [C], Dextromethorphan [C]
Hyperthyreose	• Propylthiouracil [D], Betablocker [C]
Kopfschmerzen	• **Nur im 1. und 2. Trimenon**: NSAR (Ibuprofen) [B], Paracetamol [B]
Malaria	• Chloroquin [C]
Migräne	• Codein [C], Paracetamol [B]
Obstipation	• Laktulose [B], Magnesium [C]
Pruritus	• Euceta, Zinkpaste, topische und systemische Kortikoide [C,D]
Rhinitis (allergisch)	• Topische Kortikoide: Budenosid [C], Fluticason [C]
Ulkus (peptisch)	• Aluminium-Hydroxyd [C], Lansoprazol [B], Nizatidin [C], Omeprazol [B], Sucralfat [B], Ranitidin [B]
Sonstige	• Allopurinol [C], Bromocriptin [C] • Kortikoide (Dexamethason [C], Prednison [B]), Nystatin [B], Zidovudin [C][a]

Schmerz
Pharma

a Im 1. Trimenon kontraindiziert
b Im 2. Trimenon kontraindiziert
c Im 3. Trimenon kontraindiziert

Katecholamine	Indikationen	Klinische Wirkungen mit verantwortlichem Rezeptor§	Bemerkungen und Nebenwirkungen
Epinephrin ADRENALIN®	• Herzstillstand • Anaphylaktischer Schock • Schweres Asthma • Schwerer Schock mit ventrikulärem Versagen und Vasoplegie	• Herzminutenvolumen ↑ .... **β 1, β 2** • Art. Blutdruck ↑ .... **β 1, α 1** • Bronchodilatation .... **β 2**	**Allg:** • Epinephrin ist ein potenter Vasopressor (α-Wirkung) mit starker Inotropie (β-Wirkung) **NW:** • Ischämie • Rhythmusstörungen¶
Norepinephrin (Noradrenalin®) ARTERENOL®	• Schockzustand/schwere art. Hypotonie (SBD < 70 mmHg) mit vasoplegischer Komponente	• Art. Blutdruck ↑ .... **α 1** • Herzminutenvolumen ↑ .... **β 1, β 2**	**Allg:** • Noradrenalin ist ein potenter Vasopressor (α-Wirkung) **NW:** • Bradykardie infolge barorezeptor-induzierter Vagusstimulation • Hautnekrosen • Niereninsuffizienz (infolge Verminderung des Herzminutenvolumens)
Isoprenalin ISUPREL®	• Torsade de pointes • AV-Block 3° zur Überbrückung bis Herzschrittmacher funktionstüchtig	• Herzfrequenz ↑ .... **β 1** • Bronchodilatation .... **β 2**	**NW:** • Ischämie • Rhythmusstörungen¶
Dopamin	• Dopamin ist das Katecholamin der ersten Wahl, bei Schockzustand, wenn: - die vasoplegische Komponente unklarer Ursache ist oder: - wenn das ventrikuläre Versagen unklarer Ursache ist *Sonst ist Dopamin ein Zweitlinien-Katecholamin!*	Dopamin niedrig dosiert (0.5-3 μg/kg/min) • Diurese und Natriurese ↑, renale Vasodilatation ...... **DA 1, DA 2** Dopamin mittelmässig dosiert (> 3-10 μg/kg/min) • Herzminutenvolumen ↑ .... **β 1, β 2** • Lungenkapillardruck (*Wedge*) ↓ .... **β 1** Dopamin hoch dosiert (> 10 μg/kg/min) • Art. Blutdruck ↑ .... **α 1** • Pulmonal arterieller Druck ↑ .... **α 1**	**Allg:** • Dopamin ist ein dosisabhängiger Vasopressor (α-Wirkung) mit positiver Inotropie (β-Wirkung). **NW:** • Angina pectoris • Tachyarrhythmie (ausgeprägter als unter Dobutamin!) • Art. Hypotonie • Kopfschmerzen • Nausea/Erbrechen • Dyspnoe
Dobutamin	• Verminderte Inotropie: - Schockzustand mit ventrikulärem Versagen	• Herzminutenvolumen ↑ .... **β 1, β 2** • Vorlast ↓ .... **β 1** • Nachlast ↓ .... **β 1** • Pulmonal arterieller Druck ↓ .... **α 2** • Lungenkapillardruck (*Wedge*) ↓ .... **α 2** • Diastolischer koronarer Blutfluss ↑ .... **α 2, β 2**	**Allg:** • Dobutamin ist potent inotrop positif (prädominierende β-Wirkung) **NW:** • Tachyarrhythmien • Tachyphylaxie (nach > 72 Stunden) • Blutdruckabfall

§ Die verschiedenen Funktionen dieser Rezeptoren sind auf Seite 393 beschrieben. ¶ Es handelt sich um ventrikuläre und supraventrikuläre Arrhythmien. DA 1, DA 2 : Dopaminrezeptoren.

Katecholamine (2. Teil)	Herz (β1 > β2)		Gefässe		Hämodynamische Wirkung			Dosierung IV [µg/kg/min]	Bemerkungen
	Chronotropie	Inotropie	α1 Vasokonstriktion	α2 Vasodilatation	Herzminuten-volumen	peripherer Widerstand	systemischer BD		
Epinephrin ADRENALIN®	+++	+++	+ bis +++	0 bis +	↑↑↑	↑↑	↑↑	0.01 - 1.0‡	Dosierung: Die Dosis hängt vom therapeutischen Ansprechen ab (niedrig dosiert beginnen). Ziel: **Arterieller Mitteldruck > 60 mmHg** (aber abhängig von verschiedenen Parametern: Diurese, Laktat u.a.)
Norepinephrin ARTERENOL®	0	++	+++	0	↑	↑↑↑	↑↑↑	0.01 - 1.0‡	
Isoprenalin ISUPREL®	+++	++	0	β1¶	↑↑	→	→	2-20 µg/min (evtl. Bolus 20-60 µg IV)	
Phenylephrin PHENYLEPHRIN®	0	0	+++	0	0 bis ↓	↑↑↑	↑↑↑	0.05 - 1.0‡	
Dopamin	(+)	(+)	0	0	(↑)	0	0	0.5 - 3 ...‡	Renale Vasodilatation durch Stimulierung der Dopaminrezeptoren DA 1.
	+	+	(+)	0	↑	(↑)	(↑)	3 - 10	Beginn des Effektes der β Rezeptoren.
	++	++	++	0	↑↑	↑↑	↑↑	10 - 20	Beginn des Effektes der α 1 Rezeptoren. (Vasokonstriktion, Inotropie)
Dobutamin	+	+++	0	++	↑↑↑	0 bis ↓	↑/↓	2 - 20	Tachykardie, Blutdruckabfall

+ = Stimulierung, 0 = kein Effekt, ‡ Die Dosierungen sollen stufenweise erhöht werden bis ein art. Mitteldruck > 60 mmHg erreicht wird. ¶ Die vasodilatierende Wirkung von Isoprenalin ist β1-abhängig

Wirkung der verschiedenen Rezeptoren:

α1 : **Glatte Muskulatur der Gefässe:** Kontraktion. **Herz:** leicht positiv inotrop.

α2 : **Nervensystem:** Hemmung der sympathischen Aktivität, Fre setzung von Norepinephrin (durch die sympathischen Nervenendigungen)

β1 : **Herz:** positiv inotrop, positiv chronotrop und positiv dromotrop (Beschleunigung der Überleitung). **Metabolismus:** Reninsekretion ↑, Lipolyse ↑.

β2 : **Herz:** positiv inotrop, positiv chronotrop und positiv dromotrop (Beschleunigung der Überleitung). **Blutgefässe:** Vasodilatation; **Lunge:** Bronchodilatation; **ZNS:** Tremor. **Metabolismus:** Insulinsekretion ↑, Lipolyse ↑, Glykogenolyse, Hypokaliämie.

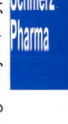

ONKOLOGIE
HNO
RHEUMATOLOGIE
GERIATRIE
GYNÄKOLOGIE
OPHTHALMOLOGIE

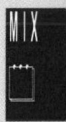

Allg: • Obere Einflussstauung = Vena-cava-superior-Syndrom (VCSS)
 • Kommt durch eine Einflussbehinderung in der Vena cava superior zustande.
Urs: • Maligne Tumoren (60-85 %)
 - Bronchialkarzinome (SCLC 50 %, NSCLC 25 %)
 - Lymphome, v.a. mit hohem Malignitätsgrad (10 %) u.a.
 • Metastasen (10 %)
 - v.a. Mammakarzinom
 - Seminom
 - Sarkom
 • Benigne Raumforderungen (12 %)
 - Tuberkulose
 - Aspergillose
 - Nokardiose
 • Venenthrombose (2 %)
 • Mediastinale Fibrose (1 %)
Klin: • Kurze Anamnese (bis zu 6 Wo)
 • Gesichts-, Hals- und Armödem mit vermehrter Venenzeichnung
 • Dyspnoe, Tachypnoe
 • Zyanose
 • Kopfschmerzen
 • ZNS-Störungen
 • Evtl. HORNER-Syndrom
Vorg: • Sorgfältige klinische Untersuchung:
 - Alle Lymphknotenstationen palpieren
 - Intensive Hautinspektion u.a.
 ▪ **Bildgebende Verfahren und histopathologische Diagnose**
 - CT mit Kontrastmittel
 - Biopsie (CT-gesteuert, bronchoskopisch oder mediastinoskopisch) für Histologie
Th: **A. Indikationen für sofortige Therapieeinleitung**
 A.1. Neurologische Symptome
 A.2. Schockzustand mit vermindertem venösem Rückfluss → Verminderung des HMV
 A.3. Atemwegsobstruktion → notfallmässiges Pneumo-Konsil
 B. Allgemeine Massnahmen
 B.1. Sauerstoff
 - Sauerstoffbrille, je nach Bedarf 2-8 L/min
 - Zielwert der Sauerstoffsättigung (SpO_2) > 90 %
 B.2. Lagerung des Patienten
 - Hochlagerung des Oberkörpers (wegen Aspirationsgefahr)
 - Stenteinlage bei:
 -- Lebensbedrohlichen Symptomen
 -- Rezidiv nach Bestrahlung
 -- Chemotherapieresistenten Tumoren
 C. Medikamentöse Therapie
 C.1. Kortikoide (parenterale Gabe)
 - Kortikoide sind v.a. bei Lymphomen wirksam
 C.2. Chemotherapie (z.B. Lymphome und kleinzelliges Bronchuskarzinom)
 D. Intravaskuläres Stenting
 E. Radiotherapie

HAUSINTERNE GUIDELINES

Allg:
- Es handelt sich um einen benignen Hauttumor (keratinisierendes MALPIGHI Epithelium).
- Das Cholesteatom ist i.d.R. gut begrenzt und imponiert zystenförmig mit einer epidermalen Tasche. ABER nach randständiger Perforation kann sich das Chelesteatom diffus über Jahre/Jahrzehnte hinweg in alle Recessi des Mittelohrs ausbreiten und diese Region potentiell zerstören.

Für die PRAXIS
- Das Cholesteatom ist so lokalisiert, dass es die Möglichkeit hat, sowohl die Wände, als auch das Mittelohr selbst zu zerstören und schwerwiegende Komplikationen hervorzurufen. Zu diesen v.a. endokraniellen Komplikationen zählen u.a. **die Meningitis und die Fazialisparese!**
- Die Symptome und Befunde treten typischerweise langsam auf. Deshalb bleibt das Cholesteatom oft über Jahre hinweg nicht erkannt und wird erst infolge seiner Komplikationen diagnostiziert.
- «Die Otitis an der man stirbt, ist **ein Cholesteatom**».

- Das Cholesteatom enthält grosse Mengen an Cholesterin und ist entsprechend gelblich gefärbt.

Urs:
- Sekundär (häufig)
  - Infolge Invagination des Epitheliums der Pars flaccida des Trommelfells
  - Bei chronischer Trommelfellperforation
- Kongenital (sehr selten)

Klin:
I. Asymptomatisch
II. Symptomatisch
   - Stinkige (fötide) und manchmal blutige Ohrsekretion
   - Diskrete, progrediente Hypoakusie
   - Fazialisparese
   - Hörverlust
   - Schwindel
   - Manchmal tiefsitzende Kopfschmerzen
III. Klinische Untersuchung:
   - Die otoskopische Untersuchung zeigt typischerweise eine **Trommelfellperforation** (ist aber nicht zwingend).
   - HENNEBERT-Zeichen bzw. -Fistelsymptom: Besteht eine Fistel im Bereich des horizontalen Bogenganges oder an einer anderen Stelle der Labyrinthkapsel, hervorgerufen durch einen entzündlichen osteolytischen Prozess (z.B. Cholesteatom), so wird eine plötzliche Druckerhöhung (z.B. durch Politzerball) subjektiv Schwindel und objektiv Nystagmus, sowie Lateropulsion hervorrufen. Dieses Zeichen kann bei folgenden Erkrankungen ausgelöst werden:
     -- Kongenitale Syphilis
     -- Morbus MÉNIÈRE
     -- Cholesteatom

Kpl:
- Otogene Meningitis (häufigste Komplikation!)
- Zerstörung des Felsenbeins:
  - Fazialisparese
  - Labyrinthzerstörung
- Abszocco in den Temporallappen
- Extra- oder subdurales Empyem
- Thrombose des Sinus lateralis
- Taubheit (zuerst Leitungs-, dann Empfindungstaubheit)
- Akutes kochleo-vestibuläres Defizit

Die endokraniellen Komplikationen sind am gefährlichsten, denn sie können letal ausgehen!

Rx:
- Die Bildgebung zeigt folgende Befunde:
  - Verschwinden der Mastoidpneumatisierung
  - Lytische Knochenherde
  - Abszesse
  - Zerstörung des Labyrinths
  - Allfällige intrakranielle Komplikationen
1. MR (ist sensitiver als das CT und soll bei Vd. auf intrakranielle Komplikationen durchgeführt werden)
2. CT (Bildgebung bei Vd. auf extrakranielle Komplikationen; diese Patienten weisen oft systemische Krankheitsbefunde und lokale Infektzeichen auf)

Th:
1. **Notfallmässiges HNO-Konsilium**
   - Ein bestehender Ohrinfekt wird IMMER chirurgisch ausgeräumt (notfallmässig oder nach der Therapie einer zerebro-meningealen Komplikation).
   - Jedes Cholesteatom, auch wenn behandelt, muss regelmässig und langfristig beim Spezialisten kontrolliert werden.

Allg: • Verlauf: i.d.R. harmlos und spontan sistierend. Selten schwere bis lebensbedrohliche Blutungen.
- • Blutversorgung des Naseninneren: Äste der A. carotis interna + externa, oberflächlicher arterieller Gefässplexus im Bereich des anterioren Septums (= Locus KIESSELBACHI). Rund 90 % der Blutungen sind am anterioren Septum lokalisiert.

Urs: **A. Lokale Ursachen**
- - Idiopathisch (konstitutionell): schwache, rezidivierende Blutung, häufig bei Kindern
- - Mikrotrauma (z.B. durch Fingernagel, oft schnäuzen) Blutung am Locus KIESSEL-BACHI
  - → I.d.R. schwache, kurzdauernde Blutung
- - Makrotrauma evtl. Fraktur von Septum, Os nasale, Mittelgesicht, Schädelbasis
  - → Starke traumatische Blutung

> **Für die PRAXIS:**
> Selten kommt es zur Verletzung der A. carotis interna. Dabei kann es sofort, oder nach freiem Intervall, zur lebensbedrohlichen Blutung kommen.

- - Lokale Schleimhautschädigung bei:
  - -- Rhinitis sicca anterior, Ulcus septi perforans, Rhinitis atrophicans, thermischer oder chemischer Schleimhautschädigung
    - → Rezidivierende schwache Blutungen, Trockenheitsgefühl, Krustenbildung
- - Granulomatosen
- - Fremdkörper und Rhinolithen (mit Kalk überzogene Fremdkörper in den Nasenhöhlen)
  - → Einseitige schwache Blutung, evtl. Foetor und eitrige Sekretion
- - Schleimhautpolypen
- - Benigne und maligne Tumoren in der Nase und/oder in Nebenhöhlen → blutiges Sekret
- - Tumoren des Epipharynx (v.a. juveniles Nasenrachenfibrom)

B. Systemische Ursachen
- - Art. Hypertonie (oft bei Epistaxis vorhanden, ohne unbedingt die Ursache zu sein!)
- - Arteriosklerose (rezidivierende pulsierende, spritzende Epistaxis nach 40-50 Jahren)
- - Vasopathien:
  - -- MÖLLER-BARLOW Krankheit (früher Scorbut genannt; = Vitamin C Mangel)
  - -- SCHÖNLEIN-HENOCH Purpura
- - Thrombopathien:
  - -- Thrombotisch thrombozytopenische Purpura (MOSCHCOWITZ-Syndrom)
  - -- Immune thrombozytopenische Purpura (Morbus WERLHOF)
  - -- Thrombasthenie GLANZMANN, Morbus Von WILLEBRAND,
  - -- Polycythaemia vera
  - -- Thrombozytopenie bei: Leukämie, Chemotherapie, medikamenteninduziert
- - Koagulopathien:
  - -- Hämophilie, Morbus WALDENSTRÖM, Vitamin K Mangel
  - -- Medikamentös (Antikoagulantien)
  - -- Leberinsuffizienz, Urämie
- - Epistaxis anstelle ausgebliebener Monatsblutung (Menstruatio vicaria)
- - Schwangerschaftsepistaxis
- - Morbus OSLER (rez., multilokuläre, teils starke Blutungen aus typischen Angiektasien)
- - Infekte: Masern, Grippe, Typhus u.a.

Klin: • Die Blutungsintensität kann sehr variabel sein:
- - Blutig tingiertes Sekret (mit Rückfluss in den Pharynx)
- - Hämorrhagischer Schock
- • Nausea (ausgelöst durch das verschluckte Blut)
- • Bei Trauma:
  - - Oberflächliche oder tiefe Weichteilläsionen
  - - Formabweichungen und Krepitation bei Frakturen
  - - Neurologische Ausfälle
  - - Weitere Verletzungen suchen: Orbitafraktur, Schädigung des Nervus opticus
- • Bei Morbus OSLER: Angiektasien suchen (auch an Haut und oraler Schleimhaut sichtbar)

Vorg: • Lagerung, siehe unter «Th:»
- • Anamnese:
  - - Einschätzung des Blutverlustes
  - - Bekannte Blutungsursachen (Medikamente, Blutungsleiden u.a.)
  - - Frage nach Allergie auf Lokalanästhetika
- • Klinische Untersuchung + Vitalparameter bestimmen:
  - - Beurteilung der Hämodynamik
  - - Blutdruck, Puls, allenfalls SpO_2
- • Von Fall zu Fall, ad. radiologische Untersuchungen (Rx, CT, Angio-MR, Angiographie)
- • Je nach Klinik: venösen Zugang schaffen

Lab:
- BB, INR, aPTT, evtl. Blutgruppenbestimmung/Kreuzblut
- Bei Massivblutung: Blutprodukte zur Transfusion anfordern
- <u>CAVE</u>: Das Hb kann bei akuter Blutung noch normal sein!

Th:
1. Allgemeine und physikalische Massnahmen

1.1. Lagerung
- Sitzende Positition mit vorgeneigtem Oberkörper
- Das Blut kann so nach aussen fliessen, ohne dass es in den Pharynx zurück fliesst (Nauseaprophylaxe).

1.2. Kälteapplikation zur reflektorischen Vasokonstriktion
- *Cold-pack* oder kalte Tücher/Kompressen sollen im Nacken und auf dem Nasenrücken angebracht werden

1.3. Kräftige Kompression beider Nasenflügel während ca. 15 min
- Effizienz nur bei anterior gelegener Blutungsquelle (ca. 90 % der Epistaxis)

2. Hämodynamische Stabilität

2.1. Hämodynamische Instabilität: Flüssigkeitsreanimation

2.2. Art. Hypertonie (behandeln falls schwergradige Hypertonie und unstillbare Epistaxis)

3. Lokale Therapie (falls allgemeine Massnahmen ungenügend effizient)

3.1. Anteriore Tamponade
- Bei grossflächigen, nicht erreichbaren oder nicht lokalisierbaren Blutungen
- Die anteriore Tamponade kann mit Schaumstoff oder fortlaufender Tamponade mit Salbenstreifen konfektioniert werden.
- Falls therapieresistent: ad. hintere Tamponade (nach BELLOCQ oder mittels Ballonkatheter) kombiniert mit anteriorer Tamponade
- AB-Prophylaxe bei Risikopatienten (inkl. älteren Patienten).
  Immer der Nierenfunktion anpassen!
  a) Ohne Penicillin-Allergie, z.B. Amoxicillin/Clavulansäure (3x 625 mg/d PO)
  b) Mit Penicillin-Allergie, z.B. Clindamycin (DALACIN® C 3-4x 300 mg/d PO)

3.2. Medikamentöse Hämostase in Betracht ziehen (von Fall zu Fall entscheiden)
- Bei ungewollt erhöhtem INR: Vitamin K KONAKION® 2-5 mg PO
- Bei langanhaltenden oder rezidivierenden Blutungen → HNO-Kons. (Tranexamsäure CYKLOKAPRON®: 3x 1000 mg PO während 7 d in Betracht ziehen)

3.3. Absaugen beider Nasenhöhlen
- Abschwellende Naseneinlage beidseitig (z.B. mit Xylometazolin /Lokalanästhetikum), bei Bedarf nach einigen Minuten wiederholen.
- Nach Abschwellen/Lokalanästhesie: schonendes Absaugen unter Sicht
- Identifizierung der Blutungsquelle

3.4. Chemische Verätzung bei begrenzten Schleimhautläsionen und Gefässarrosionen
- Verätzungsmittel: z.B. Silbernitrat, Kaliumpermanganat, Trichloressigsäure

3.5. Applikation von Fibrin- und Thrombinprodukten («Fibrinkleber»)
- Beispiel (zur lokalen Anwendung: wird mit einer Knopfkanüle auf die Schleimhautläsion gebracht): BERIPLAST® P Combi-Set

3.6. Elektrokoagulation

4. Chirurgische Therapie
- Folgende chir. Eingriffe können bei therapieresistenter Blutung durchgeführt werden:
  - Septumplastik (zum Erreichen der hinteren Nasenabschnitte)
  - Unterbindung/Clippung der Aa. ethmoidalis anterior/posterior
  - Clipping der A. sphenopalatina über transnasalen Zugang
  - Unterbindung der A. maxillaris über transmaxillären Zugang
  - Ligatur der A. carotis externa
  - Laserung bei Morbus OSLER
  - Angiographische Gefässembolisation (bei Blutung aus Abgängen der A. carotis interna besteht ein hohes CVI-Risiko)

5. Substitutionstherapie bei Blutungskrankheiten
- Thrombozytenkonzentrat, Erythrozytenkonzentrat
- Gerinnungsfaktoren substituieren (von Fall zu Fall entscheiden)

6. Kausaltherapie

Kpl:
- Septumperforation, häufig bei beidseitiger Verätzung/Koagulation am Septum
- Vernarbungen am Naseneingang durch Druck von Tamponadematerial, Ballonkatheter und Haltefäden (polstern!)
- Infekt im Bereich von Tamponadematerial und Nasennebenhöhlen
- Aspirationspneumonie
- Vagale Reflexe infolge nasaler Manipulation (inkl. Anbringung der Tamponade):
  - Bradykardie
  - Vasovagale Synkope
- Ein vorbestehendes obstruktives Schlafapnoe Syndrom kann durch die Tamponade verstärkt werden. Diese Patienten sollen zur SpO2-Überwachung allenfalls hosp. werden.

Allg: • Der Schwindel ist ein **Symptom** und keine Diagnose:
  - Der vestibuläre Teil des Innenohrs gibt dem Gehirn Auskunft über die Lage und die Bewegungen des Kopfes (zirkuläre und/oder lineäre Beschleunigungen).
  - Die vestibuläre Information wird von visuellen und sensorischen Informationen integriert (Lagesinn, Position des Kopfes und des Körpers).
  - Die Bewegung des Kopfes in eine Richtung aktiviert das Vestibulum auf derselben Seite.
  Bsp 1: Bei **Rotation des Kopfes nach rechts** wird das rechte Vestibulum aktiviert
      → Langsame Augenbewegungen nach links und schnelle Augenbewegungen nach rechts (was die Nystagmusrichtung definiert).
      Der axiale Muskeltonus der linken Halbseite verstärkt sich, um das Schwerpunktzentrum auszugleichen.
  Bsp 2: Bei **linksseitiger Vestibulumläsion** wird das rechte Vestibulum relativ aktiviert:
      → Langsame Augenbewegungen nach links
      → Der Nystagmus schlägt auf die rechte Seite.
      → Verstärkung des axialen Muskeltonus der linken Halbseite
      → Falltendenz nach links.

Urs: • Siehe Tabelle 1, S. 401

Klas: **1. Vestibulärer Schwindel (= echter Schwindel)**

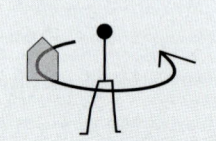

Die Objekte drehen um den Patienten herum.

Allg: • Der vestibuläre Schwindel ist ein objektiver Drehschwindel.
  • Der Patient sieht/spürt ein Drehen von fixen Objekten, welche ihn umgeben.
DD: • Zentraler versus peripherer Schwindel siehe Tabelle 2, S. 403
Klas: ■ **Zentraler vestibulärer Schwindel**
    Allg: • Der zentrale vestibuläre Schwindel = **potentieller NOTFALL**
    Urs: • Siehe Tabelle 1, S. 401
    Klin: • Siehe Tabelle 2, S. 403
    Vorg: • Siehe Algorithmus, S. 404
  ■ **Peripherer vestibulärer Schwindel**
    Allg: • Der periphere Schwindel ist, ausser bei Exsikkose infolge anhaltenden Erbreches, keine Notfallsituation.
    Urs: • Siehe Tabelle 1, S. 401
    Vorg: • Siehe Algorithmus, S. 404

2. Nicht vestibulärer Schwindel = Pseudo-Schwindel (Benommenheit, *dizziness*)

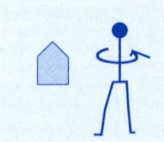

Der Patient dreht um sich selbst.

Allg: • Der Patient hat das Gefühl, um seine eigene Achse zu drehen.
  • Der nicht-vestibuläre Schwindel ist eine Ausschlussdiagnose! Er wird, bis zum Beweis des Gegenteils, als «zentral vestibulärer Schwindel» betrachtet!
Urs: • Seine Ursache liegt ausserhalb des Vestibulums und dessen Verbindungen.
  • Medikamentös (Antihypertensiva, Opioide, Sedativa)
DD: • Echter (vestibulärer) Schwindel (zentral oder peripher)
  • Physiologischer Schwindel, psychogener Schwindel
Klin: • Klinische Elemente, welche für einen physiologischen oder psychogenen Schwindel sprechen:
    - Auslösende Situationen (spezielle Situationen, visuelle oder auditive Reize):
      -- Lift, Restaurant, Brücken, Reise im Flugzeug, grosser Freiraum, Stress...
    - Assoziierte Symptome: Angst, Panik, Diaphorese
Bsp: • Hysterie, psychogener Scwindel

3. Physiologischer Schwindel
    Allg: • Es handelt sich um einen *mismatch* zwischen den vestibulären, visuellen und sensorischen Afferenzen.
    Bsp: • Reisekrankheit, Schwindel im Gebirge u.a.

Zentraler vestibulärer Schwindel

- **Neuropathien**
  - Migränöser Schwindel
  - Kleinhirn und pontine Läsionen:
    - -- Hirnschlag (hämorrhagisch oder ischämisch)
    - -- Tumor (primär oder Hirnmetastasen)
    - -- Hirnblutung
    - -- Subarachnoidalblutung (SAB)
    - -- ARNOLD-CHIARI-Syndrom (kongenitale Malformationen, welche das Kleinhirn, den Hirnstamm und das zervikale Rückenmark betreffen)
  - Multiple Sklerose
  - WALLENBERG-Syndrom
  - Episodische Ataxie vom Typ 2
- **Infektiös** (Beispiele)
  - Enzephalitis, Meningo-Enzephalitis
  - Abszess
  - Neurotrope Erreger:
    - -- HIV
    - -- Treponema pallidum (Syphilis)
    - -- Borrelia
    - -- Herpes (Herpes simplex, VZV, CMV, EBV)
  - Toxoplasmose infolge:
    - -- Borrelia
    - -- Herpes
    - -- Toxoplasma
- **Medikamentös/toxisch**
  - Alkohol
  - Trizyklische Antidepressiva
  - Opioide
- **Kardiovaskulär**
  - Synkope (jede Präsynkope kann sich in Form eines Schwindels manifestieren)
  - Orthostase

potentieller

N
O
T
F
A
L
L

Peripherer vestibulärer Schwindel

- **HNO-Erkrankungen**
  - Benigner paroxysmaler Lagerungsschwindel (BPLS)
  - Akuter peripherer Vestibularisausfall (= Neuritis vestibularis)
  - Akutes kochleo-vestibuläres Defizit (= Labyrinthitis)
  - Morbus MÉNIÈRE
  - Perilymphatische Fistel
  - Cholesteatom
  - MINOR-Syndrom (Dehiszenz des oberen Bogenganges)
  - COGAN-Syndrom (seltene Autoimmunerkrankung, welche eine interstitielle Keratitis und eine vestibulo-auditive Dysfunktion induzieren kann)
- **Medikamentös/toxisch**
  - Diuretika
  - Betablocker
  - ACE-Hemmer, Sartane
  - Kalziumantagonisten
  - Antiarrhythmika:
    - -- Digoxin
    - -- Propafenon
    - -- Procainamid
  - NSAR (inkl. ASPIRIN®)
  - Zytostatika
  - Aminoglykoside u.a. ototoxische Medikamente
- **Verschiedene Ursachen** (z.B. metabolisch, infektiös, neoplastisch)
  - Akustikusneurinom (VIII: N. vestibularis + N. cochlearis)
  - Zona oticus (Herpes zoster oticus = RAMSAY HUNT-Syndrom)
  - Migräne assoziiert (z.B. Migräne basilaris)
  - GUILLAIN-BARRÉ-Syndrom
  - SHT (z.B. Felsenbeinfraktur)
  - Hypoglykämie, Hyperglykämie
  - Otitis media

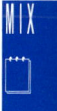

Tabelle 1: Ursachen des vestibulären Schwindels (zentral versus peripher).

Zentraler vestibulärer Schwindel/Zentrales vestibuläres Syndrom [H81.4]

Allg: • Das zentrale vestibuläre Syndrom kommt durch eine Läsion der vestibulären Kerne oder deren zentralen Verbindungen zum Hirnstamm und zum Kleinhirn zustande.

Klin: • Siehe auch Tabelle 2, s. 403
- Schwere Gehstörungen. Koordinations-, Gleichgewichtsstörung, Körperhaltungsinstabilität
- Somnolenz, Benommenheit, Kopfschmerzen
- Motorische und sensorische Ausfälle
- Klinisch werden folgende 2 Syndrome unterschieden:

  I. Statisches zerebelläres Syndrom
  Klinik:
  - Positiver ROMBERG-Stehversuch

  II. Dynamisches zerebelläres Syndrom
  Klinik:
  - Dysmetrie, Asynergie, Dyschronometrie, Dysdiadochokinese
  - Zerebelläre Dysarthrie (wie in betrunkenem Zustand)
  - Okuläre Dysmetrie (nystagmusartige, sakkadierte Augenbewegungen)
  - Zerebellärer Tremor (unordentliche Handschrift, unterschiedlich grosse Buchstaben)
- Hirnnervenausfälle
- HORNER-Syndrom

Für die PRAXIS:
- Bei Schwindel soll immer die Kleinhirnzeichen-Trias gesucht werden:
  1. **Ataxie**
  2. **Muskuläre Hypotonie**
  3. **Intentionstremor**
- Suche nach den «**6 D**» (mnemotechnische Eselsleiter):
  1. **D**iplopie
  2. **D**ysmetrie
  3. **D**ysphagie
  4. **D**ysarthrie
  5. **D**ysästhesie
  6. **D**ysdiadochokinese
- **Suche nach dem <u>nicht</u> harmonischen Spontannystagmus** (oder Lagenystagmus):
  - Multi- oder unidirektionell (horizontal, vertikal oder rotatorisch)
  - Ändert die Richtung bei Augenrichtungswechsel.
  - Persistiert und/oder verstärkt sich bei visueller Fixation (ein Finger soll in einer Distanz von ≥ 50 cm fixiert werden). Der Grund dafür liegt in einer vestibulo-zerebellären Läsion, welche die Augenstellungskontrolle nicht mehr gewährleisten kann.

DD: Differentialdiagnostische Parameter bei zentralem versus peripheren Lagerungsschwindel:

Lagerungsschwindel	Zentral (Beispiel) ■ Paroxysmaler zentraler Lagerungsschwindel	Peripher (Beispiel) ▶ Benigner paroxysmaler Lagerungsschwindel
■ Schwindel	Typisch	Typisch
■ Latenz	Keine Latenz	Sekunden
■ Nystagmus	Atypisch	Typisch
■ Erholungsphase	Wochen (?)	Tage
■ Neurologische Befunde	Vorhanden	Keine
■ Erschöpfung d. Schwind.	Nein (Schwindel haltet an)	Schnelle Erschöpfung

Tabelle: DD eines zentralen versus peripherem Lagerungsschwindel.

Urs: • Vaskulär
- CVI, TIA (ischämisch oder hämorrhagisch)
- WALLENBERG-Syndrom
- Infektiös: HIV (AIDS), Borreliose (LYME), Syphilis u.a.
- Traumatisch: SHT, Contusio cerebri
- Neoplastisch (im Hirnstamm oder Kleinhirn, im ponto-zerebellären Winkel)
  - Primär oder Metastasen
- Medikamentös/toxisch: Aminoglykoside, Zytostatika, Toxika
- Multiple Sklerose u.a. systemische Erkrankungen
- Epilepsie

Th: 1. **Zentraler Schwindel = Medizinischer Notfall!**
2. **HNO-Konsilium + Kausaltherapie**
3. **Symptomatische Therapie**, siehe s. 405

Klinik	Peripherer vestibulärer Schwindel	Zentraler vestibulärer Schwindel

Klinische Untersuchungen, Neurostatus	• **Keine neurologischen Befunde assoziiert!**
	• «Harmonischer» Nystagmus
	• **Echter Drehschwindel:**
	  - Umgebende Objekte bewegen sich um den Patienten herum.
	• Keine schweren Gehstörungen, trotz einer Lateropulsion zur kranken Seite
	• Ausgeprägte vegetative Begleitsymptome:
	  - Nausea, Erbrechen
	• Hypoakusie und/oder Tinnitus auf der kranken Seite
	• Verstopfungsgefühl im Ohr
	• ROMBERG‡:
	  - Falltendenz zur kranken Seite
		• **Assoziierte neurologische Befunde:**
		  - Ausgeprägte Geh- und Gleichgewichtsstörungen
		  - Kopfschmerzen
		  - «Nicht-harmonischer» Nystagmus
		  - Befall der untersten Hirnnerven:
		    -- VI: Diplopie
		    -- VII-XII
		  - Kleinhirnzeichen
		  - Sensorische/motorische Ausfälle
		  - HORNER-Syndrom
		  - Benommenheit
		• Mnemotechnisch: «**6 D**», S. 402

Spontannystagmus 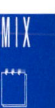	**Harmonischer Nystagmus** • Siehe S. 406	**Nicht harmonischer Nystagmus** • Siehe S. 406
Schweregrad des Schwindels	• Der Schwindel kann sehr stark ausgeprägt sein. Kein Sturz. • Falltendenz zur kranken Seite.	• Ausgeprägter Schwindel • Oft unmöglich die stehende Position beizubehalten
Untersuchung bei der visuellen Fixation	• Praktisches Vorgehen: - Ein Finger wird in einer Distanz von ≥ 50 cm vor den Augen des Patienten fixiert. • Interpretation: Der Nystagmus wird vermindert, denn die vestibulo-zerebelläre Kontrolle ist intakt und erlaubt eine teilweise/vollständige Unterdrückung des Nystagmus; die Pathologie liegt im Innenohr.	• Verstärkter oder unveränderter (aber nicht verminderter) Nystagmus (denn die vestibulo-zerebelläre Kontrolle ist lädiert)
Vestibulo-okulärer Reflex	• Der perrotatorische Nystagmus ist auf der kranken Seite ↑/ fehlend.	• Kann bei zentraler Läsion normal ausfallen.

Tabelle 2: Vestibulärer Schwindel mit peripherer oder zentraler Ursache.

‡ ROMBERG Stehversuch: Der Patient bleibt mit geschlossenen Augen und Beinen stehen.

DD:
1. Schwindel mit Hörverlust
- Akutes kochleo-vestibuläres Defizit (= Labyrinthitis)
- Akute oder chronische Otitis; Morbus MÉNIÈRE
- Cholesteatom; Felsenbeinfraktur
- Akustikusneurinom (VIII: N. vestibularis + N. cochlearis); WALLENBERG-Syndrom
- Multiple Sklerose; AIDS, Borreliose (LYME)
- TULLIO-Syndrom, MINOR-Syndrom (Dehiszenz des oberen Bogenganges)

2. Schwindel ohne Hörverlust
- Benigner paroxysmaler Lagerungsschwindel
- Brüskes peripheres vestibuläres Defizit (= Neuritis vestibularis)
- Kleinhirn und pontine Läsionen:
  - Ischämie, Blutung (SAB), Malformationen
- Hirnschlag/TIA; Schädel-Hirn-Trauma
- Mit Migräne assoziiert (z.B. Basilarismigräne)
- Medikamentös, siehe Tabelle 3 S. 405
- Multiple Sklerose
- Neurotrope Erreger: HIV, Treponema pallidum (Syphilis), Borrelia, Herpes u.a.

3. Brüsker Schwindel
- Benigner paroxysmaler Lagerungsschwindel
- Brüskes peripheres vestibuläres Defizit (= Neuritis vestibularis)
- Morbus MÉNIÈRE
- Kleinhirn-Hirnschlag

4. Langsam entstehender Schwindel
- Bilaterale Vestibulumerkrankung; Leukoenzephalopathie; medikamentös/toxisch

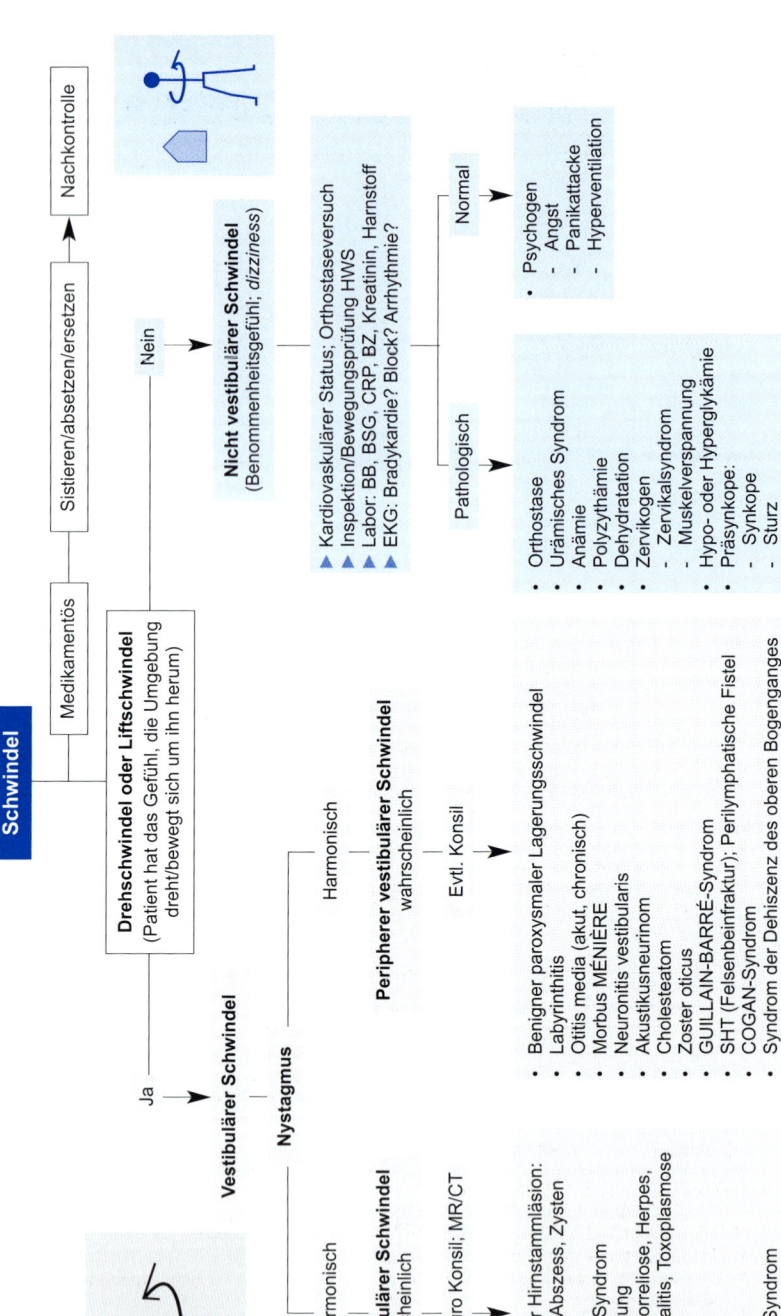

Schwindel

Medikamentös → Sistieren/absetzen/ersetzen → Nachkontrolle

Ja →

Vestibulärer Schwindel

Drehschwindel oder Liftschwindel
(Patient hat das Gefühl, die Umgebung dreht/bewegt sich um ihn herum)

Nein →

Nicht vestibulärer Schwindel
(Benommenheitsgefühl; *dizziness*)

▲ Kardiovaskulärer Status; Orthostaseversuch
▲ Inspektion/Bewegungsprüfung HWS
▲ Labor: BB, BSG, CRP, BZ, Kreatinin, Harnstoff
▲ EKG: Bradykardie? Block? Arrhythmie?

Nystagmus

Nicht harmonisch

Zentraler vestibulärer Schwindel
wahrscheinlich

Notfall HNO-/Neuro Konsil; MR/CT →

- Kleinhirnläsion oder Hirnstammläsion:
  - Tumor; Blutung, Abszess, Zysten
  - Hirnschlag/TIA
  - WALLENBERG-Syndrom
- Subarachnoidalblutung
- Infekt: HIV, Lues, Borreliose, Herpes, Meningitis, Enzephalitis, Toxoplasmose
- Multiple Sklerose
- Migräne; Epilepsie
- Alkohol u.a. Noxen
- Akustikusneurinom
- ARNOLD-CHIARI-Syndrom

Harmonisch

Peripherer vestibulärer Schwindel
wahrscheinlich

Evtl. Konsil →

- Benigner paroxysmaler Lagerungsschwindel
- Labyrinthitis
- Otitis media (akut, chronisch)
- Morbus MÉNIÈRE
- Neuronitis vestibularis
- Akustikusneurinom
- Cholesteatom
- Zoster oticus
- GUILLAIN-BARRÉ-Syndrom
- SHT (Felsenbeinfraktur); Perilymphatische Fistel
- COGAN-Syndrom
- Syndrom der Dehiszenz des oberen Bogenganges

Pathologisch →

- Orthostase
- Urämisches Syndrom
- Anämie
- Polyzythämie
- Dehydratation
- Zervikogen
  - Zervikalsyndrom
  - Muskelverspannung
- Hypo- oder Hyperglykämie
- Präsynkope:
  - Synkope
  - Sturz

Normal →

- Psychogen
  - Angst
  - Panikattacke
  - Hyperventilation

Potentieller Notfall

Algorithmus: Schwindel.

Th: **1. Kausaltherapie des Schwindels**
     2. Symptomatische Therapie bei Schwindel

Medikamente	Adm.	Initialdosis	Tägliche Dosierung, Infos
Leichte Wirkung gegen den Schwindel			
Meclozin§	PO	25 mg	• 12.5-50 mg alle 4-8 h • Maximaldosis: 150 mg
Diazepam	**IM, IV¶**, PO, IR	5 mg	• 2-20 mg alle 4-8 h • Maximaldosis: 60 mg
Lorazepam	**IM, IV¶**, PO	1 mg	• 0.5-2 mg alle 4-8 h • Maximaldosis: 6 mg
Mittelmässige bis starke Wirkung gegen den Schwindel			
Betahistin	PO	16 mg	• 24-48 mg in 2-3x/d • Maximaldosis: 48 mg
Cinnarizin	PO	25-50 mg	• 25-50 mg 3x/d
Cinnarizin + Dimenhydrinat	PO	1 Tabl	• 3x 1 Tabl (nach der Mahlzeit)
Dimenhydrinat§	PO (Tabl 50 mg)	50 mg	• 50 mg alle 4-6 h PO • Maximaldosis: 200 mg
	Kaugummi (10, 20 mg)		• 10-20 mg während 3-10 min kauen (W'eintritt nach 2-3 min) • Der Kaugummi soll nicht geschluckt werden. • Wirkungsdauer: 1-3 h
Scopolamin§	**IM, IV, SC**	0.3 mg	• 0.3-0.6 mg alle 8 h
	Pflaster	1.5 mg (1 Pflaster)	• 1.5 mg/3 d (= Max.dosis)
Droperidol§	**IM, IV**	2.5 mg	• 2.5-10 mg alle 3-4 h • Maximaldosis: 30 mg
Thiethylperazin*	**IM**	6.5 mg	• 1-3x 6.5 mg/d **IM**
	PO, IR	6.5 mg	• 1-3x 6.5 mg/d PO oder IR
Medikamente, die in Notfallsituationen eingesetzt werden können			
Diphenhydramin	• **IV/IM**:..........10-50 mg		
Scopolamin§	• **IV/IM/SC**:.....0.3 - 0.6 mg alle 8 h		
Thiethylperazin*	• **IM**:...............6.5 mg (max. alle 8 h)		
Metoclopramid	• **IV/IM**:..........10-20 mg		
Ondansetron	• **IV/IM**:,,,,,,,,,,4 mg		
Prochlorperazin	• **IV/IM**:..........2.5-10 mg (**IV**: max. 5 mg/min); in der CH nicht erhält.		
Promethazin	• **IV/IM**:..........10-50 mg		
Diazepam	• **IV¶/IM**: ....2.5-5 mg		
Lorazepam	• **IV¶/IM**: ....1-3 mg (**IV**: 0.05 mg/kg)		

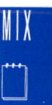

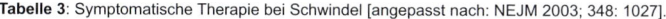

Tabelle 3: Symptomatische Therapie bei Schwindel [angepasst nach: NEJM 2003; 348: 1027].

3. Vestibuläre Physiotherapie (HNO-Konsilium)
   • Die Physiotherapie soll begonnen werden, sobald die Nausea verschwunden ist (mindestens 2x/d während mehrerer Minuten).

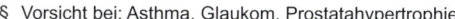

§ Vorsicht bei: Asthma, Glaukom, Prostatahypertrophie
¶ Die **IV**-Gabe von Diazepam und Lorazepam benötigt die sofortige Möglichkeit, die Atemwege offen zu halten + Sauerstoff greifbereit!
* NW von Thiethylperazin:
   - Spätdyskinesien (je nach Patientengruppe, Therapiedauer nicht > 2 Mt.)
   - Leberenzymerhöhung; malignes Neuroleptika-Syndrom

Def:
- **Nystagmus:** Sakkadierte, unwillkürliche Augenbewegungen, bestehend aus 2 Phasen:
  1. Schnelle Phase (definitionsgemäss gibt die schnelle Phase die Nystagmusrichtung an)
  2. Langsame Phase

Allg:
- Methoden zur Auslösung eines Nystagmus (wenn nicht spontan vorhanden):
  - FRENZEL Brille (= Vergrösserung um 20 Dioptrien). Diese Brille verhindert die visuelle Fixation, welche einen Nystagmus unterdrücken könnte.
  - Durch HNO-Spezialisten vorzunehmen:
    -- Palpation der geschlossenen Augen-Globi
    -- Augenfundus mit Ophthalmoskop (der Patient kann die Lichtquelle nicht fixieren)
    -- Videonystagmoskopie, Elektronystagmographie

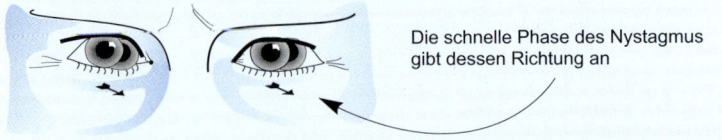

Die schnelle Phase des Nystagmus gibt dessen Richtung an

Klas:

A. Spontannystagmus

Allg:
- Der Spontannystagmus ist bei Tageslicht sowie im Dunkeln vorhanden.
- Muss in allen Sehrichtungen gesucht werden: zentral/rechts/links/oben/unten.
- **Ein vorhandener Spontannystagmus bei Fixation ist IMMER pathologisch!**

B. Lagenystagmus

Allg:
- Ein Lage- und Lagerungsnystagmus kann durch 2 Manöver ausgelöst werden:
  1. **HALLPIKE** Manöver (= kinetisches Lagerungsmanöver)
  2. **ROSE** Manöver (= statisches Lagemanöver):
     - Der Patient liegt auf dem Rücken mit dem Kopf in Retroflexion (der Kopf ragt über das Bettende hinaus). Der Kopf wird dann z.B. nach rechts gedreht, was einen geotropen Nystagmus auslösen kann (= horizontaler Nystagmus, wobei die schnelle Phase gegen den Boden schlägt). Das Manöver wird dann mit der Kopfrotation zur anderen Seite wiederholt.

C. Zentraler Nystagmus

Allg:
- Kann ein **medizinischer NOTFALL sein** (z.B. Kleinhirnblutung)!

Klin:
- Eigenschaften des zentralen Nystagmus:
  - Der Nystagmus ist in den meisten Fällen «nicht harmonisch».
  - **Er bewegt sich in alle möglichen Richtungen** (uni- oder multidirektionell):
    -- Horizontal ($\leftrightarrow$), vertikal $\uparrow$/$\downarrow$, rotatorisch
  - Der Nystagmus kann manchmal einen Richtungswechsel aufweisen, wenn der Patient in Richtung der langsamen Nystagmusphase schaut.
  - Der Nystagmus wird durch das Fixationsmanöver (fixieren des Zeigefingers des Untersuchers in einer Distanz von $\geq$ 50 cm) nicht beeinflusst!

DD:
- Kleinhirn- und pontine Läsion: Tumor, Hirnschlag, Blutung, SAB
- Akustikusneurinom (= vestibuläres Schwannom; ca. 8 % aller intrakran. Tumoren)
- WALLENBERG-Syndrom
- Infekt (HIV, Borreliose u.a.)

D. Peripherer Nystagmus

Allg:
- Der periphere Nystagmus ist i.d.R. keine Notfallsituation (Ausnahme: Exsikkose infolge anhaltenden Erbrechens).

Klin:
- Eigenschaften des peripheren Nystagmus:
  - Der Nystagmus ist «**harmonisch**», schlägt immer in dieselbe Richtung (unidirektionell) mit der schnellen Phase gegen das gesunde Ohr.
  - Es wird nie eine Umkehrung der Nystagmusrichtung beobachtet!
  - Der Spontannystagmus** ist horizontal mit einer rotativen Komponente und ist NIE rein rotatorisch und auch nie rein vertikal (= Gesetz von ALEXANDER).
  - Suppression (oder beinahe) durch das Fixationsmanöver (der Patient fixiert den Finger des Untersuchers, der sich in einer Distanz von $\geq$ 50 cm befindet).

DD:
- Benigner paroxysmaler Lagerungsschwindel
- Akutes kochleo-vestibuläres Defizit
- Morbus MÉNIÈRE
- Akute Otitis media
- Cholesteatom

** Ein provozierter Nystagmus (z.B. durch das HALLPIKE-Manöver) kann einen isoliert rotativen oder isoliert transitorischen horizontalen Nystagmus auslösen.

Allg: • Bei 20-30 % der asymptomatischen Personen (ohne Lumbalgien) findet man radiologisch eine Diskushernie, in 90 % der Fälle eine Diskopathie und bei 10-50 % eine Arthrose!
• Ca. 80 % der Bevölkerung leiden mind. 1x im Leben an einer akuten Lumbago.
• Bei 15 % der Patienten mit akutem Lumbago findet man eine klare Ursache.
• Die Mehrheit der Patienten leidet an muskulären, ligamentären oder neuromuskulären Dysfunktionen.
• Bei Personen > 55 Jahre ist das Risiko, dass das Lumbago chronifiziert, 5x höher als bei jüngeren Patienten.
• Progonostisch schlechte Faktoren:
  - Psychosoziale Faktoren (= die wichtigsten Faktoren!)
    -- Angstzustände
    -- Depression
    -- Katastrophismus («Schwarzmalerei»), Kinesiophobie (Angst vor der Bewegung)
    -- Persönliche Unbefriedigung
  - Hyperakute, stärkste Schmerzen, welche keine Bewegung mehr erlauben (*dystress*)
  - Vorgeschichte von Lumbalgien
  - Radikuläres Syndrom

Klin: • Symptome
  - Starke Lumbalschmerzen, welche (beinahe) jede Wirbelsäulen-Mobilität verhindern; selbst die Atmung kann sehr schmerzhaft sein.
  - Die mechanischen Lumbalgieschmerzen können ausstrahlen, aber es bestehen keine neurologischen/radikulären Ausfälle.
• Klinische Befunde
  - Schmerzhafte Palpation der lumbalen Region. Verminderte lumbo-sakrale Mobilität.
  - Starke paravertebrale Muskelkontraktur, was zur antalgischen gebeugten Haltung führt.
  - **KEIN neurologischer Ausfall!**
  - Normaler abdominaler Status (kein Tumor, keine vaskulären Geräusche, symmetrische A. femoralis Pulse, indolente Nierenlogen, indolentes Epigastrium)
  - Keine Hinweise für eine neurologische Reizung (z.B. normaler LASÈGUE)
  - Ein mechanischer Schmerz der Glutealregion kann folgende 2 Ursprünge haben:
    a) Lokaler Ursprung (coxo-femoral, peri-coxo-femoral, sakro-iliakal)
    b) Referierender Schmerz einer lumbalen Pathologie
    Die klinische Untersuchung erlaubt oft, diese beiden Ursachen zu unterscheiden.

RED FLAGS

Elemente, welche eine «reine mechanische Lumbalgie» in Frage stellen können und somit weitere Abklärungen begründen können/müssen

• Alter < 20 und > 50 Jahre
• Fieber (DD: Diszitis, Entzündungsprozess)
• Lumbalgie vom Typ «entzündlich» (und nicht «mechanisch»), siehe S. 410
• Notwendigkeit, parenterale Medikamente verabreichen zu müssen
• Patient unter Kortikotherapie (DD: osteoporotische Fraktur)
• Trauma (Fraktur, Wirbelkörpersinterung, Listhesis)
• Vorgeschichte einer Neoplasie (aktiv oder nicht)
• «B-Symptome» (DD: Tumor): Fieber, Nachtschweiss, Gewichtsverlust
• Neurologischer Ausfall (sensorisch, motorisch)
  - Vd. auf ein **Cauda-equina-Syndrom**, S. 410
  - Vd. auf ein radikuläres Syndrom (Befall eines Dermatoms)
  - Vd. auf eine neurologische Claudicatio (bei engem Spinalkanal)
• Radikuläre Schmerzen/radikukäres Syndrom (Ausstrahlung in ein Dermatom)
• Viszerale/abdominale oder Flankenschmerzen mit Ausstrahlung in den Rücken

Tabelle 1: RED FLAGS (eine sekundäre Ursache der Lumbalgie soll vermutet werden).

Urs: **I. «Einfache» Lumbalgien**
II. Spezifische Lumbalgien
  DD: • Spinalkanalstenose (hier: Schmerzlinderung in sitzender Position und bei Beugung des Oberkörpers nach vorne; auch Pseudo-claudicatio genannt)
  • Osteoporose
  • Spondylolisthesis, Osteomalazie
  • Wirbelkörperfraktur
  • Infektiöse oder entzündliche Knochenerkrankung:
    - Spondylitis ankylosans, andere HLA-B27-assoziierte Spondylarthropathien
    - Bakterielle Spondylitis
    - Spondylodiszitis (z.B. Brucellose, Tuberkulose)
    - Epidurales Empyem
    - Paraspinaler Abszess

- Radikulopathie (Nervenwurzelreizung/-läsion/-kompression):
  - Diskushernie (DH)
  - Infektiöser Knochenbefall: Herpes zoster, Borreliose u.a.
  - Knochentumor (primär oder Metastasen)
  - Hämorrhagie/Hämatom
- Cauda-equina Syndrom
- Morbus PAGET
- Knochentumor: Multiples Myelom, Lymphom, Sarkome, Metastasen
- Hyperparathyreoidismus
- Pankreatitis
- Cholezystitis
- Pyelonephritis, Nephrolithiasis
- Gastro-duodenales Ulkus
- Prostatitis, Endometriose
- Aortenaneurysma (hier handelt es sich um einen Ausstrahlungsschmerz)
- Herpes zoster
- *Pelvic inflammatory disease (PID)*

Vorg: 1. Suche nach RED FLAGS, um eine sekundäre Lumbalgie auszuschliessen (siehe Tabelle 1 s. 407). Klinikorientierte Abklärungen einleiten.

Abklärungen, welche bei Verdacht einer sekundären Lumbalgie zu diskutieren sind:
- BB + Diff., Thrombozyten, INR, aPTT, BSG, CRP
- Serum: Kreatinin, Harnstoff, Ca^{2+}, Phosphat, Protein, alkalische Phosphatase
- Immunelektrophorese (Serum und Urin)
- HLA B27, Liquoranalyse. Biopsien und Bildgebungen je nach Klinik
- Ggf. Serologien neurotroper Viren: Herpes (VZV, EBV, CMV), HIV, Borrelia u.a.)

2. Eine allfällige Osteoporose nicht verpassen!
   - Radiologische Bildgebung, auch bei Jugendlichen und bei allen Patienten, die ein erhöhtes Frakturrisiko aufweisen.
3. Vd. auf ein **Cauda-equina Syndrom** = **chirurgischer Notfall** → siehe s. 410
4. Subakute primäre Lumbalgie (Dauer: 4-12 Wo) und chronische Lumbalgien (> 12 Wo)
   - Die Diagnose soll in Frage gestellt werden und allfällige Abklärungen einleiten.
   - Psychosoziale Faktoren suchen, welche zur Chronifizierung der Lumbalgien beitragen könnten! Diese müssen, wenn immer möglich, behandelt werden!

Th: **A. Akute Lumbalgie**

Allg:
- Die Heilungsrate nach 3 Monaten beträgt 60-70 %.
- Rezidive treten in ca. 10-75 % der Fälle im ersten Jahr auf.
- Arbeitsunfähigkeitsbescheinigung (!)
  - Ist nicht immer notwendig! Und falls trotzdem... so kurz wie möglich!
  - Folgende Punkte sollen berücksichtigt werden:
    -- Schmerzintensität des aktuellen Leidens
    -- Verbleibende Möglichkeiten, arbeiten zu können
    -- Mögliche Adaptation (Art der Arbeit, Teilzeit...) am Arbeitsort
  - Die Wiederaufnahme der Arbeit soll VOR dem Schmerzende geschehen: *Aktiv bleiben ist therapeutisch!*

Vorg: **I. Erste Phase**
1. Den Patienten über folgende wichtige Elemente informieren:
   -- Gutartigkeit der Erkrankung
   -- Der Verlauf ist i.d.R. langsam
   -- Der medikamentöse «Impakt» ist i.d.R. marginal.
2. Die Immobilisierung im Bett hat absolut KEINEN therapeutischen Benefit!
3. Den Patienten ermutigen, so aktiv wie möglich zu sein; die Prognose wird somit verbessert.
4. Die medikamentöse Therapie soll dem Schweregrad angepasst werden.
   Bei ungünstigem Verlauf, ad. zweite Phase:

II. Zweite Phase
1. Medikamentöse Therapie revidieren/modifizieren/erhöhen → **BOX 1**, s. 409
2. Bildgebung (MR) um eine sekundäre Ursache auszuschliessen
3. Eine manuelle Therapie in Betracht ziehen
4. Aktive Physiotherapie (mit Schwergewicht auf die Wirbelsäulenmobilisierung)

B. Chronische Lumbalgie

Vorg:
- Idem «Akute Lumbalgie»
- Ggf. ein Antidepressivum mit dem Ziel «Analgesie» einsetzen → **BOX 1**, s. 409
- Physiotherapie intensivieren, mit Einbezug einer evtl. Bewegungsangst.
- Kognitive Verhaltenstherapie
- Multidisziplinäre Therapie (inkl. Gruppentherapie) in spezialisierten Zentren

BOX 1

Symptomatische Therapie (einige Beispiele)

I. Analgetika
Vorwiegend zentrale Wirkung (schwach peripher)
- Paracetamol.....................PO ....3x 1 g/d, max. 4 g/d

Mit peripherer Wirkung
Oral
- Naproxen ....PO ....2-3x500 mg (1. Wahl bei kardiovask. RF
- Ibuprofen ....PO ....je nach Galenik (1-4x/d); max. 2.4 g/d
- Mefenaminsäure ....PO ....2-3x 500 mg/d
- Diclofenac ....PO ....je n. Galenik (1-3x/d); max. 150-200 mg/d
- Ketorolac ....PO ....10 mg alle 4-6 h (max. 7 d); max. 40 mg/d

Parenteral (INFO: nicht wirksamer als orale Formen, ABER mehr NW!!!)
- Ketorolac ....**IM; IV** ....10-30 mg **IM (IV)** alle 4-6 h; max. 90 mg/d
- Diclofenac ....**IM** ....75 mg/d **IM**; max: 150 mg/d x 2 d, dann PO

Mit zentraler Wirkung
- Morphin ....**SC, IM, IV**....2-5 mg alle 3-6 h (IV in mind. 15 sek)

Bei vorhandener Muskelkontraktur kann zusätzlich ein Myorelaxans verabreicht werden:

II. Myorelaxantien
Oral
- Diazepam.........................PO ....3x 5-10 mg/d
- Tizanidin ....PO ....2x 2-4 mg/d; max. 36 mg/d
- Lorazepam......................PO ....1-10 mg/d h (in 2-3 Einnahmen/d)
- Tolperison ....PO ....3-4x 50 mg/d
- Baclofen..........................PO ....2-4x 5-20 mg/d (max. 80-120 mg/d)

Parenteral
- Diazepam.........................**IM** ....2-20 mg **IM**

III. Antidepressivum (mit Ziel «Analgesie», hier einige Beispiele)
- Amitriptylin ....PO ....10-50 mg abends
- Duloxetin ....PO ....1x 30-60 mg (mahlzeitunabhängig)

Für die PRAXIS:
- Bei Nichtansprechen der konservativen Therapie nach 5-10 Tagen muss die Diagnose neu evaluiert und zusätzlich abgeklärt werden.
- Verlaufskontrollen sind in jedem Fall innerhalb von 10 Tagen notwendig.

BOX 1: Beispiele von symptomatischen Therapieoptionen bei Lumbago.

Notizen - Interne Guidelines

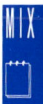

Schweregrad einer Muskelparese - Muskelfunktionstest *(Medical Research Council)*	
Stufe	**Definition**
M 5	Normale Muskelkraft (100 % der Norm)
M 4	Mittelgrosser Widerstand kann überwunden werden (ca. 75 % der Norm)
M 3	Bewegungen gegen die Schwerkraft sind gerade noch möglich (ca. 50 % der Norm)
M 2	Ausführung der Bewegung möglich, jedoch nicht gegen die Schwerkraft (ca. 25 % der N)
M 1	Spur einer Muskelkontraktion sichtbar/erahnbar (ca. 10 % der Norm)
M 0	Keine Muskelaktivität mehr vorhanden = Paralyse (0 % der Norm)

Tabelle 1: Schweregrad des Befalls der Muskelschwäche bzw. einer evtl. Parese («Muskelfunktionstest»).

Gelenkschmerzen: entzündlich oder mechanisch bedingt?

Parameter	Entzündungsschmerz	Mechanischer Schmerz
■ Beispiel (Diagnose)	• Rheumatoide Arthritis • Septische Arthritis (bakteriell, inkl. Pilze, Mykobakterien u.a. Keime aber keine Viren) • Gicht • Polymyalgia rheumatica (PMR) • Seronegative Spondylarthritis • Akutes rheumatisches Fieber • Sarkoidose; SLE	• **Arthrose** • Krise einer Pseudogicht • Facetten-Syndrom • Hyperlaxität
■ Schmerz-eigenschaf-ten	• Nächtlich/morgens (typischerweise wacht der Patient wegen starker Schmerzen gegen 04:00 am Morgen auf). Der Patient «rollt sich manchmal aus dem Bett heraus» so stark hat er Schmerzen. • Verschlimmerung der Schmerzen in Ruhe	• Verschlimmerung der Schmerzen: – beim Marschieren, Sport – bei Positionswechsel • Schmerzlinderung in Ruhe • Progrediente Schmerzen
■ Morgen-steifigkeit	• Dauer der Morgensteifigkeit > 30 min	• Keine Morgensteifigkeit! • Schmerzdauer < 30 min
■ Inspektion	• Entzündungszeichen: Schwellung, Rötung	• Keine Schwellung (oder nur schwach ausgeprägt)
■ Allgemeine Symptome	• Oft vorhanden: Fieber, Müdigkeit , AZ-Verschlechterung, Asthenie, Rash	• Keine systemische Symptome
■ Biologische Werte	• Plasma: – BSG ↑, CRP ↑, α2 Globuline ↑ • Synovialflüssigkeit: – LZ..............> 2'000/mm^3	• Plasma: – Normale Werte • Synovialflüssigkeit: – LZ...............< 2'000/mm^3
■ Radiologie	• Erosionen • Periartikuläre Osteopenie	• Osteophyten • Gelenkspaltverschmälerung • Subchondrale Sklerose u.a.

Tabelle: Klinische Unterschiede zwischen Entzündungsschmerzen und mechanischen Schmerzen.

AZ = Allgemeinzustand; LZ = Leukozyten

Cauda-equina Syndrom   [G83.4]

Allg: • Das Cauda-equina Syndrom ist eine **chirurgische NOTFALLSITUATION!**

Klin: • Reithosenanästhesie (die kompressive Nervenläsion liegt unterhalb von L2)
- Genitale Sphinkter-Störungen (= Frühzeichen):
  - Imperativer Harndrang und Dysurie
  - Überlaufmiktion, hartnäckige Obstipation oder anale Inkontinenz
- Schlaffe Muskelparese/-paraplegie, mit Befall von mehreren Nervenwurzeln.
- Fehlen folgender Reflexe (bilateral):
  - ASR, PSR, Analreflex
  - Bulbo-cavernöser Reflex (Kompression der Nervenwurzel S3):
    -- Ein fester Druck auf die Glans penis löst eine Kontraktion des M. bulbo-cavernosus aus (dieser kann beim Perineum palpiert werden).
  - Clitorido-anal Reflex (Kompression der Nervenwurzel S3):
    -- Ein fester Druck auf die Clitoris löst eine Kontraktion des M. sphincter ani aus (dieser kann beim Perineum palpiert werden).
  - Nicht auslösbarer (d.h. normaler) Plantaris-pedis Reflex (BABINSKI).

Urs: ■ Brutal akuter Beginn
- Lumbale DH
- Lumbale Knochenmetastasen
- Extraduralhämatom
- Medulläres Trauma
- Bauchaortenaneurysma
■ Schneller Beginn
- Lumbale DH
- Epidurale oder Knochenmetastasen, karzinomatöse Meningitis
- Infektiöse Epiduritis
- Intraduraler Tumor (z.B. Neurinom)
■ Progredienter Beginn
- Kongenitaler enger Spinalkanal
- Hämangiom
- AV-Missbildung

Th: • Notfallmässige chirurgische Sanierung (< 24-48 h)

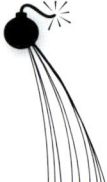

Def: Innervationsbezirk der einzelnen Rückenmarkswurzeln auf der Haut. Jedes Dermatom wird von 2-3 benachbarten Rückenmarksegmenten innerviert. [Angepasst nach: International standards for neurological and functional classification, 1996. (www.sci-queri.research.med.va.gov/Registry.htm)]

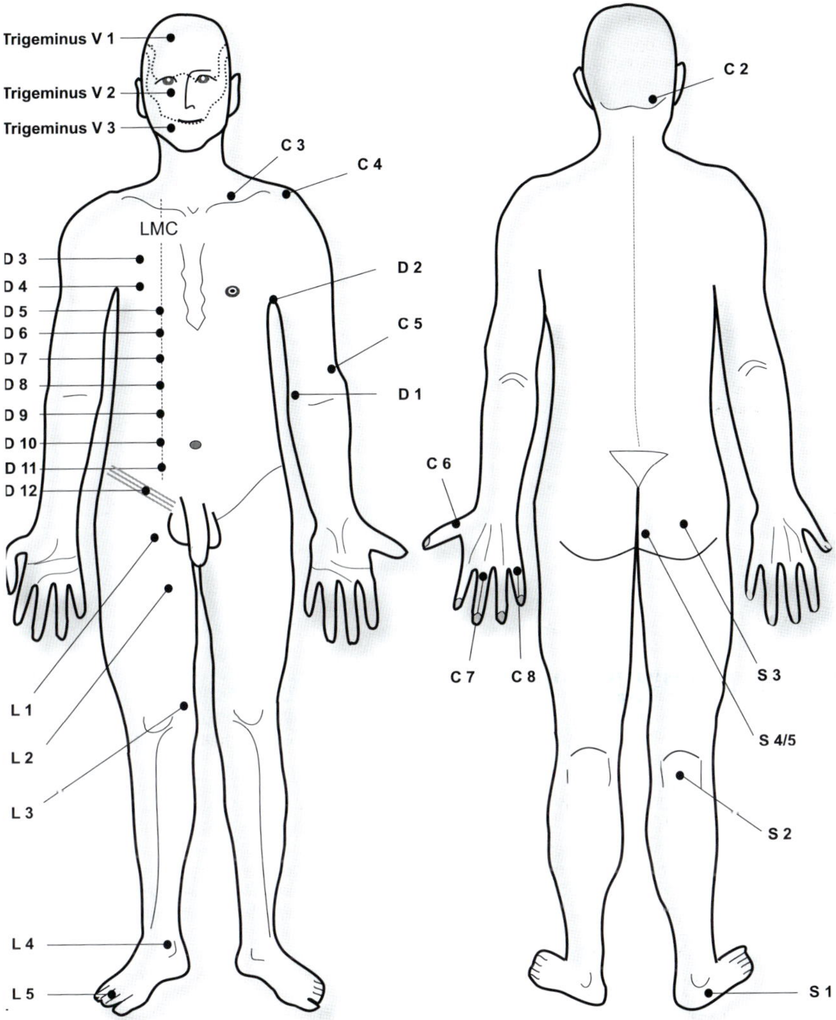

Trigeminus V 1

Trigeminus V 2

Trigeminus V 3

C 2

C 3

C 4

LMC

D 3
D 4
D 5
D 6
D 7
D 8
D 9
D 10
D 11
D 12

D 2

C 5

D 1

C 6

C 7   C 8

S 3

S 4/5

S 2

L 1

L 2

L 3

L 4

L 5

S 1

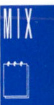

V 1-3 Äste des N. Trigeminus

C2 Protuberantia occipitalis oder 3 cm hinter dem Ohr
C3 Fossa supraclavicularis
C4 Über dem Acromio-claviculargelenk
C5 Laterale, radiale Seite der Fossa antecubitalis, proximal des Ellenbogens
C6 Dorsalseite der proximalen Phalanx des Daumens
C7 Dorsalseite der proximalen Phalanx von Digital III
C8 Dorsalseite der proximalen Phalanx von Digital V

D1 Medianseite, cubital der Fossa antecubitalis, prox. des epicond. humeralis
D2 Apex der Achsel
D3 Auf der linea axillaris anterior im 3. ICR
D4 Auf der linea axillaris anterior im 4. ICR
D5 Auf der LMC im 5. ICR (zw. der Brustwarze und dem P. xyphoides)
D6 Auf der LMC auf Höhe des Processus xyphoides
D7 Auf der LMC, bei 1/4 der Distanz zw. dem P. xyphoides und Bauchnabel
D8 Auf der LMC bei halber Distanz zw. dem P. xyphoides und Bauchnabel
D9 Auf der LMC bei 3/4 der Distanz zw. dem P. xyphoides und Bauchnabel
D10 Auf der LMC auf Höhe des Bauchnabels
D11 Bei halber Distanz zw. dem Bauchnabel und dem Lig. inguinale
D12 In der Mitte des Lig. inguinale

L1 Zw. den sensiblen Punkten D12 und L2
L2 Vorderer Anteil des Oberschenkels, in der Mitte zw. dem Lig. inginale und dem condylus femoralis internus
L3 Condylus femoralis internus oberhalb des Knies
L4 Auf Höhe des maleolus internus
L5 Auf Höhe des Fussrückens, oberhalb der articulatio metatarsalis des 3. Metatars

S1 Lateralseite des Absatzes
S2 Mitte der Kniekehle
S3 Über der tuberositas isciatica
S/4/5 Analregion (< 1 cm, lateral des muko-kutanen Überganges)

ICR = Intercostalraum
LMC = Linea medioclavicularis

Def: ■ **Delir:** Eine sich in Stunden bis Tagen entwickelnde, transiente, fluktuierende Funktions-
störung des Gehirns, die im Zusammenhang mit einer organischen Erkrankung,
Intoxikation, einem Alkohol- bzw. Drogenentzug oder einer unerwünschten
Arzneimittelwirkung auftritt.

Definition nach dem DSM IV

A. Eine Bewusstseinsstörung (d.h. eine reduzierte Klarheit der
Umgebungswahrnehmung) mit einer eingeschränkten Fähigkeit die Aufmerksamkeit
zu richten, aufrecht zu erhalten oder zu verlagern.

B. Veränderung des kognitiven Verhaltens (z.B. Gedächtnisstörung, Desorientierung,
Sprachstörung) oder Auftreten einer Wahrnehmungsstörung, welche durch eine vorbestehende Demenz nicht erklärt werden kann.

C. Die Störung entwickelt sich in kurzer Zeit (Stunden, Tage) und fluktuiert i.d.R. über den
ganzen Tag.

D. Es gibt Hinweise aus der Anamnese, der körperlichen Untersuchung oder den
Laborbefunden, dass das Störungsbild durch die direkten körperlichen
Folgeerscheinungen eines medizinischen Krankheitsfaktors verursacht ist.

Bem: • Das Kapitel «**Postoperatives Delirium**» wird separat behandelt, S. 86

Allg: • Pathophysiologie:
Metabolische oder toxisch bedingte Hirnfunktionsstörung steht im Vordergrund.
Hypothese: Reduktion der Acetylcholinkonzentration im Gehirn, z.B. im Rahmen von:
- Aktivierung von Zytokinen postoperativ oder bei akuter Erkrankung
- Anticholinerg wirkenden Arzneimitteln
- Erhöhter Empfindlichkeit im Alter wegen physiologisch reduzierten Acetylcholinreserven
- Besonders erhöhter Empfindlichkeit bei vorbestehender Demenz (irreversible deutliche
Verminderung der Acetylcholinreserven)

Für die PRAXIS:

• Das Delir dauert normalerweise weniger als 1 Monat (selten mehrere Monate).
• Das Delir ist keine Demenz. Siehe Tabelle S. 414

• Prävalenz:
- Wird besonders im höheren Alter oft unterdiagnostiziert.
- Über 10 % der älteren Patienten haben bei Spitaleintritt ein Delir.
- Zusätzlich entwickeln ca. 10 % der älteren Patienten im Verlauf einer Hospitalisierung
neu ein Delir.
- Ca. 10 % der älteren Patienten haben bei Spitalaustritt ein persistierendes Delir.
• Um ein Delir diagnostizieren zu können, muss der basale Status des Patienten bekannt
sein. Die Fremdanamnese ist hier essentiell.
• Die Delirpatienten haben generell ein erhöhtes Morbiditäts- und Mortalitätsrisiko:
- 10x erhöhtes Mortalitätsrisiko im Spital
- 3-5x erhöhtes Risiko für nosokomiale Komplikationen und verlängerten Spitalaufenthalt

Dg: Es gibt verschiedene Evaluationstests des Delirs:

1. Delir *Screening* mittels Confusion Assessment Method
- Sensitivität 94-100 %, Spezifität 90-95 %
- Eignet sich zur Aufdeckung des Delirs bei Spitaleintritt und zum Monitoring im Verlauf.

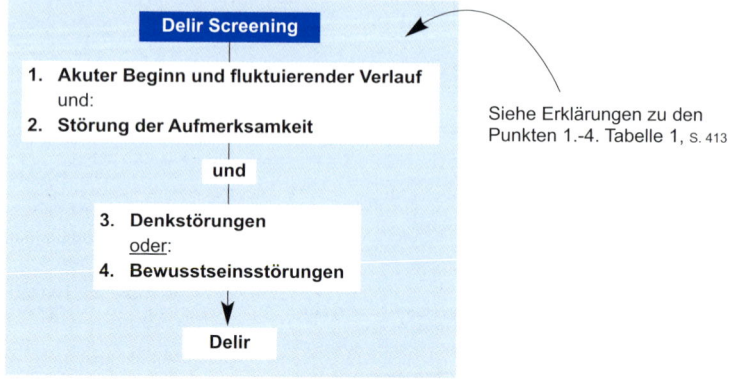

Siehe Erklärungen zu den
Punkten 1.-4. Tabelle 1, S. 413

Algorithmus: Delir Screening mit Hilfe der CAM «Confusion Assessment Method».

Delir-Screening (CAM - Confusion Assessment Method)		
4 Merkmale des CAM	**Erklärungen**	**Antwort**
1. **Akuter Beginn und schwankender Verlauf**	1.a. Ist der geistige Zustand des Patienten plötzlich anders als vor der Erkrankung? *und:* 1.b. Fluktuiert das abnormale Verhalten im Verlauf des Tages (Symptome treten neu auf und verschwinden, oder Schweregrad ↑ und ↓)?	Ja / Nein
2. **Störung der Aufmerksamkeit**	• Hat der Patient Mühe sich zu konzentrieren? • Ist er leicht ablenkbar?	Ja / Nein
3. **Denkstörungen**	• Unorganisiertes, inadäquates, sprunghaftes Denken? Unlogischer Ideenfluss?	Ja / Nein
4. **Bewusstseinsstörungen**	• Wird als «ja» bewertet, wenn der Patient keinen normalen Wachheitszustand hat; d.h. er ist entweder hyperalert oder hypoalert (somnolent, stuporös, komatös).	Ja / Nein

Tabelle 1: Confusion Assessment Method (CAM) - Aufwand ca. 5 min.

Interpretation der CAM:
- Delir vorhanden falls Punkt 1 und 2, sowie mindestens einer der beiden Punkte 3 oder 4 erfüllt sind.

2. Prüfung der geistigen Funktion (bezieht sich auf den Punkt 1 des CAM):
- Mini-mental state (MMS)
oder:
- Orientierungssubscore des MMS (die ersten 10 Fragen des MMS, braucht ca. 2 min).
 Interpretation: Die geistige Funktion ist eingeschränkt falls < 8 Punkte.

3. Prüfung Aufmerksamkeit (bezieht sich auf den Punkt 2 des CAM)
- MMS (Substraktionsaufgabe: 100 minus 7)
- *Digit Span*: der Patient soll mehrere Zahlen nachsprechen (Normal ist, wenn 5 Zahlen vorwärts und 4 Zahlen rückwärts richtig wiederholt werden).
- Wochentage oder Monate rückwärts aufzählen

Erfassen der Sedierung: RICHMOND-Agitation and Sedation Scale (RASS)
Eignet sich für engmaschig monitorisierte Patienten auf Überwachungsstationen.

RASS	Klinik	Beschreibung
+ 4	aggressive Agitation	• Gewalttätig, unmittelbare Gefahr für die Umgebung
+ 3	sehr agitiert	• Aggressiv. Entfernt Drainagen und Katheter
+ 2	agitiert	• Ungezielte Bewegungen • Kämpft gegen die Beatmungsmaschine
+ 1	unruhig	• Ängstlich, Bewegungen (aber weder aggressiv noch heftig)
0	**aufmerksam, ruhig**	
-1	schläfrig	• Erweckbar auf Ansprache (Augenöffnen mit Augenkontakt ≥10 sek)
-2	leicht sediert	• Kurzes Erwachen, Augenkontakt auf Ansprache < 10 sek
-3	mässig sediert	• Bewegung oder Augenöffnen auf Ansprache • Kein Augenkontakt
-4	tief sediert	• Keine Reaktion auf Ansprache • Bei Berührung: Bewegung oder Augenöffnen
-5	nicht erweckbar	• Reaktionslos (bei Ansprache oder Berührung)

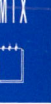

Tabelle 2: RICHMOND-Agitation and Sedation Scale (RASS) [JAMA 2003; 289: 2983].

Vorgehen in Bezug auf die RASS:
- RASS -4 oder -5 ....Stopp Sedativa, Score später wiederholen
- RASS über -4 (d.h. von -3 bis +4) ......Übergang zum Delir-Screening (CAM)

DD:
- Demenz
- Depresssion
- Schizophrene Psychosen, altersparanoid
- Aphasie, amnestisches Syndrom

Parameter	Delir	Demenz	Depression
■ Beginn	Stunden/Tage, oft nachts	Schleichend, langsam	Monate, Jahre
■ Dauer	Stunden bis Wochen	Monate bis Jahre	Variabel
■ Verlauf	Fluktuationen über 24 h	Kontinuierlich	Kontinuierlich
■ Aufmerksamkeit	Reduziert	Oft klar (ausser bei fortgeschrittener Krankheit)	Klar
■ Vigilanz	Überlebendig oder lethargisch	Normal	Normal
■ Orientierung	Meist gestört	Gestört	Meist normal
■ Sprache	Inkohärent, zögernd	Variabel, Wortfindungsstörung	Normal
■ Halluzinationen	Häufig	Selten	Selten
■ Psychomotorik	Verändert	Meist normal	Oft verändert
■ Fortschreiten	Kein Fortschreiten	Langsam (Monate/Jahre)	

Tabelle: Delir - Demenz - Depression.

Für die PRAXIS:
- Kombinationen von Delir, Depression und/oder Demenz sind häufig.
- Nicht selten findet sich nach Abklingen eines Delirs eine Demenz.

Klin:
- Der Beginn der Symptome erfolgt oft akut und nachts:
  - Störung der Vigilanz (ablenkbar, verliert den Faden im Gespräch)
  - Störung der Wahrnehmung:
    -- Illusionen, visuelle Halluzinationen
    -- Gestörte Wortbedeutung
  - Verfolgungswahn
  - Veränderte psychomotorische Aktivität:
    -- Hypoaktiv (häufig; auch «stilles Delir» genannt, wird oft unterdiagnostiziert)
    -- Hyperaktiv (bei ca. 25 % der Patienten)
  - Gestörter Schlaf-Wach-Rhythmus
- Verlauf des Delirs:
  - Transient, kann jedoch für Wochen bis Monate anhalten.
  - Sehr unterschiedlicher Verlauf mit grosser Varianz von Symptomen
- Risikofaktoren für eine lange Persistenz des Delirs:
  - Hohes Alter
  - Vorbestehende geistige Beeinträchtigung
  - Persistenz der Ursache

Prog:
- Das schwere Delir hat eine schlechtere Prognose als ein mildes Delir.
- Hyperaktive und hypoaktive Delirien haben dieselbe Prognose.

Urs:
- **Infektiöse Ursachen des Delirs (JEDER Infekt kann ein Delir auslösen!)**
  - Pneumonie
  - Harnwegsinfekt
  - Infizierte Hautulzerationen
  - Sepsis (z.B. Urosepsis)
  - Enzephalitis
  - Meningitis
  - Divertikulitis
  - Endokarditis
  - Malaria
  - HIV
  - Syphilis
  - LYME-Borreliose, u.a.
- **Neoplastisch**
  - Hirntumor, Hirnmetastasen
  - Paraneoplastisches Syndrom

- **Vaskulär**
  - Dekompensierte Herzinsuffizienz
  - Akutes Koronarsyndrom
  - Schlaganfall, intrakranielle Blutung
  - Intrakranielles Hämatom, Subduralhämatom
  - Mesenterialinfarkt
- **Endokrinologisch, metabolisch**
  - Elektrolytstörungen: Hyponatriämie, Hypokaliämie, Hyperkalzämie, Hypoglykämie
  - Urämisches Syndrom
  - Hypovitaminose B12 (perniziöse Anämie)
  - Hyperthyreose
  - Hypothyreose
  - NNR-Insuffizienz
  - Respiratorische Alkalose
- **Traumatisch**
  - SHT u.a. Traumata (typischerweise Femurschenkelhalsfraktur)
- **Intoxikation**
  - Alkohol (sowie Alkoholentzug!)
  - Schwermetalle
  - CO
  - Arsen
- **Medikamentös (Reaktion/Intoxikation/Medikamenten-Entzug)**
  - Benzodiazepine
  - Opioide (Morphin, Codein, Tramadol, Dihydrocodein, Pethidin, Hydrocodon, Fentanyl, Methadon, Heroin u.a.)
  - Narkotika bei chirurgischem Eingriff
  - Kortikoide, Lithium, NSAR
  - Anticholinergika§ (BOX Seitenende)
    - -- Trizyklische Antidepressiva
    - -- Ipratropiumbromid
    - -- Atropin, Scopolamin (z.B. BUSCOPAN®)
    - -- Anti-Parkinsonika: Amantadin, Benztropin, Biperiden, Procyclidin u.a.
    - -- Antihistaminika: Cimetidin, Ranitidin, Hydroxyzin, Diphenhydramin
    - -- Sedative Neuroleptika (z.B. Levomepromazin NOZINAN®)
  - Antibiotika: Betalaktame, Isoniazid, Chinolone, Sulfonamide
  - Sonstige: Furosemid, Digoxin, Theophillinderivate, Hyosciamin u.a.
- **Sonstige Ursachen**
  - Während/nach einem chirurgischen Eingriff
  - Fieber («Fieberdelir»)!
  - Harnretentionsblase!
  - Koprostase!
  - Delirium tremens
  - KORSAKOW-Syndrom (Vitamin B1-Mangel)
  - Hirndruck
  - Hypoxie
  - Anämie
  - Epilepsie (postiktale Phase)
  - Psychose, starke Emotionen (z.B. Naturkatastrophen, Krieg)

§ Anticholinergische Wirkungen/Nebenwirkungen

I. Zentrale anticholinerge Effekte
- Halluzinationen, Verwirrtheitszustand
- Psychose, Euphorie, Pseudodemenz
- Sturz
- Auftreten und/oder Verstärkung von Spätdyskinesien, Konvulsion
- **Zentrales Anticholinergika-Syndrom**
  - Verwirrtheitszustand
  - Kutaner Rash
  - Mydriase
  - Hyperthermie (zentraler und peripherer Effekt)
  - Tachykardie

II. Periphere anticholinerge Effekte
- Trockene Schleimhäute, insbesondere trockener Mund (Hyposialie mit Karies)
- Akkommodationsstörungen. Mydriasis (Risiko eines Engwinkelglaukoms)
- Obstipation, Harnverhaltung
- Hyperthermie (zentraler und peripherer Effekt)

Vorg: ■ Grundbilanz
- Blut:
  - BB + Diff. (DD: Anämie)
  - CRP, BSG (DD: Infekt, Vaskulitis)
  - Na$^+$ (↑ oder ↓)
  - K$^+$ (↑ oder ↓)
  - Ca^{2+} (↑ oder ↓)
  - Phosphat, Albumin (DD: Malnutrition)
  - Blutzucker (↑ oder ↓)
  - Kreatinin, Harnstoff (DD: Dehydratation)
  - ALAT, ASAT, LDH, alkalische Phosphatase, Bilirubin (DD: Leberinsuffizienz)
  - TSH, FT4 (DD: Hypo-/Hyperthyreose)
  - FT3 (T3-Hyperthyreose), DD:
    -- BASEDOW
    -- Toxische Knotenstruma (multinodulär oder Adenom)
    -- Thyreoiditis
    -- Iatrogene Hyperthyreose
    -- SD-Karzinom
  - ABGA
- Urin: Status, Sediment ± Kultur
- EKG: Hinweise für Myokardinfarkt, Lungenembolie?
- Thoraxröntgen (DD: Infiltrat, Raumforderung)
- Visuskontrolle binokulär ggf. mit Korrektur (mittels Nahvisuskarte oder Zeitung; entspricht bei guter Beleuchtung einem Visus binokulär besser/schlechter als 0.3)
- Mini-mental state

■ Zusätzliche Untersuchungen (Indikation von Fall zu Fall entscheiden)
- EEG (→ «klassisches» Delir-EEG)
- Serum: Folsäure, Vitamin B12, Homozystein
- Serologien: VDRL, Borrelia, HIV u.a.
- Drogenscreening
- Bei Verdacht auf Intoxikation: Digoxin, Lithium, Antikonvulsiva
- Serumalkoholspiegel
- Schädel-CT oder -MR (DD: AV-Malformationen, Tumor, Subduralhämatom, Hirnschlag)
- Lumbalpunktion (DD: Meningoenzephalitis, Vaskulitis)
- Blutkulturen
- Suche nach Schwermetallen

Th: **1. Kausaltherapie**
- In jedem Fall soll nach möglichen Ursachen/Risikofaktoren für das Delir gesucht werden (z.B. Infekt, Elektrolytstörung, Retentionsblase). Diese Faktoren sollen sofort einer korrekten Behandlung zugeführt werden.

2. Grundmassnahmen
- Schmerztherapie
- O$_2$-Gabe bei SpO$_2$ ≤ 90 % (z.B. 2-4 L/min mittels Sauerstoffbrille)
- Vitaminsubstitution (z.B. bei Vitamin B1 Mangel)
- Euvolämie anstreben und Ernährung optimal einstellen.
- Bei kognitiver Einschränkung sind Orientierungshilfen nützlich:
  - Namensschild
  - Zimmer anschreiben
  - Zugang zu Uhr und Kalender
  - Angehörige einbeziehen
  - Bekannte Objekte, Fotos, Bilder, Gerüche, Fernseher, Radio u.a.
- Bei Sehbehinderung
  - Sehhilfen organisieren (Brille, Lupe, Beleuchtung, Telephon mit grossen Tasten)
- Bei Schlafstörungen ad. Förderung des Tag- Nacht- Rhythmus:
  - Aktivität tagsüber
  - Warmes Getränk für das Einschlafen u.a.
  - Hypnotika
    -- Bisherige Schlafmittel niedrig dosiert weiterführen und nicht abrupt sistieren (Risiko des Entzugs).
    -- Keine neuen Hypnotika verordnen falls erforderlich (z.B.: Baldrian, Clomethiazol)
- Bei Immobilität
  - Mobilisierende Massnahmen (Bettruhe nur, falls wirklich indiziert, Verordnung von Bewegungsübungen im Bett, geeignetes Gehhilfsmittel)
- Bei Hörbehinderung
  - Vorhandenes Hörgerät richtig einsetzen (Hörgerät für Anamnese einsetzen, Batterien überprüfen). Kommunikation mit deutlicher (nicht lauter) Stimme von vorne (damit Lippen ablesen möglich ist). Nach Stabilisierung: evtl. Ceruminalpfropfen entfernen.

3. Medikamentöse Therapie
3.1. Neuroleptika (= Basistherapie beim Delir)

- **Haloperidol HALDOL® Amp 5 mg = Neuroleptika 1. Wahl!**
  Allg: • Haloperidol ist ein Neuroleptikum mit starker antipsychotischer und extrapyramidaler Aktivität.
  - Dosierungen < 3-6 mg/d: Antidelirant und halluzinationshemmend
  - Dosierungen > 6-10 mg: zusätzlich sedative Wirkung

  Dos: 1. Nicht geriatrischer Patient
  - Initialdosis.........2-5 mg (je nach Klinik PO, **SC**, **IM** oder **IV‡**)
  - Dann titrieren ....Wenn die Initialdosis ungenügend wirksam ist, soll die doppelte Dosis nach 45 min wiederholt werden. Wenn immer noch ungenügend wirksam, soll ein 2. Mal die Dosis verdoppelt und nach weiteren 45 min verabreicht werden. So soll weitergefahren werden, bis zum Erreichen der therapeutischen Zielwirkung.
  - Maximaldosis....20-40 mg/d (bei Therapieresistenz bis 100 mg)

  2. Geriatrischer Patient
  - Initialdosis (je nach Klinik PO, **SC**, **IM** oder **IV‡**):
    -- Milde Agitation ....0.25-0.5 mg ⎤
    -- Mittelstarke Agitation ....1 mg   ⎬ max. 5 mg/d
    -- Starke Agitation ....2 mg   ⎦
  Dann Dosis titrieren (siehe «Nicht geriatrischer Patient», oben). Je nach Bedarf alle 4-8 h wiederholen.

  NW: • Dyskinesien (z.B. extrapyramidales Syndrom)
  • Parkinsonismus¶
  • Malignes Neuroleptikasyndrom
  • Medikamentöse Wechselwirkungen

- **Neuroleptika der 2. Wahl (orale Verabreichung)**

Neuroleptika	Dosierung, NW, Bemerkungen

Quetiapin
SEROQUEL®
	• 2x 25-50 mg/d PO
	• NW:
	  - Tachykardie, Orthostase, Schwindelgefühl
	  - QT-Intervall ↑, Herzinsuffizienz u.a.
	  - Leuko-, Neutropenie, Eosinophilie
	  - Gewichtszunahme
	  - Rhinitis, Rash
	  - Diabetes mellitus (selten)

Clozapin¶ LEPONEX®, CLOPIN®	• 1-2x 12.5 mg/d PO, dann ↑ • NW (WICHTIG: siehe Monographie!)

Levomepromazin
NOZINAN®
	• 4x 12.5-25 mg/d PO (bei Patienten im hohen Alter i.d.R. nicht verabreichen). Levomepromazin ist <u>sedativ</u>.
	• NW:
	  - Agranulozytose, Leukopenie
	  - Anticholinerge Symptome, S. 415
	  - Gynäkomastie
	  - Gewichtszunahme
	  - Somnolenz
	  - Extrapyramidale Störungen, frühe und späte Dyskinesien.
	  - QT-Intervall ↑; sehr selten Torsade de pointes
	  - Nekrotisierende Enterokolitis (sehr selten) u.a.

Risperidon RISPERDAL®	• 0.25-1.0 mg PO, bei Bedarf alle 4 h. Tagesdosis: 0.25-2.0 mg (ab 1 mg sind extrapyramidale NW häufig!) • NW (siehe Monographie)

Tabelle: Neuroleptika zweiter Wahl zur Therapie des Delirs.

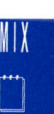

¶ Bei PARKINSON-Patienten im Delir oder mit psychotischer Entgleisung, soll ein Neuroleptikum gewählt werden, das so wenig wie möglich extrapyramidale NW aufweist, wie z.B. Quetiapin oder Clozapin. Haloperidol ist eine schlechte Wahl bei PARKINSON-Patienten!

‡ Die IV-Gabe von Haloperidol ist möglich, verlangt aber ein kardiales Monitoring (Arrhythmierisiko)!

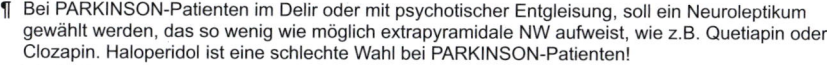

3.2. Benzodiazepine

Ind: • Akuter Verwirrtheitszustand bei Epilepsie («postiktale Phase»)
 • Alkoholentzugssyndrom
 • In Kombinationstherapie, wenn Haloperidol schlecht vertragen wird.
Bem: • Die BDZ dürfen nie brüsk abgesetzt werden, denn das Absetzen *per se* kann ein Delir auslösen!
Bsp: • Beispiele einiger BDP zur Therapie des Delirs:

Parenteral		
Clorazepat	TRANXILIUM®	• **IM, IV** langsam: 20-200 mg/d • Maximale Konzentration nach 30 min
Oral		
Lorazepam	TEMESTA®	• Initial: 3-9 mg, in 1x-Gabe (max. 12 mg/24 h) • Geriatrie: 0.5 - 1.0 mg
Clobazam	URBANYL®	• 5-40 mg/d • Bei hospitalisierten Patienten max. 120 mg/d
Clorazepat	TRANXILIUM®	• 10-50 mg/d (in 1-3x/d) • Bei hospitalisierten Patienten max. 200 mg/d
Oxazepam	SERESTA® ANXIOLIT®	• 30-45 mg/d (max. 150 mg/d)

3.3. Eserin (= Physostigmin)

Allg: • Eserin ist ein anticholinergisches Antidot.
Ind: • Beim zentralen Anticholinergika-Syndrom in Betracht ziehen.
NW: • Arrhythmie
 • Krampfanfall
 • Bronchospasmus (ein Monitoring ist zwingend)

Alkoholentzugssyndrom - Delirium tremens [F10.4]

Allg: • Das Delirium tremens ist das schwerwiegendste neurologische Krankheitsbild des Alkoholentzugssyndroms.
 • Mortalität des Delirium tremens: ca. 15 %!

Für die PRAXIS:
 • Das Delirium tremens beginnt typischerweise 2-4 Tage nach Alkoholabstinenz und heilt nach 3-5 Tagen ab.
 • Schon das Stadium I des Alkoholentzugssyndroms kann lebensbedrohlich sein!

Klin: ■ **Unkompliziertes Alkoholentzugssyndrom**
 - Tremor, Schwitzen
 - Ängstlichkeit
 - Nausea
 - Schlaflosigkeit
 ■ **Delirium tremens**
 - Verwirrtheitszustand!
 - Fieber, Dehydratation
 - Tachykardie
 - Agitation
 - Halluzinationen
 - Epilepsie
 - Koma

---

4 Stadien des Alkoholentzugssyndroms - Delirium tremens

I	Isolierter Tremor (= «Prä-Delirium tremens»)
II	Generalisierter Tremor
III	Verwirrtheitszustand (= «Delirium tremens» im engeren Sinn)
IV	Epilepsie

BOX: Die 4 Stadien des Delirium tremens.

Th: **1. WICHTIG: Hydrierung!!**
- Die Patienten mit einem Delirium tremens sind oft dehydriert (Schwitzen, Erbrechen).
- Eine adäquate und grosszügige Hydrierung ist sehr wichtig. Bei älteren Patienten oder Patienten mit Herz-, Leber- oder Niereninsuffizienz ist Vorsicht geboten.

2. Kontrolle des metabolischen Gleichgewichtes
- Hypomagnesiämie
- Hypoglykämie
- Hypokaliämie
- Hypophosphatämie

3. Therapie der psychomotorischen Hyperaktivität
- Therapie der Wahl: Benzodiazepin ± Neuroleptika
- Parenterale Sedativa verlangen eine engmaschige Überwachung (i.d.R. auf der IPS).

Beispiele (BDZ ± Neuroleptikum)		Adm.	Dosierung
Benzodiazepin			
1. Wahl			
• Oxazepam	SERESTA® ANXIOLIT®	PO	• 4x 15-30 (50) mg/d • Max. 150 mg/d
• Lorazepam	TEMESTA®	PO	• PO: 1-4 mg 3x/d; max. 12 mg/d • **IV**: 2-3x 0.5-2 mg/d
2. Wahl			
• Clobazam	URBANYL®	PO	• 5-40 mg/d • Max. 120 mg bei hosp. Patienten
• Clorazepat	TRANXILIUM®	**IM, IV**	• 20-200 mg **IM** oder **IV** (max. Konzentration nach 30 min)
• Diazepam	VALIUM®	**IV**	• 5 mg **IV** langsam; bei Bedarf alle 5-10 min wiederholen (bis Sedation)
Neuroleptikum			
• Haloperidol	HALDOL®	**IV, SC** PO	• Siehe S. 417
Atypisches Hypnotikum (sedierend, antikonvulsiv, antidelirant, vegetativ-dämpfend)			

• Clomethia-zol	DISTRANEURIN®	PO	• 3x 1-2 Kaps zu 300 mg oder Mixtur 3x 10 mL/d (= 3x 500 mg).
			• Die Mixtur hat bitteren Geschmack!
			• Die Clomethiazol-Kaps können auch rektal verabreicht werden (im Vgl. zu PO, verzögerter Wirkungsbeginn)
			• NW:
			  - Bronchiale Hypersekretion (<u>CAVE</u> bei COPD-Patienten!)
			  - Pruritus in der Nase, Rhinitis, Konjunktivitis
			  - Parästhesien, Kopfschmerzen

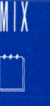

4. Therapie der noradrenergen Hyperaktivität (art. Hypertonie, Tachykardie)
- Die Gabe von Clonidin, oder eines Betablockers, verlangt eine engmaschige Verlaufskontrolle, i.d.R auf der IPS.

• Clonidin	CATAPRESAN®	• PO: ....3-4x 75-150 µg/d • **IV** kont.:....0.2-0.5 µg/kg/min **IV** kont.

• Atenolol	TENORMIN®	• 1x 50-100 mg/d PO
		• Maximaldosen:
		  - Normale Nierenfunktion: ..200 mg/d PO
		  - CrCl 15-35 mL/min: ....50 mg/d PO

5. Vitamine
- Vitamin B1: 100-1000 mg/d **IV** (oder **IM**)
- Multivitamine (Vitamin B Komplexe u.a. Vitamine)
- Nicotinamid u.a.

Def: ■ **Präeklampsie** [Angepasst nach: Pregnancy Obstet Gynecol 2013;122:1122]
   1. SS-Hypertonie
   - SBD ≥ 140 mmHg und/oder DBD ≥ 90 mmHg (ohne Proteinurie), welche ≥ 20. SSW
     auftritt und ohne AHT in der Vorgeschichte und ohne Proteinurie und ohne Endorgan
     Dysfunktionszeichen.
   - Die AHT soll mindestens 2x bestätigt werden (innerhalb von 4 h)
   und:
   2. Proteinurie (24 h-Urin) ≥ 300 mg/24 h, oder:
   Ratio «Protein [mg/dL]/Kreatinin [mg/dL] ≥ 0.3 (falls nur qualitative Urinproteinmessung
   möglich: Urinstix «1+»).

   Bei Patientinnen mit neuaufgetretener AHT ohne Proteinurie, bestätigt das
   Neuauftreten eines einzigen der folgenden Kriterien die Diagnose einer Präeklampsie:
   - Thrombozyten.........< 100 G/L (< 100'000/µL)
   - Serumkreatinin ....> 97 µmol/L (> 1.1 mg/dL)
                            oder Verdoppelung des Serumkreatinins
   - Harnsäure ↑ ....> 350 µmol/L
   - ASAT, ALAT ↑ ....≥ 2x N
   - Fehlen einer anderen Nierenerkrankung
   - Lungenödem
   - Zerebrale Defizite oder Sehstörungen

Allg: ■ Risikofaktoren einer Präeklampsie (gilt auch für die Eklampsie)
   - Erstgeburt
   - Adipositas, Diabetes mellitus, persistierende art. Hypertonie
   - Alter > 35 Jahre bei der 1. Schwangerschaft
   - Konnektivitis
   - Thrombophilie, Thromboembolie in der Vorgeschichte
   - Vaskuläre/parenchymatöse Nephropathie
   - Hydatiforme Mole, Hydrops
   - Positive persönliche oder Familienanamnese von Präeklampsie
   - Dunkelhäutige Frau

Klin: I. Symptome
   - Kopfschmerzen (persistierend, manchmal sehr intensiv)
   - Sehstörungen (trüb, Skotom, Photophobie, selten transitorisches Erblinden)
   - Nausea, Erbrechen, Oberbauchschmerzen
   - Thoraxschmerzen, Dyspnoe
   - Bewusstseinsstörungen
   II. Befunde
   - Schwergradige ATH
   - Laboranomalien, siehe dort

Kpl: ■ **Mutter**
   - HELLP-Syndrom
   - Eklampsie
   - Akute Niereninsuffizienz
   - Hirnblutung
   - Subkapsuläres Leberhämatom infolge Leberruptur
   - Retroplazentäres Hämatom
   ■ **Foetus**
   - Intrauterine Wachstumsstörung
   - Intrauteriner Foetustod

Lab: • Blutanalysen:
   - Mikroangiopathische hämolytische Anämie, Thrombozytopenie, Haptoglobin ↓
   - Erhöhung von: Bilirubin, ASAT, ALAT (ca. 2x N), LDH, Kreatinin, Harnsäure
   • Urinanalysen (24 h-Urin und notfallmässsig Urinstix für Protein). Im 24 h-Urin, ad.:
   - Protein, Kreatinin
   - Ratio: Protein [mg/dL]/Kreatinin [mg/dL]

Th: **1. Präventive Therapie**
   Vorg: • ASPIRIN® (≤ 80 mg/d PO) kann bei Frauen mit Risikofaktoren nach der
          12. SSW als Präventivtherapie verabreicht werden.
   2. Leichtgradige Präeklampsie
   Vorg: • Eine ambulante Therapie ist i.d.R. indiziert.
          • Vor der 35. SSW soll die Mutter und das Kind überwacht werden (Zielwert:
            DBD < 90-100 mmHg)
   3. Schwergradige Präeklampsie
   Vorg: • Eine Hospitalisierung ist IMMER indiziert! BD Zielwert: DBD 90-100 mmHg
   Th: • Magnesiumsulfat (Dosierung, siehe unter HELLP-Syndrom)
       • Geburt einleiten!

4. Lungenreife

Allg: • Zwischen der 24. und 35. SSW soll Betamethason verabreicht werden:
- CELESTONE® Chronodose® 1 Amp (3 mg) **IM**, nach 24 h wiederholen

5. Übergang in eine Eklampsie

Eklampsie [O15.0]

Allg: • Tritt bei 2-3 % der Frauen mit schwergradiger Präeklampsie auf, die keine Epilepsieprophylaxe erhalten. Risikofaktoren, siehe Präeklampsie, S. 420
• Inzidenz:
- Industrialisierte Länder ...... 1.6-10/10'000 Geburten
- Weltweit: .... 6-160/10'000 Geburten

Dg: • Klinische Diagnose: Neuauftreten eines generalisierten, tonisch-klonischen Krampfanfalls bei einer Frau mit Präeklampsie.

Vorg: • Therapieziele:
- Prävention der Hypoxie der Mutter, Therapie der art. Hypertonie
- Prävention von rezidivierenden Krampfanfällen

Th: 1. Magnesiumsulfat (Dosierung, siehe unter HELLP-Syndrom)
2. Benzodiazepin
- Diazepam ......10-30 mg **IV** (je nach Literatur bis 50 mg **IV**)
- Clonazepam ..1 mg **IV** langsam oder 0.5 mg/h **IV** kont. Eine **IM**-Gabe ist möglich.

HELLP-Syndrom

Def: ■ **HELLP** = *Hemolysis Elevated Liver enzymes Low Platelet count*

Dg: • Alle 6 Kriterien sind beim HELLP-Syndrom zwingend (Tennessee Klassifikation):

> **1. Mikroangiopathische hämolytische Anämie mit:**
> • Schistozyten (= Erythrozyten-Fragmente) im peripheren Blutabstrich
> Weitere Elemente, die für eine hämolytische Anämie sprechen:
> -- Nicht-konjugiertes Bilirubin .... ↑
> -- Haptoglobin (Serum) .... ↓ (≤ 0.25 g/L bzw. ≤ 25 mg/dL)
> **2. Thrombozytopenie** .... < 100 G/L (< 100'000/µL)
> **3. Gesamtbilirubin** .... ≥ 20.5 µ/L (≥ 1.2 mg/dL)
> **4. ASAT im Serum**................................ ≥ 70 IE/L
> Gewisse Experten bestimmen die ALAT-Serumspiegel (allein oder mit ASAT). ASAT hat den Vorteil, Hinweise sowohl für die Leberzellnekrose als auch die Hämolyse zu geben.
>
> BOX: Diagnosekriterien des HELLP-Syndroms. [Angepasst nach [Am J Obstet Gynecol 1993;169:1000]

Klin: • Die Klinik manifestiert sich typischerweise zw. der 28-36 SSW.
• Rechte Oberbauch-, epigastrische Schmerzen ....40-90 %
• Nausea/Erbrechen, Unwohlsein (DD: Virose) ....30-80 %
• Kopfschmerzen..30-66 %
• Sehstörungen ....10-20 %
• Proteinurie ....80-100 %
• Art. Hypertonie ....80-90 %
• Ikterus ....5 %
• LDH ↑↑. Selten Aszites, Blutungen (trotz Thrombozytopenie)

Lab: • Siehe «Dg:» und «Klin:»

Kpl: • Disseminierte intravasale Gerinnung (DIC)
• Akutes Lungenödem
• Leberinsuffizienz
• Akute Niereninsuffizienz
• Subkapsuläres Leberhämatom infolge Ruptur

Th: **1. Geburt einleiten!**
2. Kortikotherapie
• Betamethason:
- CELESTONE® Chronodose® 1 Amp (3 mg) **IM**, nach 24 h wiederholen
• Dexamethason:
- FORTECORTIN® Inject 2x 10 mg **IV** (1. Tag), dann 2x 5 mg/d
3. Magnesiumsulfat (Magnesium hat antikonvulsive Wirkung)
• Aufsättigungsdosis:
- 5 g (20 mmol) langsam **IV**
• Erhaltungsdosis (je nach Magnesiämie und Klinik):
- Ziel: Fehlen der monosynaptischen Eigenreflexe (z.B. ASR)
- 1 g/h (4-5 Amp zu 10 %/10 mL in 1000 mL Ringer-Lactat Lösung/24 h)

Allg: In den folgenden Situationen ist ein notfallmässiges Ophthalmo-Konsilium unerlässlich:
1. **Rotes Auge bei Patienten mit Nausea, Erbrechen und Unwohlsein (Glaukom?)**
2. **Rotes Auge mit Augenschmerz oder Sehschwäche**
3. **Hypopyon** (akute Uveitis anterior) mit Hornhautinfiltraten, S. 1483

DD: • Häufige Diagnosen beim «Roten Auge»:
- Konjunktivitis:
  -- Allergisch
  -- Bakteriell, *Chlamydia trachomatis*, viral (z.B. Adenovirus)
- Infektiöse Keratitis (z.B. herpetische Keratitis bei *Herpes simplex I*-Infekt)
- Oberflächlicher Fremdkörper, Hornhautabrasion
- Blepharitis (Entzündung der Augenlider: viral, bakteriell, allergisch),
  Blepharokonjunktivitis
- Entropium, Ektropium
- Hordeolum (= Furunkel, Gerstenkorn)

■ **Absoluter Notfall**

• **Infektiös**
- Infektiöse Keratitis (herpetische Keratitis)
• **Entzündlich - Systemerkrankungen**
- Akute Uveitis anterior (Synonym: Iritis, Iridozyklitis) mit Hypopion bei:
  -- Ankylosierender Spondylitis (Morbus BECHTEREW), Morbus REITER
  -- Sarkoidose
  -- Morbus CROHN, Colitis ulcerosa
  -- Rheumatoider Arthritis
- Riesenzellarteriitis
• **Diverse Ursachen**
- Engwinkelglaukom
- Oberflächlicher Fremdkörper
- Hornhautabrasion

■ **Nicht absoluter Notfall**

• **Infektiös**
- Hyperakute Konjunktivitis
  -- Bakteriell (*Gonococcus* u.a.)
  -- *Chlamydia trachomatis*
- Konjunktivitis (Dilatation der oberflächlichen Konjunktivalgefässe): viral, bakteriell
- Hordeolum (= Furunkel, Gerstenkorn)
• **Metabolische Erkrankung**
- Endokrine Orbitopathie (M. BASEDOW)
• **Systemerkrankung**
- Episkleritis bei: Morbus REITER, ankylosierender Spondylitis
- Sicca-Syndrom (auch SJÖGREN-Syndrom genannt)
• **Traumatisch**
- Traumatische Subkonjunktivalblutung (= Hyposphagma): Hier muss IMMER eine
  Perforation ausgeschlossen werden!
• **Medikamentös**
- Medikamentös induzierte allergische Konjunktivitis
• **Gemischte Erkrankungen**
- Blepharitis (Entzündung der Augenlider: viral, bakteriell, allergisch u.a.)
- Entropium (Augenlid ist gegen innen geklappt → Wimpern scheuern auf der
  Hornhaut, was auch Trichiasis genannt wird)
- Ektropium (Augenlid ist gegen aussen geklappt → die Hornhaut wird ungenügend
  benetzt, weshalb ein Ulkus-Risiko besteht)
- Hyposphagma (schmerzlos, ohne Einfluss auf das Sehvermögen)
  -- Fragile subkonjunktivale Gefässe (z.B. im Alter auftretend, idiopathisch)
  -- Hämorrhagische Diathese (inkl. Antikoagulationstherapie)
  -- Art. Hypertonie (kleine Gefässruptur)
  -- Nach: VALSALVA-Manöver, Hustenanfall
- Allergische Konjuktivitis (Erweiterung der oberflächlichen konjunktivalen Gefässe)
  -- Saisonbedingt (IgE-vermittelt): «Heuschnupfen», Pollinose
  -- Perennial (kontinuierlicher Antigenkontakt: Milben, Tierhaare)
  -- Medikamentös (oft mit Pruritus, Tränenfluss, Nasenverstopfung)
- Pterygium
- Oberflächliche Keratitis (Fremdkörper, Hornhautabrasion)
- Chalazion (Hagelkorn)
- Lokale Reizung (Bsp: Kontaktlinsen, Schminke u.a.)

Akute Uveitis anterior — Hypopyon [H20]

Syn: • Iritis, Iridozyklitis
Klin: • Schmerzhaftes Auge mit Photophobie, unscharfem Sehen.
 • Kein Fremdkörpergefühl.
 • Befund
  - Ziliare Injektion (Röte am Übergang der Hornhaut zur Sklera), Miosis
  - Ansammlung von Proteinen und Entzündungszellen in der vorderen Augenkammer.
   Diese können ein sichtbares Flüssigkeitsniveau bilden, welches **Hypopyon** genannt
   wird (selten, aber gravierend).
Urs: • Eine Uveitis anterior kann im Rahmen von Systemerkrankungen auftreten.
 Diese sollen bei Rezidiven auf jeden Fall ausgeschlossen werden:
  - Ankylosierende Spondylarthritis
  - Morbus CROHN
  - Colitis ulcerosa
  - Morbus REITER
  - Sarkoidose
 • Idiopathisch (50 %)
Vorg: • Ein infektiöser Herd in der HNO- und Zahnregion soll ausgeschlossen werden
 (→ Orthopantomogramm).
Th: • Augentropfen + notfallmässiges Ophthalmo-Konsilium
  - Kortikoid (z.B. PRED FORTE®, MAXIDEX®, SPERSADEX®) + Atropin 1 %

Virale Konjunktivitis (Bsp: Adenovirus) [H10.9]

Allg: • Meist sind die Konjunktiven beider Seiten betroffen.
 • Typischerweise Fehlen von mukopurulentem Sekret (dies im Gegensatz zur bakteriellen
 Konjunktivitis).
 • Eine Begleitkeratitis ist nicht selten → Reversible Sehbeeinträchtigung oft über viele Jahre
 hinweg!
Vorg: • An eine herpetische Genese muss gedacht werden:
  - Anamnestisch: Fieberblasen (Vesikel am Lidrand)
  - Klinisch: einseitige, bäumchenförmige verzweigte Keratitis (seltener geographische
  Form)
Th: • Eine lokale AB-Therapie (z.B. NEOSPORIN® Augentropfen 1-2 Trpf 4x/d) wird oft ver-
 schrieben, um einer bakteriellen Superinfektion vorzubeugen.
 • Bei ausbleibender Besserung innerhalb von 7-10 d und bei Verschlechterung muss der
 Patient zum Ausschluss einer Keratitis an einen Spezialisten überwiesen werden!

Hordeolum (Furunkel) [H00.0]

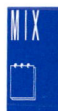

Syn: • Furunkel, Gerstenkorn
Allg: • Infektiöser Befall einer Lidranddrüse (meist MEIBOM)
 • In 90-95 % der Fälle ist die Ursache eine *Staphylococcus aureus* Infektion
 • Risikofaktoren:
  - Diabetes mellitus
  - Seborrhoe
  - Hyperlipidämie
Klin: • Schmerzhaftes Knötchen am oberen oder unteren Augenlid
Th: 1. Nicht invasiv (Ziel: Spontanperforation)
  - Warme, feuchte Kompressen (z.B. Kamille) während 10 min (3-4 x/d)
  - Wärmeapplikation mit Rotlicht
 2. Medikamentöse Therapie (bei Fortschreiten des Krankheitsbildes)
  - Salbe (Kortikoid + AB) 2x/d ins Auge streichen
   Bsp: - BLEPHAMIDE®
     - MAXITROL®, TOBRADEX®
   und:
  - Augentropfen (Kortikoid + AB) 2x/d
   Bsp: - SPERSADEX®comp
     - TOBRADEX®, MAXITROL®
 3. Inzision
  - Eine kleine Inzision kann ausgeführt werden.
  - Oft bestehen aber mehrere Kammern, sodass eine einzelne Inzision nicht zum definiti-
  ven Erfolg führt.

Allg:
- Oft sind die Konjunktivitiden bilateral betroffen. Die Entzündung beeinträchtigt das Sehvermögen aber nicht.
- Die hyperakute Form bildet innerhalb von 48 h ein mukopurulentes Sekret, welches die Augenlider v.a. am Morgen zusammenklebt.

Urs:
- Neugeborene
  - Gonokokken u.a. Erreger
- Erwachsene
  - Alle «banalen Keime», überwiegend aber GRAM-positive Keime
- Entwicklungsländer:
  - Chlamydia trachomatis, u.a. Keime

  Bem:
  - Die **Chlamydia trachomatis** ist eine Geschlechtskrankheit, durch infizierte genitale Sekrete übertragen, wobei die Genitalinfektion asymptomatisch bleibt oder sich in Form einer Urethritis beim Mann und einer chronischen Vaginitis bei der Frau äussert.
  - Die Chlamydia trachomatis kann 2 Formen von Konjunktivitiden verursachen:
    1. Trachom (in den Entwicklungsländern): Befall der tarsalen Bindehaut des Oberlides und der Hornhaut. Hier besteht das **Risiko der Erblindung!!**
    2. Einschlusskörperchenkonjunktivitis (in entwickelten Ländern). Hier besteht kein Erblindungsrisiko!

Th:
A. Hyperakute bakterielle Konjunktivitis
1. Notfallmässiges Ophthalmo-Konsilium!
2. Symptomatische Therapie
   - Auswaschen des Augensekretes mit physiologischen Flüssigkeiten
3. Antibiotikatherapie (erregerausgerichtet)
   - Gonokokken:
     - Topische AB-Therapie (Ofloxacin, Ciprofloxacin, siehe «B»)
   - Chlamydia trachomatis (**auch den Partner behandeln!**):
     - Doxycyclin 2x 100 mg PO für 14 d
     oder:
     - Erythromycin 4x 250 mg/d PO

B. Nicht hyperakute bakterielle Konjunktivitis
1. Symptomatische Therapie
   - Augensekretspülung mit physiologischem Serum
2. Lokale AB-Therapie
   - Aminoglykoside oder Chinolone (bei resistenten Keimen) für 7-10 d:
   a) Aminoglykosid:
     - Gentamicin 0.3 % GARAMYCIN® Augentropfen ......1-2 Trpf 4-6x/d

     Bei resistenten Keimen:
   b) Chinolon
     - Ofloxacin Augentropfen 0.3 % FLOXAL®..................1 Trpf 4x/d
     - Ciprofloxacin CILOXAN® ....1 Trpf 4x/d
3. Ophthalmo-Konsilium bei ausbleibender Besserung innerhalb von 1 Woche!

HAUSINTERNE GUIDELINES

Allg: • Normaler intraokularer Druck (IOD): **< 20 mmHg**. Bei einem akuten Glaukomanfall kann dieser Druck sehr schnell bis auf 50-60 mmHg ansteigen.
• Risikofaktoren eines akuten Engwinkelglaukoms:
- Weibliches Geschlecht
- Fortgeschrittenes Alter
- Hypermetropie (Brillengläser mit dünnen Rändern und dickem Zentrum)

Für die PRAXIS:
Das Hauptrisiko des akuten Engwinkelglaukoms ist die Optikusatrophie und Blindheit infolge Anstieg des intraokulären Drucks!

Urs: • Alle Umstände, welche eine Mydriasis induzieren können:
- Halbschatten
- Stress, Emotionen
- Medikamente:
-- Adrenalin®
-- Medikamente mit anticholinerger Wirkung:
— Atropin (inkl. pupillendilatierende Augentropfen)
— Scopolamin
— Antidepressiva (v.a. trizyklische, aber auch SSRI)
— Paroxetin
— Biperiden
— Procyclidin
— Ipratropiumbromid
— Oxybutynin
— Tolterodin u.a.
-- Neuroleptika
• Idiopathisch

Klin: • Symptome
- Einschränkung des Sehvermögens
- Verschwommenes Sehen
- Farbringe um Lichtquellen
- Oft intensiver Augenschmerz (im Gebiet des Trigeminus)
- Kopfschmerzen
- Nausea (manchmal sehr stark), Erbrechen
• Befunde
- Ziliare Injektion (= stark gerötetes Auge rund um die Hornhaut herum)
- Bidigitale Palpation: sehr hartes Auge («**Holzkugel**»!)
- Matte Hornhaut

Th: **1. Notfall-Hospitalisierung in einer Abteilung für Ophthalmologie!**
2. Spezialisierte Therapie
2.1. Während der Krise: medikamentöse Therapie
• Acetazolamid 250-500 mg **IV**, dann 4x 250 mg PO
+ Mannitol: 1-2 g/kg KG **IV**
+ Augentropfen mit Miosiswirkung:
- Pilocarpin SPERSACARPINE® 2 %: 2 Trpf alle 15 min während 1 h, dann 4x/d
2.2. Nach der Krise
• LASER-Iridotomie
• Alternativ zur LASER-Iridotomie kann eine chirurgische Iridektomie stattfinden (wird jedoch selten durchgeführt).
3. Prophylaktische Therapie des 2. Auges
Ind: • Das zweite Auge benötigt immer eine prophylaktische Therapie, denn es ist ebenfalls zur Glaukombildung prädisponiert.
Vorg: • Augentropfen mit Miosiswirkung: Pilocarpin (siehe oben)
und:
• Prophylaktische LASER-Iridotomie!

Bem: • Nach erfolgter Iridotomie sind die oben genannten ursächlichen Medikamente (unter «Urs:») i.d.R. nicht mehr kontraindiziert.

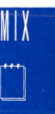

Allg:
- Es handelt sich um einen relativen chirurgischen Notfall.
- Die Netzhautablösung ist zwischen folgenden anatomischen Strukturen lokalisiert:
  - Retinales Pigmentepithel und
  - Neurosensorische Retina, gebildet durch die Photorezeptoren (Stäbchen und Zapfen) und Neuronen (bipolar und ganglionär)
- Wenn die Netzhautablösung mehrere Tage andauert, degenerieren die Photorezeptoren, wodurch irreversible Funktionsschäden entstehen (Visusverminderung).
- Risikofaktoren für eine Netzhautablösung
  - Fortgeschrittenes Alter
  - Myopie (bei 50 %)
  - Trauma
    -- Kontusion oder
    -- Perforation (± Fremdkörper); Risiko einer Netzhautablösung ca. 20 %!
  - Nach Katarakt-Operation (Risiko einer Netzhautablösung ca. 3 %/10 Jahre)
  - Gewalt gegen Kinder (*battered child*) CAVE: daran denken!!
  - Netzhautablösung auf dem Partnerauge
  - Positive Familienanamnese

Klas:
I. Netzhautablösung infolge Kontraktion des Glaskörpers (> 95 %), infolge:
  - Lochbildung (oft bei vorbestehendem Retinaschaden)
  - Traktion mit Einreissen der Netzhaut (oft bei vorbestehendem Retinaschaden)
  - Netzhautausriss (bei Trauma)
II. Sekundäre Netzhautablösungen (selten)
  - Choroidaltumor (Melanom, Metastasen, v.a. bei Mamma Carcinom)
  - Diabetische Retinopathie im Terminalstadium (schlechte Prognose)

Klin:
- **Die Netzhautablösung ist schmerzlos!**
- Der intraokulare Druck kann vermindert sein (< 10 mmHg; Normwert < 20 mmHg).
- Typische Symptome bei Netzhautablösung:

Symptome	Erklärungen, Bemerkungen
Dysopsien	• «Russflocken» oder «fliegende Mücken», die wie folgt zustande kommen: - Mikroblutungen infolge der Netzhautläsion - Kontraktionen des Glaskörpers
Skotome	• Schwarzer Vorhang auf der Gegenseite der Netzhautablösung (soll vom Patienten beschrieben werden!)
Phosphene	• Lichtblitze (oft bläulich): - Fix - Gut lokalisierbar - Bei Augenschluss oder im Dunkeln persistierend!
Visus-verminderung	• Die Visusverminderung ist ein **Spätsymptom**! • Tritt auf, wenn die Netzhautablösung die Makula erreicht hat. • *CAVE*: Eine Netzhautablösung, welche die Makula nicht anhebt, kann noch einen vollen Visus von 10/10 ermöglichen!

Dg:
1. Anamnese (siehe «Klin:»)
2. Augenhintergrund
   - Das Ophthalmoskop genügt, um im Notfall die Diagnose zu stellen, wenn die Netzhautablösung bis an das Zentrum reicht.
   - Die Ablösung der Netzhaut erscheint als verschleierte, grünliche und mobile Zone.

Vorg: • Notfallmässige Zuweisung an den Augenarzt

Th:
1. **Präventive Therapie**
   - Photokoagulation (Argon-LASER unter Lokalanästhesie) der Netzhautläsionen mit Risikopotential, bevor eine Netzhautablösung vorliegt.
   - Dauer der Photokoagulation: 10-20 min, wenig schmerzhaft
2. **Kurative Therapie**
   - Es gibt nur eine kurative Therapiemöglichkeit: chirurgischer Eingriff (oft unter Allgemeinanästhesie).
   - Die post-operative Heilung dauert ca. 3 Wochen.

Prog:
- Nicht operiert: Verlust des Sehvermögens und des Gesichtsfeldes!
- Operiert: i.d.R. gute Prognose
- Über 90 % der Netzhäute können wieder angelegt werden, wofür allerdings manchmal mehrere Eingriffe erforderlich sind.

Bem:
- Da immer ein Rezidivrisiko besteht, wird langfristig eine ophthalmologische Kontrolle 1x/Jahr empfohlen.

INDEX

A

INDEX

INDEX

D

INDEX

I/J

K

P

INDEX

S

INDEX

T

INDEX

V

INDEX

☺